Shackelford's Surgery of the Alimentary Tract

IV: Colon, Rectum, and Anus

8th Edition
原书第8版

总主译 李玉民

Shackelford
消化道外科学
结直肠及肛门外科学卷

原　著　[美] Charles J. Yeo

合　著　[美] Steven R. DeMeester　　[美] David W. McFadden
　　　　[美] Jeffrey B. Matthews　　[美] James W. Fleshman

主　审　董家鸿

主　译　汪建平　傅传刚

中国科学技术出版社
·北 京·

图书在版编目（CIP）数据

Shackelford 消化道外科学：原书第 8 版. 结直肠及肛门外科学卷 / （美）查尔斯·J. 杨（Charles J. Yeo）等原著；汪建平，傅传刚主译. —北京：中国科学技术出版社，2023.8（2024.3 重印）

书名原名：Shackelford's Surgery of the Alimentary Tract, 8E

ISBN 978-7-5236-0071-9

Ⅰ. ① S… Ⅱ. ①查… ②汪… ③傅… Ⅲ. ①结肠疾病—外科学 ②直肠疾病—外科学 ③肛门疾病—外科学 Ⅳ. ① R656

中国版本图书馆 CIP 数据核字（2023）第 037342 号

著作权合同登记号：01-2023-1096

策划编辑	王久红　焦健姿
责任编辑	王久红
文字编辑	冯俊杰　张　龙
装帧设计	华图文轩
责任印制	李晓霖

出　　版	中国科学技术出版社
发　　行	中国科学技术出版社有限公司发行部
地　　址	北京市海淀区中关村南大街 16 号
邮　　编	100081
发行电话	010-62173865
传　　真	010-62179148
网　　址	http://www.cspbooks.com.cn

开　　本	889mm×1194mm　1/16
字　　数	867 千字
印　　张	34.5
版　　次	2023 年 8 月第 1 版
印　　次	2024 年 3 月第 2 次印刷
印　　刷	北京盛通印刷股份有限公司
书　　号	ISBN 978-7-5236-0071-9/R·3082
定　　价	398.00 元

Elsevier (Singapore) Pte Ltd.

3 Killiney Road, #08-01 Winsland House I, Singapore 239519

Tel: (65) 6349-0200; Fax: (65) 6733-1817

Shackelford's Surgery of the Alimentary Tract, 8E

Copyright © 2019, Elsevier Inc. All rights reserved.

ISBN-13: ISBN: 978-0-323-40232-3

Volume 1 part number: 9996118169

Volume 2 part number: 9996118223

This Translation of *Shackelford's Surgery of the Alimentary Tract, 8E* by Charles J. Yeo was undertaken by China Science and Technology Press and is published by arrangement with Elsevier (Singapore) Pte Ltd.

Shackelford's Surgery of the Alimentary Tract, 8E by Charles J. Yeo 由中国科学技术出版社进行翻译，并根据中国科学技术出版社与爱思唯尔（新加坡）私人有限公司的协议约定出版。

Shackelford 消化道外科学（原书第 8 版）：结直肠及肛门外科学卷（汪建平　傅传刚，译）

ISBN: 978-7-5236-0071-9

Copyright © 2023 by Elsevier (Singapore) Pte Ltd. and China Science and Technology Press

注　意

译校者名单

主 审 董家鸿

总 主 译 李玉民

主 译 汪建平 傅传刚

副 主 译 窦若虚 王颢 高玮 王琛

译 校 者 （以姓氏笔画为序）

丁培荣 中山大学肿瘤医院	陈致奋 福建医科大学附属协和医院
王宁 中山大学附属第六医院	陈继贵 武汉市第八医院
王琛 上海中医药大学附属龙华医院	邵万金 江苏省中医院
王辉 中山大学附属第六医院	竺平 江苏省中医院
王颢 上海长海医院	周易明 复旦大学附属华山医院
王自强 四川大学华西医院	孟晓春 中山大学附属第六医院
王桂华 华中科技大学同济医学院	练磊 中山大学附属第六医院
附属同济医院	柯嘉 中山大学附属第六医院
邓艳红 中山大学附属第六医院	钟鸣 上海交通大学医学院附属
卢云 青岛大学附属医院	仁济医院
刘广健 中山大学附属第六医院	洪志岗 中山大学肿瘤医院
江波 山西省肿瘤医院	袁维堂 郑州大学第一附属医院
池诏丞 吉林省肿瘤医院	夏利刚 深圳市人民医院
孙凌宇 哈尔滨医科大学附属第四医院	徐美东 上海市东方医院
杜涛 上海市东方医院	高玮 上海交通大学医学院
李丽 中山大学附属第六医院	附属第一人民医院
李勇 广东省人民医院	高翔 中山大学附属第六医院
李璐 江苏省中医院	高磊 中山大学附属第六医院
李来元 甘肃省人民医院	黄贲 上海交通大学医学院
李君宇 深圳市人民医院	附属第一人民医院
李旺林 广州市第一人民医院	黄城 上海长海医院
李雪冬 上海市东方医院	黄晟宇 上海市第十人民医院
吴小剑 中山大学附属第六医院	曹务腾 中山大学附属第六医院
张顺 上海市东方医院	傅传刚 上海市东方医院
张振宇 上海市东方医院	窦若虚 中山大学附属第五医院
陈东 中山大学附属第一医院	熊非 武汉市第八医院
陈文平 西安大兴医院	

内容提要

本书引进自 Elsevier 出版社，是一部经典的消化道外科学著作，由国际知名教授 Charles J. Yeo 领衔主编，联合 Steven R. DeMeester、David W. McFadden、Jeffrey B. Matthews、James W. Fleshman 等众多消化道外科领域的权威专家共同打造。本书为全新第 8 版，分四卷 181 章，全面介绍了消化道脏器解剖学、生理学，以及各种消化道外科疾病的诊断治疗和新进展，同时系统阐述了消化道外科疾病相关的基因组学、蛋白质组学、腹腔镜技术和机器人手术等前沿技术，具体展示了消化道外科领域较为先进的临床实践、手术技巧、微创治疗的新理念和新方法。

本分册为结直肠及肛门科学卷，由贝勒大学医学中心外科主任 James W. Fleshman 教授领衔设计和修订，分五篇 39 章，系统介绍了结直肠肛门疾病的解剖、生理与诊断，详细阐述了 13 种结直肠及肛门良性疾病、4 种炎症性疾病和 6 种肿瘤性疾病的现代创新诊疗技术，最后用近 8 万字的图表、文字，交流国际权威专家关于吻合口漏的预防、诊断、治疗，造口手术及患者个性化管理，降低择期、急诊手术患者感染风险策略，以及盆腔二次手术技巧等。

与同类书相比，本书行文简练，图表丰富，可读性强，尤其在对外科新技术的介绍上独具特色，在展示原著者对技术发展敏感触觉的同时，还提供了非常中肯的循证医学评价，是消化道外科医师难得的教材。

补充说明： 本书参考文献条目众多，为方便读者查阅，已将本书参考文献更新至网络，读者可扫描右侧二维码，关注出版社医学官方微信"焦点医学"，后台回复"9787523600719"，即可获取。

原著者名单

Editor-In-Chief

Charles J. Yeo, MD, FACS
Samuel D. Gross Professor and Chair
Department of Surgery
Sidney Kimmel Medical College at
　Thomas Jefferson University
Philadelphia, Pennsylvania

Section I　Esophagus and Hernia

Steven R. DeMeester, MD, FACS
Division of Foregut and Minimally Invasive Surgery
The Oregon Clinic
Portland, Oregon

Section III　Pancreas, Biliary Tract, Liver, and Spleen

Jeffrey B. Matthews, MD, FACS
Dallas B. Phemister Professor and Chairman of
　Surgery
The University of Chicago
Chicago, Illinois

Section II　Stomach and Small Intestine

David W. McFadden, MD, MBA, FACS
Chairman, Department of Surgery
University of Connecticut
Surgeon-in-Chief
University of Connecticut Health
Farmington, Connecticut

Section IV　Colon, Rectum, and Anus

James W. Fleshman, MD, FACS
Seeger Professor and Chairman of Surgery
Baylor University Medical Center
Professor of Surgery
Texas A&M Health Science Center
Dallas, Texas

原书参编者

Abbas E. Abbas, MD, MS, FACS
Professor and Chief, Division of Thoracic Surgery, Department of Thoracic Medicine and Surgery; Director, Thoracic and Foregut Surgery, Temple University School of Medicine, Philadelphia, Pennsylvania

David B. Adams, MD
Professor of Surgery, Medical University of South Carolina, Charleston, South Carolina

Piyush Aggarwal, MBBS
Fellow, Division of Colorectal Surgery, Mayo Clinic, Phoenix, Arizona

Bestoun H. Ahmed, MD, FRCS, FACS, FASMBS
Associate Professor of Surgery, University of Pittsburgh School of Medicine, Pittsburgh, Pennsylvania

Craig Albanese, MD, MBA
Division of Pediatric Surgery, Department of Surgery, Stanford University School of Medicine, Stanford, California

Matthew R. Albert, MD, FACS, FASCRS
Program Director, Florida Hospital Colorectal Fellowship, Department of Colon and Rectal Surgery, Center for Colon and Rectal Surgery, Florida Hospital, Orlando, Florida

Abubaker Ali, MD
Assistant Professor of Surgery, Wayne State University, Detroit, Michigan

Evan Alicuben, MD
General Surgery Resident, Keck School of Medicine of the University of Southern California, Los Angeles, California

Marco E. Allaix, MD, PhD
Department of Surgical Sciences, University of Torino, Torino, Italy

Ashley Altman, MD
Department of Radiology, The University of Chicago Medicine, Chicago, Illinois

Hisami Ando, MD
President, Aichi Prefectural Colony; Emeritus Professor, Department of Pediatric Surgery, Nagoya University Graduate School of Medicine, Nagoya-city, Aichi, Japan

Ciro Andolfi, MD
Department of Surgery, The University of Chicago Pritzker School of Medicine, Chicago, Illinois

Alagappan Annamalai, MD
Surgery, Cedars-Sinai Medical Center, Los Angeles, California

Elliot A. Asare, MD, MS
Chief Resident, General Surgery, Department of Surgery, Medical College of Wisconsin, Milwaukee, Wisconsin

Emanuele Asti, MD, FACS
Assistant Professor, General and Emergency Surgery, IRCCS Policlinico San Donato, University of Milano, Milan, Italy

Hugh G. Auchincloss, MD, MPH
Cardiothoracic Fellow, Massachusetts General Hospital, Boston, Massachusetts

Benjamin Babic, MD
Department of Surgery, Agaplesion Markus Hospital, Frankfurt, Germany

Talia B. Baker, MD
Associate Professor of Surgery, Transplantation Institute, The University of Chicago Medicine, Chicago, Illinois

Chad G. Ball, MD, MSC, FRCSC, FACS
Associate Professor of Surgery, University of Calgary, Foothills Medical Center, Calgary, Alberta, Canada

Arianna Barbetta, MD
Research Fellow, General Surgery Department, Thoracic Surgery Service, Memorial Sloan Kettering Cancer Center, New York, New York

John M. Barlow, MD
Assistant Professor, Department of Radiology, Mayo Clinic College of Medicine, Rochester, Minnesota

Justin Barr, MD, PhD
Department of Surgery, Duke University Medical Center, Durham, North Carolina

Juan Camilo Barreto, MD
Assistant Professor of Surgery, Division of Surgical Oncology, University of Arkansas for Medical Sciences, Little Rock, Arkansas

Linda Barry, MD, FACS
Associate Professor of Surgery, University of Connecticut School of Medicine; Chief Operating Officer, Connecticut Institute for Clinical and Translational Science, Farmington, Connecticut

Eliza W. Beal, MD
Department of Surgery, The Ohio State University Wexner Medical Center, Columbus, Ohio

Kristin Wilson Beard, MD
Baylor Scott and White Medical Center, Round Rock, Texas

David E. Beck, MD, FACS, FASCRS
Professor and Chair, Department of Colon and Rectal Surgery, Ochsner Clinic Foundation, New Orleans, Louisiana; Professor of Surgery, Ochsner Clinical School, University of Queensland, Brisbane, Queensland, Australia

Kevin E. Behrns, MD
Dean, School of Medicine, VP for Medical Affairs, St. Louis University, St. Louis, Missouri

Oliver C. Bellevue, MD
General Surgery Resident, Department of Surgery, Swedish Medical Center, Seattle, Washington

Omar E. Bellorin-Marin, MD
Chief Resident, General Surgery, New York-Presbyterian/ Queens, Flushing, New York

Jacques Bergman, MD, PhD
Professor of Gastrointestinal Endoscopy, Department of Gastroenterology and Hepatology, Academic Medical Center, Amsterdam, The Netherlands

James Berry, MD
Department of Surgery, University of Connecticut Health Center, Farmington, Connecticut

Marc G.H. Besselink, MD, MSc, PhD
Department of Surgery, Academic Medical Center, Amsterdam, The Netherlands

Adil E. Bharucha, MBBS, MD
Professor of Medicine, Division of Gastroenterology and Hepatology, Mayo Clinic, Rochester, Minnesota

Anton J. Bilchik, MD, PhD
Professor of Surgery, Chief of Medicine, Chief of Gastrointestinal Research, Gastrointestinal Oncology, John Wayne Cancer Institute at Providence Saint John's Health Center, Santa Monica, California

Nikolai A. Bildzukewicz, MD, FACS
Assistant Professor of Clinical Surgery, Division of Upper GI and General Surgery, Associate Program Director, General Surgery Residency and Advanced GI/MIS Fellowship, Keck School of Medicine of the University of Southern California, Los Angeles, California

Jason Bingham, MD
Department of General Surgery, Madigan Army Medical Center, Tacoma, Washin-gton

Elisa Birnbaum, MD
Professor of Surgery, Section of Colon and Rectal Surgery, Washington University School of Medicine, St. Louis, Missouri

Sylvester M. Black, MD, PhD
Assistant Professor of Surgery, Division of Transplant, The Ohio State University Wexner Medical Center, Columbus, Ohio

Shanda H. Blackmon, MD, MPH
Associate Professor of Surgery, Division of Thoracic Surgery, Mayo Clinic, Rochester, Minnesota

Joshua I.S. Bleier, MD
Associate Professor of Surgery, University of Pennsylvania, Philadelphia, Pennsylvania

Adam S. Bodzin, MD
Assistant Professor, Department of Surgery, Section of Transplantation, The University of Chicago, Chicago, Illinois

C. Richard Boland, MD
Chief, Division of Gastroenterology, Internal Medicine, Baylor Scott and White, La Jolla, California

John Bolton, MD
Chairman Emeritus, Department of Surgery, Ochsner Health Systems, New Orleans, Louisiana

Nathan Bolton, MD
Resident, General Surgery, Ochsner Medical Center, New Orleans, Louisiana

Luigi Bonavina, MD, PhD
Professor and Chief of General Surgery, Department of Biomedical Sciences for Health, IRCCS Policlinico San Donato, University of Milano, Milan, Italy

Morgan Bonds, MD
Surgical Resident, University of Oklahoma Health Science Center, Oklahoma City, Oklahoma

Stefan A.W. Bouwense, MD, PhD
Department of Surgery, Radboud University Medical Center, Nijmegen, The Netherlands

Joshua A. Boys, MD
Thoracic Surgery Research Fellow, Department of Surgery, University of Southern California, Los Angeles, California

Raquel Bravo-Infante, MD
Gastrointestinal Surgery Department, Hospital Clinic of Barcelona, Barcelona, Spain

Ross M. Bremner, MD, PhD
Executive Director, Norton Thoracic Institute, St. Joseph's Hospital and Medical Center, Phoenix, Arizona

Bruce M. Brenner, MD
Associate Professor of Surgery, University of Connecticut, Farmington, Connecticut

Shaun R. Brown, DO, FACS
Clinical Fellow, Department of Colon and Rectal Surgery, Ochsner Medical Center, New Orleans, Louisiana

Mark P. Callery, MD
Professor of Surgery, Harvard Medical School; Chief, Division of General Surgery, Beth Israel Deaconess Medical Center, Boston, Massachusetts

John L. Cameron, MD
Alfred Blalock Distinguished Service Professor of Surgery, Professor of Surgery,

The Johns Hopkins Hospital, Baltimore, Maryland

Michael Camilleri, MD
Atherton and Winifred W. Bean Professor, Professor of Medicine, Pharmacology, and Physiology, Consultant, Division of Gastroenterology and Hepatology, Department of Medicine, Mayo Clinic, Rochester, Minnesota

Jacob Campbell, DO, MPH
Department of Surgery, University of Connecticut Health Center, Farmington, Connecticut

Riaz Cassim, MD, FACS, FASCRS
Associate Professor, Department of Surgery, West Virginia University, Morgantown, West Virginia; Chief of Surgery, Louis A. Johnson VA Medical Center, Clarksburg, West Virginia

Manuel Castillo-Angeles, MD, MPH
Research Fellow, Department of Surgery, Beth Israel Deaconess Medical Center, Boston, Massachusetts

Christy Cauley, MD, MPH
Resident, Department of Surgery, Massachusetts General Hospital, Boston, Massachusetts

Keith M. Cavaness, DO, FACS
Surgery, Baylor Scott and White Health, Dallas, Texas

Robert J. Cerfolio, MD, MBA, FACS, FACCP
Professor of Surgery, Chief of Clinical Division Thoracic Surgery, Director of the Lung Cancer Service Line, New York University; Senior Advisor, Robotic Committee, New York, New York

Bradley J. Champagne, MD, FACS, FASCRS
Chairman of Surgery, Fairview Hospital; Director of Services, DDSI West Region; Professor of Surgery, Cleveland Clinic Lerner School of Medicine; Medical Director, Fairview Ambulatory Surgery Center, Cleveland, Ohio

Parakrama Chandrasoma, MD, MRCP
Chief, Surgical and Anatomic Pathology, Los Angeles County+ University of Southern California Medical Center; Emeritus Professor of Pathology, Keck School of Medicine of the University of Southern California, Los Angeles, California

Alex L. Chang, MD
Department of General Surgery, University of Cincinnati, Cincinnati, Ohio

Christopher G. Chapman, MD
Assistant Professor of Medicine, Director, Bariatric and Metabolic Endoscopy, Center for Endoscopic Research and Therapeutics, The University of Chicago Medicine and Biological Sciences, Chicago, Illinois

William C. Chapman, MD, FACS
Surgery, Washington University, St. Louis, Missouri

Susannah Cheek, MD
Clinical Instructor in Surgery, University of Pittsburgh, Pittsburgh, Pennsylvania

Harvey S. Chen, MD
Department of Surgery, Mayo Clinic,

Rochester, Minnesota

Clifford S. Cho, MD
Department of Surgery, University of Michigan, Ann Arbor, Michigan

Eric T. Choi, MD
Chief, Vascular and Endovascular Surgery, Professor of Surgery, Professor, Center for Metabolic Disease Research, Temple University Lewis Katz School of Medicine, Philadelphia, Pennsylvania

Eugene A. Choi, MD
Associate Professor of Surgery, Baylor College of Medicine, Houston, Texas

Karen A. Chojnacki, MD, FACS
Associate Professor of Surgery, Thomas Jefferson University, Philadelphia, Pennsylvania

Michael A. Choti, MD, MBA
Professor, Department of Surgery, University of Texas Southwestern Medical Center, Dallas, Texas

Ian Christie
Research Assistant, Department of Cardiothoracic Surgery, University of Pittsburgh, Pittsburgh, Pennsylvania

Heidi Chua, MD
Consultant, Department of Colon and Rectal Surgery, Mayo Clinic, Rochester, Minnesota

James M. Church, MBChB, MMedSci, FRACS
Staff Surgeon, Colorectal Surgery, Digestive Disease and Surgery Institute, Cleveland Clinic, Cleveland, Ohio

Jessica L. Cioffi, MD
Assistant Professor of Surgery, University of Florida, Gainesville, Florida

Susannah Clark, MS, MPAS
Boston, Massachusetts

Pierre-Alain Clavien, MD, PhD
Professor and Chairman, Department of Surgery, Division of Visceral and Transplant Surgery, University Hospital Zurich, Zurich, Switzerland

Adam Cloud, MD
Assistant Professor of Surgery, University of Connecticut, Farmington, Connecticut

Paul D. Colavita, MD
Gastrointestinal and Minimally Invasive Surgery, Carolinas Medical Center, Charlotte, North Carolina

Steven D. Colquhoun, MD
Professor of Surgery, Chief, Section of Hepatobiliary Surgery, Director of Liver Transplantation, Department of Surgery, University of California, Davis, Davis, California

William Conway, MD
Surgical Oncology, Ochsner Medical Center, New Orleans, Louisiana

Jonathan Cools-Lartigue, MD, PhD
Assistant Professor of Surgery, McGill University, Montreal, Quebec, Canada

Willy Coosemans, MD, PhD
Professor in Surgery, Clinical Head, Department of Thoracic Surgery, University

Hospital Leuven, Leuven, Belgium

Edward E. Cornwell III, MD, FACS, FCCM, FWACS
The LaSalle D. Leffal Jr., Professor and Chairman of Surgery, Howard University Hospital, Washington, D.C.

Mario Costantini, MD
Department of Surgical, Oncological, and Gastroenterological Sciences, University and Azienda Ospedaliera of Padua, Padua, Italy

Yvonne Coyle, MD
Medical Director, Oncology Outpatient Services at the Baylor T. Boone Pickens Cancer Hospital; Texas Oncology and the Baylor Charles A. Sammons Cancer Center at the Baylor University Medical Center; Clinical Associate Professor, Texas A&M Health Science Center, College of Medicine, Dallas, Texas

Daniel A. Craig, MD
Assistant Professor of Radiology, Mayo Clinic, Rochester, Minnesota

Kristopher P. Croome, MD, MS
Assistant Professor of Transplant Surgery, Mayo Clinic, Jacksonville, Florida

Joseph J. Cullen, MD
Professor of Surgery, University of Iowa College of Medicine; Chief Surgical Services, Iowa City VA Medical Center, Iowa City, Iowa

Anthony P. D'Andrea, MD, MPH
Department of Surgery, Division of Colon and Rectal Surgery, Icahn School of Medicine at Mount Sinai, New York, New York

Themistocles Dassopoulos, MD
Adjunct Professor of Medicine, Texas A&M University; Director, Baylor Scott and White Center for Inflammatory Bowel Diseases, Dallas, Texas

Marta L. Davila, MD
Professor, Department of Gastroenterology, Hepatology, and Nutrition, The University of Texas MD Anderson Cancer Center, Houston, Texas

Raquel E. Davila, MD
Associate Professor, Department of Gastroenterology, Hepatology, and Nutrition, The University of Texas MD Anderson Cancer Center, Houston, Texas

Steven R. DeMeester, MD, FACS
Division of Foregut and Minimally Invasive Surgery, The Oregon Clinic, Portland, Oregon

Tom R. DeMeester, MD
Professor and Chairman Emeritus, Department of Surgery, University of Southern California, Los Angeles, California

Daniel T. Dempsey, MD, MBA
Professor of Surgery, University of Pennsylvania; Assistant Director, Perioperative Services, Hospital of the University of Pennsylvania, Philadelphia, Pennsylvania

Gregory dePrisco, MD
Diagnostic Radiologist, Baylor University Medical Center, Dallas, Texas

Lieven Depypere, MD
Joint Clinical Head, Department of Thoracic

Surgery, University Hospital Leuven, Leuven, Belgium

David W. Dietz, MD, FACS, FASCRS
Chief, Division of Colorectal Surgery, Vice Chair, Clinical Operations and Quality, Vice President, System Surgery Quality and Experience, University Hospitals, Cleveland, Ohio

Mary E. Dillhoff, MD, MS
Assistant Professor of Surgery, The Ohio State University College of Medicine, Columbus, Ohio

Joseph DiNorcia, MD
Assistant Professor of Surgery, David Geffen School of Medicine, University of California, Los Angeles, Los Angeles, California

Stephen M. Doane, MD
Advanced Gastrointestinal Surgery Fellow, Department of Surgery, Thomas Jefferson University Hospital, Philadelphia, Pennsylvania

Epameinondas Dogeas, MD
Resident, Department of Surgery, University of Texas Southwestern Medical Center, Dallas, Texas

Eric J. Dozois, MD, FACS, FASCRS
Colon and Rectal Surgery, Mayo Clinic, Rochester, Minnesota

Kristoffel Dumon, MD
Associate Professor of Surgery, Hospital of the University of Pennsylvania, Philadelphia, Pennsylvania

Stephen P. Dunn, MD
Chairman, Department of Surgery, Nemours/ Alfred I. Dupont Hospital for Children, Wilmington, Delaware; Professor of Surgery, Sidney Kimmel Medical College, Thomas Jefferson University, Philadelphia, Pennsylvania

Christy M. Dunst, MD
Co-Program Director, Advanced GI-Foregut Fellowship, Cancer Center, Providence Portland Medical Center; Foregut Surgeon, Gastrointestinal and Minimally Invasive Surgery, The Oregon Clinic, Portland, Oregon

John N. Dussel, MD
Fellow in Vascular Surgery, University of Connecticut, Farmington, Connecticut

Matthew Dyer, BA
Case Western Reserve University School of Medicine, Cleveland, Ohio

Jonathan Efron, MD
Associate Professor of Surgery and Urology, Johns Hopkins University, Baltimore, Maryland

Yousef El-Gohary, MD
Department of General Surgery, Stony Brook University School of Medicine, New York, New York

Mustapha El Lakis, MD
Thoraco-Esophageal Postdoctoral Research Fellow, General, Vascular, and Thoracic Surgery, Virginia Mason Medical Center, Seattle, Washington

E. Christopher Ellison, MD
Robert M. Zollinger and College of

Medicine Distinguished Professor of Surgery, The Ohio State University College of Medicine, Columbus, Ohio

James Ellsmere, MD, MSc, FRCSC
Division of General Surgery, Dalhousie University, Halifax, Nova Scotia, Canada

Rahila Essani, MD, FACS
Department of Surgery, Baylor Scott and White Healthcare, Texas A&M University College of Medicine, Temple, Texas

Douglas B. Evans, MD
Professor and Chair of Surgery, Medical College of Wisconsin, Milwaukee, Wisconsin

Sandy H. Fang, MD
Assistant Professor, Department of Surgery, Johns Hopkins Medical Institutions, Baltimore, Maryland

Geoffrey Fasen, MD, MS
Clinical Instructor in General Surgery, University of Virginia, Charlottesville, Virginia

Hiran C. Fernando, MBBS, FRCS, FRCSEd
Department of Surgery, Inova Fairfax Medical Campus, Falls Church, Virginia

Lorenzo Ferri, MD, PhD
Professor of Surgery, McGill University, Montreal, Quebec, Canada

Alessandro Fichera, MD, FACS, FASCRS
Professor and Section Chief, Gastrointestinal Surgery, University of Washington Medical Center, Seattle, Washington

Christine Finck, MD
Chief, Division of Pediatric Surgery, Donald Hight Endowed Chair, Surgery, Connecticut Children's Medical Center, Hartford, Connecticut; Associate Professor of Pediatrics and Surgery, University of Connecticut Health Center, Farmington, Connecticut

Oliver M. Fisher, MD
Gastroesophageal Cancer Program, St. Vincent's Centre for Applied Medical Research, Department of Surgery, University of Notre Dame School of Medicine, Sydney, Australia

James W. Fleshman, MD, FACS
Seeger Professor and Chairman of Surgery, Baylor University Medical Center; Professor of Surgery, Texas A&M Health Science Center, Dallas, Texas

Yuman Fong, MD
Chairman, Department of Surgery, City of Hope National Medical Center, Duarte, California

Michael L. Foreman, MS, MD
Chief, Division of Trauma, Critical Care, and Acute Care Surgery, Department of Surgery, Baylor University Medical Center; Professor of Surgery, Texas A&M Health Science Center, College of Medicine, Dallas, Texas

Todd D. Francone, MD, MPH, FACS, FASCRS
Chief, Division of Colon and Rectal Surgery, Newton-Wellesley Hospital; Director, Robotic Surgery, Newton-Wellesley Hospital; Associate Chair, Department of Surgery, Newton-Wellesley Hospital; Staff Surgeon, Massachusetts General Hospital; Assistant Professor of Surgery, Tufts Medical School, Boston, Massachusetts

Edward R. Franko, MD, FACS
Assistant Professor of Surgery, Texas A&M University College of Medicine, Dallas, Texas

Daniel French, MD, MASc, FRCSC
Assistant Professor, Division of Thoracic Surgery, Dalhousie University, Halifax, Nova Scotia, Canada

Hans Friedrich Fuchs, MD
Department of Surgery, University Hospital Cologne, Cologne, Germany

Karl Hermann Fuchs, MD
Professor, Department of Surgery, Agaplesion Markus Hospital, Frankfurt, Germany

Brian Funaki, MD
Professor of Radiology, The University of Chicago Pritzker School of Medicine; Section Chief, Division of Vascular and Interventional Radiology, The University of Chicago Medicine, Chicago, Illinois

Geoffrey A. Funk, MD, FACS
Trauma and General Surgery, Surgical Critical Care, Assistant Professor of Surgery, Texas A&M University College of Medicine, Dallas, Texas

Joseph Fusco, MD
Children's Hospital of Pittsburgh, University of Pittsburgh, Pittsburgh, Pennsylvania

Shrawan G. Gaitonde, MD
Fellow, Surgical Oncology, John Wayne Cancer Institute at Providence Saint John's Health Center, Santa Monica, California

Aakash H.Gajjar, MD, FACS, FASCRS
Assistant Professor, Department of Surgery, The University of Texas Medical Branch, Galveston, Texas

Julio Garcia-Aguilar, MD, PhD
Chief, Colorectal Service, Department of Surgery, Benno C. Schmidt Chair in Surgical Oncology, Memorial Sloan Kettering Cancer Center; Professor of Surgery, Weill Cornell Medical College, New York, New York

Susan Gearhart, MD
Associate Professor of Surgery, Johns Hopkins Medical Institutions, Baltimore, Maryland

David A. Geller, MD, FACS
Richard L. Simmons Professor of Surgery, Chief, Division of Hepatobiliary and Pancreatic Surgery, University of Pittsburgh, Pittsburgh, Pennsylvania

Comeron Ghobadi, MD
Department of Radiology, The University of Chicago Medicine, Chicago, Illinois

Sebastien Gilbert, MD
Associate Professor of Surgery, University of Ottawa; Chief, Division of Thoracic Surgery, Department of Surgery, Clinician Investigator, The Ottawa Hospital Research Institute, The Ottawa Hospital, Ottawa, Ontario, Canada

David Giles, MD
Associate Clinical Professor of Surgery, University of Connecticut School of Medicine, Farmington, Connecticut

Erin Gillaspie, MD
Assistant Professor, Department of Thoracic Surgery, Vanderbilt University Medical Center, Nashville, Tennessee

Micah Girotti, MD
Division of Vascular Surgery, Northwestern University Feinberg School of Medicine, Chicago, Illinois

George K. Gittes, MD
Professor of Surgery, Surgeon-in-Chief, Children's Hospital of Pittsburgh, University of Pittsburgh School of Medicine, Pittsburgh, Pennsylvania

Michael D. Goodman, MD
Assistant Professor of Surgery, University of Cincinnati, Cincinnati, Ohio

Hein G. Gooszen, MD, PhD
Professor, Department of Operating Room/Evidence Based Surgery, Radboud University Medical Center, Nijmegen, The Netherlands

Gregory J. Gores, MD
Executive Dean for Research, Professor of Medicine, Division of Gastroenterology and Hepatology, Mayo Clinic, Rochester, Minnesota

James F. Griffin, MD
Surgical Resident, Department of Surgery, The Johns Hopkins Hospital, Baltimore, Maryland

S. Michael Griffin, OBE, MD, FRCSEd
Professor, Consultant Oesophagogastric Surgeon, Northern Oesophagogastric Cancer Unit, Royal Victoria Infirmary, Newcastle-upon-Tyne, United Kingdom

Leander Grimm Jr., MD, FACS, FASCRS
Assistant Professor of Surgery, Division of Colon and Rectal Surgery, University of South Alabama, Mobile, Alabama

L.F. Grochola, MD, PhD
Department of Visceral and Transplant Surgery, University Hospital Zurich, Zurich, Switzerland

Fahim Habib, MD, MPH, FACS
Esophageal and Lung Institute, Allegheny Health Network, Pittsburgh, Pennsylvania

John B. Hanks, MD
C. Bruce Morton Professor and Chief, Division of General Surgery, Department of Surgery, University of Virginia Health System, Charlottesville, Virginia

James E. Harris Jr., MD
Assistant Professor of Surgery, The Johns Hopkins Hospital, Baltimore, Maryland

Matthew G. Hartwig, MD
Associate Professor of Surgery, Division of Thoracic and Cardiovascular Surgery, Department of Surgery, Duke University Hospital, Durham, North Carolina

Imran Hassan, MD, FACS
Clinical Associate Professor of Surgery, Carver College of Medicine, University of Iowa Health Care, Iowa City, Iowa

Traci L. Hedrick, MD, MS
Associate Professor of Surgery, University of Virginia Health System, Charlottesville, Virginia

Terry C. Hicks, MD, FACS, FASCRS
Colorectal Surgeon, Department of Colon and Rectal Surgery, Ochsner Medical Center, New Orleans, Louisiana

Richard Hodin, MD
Department of Surgery, Massachusetts General Hospital, Boston, Massachusetts

Wayne L. Hofstetter, MD
Professor of Surgery and Deputy Chair, Department of Thoracic and Cardiovascular Surgery, The University of Texas MD Anderson Cancer Center, Houston, Texas

Melissa Hogg, MD, MS
Assistant Professor of Surgery, Division of Surgical Oncology, University of Pittsburgh Medical Center, Pittsburgh, Pennsylvania

Yue-Yung Hu, MD, MPH
Pediatric Surgery Fellow, Connecticut Children's Medical Center, Hartford, Connecticut

Eric S. Hungness, MD
S. David Stulberg, MD Research Professor, Associate Professor in Gastrointestinal and Endocrine Surgery and Medical Education, Northwestern University Feinberg School of Medicine; Attending Surgeon, Northwestern Memorial Hospital, Chicago, Illinois

Steven R. Hunt, MD
Associate Professor of Surgery, Division of General Surgery, Section of Colon and Rectal Surgery, Washington University School of Medicine, St. Louis, Missouri

Khumara Huseynova, MD
Assistant Professor of Vascular and Endovascular Surgery, West Virginia University, Morgantown, West Virginia

Neil H. Hyman, MD
Chief, Section of Colon and Rectal Surgery, Co-Director, Digestive Disease Center, Department of Surgery, The University of Chicago Medicine, Chicago, Illinois

David A. Iannitti, MD
Chief, Division of Hepatobiliary and Pancreatic Surgery, Department of Surgery, Carolinas HealthCare System, Charlotte, North Carolina

Jeffrey Indes, MD
Associate Professor of Surgery, Section of Vascular Surgery, University of Connecticut, Farmington, Connecticut

Megan Jenkins, MD
Department of Surgery, New York University Langone Medical Center, New York, New York

Todd Jensen, MSc
Research Associate, University of Connecticut, Farmington, Connecticut

Paul M. Jeziorczak, MD
Senior Fellow, Division of Pediatric Surgery, St. Louis Children's Hospital, St. Louis, Missouri

Danial Jilani, MD
Department of Radiology, The University of Chicago Medicine, Chicago, Illinois

Marta Jiménez-Toscano, MD, PhD
Gastrointestinal Surgery Department, Hospital Clinic of Barcelona, Barcelona, Spain

Blair A. Jobe, MD, FACS
Director, Esophageal and Lung Institute, Allegheny Health Network; Clinical Professor of Surgery, Temple University School of Medicine, Pittsburgh, Pennsylvania

Lily E. Johnston, MD, MPH
Resident, Department of Surgery, University of Virginia Health System, Charlottesville, Virginia

Peter J. Kahrilas, MD
Gilbert H. Marquardt Professor of Medicine, Northwestern University Feinberg School of Medicine, Chicago, Illinois

Matthew F. Kalady, MD
Professor of Surgery, Colorectal Surgery, Co-Director, Comprehensive Colorectal Cancer Program, Digestive Disease and Surgery Institute, Cleveland Clinic, Cleveland, Ohio

Noor Kassira, MD
Assistant Professor of Surgery, Division of Pediatric Surgery, University of South Florida, Morsani College of Medicine, Tampa, Florida

Namir Katkhouda, MD, FACS
Professor of Surgery, Division of Upper Gastrointestinal and General Surgery, Keck School of Medicine of the University of Southern California, Los Angeles, California

Philip O. Katz, MD, FACG
Director of Motility Laboratories, Jay Monahan Center for Gastrointestinal Health, Weill Cornell Medicine, New York, New York

Deborah S. Keller, MS, MD
Department of Surgery, Baylor University Medical Center, Dallas, Texas

Matthew P. Kelley, MD
General Surgery Resident, Johns Hopkins Medical Institutions, Baltimore, Maryland

Gregory D. Kennedy, MD, PhD
Professor of Surgery, University of Alabama Birmingham, Birmingham, Alabama

Tara Sotsky Kent, MD, MS
Assistant Professor of Surgery, Harvard Medical School, Beth Israel Deaconess Medical Center, Boston, Massachusetts

Leila Kia, MD
Department of Medicine, Northwestern University Feinberg School of Medicine, Chicago, Illinois

Melina R. Kibbe, MD
Chair, Department of Surgery, The University of North Carolina at Chapel Hill, Chapel Hill, North Carolina

John Kim, DO, MPH, FACS
Clinical Assistant Professor of Surgery, Clerkship Director, Surgery, University of Illinois College of Medicine, Champaign-Urbana, Illinois; Attending Surgeon, Acute Care Surgery and Trauma, Carle Foundation Hospital, Urbana, Illinois

Alice King, MD
Junior Fellow, Division of Pediatric Surgery, St. Louis Children's Hospital, St. Louis, Missouri

Ravi P. Kiran, MBBS, MS, FRCS (Eng), FRCS (Glas), FACS, MSc EBM (Oxford)
Kenneth A. Forde Professor of Surgery in Epidemiology, Division Chief and Program Director, Director, Center for Innovation and Outcomes Research, Division of Colorectal Surgery, New York-Presbyterian Hospital/Columbia University Medical Center, New York, New York

Orlando C. Kirton, MD, FACS, MCCM, FCCP, MBA
Surgeon-in-Chief, Chairman of Surgery, Abington-Jefferson Health; Professor of Surgery, Sidney Kimmel Medical College of Thomas Jefferson University, Abington, Pennsylvania

Andrew Klein, MD, MBA, FACS
Professor and Vice Chairman, Department of Surgery, Director, Comprehensive Transplant Center, Cedars-Sinai Medical Center, Los Angeles, California

Eric N. Klein, MD
Acute Care Surgeon, North Shore University Hospital, Manhasset, New York

Geoffrey P. Kohn, MBBS(Hons), MSurg, FRACS, FACS
Senior Lecturer, Department of Surgery, Monash University, Melbourne, Australia; Upper Gastrointestinal Surgeon, Melbourne Upper Gastrointestinal Surgical Group, Melbourne, Victoria, Australia

Robert Caleb Kovell, MD
Assistant Professor of Clinical Urology in Surgery, Department of Urology Surgery, Perelman School of Medicine, University of Pennsylvania, Philadelphia, Pennsylvania

Robert Kozol, MD
General Surgery, JFK Medical Center, Atlantis, Florida

Antonio M. Lacy, MD, PhD
Chief, Gastrointestinal Surgery, Hospital Clinic of Barcelona, Barcelona, Spain

Daniela P. Ladner, MD, MPH, FACS
Associate Professor of Transplant Surgery, Division of Organ Transplantation, Feinberg School of Medicine, Northwestern University; Director, Northwestern University Transplant Outcomes Research Collaborative, Northwestern University, Chicago, Illinois

S.M. Lagarde, MD, PhD
Department of Surgery, Erasmus MC–University Medical Center Rotterdam, Rotterdam, The Netherlands

Carrie A. Laituri, MD
Assistant Professor of Surgery, Division of Pediatric Surgery, University of South Florida, Morsani College of Medicine, Tampa, Florida

Alessandra Landmann, MD
Resident Physician, Department of Surgery, University of Oklahoma, Oklahoma City, Oklahoma

Janet T. Lee, MD, MS
Clinical Assistant Professor of Surgery, University of Minnesota, St. Paul, Minnesota

Lawrence L. Lee, MD, PhD, FRCSC
Department of Colon and Rectal Surgery, Center for Colon & Rectal Surgery, Florida Hospital, Orlando, Florida

Jennifer A. Leinicke, MD, MPHS
Department of Surgery, Washington University School of Medicine, St. Louis, Missouri

Toni Lerut, MD, PhD
Emeritus Professor of Surgery, Clinical Head, Department of Thoracic Surgery, University Hospital Leuven, Leuven, Belgium

David M. Levi, MD
Transplant Surgeon, Carolinas Medical Center, Charlotte, North Carolina

Chao Li, MD, MSc, FRCSC
Division of General Surgery, Dalhousie University, Halifax, Nova Scotia, Canada

Yu Liang, MD
Department of Surgery, University of Connecticut Health Center, Farmington, Connecticut

Andrew H. Lichliter, MD
Diagnostic Radiology Resident, Baylor University Medical Center, Dallas, Texas

Warren E. Lichliter, MD
Chief, Colon and Rectal Surgery, Baylor Scott and White Health, Dallas, Texas

Amy L. Lightner, MD
Senior Associate Consultant, Department of Colon and Rectal Surgery, Mayo Clinic, Rochester, Minnesota

Deacon J. Lile, MD
Department of General Surgery, Temple University Hospital, Philadelphia, Pennsylvania

Keith D. Lillemoe, MD, FACS
W. Gerald Austen Professor of Surgery, Harvard Medical School; Surgeon-in-Chief, The Massachusetts General Hospital, Boston, Massachusetts;

Jules Lin, MD, FACS
Associate Professor, Mark B. Orringer Professor, Section of Thoracic Surgery, University of Michigan, Ann Arbor, Michigan

Shu S. Lin, MD, PhD
Associate Professor of Surgery, Pathology, and Immunology, Duke University Medical Center, Durham, North Carolina

John C. Lipham, MD, FACS
Chief, Division of Upper Gastrointestinal and General Surgery, Associate Professor of Surgery, Keck School of Medicine of the University of Southern California, Los Angeles, California

Virginia R. Litle, MD
Professor of Surgery, Division of Thoracic Surgery, Boston University, Boston, Massachusetts

Nayna A. Lodhia, MD
Resident, Department of Internal Medicine, The University of Chicago Medicine, Chicago, Illinois

Walter E. Longo, MD, MBA
Colon and Rectal Surgery, Yale University School of Medicine, New Haven, Connecticut

Reginald V.N. Lord, MBBS, MD, FRACS
Director, Gastroesophageal Cancer Program, St. Vincent's Centre for Applied Medical Research; Professor and Head of Surgery, University of Notre Dame School of Medicine, Sydney, Australia

Brian E. Louie, MD, MPH, MHA
Director, Thoracic Research and Education, Division of Thoracic Surgery, Swedish Cancer Institute and Medical Center, Seattle, Washington

Donald E. Low, MD, FACS, FRCS(C)
Head of Thoracic Surgery and Thoracic Oncology, General, Vascular, and Thoracic Surgery, Virginia Mason Medical Center, Seattle, Washington

Val J. Lowe, MD
Professor of Radiology/Nuclear Medicine, Mayo Clinic, Rochester, Minnesota

Jessica G.Y. Luc, MD
Faculty of Medicine and Dentistry, University of Alberta, Alberta, Canada

James D. Luketich, MD
Henry T. Bahnson Professor and Chairman, Department of Cardiothoracic Surgery, Chief, Division of Thoracic and Foregut Surgery, University of Pittsburgh School of Medicine, Pittsburgh, Pennsylvania

Yanling Ma, MD
Pathologist, Department of Surgical Pathology, Los Angeles County + University of Southern California Medical Center; Associate Professor of Pathology, Keck School of Medicine of the University of Southern California, Los Angeles, Los Angeles, California

Robert L. MacCarty, MD
Professor of Diagnostic Radiology, Emeritus, Mayo Clinic College of Medicine, Rochester, Minnesota

Blair MacDonald, MD, FRCPC
Associate Professor of Medical Imaging, University of Ottawa; Clinical Investigator, The Ottawa Hospital Research Institute; Gastrointestinal Radiologist, The Ottawa Hospital, Ottawa, Ontario, Canada

Robert D. Madoff, MD
Professor of Surgery, University of Minnesota, Minneapolis, Minnesota

Deepa Magge, MD
Fellow in Surgical Oncology, Division of Surgical Oncology, University of Pittsburgh Medical Center, Pittsburgh, Pennsylvania

Anurag Maheshwari, MD
Clinical Assistant Professor of Medicine, Division of Gastroenterology and Hepatology, University of Maryland School of Medicine; Consultant Transplant Hepatologist, Institute for Digestive Health and Liver Diseases, Mercy Medical Center, Baltimore, Maryland

Najjia N. Mahmoud, MD
Professor of Surgery, Division of Colon and Rectal Surgery, University of Pennsylvania, Philadelphia, Pennsylvania

David A. Mahvi, MD
Brigham and Women's Hospital, Boston, Massachusetts

David M. Mahvi, MD
Professor of Surgery, Northwestern University School of Medicine, Chicago, Illinois

Grace Z. Mak, MD
Associate Professor, Section of Pediatric Surgery, Department of Surgery, The University of Chicago Medicine and Biological Sciences, Chicago, Illinois

Sara A. Mansfield, MD, MS
Clinical Housestaff, Department of Surgery, The Ohio State University Wexner Medical Center, Columbus, Ohio

Maricarmen Manzano, MD
Division of Gastroenterology, National Cancer Institute of Mexico, Mexico City, Mexico

David J. Maron, MD, MBA
Vice Chair, Department of Colorectal Surgery, Director, Colorectal Surgery Residency Program, Cleveland Clinic Florida, Weston, Florida

Melvy S. Mathew, MD
Assistant Professor of Radiology, The University of Chicago Pritzker School of Medicine; Division of Body Imaging, The University of Chicago Medicine, Chicago, Illinois

Kellie L. Mathis, MD
Surgery, Mayo Clinic, Rochester, Minnesota

Jeffrey B. Matthews, MD, FACS
Dallas B. Phemister Professor and Chairman of Surgery, The University of Chicago, Chicago, Illinois

David W. McFadden, MD, MBA, FACS
Chairman, Department of Surgery, University of Connecticut; Surgeon-in-Chief, University of Connecticut Health, Farmington, Connecticut

Amit Merchea, MD, FACS, FASCRS
Assistant Professor of Surgery, Colon and Rectal Surgery, Mayo Clinic, Jacksonville, Florida

Evangelos Messaris, MD, PhD
Associate Professor of Surgery, Pennsylvania State University, College of Medicine, Hershey, Pennsylvania

Daniel L. Miller, MD
Clinical Professor of Surgery, Medical College of Georgia, Augusta University, Augusta, Georgia; Chief, General Thoracic Surgery, Program Director, General Surgery Residency Program, Kennestone Regional Medical Center, WellStar Health System/Mayo Clinic Care Network, Marietta, Georgia

Heidi J. Miller, MD, MPH
Assistant Professor of Surgery, University of New Mexico, Sandoval Regional Medical Center, Albuquerque, New Mexico

J. Michael Millis, MD, MBA
Professor of Surgery, Transplant Surgery, The University of Chicago, Chicago, Illinois

Sumeet K. Mittal, MD, FACS, MBA
Surgical Director, Esophageal and Foregut Program, Norton Thoracic Institute, St. Joseph's Hospital and Medical Center, Phoenix, Arizona

Daniela Molena, MD
Surgical Director, Esophageal Cancer Surgery Program, General Surgery Department, Thoracic Surgery Service, Memorial Sloan Kettering Cancer Center, New York, New York

Stephanie C. Montgomery, MD, FACS
Director of Surgery Education, Saint Francis Hospital and Medical Center; Assistant Professor, University of Connecticut School of Medicine, Hartford, Connecticut

Ryan Moore, MD
Department of General Surgery, Temple University Hospital, Philadelphia, Pennsylvania

Katherine A. Morgan, MD, FACS
Professor of Surgery, Chief, Division of Gastrointestinal and Laparoscopic Surgery, Medical University of South Carolina, Charleston, South Carolina

Melinda M. Mortenson, MD
Department of Surgery, Permanente Medical Group, Sacramento, California

Michael W. Mulholland, MD, PhD
Department of Surgery, University of Michigan, Ann Arbor, Michigan

Michael S. Mulvihill, MD
Resident Surgeon, Department of Surgery, Duke University, Durham, North Carolina

Matthew Mutch, MD
Chief, Section of Colon and Rectal Surgery, Associate Professor of Surgery, Washington University, St. Louis, Missouri

Philippe Robert Nafteux, MD, PhD
Assistant Professor in Surgery, Clinical Head, Department of Thoracic Surgery, University Hospital Leuven, Leuven, Belgium

Arun Nagaraju, MD
Department of Radiology, The University of Chicago Medicine, Chicago, Illinois

David M. Nagorney, MD, FACS
Professor of Surgery, Mayo Clinic, Rochester, Minnesota

Hari Nathan, MD, PhD
Department of Surgery, University of Michigan, Ann Arbor, Michigan

Karen R. Natoli, MD
Department of Surgery, Community Hospital, Indianapolis, Indiana

Rakesh Navuluri, MD
Department of Radiology, The University of Chicago Medicine, Chicago, Illinois

Nicholas N. Nissen, MD
Director, Liver Transplant and Hepatopancreatobiliary Surgery, Cedars-Sinai Medical Center, Los Angeles, California

Tamar B. Nobel, MD
Department of Surgery, Mount Sinai Hospital, New York, New York

B.J. Noordman, MD
Department of Surgery, Erasmus MC–University Medical Center Rotterdam, Rotterdam, The Netherlands

Jeffrey A. Norton, MD
Professor of Surgery, Stanford University School of Medicine, Stanford, California

Yuri W. Novitsky, MD
Director, Cleveland Comprehensive Hernia Center, University Hospitals Cleveland Medical Center; Professor of Surgery, Case Western Reserve School of Medicine, Cleveland, Ohio

Michael S. Nussbaum, MD, FACS
Professor and Chair, Department of Surgery, Virginia Tech Carilion School of Medicine, Roanoke, Virginia

Scott L. Nyberg, MD, PhD
Professor of Biomedical Engineering and Surgery, Department of Transplantation Surgery, Mayo Clinic, Rochester, Minnesota

Brant K. Oelschlager, MD
Byers Endowed Professor of Esophageal Research, Chief, Division of General Surgery, University of Washington Medical Center; Vice Chair, Department of Surgery, University of Washington, Seattle, Washington

Daniel S. Oh, MD
Assistant Professor of Surgery, Thoracic Surgery, University of Southern California, Los Angeles, California

Ana Otero-Piñeiro, MD
Gastrointestinal Surgery Department, Hospital Clinic of Barcelona, Barcelona, Spain

Aytekin Oto, MD
Professor of Radiology, The University of Chicago Pritzker School of Medicine; Section Chief, Division of Body Imaging, The University of Chicago Medicine, Chicago, Illinois

H. Leon Pachter, MD
Chairman, Department of Surgery, New York University Langone Medical Center, New York, New York

Charles N. Paidas, MD, MBA
Professor of Surgery and Pediatrics, Chief, Pediatric Surgery, Vice Dean for Graduate Medical Education, University of South Florida, Morsani College of Medicine, Tampa, Florida

Francesco Palazzo, MD
Associate Professor of Surgery, Thomas Jefferson University, Philadelphia, Pennsylvania

Alessandro Paniccia, MD
General Surgery Resident, University of Colorado School of Medicine, Aurora, Colorado

Harry T. Papaconstantinou, MD, FACS, FACRS
Department of Surgery, Baylor Scott and White Healthcare, Texas A&M University College of Medicine, Temple, Texas

Theodore N. Pappas, MD, FACS
Distinguished Professor of Surgical Innovation, Chief of Advanced Oncologic and Gastrointestinal Surgery, Duke University School of Medicine, Durham, North Carolina

Emmanouil P. Pappou, MD, PhD
Assistant Professor of Colorectal Surgery, Columbia University Medical Center, New York, New York

Manish Parikh, MD
Associate Professor of Surgery, New York University Langone Medical Center/Bellevue Hospital, New York, New York

Jennifer L. Paruch, MD, MS
Lahey Hospital and Medical Center, Burlington, Massachusetts

Asish D. Patel, MD
Chief Resident, Department of Surgery, University of Nebraska Medical Center, Omaha, Nebraska

Mikin Patel, MD
Department of Radiology, The University of Chicago Medicine, Chicago, Illinois

Marco G. Patti, MD
Center for Esophageal Diseases and Swallowing, University of North Carolina at Chapel Hill, Chapel Hill, North Carolina

Emily Carter Paulson, MD, MSCE
Assistant Professor of Surgery, University of Pennsylvania; Assistant Professor of Surgery, Corporal Michael Crescenz VA Medical Center, Philadelphia, Pennsylvania

Timothy M. Pawlik, MD, MPH, PhD
Professor of Surgery and Oncology, The Urban Meyer III and Shelley Meyer Chair for Cancer Research, Ohio State University; Chair, Department of Surgery, Wexner Medical Center, Columbus, Ohio; Division of Surgical Oncology, Department of Surgery, The Johns Hopkins School of Medicine, Baltimore, Maryland

Isaac Payne, DO
Surgical Resident, University of South Alabama, Mobile, Alabama

John H. Pemberton, MD
Professor of Surgery, College of Medicine, Consultant, Department of Colon and Rectal Surgery, Mayo Clinic, Rochester, Minnesota

Michael Pendola, MD
Staff Colorectal Surgeon, Department of Surgery, Baylor University Medical Center, Dallas, Texas

Alexander Perez, MD, FACS
Chief of Pancreatic Surgery, Duke University Medical Center, Durham, North Carolina; Associate Professor of Surgery, Duke University School of Medicine, Durham, North Carolina

Luise I.M. Pernar, MD
Assistant Professor of Surgery, Boston University School of Medicine; Minimally Invasive and Weight Loss Surgery, Boston Medical Center, Boston, Massachusetts

Walter R. Peters Jr., MD, MBA
Chief, Division of Colon and Rectal Surgery, Baylor University Medical Center, Dallas, Texas

Henrik Petrowsky, MD
Professor of Surgery, Vice Chairman, Department of Visceral and Transplant Surgery, University Hospital Zurich, Zurich, Switzerland

Christian G. Peyre, MD
Division of Thoracic and Foregut Surgery, Department of Surgery, University of Rochester School of Medicine and Dentistry, Rochester, New York

Alexander W. Phillips, MA, FRCSEd, FFSTEd
Consultant Oesophagogastric Surgeon, Northern Oesophagogastric Cancer Unit, Royal Victoria Infirmary, Newcastle- upon-Tyne, United Kingdom

Lashmikumar Pillai, MD
Associate Professor of Vascular and Endovascular Surgery, West Virginia University Medical Center, Morgantown, West Virginia

Joseph M. Plummer, MBBS, DM
Department of Surgery, Radiology, and Intensive Care, University of the West Indies, Mona, Jamaica

David T. Pointer Jr., MD
Surgery, Tulane University School of Medicine, New Orleans, Louisiana

Katherine E. Poruk, MD
Surgical Resident, Department of Surgery, The Johns Hopkins Hospital, Baltimore, Maryland

Mitchell C. Posner, MD, FACS
Thomas D. Jones Professor of Surgery and

Vice-Chairman, Chief, Section of General Surgery and Surgical Oncology, Physician-in-Chief, The University of Chicago Medicine Comprehensive Cancer Center, The University of Chicago Medicine, Chicago, Illinois

Russell Postier, MD
Chairman, Department of Surgery, University of Oklahoma, Oklahoma City, Oklahoma

Vivek N. Prachand, MD
Associate Professor, Director of Minimally Invasive Surgery, Chief Quality Officer, Executive Medical Director, Procedural Quality and Safety, Section of General Surgery, Department of Surgery, The University of Chicago Medicine and Biological Sciences, Chicago, Illinois

Timothy A. Pritts, MD, PhD
Professor of Surgery, University of Cincinnati, Cincinnati, Ohio

Gregory Quatrino, MD
Surgical Resident, University of South Alabama, Mobile, Alabama

Sagar Ranka, MD
Resident, Department of Internal Medicine, John H. Stroger Hospital of Cook County, Chicago, Illinois

David W. Rattner, MD
Chief, Division of General and Gastrointestinal Surgery, Massachusetts General Hospital; Professor of Surgery, Harvard Medical School, Boston, Massachusetts

Kevin M. Reavis, MD
Division of Gastrointestinal and Minimally Invasive Surgery, The Oregon Clinic, Portland, Oregon

Vikram B. Reddy, MD, PhD
Colon and Rectal Surgery, Yale University School of Medicine, New Haven, Connecticut

Feza H. Remzi, MD, FACS, FTSS (Hon)
Director, Inflammatory Bowel Disease Center, New York University Langone Medical Center; Professor of Surgery, New York University School of Medicine, New York, New York

Rocco Ricciardi, MD, MPH
Chief, Section of Colon and Rectal Surgery, Massachusetts General Hospital, Boston, Massachusetts

Thomas W. Rice, MD
Professor of Surgery, Cleveland Clinic Lerner College of Medicine; Emeritus Staff, Department of Thoracic Cardiovascular Surgery, Cleveland Clinic, Cleveland, Ohio

Aaron Richman, MD
Department of Surgery, Boston Medical Center, Boston, Massachusetts

Paul Rider, MD, FACS, FASCRS
Associate Professor of Surgery, Division of Colon and Rectal Surgery, University of South Alabama, Mobile, Alabama

John Paul Roberts, MD, FACS
Professor and Chief, Division of Transplant Surgery, University of California, San Francisco, San Francisco, California

Patricia L. Roberts, MD
Chair, Department of Surgery, Senior Staff Surgeon, Division of Colon and Rectal

Surgery, Lahey Hospital and Medical Center, Burlington, Massachusetts; Professor of Surgery, Tufts University School of Medicine, Boston, Massachusetts

Kevin K. Roggin, MD
Professor of Surgery and Cancer Research, Program Director, General Surgery Residency Program, Associate Program Director, Surgical Oncology Fellowship, The University of Chicago Medicine, Chicago, Illinois

Garrett Richard Roll, MD, FACS
Assistant Professor of Surgery, Department of Surgery, Division of Transplant, University of California, San Francisco, San Francisco, California

Kais Rona, MD
Chief Resident in General Surgery, Keck School of Medicine of the University of Southern California, Los Angeles, California

Charles B. Rosen, MD
Chair, Division of Transplantation Surgery, Mayo Clinic, Rochester, Minnesota

Samuel Wade Ross, MD, MPH
Chief Resident, Department of Surgery, Carolinas Medical Center, Charlotte, North Carolina

J. Scott Roth, MD
Professor of Surgery, Chief, Gastrointestinal Surgery, Department of Surgery, University of Kentucky, Lexington, Kentucky

Amy P. Rushing, MD, FACS
Assistant Professor, Division of Trauma, Critical Care, and Burn, The Ohio State University Wexner Medical Center, Columbus, Ohio

Bashar Safar, MBBS
Assistant Professor of Surgery, Johns Hopkins Medicine, Baltimore, Maryland

Pierre F. Saldinger, MD
Chairman, Surgery, NewYork-Presbyterian/Queens, Flushing, New York

Kamran Samakar, MD, MA
Assistant Professor of Surgery, Division of Upper Gastrointestinal and General Surgery, Keck School of Medicine of the University of Southern California, Los Angeles, California

Kulmeet K. Sandhu, MD, FACS, MS
Assistant Professor of Clinical Surgery, Division of Upper Gastrointestinal and General Surgery, Keck School of Medicine of the University of Southern California, Los Angeles, California

Lara W. Schaheen, MD
Cardiothoracic Surgery Resident, Department of Cardiothoracic Surgery, University of Pittsburgh, Pittsburgh, Philadelphia

Bruce Schirmer, MD
Stephen H. Watts Professor of Surgery, University of Virginia Health System, Charlottesville, Virginia

Andrew Schneider, MD
General Surgery Resident, The University of Chicago Medicine, Chicago, Illinois

Richard D. Schulick, MD, MBA
Professor and Chair, Department of Surgery, University of Colorado School of Medicine, Aurora, Colorado

Ben Schwab, MD, DC
General Surgery Resident, Northwestern University Feinberg School of Medicine, Chicago, Illinois

Stephanie Scurci, MD
Resident, University of Miami Miller School of Medicine, Palm Beach Regional Campus, Palm Beach, Florida

Anthony Senagore, MD, MS, MBA
Professor, Chief of Gastrointestinal Surgery, Surgery, University of Texas–Medical Branch, Galveston, Texas

Adil A. Shah, MD
Resident, Department of Surgery, Howard University Hospital and College of Medicine, Washington, D.C.

Shimul A. Shah, MD
Director, Liver Transplantation and Hepatobiliary Surgery, Associate Professor of Surgery, University of Cincinnati, Cincinnati, Ohio

Brian Shames, MD
Chief, Division of General Surgery, General Surgery Residency Program Director, University of Connecticut Health Center, Farmington, Connecticut

Skandan Shanmugan, MD
Assistant Professor of Surgery, Division of Colon and Rectal Surgery, University of Pennsylvania, Perelman School of Medicine, Philadelphia, Pennsylvania

David S. Shapiro, MD, FACS, FCCM
Chairman, Department of Surgery, Saint Francis Hospital and Medical Center–Trinity Health New England, Hartford, Connecticut; Assistant Professor of Surgery, University of Connecticut School of Medicine, Farmington, Connecticut

Matthew Silviera, MD
Washington University, St. Louis, Missouri

Douglas P. Slakey, MD, MPH, FACS
Professor, Surgery, Tulane University, New Orleans, Louisiana

Joshua Sloan, DO
Division of Gastroenterology, Einstein Healthcare Network, Philadelphia, Pennsylvania

Nathan Smallwood, MD
Division of Colon and Rectal Surgery, Baylor University Medical Center, Dallas, Texas

Shane P. Smith, MD
General Surgery Resident, Department of Surgery, Swedish Medical Center, Seattle, Washington

B. Mark Smithers, MBBS, FRACS, FRCSEng, FRCSEd
Professor of Surgery, University of Queensland; Director, Upper Gastrointestinal and Soft Tissue Unit, Princess Alexandra Hospital, Brisbane, Queensland, Australia

Rory L. Smoot, MD, FACS
Assistant Professor, Mayo Clinic, Rochester, Minnesota

Kevin C. Soares, MD
Resident, General Surgery, Department of Surgery, Johns Hopkins Medical Institutions, Baltimore, Maryland

Edy Soffer, MD
Professor of Clinical Medicine, Director, GI Motility Program, Keck School of Medicine of the University of Southern California, Los Angeles, California

Julia Solomina, MD
Department of Surgery, The University of Chicago, Chicago, Illinois

Nathaniel J. Soper, MD
Loyal and Edith Davis Professor of Surgery, Northwestern University Feinberg School of Medicine; Chair, Department of Surgery, Northwestern Memorial Hospital, Chicago, Illinois

Stuart Jon Spechler, MD
Chief, Division of Gastroenterology, Co-Director, Center for Esophageal Research, Baylor University Medical Center at Dallas; Co-Director, Center for Esophageal Research, Baylor Scott and White Research Institute, Dallas, Texas

Praveen Sridhar, MD
Department of Surgery, Boston Medical Center, Boston, Massachusetts

Scott R. Steele, MD, FACS, FASCRS
Chairman, Department of Colorectal Surgery, Cleveland Clinic; Professor of Surgery, Case Western Reserve University School of Medicine, Cleveland, Ohio

Joel M. Sternbach, MD, MBA
Bechily-Hodes Fellow in Esophagology, Department of Surgery, Northwestern University Feinberg School of Medicine, Chicago, Illinois

Christina E. Stevenson, MD
Assistant Professor of Surgery, Department of Surgery and Neag Comprehensive Cancer Center, University of Connecticut, Farmington, Connecticut

Scott A. Strong, MD
James R. Hines Professor of Surgery, Northwestern University Feinberg School of Medicine, Chicago, Illinois

Iswanto Sucandy, MD
Clinical Instructor, Department of Surgery, University of Pittsburgh School of Medicine, Pittsburgh, Pennsylvania

Magesh Sundaram, MD, MBA, FACS
Senior Associate Medical Director, Carle Cancer Center, Carle Foundation Hospital, Urbana, Illinois

Sudhir Sundaresan, MD, FRCSC, FACS
Surgeon-in-Chief, The Ottawa Hospital; Wilbert J. Keon Professor and Chairman, Department of Surgery, University of Ottawa, Ottawa, Ontario, Canada

Lee L. Swanstrom, MD
The Institute of Image-Guided Surgery of Strasbourg, University of Strasbourg, Strasbourg, Alsace, France; Director, Division of Gastrointestinal and Minimally Invasive Surgery, The Oregon Clinic, Portland, Oregon

Patricia Sylla, MD
Associate Professor of Surgery, Division of Colorectal Surgery, Icahn School of Medicine at Mount Sinai Hospital, New York, New York

Tadahiro Takada, MD, FACS, FRCSEd
Emeritus Professor, Department of Surgery,

Teikyo University School of Medicine, Tokyo, Japan

Ethan Talbot, MD
Resident, General Surgery, Bassett Medical Center, Cooperstown, New York

Vernissia Tam, MD
Resident in General Surgery, University of Pittsburgh Medical Center, Pittsburgh, Pennsylvania

Eric P. Tamm, MD
Professor, Diagnostic Imaging, The University of Texas MD Anderson Cancer Center, Houston, Texas

Talar Tatarian, MD
Department of Surgery, Jefferson Gastroesophageal Center, Sidney Kimmel Medical College at Jefferson University, Philadelphia, Pennsylvania

Ali Tavakkoli, MD, FACS, FRCS
Associate Professor of Surgery, Director, Minimally Invasive and Weight Loss Surgery Fellowship, Co-director, Center for Weight Management and Metabolic Surgery, Brigham and Women's Hospital, Harvard Medical School, Boston, Massachusetts

Helen S. Te, MD
Associate Professor of Medicine, Department of Medicine, Center for Liver Diseases, The University of Chicago Medicine, Chicago, Illinois

Ezra N. Teitelbaum, MD, MEd
Foregut Surgery Fellow, Providence Portland Medical Center, Portland, Oregon

Charles A. Ternent, MD, FACS
Section of Colon and Rectal Surgery, Creighton University School of Medicine, University of Nebraska College of Medicine, Omaha, Nebraska

Jon S. Thompson, MD
Professor of Surgery, University of Nebraska Medical Center, Omaha, Nebraska

Iain Thomson, MBBS, FRACS
Senior Lecturer, University of Queensland; Upper Gastrointestinal and Soft Tissue Unit, Princess Alexandra Hospital, Brisbane, Queensland, Australia

Alan G. Thorson, MD, FACS
Clinical Professor of Surgery, Creighton University School of Medicine, University of Nebraska College of Medicine, Omaha, Nebraska

Chad M. Thorson, MD, MSPH
Pediatric Surgery Fellow, Stanford University, Palo Alto, California

Crystal F. Totten, MD
Department of Surgery, University of Kentucky College of Medicine, Lexington, Kentucky

Mark J. Truty, MD, MsC, FACS
Assistant Professor, Mayo Clinic, Rochester, Minnesota

Susan Tsai, MD, MHS
Associate Professor of Surgical Oncology,

Department of Surgery, Medical College of Wisconsin, Milwaukee, Wisconsin

Jennifer Tseng, MD
Surgical Oncology Fellow, The University of Chicago, Chicago, Illinois

Tom Tullius, MD
Department of Radiology, The University of Chicago Medicine, Chicago, Illinois

Andreas G. Tzakis, MD, PhD
Director, Transplant Center, Cleveland Clinic Florida, Weston, Florida

J.J.B. van Lanschot, MD, PhD
Professor, Department of Surgery, Erasmus MC–University Medical Center Rotterdam, Rotterdam, The Netherlands

Hjalmar C. van Santvoort, MD, PhD
Department of Surgery, St. Antonius Hospital, Nieuwegein, The Netherlands

Hans Van Veer, MD
Joint Clinical Head, Department of Thoracic Surgery, University Hospital Leuven, Leuven, Belgium

Jorge A. Vega Jr., MD
Department of Surgery, University of South Florida Morsani College of Medicine, Tampa, Florida

Vic Velanovich, MD
Professor, Department of Surgery, University of South Florida Morsani College of Medicine, Tampa, Florida

Sarah A. Vogler, MD, MBA
Clinical Assistant Professor of Surgery, University of Minnesota, Minneapolis, Minnesota

Huamin Wang, MD, PhD
Professor of Pathology, The University of Texas MD Anderson Cancer Center, Houston, Texas

Mark A. Ward, MD
Minimally Invasive Surgery Fellow, Gastrointestinal and Minimally Invasive Surgery, The Oregon Clinic, Portland, Oregon

Brad W. Warner, MD
Division of Pediatric Surgery, St. Louis Children's Hospital, St. Louis, Missouri

Susanne G. Warner, MD
Assistant Professor of Surgery, City of Hope National Medical Center, Duarte, California

Thomas J. Watson, MD, FACS
Professor of Surgery, Georgetown University School of Medicine; Regional Chief of Surgery, MedStar Washington, Washington, D.C.

Irving Waxman, MD
Sara and Harold Lincoln Thompson Professor of Medicine, Director of the Center for Endoscopic Research and Therapeutics, The University of Chicago Medicine and Biological Sciences, Chicago, Illinois

Carissa Webster-Lake, MD
University of Connecticut, Farmington, Connecticut

Benjamin Wei, MD
Assistant Professor, Division of Cardiothoracic Surgery, University of Alabama-Birmingham Medical Center, Birmingham, Alabama

Martin R. Weiser, MD
Stuart H.Q. Quan Chair in Colorectal Surgery, Department of Surgery, Memorial Sloan Kettering Cancer Center; Professor of Surgery, Weill Cornell Medical College, New York, New York

Dennis Wells, MD
Resident in Thoracic Surgery, Department of Surgery, University of Cincinnati College of Medicine, Cincinnati, Ohio

Katerina Wells, MD, MPH
Director of Colorectal Research, Baylor University Medical Center; Adjunct Assistant Professor, Texas A&M Health Science Center, Dallas, Texas

Mark Lane Welton, MD, MHCM
Chief Medical Officer, Fairview Health Services, Minneapolis, Minnesota

Yuxiang Wen, MD
General Surgery, Cleveland Clinic Florida, Weston, Florida

Mark R. Wendling, MD
Acting Instructor and Senior Fellow, Advanced Minimally Invasive Surgery, CVES, Division of General Surgery, University of Washington, Seattle, Washington

Hadley K.H. Wesson, MD
Assistant Professor of Surgery, The Johns Hopkins Hospital, Baltimore, Maryland

Steven D. Wexner, MD, PhD(Hon)
Director, Digestive Disease Center, Chair, Department of Colorectal Surgery, Cleveland Clinic Florida, Weston, Florida

Rebekah R. White, MD
Associate Professor of Surgery, University of California, San Diego, La Jolla, California

Charles B. Whitlow, MD, FACS, FASCRS
Chairman, Department of Colon and Rectal Surgery, Ochsner Clinic Foundation, New Orleans, Louisiana

B.P.L. Wijnhoven, MD, PhD
Department of Surgery, The Erasmus University Medical Center, Rotterdam, The Netherlands

Justin Wilkes, MD
Department of Surgery, Maine Medical Center, Portland, Maine; Research Fellow, Department of Surgery, University of Iowa, Iowa City, Iowa

Rickesha L. Wilson, MD
General Surgical Resident, Department of Surgery, University of Connecticut, Farmington, Connecticut

Piotr Witkowski, MD, PhD
Associate Professor of Surgery, Department of Surgery, The University of Chicago, Chicago, Illinois

Christopher L. Wolfgang, MD, PhD
Chief, Hepatobiliary and Pancreatic Surgery, Professor of Surgery, Pathology, and Oncology, The Johns Hopkins Hospital, Baltimore, Maryland

Stephanie G. Worrell, MD
Surgery, Keck School of Medicine of the University of Southern California, Los Angeles, California

Jian Yang, MD
Department of Liver Transplantation Center, West China Hospital of Sichuan University, Chengdu, Sichuan Province, China

Charles J. Yeo, MD, FACS
Samuel D. Gross Professor and Chair, Department of Surgery, Sidney Kimmel Medical College at Thomas Jefferson University, Philadelphia, Pennsylvania

Ching Yeung, MD
Thoracic Surgery Fellow, University of Ottawa, The Ottawa Hospital–General Campus, Ottawa, Canada

Evan E. Yung, MD
Fellow in Surgical Pathology, Los Angeles County + University of Southern California Medical Center, Los Angeles, California

Syed Nabeel Zafar, MD MPH
Chief Resident, Department of Surgery, Howard University Hospital, Washington, D.C.

Giovanni Zaninotto, MD
Professor, Department of Surgery and Cancer, Imperial College, London, United Kingdom

Herbert Zeh III, MD
Professor of Surgery, Division of Surgical Oncology, University of Pittsburgh Medical Center, Pittsburgh, Pennsylvania

Joerg Zehetner, MD, MMM, FACS
Adjunct Associate Professor of Surgery, Klinik Beau-Site Hirslanden, Berne, Switzerland

Michael E. Zenilman, MD
Professor of Surgery, Weill Cornell Medicine; Chair, Department of Surgery, NewYork-Presbyterian Brooklyn Methodist Hospital, Brooklyn, New York

Pamela Zimmerman, MD
Associate Professor of Vascular and Endovascular Surgery, West Virginia University, Morgantown, West Virginia

Gregory Zuccaro Jr., MD
Department of Gastroenterology and Hepatology, Cleveland Clinic, Cleveland, Ohio

中文版序

　　自 *Shackelford's Surgery of the Alimentary Tract* 第 1 版问世以来便深得好评，此为全世界消化道外科学者精深理论和精湛技艺的集中体现。*Shackelford's Surgery of the Alimentary Tract,8E* 由 Charles J. Yeo、Steven R. DeMeester、David W. McFadden、Jeffrey B. Matthews、James W. Fleshman 等多位消化道外科领域的国际知名专家编著而成，该书不仅反映了消化道外科的最新理念和规范化程度，同时还展示了消化道外科的最新手术技术，深受全世界广大消化道外科工作者的青睐。

　　Shackelford's Surgery of the Alimentary Tract 在国内尚无中文译本，由兰州大学李玉民教授总主译的《Shackelford 消化道外科学（原书第 8 版）》，准确反映了原著的内容和特色。本书图文并茂，语言流畅，内容丰富，最大限度地贴近中国读者的阅读习惯，便于我国外科医生了解和掌握消化道外科领域的新进展与新动向，提高医学理论及临床实践水平，为我国消化道外科医生的实用性参考书。

　　希望本书的翻译和出版有助于我国同行学习和借鉴国外专家的先进技术和经验，从而促进精准消化道外科理念和技术在国内进一步推广和普及。

　　我谨向大家推荐此套丛书，希望大家阅读后能有所裨益。

中国工程院院士

北京清华长庚医院院长

清华大学临床医学院院长

清华大学精准医学研究院院长

译者前言

随着现代科学技术的突飞猛进，消化道外科得到了长足的进步。消化道外科的教科书迭代更新不断涌现，有力促进了外科学的快速发展。自 1955 年以来，由 Richard T. Shackelford 教授撰写的 *Surgery of the Alimentary Tract* 经历 60 余年的不断更新再版，如今已是第 8 版。本书自首版问世以来，便受到全世界范围内广大医务工作者的高度好评，成为消化道外科医生、内科医生、胃肠病学家、住院医生、医学生和医学研究者的重要参考资料，是消化道外科的经典教科书。

Shackelford's Surgery of the Alimentary Tract,8E 由 Charles J. Yeo 教授领衔主编，联合美国、加拿大、意大利、日本和德国等 10 余个国家的 420 余位专家共同编著而成。原书第 8 版分为上下两卷，内容涵盖整个消化道系统，上卷介绍食管、疝、胃和小肠疾病；下卷介绍肝、胆、胰、脾及结直肠和肛门疾病。每卷内容包括正常解剖、病理生理、常见疾病的诊疗等。全新第 8 版在保留既往版本内容的基础上，还重点介绍了基因组学、蛋白质组学、腹腔镜技术及机器人技术等消化道外科领域的前沿进展；阐述了消化道外科的先进理念、手术技巧、微创治疗等新方法。全书内容丰富，图文并茂，不仅延续了该书的稳定性，同时也具有创新性。

Shackelford's Surgery of the Alimentary Tract 在我国消化道外科学界有着广泛的知名度，在外科医生中拥有一大批忠实的读者，但截至目前，该书尚无中文译本。为了第一时间将 *Shackelford's Surgery of the Alimentary Tract,8E* 翻译出版，承蒙中国科学技术出版社的委托，我们邀请了国内相关专业的知名专家学者，组成编译委员会，共同完成了本书的翻译工作。

本分册为结直肠及肛门科学卷，由贝勒大学医学中心外科主任 James W. Fleshman 教授领衔设计和修订，分五篇 39 章，系统介绍了结直肠肛门疾病的解剖、生理与诊断，详细阐述了 13 种结直肠及肛门良性疾病、4 种炎症性疾病和 6 种肿瘤性疾病的现代创新诊疗技术，最后用近 8 万字的图表、文字，交流国际权威专家关于吻合口漏的预防、诊断、治疗，造口手术及患者个性化管理，降低择期、急诊手术患者感染风险策略，以及盆腔二次手术技巧等。

我非常荣幸与上海市东方医院傅传刚教授一起主持本书的翻译工作，同时还要感谢 40 余位结直肠及肛门外科领域的中青年专家参与其中。正是由于各位译者对本书的辛苦付出及 4 位副主译的细心审校，本书才得以顺利面世。我很高兴能与各位同道共事，他们与正在阅读本书的各位读者正是我国结直肠外科未来发展的主角。

最后，我想感谢诸位患者及其亲友，正是他们与我们的共同努力推动了结直肠外科的发展。患者既是所有经验和科学的来源，也是所有继续钻研和创新的动力。希望本书能够帮助更多结直肠外科医生诊疗患者疾病。

由于全书内容涵盖广泛，加之中外术语规范及语言表达习惯有所差异，中文翻译版中可能存在疏漏或欠妥之处，恳请读者批评指正，不吝赐教。

中山大学附属第六医院荣誉院长
中山大学附属第六医院首席专家

原书前言

今天我们迎来了经典教科书 *Shackelford's Surgery of the Alimentary Tract,8E* 的出版。在过去的 60 余年里，这套丛书已成为指导外科医生、内科医生、胃肠病专家、住院医生、医学生和其他相关医务工作者的重要参考书。我们希望您在第 8 版书中了解前沿信息、领略精美插图、学习最新知识、感悟满满收获。

历次出版概况

Surgery of the Alimentary Tract 由巴尔的摩外科医生 Richard T. Shackelford 独自撰写，并于 1955 年出版，第 1 版深受读者喜爱。在 1978—1986 年的漫长时间里，Shackelford 医生独自撰写了多达五卷的第 2 版，并由约翰斯·霍普金斯大学外科主任 George D. Zuidem 医生担任联合主编。在我进行外科实习和早期任教的日子里，*Surgery of the Alimentary Tract,2E* 是指导我治疗消化道疾病的"圣经"。

第 3 版于 1991 年出版。由 Zuidem 医生撰写并且由一位编者协助完成，共 5 卷，这一版是里程碑式的重塑。消化道外科领域在此期间有了显著进步，新的研究成果被收录其中，同时对新兴技术进行了说明。

第 4 版于 1996 年出版。仍在 Zuidem 医生的领导下完成，这本书无论在范围、广度和深度上，仍然是百科全书式的风格。此版本已经成为外科医生、内科医生、胃肠科医生和涉及消化道疾病患者护理的其他卫生保健专业人员的经典参考资料。

第 5 版于 2002 年出版。我受 Zuidem 医生的邀请加入他的创作团队，并担任联合编辑。第 5 版仍由五卷组成，内容涵盖新的手术技术、分子生物学进展和非侵入性疗法，总结了开放手术、腹腔镜手术和内镜技术对患者进行综合治疗的进展情况。

第 6 版于 2007 年出版。此版本从五卷压缩至两卷，并删除了陈旧的内容，使用新的印刷工艺如四色制作方案，并不断提升印刷水平。

第 7 版于 2012 年出版。

第 8 版介绍

第 8 版保持了与第 6 版和第 7 版一致的外观。不同的是，第 8 版是由我和 4 位专家编辑精心编著而成。我在 4 位同事的大力协助下完成了这一版著作，他们也分别担任本书四个主要部分的编者。在编者们孜孜不倦地工作和策划组织下，这本书终于创作完成。他们将手术操作、手术技术和非侵入性治疗的许多变化写入了书中，每个部分都保留了解剖学和生理学的相关知识，也包括了基因组学、蛋白质组学、腹腔镜技术和机器人技术方面的最新进展。第 8 版由来自第 7 版的 2 名编者和 2 名新的编者共同完成，这让我们的团队在传承旧模式的基础上进行了创新。

食管及疝外科学卷，由洛杉矶南加州大学的外科教授 Steven R. DeMeester 医生及相关学者共同编著而成。DeMeester 医生是全球知名的消化道外科学专家，他将自己对食管和食管疾病的认知都在本书中表现了出来，其内容涵盖食管疾病的病理学和动态诊断学，以及关于胃食管反流病、食管动力障碍和食管肿瘤的相关内容。DeMeester 医生是 Tom DeMeester 医生的儿子，Tom DeMeester 医生是对该领域有卓越贡献的传奇人物。

胃及小肠外科学卷，由 David W. McFadden 医生及相关学者共同编著而成。本卷对上消化道系统管腔结构的内容进行了更新，该内容为此领域做出极大贡献。McFadden 医生在康涅狄格大学工作，担任外科教授和主任医师，并且为消化道疾病外科研究和教育方面的专家。他曾在 *Journal of Surgical Research* 担任了多年的联合主编，还担任过消化道外科学会的主席。

肝胆胰脾外科学卷，由 Jeffrey B. Matthews 医生及相关学者共同编著而成，他是芝加哥大学外科系主任。Matthews 医生曾担任 *Journal of Gastroin testinal Surgery* 的主编，还担任过美国消化道外科学会主席。本卷是其一生对消化道外科的经验总结。

结直肠及肛门外科学卷，由贝勒大学医学中心外科主任 James W. Fleshman 教授领衔设计和修订。Fleshman 医生是该领域的国际知名人物，其详细阐述了盆底解剖和生理学的最新进展，炎性肠病的新疗法，以及腹腔镜治疗的新研究。

致谢

第 8 版的完成离不开每位学者精湛的专业能力、无私奉献和辛勤付出，感谢他们的付出！

如同其他书本的出版一样，数以百计的人为这版书的出版做出贡献，他们为完成如此经典的著作克服了许许多多的困难，在此，我们对他们所做的贡献表示衷心的感谢。本书中的大多数合作伙伴是来自国内外该领域的知名专家，他们愿意为此分享自己的知识，我对此深表感激，是他们对自己事业的热爱，最终成就了这一本精彩的专著。

我同样感谢 Elsevier 的出版团队，在他们一遍又一遍的审校下，第 8 版才能顺利出版。

我要感谢 Michael Houston、Mary Hegeler、Amanda Mincher 和其他参与这个项目的工作人员。第 8 版中包含了大量的新内容，很多专家花费了数千小时去完成这些新增的内容。他们为此付出辛勤劳动，心甘情愿，无怨无悔。

最后，我要感谢在出版过程中帮助过我的人，以及 Claire Reinke、Dominique Vicchairelli 和 Laura Mateer。你们给我提供了莫大帮助。

Charles J. Yeo,MD

献　词

感谢我的妻子 Theresa，以及我的孩子 William 和 Scott，感谢我的导师们。逝者已矣，生者如斯，他们为我的外科学教育做出了巨大贡献。感谢我的同事和朋友，*Shackelford's Surgery of the Alimentary Tract,8E* 得以问世离不开他们的贡献。感谢年轻的消化道外科医生和其他医疗专业人员，你们将从这本书中学习知识，推动这一领域向前发展，并不断提高我们对消化道疾病的认识。

Charles J. Yeo

感谢我的父亲 Tom DeMeester，他热衷于研究食管和上消化道疾病的病理生理学，并将这些知识应用到改善患者的生活之中。无论是过去还是现在，这些记忆都不断激励着我；感谢我的许多导师，他们帮助我学习了外科手术的操作，并鼓励我不断去追求完美；感谢我的同事们，他们放弃了夜晚、周末和假期的许多时间，撰写本书摘要、相关论文和章节；感谢我的同事和住院医师，他们通过艰苦培训成为下一代外科专家；感谢支持我的家人和朋友，愿意接受我对家庭的缺席，并支持我长期奔赴在工作岗位上，照顾需要帮助的患者。

Steven R. DeMeester

我想把这本书献给所有与我共事过的医生和同事，感谢他们让教育成为我生活中如此美好的一部分；希望这本书会让我们回忆起昔年一起处理疑难病例的时光，并将鼓励你们继续将知识传授给需要指导的人。

James W. Fleshman

感谢 William Silen 和我已故的祖父 Benjamin M，感谢外科住院医生和学生们对知识的渴求，感谢我的妻子 Joan，还有我们的儿子 Jonathan、David 和 Adam，感谢他们对我的爱和支持。

Jeffrey B. Matthews

感谢我的妻子 Nancy 和我的孩子 William、Hunter 和 Nora，以及我所有的导师、同事和患者。他们每天都在让我接受挑战并不断激励着我。

David W. McFadden

目　录

第一篇　结直肠肛门疾病的解剖、生理与诊断

第 143 章　结肠、直肠和肛门的手术解剖 ⋯⋯⋯⋯⋯⋯⋯⋯⋯⋯⋯⋯⋯⋯⋯⋯⋯⋯⋯⋯⋯⋯⋯⋯ 002
第 144 章　结肠生理学及检测方法 ⋯⋯⋯⋯⋯⋯⋯⋯⋯⋯⋯⋯⋯⋯⋯⋯⋯⋯⋯⋯⋯⋯⋯⋯⋯⋯⋯ 016
第 145 章　诊断性与治疗性结肠镜 ⋯⋯⋯⋯⋯⋯⋯⋯⋯⋯⋯⋯⋯⋯⋯⋯⋯⋯⋯⋯⋯⋯⋯⋯⋯⋯⋯ 029
第 146 章　直肠癌的磁共振成像分期 ⋯⋯⋯⋯⋯⋯⋯⋯⋯⋯⋯⋯⋯⋯⋯⋯⋯⋯⋯⋯⋯⋯⋯⋯⋯⋯ 040
第 147 章　直肠肛管疾病的超声诊断 ⋯⋯⋯⋯⋯⋯⋯⋯⋯⋯⋯⋯⋯⋯⋯⋯⋯⋯⋯⋯⋯⋯⋯⋯⋯⋯ 053

第二篇　结肠、直肠和肛门的良性疾病

第 148 章　大便失禁的诊断和治疗 ⋯⋯⋯⋯⋯⋯⋯⋯⋯⋯⋯⋯⋯⋯⋯⋯⋯⋯⋯⋯⋯⋯⋯⋯⋯⋯⋯ 062
第 149 章　结肠动力障碍的外科治疗 ⋯⋯⋯⋯⋯⋯⋯⋯⋯⋯⋯⋯⋯⋯⋯⋯⋯⋯⋯⋯⋯⋯⋯⋯⋯⋯ 074
第 150 章　盆底功能障碍 ⋯⋯⋯⋯⋯⋯⋯⋯⋯⋯⋯⋯⋯⋯⋯⋯⋯⋯⋯⋯⋯⋯⋯⋯⋯⋯⋯⋯⋯⋯⋯⋯ 090
第 151 章　直肠阴道瘘和直肠尿道瘘 ⋯⋯⋯⋯⋯⋯⋯⋯⋯⋯⋯⋯⋯⋯⋯⋯⋯⋯⋯⋯⋯⋯⋯⋯⋯⋯ 100
第 152 章　完全性直肠脱垂和内套叠的现代治疗 ⋯⋯⋯⋯⋯⋯⋯⋯⋯⋯⋯⋯⋯⋯⋯⋯⋯⋯⋯⋯ 117
第 153 章　藏毛病和肛周化脓性汗腺炎 ⋯⋯⋯⋯⋯⋯⋯⋯⋯⋯⋯⋯⋯⋯⋯⋯⋯⋯⋯⋯⋯⋯⋯⋯⋯ 125
第 154 章　结直肠损伤患者的急诊处理 ⋯⋯⋯⋯⋯⋯⋯⋯⋯⋯⋯⋯⋯⋯⋯⋯⋯⋯⋯⋯⋯⋯⋯⋯⋯ 133
第 155 章　结肠套叠和扭转 ⋯⋯⋯⋯⋯⋯⋯⋯⋯⋯⋯⋯⋯⋯⋯⋯⋯⋯⋯⋯⋯⋯⋯⋯⋯⋯⋯⋯⋯⋯⋯ 141
第 156 章　结肠出血与缺血 ⋯⋯⋯⋯⋯⋯⋯⋯⋯⋯⋯⋯⋯⋯⋯⋯⋯⋯⋯⋯⋯⋯⋯⋯⋯⋯⋯⋯⋯⋯⋯ 147
第 157 章　憩室性疾病的处理 ⋯⋯⋯⋯⋯⋯⋯⋯⋯⋯⋯⋯⋯⋯⋯⋯⋯⋯⋯⋯⋯⋯⋯⋯⋯⋯⋯⋯⋯⋯ 160
第 158 章　痔和直肠前突 ⋯⋯⋯⋯⋯⋯⋯⋯⋯⋯⋯⋯⋯⋯⋯⋯⋯⋯⋯⋯⋯⋯⋯⋯⋯⋯⋯⋯⋯⋯⋯⋯ 182
第 159 章　肛裂 ⋯⋯⋯⋯⋯⋯⋯⋯⋯⋯⋯⋯⋯⋯⋯⋯⋯⋯⋯⋯⋯⋯⋯⋯⋯⋯⋯⋯⋯⋯⋯⋯⋯⋯⋯⋯⋯ 196
第 160 章　肛瘘的治疗 ⋯⋯⋯⋯⋯⋯⋯⋯⋯⋯⋯⋯⋯⋯⋯⋯⋯⋯⋯⋯⋯⋯⋯⋯⋯⋯⋯⋯⋯⋯⋯⋯⋯ 203

第三篇　炎症性疾病

第 161 章　炎症性肠病管理中的概念 ⋯⋯⋯⋯⋯⋯⋯⋯⋯⋯⋯⋯⋯⋯⋯⋯⋯⋯⋯⋯⋯⋯⋯⋯⋯⋯ 222
第 162 章　溃疡性结肠炎的手术治疗：微创术式 ⋯⋯⋯⋯⋯⋯⋯⋯⋯⋯⋯⋯⋯⋯⋯⋯⋯⋯⋯⋯ 252

第 163 章　克罗恩病的外科治疗：个性化手术 ·· 274

第 164 章　阑尾 ·· 284

第四篇　肿瘤性疾病

第 165 章　遗传性结直肠癌和结直肠癌的遗传学 ·· 294

第 166 章　结直肠癌手术治疗的基本原则 ·· 317

第 167A 章　早期直肠癌经肛手术入路：经肛门微创手术 ···································· 328

第 167B 章　早期直肠癌经肛手术入路：经肛内镜显微手术和传统经肛局部切除术 ············ 334

第 168 章　直肠癌手术：低位前切除术——开腹、腹腔镜或机器人辅助，taTME，
　　　　　　结肠肛管吻合术 ·· 342

第 169 章　直肠癌腹会阴联合切除术 ·· 370

第 170 章　结肠癌微创手术 ··· 385

第 171 章　复发和转移性结直肠癌 ··· 395

第 172 章　结直肠癌肝转移的治疗 ··· 410

第 173 章　肛门肿瘤：高级别鳞状上皮内病变与癌 ··· 430

第 174 章　直肠后肿瘤 ··· 441

第 175 章　结直肠少见恶性肿瘤 ··· 455

第 176 章　结直肠癌的辅助治疗和新辅助治疗：分子基础治疗 ······························ 464

第五篇　技术与经验

第 177 章　吻合口漏的预防、诊断和治疗 ·· 474

第 178 章　造口手术与管理：患者造口个性化 ·· 483

第 179 章　降低择期和急诊结肠切除患者感染风险 ·· 499

第 180 章　盆腔二次手术 ··· 507

第 181 章　结直肠外科的循证决策 ··· 521

第一篇 结直肠肛门疾病的解剖、生理与诊断

Anatomy, Physiology, and Diagnosis of Colorectal and Anal Diseases

第 143 章　结肠、直肠和肛门的手术解剖　　　　　　　　　　　/ 002

第 144 章　结肠生理学及检测方法　　　　　　　　　　　　　/ 016

第 145 章　诊断性与治疗性结肠镜　　　　　　　　　　　　　/ 029

第 146 章　直肠癌的磁共振成像分期　　　　　　　　　　　　/ 040

第 147 章　直肠肛管疾病的超声诊断　　　　　　　　　　　　/ 053

第 143 章
结肠、直肠和肛门的手术解剖
Operative Anatomy of the Colon, Rectum, and Anus

Matthew P. Kelley　Jonathan Efron　Sandy H. Fang　Bashar Safar　Susan Gearhart　**著**
王 颢 黄 城 **译** 王 琛 窦若虚 **校**

摘要

对解剖学的透彻理解对于掌握胃肠外科手术是至关重要的。本章对相关解剖进行概括，并对应了主要结直肠手术的关键步骤，同时还包含一些新的成像技术用于指导外科医生进行手术。希望本章内容能让您更好地了解结直肠解剖学。

关键词：结肠；直肠；肛门；解剖

学习结肠、直肠和肛门手术解剖学前，首先需要理解消化道发育解剖学知识。通过外科手术切除部分消化器官需要了解腹部的解剖平面。人类的消化道在怀孕第 4 周左右开始发育，这时咽和胃发育，形成原始的中肠[1]。后续发育过程可分为三个阶段（图 143-1）。第一阶段，中肠肠襻进入外胚胎腔或卵黄囊，并逐渐伸长成 V 形肠襻，向腹侧脐部突出。脐部的这种生理性疝最终容纳了大部分的消化道，包括附着肠系膜的肠系膜上动脉。肠管停留在脐部，直到怀孕的最后 3 个月才逐渐回缩。在此期间，肠管围绕 SMA 轴逆时针旋转。在第二阶段，原肠返回到腹腔。在这个阶段，肠管及其肠系膜围绕 SMA 再逆时针旋转 180°，即共旋转 270°。在旋转过程中，十二指肠进入 SMA 后方并融合。如果旋转不全，可能会发生旋转和固定的异常，如不旋转、旋转不良、反向旋转和脐膨出（图 143-2 和图 143-3）。旋转和固定异常的危险性在于可能发生肠内疝和肠嵌顿，导致急性肠缺血。第三阶段的标志为结肠及其肠系膜退回腹腔内并固定。结肠及升、降结肠系膜分别融合

到右、左侧腹腔的后外侧壁（即腹膜后），形成 Toldt 线。这条线可提示结肠系膜和腹膜后之间存在一个无血管平面。然而，当患者发生门静脉血栓时，结肠系膜和腹膜后之间会形成静脉侧支，导致这一平面变得危险。横结肠系膜与大网膜融合形成网膜囊（图 143-4），这是分离结肠时的一个重要解剖标志。盲肠是结肠最后退回腹部的部分，最初它位于右上腹，但随着时间的推移，它向右下腹延伸，而小肠逐渐占据上腹部和中腹部。

后肠由横结肠远端 1/3、降结肠、乙状结肠、直肠和近端肛管组成[1]。这些器官拥有相同的动脉供血、静脉和淋巴回流，以及自主神经支配。在胎儿发育过程中，后肠远端和尿囊合并，形成一个膨大的收集室，即泄殖腔（拉丁语为"下水道"）。怀孕 6~12 周，泄殖腔被泌尿直肠隔分为腹段和背段。随着侧壁的进一步折叠，背段向尾部推进，与相邻外胚层来源的、被称为原肛（或肛窝）的体壁对合。原肛和远端泄殖腔融合形成泄殖腔膜。该膜通过细胞凋亡而消失，形成了肛管近 2/3（后肠 / 内

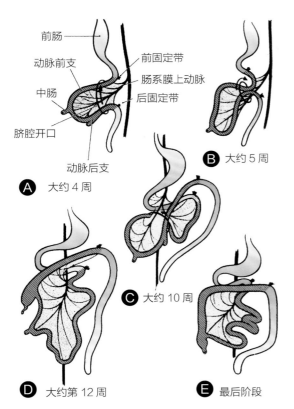

前肠
动脉前支
中肠
脐腔开口
动脉后支

前固定带
肠系膜上动脉
后固定带

A 大约 4 周

B 大约 5 周

C 大约 10 周

D 大约第 12 周

E 最后阶段

▲ 图 143-1 原始中肠发育的各个阶段

引自 Haller JD，Morgenstern L. Anomalous rotation and fixation of the left colon：embryogenesis and surgical management. Am J Surg.1964；108：331.

胚层）和远 1/3（原肛 / 外胚层）之间解剖分界，即齿状（梳状）线。

影响后肠的常见疾病包括闭锁和重复畸形。尤其是与肛门相关的畸形（肛管直肠畸形），根据与肛门的关系可分为低位畸形和高位畸形。在低位畸形中，肛门狭窄或闭锁可能表现为会阴痿，而高位畸形可能会发生梗阻。最常见的重复畸形是肠系膜囊肿，通常位于结肠系膜或直肠系膜。这些囊肿可能与肠道相通，也可能不相通。虽然这些囊肿大多是良性的，但它们可能含有恶性病灶[2]。图 143-5 为影像偶然发现的盆腔重复囊肿。先天性巨结肠是结肠肌间神经丛中神经节细胞缺失的结果，被认为继发于来自神经嵴的肠道神经细胞的迁移发生中断（稍后在本章描述）[3]。

消化道最终发育成大约 9m 长的内覆黏膜的肌性管道，食物经口摄入，通过此管道到达肛门。大肠长约 165cm，包括盲肠和阑尾、升结肠、横结肠、降结肠、乙状结肠和直肠。其中盲肠最粗，直径 7.5cm，逐渐变细至乙状结肠的 2.5cm。结肠终止于直肠，直肠长约 15cm，远端延续为肛门。

表面解剖学

大部分消化道位于腹腔内。腹腔不同于身体其他体腔的特征在于其由肌肉和筋膜环绕形成，因此其容量和形状可变。了解这些变化及其对人体生理的影响对于进行腹腔镜手术非常重要。腹膜是一层浆膜，覆盖于腹壁表面（壁腹膜）和内脏表面（脏腹膜）。腹膜表面光滑，并由浆液润滑，允许内脏在腹腔内自由移动。横结肠和乙状结肠完全被脏腹膜覆盖，而升、降结肠和直肠上部仅腹侧被脏腹膜覆盖，导致这些节段消化道相对固定。

结肠壁在黏膜面和浆膜面都有明显的特征。这些特征可用于识别各段结肠，因此在内镜检查和微创手术中均具有重要意义。结肠的外壁有被称为结肠带的纵行带状结构，结肠带导致肠壁皱缩，形成称为结肠袋的囊袋状结构。结肠带有三条，根据它们在横结肠（解剖标志最明显的肠段）上的位置命名。系膜带与结肠系膜相连，网膜带与大网膜相连，独立带无结构附着，在结肠表面清晰可见。正是在这些结肠带之间，有称为直短血管的小血管穿透结肠，向黏膜和黏膜下层供血（图 143-6）。血管穿透肠壁处结肠壁薄弱或黏膜向外突出称为结肠憩室。结肠中最常发生憩室疾病的部位是乙状结肠。结肠带使横结肠呈现为结肠镜检查中所见的典型三角形形态。结肠上也附着称为肠脂垂的不规则脂肪垂。它们被腹膜包裹，最多见于自由带和乙状结肠。结肠的内壁由单层柱状上皮组成，没有绒毛。结肠的其他解剖标志包括回盲瓣（分隔小肠和结肠的肌性瓣）和阑尾。

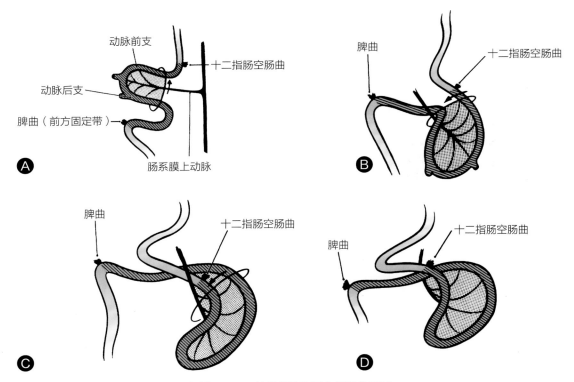

▲ 图 143-2　结肠旋转和固定异常的机制

A. 脾曲固定在右侧腹腔，而不是左侧；B. 旋转过程正常，因为脾曲已经固定，横结肠位于肠系膜上动脉的后方；C. 肠管正常回纳，但近端结肠位于所有其他结构的前面；D. 十二指肠随后旋转并回纳，然后回到 SMA 上方（引自 Haller JD，Morgenstern L. Anomalous rotation and fixation of the left colon：embryogenesis and surgical management. Am J Surg.1964；108：331.）

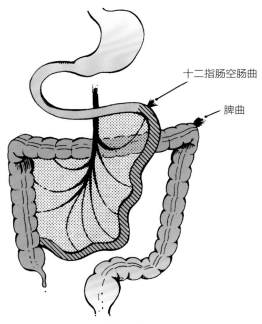

▲ 图 143-3　反向旋转，横结肠位于 SMA 下方，而十二指肠位于 SMA 上方

引自 Haller JD，Morgenstern L. Anomalous rotation and fixation of the left colon：embryogenesis and surgical management. Am J Surg.1964；108：331.

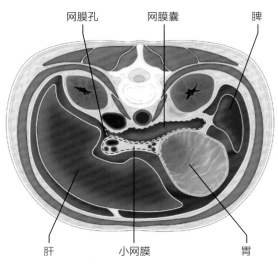

▲ 图 143-4　横结肠系膜与大网膜融合形成网膜囊

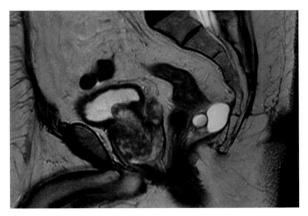

▲ 图 143-5　骶前直肠重复囊肿的 T_2 加权磁共振影像

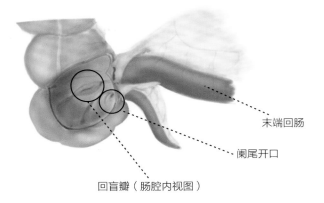

末端回肠

阑尾开口

回盲瓣（肠腔内视图）

▲ 图 143-7　回盲瓣解剖
图片由 Matthew P. Kelley，MD 提供

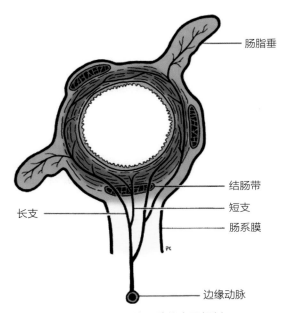

肠脂垂

结肠带

短支

肠系膜

长支

边缘动脉

▲ 图 143-6　结肠壁的表面解剖
引自 Keighley MRB，Williams NS. Surgery of the Anus，Rectum，and Colon. Philadelphia：Saunders；1995.

（一）结肠解剖

1. 盲肠　结肠的第一段常位于右侧髂窝，由腹膜覆盖。盲肠是一个囊袋样结构，和末端回肠相连，也是阑尾根部所在。在大约 20% 的人群中，盲肠系膜特别长，导致盲肠活动性大。盲肠活动性过大是盲肠扭转的一个潜在因素。回肠沿盲肠系膜侧进入盲肠，由回盲部上下两条韧带维持其形态（图 143-7）。通过肠镜观察回盲瓣，表现为一个横向狭窄的开口，上下方为平行的弧形唇状结构，在内侧和外侧均形成

系带。回盲瓣的作用是延缓肠内容物从回肠到盲肠的转运，并不一定能够防止内容物从盲肠回流到回肠，因此灌肠造影时回肠显影的临床意义尚不确定。回盲瓣所具有的抗反流能力的原因存在争议。Kumar 和 Phillips 认为，回结肠韧带和回肠与盲肠壁的夹角可以帮助回盲瓣获得抗反流功能。尸体解剖时，切开回盲部韧带可导致瓣膜失去抗反流功能，且修复韧带可重新获得抗反流能力[4]。此外，Pelligrini 等用内镜和手术活检证实回盲部包含括约肌的形态和功能。

2. 阑尾　阑尾最常（65%）位于盲肠后位，长度为 8～10cm，宽度 5～10mm。回肠系膜后叶向阑尾延续并与其相连，形成阑尾系膜。阑尾血管位于阑尾系膜内。阑尾的常见解剖部位包括：盆位、盲肠后位、回肠前位和回肠后位。急性阑尾炎的症状会因阑尾位置的不同而有所不同。研究表明腹腔镜阑尾切除术减少了住院时间和术后伤口感染的风险，因此为治疗首选[6-8]。如此，该术式也避免了以往通过右下腹小切口寻找盲肠下阑尾的困难。

3. 升结肠　升结肠从盲肠向头侧走行，终止于肝曲，此处结肠走行急转向左。升结肠跨越髂肌、右肾下极和十二指肠腹膜后部分。肝曲和十二指肠降段之间的关系是至关重要的，在外侧入路分离过程中需细致分离避免损伤

十二指肠降段。升结肠起始部邻近腹前壁，在向上走行过程中，升结肠和腹前壁之间距离逐渐增大。在后方，它相对固定在腹后壁上，并由腹膜反折或 Toldt 线附着在外侧。在游离升结肠过程中，Toldt 线可作为重要的解剖标志。在胚胎发育过程中，新生的肠系膜及其淋巴血管等内容物向后向内迁移。这种从外侧到内侧发育的方向性导致可在无血管平面安全分离升结肠系膜，无论是在开腹还是在腹腔镜手术中都是如此（图 143-8）。

4. 横结肠　横结肠是结肠中最长的一段，平均长度可达 50cm。横结肠始于结肠肝曲，略向前向下呈弧形向脾曲走行。横结肠几乎完全被内脏腹膜覆盖，其系膜通常与网膜紧密相连，因此横结肠系膜解剖更加复杂。正因为如此，横结肠恶性肿瘤行淋巴结彻底清扫相对困难，故腹腔镜辅助横结肠癌手术难度较大[9]。结肠系膜根部横跨大部分后腹壁，附于右肾下极至左肾门处。大网膜起源于胃大弯，附着于横结肠前上部形成胃结肠韧带，然后延续为大网膜本身。离断胃结肠韧带可游离横结肠，也提供

了进入小网膜囊的通道（图 143-9）。横结肠远端向上方走行，与脾脏并列，然后向下方走行，形成结肠脾曲。在脾曲水平，有两条韧带使结肠相对固定：脾结肠韧带和膈结肠韧带。脾结肠韧带起源于脾的下极，游离结肠时应细致分离脾结肠韧带，过度牵拉可能撕裂脾包膜。如果需要分离，离断此韧带时应尽可能远离脾脏。在第 10 肋和第 11 肋附近膈结肠韧带（脾支持带）附着于膈肌。除了固定结肠，它还起到了支撑脾脏的作用。

5. 降结肠　降结肠始于脾曲向下走行，终止于骨盆边缘，通常长 25cm。其向下走行过程中逐渐由左向右移动，相对于升结肠稍靠后方。它始于左肾下极上方，沿着腰大肌和腰方肌之间的通道下行。与升结肠相似，腹膜覆盖其前面和侧面，其后方为腹膜后疏松的结缔组织。

6. 乙状结肠　降结肠跨过骨盆边缘成为乙状结肠，其终止于骶骨岬，这也与结肠带的消失部位相一致。平均长 40～45cm，沿左骨盆下行，然后跨越盆腔至右侧，最后逆行回到中线，走行呈 V 形。乙状结肠系膜非常游离，常被描

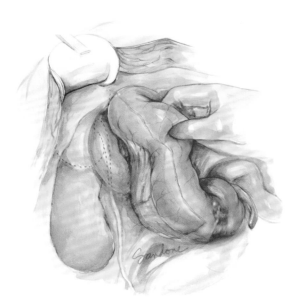

▲ 图 143-8　游离右半结肠系膜后，腹膜后结构一览无余
经 People's Medical Publishing House-USA，Shelton，Connecticut 许可转载，引自 John L. Cameron，Corinne Sandone. Atlas of Gastrointestinal Surgery，2nd ed. Vol. Ⅱ .

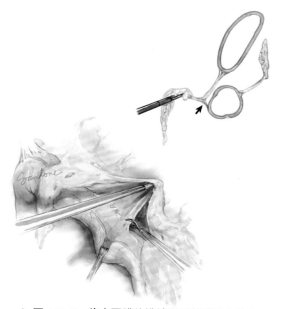

▲ 图 143-9　将大网膜从横结肠及其系膜上分离
经 People's Medical Publishing House-USA，Shelton，Connecticut 许可转载，引自 John L. Cameron，Corinne Sandone. Atlas of Gastrointestinal Surgery，2nd ed. Vol. Ⅱ .

述为"V"形结构，并延伸到左髂血管处（V 形的尖端）。通常乙状结肠系膜附着在左侧骨盆，形成结肠系膜皱褶，称为乙状结肠系膜隐窝（图 143-10）。这对外科医生来说是一个重要的解剖标志，因为它位于左侧输尿管前方，输尿管后方为腰大肌。如果术中识别不仔细，可能将输尿管和标本一起切除导致损伤。乙状结肠的长度和部位可能存在较大的个体差异。例如，便秘患者常有乙状结肠冗长，而长且基底窄的肠系膜是乙状结肠扭转的危险因素。有趣的是，作为急性肠梗阻原因的乙状结肠扭转在南美人、非洲人、东欧人和亚洲人中的发生率（20%～54%）明显高于美国人、英国人和日本人（3%～5%）。乙状结肠也被认为是结肠中肌肉最发达的部分，能够产生最高的腔内压。鉴于此，它是憩室病发生的最常见部位。

7. 结肠的动脉供应　供应结肠和直肠的两个主要动脉系统是肠系膜上动脉和肠系膜下动脉（图 143-11）。SMA 提供胚胎中肠的血液供应，而 IMA 向胚胎后肠供血。大约在 L_1 椎体水平，SMA 由主动脉发出，走行于胰腺后方，十二指肠水平段前方。SMA 发出第一支是胰十二指肠下动脉，供应胰腺和十二指肠，但不供应结肠。

SMA 向左侧发出回肠和空肠分支。SMA 通常发出三个分支分布于结肠：右结肠动脉、中结肠动脉和回结肠动脉。

SMA 的终末支为右结肠动脉和回结肠动脉。回结肠动脉解剖变异较少，常分为上下两支。上支与右结肠动脉降支吻合，下支又分为盲肠前动脉、盲肠后动脉、阑尾动脉和回肠动脉。右结肠动脉也可能由回结肠动脉或中结肠动脉发出，右结肠动脉缺如的比例可高达 18%。

中结肠动脉是 SMA 的第二个分支。它起源于胰腺下缘附近，供应近端 2/3 的横结肠。它分为右、左两支，分别供应右侧横结肠 / 肝曲（与右结肠动脉上升支相吻合）和远端横结肠。中结肠动脉缺如的比例可高达 20%，而副中结肠动脉较少出现。

大约在 L_3 椎体水平，主动脉发出 IMA，通常位于主动脉分叉头侧约 4cm 处。它向左下方走行进入盆腔，发出左结肠动脉和数支乙状结肠动脉，在左髂血管水平以下延续为终末支：直肠上动脉（superior rectal artery，SRA）。

左结肠动脉分为升支和降支。升支经 Riolan 血管弓供应远端 1/3 的横结肠和脾曲，降支是降结肠的主要供血动脉。

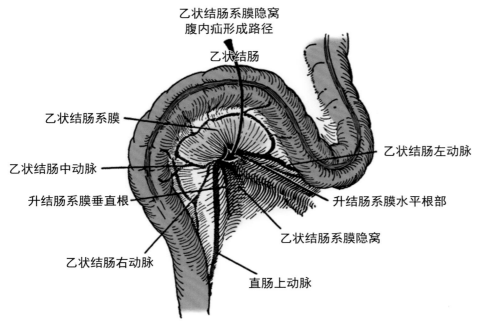

▼ 图 143-10　乙状结肠系膜及系膜隐窝

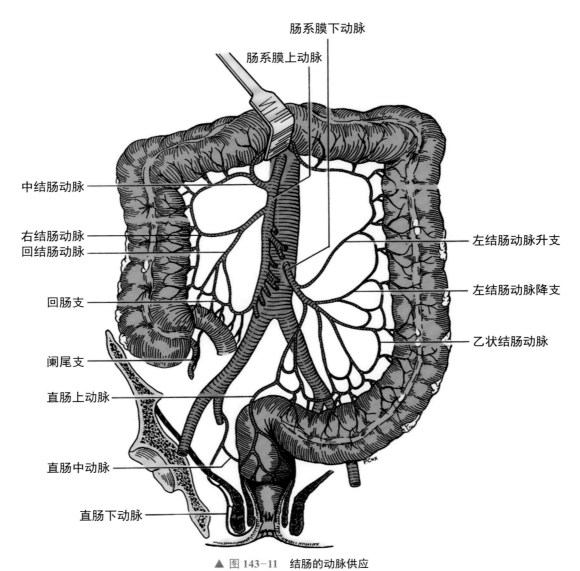

肠系膜下动脉

肠系膜上动脉

中结肠动脉

右结肠动脉

回结肠动脉

回肠支

阑尾支

直肠上动脉

直肠中动脉

直肠下动脉

左结肠动脉升支

左结肠动脉降支

乙状结肠动脉

▲ 图 143-11　结肠的动脉供应

引自 Keighley MRB，Williams NS. Surgery of the Anus，Rectum，and Colon. Philadelphia：Saunders；1995.

　　乙状结肠动脉形成血管弓，供应乙状结肠，并与边缘动脉弓（Drummond 弓）相交通。

　　直肠癌全直肠系膜切除术时，IMA 的离断部位仍存在争议。如果动脉在从主动脉发出时被结扎，它被称为"高位结扎"，通常认为高位结扎可清扫更多的淋巴结，潜在的代价是增加腹下神经损伤可能，导致泌尿生殖系统并发症[11]（图 143-12）。然而，这一发现还未被确认。IMA 的低位结扎是指在左结肠动脉起始处远端结扎血管。低位结扎通常更容易完成，但其淋巴结清扫数量常较少，而且可能导致系膜张力，

即低位前切除后因系膜长度不足导致近端结肠无法进入盆腔。

　　除了 SMA 和 IMA 的主要分支外，整个结肠的供血动脉之间存在广泛的侧支循环，因此在肠系膜大血管闭塞或手术结扎后仍可维持结肠血供。David Drummond（1852—1932）是一位内科医生和解剖学家，他首先证明，尽管结扎了右结肠动脉、中结肠动脉和左结肠动脉，通过回结肠动脉注入的对比剂仍可以出现在乙状结肠动脉中。后来这条沿肠系膜外缘走行、分布于整个结肠的通常为小口径的动脉，被命

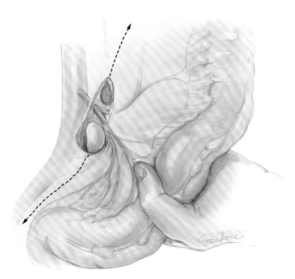

▲ 图 143-12　结肠癌手术切除过程中肠系膜下动脉高位结扎

经 People's Medical Publishing House-USA, Shelton, Connecticut 许可转载，引自 John L. Cameron, Corinne Sandone. Atlas of Gastrointestinal Surgery. 2nd ed. Vol. Ⅱ.

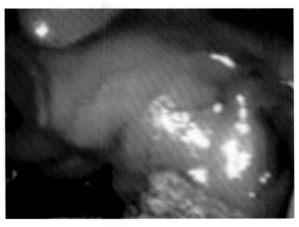

▲ 图 143-13　应用吲哚菁绿荧光成像观察结肠血供范围，图示可见荧光成像区域

名 为 Drummond 边 缘 动 脉（marginal artery of Drummond，MAoD）。在 SMA 或 IMA 发生严重狭窄或闭塞的情况下，边缘动脉口径显著增大以确保结肠血供[11,12]。边缘动脉在脾曲可能不完整，因为此处为中肠到后肠的过渡。所谓的分水岭区域（或称 Griffith 点），具有重要的临床意义；有研究认为，近 50% 的患者在该区域没有侧支循环。由于血供存在变异可能，因此开发了几种新的方法来评估吻合口的血供。最值得注意的是在腹腔镜切除时使用吲哚菁绿荧光成像提供实时血供观察[13]（图 143-13）。

纤 曲 肠 系 膜 动 脉（meandering mesenteric artery，MMA），也称为 Riolan 动脉弓，位于中结肠动脉和左结肠动脉近端分支之间，是另一条重要的侧支血管。其位于左上腹肠系膜根部附近，管径适中，可纤曲走行。与 MAoD 相似，在 SMA 或 IMA 存在严重狭窄或闭塞时，MMA 的临床意义凸显。识别这条动脉具有重要的临床意义，因为在左结肠手术中结扎粗大的 MMA 可能导致灾难性的缺血，缺血部位取决于血流的方向：如果血流是顺行（SMA 到 IMA），乙状结肠和直肠上部可能会发生缺血；如为逆行（IMA 到 SMA），右结肠和大部分小肠则面临缺血的危险。

8. 结肠淋巴和静脉回流　结肠和直肠的静脉常与其同名动脉相伴行（图 143-14）。升结肠通过肠系膜上静脉回流，而降结肠、乙状结肠和直肠的静脉血则汇入肠系膜下静脉。直肠低位前切除术时，沿静脉走行尽量靠近近心端离断 IMV，这样能获得更好的系膜游离度，使近端结肠更容易进入盆腔。

结肠淋巴引流通常被分为 4 组（图 143-15）：结肠上淋巴结、结肠旁淋巴结、中间淋巴结和中央淋巴结。结肠上淋巴结在乙状结肠分布最广，位于肠壁上，被覆腹膜，也可见于肠脂垂；结肠旁淋巴结沿着边缘动脉分布于全结肠，也见于边缘动脉弓周围；中央淋巴结"主淋巴结"沿 SMA 和 IMA 主干分布，而中间淋巴结则是沿着结肠各动脉分支分布。所有结肠淋巴结都会引流到腹主动脉旁淋巴结，然后是乳糜池，最后进入胸导管。

9. 结肠的神经支配　自 $T_{6\sim12}$ 发出的交感神经纤维到达腹腔神经节、腹主动脉前神经节和肠系膜上神经节并形成突触，肠系膜上神经节后纤维沿 SMA 走行，支配盲肠、阑尾、升结肠和横结肠近端 2/3。L_1、L_2 和 L_3 发出的交感神经节前纤维于主动脉前神经丛形成突触，并

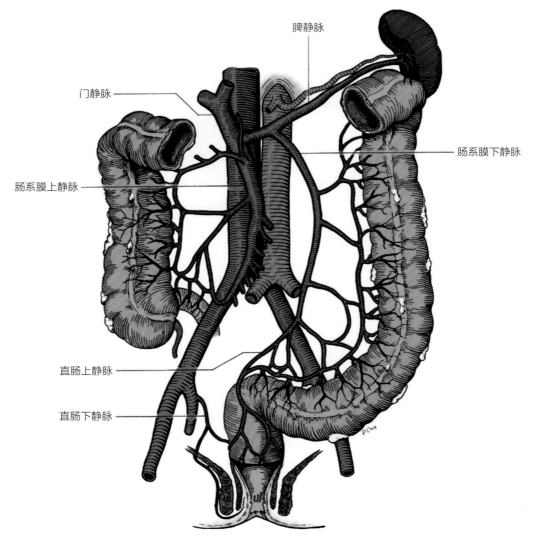

门静脉

脾静脉

肠系膜下静脉

肠系膜上静脉

直肠上静脉

直肠下静脉

▲ 图 143-14　结直肠的静脉回流

引自 Keighley MRB，Williams NS. Surgery of the Anus，Rectum，and Colon. Philadelphia：Saunders；1995.

发出节后纤维形成肠系膜下神经丛，沿 IMA 走行，支配横结肠远端 1/3、降结肠和乙状结肠。

盲肠、阑尾、升结肠和横结肠近端 2/3 的副交感神经支配是通过迷走神经（右支）和腹腔神经丛的节前纤维支配的。这些纤维沿 SMA 分布，最终在肠壁内形成突触，形成内源性神经丛。横结肠远端 1/3、降结肠和乙状结肠的副交感神经支配来源于 S_2、S_3 和 S_4。

正如消化道的其他部位一样，结肠疼痛是牵涉痛。Nash 等通过研究对结肠的不同部位充气及其对应疼痛部位进行了描述[15]。盲肠内充气导致 McBurney 点牵涉痛并扩散到上腹部；肝

曲充气引起的疼痛涉及右上腹；升结肠、横结肠和降结肠充气引起的疼痛位于中下腹；直乙扩张则会发生耻骨上区域和尾骨部位的疼痛。

（二）直肠、肛管和肛周间隙

1. 直肠解剖　乙状结肠到达骶岬处结肠带消失，则延续为直肠。直肠长约 15cm，依距肛缘的距离分为三段：下段（0～7cm）、中段（7～12cm）和上段（12～15cm）。直肠在盆腔内沿着骶骨的凹面下行。直肠的上 1/3 在前方和侧方都有腹膜覆盖，直肠的中 1/3 仅前方有腹膜覆盖，下 1/3 则完全在腹膜外。直肠前方

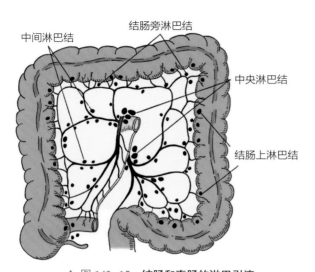

▲ 图 143-15 结肠和直肠的淋巴引流

引自 Grinnell RS. Lymphatic metastases of carcinoma of the colon and rectum. Ann Surg. 1950; 131: 494.

包裹着的一层致密的膜层, 称为 Denonvillier 筋膜, 该筋膜将直肠与精囊、前列腺 (男性) 和阴道 (女性) 分开。在后方, 直肠则被直肠系膜包绕, 直肠系膜为较厚的直肠周围脂肪组织, 并包含相关的血管和淋巴组织 (图 143-16)。固有筋膜 (盆底筋膜向头侧延伸而成) 覆盖于其表面, 将直肠和骶前筋膜分开。对于直肠系膜一词的命名其实并不准确, 因为 "系膜" 指的是悬吊器官的两层腹膜, 而腹膜外直肠无腹膜悬吊。Heald 在 1986 年发表了一篇里程碑式的论文, 使得直肠癌切除术中全直肠系膜切除的概念得以普及, 并将其命名为全直肠系膜切除术 (TME)[15]。目前 TME 已成为直肠癌外科治疗金标准, 强调沿着直肠周围脏层筋膜和盆内筋膜壁层之间的无血管平面环周游离, 将区域淋巴和血管组织整块切除。锐性分离是 TME 手术的一个要点, 可以减少对自主神经和附于盆筋膜后方的骶前静脉的损伤。

在直肠中段 (或其稍尾侧), 固有筋膜增厚形成侧韧带 (侧蒂), 将直肠固定在附近的盆内筋膜上。以前有学者认为直肠中动脉位于直肠侧韧带内, 这是一个有争议的历史话题。大量的文献综述和尸体解剖结果表明, 直肠侧韧带既不包含直肠中动脉, 也不包含来自腹下神经丛的神经纤维, 两者紧邻直肠侧韧带, 但都在其下方走行[16]。

直肠包含三个半月皱襞, 称为 Houston 瓣 [以爱尔兰解剖学家和外科医生 John Houston (1802—1845) 的名字命名]。大多数人都有三个瓣, 从远端到近端依次以左、右、左的结构排列。通过结肠镜判断瓣的位置, 三个瓣分别位于距肛缘 7～8cm (左)、9～11cm (右) 和 12～13cm (左) 的位置。中间瓣 (Kohlrausch 皱襞) 对应于腹膜反折的位置。但只有约 45% 的人具有标准三瓣解剖结构。

2. 肛管解剖 远端直肠穿过肛管直肠裂孔和耻骨直肠肌, 标志着肛管的开始。肛管前方的会阴体隔开了前方结构 (女性为阴道下段, 男性为阴茎球部); 肛管后方则通过肛尾韧带固定在尾骨上 (图 143-17); 两侧为坐骨直肠窝脂肪组织。"外科学" 肛管范围指肛管直肠环

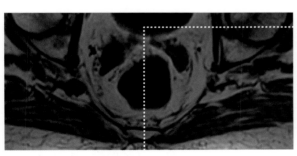

▲ 图 143-16 骨盆轴位 T_2 加权磁共振图像, 显示直肠及其周围的直肠系膜

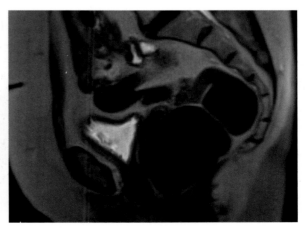

▲ 图 143-17 矢状位 T_2 加权磁共振图像显示第一个 Houston 瓣, 瓣的正下方可见肛尾韧带

（内括约肌近端和耻骨直肠肌）至肛缘，男性通常比女性稍长，平均分别约为 4.4cm 和 4.0cm。肛管内壁黏膜从齿状线上方大约 5mm 处开始，有一段过渡区域叫肛管移形区（anal transition zone，ATZ），可以通过从粉红色的直肠柱状上皮到深紫色的肛管鳞状上皮的明显颜色变化来识别（图 143-18）。这种组织学上的过渡持续到齿状线，在这里冗余的组织形成褶皱，称为肛柱（Morgagni 柱）。肛隐窝形成于相邻肛柱之间，通常与至少一个肛门腺相连。肛门腺于肛管环周分布，数目在 3～12 个之间，更常见于后壁。这些腺体大多起源于包括联合纵肌（CLM）在内的括约肌间平面，不过来自 IAS 内的附属分支也较常见。

3. 肛管内、外括约肌和联合纵肌 IAS 是直肠环状平滑肌层的延续，通常厚 2～3mm，长约 35mm，正常状态下肛管静息压 50%～85% 都来自于 IAS 的收缩，其余来自肛管外括约肌（EAS，25%）和肛垫（痔，15%）。EAS 被经典地描述为骨骼肌管状结构，向上延续为耻骨直肠肌和肛提肌。与骨骼肌的典型表现不同，EAS 在静息状态下也通过反射弧提供肛管的持续张力。在直肠扩张或腹压增加期间，EAS 会

自主收缩长达 60s，以避免大便失禁。超过 60s 后，肌肉会变得疲惫，并由 IAS 维持控便。EAS 的下缘超过 IAS 下缘约 1cm，该处由肛门皱皮肌的肌纤维穿过，这些肌纤维起自 CLM，并延伸到肛周皮肤。虽然没有明确的解剖边界，但 EAS 可以分为三个部分：深部（最近端，与耻骨直肠肌融合），浅部（中间部分，IAS 远端的头侧，后方附着于尾骨）及皮下部（最远端）。在耻骨直肠肌的正下方，EAS 肌纤维与会阴深、浅横肌（TP）和球海绵体肌（BC）一起向前插入会阴体，磁共振成像和三维超声技术更精确地描述这些肌肉，并称其为 "EAS 复合肌"，EAS 的功能就是起到一个环状收缩的作用，向前交叉到会阴体之外，并可能与 BC 肌相融合延续。这一发现的临床意义仍有待观察，但在行括约肌成形术时应予以考虑。

CLM 起始于肛管直肠环，是直肠外纵肌的延续，位于 IAS 和 EAS 之间，厚度可达 2mm。在其起始处，少量肌纤维来自于耻骨直肠肌，如前所述，CLM 穿过 EAS 远端形成肛门皱皮肌。来自 CLM 中段的斜行纤维与 IAS 融合，形成黏膜下层的平滑肌成分，历史上称 Treitz 肌。CLM 的主要功能还没有完全解读，但普遍认为

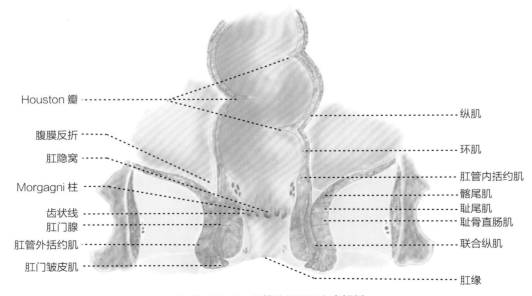

▲ 图 143-18　肛管的肌肉和上皮解剖
图片由 Matthew P. Kelley，MD. 提供

左侧标注（从上到下）：
Houston 瓣
腹膜反折
肛隐窝
Morgagni 柱
齿状线
肛门腺
肛管外括约肌
肛门皱皮肌

右侧标注（从上到下）：
纵肌
环肌
肛管内括约肌
髂尾肌
耻尾肌
耻骨直肠肌
联合纵肌
肛缘

它主要扮演 3 个角色：第一，作为 EAS 和 IAS 连接的锚定点；第二，Haas 和 Fox 提出，CLM 参与形成黏膜下肌层，并帮助在肛管括约肌手术后维持肛门控便；第三，它是邻近肛周间隙之间感染传播的屏障[17]。

4. 直肠肛管周围间隙　充分了解直肠肛管周围潜在间隙对于脓肿和瘘管的诊断和治疗非常重要（表 143-1 和图 143-19）。如图所示，从坐骨直肠间隙（图 143-20）或括约肌间隙（图 143-21）来源的马蹄形脓肿可以看出，尽管这些间隙之间存在相对清晰的解剖边界，但各间隙之间仍存在广泛的交通。

5. 直肠和肛管的动脉供应　直肠有三个分支提供丰富的血供：直肠（痔）上、中、下动脉（图 143-22），很少发生缺血。IMA 跨过左髂血管后成为直肠上动脉（SRA），是直肠主要的血液供应。典型的 SRA 分出一到两支乙状结肠分支、一支直肠上分支及左右终末支。髂内动脉直接发出直肠中动脉（MRA）和通过阴部内动脉间接发出直肠下动脉（IRA）来供应直肠的其余部分和肛管。在大多数个体中双侧都存在 MRA，不过也存在单侧 MRA 甚至缺如的情况。IRA 起源于阴部（Alcock）管内的阴部内动脉，穿过坐骨直肠窝进入肛管。

表 143-1　直肠肛管周围潜在间隙		
间　隙	位　置	备　注
肛周间隙	上界：齿状线 侧界：EAS（浅部） 下界：肛周皮肤 内界：肛膜	• 最浅表间隙 • 与括约肌间间隙相交通
括约肌间间隙（图 143-21）	内界：IAS 侧界：EAS/ 耻骨直肠肌	与肛周间隙相交通
黏膜下间隙	内界：齿状线以上肛管 / 直肠黏膜下层 侧界：IAS	含内痔静脉丛
坐骨肛管间隙（图 143-20）	内界：肛提肌，IAS 侧界：闭孔内肌，闭孔筋膜 后界：臀大肌 下界：肛周皮肤	• 包含阴部内血管和阴部神经穿支 • 通过肛管后深间隙与对侧相交通
肛提肌上间隙	内界：直肠 侧界：盆壁 上界：盆底腹膜 下界：肛提肌	
直肠后间隙	后界：骶前筋膜 前界：直肠后筋膜 侧界：梨状肌 下界：直肠骶骨筋膜	胚胎学残余组织的常见位置
肛管后浅间隙	前界：肛尾韧带 后界：肛周皮肤	
肛管后深间隙	前界：肛尾缝 后界：肛尾韧带 侧界：闭孔内肌、闭孔筋膜	• 也称 Courtney 括约肌后间隙 • 马蹄形脓肿的始发地

EAS. 肛门外括约肌；IAS. 肛门内括约肌

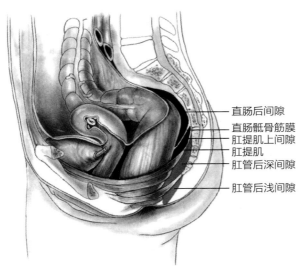

▲ 图 143-19　直肠肛管周围潜在间隙示意图

引自 Moreira H, Wexner SD. Colectomy, partial—open.In：Essential Surgical Procedures. Philadelphia：Elsevier；2016：e461-e513.

直肠后间隙
直肠骶骨筋膜
肛提肌上间隙
肛提肌
肛管后深间隙
肛管后浅间隙

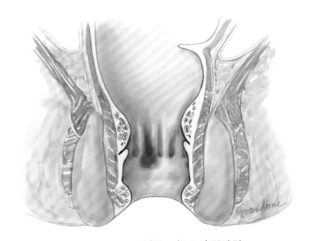

▲ 图 143-21　括约肌间马蹄形脓肿

经 People's Medical Publishing House—USA，Shelton，Connecticut 许可转载，引自 John L. Cameron, Corinne Sandone. Atlas of Gastrointestinal Surgery. 2nd ed. Vol. Ⅱ.

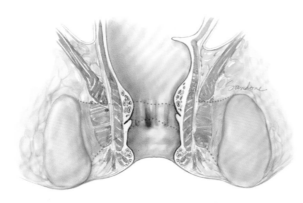

▲ 图 143-20　坐骨直肠间隙马蹄形脓肿

经 People's Medical Publishing House—USA，Shelton，Connecticut 许可转载，引自 John L. Cameron, Corinne Sandone. Atlas of Gastrointestinal Surgery. 2nd ed. Vol. Ⅱ.

6. 肛管直肠的淋巴和静脉回流　直肠的血液回流通过直肠上、中、下静脉来完成。直肠上静脉（SRV）收集直肠上 2/3 的血液，通过 IMV，汇入门静脉系统。直肠下 1/3 和肛管的血液则由直肠中静脉和直肠下静脉收集，通过髂内静脉进入下腔静脉系统。

中上段直肠的淋巴引流进入 IMA 淋巴链，最终汇入主动脉淋巴结。低位直肠和齿状线以上肛管淋巴回流经直肠上淋巴结向头侧回流至肠系膜下淋巴结，也可向侧方经直肠中淋巴结汇入髂内淋巴结。尽管肠系膜下和髂内淋巴回流系统关系密切，但它们之间无法相通——这是和直肠癌局部转移相关的一个重要概念。齿状线以下肛管的淋巴回流汇入同侧腹股沟淋巴结。

7. 直肠肛管的神经支配　支配直肠的交感神经起源于 L_1、L_2、L_3 节前纤维，这些纤维到达主动脉前神经丛形成突触，并发出节后纤维形成肠系膜下神经丛，沿着 IMA 走行，支配上段直肠。来自上腹下（骶前）神经丛的交感神经纤维分别汇集成左、右腹下神经（图 143-15），左、右腹下神经到达下腹下（盆）神经丛并形成突触，盆神经丛位于盆腔两侧，与侧韧带毗邻。术中应该保留双侧的腹下神经，以维持从精囊到前列腺尿道的正常精液输送。起源于 S_2、S_3 和 S_4 的副交感节前纤维被称为勃起神经，勃起神经穿过骶孔，向前侧方延伸，形成突触并参与形成下腹下（盆）神经丛（和腹下神经汇合）。汇合后的自主神经节后纤维支配直肠、肛管、膀胱和生殖器官。前列腺周围神经丛的损伤可能会导致膀胱松弛和勃起障碍。直肠癌手术过程中粗暴解剖或侧方牵引下腹下神经丛可导致性功能障碍，男性的发生率为 23%～69%，女性为 19%～62%[18]（图 143-23）。

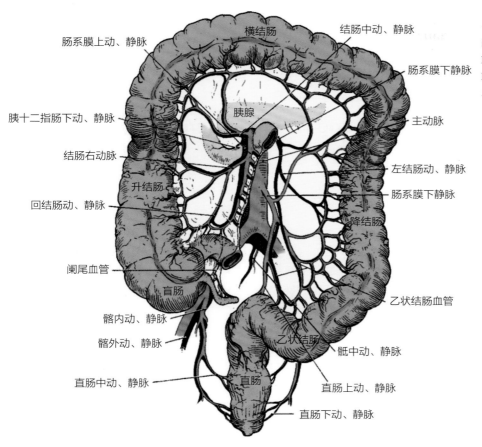

横结肠

肠系膜上动、静脉

结肠中动、静脉

肠系膜下静脉

胰腺

胰十二指肠下动、静脉

主动脉

结肠右动脉

左结肠动、静脉

升结肠

肠系膜下静脉

回结肠动、静脉

降结肠

阑尾血管

乙状结肠血管

盲肠

髂内动、静脉

乙状结肠

髂外动、静脉

骶中动、静脉

直肠中动、静脉

直肠

直肠上动、静脉

直肠下动、静脉

◀ 图 143-22　直肠血供
改编自 JonesT，Shepard WC. A Manual of Surgical Anatomy. Philadelphia：Saunders；1945.

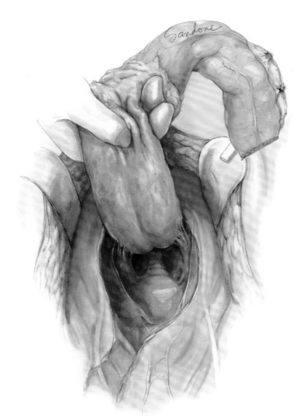

◀ 图 143-23　骨盆后方手术图解，显示腹下神经与解剖平面的关系
经 People's Medical Publishing House—USA，Shelton，Connecticut 许 可 转 载，引 自 John L. Cameron，Corinne Sandone.Atlas of Gastrointestinal Surgery. 2nd ed. Vol. Ⅱ .

性功能障碍风险增加相关危险因素包括恶性肿瘤手术、高龄、放疗史和手术方式（如腹会阴联合切除术）。

　　IAS 的交感神经支配源自 L_5，副交感神经支配来自勃起神经。EAS 接收来自于 S_2、S_3（阴部神经直肠下支）及 S_4（会阴支）的双重神经支配。脊髓水平信号传递的交叉可以在单侧损伤时维持对 EAS 的神经支配。

第 144 章
结肠生理学及检测方法
Physiology of the Colon and Its Measurement

Adil E. Bharucha   Michael Camilleri   **著**

周易明 **译** 王 琛 窦若虚 **校**

摘要

　　人体结肠的功能是吸收水分和电解质，储存粪便直至方便时排出，并对小肠内未吸收的碳水化合物经过细菌代谢后进行补充吸收。这些功能有赖于结肠对内容物传输推进能力。在健康成年人中，结肠传输通常需要数小时至近 3 天才能完成。即使在哺乳动物中，结肠的结构和功能也存在差异[1]；除非另行说明，本章将重点介绍人体结肠的生理学功能。虽然结肠被认为是一个单一器官，但右半结肠和左半结肠之间的确存在差异（表 144-1）。右半结肠和左半结肠分别来源于胚胎发育中的中肠和后肠，其交界处位于结肠脾曲并位于其近端。

关键词： 人体结肠；生理学；结肠运动检测方法

一、解剖
（一）大体解剖

　　在成年人尸体中，结肠长约 1.5m。结肠壁的肌肉由外层的纵肌和内层的环肌组成。自盲肠至直肠乙状结肠交界处，纵肌层增厚形成三条带状结构，即结肠带，而结肠带之间的纵肌较薄[2]。在直肠乙状结肠交界处，三条结肠带增宽，并在整个直肠形成厚度均匀的纵肌层。在肛管内，纵肌层延伸到肛门外括约肌和内括约肌（由直肠环肌延续增厚形成）之间并插入肛周皮肤形成肛门皱皮肌。除人类外，只有灵长类动物、马、豚鼠和兔有结肠带[3]。结肠带具有吊索功能，能将环肌悬吊于其上从而有助于环肌的有效收缩。因此，环形肌收缩 17% 即可使结肠腔内径缩小 2/3[4]。如果纵肌呈同心排列，环肌在相同收缩量下仅能使腔内直径减少1/3。纵肌和环肌在结肠蠕动过程中是否同步收缩是存在争议的。

　　结肠经由其系膜悬吊于后腹壁。盲肠、升结肠和降结肠结肠系膜较短，限制了其活动度；而横结肠和乙状结肠系膜相对较长，活动度较大，从而导致部分人出现横结肠下垂或乙状结肠松弛的情况，使肠镜在该部位易于结襻。

表 144-1　右半结肠和左半结肠比较

特　性	右半结肠	左半结肠
胚胎起源	中肠	后肠
血供	肠系膜上血管	肠系膜下血管
外在神经支配		
副交感神经系统	迷走神经	来自 $S_{2\sim4}$ 的盆神经
交感神经系统	肠系膜上神经节	肠系膜下神经节
功能	混合与储存	排出通道

（二）肠神经系统

结肠神经元、Cajal 间质细胞（interstitial cells of Cajal，ICC）和平滑肌协同工作以实现结肠收缩。肠神经系统拥有传入神经元、中间神经元和运动神经元，在没有外在神经输入的情况下可以启动生理性运动活动。ICC 在位于纵肌层和环肌层之间的肌间神经丛（ICCMY）和位于环肌层深处的黏膜下神经丛（ICCSM）中形成广泛的网络（图 144-5），并在此调节黏膜吸收。在分隔环肌细胞束的隔膜中发现了一个单独层——肌内 ICC（ICCIM）。ICCMY 和 ICCSM 沿结肠壁形成广泛的网络，其相互之间并与平滑肌细胞、肠运动神经元之间形成电耦合。ICC 通过下列几种机制调节结肠运动：产生电慢波并通过间隙连接在平滑肌细胞中传播，影响其膜电位和膜电位梯度[6]；部分介导平滑肌的机械敏感性[7]。它们也可能介导自肠运动神经元轴突到平滑肌的神经传递[5]，但此机制最近已受到质疑[8,9]。

（三）结肠运动的细胞基础

平滑肌的收缩是平滑肌、ICC、内在（肠）神经系统、外在神经系统之间相互作用的结果。ICC 是起搏细胞，负责产生驱动平滑肌收缩的慢波活动。ICC 还能放大神经元输入，充当机械传感器，调节平滑肌膜电位。从人体结肠平滑肌体外记录到的 3 种基本电活动[10]：①慢波活动，频率为每分钟 2～4 次收缩，起源于平滑肌层黏膜下神经丛边界；②膜电位振荡（membrane potential oscillations，MPO），频率约为每分钟 18 次收缩，起源于平滑肌的肌间神经丛边界；③叠加在慢波和膜电位振荡上的动作电位。

慢波和 MPO 在环肌的中心区相叠加产生一种复杂的活动模式，以调节收缩幅度和频率。从体外和体内记录到的人结肠主要收缩节律为每分钟 2～4 次的慢波频率。慢波时膜电位的再极化导致 L 型钙通道开放，当达到触发阈值时，产生动作电位。其结果是钙离子通过电压依赖性二氢吡啶敏感的 L 型钙通道流入。钙使收缩装置中的肌球蛋白轻链磷酸化，触发交联循环和平滑肌收缩。动作电位叠加在慢波上，大大增加了钙离子的流入。在慢波之间，钙通道的开放概率很低，所以不会出现动作电位和强力的肌肉收缩。结肠慢波也可引发足够的钙流入并激活收缩装置。早期研究中使用的应力传感器敏感性很低，以至于无法检测到微小的收缩事件[11]。L 型钙离子通道可被硝苯地平阻断。硝苯地平抑制平滑肌收缩，并导致动作电位缺失。紧张性收缩是由连续的动作电位产生的。与胃和小肠有规律的周期性收缩活动相反，结肠运动明显无规律。这种无规律性部分归因于动作电位的频率和持续时间的变化，但具体机制尚不十分清楚。

（四）结肠的外在神经支配

外在神经支配包括交感神经和副交感神经成分。近端结肠的副交感神经支配源自迷走神经，远端结肠的副交感支配来自源于脊髓骶段（$S_{2\sim4}$）的盆丛神经。这些神经纤维进入结肠后，形成上行神经，在肌间神经丛平面上向口侧行进，支配左结肠的可长可短的部分。交感神经纤维起源于脊髓 $T_2\sim L_4$ 节段的椎旁链状神经节，并伴行肠系膜上、下血管的动脉弓发至结肠。交感神经系统为括约肌提供兴奋性输入，为非括约肌肌肉提供张力抑制性输入。去甲肾上腺素是整个小肠和大肠交感神经释放的主要神经递质。外在神经对内在神经活动进行调节。例如，交感神经系统主要通过刺激 α_2 肾上腺素能受体使肠系膜的胆碱能神经元超极化，从而对结肠运动功能产生张力性抑制。因此 α_2 受体激动药可乐定可降低结肠张力，而 α_2 受体激动药育亨宾可增加人结肠张力[12]；可乐定还可增强黏膜对液体和盐的吸收。

二、功能

（一）结肠功能的部位差异性

右结肠的功能主要是作为混合和储存过程的容器，左结肠作为通道，直肠和肛门则可实现粪便的排出和控制。回盲部括约肌主要在餐后调节回肠内容物向结肠的间歇性转移，并防止细菌反流入回肠。液体进入近端结肠的速度可影响结肠传输速度。因此，直接注入近端结肠的液体同位素标志物比口服相同标志物后排空的速度更快[13]。有证据表明，这些区域性功能具有适应性。右半结肠切除术后 6 个月内，由于剩余横结肠和降结肠的储存能力增强，小肠到大肠的同位素标志物传输恢复正常[14]。人类的回盲部括约肌在调节回肠 - 结肠转运中仅起次要作用。

（二）结肠液体和电解质运输

基础情况下，健康结肠在 24h 内接受大约 1500ml 的食糜并基本吸收其中所有液体和电解质，仅在粪便中丢失 100ml 的液体和 1mg 当量的钠和氯[15]。当进入盲肠的液体负荷增大时，只要输注速度较慢（即 1～2ml/min），结肠的吸收能力可增加到每天 5～6L 液体和 800～1000mg 当量的钠和氯。除了升结肠和横结肠外，直肠乙状结肠也可参与这种代偿性吸收反应[16]。吸收机制在隐窝上皮细胞中呈内生表达，分泌由一种或多种从黏膜固有层细胞（包括肌成纤维细胞）释放的神经体液激动药调节[17]。

当向结肠灌注类血浆（plasma-like）溶液时，水、钠和氯被吸收，钾和碳酸氢盐被分泌到结肠中[18]。结肠对钠的吸收和碳酸氢盐的分泌是在逆电化学梯度下发生的主动过程。有几种不同的吸收钠的主动（跨细胞）过程，这些过程在人结肠的不同部位中表现出很大的差异。结肠黏膜吸收的部位差异还表现在糖皮质激素和盐皮质激素对钠和水通量的影响。例如，远端结肠上皮的钠离子、钾离子和 ATP 酶被盐皮质激素激活[20]。另一方面，近端结肠上皮的钠离子 / 氢离子交换被盐皮质激素醛固酮激活[20]。有一些特定通道参与水在黏膜表面和上皮中的运输。这些水通道，或称水通道蛋白（aquaporin，AQP），是一个多样化的蛋白质家族，其中 AQP8 优先在结肠上皮细胞和小肠绒毛顶端细胞中表达。

钾通过主动过程进行吸收和分泌，尚不清楚氯化物是否通过主动过程吸收。与小肠不同，葡萄糖和氨基酸在结肠中不被吸收。

结肠对钠的吸收作用对水电解质平衡至关重要，尤其是在脱水时。醛固酮会增强该作用[21]。回肠造口患者很容易发生脱水，尤其是在低钠饮食或并发其他疾病期间。除了糖皮质激素和盐皮质激素（醛固酮），其他增强钠离子主动转运的因素包括生长抑素、α_2 肾上腺素能受体激动药和短链脂肪酸（short-chain fatty acids，SCFA）。可乐定通过刺激结肠细胞上的 α_2 受体来模仿肾上腺素能神经支配的作用。而刺激黏膜毒蕈碱胆碱能受体则可抑制氯化钠的主动吸收，刺激氯化物的主动分泌。黏膜下神经丛和肌间神经丛释放的生长抑素也具有强效的抑制分泌作用。

（三）结肠代谢

在近端结肠中，细菌将有机碳水化合物发酵成短链脂肪酸，主要是乙酸盐、丙酸盐和丁酸盐[22]。难以吸收的碳水化合物（摄入量的 10% 以内）可以缓慢的正常速率生成 SCFA；高纤维、豆类、抗性淀粉和复合碳水化合物饮食增加了 SCFA 的产生。SCFA 能迅速从结肠吸收，增强钠、氯和水的吸收，构成结肠细胞的首选代谢燃料。短链脂肪酸还可调节结肠的增殖、分化、基因表达、免疫功能和伤口愈合。

（四）结肠微生物群

人体肠道含有大量的微生物，其中细菌是最主要和最多样化的。根据早先估计，人体中的细菌数超过细胞数 100 倍 [23]，而修正后的估计表明，人体中的细菌和细胞数量大致相等（即大约 39 万亿个）[24]。成人肠道微生物群中主要有三个细菌门类，厚壁菌门（革兰阳性）、拟杆菌门（革兰阴性）和放线菌门（革兰阳性）。在其他多方面的影响中，微生物群可以通过释放细菌质或细菌发酵的终产物（如短链脂肪酸）来影响肠道神经内分泌因子及调节免疫力来影响胃肠道运动。此外，便秘患者和健康人群之间的结肠黏膜微生物谱存在差异，通过其可区分便秘患者和对照组，准确率达 94%，且与结肠传输速度无关 [27]。来自拟杆菌门的菌属在便秘患者的结肠黏膜微生物群中更为丰富。与黏膜微生物群相反，粪便微生物群与结肠传输相关，且在便秘患者和健康人群之间无区别。来自厚壁菌门的菌属（粪杆菌属、乳球菌属和罗斯伯里菌属）与更快的结肠传输速度相关。此种相关性可能由胆酸介导的，它增加了厚壁菌门对拟杆菌门的相对丰度 [28]，并加速结肠传输，特别是在肠易激综合征（irritable bowel syndrome，IBS）中 [11]。一种解释是，更快的传输速度与较少的次级胆汁酸产生有关，而这可能会改变微生物群。

小肠细菌过度生长是公认的肠道动力障碍性疾病的并发症（如肠道假性梗阻、硬皮病、放射性肠炎）。在乳果糖 - 氢呼气试验中，某些 IBS 患者的呼气氢增加，这被错误地归因于小肠细菌的过度生长 [29,30]。相反，在许多患者中，呼气氢的增加是由于小肠快速传输，导致乳果糖到达结肠并被细菌代谢所致 [31]。因此，不建议使用乳果糖和葡萄糖氢呼吸试验来鉴定小肠细菌过度生长 [32]。

（五）结肠运动

1. 结肠运动功能评估　结肠传输：具体如下。

不透射线标志物方法。测量结肠传输的不透射线标记技术自 Hinton 等最初描述以来已进行了数次改进 [5]。一种广泛使用的方法是在第 1、2、3 天给予一枚含有 24 个不透射线标记的胶囊，并在第 4 和 7 天在腹部 X 线平片上计数剩余标记 [6]。结肠中剩余标记不超过 68 个为正常，超过 68 个为慢传输（图 144-1）[6]。

闪烁显像技术。结肠传输也可以通过闪烁显像法进行评估（图 144-2）。为避免放射性标记通过胃和小肠时分散，可通过经口盲肠插管或缓释胶囊将同位素在结肠中释放。缓释胶囊包含用 ^{99m}Tc 或 ^{111}In 进行放射性标记的活性炭或聚苯乙烯颗粒，并用 pH 敏感的聚合物甲基丙烯酸酯单层覆盖。胶囊一般 pH 在 7.2～7.4 范围内于回肠末端溶解并在升结肠内释放放射性同位素。服用胶囊后 4h、24h 和 48h 进行放射性同位素的结肠分布扫描，对识别快速或慢速结肠传输具有高度的敏感性和特异性。将结肠四个区（升结肠、横结肠、降结肠和直肠乙状结肠）及粪便乘以特定的加权因子（升结肠为 1，每个部位依次增加 1，5 为粪便）。这些乘积（计数比例 × 加权因子）之和提供了整个结肠转运的几何中心。较低的几何中心表示大多数放射

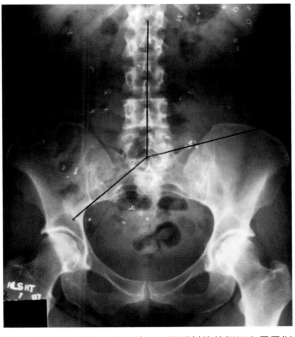

▲ 图 144-1　腹部 X 线平片显示不透射线的标记和用于划分左、右和乙状结肠 / 直肠的标记线

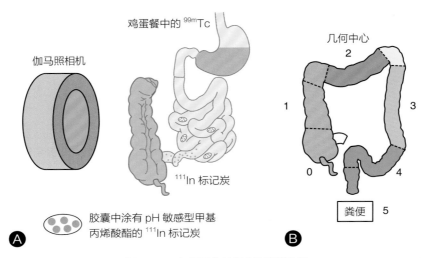

▲ 图 144-2　闪烁显像法评估胃肠道传输

A. 用 ^{99m}Tc 标记的聚苯乙烯颗粒评估胃排空和小肠传输，缓释胶囊中 ^{111}In 标记炭测量结肠转运；B. 将四个结肠区域和粪便中 ^{111}In 计数的比例乘适当的加权系数（范围从 1 到 5）

性标记接近盲肠，而较高的几何中心表示大多数放射性标记接近粪便。

　　pH 压力胶囊。 结肠传输也可以通过口服胶囊来记录，胶囊在穿越消化道时可测量 pH、压力和温度。胶囊离开胃时，pH 急剧上升（> 2 个单位）；穿过回盲瓣时，pH 迅速下降（> 1 个单位）[7,8]。虽然胶囊也可以评估胃排空和小肠传输，但其检测胃排空延迟（即胃瘫）的敏感性有限（44%），如通过闪烁成像测量 4h 的胃排空。

　　总之，考虑到颗粒大小的差异，以上三种技术都能提供结肠传输的可比较评估。闪烁成像和不透射线标记技术，其放射性胶囊和每张腹部 X 线的身体总辐射量接近（0.08rad）。闪烁成像是一种有用的研究工具，可以更全面地评估局部结肠的功能。

2. 结肠运动

　　记录技术：结肠运动可通过记录电信号或通过压力传感器（水灌注或固态）记录管腔压力变化，或由恒压器控制的球囊来评估[33,34]。对人结肠运动进行记录存在一些限制。腔内记录设备只能通过结肠镜放置或经口或经鼻插管技术进行定位。其次为了放置到位并准确记录，需要对直肠乙状结肠（有时甚至是全结

肠）进行肠道清洁，清洁会加速结肠传输，但除了较频繁的高振幅传播收缩（high amplitude propagated contractions，HAPC）外，并不能从根本上改变运动活动[35]。

　　用浆膜、黏膜或腔内电极记录肌电活动在技术层面上困难颇多，现已罕用。肌电测量可以确定结肠对进食或对刺激性药物（如新斯的明或比沙可啶）的运动反应。然而，腔内压力变化不一定能反映结肠收缩。此外，由于传统测压导管传感器之间的距离较远，通常为 10cm，用其评估传播可能较难。在高分辨率的测压导管中传感器的间隔仅为 1cm，评估传播较为简单。

　　与测压法相比，恒压器通过将顺应性极佳的聚乙烯球囊持续贴合于结肠黏膜上，可检测结肠的收缩和松弛（图 144-3）。恒压器是一个圆柱体内的刚性活塞，可使用自动控制装置调节囊内的压力或容积。当球囊充气到一个较低恒压时，结肠收缩伴随着空气从球囊中排出到恒压器中。反之，当结肠放松时，球囊体积增大以维持恒压。与测压法相比，恒压器球囊的优点是对记录不堵塞管腔的收缩有更高的灵敏度，特别是当结肠直径 > 5.6cm 时[37]。此外，恒压器可记录基线球囊体积的变化和相位波动、

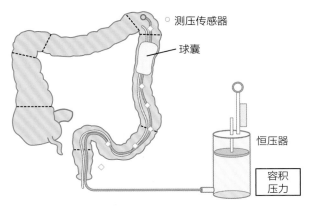

▲ 图 144-3 置于降结肠的恒压器 - 测压装置（包含贴合于结肠黏膜的聚乙烯球囊）

结肠松弛和结肠压力－体积关系。因此，恒压器作为一种研究工具，已在一些选定的中心引入临床实践。恒压器测量法是目前唯一可用于检测结肠张力的技术，已被证明可描述慢性巨结肠的主要运动问题。

3. 肠道蠕动　胃肠道可因其内腔扩张而产生蠕动反射。蠕动即脏器近侧段收缩与远侧段舒张的协同运动。图 144-4 中展示了介导此反射的神经通路及神经递质。人结肠的主要兴奋性神经递质是乙酰胆碱。体内实验的结果提示一氧化

氮（nitric oxide，NO）和三磷酸腺苷（adenosine triphosphate，ATP）是其抑制性神经递质。

　　健康个体的结肠运动功能。人结肠的收缩不呈周期性变化。结肠活动可以分为无活动（静止）、孤立性收缩、连续性收缩及推进性收缩。不规则相位活动是结肠活动的主要组成部分，结肠可能以此对其内容物进行分割与混合。通过对健康人群进行清肠后综合评估其肠道运动能力和传输肠道内容物的能力，发现其传输能力与非推进性收缩及推进性收缩相关——推进性收缩可以使肠道内容物推进更长的距离[39]。然而，只有 1/3 的推进性收缩可以推动肠道内容物前进。推进性收缩可进一步分类为低幅推进性收缩（low amplitude propagated contractions，LAPC）（5～40mmHg）及高幅推进性收缩（high amplitude propagated contractions，HAPC）（ ＞ 75mmHg）。便携式的长期结肠测压研究显示，HAPC 平均发生频率为每天 6 次，源自盲肠或升结肠，可迁移一段距离。HAPC 可能是肠道内容物进行集团运动的原因。HAPC 在觉醒后和进食后的发生频率增加，这或能解释健康个

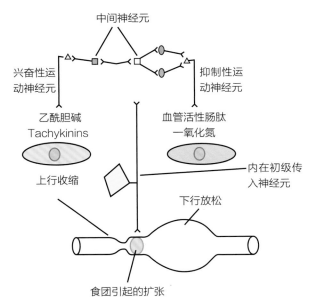

▲ 图 144-4 介导蠕动反射的主要神经递质示意
机械扩张激活感觉神经元，中间神经元在运动神经元与感觉神经元之间传递信息（改编自 Grider and Makhlouf；Furness and Costa.）

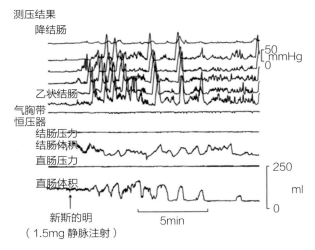

▲ 图 144-5 新斯的明诱发的高幅推进性收缩
引自 Law NM, Bharucha AE, Undale AS, Zinsmeister AR. Am J Physiol. 1997；281：G1228-G1237.

体和肠易激综合征患者的排便冲动（图 144-5）。HAPC 的发生机制尚不明确。除了自发性 HAPC，HAPC 也可由其他因素引起，如肠腔扩张、注射胆碱酯酶抑制药新斯的明或肠道内刺激（如丙三醇、比沙可啶、油酸）等。

进食后，整个结肠的相位活动及肠道张力迅速上升（图 144-6）[40]。此种反射在胃切除手术后依然保留，故称其为"结肠运动对进食的应答"比"胃结肠反射"更为合适。此应答可在进食后几秒内发生，并持续长达 2.5h，具体时长因人而异。有研究记录到结肠的一种双相应答，即分为前 60min 内与 120～150min 两阶段[41]。饮食构成及其所含热量都对该应答有影响。含热量 500kcal 以上的混合餐食可预料的引发此应答。胃肠腔扩大及营养素的化学刺激都可以引发此应答；脂类的刺激最为有效，而氨基酸似乎抑制该应答[42]。

介导此应答发生的具体机制尚不明确，但已有研究提示神经系统及内分泌系统均参与其中。前期应答和后期应答可能由不同的机制参与调控[43]。前期应答，特别是即时应答，更可能由神经系统介导产生。后期应答与食糜进入空肠同时发生，可能由回肠黏膜释放的 YY 肽、神经肽 Y、神经降压素等体液因子介导产生。虽然血清胃泌素及血清胆囊收缩素水平均在进食后上升，但静脉注射胆囊收缩素却可以诱导结肠松弛[44]。阿

托品、纳洛酮及 3 型 5- 羟色胺受体（5-HT$_3$）拮抗药昂丹司琼均能抑制此应答，提示胆碱能、阿片及 5- 羟色胺受体 5-HT$_3$ 可能参与介导该应答[45]。也有证据表明，灵长类动物的迷走神经下行纤维参与了结肠运动应答的产生[46]。

睡眠、肠内给短链脂肪酸或丙三醇、直肠球囊扩张或肠外注射药剂均可使结肠松弛。可乐定（α$_2$ 肾上腺素能受体激动药）、吗啡、阿托品、丁螺环酮（5-HT$_{1A}$ 激动药）和舒马曲坦（5-HT$_{1D}$ 激动药）均可降低人体的结肠张力[47-49]。利用球囊将直肠扩张至不适水平可引起人结肠松弛[50]。动物实验发现，经由椎前神经节和独立的中枢神经系统活动组成的局部神经传导通路，介导结肠 - 结肠反射发生[51]。肠道松弛的倾向，尤在阿片或交感神经刺激引起的情形，可能与急性结肠扩张或假性结肠梗阻的病理生理学机制有关[52]。由于出口梗阻型便秘患者排便恢复正常往往伴随结肠运动恢复正常，直肠扩张引起的结肠松弛或能用以解释出口梗阻型便秘患者常见的左侧结肠传输延迟[53]。

结肠的生物力学特性因解剖部位及年龄的不同而存在差异[4]。可通过体外的应力 - 应变关系，或利用体内球囊扩张术检测压力 - 体积关系来评估结肠的生物力学特性。离体和体内实验均表明，从直肠到横结肠，肠壁的硬度下降。该观察结果或与表 144-1 中所示不同肠段的异质性有关。在阐述憩室病时，也会再次提及该特性。因此，顺应性较好的升结肠与横结肠更适合于行使储存器的功能。与之相反，降结肠、乙状结肠等顺应性较差的节段适合作为导管。同时由于顺应性较差，降结肠、乙状结肠的腔内压力易被传输至肠壁上薄弱部分，进而导致此处成为憩室病的高发部位。

（六）排便

健康个体中，直肠扩张会引起排便冲动，并使肛门内括约肌反射性松弛（图 144-7）。环境允许时，通过采取合适的姿势，收缩横膈和

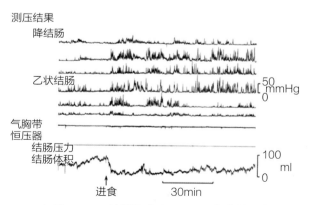

▲ 图 144-6　**结肠运动对 1000kcal 餐食的反应**
注意测压感受器记录到的相位性压力活动增强，恒压器体积下降，表明肌张力上升

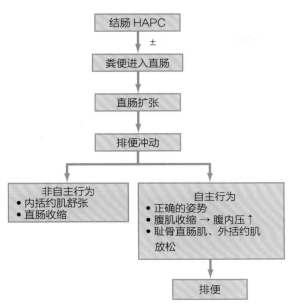

▲ 图 144-7　排便过程示意图

HAPC. 高幅推进性收缩

腹肌，升高腹内压，即可完成排便。耻骨直肠肌和肛门外括约肌（均为横纹肌）在排便过程中协同松弛，使肛直角增大 15° 或以上，使得肛管内压下降及会阴下降。腹肌收缩和盆底肌松弛之间的协调是决定能否正常排便的关键。此外已有证据表明，该躯体运动过程同时伴有内脏运动，如排便时结肠产生 HAPC[54]。

（七）结肠知觉

大多数健康个体无法感知自身胃肠道内的生理过程，除了充盈感和排便冲动。过去数年发现胃肠道功能障碍可能和感觉功能提高相关[55]。内脏感觉由外周感受器接受，并通过 3 级神经元上传至中枢系统（图 144-8）[56]。内脏感觉神经可以对多种刺激方式（张力、温度、渗透压）产生反应，但机械感受器在肠道功能性疾病的发生中尤为重要。黏膜机械感受器可以感受黏膜挤压和按压，浆膜机械感受器则可以感受肠道的运动和扩张。内脏感觉可以分为分辨和情感动机两种成分，前者局限且定位精准；后者弥散且受情绪影响。两种成分由不同的机制介导，见表 144-2。

表 144-2　内脏感觉通路

功　能	精细觉	情感 - 动机
传入纤维	快速传导的 Aδ 纤维	无髓 C 纤维
丘脑核团	外侧	内侧
皮质区	躯体感觉皮质	额叶、顶叶、边缘区域

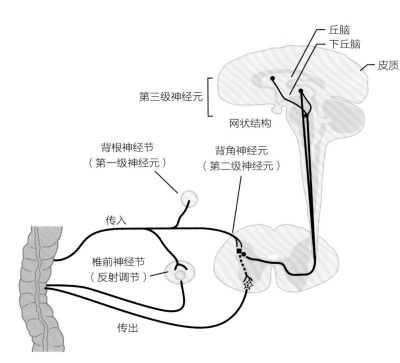

◀ 图 144-8　内脏感觉通路包括由椎前神经节和其他自主神经节介导的反射，以及通过三级神经元最终投射至脊髓上的中枢神经系统。背角神经元整合了内脏和躯体感觉神经纤维，解释了内脏不适感的体表牵涉感觉。丘脑内的第三级神经元投射纤维至大脑皮质。网状结构的纤维投射至丘脑和下丘脑

引自 Camilleri M，Saslow SB，Bharucha AE. Gastrointesitinal sensation，Mechanisms and relation to functional gastrointestinal disorders. Gastroenterol Clin North Am. 1996；25：247-258.

内脏感觉神经主要由快传导的有髓 Aδ 纤维和慢传导的无髓 C 纤维组成。Aδ 纤维传导第一波疼痛，疼痛持续时间和刺激作用时间一致。C 纤维传导"第二波"疼痛，呈弥漫性，持续时间长于刺激作用时间，与疼痛的情感动机成分有关。在脊髓处，内脏传入神经通过脊髓丘脑束、脊髓网状束、痛觉背侧柱向中枢投射。脊髓丘脑束投射至丘脑的内侧核和外侧核，分别与痛觉的情感动机和分辨成分有关。这些丘脑核团投射至大脑皮质，具体位置见图 144-2。下行传导通路（主要是羟色胺能和肾上腺素能）起自额叶、下丘脑和脑干网状结构，抑制脊髓后角神经元，减弱痛觉。

在人体内，可利用球囊扩张来评估结肠与直肠的知觉。评估的主要参数是球囊扩张的速度和模式。感知的评估通过询问受试者的感受（即初始感觉阈值、排便感或不适感）。球囊的快速扩张相较缓慢扩张引起的肠道收缩反应更显著。这部分解释了快速扩张相比缓慢扩张更容易被健康受试者感知，且更易引起内脏超敏反应。

一种方法是要求患者对随机给出的标准化强度球囊膨胀时的感知强度进行评价[59]。患者对气体、便意、不适感分别进行视觉模拟评分，以此表示其感知强度。主观感知的评分与刺激强度成正比。心理压力[60]和进食[61,62]均能增加结肠对扩张的感知程度，这能解释为何这些因素可以引起 IBS 的相关症状。而在健康个体中，精神放松可以减弱结肠对扩张感的感知程度[59]。人体内进行球囊扩张试验发现，左侧结肠扩张会引起腹中线或左下腹处的不适感。直肠扩张，则引起直肠及骶部不适，其感受与排便冲动时相似。肛管处的感受较为敏锐，其对触觉、痛觉、温觉的感知与手背相当。

（八）疾病状态对结肠生理的影响

以下为疾病对结肠生理影响的一些例子。

1. 便秘　便秘可由结肠传输缓慢和（或）盆底功能障碍引起，后者亦称排便障碍（defecatory disorders，DD）（图 144-9）[63,64]。如果便秘患者单纯应用缓泻药无效，则应检查其肛管直肠功能，可通过肛管直肠测压和球囊逼出试验对此进行评估（图 144-9）。结肠传输除因结肠运动功能障碍外，也可因排便障碍发生。故需排除或处理排便障碍后，再对结肠传输功能进行评估。

结肠传输正常的便秘患者在补充膳食纤维后，症状可得到缓解[65]；而结肠慢传输型便秘患者经常需要精准的使用泻药。排便障碍患者还有必要接受盆底肌训练以改善其盆底功能障碍。对于难治性慢性便秘患者，尤其是考虑进行手术（即全结肠切除术 + 回肠直肠吻合术）的患者，应当首先评估其结肠运动功能。结肠腔内检测可用于确认或排除严重的结肠运动功能障碍，其表现为结肠的 HAPC 数量减少和（或）结肠对进食的运动应答降低[66]。有严重结肠运动功能障碍的患者，对比沙可啶或新斯的明等兴奋剂的反应也会减弱，此即结肠无力[54]。利用恒压器测定结肠张力显示：多数肠道传输正常的患者，其空腹结肠张力和（或）餐后结肠张力应答减少；而许多单纯慢传输型便秘患者则有正常的运动反应[67]。因此，应当优先进行结肠运动功能测试而非结肠传输时间来判断便秘类型。此外，一些慢性便秘患者，尤其是便秘型 IBS 患者，其结肠活动增强，在乙状结肠最为显著[67,68]。在慢性便秘中，乙状结肠相压力活动增加（"痉挛性结肠"）被认为是减缓结肠传输的原因[69,70]。经特殊染色的组织病理学研究结果显示，在慢传输型便秘和巨结肠患者中，神经和 ICC 在整个结肠均显著减少[71]（图 144-10）。罕见情况下，便秘可能是副癌综合征导致的广泛性胃肠道动力障碍的症状（如小细胞肺癌）[72]。

2. 排便障碍　排便障碍是由于肛门外括约肌和（或）耻骨直肠肌松弛不足而导致的功能性梗阻[73]。排便障碍又称排便协同失调、盆底

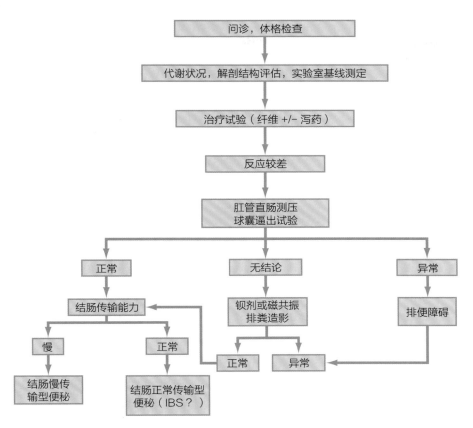

◀ 图 144-9　临床实践中对便秘患者进行诊断测试
注意这些测试可以对患者的病症进行分类，从而选择合适的疗法。IBS. 肠易激综合征；（引自 Bharucha AE, Dorn SD, Lembo A, Pressman A. American Gastroenterological Association Medical position statement on constipation. Gastroenterology. 2013；144：211-217.）

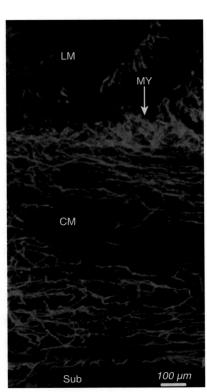

▲ 图 144-10　正常人乙状结肠中 Cajal 间质细胞的分布，以 c-Kit 阳性免疫反应（红色）显示，平行于纵行肌层切片
LM. 纵行肌；MY. 肌间神经丛；CM. 环形肌；Sub. 黏膜下层边界

失弛缓、耻骨直肠肌功能障碍等。排便费力、排便不尽感、排便困难、需用手指帮助排便等症状都提示可能有排便障碍，但这些症状不能用于确诊。体格检查可以发现肛门括约肌静息压增高、耻骨直肠肌松弛障碍和（或）模拟排便时会阴下降，有时还可见解剖结构异常，如肛裂、直肠前突等。直肠前突现象可能单独发生，有时也伴随盆底松弛和器官脱垂（即会阴下降综合征）。通过客观评估盆底功能可以证实临床印象，肛门测压、直肠球囊逼出试验等均可用于评估盆底功能（框 144-1）。通过肛门测压或括约肌肌电图，可在相当比例的没有排便障碍症状的健康受试者中观察到括约肌反常收缩或肛门痉挛。该结果强调排便障碍的诊断不应只参考测压结果，还应结合其临床表现 [75,76]。

直肠球囊逼出试验用于测试是否存在粪便排空障碍，其敏感性（89%）和特异性（84%）均较高。球囊以水或空气灌注，主要测量排出球囊所需的时间，或促进球囊排出所需的外部

框 144-1　排便障碍相关的诊断试验（用于模拟排便）*

肛门直肠测压 / 肛门括约肌肌电图
- 肛管压力 / 肌电活动不下降

球囊逼出试验
- 不能在规定的正常时间内排出球囊

钡剂 /MR 排粪造影
- 肛管直肠角增大程度减少
- 会阴下降减少或过度
- 直肠排空减少

*. 每一次测试的实际标准均不同

牵引力[77,78]。球囊逼出试验在筛查方面极为有效，但它并不能明确排便障碍的机制，球囊正常排出也不能排除功能性排便障碍的存在[79]。在大多数有典型症状且会阴下降程度＜ 1cm 的患者中，异常的肛管测压及球囊逼出试验可确诊。但如果肛门测压和直肠球囊排出试验的结果冲突或与临床印象不符，则可能需要通过钡剂或磁共振排粪造影来评估试图排便时的直肠和盆底运动，以明确诊断。排粪造影可以检测解剖结构异常，如直肠前突、肠疝、直肠脱垂等；也可评估功能性参数，如静息及排便时的肛直角大小、会阴下降程度、肛管直径、直肠肛管结合部后方耻骨直肠肌切迹及直肠的排空程度[80,81]。排粪造影的诊断学价值仍存在争议，主要是由于测量正常值范围未能充分确定，而且由于直肠轮廓和位置的存在解剖变异，有些参数如肛直角无法进行可靠测量（如在肛周不适的情况下）。磁共振成像是唯一能够在没有辐射暴露的情况下实时显示肛门括约肌解剖和全盆底运动（前盆、中盆、后盆）的成像方式。动态 MRI 描绘了功能性排便障碍的异质性，可能有助于明确特定患者的诊断[82,83]。排便障碍的患者可能伴随左结肠传输迟缓，这可归因于肠道内容物被潴留的粪便阻塞、与排便障碍无关的结肠运动功能障碍、直 - 结肠抑制或结肠对进食的运动反应降低。后者接受生物反馈治疗后可以逆转[53]。

3. 急性结肠假性梗阻　急性巨结肠（Ogilvie 综合征）中的结肠扩张可归因于老年患者对一系列严重的内、外科情况的反射反应，此种反应由交感神经介导[52]。胆碱酯酶抑制药，如新斯的明，通过增加肌间神经丛和神经肌肉接头中乙酰胆碱的可用性，可增强结肠收缩力，减轻急性假性结肠梗阻患者的结肠扩张[84]。

4. 慢性巨结肠　慢性巨结肠可为先天性（Hirschsprung 病：由于全结肠或远端结肠缺乏肌间神经丛，在婴儿期表现为中毒性巨结肠；或由于部分肛门内括约肌缺乏神经支配，在成人表现为严重的便秘），也可在长期难治性便秘后发作。X 线 / 造影或结肠恒压器检查显示结肠扩张，可用于确诊慢性巨结肠[38]。Hirschsprung 病的初始治疗为外科手术。对于特发性慢性巨结肠，灌肠、膳食纤维补充、泻药等均无明显效果。如严重运动功能障碍局限于结肠，可能需要进行结肠次全切除术并回肠直肠吻合术或回肠造口术。慢性巨结肠也可能是多发性内分泌肿瘤综合征 2B 型（MEN2B）所致，与结肠内神经节神经瘤形成有关[85]。

5. 功能性腹泻或腹泻型肠易激综合征　IBS 的病因尚未完全阐明。已有大量证据表明，急性胃肠炎发生后会有轻度、微小的炎症等外周紊乱持续存在[86]。肠内刺激物如不可消化的碳水化合物（可生成 SCFA）或脂肪、过量胆汁酸、麸质不耐、肠道微生物群改变、肠内分泌细胞产物、炎症易感性遗传学背景、胆汁酸合成的改变等因素都被证明与 IBS 的发生有关。这些腔内 / 黏膜刺激物可以改变黏膜的通透性，引起免疫激活或炎症反应，进而激活局部的反射，调控小肠运动和分泌功能。这些刺激物也对感觉功能有刺激作用，引起内脏超敏反应和疼痛。心理社会问题（如焦虑、抑郁、压力、滥用等）对 IBS 的发生也存在相应作用。一项前瞻性研究显示，疑病症和近期的压力事件可以用于预测患者是否会在急性胃肠炎发作后出现异常的结肠生理活动及 IBS 症状[87]。

一部分 IBS 患者的近端结肠运输加快[88]，

HAPC 发生更为频繁[89]且结肠运动对进食的应答更为强烈。在一些腹泻型 IBS 患者中，这些症状导致了进食后腹部不适感，并引起排便冲动。其他研究表明，约 50% 的腹泻为主的 IBS 患者在球囊膨胀时有直肠超敏反应或将感觉投射到更大的皮肤区域。尽管这一现象和 IBS 患者的临床症状之间的关系尚不明确[90]，但内脏超敏反应确实与腹痛及腹胀有关[91]。然而，直肠超敏反应并不能准确预测患者对治疗的应答。由于胆汁酸可以诱导结肠分泌、推进性收缩，并增加上皮通透性，胆囊切除后引起的胆汁酸吸收障碍或特发性胆汁酸吸收障碍均可引起腹泻[92,93]。

通过呼气氢试验检测的小肠内细菌过度繁殖可能与 IBS 的病因有关。然而，按照细菌过度繁殖的标准定义（在每毫升空肠培养中 $\geq 10^5$ 结肠微生物），仅 4% 的 IBS 患者及无症状对照组有细菌过度繁殖现象[31]。IBS 患者中出现细菌数量增多（$\geq 5 \times 10^3/ml$）的比例较对照组更高（43% vs. 12%），该现象的意义尚不明确。对照研究显示,短期服用量抗生素（如利福昔明）对 IBS 患者有缓解作用[94]。其治疗效果一般（如利福昔明组中 40.2% 与安慰剂组中 30.3% 的患者报告在 2 周疗程后 3 个月腹胀得到充分缓解）。然而，该数据在两个 III 期随机对照研究中得到重复[95]。重复抗生素治疗的长期风险收益比仍需进一步研究评估。

（九）其他腹泻性疾病

类癌综合征中，小肠传输加快，空肠分泌增加。然而，也有证据提示结肠生理发生改变。肠道内容物向结肠的运输加快，伴随升结肠容量下降，结肠运动对进食的反应增强，结肠近侧端排空较快[96]。5-HT$_3$ 拮抗药，如昂丹司琼、醛固酮，分别降低了结肠对进食的高敏反应和排空速率，提示 5-HT$_3$ 受体部分介导了类癌综合征患者的运动功能障碍[45]。

有报道溃疡性结肠炎患者存在结肠运动能力紊乱和 NaCl 吸收障碍。活动性直肠炎患者的直肠僵硬、顺应性差，这可能是排便前紧迫感增强的原因[97]。

切除 < 100cm 的回肠后引起的腹泻，系由胆汁酸的分泌作用诱发，常伴有轻度的脂肪泻（每天脂肪 < 20g），对考来烯胺的作用敏感（每天 4～6g）[98]。切除多于 100cm 的回肠引起的脂肪泻较严重（每天脂肪 > 20g/d），可以认为是由于低浓度的空肠胆汁酸导致脂肪消化吸收不良。考来烯胺不仅无法改善，甚至有可能加重其腹泻症状。

可乐定可通过恢复 α$_2$ 肾上腺素能受体介导的交感神经抑制作用，提高小肠、结肠吸收 NaCl 的能力，抑制肠道运动功能，从而改善于糖尿病性神经病变导致的腹泻[99]。

（十）憩室病

目前认为与憩室病发生相关的病理生理学因素包括结肠带的走向、结肠壁穿支动脉的行程及憩室导致的结肠生物力学改变。结肠憩室是肠壁在环形肌间的薄弱处（即系膜带与两条对系膜带之间，动脉穿入固有肌层处）向外突出形成的黏膜囊袋。因结肠带在直肠处融合形成包绕直肠的纵行肌层，故直肠不会产生憩室[100]。

结肠环肌和纵肌层的增厚，部分是由于弹性蛋白沉积与结肠带的缩短，可能使憩室病的结肠腔狭窄。研究还揭示了在有症状的单纯性憩室病患者中，存在结肠运动紊乱（即推进性活动的增加及每分钟 2～3 个周期的规律、相位性非推进性的活动的增加）及结肠胀气的感觉增强[101]。由此我们可以认为，当结肠顺应性降低和（或）肠腔变窄时，结肠运动增加（尤其是节律性收缩）可能导致黏膜膨出和憩室形成。如在乙状结肠，或有长期排便障碍的患者的结肠处，更易形成憩室。此类运动异常的发生，或有胆碱能受体超敏的因素参与其中[102]。可以推测，减少排便量的低渣饮食可能导致结肠腔狭窄，将引发憩室病。然而，尚无直接证据表明，膳食纤维缺乏与肠腔狭窄或结肠带中弹性蛋白沉积之间存在因果关系。

（十一）结肠生理学在外科实践中的意义

对于严重便秘患者中有结肠传输延迟的患者，在考虑行结肠切除术之前，先治疗盆底功能障碍是至关重要的。对于顽固性便秘患者，如其肛门括约肌功能良好，则最好行全结肠切除术并回直肠吻合术[103]。评估胃和小肠的传输或运动功能，可筛查出广义的胃肠动力障碍的患者，此类患者在结肠切除术后，其便秘情况改善的长期成功率低于经筛选的仅有结肠动力障碍的患者。左侧结肠切除术后，可能导致未切除的肠段发生术后传输迟滞。此现象可能是副交感神经去支配的表现，因为上行壁内神经纤维由盆腔逆行至升结肠。乙状结肠和直肠亦受沿肠系膜下动脉下行的神经纤维支配。低位前切除术中可能损伤这些神经而导致肠段失神经支配。失神经支配的肠段长度取决于切除线是否包含肠系膜下动脉根部[104]。比起较短的去神经肠段，较长的去神经肠段更可能出现非推进性肠蠕动与结肠传输延迟。此外，低位前切除术也可能损伤肛门括约肌并降低直肠顺应性[105]，但与肛门括约肌损伤不同，直肠顺应性可能会随着时间的推移而恢复[106]。临床观察发现，相较开腹乙状结肠切除术，腹腔镜辅助手术有助于患者更快地恢复结肠运动功能。生理学评估证实了这一观察结果[107]。

外科医生还应了解结肠对水的吸收能力，及其在水电解质平衡的调节中所起到的重要作用。在因肠系膜血管栓塞或克罗恩病行大范围肠切除的短肠综合征患者中，保留一段结肠可能对术后管理有着巨大作用。

结肠运动障碍可能表现为结肠扩张，但并非所有的结肠扩张都继发于结肠梗阻。如有其他并发症或电解质紊乱，则应当优先考虑巨结肠的可能性，主要由于该病治疗无须进行手术切除，可通过药物或内镜治疗。

最后，对于结直肠外科医师，和消化内科医师一样，会在实践过程中遇到许多患者，他们可能被诊断为功能性腹泻、便秘或粪储留。这些患者应该得到富有同情心的、仔细的评估，并得到有利于恢复正常结肠生理功能的建议。避免不必要的结肠手术或其他手术是最好的治疗方法，即格言——"首先，不要造成伤害"。

致谢

这项研究得到了来自美国国立卫生研究院基金 ROI DK78924（AEB）和 ROI DK92179（MC）的部分支持。

第 145 章
诊断性与治疗性结肠镜
Diagnostic and Therapeutic Colonoscopy

Shaun R. Brown　Terry C. Hicks　Charles B. Whitlow　**著**

徐美东　**译**　王　颢　窦若虚　**校**

摘要　结肠镜是筛查结直肠肿瘤、切除结直肠息肉及评估下消化道症状的最常用的方法。本章回顾了肠镜检查前的一些注意事项，包括肠道准备、抗凝血药的使用和术中镇静等。除此之外，肠镜插镜操作技巧、息肉的发现与摘除和结肠镜检查相关并发症的临床处理也同样在本章中着重讲述。

关键词：内镜；结肠镜检查；息肉切除术；结肠癌；直肠癌；息肉

自结肠镜在 1970 年被应用于临床以来，其已经成为预防、诊断及治疗结肠疾病的主要方式。即使包括 CT 肠镜成像等其他诊断技术在不断发展，但目前只有结肠镜能够直接观察结直肠黏膜并且可以同时进行组织活检和病变切除。除此之外，结肠镜还可以用于诊断及治疗下消化道出血与梗阻。目前，结肠镜息肉切除术是预防癌症发生的最有效的治疗方式[1]。充分的肠道准备和良好的麻醉技术使得结肠镜被更多的患者所接受，只要操作得当，结肠镜并发症发生率很低，且盲肠插镜率可超过 90%[2]。

一、适应证

消化内镜技术的发展大大拓展了结肠镜诊断与治疗各种结直肠疾病的适应证。目前，结肠镜的适应证主要包括：结直肠癌筛查、结直肠息肉的筛查与治疗，以及炎症性肠病的筛查。除此之外，结肠镜也可以用于治疗下消化道出血、结肠扭转，以及对结肠假性梗阻进行结肠减压。

二、禁忌证

不愿签署知情同意书或不能安全麻醉镇静的患者不应接受结肠镜检查。相对禁忌证包括已知或疑似肠穿孔、巨结肠或中毒性结肠炎的患者，此类患者穿孔风险较高[3]。

三、肠道准备

肠道准备是肠镜检查的关键，对检查质量有着重要影响。不充分的肠道准备不仅会引起可疑病变漏诊，甚至会导致无法进行肠镜检查。

在择期肠镜检查患者中有高达 20% 者肠道准备都是不充分的，而这其中仅有 18% 是因为未遵照药物服用说明进行肠道准备引起的。导致肠道准备不充分的因素如下：服药时间过晚、未遵循说明书服药、住院和便秘患者。此外，服用三环类抗抑郁药、男性及脑卒中或痴呆病史与肠道准备不充分也有一定的联系[4]。常识认为肠道准备的充分与否直接关系着肠镜检查的质量高低，肠道准备质量与息肉发现率的直接联系是被一项多中心观察性研究证实的：肠道准备完善相较于肠道准备较差患者的息肉发现率比值比为 1.46[5]。而从经济学角度来看，由于检查时间的延长和复查间隔的缩短，肠道准备不佳者的检查费用将增加 22%[6]。

理想的肠道准备药物，应能帮助患者排空所有粪便，且对结肠黏膜没有任何影响。此外，患者对药物的耐受性同样重要，这要求肠道准备药物不会引起任何明显的体液电解质的改变。然而，现在仍然没有完全满足以上要求的肠道准备药物。目前主要的药物种类主要分为渗透性泻药、刺激性泻药和聚乙二醇（PEG）类泻药三大类。渗透性泻药如磷酸钠盐，可以增加细胞外液穿过细胞壁的通道。但是，由于其可能导致严重电解质紊乱，且美国食品和药物管理局（FDA）发布了与其相关的肾脏损伤的警告，此类药物的使用已逐渐减少[7,8]。硫酸钠类泻药是类似于磷酸钠盐的一种泻药，目前在全美及其他地区均有广泛的应用[9]。硫酸钠类泻药可以与枸橼酸镁共用，后者是另一种高渗透药，可以刺激液体分泌、肠道蠕动，同时具有刺激胆囊收缩素释放的附加作用。枸橼酸镁一般与其他试剂配合使用，但作为单一试剂，通常效果较差[10]。刺激性泻药包括番泻叶苷或比沙可啶，其机制在于刺激平滑肌收缩来增加肠壁蠕动，这可能会导致患者明显痉挛，通常被用作其他泻药的补充[11]。PEG 类泻药是一种保持肠道内渗透平衡的泻药，由于其可减少肠道水分流失，因此患者耐受性较好，并广泛应用于临床。但由于味道不佳、摄入量大（最多需要饮用 4L），5%～15% 的患者无法使用该药物完成肠道准备[12]。

另一种肠道准备方法是在检查前一天将制剂的剂量减半，而在检查当天的早晨服用另一半的剂量，这样可以提高患者的耐受性和肠道准备的质量[13]。此外，分开服用药物还可以提高息肉检出率，尤其是腺瘤检出率（adenoma detection rate，ADR）[14]。

四、镇静

尽管肠镜一直是检查结直肠最直观的方法，但许多患者对这项操作存在一定的害怕或焦虑。这些顾虑使得许多患者不愿进行早期筛查，而一次糟糕的肠镜检查经历可能影响后续复查。Subramanian 等对 210 名门诊患者进行了调查，在关于镇静效果期望值的八项描述中，患者选择最多的两项是"不想感到任何疼痛"和"希望睡到检查结束后再醒来"[15]。因此，在镇静状态下进行检查是安全舒适的，最符合患者的利益。

在美国，绝大多数（约 98%）的肠镜检查都是在镇静的状态下进行的[16]。因此内镜医师应了解镇静药物的不同选择及其利弊，有两点需要明确：是由内镜医师还是麻醉医师进行，以及每种药物的镇静水平。美国麻醉医师学会根据患者的反应能力、保护气道的能力、自主通气能力和心血管功能描述了不同程度的镇静水平[17]。

目前大多数接受无痛肠镜检查的患者，使用的镇静药物多为苯二氮䓬类药物（咪达唑仑）和麻醉药物（芬太尼）的组合[18,19]。这种组合能够为患者提供中等水平的镇静作用。

除了以上两种药物，丙泊酚的应用也越来越多，占 2012 年结肠镜检查的 20%～25%[20]。在内镜检查中，丙泊酚可以达到深度镇静的效果，一般与麻醉药物共同使用。

相较于咪达唑仑或芬太尼，丙泊酚不仅复苏时间短、出院快，并且患者的满意度较高[20]。但由于其需要麻醉师给药，因此检查费用也相应增加约 20%。除此之外，也有临床证据证明丙泊酚引起深度镇静相关并发症的概率较高。Cooper 等对超过 165 000 例接受肠镜检查患者的镇静麻醉情况进行研究比较，发现在镇静药物联合麻醉药的患者中，整体并发症发生率明显高于仅使用镇静药物的患者，分别为 0.22% 和 0.16%；误吸的发生率分别为 0.14% 与 0.10%。

其他并发症如肠穿孔和脾损伤在两组之间无明显差异。通过多变量分析证实，并发症发生风险与麻醉正相关，而这可能与镇静药物的镇静深度有关[21]。

如前所述，丙泊酚需要由麻醉师给药，并且 FDA 在药品包装上明确规定丙泊酚仅能由接受过全麻培训的人员使用，且该人员不得参与手术或诊断性检查。尽管对丙泊酚的限制重重，有足够证据显示丙泊酚即使不由麻醉师管理，也是可以安全使用的[23-25]。美国的一项成本效益分析得出，由内镜医师单独应用丙泊酚可以在 10 年里节省至少 32 亿美元的医疗开支[26]。

除此之外，仍有一部分选择普通肠镜的患者。普通肠镜的优势在于费用较低，减少了镇静的风险，以及无须耗费相应的苏醒时间，对于患者来说较为方便。普通肠镜下，患者均为清醒状态，并且多需要由富有经验的内镜医师操作。然而，在非镇静状态下，有些患者可能因为结肠解剖结构的关系，无法顺利完成肠镜检查。数据表明，普通肠镜的盲肠进镜率为 82%；而无痛肠镜时，进镜率可提高至 97%[27]。尽管小部分患者愿意接受普通肠镜检查，但对于大多数患者而言，普通肠镜依然不是最优选。

五、抗生素的使用

在美国，每年将近有 1400 万人行肠镜检查，但其中仅约 25 例与检查相关的感染性心内膜炎被报道[28-30]。2007 年，美国心脏协会（AHA）发布了预防感染性心内膜炎的指南，该指南指出，对于进行内镜检查的患者，不再建议对感染性心内膜炎预防性使用抗生素[31]。

同样，配有人造血管移植物或其他非瓣膜性心血管系统医疗装置的患者，常被认为在进行内镜检查时感染风险会增加。但根据 2003 年 AHA 的建议指南，并没有证据能够表明与内镜检查相关的微生物会引起非瓣膜性心血管医疗装置的感染。因此，不建议对此类接受结肠镜检查的患者进行常规的抗生素预防[31]。

有骨科假体的患者，也有人认为需要在内镜检查前预防性使用抗生素。然而，与内镜检查相关的骨科假体感染案例十分罕见，为数不多的报道案例也仅与胃镜检查相关，而与肠镜检查无关[32-34]。美国胃肠内镜协会（ASGE）不建议对有骨科假体的患者予以预防性抗生素使用[35]。

腹膜透析患者在内镜检查后患腹膜炎的风险会增加[36]，有报道显示肠镜检查后这种风险高达 6.3%[37]，因此这部分患者需要在做肠镜检查时预防性使用抗生素。一般在检查当天予以静脉注射抗生素，或检查前一天晚上予腹膜内给药[35]。

中性粒细胞计数正常的免疫功能低下患者（获得性免疫缺陷综合征患者、器官移植患者）中，并没有指南建议使用预防性抗生素，而在严重的免疫抑制患者中（绝对中性粒细胞计数 < 500/μl），应根据具体情况预防性使用抗生素[38]。

六、抗凝治疗

通常，患有心房颤动、深静脉血栓和急性冠状动脉综合征等疾病的患者需要进行抗凝药物的治疗，以降低血栓栓塞事件发生的风险。然而，抗凝治疗会增加胃肠道出血的风险，并相应增加了内镜操作后出血的风险[39,40]。随着服用此类药物的患者越来越多，新抗凝疗法的发展也给内镜医师带来了特殊的挑战。

当接受抗血栓治疗的患者需要进行肠镜检查时，内镜医师需要将如检查的必要性、与检查相关的出血风险大小、抗血栓药物对出血风险的影响大小及停止抗血栓治疗的风险（Abraham 出血风险和策略）等各个因素结合起来考虑[41]。

根据 ASGE 于 2016 年发布的指南，认为诊断性结肠镜检查和乙状结肠软镜检查（包括黏膜活检）的出血风险较小，而息肉切除术、内镜下黏膜切除术（EMR）和内镜黏膜下剥离术（ESD）

被认为出血风险较高（表 145-1）[42]。同时，息肉切除后的出血风险也与息肉大小、部位、形态（非息肉样、无蒂、带蒂）和内镜医师的切除技术相关，总体出血风险为 0.3%～10%。还有数据表明，使用华法林抗凝的患者，相较于热圈套器，冷圈套器可以减少一部分需要干预的迟发性出血，因此相对来说出血风险更低[43]。

一般来说，出血风险在肠镜后 4～6 天最大，也可能在 14 天后发生出血。但由于通常血栓栓塞事件的发病率往往大于出血的风险，因此结肠镜检查后尽快恢复抗凝治疗也是非常重要的。

七、插镜与退镜

通常患者取左侧卧位，并予以注射镇静药物；部分内镜医师主张让患者仰卧或处于右侧卧位开始检查[44]。检查过程中，一般通过充入

空气来拓宽视野，也可以用 CO_2 充气。CO_2 充气可以在一定程度上减轻检查时的不适[45]，同时也并不会增加并发症风险，但相对来说 CO_2 充气费用较高。而对疑似有下消化道梗阻的患者进行内镜下解除梗阻时，应首选使用 CO_2 充气[46]。除此之外，对于操作时间较长的内镜下手术，如 EMR 和 ESD，以及术中肠镜检查，也多推荐使用 CO_2 进行充气。还有部分医生习惯使用注水拓宽视野，这种方法比较适用于结肠冗长症。

对于大多数患者，可以使用标准大小的结肠镜。一部分结肠存在急性成角而进镜困难的患者，也可以使用小儿结肠镜或胃镜，这两种内镜直径均比成人结肠镜小，转弯半径更小[45,47]。最初应将内镜放置在中间位置，保持柔和的插镜，并且肠镜不应有任何弯曲。首先对肛门进行检查，包括肛周皮肤和直肠指检。在大多数患者中，降结肠是肠镜最难穿过的部分。理想情况下，通过旋转镜身和调节内镜头端的角度，即可清晰地观察到肠腔的情况。尽管顺时针旋镜最为常用，某些情况下，亦可能需要逆时针旋镜。左侧结肠易于成襻妨碍进镜，检查全程中需要尽量取直镜身，减少成襻。调节镜头使肠腔可见，同时缓慢退镜、抽吸气体并旋镜，可有效阻止成襻。除此之外，增加腹压、使用可调节硬度的结肠镜也可以增加回盲部的插镜率。在插镜出现阻力时，部分医生会在必要时使用"滑动进镜"技术，但是这一操作可能会对患者产生一定的疼痛和伤害，因此不推荐使用。插镜至盲肠后，应拍取相关内镜照片存档；值得注意的是，插镜盲肠是指越过回盲瓣进入盲肠观察，并非使用内镜在回盲瓣外侧简单地观察阑尾孔。全面检查盲肠时应先注气扩张盲肠，旋镜或调整镜头向下，同时退镜，并辅以抽吸气体的操作，从而暴露回盲瓣近端的区域。并非在所有情况下都可以进镜至回肠末端，但在评估出血和炎症性肠病患者中，回肠进镜显得尤为重要，因此内镜医师平时应多加练习，以便在需要时

表 145-1	美国消化内镜学会对结肠镜操作出血风险的界定
高风险操作	**低风险操作**
• 息肉切除术	• 诊断性操作包括黏膜活检（食管胃十二指肠镜，结肠镜，乙状结肠软镜）
• 胆道或胰管括约肌切开术	
• 静脉曲张治疗	• ERCP 支架放置（胆管或胰管）或乳头球囊扩张术（不含括约肌切开术）
• PEG 管放置 *	
• 治疗性球囊辅助肠镜	
• EUS-FNA †	• 推进式小肠镜检查及诊断性球囊辅助肠镜
• 内镜下止血术	
• 肿瘤消融术	• 胶囊内镜
• 胰腺囊肿胃引流术	• 氩离子凝固术
• 壶腹部切除术	• Barrett 食管消融术
• EMR	• 肠内支架置入术
• ESD	
• 气囊或探条扩张术	
• PEJ	

*. 接受阿司匹林或氯吡格雷治疗的 PEG 患者的出血风险较低，但接受双重抗血小板治疗的患者不适宜进行 PEG

†. 若是对实体肿块进行 EUS-FNA 操作，接受阿司匹林 / 非甾体抗炎药治疗的患者出血的风险也较低

EMR. 内镜下黏膜切除术；ESD. 内镜黏膜下剥离术；ERCP. 经内镜逆行胰胆管造影；EUS-FNA. 超声内镜引导下细针穿刺活检；PEG. 经皮内镜引导下胃造口术；PEJ. 经皮内镜下空肠造口术

能从容应对。除此之外，在回盲部也可以进行倒镜操作，一般用于升结肠息肉摘除术。

退镜时应有条不紊，同时用水或其他液体冲洗结肠壁，以便内镜医师对结肠黏膜表面进行彻底检查。通过转动旋钮、熟练调整镜头方向，同时辅以注气以及抽吸，即可充分显示并观察到难以完全暴露的褶皱和结肠转角。一般在退镜时进行息肉的内镜下切除或活检，不过一些较小的息肉也可以在插镜时处理，以防退镜时难以再次观察到。一些内镜医师通常将患者移至平卧位后再进行退镜，此时肠道内液体会积聚在低处，如盲肠、结肠肝曲、脾曲及直肠，这样的方法也有助于内镜医师对病变进行定位。退镜时操作速度应慢，才能有充足的时间让内镜医师观察黏膜，从而最大限度地减少病变遗漏。一般来讲，扁平息肉在右半结肠较为常见，检查时需特别注意。角度较大或视野欠佳的区域应多次来回检查，有时也可能需要重新更换患者体位。一些内镜医师常规在直肠内进行倒镜操作，也有人选择性进行这种操作，但通过360°的旋转镜头对远端直肠和肛管进行彻底的检查。

八、提高新生物发现率

肠镜筛查目标主要是发现早期的结直肠癌，并及时治疗，从而防止癌灶进展。严谨的结肠镜筛查可以有效地减少结直肠癌病死率，但间期癌（在两次筛查之间发生的结直肠癌）也占结直肠癌总发病的高达 6%[48]。据既往的研究报道，结肠镜筛查中腺瘤漏诊率可高达 24%，

10mm 以上的腺瘤漏诊率约为 2%[49,50]。在此基础上，越来越多的内镜成像技术发展起来，包括高分辨率肠镜、基于染色的内镜（即染色内镜），以及电子成像加强技术，有时也称为"数字内镜检查"。高分辨率肠镜最高能放大 35 倍，但是相应的腺瘤检出率并无明显提升[51]。后文讲到的其他成像技术目前还没有在结肠镜筛查中广泛应用。

染色内镜是指在白光内镜下，将染色试剂（如碘液、亚甲蓝或结晶紫）喷洒在结肠黏膜上，来加强黏膜之间的分辨度，从而判断病变的一种方式。在一项关于筛查人群的研究中，染色内镜对腺瘤检出率有一定的提高，尤其是对于较小的扁平及锯齿状病变有一定的辅助诊断作用[52]。但仍无证据证明其可以改善间期癌的检出。染色内镜的主要缺点是检查时间较长。有研究表明，对于溃疡性结肠炎病程较长的患者，色素内镜可以更好地检查出异型增生（相较于白光肠镜）[53,54]。

使用光学滤波器或数字图像处理的数字彩色内镜系统的商业化应用已然成熟（表 145-2 和图 145-1），不过这些新兴技术并不能够提高腺瘤检出率，同时在发现慢性溃疡性结肠炎患者的异型增生方面，也未显示出相较于白光内镜的优越性。

其他能够改善腺瘤检出率的技术包括透明帽辅助结肠镜检查和第三眼内镜检查系统（Avantis Medical Systems, Sunnyvale, California），以及全视野内镜系统（Endochoice, Atlanta, Georgia）。透明帽辅助结肠镜检查包括在结肠镜先端部放

表 145-2　数字及染色内镜技术

内镜技术	生产公司	技术原理
窄带成像内镜	奥林巴斯（日本，东京）	光学滤镜，由于能够吸收血红蛋白中的绿波与蓝波，因此可以增强黏膜血管的显示
富士能智能色彩增强内镜	富士能（日本，东京）	使用波长组合对图像进行计算机数字处理
iScan	宾得（日本，东京）	通过后期图像处理技术，以形成黏膜表面和血管的增强图像

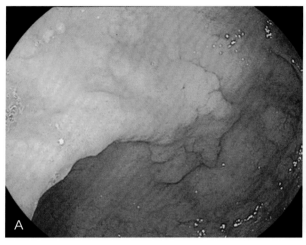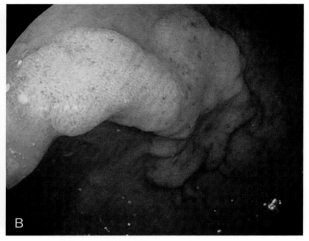

▲ 图 145-1　**A.** 病变在高分辨率白光结肠镜下的表现；**B.** 相同病变在窄带成像内镜下的表现

置一个塑料透明帽，多项研究表明，透明帽辅助结肠镜能够明显提升腺瘤检出率，而且进镜至回肠部的时间也有所加快[55]。第三眼内镜检查系统同样能够提升腺瘤检出率，由于其存在活检通道，因此可以在发现腺瘤的同时进行快速活检。而相比于白光内镜仅能覆盖 170° 的视野，全视野内镜则能够覆盖 330° 视野，但目前仍未有该设备相关腺瘤检出率的研究报道。

九、新生物摘除术

目前认为，绝大部分肠癌都是由腺瘤逐渐癌变而发展形成的。因此在肠镜检查中，发现息肉应及时摘除。极小的直肠增生性息肉也可以不予特殊处理。具有恶性倾向的息肉，如溃疡、硬结或黏膜下注射后不能抬起的病变，则不是内镜治疗的指征。息肉形态和凹陷分型可以作为判断息肉是否具有肿瘤性的指标，并且在某些情况下还能帮助区分息肉的良恶性。巴黎分型根据总体外观将息肉分为几类[56]（表 145-3）。尽管有证据肯定了根据形态学判断肿瘤恶性程度的可行性，但也有研究表明，由于内镜医师之间观察一致性不同，以形态学作为观察指标的可靠性仍有待商榷。Kudo 等描述了放大肠镜下息肉表面的腺管凹陷形态[57]（表 145-4）。而一项 Meta 分析证明，根据腺管开口形态判断肿瘤

表 145-3　结肠浅表病变的巴黎分型	
分　型	**特　征**
I p	有蒂
I s	无蒂
II a	稍隆起
II b	非息肉状，扁平
II c	非息肉状，稍凹陷
III	非息肉状，凹陷性病变

性息肉具有较高的可信度[58]。精确诊断的目的，主要是为了能够安全地切除肿瘤性息肉，而随着腺瘤的增大，其恶变可能性和手术并发症发生率也随之增加。

切除息肉时，调整镜头方向使息肉位于视野 5 点钟至 7 点钟处，与活检通道位置一致，便于切除息肉。而带蒂息肉则可使用烧灼勒除器，同时操作模式应调节为凝固模式，这样可以减少出血风险。应当注意的是，咬钳尖端不要碰到结肠壁，以免导致不必要的热损伤。

无蒂息肉的切除方式取决于息肉的几个特征，包括大小和位置。< 5mm 的息肉可以通过冷活检钳摘除，包括标准活检钳和大尺寸活检钳。钳住息肉后，应迅速回抽钳柄，同时检查是否摘除干净，如有需要，则应补充钳除操作。

表 145-4　息肉的凹陷模式分型

分　型	示意图	内　镜	说　明	病理类型	理想治疗方式
I			圆形	非肿瘤	内镜或不治疗
II			星形或乳头状	非肿瘤	内镜或不治疗
III$_S$			小于正常的管状或圆形	肿瘤性	内镜治疗
III$_L$			大于正常的管状或圆形	肿瘤性	内镜治疗
IV			分支状或脑回状	肿瘤性	内镜治疗
V$_I$			不规则的 III$_S$、III$_L$、IV 型	肿瘤性（侵袭性）	内镜或外科治疗
V$_N$			非结构性	肿瘤性（广泛黏膜下侵犯）	外科治疗

钳除后出现黏膜的少量出血比较常见，但几乎无须治疗。从活检通道抽取出活检钳后，即可获取所摘除的息肉组织。除此之外，也可以使用热活检钳摘除息肉。钳夹息肉后，电凝直至组织发白，停止电凝，退出活检钳。至于电凝程度，目前尚未有定论。因为电凝可能会导致肠道穿孔和延迟出血，该技术应用逐渐减少。

对于难以一次性完全切除的息肉，电凝仍可以用于去除残留的息肉组织。

> 5mm 的无蒂息肉大多需要圈套器切除。圈套器的种类和尺寸繁多，冷圈套器可以用于大至 8mm 的息肉；同时相较于热圈套器，急性出血的风险并不会升高（图 145-2）。而热圈套器同样可以应用于息肉摘除，并同时兼容了凝

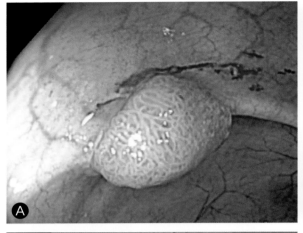

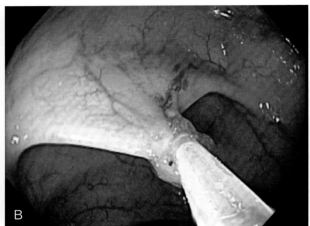

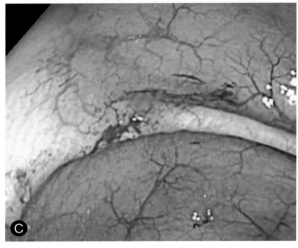

▲ 图 145-2 冷圈套息肉切除术

血模式、切除模式及两种功能的混合模式。虽然没有证据显示某一种模式优于其他模式，但切除模式的急性出血发生率更高，电凝模式的迟发出血和穿孔并发症更多，需权衡利弊进行选择。较大的扁平息肉钳除的难度较大，则可通过黏膜下注射予以内镜下黏膜切除术或分片切除（图 145-3）。生理盐水注射至黏膜下层后，将圈套器放置在息肉周围。但需要注意的是，出现非抬举征是此切除术的禁忌证（图 145-4）。首先应在病变的口侧进行黏膜下注射将病变推向镜头，然后就是息肉圈除操作。当圈套器逐渐收紧时，导丝头端向息肉的远端移动，同时可以轻柔地辅以抽气。助手收紧圈套器同时予通电，顺利切除息肉。适应证之外的其他息肉类型，可以尝试内镜黏膜下剥离术进行切除，或转诊至外科予以腹腔镜下息肉切除术或节段性肠段切除术。ESD 术在食管和胃的肿瘤切除中较为常用，但在美国应用却并不多，其技术原理是在黏膜下注射的基础上，使用电刀在息肉下方进行剥离（图 145-5），以达到整块切除息肉的目的。然而，如果考虑需要进行 ESD 手术，在手术前对息肉不要进行活检或其他切除操作，以防形成瘢痕造成后续 ESD 手术困难。

十、并发症

结肠镜检查相关并发症并不常见。一篇系统综述纳入了 12 项研究，57 742 名接受结肠镜检查的患者中，总体不良事件发生率为 0.28%。然而，85% 的严重并发症都源于接受了息肉切除的患者，总体并发症发生率为 0.7%～3%[59,60]。

在回顾分析结肠并发症相关的文献时，我

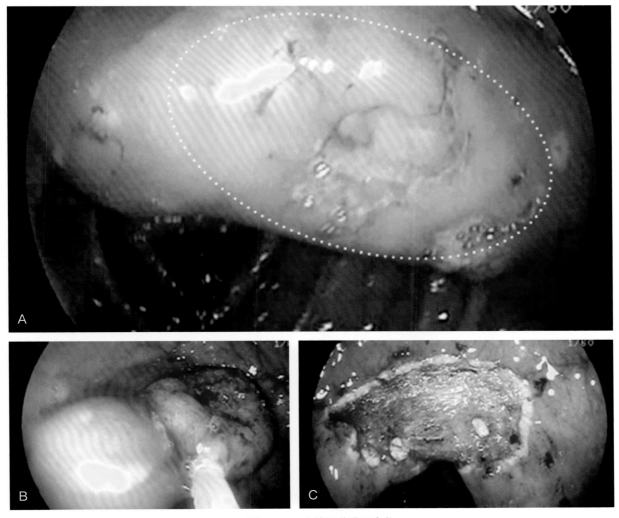

▲ 图 145-3　内镜下黏膜切除术

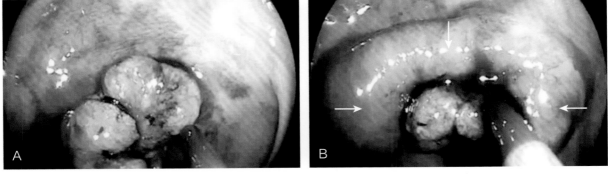

▲ 图 145-4　非抬举征，箭所指抬起黏膜区域，中央的病变没有抬高

们需认识到，这些研究结果通常来自权威中心和专家的最佳经验，可能未反映出结肠镜检查并发症的真实发生率[61]。

穿孔是结肠镜检查中最常见的并发症，并且通常会导致医疗诉讼，及时的识别和适当的处理可将这些并发症的致病率和死亡率降至最低。

诊断性肠镜的穿孔最常见于插镜的过程中，通常是由于强行通过肠道狭窄的部位时引起肠

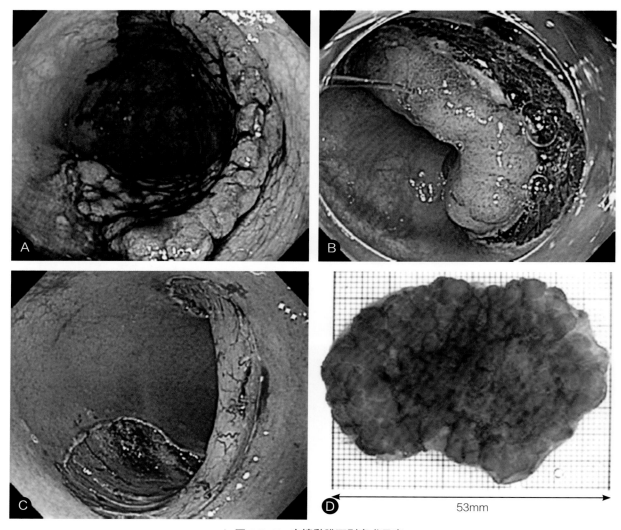

▲ 图 145-5　内镜黏膜下剥离术示意

壁破裂（最常见于乙状结肠）。这些狭窄通常是由憩室病或既往盆腔手术术后粘连所致。肠镜头端很少能穿破肠壁导致穿孔，多见于存在不健康的肠壁，如缺血、溃疡或炎症时。在镜下看见结肠壁外脂肪，腹腔充气变大及患者主诉腹痛，都可以作为诊断结肠穿孔的依据[62]。也可以通过急诊腹部摄片看是否有腹部游离气体，来判断是否发生穿孔。若外科手术及时，则穿孔肠段可以修补；若进展至腹膜炎，则可能需要切除穿孔肠段并行旁路手术。

　　结肠镜息肉切除术的并发症主要包括息肉切除后综合征、穿孔和术后出血。穿孔可在检查中发生，也可为迟发性，在 10 天后发生，多

为活检部位的结肠壁坏死组织脱落导致。这种透壁损伤往往是导致并发症发生的原因，以往多采用外科手术作为补救措施，而如今内镜下夹闭技术逐渐成熟，并且有越来越多关于这项技术在临床成功应用的报道[63]。

　　息肉切除术后综合征常由电凝致结肠壁小穿孔自行愈合所致，患者多在术后 1～5 天出现局部腹肌紧张、发热和白细胞升高，但是没有全腹膜炎或穿孔的阳性影像学特征。这种综合征的发病率为 0.003%～0.1%[59]。在予以静脉补液、胃肠休息和广谱抗生素的使用后，通常可以缓解。如果损伤进一步发展为腹腔内脓肿，可通过 CT 引导经皮引流治疗[64]。

肠镜检查相关出血多与息肉切除有关，可分为检查后发生的即刻出血和几周后发生的延迟出血[65]。息肉较大、息肉位于近端结肠是术后出血的主要风险因素。同时，抗凝药物的使用可能是术后出血的独立危险因素[66]。息肉摘除术后立即发生的出血可通过与急性憩室出血相同的止血方法处理，主要包括出血部位注射稀释肾上腺素溶液、止血夹或电凝止血[67]（图145-6）。如果是有蒂息肉，还可通过钳夹出血点 15min 以上，达到止血的效果。

迟发性出血常表现为术后发生大量的血便，最基础的治疗措施主要是输液，同时确认是否还在出血，并检查是否使用过抗凝药物和重新确认肠镜的操作记录。尽管将近 2/3 的患者的出血可自发停止，但仍有需要密切观察。这在体质较差、明显伴有其他并发症或不方便及时就医的患者中来说是尤为重要的。

在遇到大出血时，内镜下肠腔视野受限，治疗操作可能有挑战。当确保患者生命体征平稳时，可以行计算机断层血管造影来诊断出血位置并判断出血是否仍在继续。如果 CTA 报告了阳性结果，则可以通过进行动脉造影对出血血管予以栓塞术，若动脉造影和内镜下止血均失败，则可能需要剖腹探查[67]。

十一、其他并发症

肠镜的其他并发症较少，但是仍有一定的发病率。据现有报道，主要包括脾破裂[69]、小肠梗阻[70,71]、急性阑尾炎[72]、急性胰腺炎[73]、憩室炎[74]、皮下气肿[75]和肠系膜血管撕裂导致的腹腔内出血。

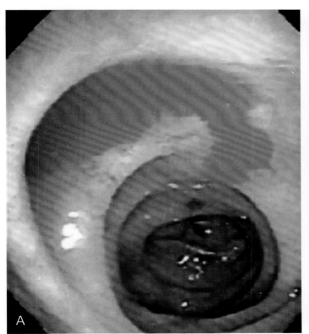
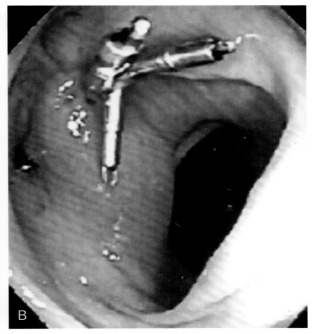

▲ 图 145-6　肠镜下夹闭止血

第 146 章
直肠癌的磁共振成像分期
Magnetic Resonance Imaging Staging of Rectal Cancer

Warren E. Lichliter Gregory dePrisco James W. Fleshman Andrew H. Lichliter **著**

王 宁 孟晓春 **译** 王 颢 窦若虚 **校**

摘要

近 5 年来，随着治疗技术的标准化及多学科团队模式的开展，直肠癌的诊疗规范发生了明显改变，但其最显著的变化在于 MRI 的应用。MRI 已被证实可用于直肠癌的初始分期、再分期及复发的评估。直肠 MRI 已被纳入"观察和等待"方案中，使肿瘤的评估由简单的 TNM 分期向更为精准的模式转变，包括对壁外血管侵犯、环周切缘及腹膜反折位置等信息的评估。如今的直肠 MRI 检查不再依赖于腔内线圈，并在很大程度上取代了经直肠超声检查。结构化报告模板的规范及图像获取技术的改进将不断改善患者的预后。

关键词：直肠癌；初始分期；再分期；复发；"观察和等待"；"面包切片式"技术；MERCURY 试验；壁外血管侵犯；肿瘤退缩分级；磁共振肿瘤退缩分级；MRI 局限性；淋巴结状态

在过去 5 年中，直肠癌的管理发生了显著的变化。通过回顾国家数据库，发现直肠癌的总体生存率、局部复发率和永久性结肠造口的比率存在广泛差异。在西欧，特别是 Quirk、Heald 和 Brown 等医生的支持下，直肠癌的多学科诊疗模式使其治疗的各方面得到了显著改善。由于不断出现的新进展，使得该诊疗模式迅速被美国所接受。多学科团队（MDT）模式被 OSTRiCh 联盟——美国癌症协会及美国外科医师学会癌症委员会——所认可，后者还就此制定了试点项目，采用了被认为对卓越中心的认证必不可少的实践经验 [1-6]。除了 MDT 的发展以外，直肠癌治疗领域中最为显著的改变就是磁共振成像对于直肠癌评估的优化。直肠癌准确的局部分期和再分期变得越来越有可能，同时又有更好的能力去避免癌症的过度治疗或治疗不足，这些使得直肠癌的患者在保留生活质量的同时达到最佳的肿瘤预后。在评估局部分期方面，目前 MRI 已在很大程度上取代了直肠内超声。MRI 能够准确地定义 T 分期（量化浸润深度）、壁外血管侵犯（EMVI）、环周切缘（CRM）情况，腹膜反折相对于直肠肿瘤的位置及淋巴结的受累情况 [7]。另外，MRI 已成为评估新辅助治疗后再分期及指导潜在的"观察和等待"治疗的重要组成部分。本章将探讨 MRI 在初始分期、新辅助治疗后再分期及疾病复发中的应用。

一、磁共振成像的适应证

MRI 目前是直肠癌管理的重要组成部分。MRI 适应证的重点在于直肠癌的初始评估和分期，初始评估是治疗的标准。新辅助治疗后的直肠癌再分期是确定手术方案的关键，尤其是在治疗前检查时切缘可疑阳性的情况下。目前，MRI 在"观察和等待"方案相关的决策中必不可少，并且是采用此方案的患者进行随访的首选影像学检查[8]。然而，MRI 并不常规用于手术后的监测随访，除非是出现手术并发症（如瘘管），或者是在肿瘤复发的病例中进行 MRI 检查以指导下一步可能的手术方案。尽管现在直肠癌的局部复发率低于 5%，但 MRI 在确定肿瘤复发范围及评估可切除性方面具有不可估量的价值。在考虑手术切除时，MRI 对于预测切缘阴性具有一定价值。

直肠癌的磁共振成像技术

一种基于垂直于直肠长轴的高分辨小视野 T_2 图像的标准成像方案，已通过验证并在 MERCURY 经验中被引用[9]。斜轴面的角度由肿瘤的矢状面图像确定，并由放射科医师为扫描技术人员进行标注（图 146-1A）。这种角度能够准确地显示起源于直肠壁的肿物（图 146-1B）。MRI 并不用于直肠癌的筛查。精确的斜轴面角度的选择基于对肿瘤确切位置的了解，包括在内镜检查或体格检查中发现的肿瘤距肛缘的距离、肿瘤的形态及肿瘤在肠管径向的位置，

因此在 MRI 检查时就必须了解肿瘤的定位。在未提前了解肿瘤位置的情况下进行 MRI 检查及诊断可能会低估及高估病变分期。例如，在低位直肠肿瘤中，除了标准的成像方法，还会另外扫描一组相对于肛管的冠状位图像来准确地评估肿瘤与括约肌复合体及括约肌间隙的关系（图 146-2）。MRI 检查在 1.5T 或 3T 的扫描设备上均可进行，并没有研究证实哪一种更优越[10]。腹部放射学会网站上提供了不同厂商设备所推荐的扫描方案[11]。

值得注意的是，该成像技术不包括静脉内对比剂的应用。根据我们机构的初步经验，IV 对比剂的使用可能会导致直肠肿瘤的过度分期。另外很重要的是，在直肠癌常规分期及再分期的检查中，T_2 加权成像应当避免使用脂肪抑制技术，尽管该技术在评估大部分盆腔疾病中常规使用。这些脂肪抑制技术无法准确评估肿瘤与直肠系膜筋膜及腹膜反折的关系。为了减少与肠蠕动相关的运动伪影，会常规使用解痉药，在美国通常使用胰高血糖素（1mg），而在欧洲

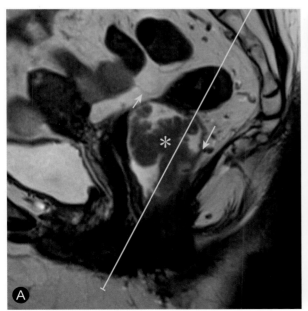 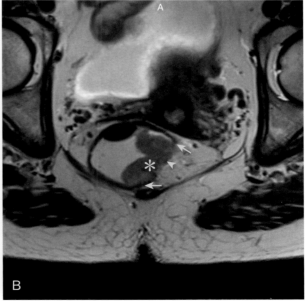

▲ 图 146-1　**A.** 矢状位 T_2 加权图像显示起自直肠下段后壁宽基底的直肠低位息肉样肿瘤（*）。黄线代表平行于直肠后壁的肿瘤柄（长箭）的层面，与斜轴面垂直，不能用于评估肿瘤柄。肿瘤位于腹膜反折（短箭）以下，可考虑采用经肛门切除的手术。**B.** 斜轴位 T_2 图像显示肿块基底部位于直肠的左侧壁（*），累及肌层全层，但没有扩散至直肠系膜脂肪（箭头），符合 T_2/T_{3a} 期（对直肠系膜脂肪的侵犯＜ 1mm）。与肿瘤前方及后方的正常肌层（短箭）相比，病变处肠壁肌层的低信号被肿瘤的中等信号所替代

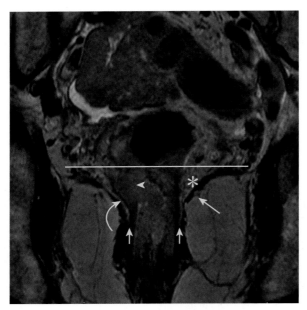

▲ 图 146-2　冠状位 T₂ 加权图像显示了外科意义上的低位直肠，其上缘是肛提肌围绕的直肠系膜脂肪开始迅速减少的平面。在水平线以下，左侧高信号的直肠系膜脂肪（*）呈正常的锥形，将低位直肠与邻近正常低信号的肛提肌（长箭）分隔开。该病例中，肿瘤（箭头）位于锥形直肠系膜脂肪的水平，因此属于低位直肠肿瘤。注意，低信号的固有肌层（弯箭）显示完整，提示为 T₂ 期的肿瘤。括约肌间隙（短箭）显示清晰，因此虽然肿瘤侵犯了括约肌复合体，仍可考虑进行保括约肌手术

大部分地区使用丁溴东莨菪碱。解痉药仅在检查开始前进行肌内注射或静脉注射给药。胰高血糖素不用于患有嗜铬细胞瘤或对胰高血糖素过敏的患者，该药物已被用于糖尿病患者。

当前成像技术的质量已经取代了最初采用直肠内线圈的 MRI。目前不推荐使用直肠内线圈，不要求灌肠准备。直肠内的留置支架会导致一定程度的图像伪影，但通常情况下仍然可以获得所需的诊断信息（图 146-3）。理想情况下，患者在治疗前和治疗后接受检查的参数和方案应该完全相同。而今普遍情况是，患者可能在治疗前没有接受 MRI 检查，或者在转移到大型医疗中心治疗之前接受了不同成像技术的检查。随着患者向卓越医疗中心的转移及治疗的标准化，该技术的可重复性将进一步提高。

获取准确的疾病特征取决于合适的图像采集，但是仍需要规范的结构化影像报告以确保

在报告中体现疾病的全部要素。用于直肠癌分期和再分期的很多结构化报告模板都是公开可用的，安大略癌症医疗中心、腹部放射学学会和皇家马斯登医院 [12-16] 都发布了类似的模板，稍后将对它们的共同特征进行讨论。另外很重要的一点是，将 MRI 的发现纳入到 MDT 会议中，能够使外科医生、肿瘤科医生、病理科医生、放射科医生和 MDT 的所有成员根据准确的局部分期来制定治疗方案。围绕着 CRM 可疑或阳性、局部肿瘤治疗、"观察和等待"及疾病复发及其治疗的讨论已成为这些会议的焦点，并且这些讨论大部分基于 MRI 的结果。术前 MRI 与最终病理学标本的对照为手术、病理和影像的质量保证提供了机会（图 146-4）。达到这种影像 - 病理之间的精确对照，要求使用 Quirk 提出的"面包切片式"技术来处理病理标本。如果直肠沿其长轴"展开"，则达到 MRI 与病理之间点对点的对应是不可行的。因此需要注意的是，与其纵向切开直肠标本以确保获取足够的远端切缘，不如要求病理医生轻柔地将直肠远切端部分外翻来测量远切缘。

二、磁共振成像——初始分期

采用美国癌症联合委员会（AJCC）提出的肿瘤、淋巴结、转移的评价方法对直肠癌患者进行分期，包括评估局部肿瘤相对肠壁的范围（T分类）、临床的淋巴结状态（N 分类）、转移性疾病存在与否（M 分类）。高分辨率 MRI 可以区分黏膜、黏膜下层和固有肌层（图 146-5）。多项研究证实 MRI 可以准确评估肠壁内肿瘤、肠壁外肿瘤直接侵犯及淋巴结状态。MERCURY 试验证实 MRI 是肿瘤局部评估的首选方式 [17]，以下要点是直肠癌成像标准报告系统的一部分。

1. 依据形态学特征 [半环形（图 146-6）、环形、息肉样（图 146-1）]，以及是否存在黏液特征来评估原发肿瘤。对肿瘤形态学的认识是很重要的，因为导致过度分期的一个常见的误诊原因是将一个半环形腔内肿瘤卷起的边缘或者一个

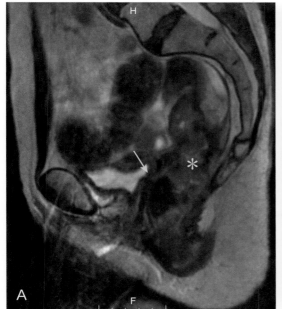
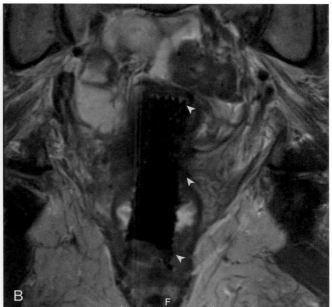
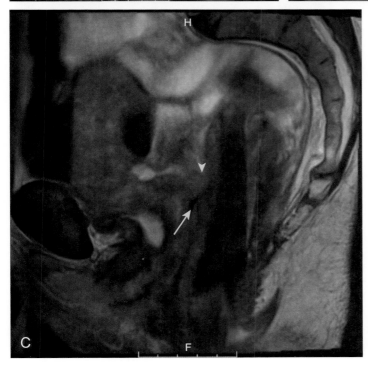

▲ 图 146-3　**A.** 直肠中下段的长节段肿瘤（*）侵犯阴道穹窿（箭）后壁，患者出现了梗阻的症状并放置了直肠支架；**B.**3 个月后的随访检查中冠状位图像显示具有几何学边缘的低信号的直肠支架（箭头），直肠支架引起了轻度的伪影；**C.** 复查的矢状位图像显示累及阴道穹窿的肿瘤（*）增大，与直肠之间出现低信号充气的条管（箭），病理证实是肿瘤性的直肠阴道瘘

息肉样肿瘤巨大的腔内部分误认为是肿瘤向外侵犯的部分。黏液性肿瘤在直肠癌中预后不良。MRI 能够可靠地发现肿瘤中的黏液特征。

　　2. 报告包括肿瘤距肛缘的高度、肿瘤与括约肌复合体的关系及其肿瘤的径向位置。在影像上，根据肿瘤下缘距肛缘的距离将肿瘤分成上、中、下三段：＞ 10cm 为上 1/3 段，5～10cm

为中 1/3 段，＜ 5cm 为下 1/3 段。而另一种低位直肠的划分可能与手术的相关性更高，肛提肌向中间缩拢时系膜脂肪呈尖锥形的肠段被认为是低位直肠（图 146-2）。众所周知，低位直肠肿瘤的分期与治疗更具挑战性，因此区别低位直肠至关重要。实际上，针对低位直肠癌的单独分期方案已被提出（表 146-1）[18]。

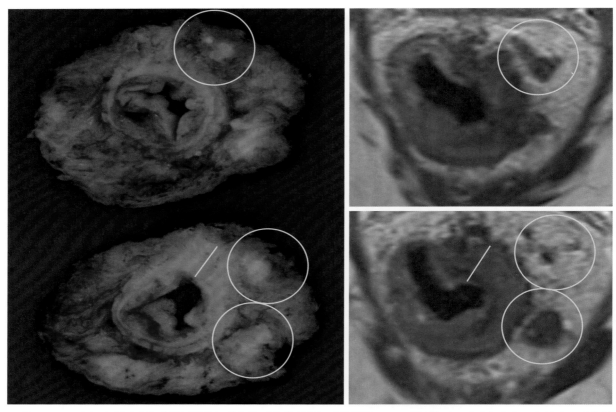

▲ 图 146-4　直肠中段肿瘤标本的斜轴位切片与相对应的磁共振成像层面。下面的图像显示肿瘤起自直肠左前壁，图中的直线是沿肿瘤最具侵袭性的部分所绘制，较好地显示了与该 T_{3b} 期肿瘤一致的浸润深度。左侧直肠系膜内的转移性淋巴结距离直肠系膜筋膜＞ 2mm，提示环周切缘阴性，这点已被病理证实

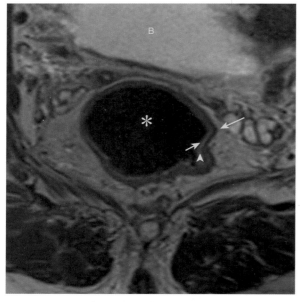

▲ 图 146-5　正常直肠的斜轴位 T_2 加权图像。直肠腔（＊）内由于气体的存在显示为低信号，位于正常高信号的膀胱（B）后方。黏膜表现为与肠腔接触的低信号细线影（短箭）。黏膜下层显示为黏膜与肌层之间的高信号带（箭头）。肌层呈低信号环（长箭）位于黏膜下层外

表 146-1　低位直肠癌分期	
分　期	低位直肠癌的磁共振成像表现
1	局限于肠壁但未累及全层；肌层外缘完整
2	累及肌层外缘，但未扩散至括约肌间隙
3	侵犯括约肌间隙，或者距肛提肌 1mm 以内
4	侵犯肛门外括约肌，且距肛提肌 1mm 以内并超过肛提肌，有或没有邻近器官的侵犯

3. 评估 T 分期及浸润深度（DOI）（图 146-4）。MERCURY 试验表明 MRI 对 DOI 的评估非常精确，其与最终病理标本的误差小于 0.5mm。$T_{2\sim4}$ 期的肿瘤需要 MRI 进行更准确的评估[19-20]。对于不到 2cm 的小肿瘤，经直肠超声（TRUS）诊断可能更为准确。MRI 可以发现超出肠壁 5mm 以外的 DOI，有助于明确是否需要放射治疗。准确识别 T_4 期的病变及肿瘤对阴道、子宫、

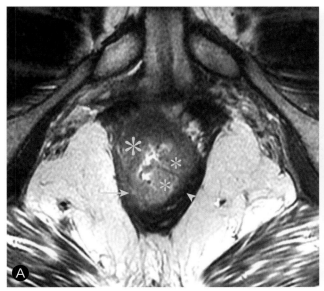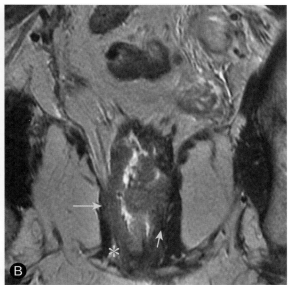

▲ 图 146-6 **A.** 斜轴位 T$_2$ 加权磁共振图像显示一个起自直肠右侧壁（＊）的半环形低信号直肠肿物，肿瘤卷起的边缘较大，填充肠腔并会聚于直肠左侧（＊）。肿瘤侵袭性的部分位于右侧，侵犯右侧肛门内括约肌（长箭），而左侧肛门内括约肌未受累（箭头）。**B.** 冠状位 T$_2$ 图像显示右侧括约肌间隙的下方（＊）未受累，而右侧中上段括约肌间隙见中等信号的肿瘤侵犯，并向外累及肛门外括约肌（长箭）。短箭上方所示右侧括约肌间隙正常的细线状脂肪高信号消失。根据括约肌间隙受累，该病变符合环周切缘阳性的诊断

前列腺、精囊腺和膀胱的侵犯也有助于在治疗前制定诊疗方案（图 146-7、图 146-8 和图 146-3）。当测量 DOI 时，参考肿瘤的形态是非常重要的。对于半环形的肿瘤，在隆起的肿瘤边缘的中点（如果存在）测量 DOI。对于息肉样肿瘤，在肿瘤柄处测量 DOI（图 146-1 和表 146-1）。

4. MRI 确定的肿瘤范围及其与直肠系膜筋膜的关系已证实与切缘肿瘤浸润❶相关，因此可以在手术前评估 CRM[21,22]。原发肿瘤、壁外血管侵犯、转移性淋巴结及肿瘤种植病灶均可能累及 CRM。根据 MRI 标准，如果上述病灶之一距直肠系膜筋膜＜ 1mm 则认为 CRM 为阳性，如果＜ 2mm 则认为是可疑阳性❷（图 146-9）。对于下段直肠肿瘤，侵犯括约肌间隙被认为是 CRM 阳性。

5. 腹膜反折是肿瘤定位的重要标志（图 146-10）。在超过 90% 的病例中能够准确地识别腹膜反折[23,24]。位于腹膜反折下方的肿瘤被认为是低位直肠肿瘤。如果考虑采用经肛门微创手术（TAMIS）或经肛门内镜显微手术（TEMS）的治疗方案，则必须了解肿瘤相对于腹膜反折的位置（图 146-1）。

6. EMVI 的存在很容易在非增强 MRI 上发现，目前已经是直肠癌标准化报告中的一部分（图 146-9）。EMVI 在直肠癌患者中占 30%～40%[25]。EMVI 的影像学表现包括血管不规则或扩张，正常血管流空效应的消失及血管腔内出现与肿瘤主体相邻或分离的中等的肿瘤信号强度[26]。MRI 对于发现 EMVI 比病理标本的评估更为敏感，因为 MRI 可以对直肠系膜脂肪和盆腔侧壁进行多平面评估。病理学分析对 EMVI 的评估作用有限，这是由于其依赖于取材层面且受限于单一层面分析。EMVI 的准

---

❶ 原文为病理性边缘（pathologic margin），根据中文习惯译为切缘肿瘤浸润。
❷ 原文为受威胁的（threatened），根据中文习惯译为可疑阳性。

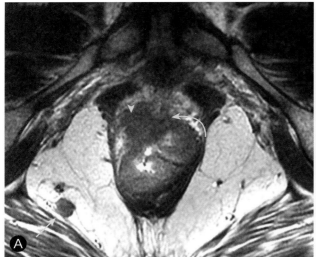

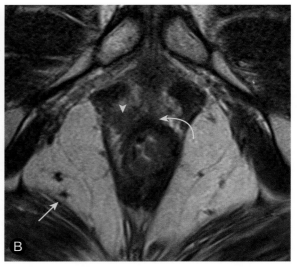

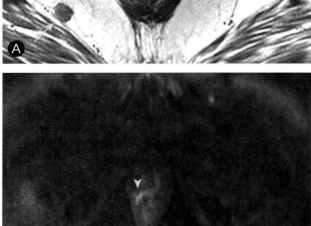

▲ 图 146-7　**A.** 基线的斜轴位 T_2 加权磁共振图像，显示半环形低位直肠肿瘤（弯箭），直肠右前壁可见肿瘤中等信号，并累及前列腺尖部（箭头）。右侧坐骨直肠窝见一转移性淋巴结（直箭），信号不均匀，边缘不规则。**B.** 同一肿瘤接受新辅助放化疗后的斜轴位 T_2 加权 MR 图像。肿瘤肠壁内的成分以低信号的纤维为主，而中等信号的肿瘤成分很少（弯箭），表明肿瘤退缩分级为 **2**；但可见中等信号的残留活性肿瘤侵犯前列腺尖部（箭头），提示肿瘤退缩分级为 **4**。治疗后的转移性淋巴结现在小于 **5mm**，并且具有典型的纤维化低信号，没有肿瘤残留的证据（直箭）。**C.** 轴位大视野的弥散加权磁共振图像，显示在残留活性肿瘤侵犯前列腺的部位持续存在的弥散异常（箭头）。最终病理证实是侵犯右侧前列腺尖部的 T_{4b} 期病变

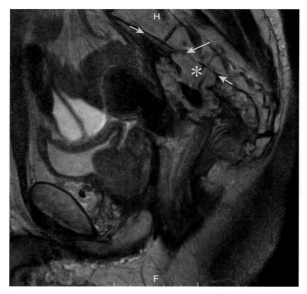

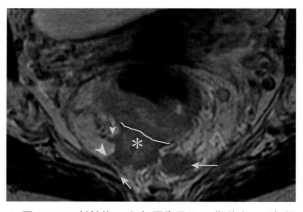

▲ 图 146-8　结直肠吻合口处复发的较大的直肠肿瘤（*）向后侵犯骶骨。S_2 骶椎中段前缘骨皮质破坏，表现为肿瘤头侧及尾侧所示的正常骨皮质低信号细线影（短箭），被中等的肿瘤信号所替代（长箭）

▲ 图 146-9　斜轴位 T_2 加权图像显示 T_3 期的半环形低位直肠肿瘤，沿右后壁具有侵袭性的肿瘤边缘（*）超出预计的固有肌层外缘（曲线），向壁外扩散超过 **15mm**，提示一个 T_{3d} 期的病变。壁外血管侵犯（大箭头）使得沿肿瘤右后方走行的一条静脉扩张，其距离低信号细线样的直肠系膜筋膜（短箭）不足 **1mm**，提示环周切缘阳性。沿着右侧壁的静脉内还有一个膨胀性肿瘤病灶（小箭头）。左后直肠系膜内的一个信号不均匀、边缘不规则的转移性淋巴结（长箭），距离直肠系膜筋膜为 **2mm**，导致环周切缘可疑阳性

确评估要求病理科医生参考 MRI 的表现来指导其寻找病变。如果在初次 HE 染色中没有明确有 EMVI，则弹性蛋白染色可有助于确诊[27]。一些新数据表明，应用静脉注射对比剂可以增强阅片人对发现 EMVI 的信心，但非增强成像仍然是标准方案[27]。这些发现强调了 MRI 在 EMVI 评估中的重要性：EMVI 可以预测局部复发和远处转移，而非淋巴结转移——存在 EMVI 的患者发生远处转移的风险比无 EMVI 的患者增加了 5 倍[25]。

7. 淋巴结状态的准确评估变得越来越有可能。尽管转移性淋巴结通常比良性淋巴结大，但非常小的淋巴结也可能出现转移。短径大于 8mm 的淋巴结几乎都是转移性的，但是仅用淋巴结的大小来界定转移性淋巴结是不敏感的。对于预测恶性淋巴结，短径的阈值不如淋巴结形态特征有用。不规则的边缘和混杂的信号强度是淋巴结转移最可靠的预测指标[28]。MRI 可以确定直肠周围淋巴结与直肠系膜筋膜之间的确切关系（图 146-9 和图 146-10），还可以识别直肠系膜外的淋巴结（图 146-7）。治疗后淋巴结状态的 MRI 分析及面包切片式技术所得标本切片的病理对照使淋巴结的点对点评估得以实现[29,30]（图 146-4 和图 146-11）。

8. MRI 报告应该明确远端肿瘤边界及肿瘤对盆底肌的侵犯情况（图 146-2 和图 146-6）。这也有助于将有条件接受保括约肌手术的患者与那些为了完整清除肿瘤而需要接受腹会阴联合切除术（APR）的患者区分开来[31]。

三、初始分期的总结

目前在 MDT 会议讨论中，MRI 结果决定初始治疗方案的选择。直肠系膜内的肿瘤局部情况、DOI、可能的 T_{4b} 期病变及可疑阳性的切缘，均与是否需要新辅助治疗相关。在西欧已证实无危险因素的直肠癌可以首先手术治疗而不进行新辅助放疗。采用 MRI 对肿瘤累及盆底情况进行初始评估也有助于手术方案的制定。MRI 决定 APR 手术中是否需要沿肛提肌外侧进行剥离。MRI 还可以明确是否需要采取超出全

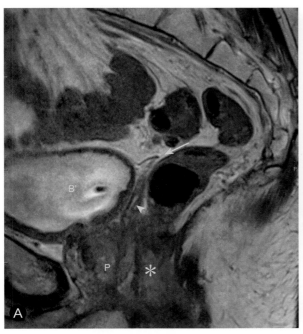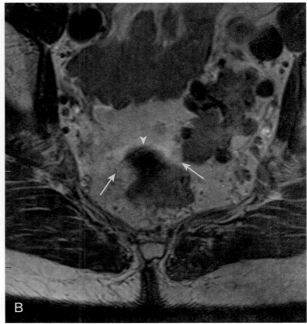

▲ 图 146-10　**A.** 矢状位图像显示了正常的腹膜反折，表现为膀胱顶后方、精囊腺（箭头）正上方的低信号细线影（箭）。图中标记了膀胱（**B′**）和前列腺（**P**）。位于直肠下段前壁的肿瘤延伸至肛门内括约肌（*）。**B.** 同一位患者的斜轴位图像，显示了腹膜反折的左右两侧（箭）会聚于直肠前壁（箭头）

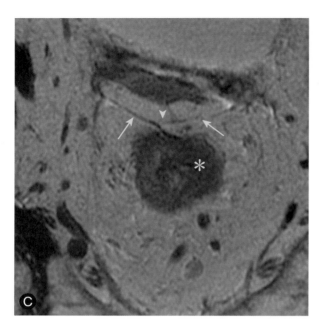

◀ 图 146-10（续） **C.** 另一位患者的图像中腹膜反折表现为更典型的海鸥翼状外观（箭头）。左右两侧的腹膜反折纤细，未受肿瘤侵犯（箭）。该患者有一环周、跨腹膜反折的 T_3 期肿瘤（＊）。根据这些图像，认为腹膜没有被穿透，表明肿瘤未达到 T_{4a} 期

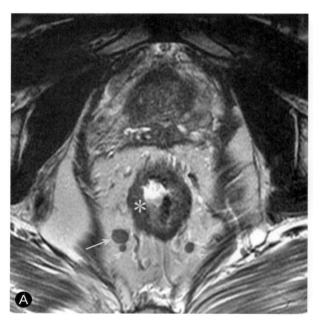

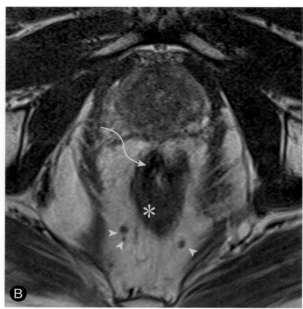

▲ 图 146-11　**A.** 斜轴位 T_2 加权磁共振图像显示一个环形、几近全周的 T_3 期低位直肠肿瘤（＊），直肠周围有一个信号不均匀的直肠周围转移性淋巴结（箭），以及另外 2 个较小的可疑转移的淋巴结（箭头）；**B.** 斜轴位 T_2 加权磁共振图像显示原发性肿瘤持续存在，其内灰色等信号的肿瘤部分（＊）与黑色低信号的纤维化部分（弯箭）相当，符合肿瘤退缩分级 **3** 级。新辅助治疗后的相应淋巴结（箭头）缩小，但持续存在的中等信号支持淋巴结仍具有肿瘤活性，这点在病理上已得到证实

直肠系膜切除术范围之外的手术方案，如盆腔多器官切除术。MRI 可以评估肛提肌的受累情况，然而单纯依赖影像学评估目前仍难以选择低位前切除术（LAR）、结肠肛管吻合术或者经肛全直肠系膜切除术。

四、磁共振成像——再分期

局部晚期的直肠癌患者能够通过新辅助治疗和手术治疗实现对原发肿瘤区域的局部控制。使用 MRI 局部分期反映新辅助治疗的疗效，同

时结合相关的临床检查，以及 MDT 会议的讨论，有助于为每位患者定制最佳的手术方案[32]。

肿瘤再分期需要足够的参数，其中包括 T 分期、DOI、EMVI、淋巴结状态及 CRM 的变化。原发肿瘤的疗效评估可以依据肿瘤体积缩小的程度、磁共振肿瘤退缩分级（mrTRG）及弥散加权成像对肿瘤的评估。肿瘤体积缩小超过 80% 表明新辅助治疗后肿瘤反应良好。mrTRG 是一种 Likert 量表，将呈现低信号的治疗相关纤维化的部分与呈现灰色中等信号的残余肿瘤部分进行比较（图 146-7 和图 146-11）。如果治疗后的肿瘤仅显示出纤维化的低信号则 mrTRG 为 1 级；如果治疗后的病灶只有肿瘤的中等信号，即使体积缩小＞80%，也认为 mrTRG 为 5 级；而治疗后病灶既包含纤维化的低信号，也包括肿瘤的中等信号，则 mrTRG 介于两者之间（表 146-2）。在评估患者可能达到的完全缓解方面，与临床检查相比，MRI 的这些表现与病理发现的相关性更高[33]。弥散加权成像是一种基于细胞密度，在一定程度上显示组织特性的技术。弥散成像可能有助于评估治疗后的肿瘤残留[34]（图 146-7）。应当注意的是，黏蛋白、出血及伪影的存在（例如与活检或手术吻合器有关）可能使弥散成像无法进行诊断[35]。

MRI 再分期能够使直肠癌患者获益，特别是对于初始分期中提示 CRM 阳性或可疑阳性的患者。最近一项分析治疗后分期模式的研究显示，治疗后 MRI 分期变化的发生率为 50%，而手术方案改变的比率仅为 4%[36]。在这项研究中，对于治疗后 MRI 分期变化的大部分患者来说，其 CRM 的状态并没有发生改变。这些患者没有可疑阳性的切缘或其他高风险的表现，他们在治疗开始时就决定了手术治疗方案。尽管这项研究认为 CRM 阴性的患者无须常规进行 MRI 再分期，但高达 20%～30% 的患者在接受新辅助治疗后获得病理 CR。对于这些患者，进一步的手术可能不能获益，而手术的多重风险可能超过任何潜在的好处。基于 MRI 和体格检查的发现来预测病理 CR 正在不断改善，并且增加了人们对"观察和等待"方案的兴趣。这种可选方案对希望推迟手术的患者很有吸引力。新辅助治疗后续的治疗方案的 MRI 评估目前不属于美国外科医师学会直肠癌 MDT 方案国家认可计划的一部分。

表 146-2　磁共振肿瘤退缩分级	
分　级	低位直肠癌的磁共振成像表现
1	纤维化为主，无残留的中等信号
2	纤维化为主，残留很少的中等信号
3	存在较多的肿瘤信号，但不超过纤维化的成分
4	肿瘤成分为主，仅少量的低信号纤维化成分
5	肿瘤与基线相比没有变化

MRI 再分期评估 EMVI 有助于风险分层。初始 MRI 分期中有明确 EMVI 且再分期中 EMVI 持续存在的患者，发生远处转移性疾病的风险更高[37]。当然，不幸的是在新辅助治疗的过程中新出现 EMVI 的患者，常患有侵袭性肿瘤且预后较差。另一方面，对于初始分期存在 EMVI 而再分期中退缩的患者，其发生远处转移及局部复发的风险与那些初始分期 EMVI 阴性的患者相似。这些数据可以纳入 MDT 关于进一步化疗方案选择的讨论中。

良性和恶性的淋巴结在新辅助治疗后均会缩小（图 146-7 和图 146-11）。在初始评估中根据信号不均匀和边缘不规则诊断为转移的淋巴结，如果大小缩小至 5mm 以内，则认为是治疗后的淋巴结。在分期检查中表现为 T_2 中等信号的淋巴结经过治疗后可能表现为 T_2 高信号，这被认为是黏液变的表现。这种淋巴结中的非细胞性黏蛋白与良好的治疗反应相关。另一方面，如果初始分期中 T_2 高信号的黏液性转移性淋巴结在再分期中持续存在，则被认为是有肿瘤活性的[30]。最近的一项研究表明，在初始分期中弥散加权成像上可识别的淋巴结于再分期时消失，对于转移性淋巴结具有 100% 的阴性预测价值，尽管这一发现仅在约 10% 的病例中可见[30]。

MRI 上肿瘤远端水平的变化，结合临床检查，有助于确定保括约肌的方案是否可行，还是仍然需要接受 APR[31]。需要在临床检查及内镜检查结果的基础上全面考虑治疗后的 MRI 各参数，并在 MDT 会议中进行讨论。

五、磁共振成像——观察和等待

多达 30% 的接受新辅助治疗的患者最终将达到 CR，并且不会从根治性手术及可能的造口术中获益。这种"观察和等待"的方法最早由 Habr-Gama 博士于 20 世纪 80 年代后期在巴西提出。由于 MRI 改善了局部分期，新辅助治疗后无须进行局部切除来确认达到完全的临床缓解。有研究显示，在局部切除后复发的患者中潜在的不可挽救性可能继发于全直肠系膜切除术的失败。因此，使用 MRI 和内镜标准的"观察和等待"方案在多个医疗机构中被采用[8]。在试验背景之外，选择适合该治疗方案的患者非常困难且存在争议。治疗后的活检有助于决定是否采取这种治疗方案。MRI 再分期的评估（包括 mrTRG 肿瘤分级和弥散成像评估），治疗后的临床检查，以及 MDT 的审查扩大了"观察和等待"方法的影响；该方案采用非手术疗法，并随着时间推移进行密切的临床和 MRI 评估，而不对原发肿瘤进行局部切除或根治性切除[38-41]。随着该治疗方案的完善和应用日益广泛，"观察和等待"后关于复发的讨论推荐使用肿瘤进展而非肿瘤复发来进行描述，这是由于假设该方法未达到病理 CR。随访的方案各异，但是在第 1 年的随访中，需要每隔 3 个月进行一次内镜检查，每隔 3~6 个月进行一次 MRI 检查，如果未观察到肿瘤进展，则可以延长随访间隔。目前正在进行的"观察和等待"模式的前瞻性研究包括 TRIGGER 和 OPRA 试验。

六、磁共振成像——手术治疗后

手术后的 MRI 检查并不属于治疗后常规的影像学检查。但在 MDT 模式中，术前 MRI 与最终病理标本的对照分析是改善 MDT 的关键驱动力。对 MRI 和面包切片式病理标本进行细致分析可以加强放射科医生对术前检查的认识，还可以提高病理科医生对 EMVI 诊断的敏感性。对面包切片式技术所得的标本切片进行病理分析是直肠癌治疗中的质量评价指标之一，有助于对外科医生手术质量及 TME 切除质量进行评分。放射科医生了解与切缘阳性相关的 MRI 表现，可以在将来为外科医生提供更准确的影像指导。

评估手术后并发症通常采用计算机断层扫描、泛影葡胺灌肠造影或瘘管造影检查。MRI 有助于评估盆腔积液及瘘管，最好是在不增强的情况下进行 MRI 检查。另外，当其他影像检查或者患者出现相关症状怀疑复发时，MRI 有助于评估可能存在的复发性疾病。随着"观察和等待"方案应用的增多，MRI 可能成为其随访的一部分。

七、磁共振成像——复发

不幸的是，尽管直肠癌治疗取得了所有这些进展，但仍有一些患者会出现疾病复发。疾病复发的诊断有时是比较困难的。对于难以进行活检的患者，MRI 的使用有助于疾病复发的诊断。基于弥散加权的 MRI 成像在提高肿瘤复发诊断的特异性方面显示出一定的价值[42]。

一旦确诊复发，进行盆腔 MRI 检查将有助于确定复发的范围，包括向前后左右邻近结构的扩散，以及复发肿瘤上下扩散的范围。发现受累的邻近器官（阴道、子宫、膀胱、输尿管、前列腺或精囊）有助于制定脏器切除方案。

明确骶骨受累、确定受累骶骨水平能够协助制订切除计划，并可根据神经根受累情况及骶骨不稳定性进行预期功能障碍的预测[43-45]

（图 146-8）。

　　盆腔侧壁很难用其他影像学方法进行评估。MRI 可以准确评估直肠系膜外的侵犯[46]。评估可能累及的血管或神经结构能够指导手术。盆腔侧壁和广泛的直肠系膜筋膜外侵犯提示这些患者将无法进行计划的 R0 切除。直肠癌的姑息性手术及切缘有肿瘤残余的手术尚未显示出对缓解症状或改善生活质量有效[47]。而 MRI 对于识别这些不能获益的患者具有重要作用。在极少数情况下，在 MRI 表现的指引下扩大切除范围能够实现 R0 切除。

八、磁共振成像的局限性

　　直肠癌的 MRI 成像与任何使用磁共振的研究有着同样的局限性。MRI 成像的禁忌证包括植入起搏器、人工耳蜗、一些旧的心脏瓣膜及其他多种医疗植入物的患者。通常情况下，胃肠道支架并不是 MRI 的禁忌证（图 146-3）。应在检查之前评估任何植入装置的 MR 兼容性，其制造商有相关描述。直肠癌标准的检查方案不使用静脉内对比剂且不采用脂肪抑制技术，这两点可能降低诊断瘘管的敏感性。如果临床上怀疑有瘘管，则应考虑在直肠癌方案的基础上添加增强前及增强后的瘘管成像序列。

　　在日常工作中，获得高质量 MRI 最常见的障碍是幽闭恐惧症。考虑到 MRI 扫描仪的空间限制，幽闭恐惧症患者通常需要在检查前用药（最常见的是苯二氮䓬类药物）。重度幽闭恐惧症的患者及肿瘤相关疼痛严重的患者，可能需要气管内全身麻醉才能完成检查，这需要在住院条件下进行，尽管这种情况极为少见。除了完全不能接受 MRI 检查的幽闭恐惧症患者，扫描相关的焦虑也常常会导致患者在检查时做出一些不必要的动作，这也常发生在伴有疼痛的患者身上，特别是晚期肿瘤患者。

　　直肠癌 MRI 的障碍之一是放射科未能坚持按照该方案要求的技术进行检查。具体来说，制定一个包括小 FOV 斜轴位成像的直肠癌 MRI 方案将有助于确保检查的正确进行。如果申请检查的外科医生与 MRI 科室的工作人员之间预先没有沟通，那么着手制定一个预案将会减少混乱，并且减少召回患者进行重复扫描的需要。了解肿瘤相对于肛缘的临床定位对于获得诊断图像非常重要。如果在 MRI 检查时未提供肿瘤的确切位置，则很可能出现不正确的分期。对直肠癌 MRI 的准确判读要求放射科医生专门学习如何解读这些复杂的检查。放射科医生在治疗前和治疗后的 MDT 中系统评价 MRI 的表现对于准确分期和制定治疗计划至关重要。

　　当前，拥有功能完善的 MDT 的医疗中心数量有限。工作组和 ACS 癌症委员会的主要关注点在于为国家直肠癌认证计划制定推荐方案，该方案包括标准、流程、疗效指标及对中心的认证，用以改善北美的直肠癌治疗。美国放射学会正在开展一个项目，用于认证放射科医生对直肠癌 MRI 的判读能力。这将有助于标准化整个 MDT 流程，促进直肠癌分期、手术和病理各方面不断完善。

九、磁共振成像——未来展望

　　在过去的 5～10 年中，直肠癌的诊治取得了飞速的进步，其中大部分与 MRI 相对于其他影像学方法更准确的分期有关。MRI 在很大程度上取代了 TRUS。未来进一步的改善得以预见。动态对比增强和定量的表观弥散系数值具有一定的潜在作用，但由于界定"感兴趣区"的可重复性差和观察者间的变异，以及这些技术所需的后处理时间，现在尚未被广泛应用。目前，PET-MRI 在一些医疗中心被使用，针对该方法的研究将调查其可能带来的分期和再分期获益。

　　提高诊断息肉的能力及明确 $T_{1\sim2}$ 早期肿瘤的侵犯范围的能力（前者是 MINSTRIL 试验的目的）可能会进一步减少对操作者依赖的 TRUS 的需求。

提高治疗前和治疗后淋巴结状态诊断的准确性将有助于选择 TAMIS 或 TEMS 的局部切除方案，后者由于未行淋巴结清扫而无法准确评估淋巴结转移状态。

腹膜反折的定位有助于确定准确的手术方案。遗憾的是，迄今为止，影像学方法仍然不能明确齿状线的位置。不断寻求识别齿状线的方法，而不依靠肛缘来定位，可能能够更好地判断保括约肌手术的适用性。

最后，如果能够明确淋巴结阴性的完全缓解者，那么接受根治手术的患者数量将会减少。因为对于这部分患者来说，接受根治手术可能会影响术后长期生活质量，且无助于癌症的最终治愈。

第147章
直肠肛管疾病的超声诊断
Ultrasonographic Diagnosis of Anorectal Disease

Elisa Birnbaum 著

刘广健 译 窦若虚 傅传刚 校

摘要

直肠腔内超声（endorectal ultrasound, ERUS）和肛管内超声（endoanal ultrasound, EAUS）已被用于诊断直肠肛管良恶性疾病。直肠腔内超声已广泛应用于直肠癌的局部分期，并在直肠癌的术前分期中发挥重要作用，但对于放化疗后的肿瘤评估作用有限。肛管内超声的主要用途之一是评估大便失禁患者的肛门括约肌损伤，同时也可以用于评估复杂性肛瘘及肛周脓肿。这种检查可以在配备便携式设备的门诊检查室进行，患者无须镇静，具有检查前准备简单、患者耐受性高、结果容易获得、费用低于其他放射检查而结果相当等优点。本章讨论直肠腔内超声及肛管内超声在直肠及肛管疾病中的应用。

关键词：结直肠外科；经直肠超声；直肠腔内超声；超声；直肠

一、直肠腔内超声检查在直肠癌评估中的应用

直肠腔内超声检查可以在配备简单设备的门诊检查间进行。患者检查前进行 1～2 次灌肠，避免直肠内粪便等内容物造成图像伪影。根据检查者的习惯，检查可以采用膝胸位或左侧卧位，超声检查前，可以先进行直肠镜检查，以便除去残留在直肠腔内的内容物，减少图像伪影。超声可以测量肿瘤距肛缘的距离，记录肿瘤在直肠壁的位置及肿瘤的纵径长度。一般情况下，超声探头需越过肿瘤的近端对肿瘤进行完整评价，因为多数情况下腺瘤的恶变是发生在其近端位置。当存在肠腔狭窄或者位置固定的狭窄性病变时，超声探头一般难以通过，这时超声检查可能会造成患者不适并降低检查的准确性。

360° 旋转扫描超声探头可以获得肛管直肠及其周围组织的放射状图像。旧式的探头末端内置有固定的晶体，其外安装有一个球囊套在探头末端。这种探头需要通过直肠镜引导进入肛管直肠，准确置于肿瘤上方，因此直肠镜及探头的长度限制了对直肠肿瘤的评估。直肠镜越过肿瘤的上端，使润滑的探头（表面覆盖球囊的晶体换能器）置于病变上方的一个合适位置（一般情况下距肛缘 15～20cm），以完整评估直肠及直肠系膜。探头放置到位后，将直肠镜稍向后退，使球囊充满液体以扩张肠腔，一般需要 60ml 的液体来充盈球囊，并确保球囊中不含气泡，因为气泡会产生声阻抗（产生明亮的白色散射）而影响观察，获取图像后再取出探头和直肠镜。当然也可以直接盲插超声探头，但可能难以将探头直接置于病灶上端并可能导致患者明显不适。

新款的探头是在探头末端安装一个可移动的晶体，通过直肠镜在探头上套一个较长的球

囊，然后将直肠镜稍向后退，露出探头上晶体移动和锁定的区域。球囊内需充满不含气的液体，沿着探头整个长轴充盈，通常需要 200ml 以上的液体才能充分扩张球囊和肠腔。操作者通过按压探头上的控制键来上下移动晶体，并且可以实时获取和存储超声图像。晶体移动的上下范围约 7cm，因此可能需要移动直肠镜和探头来进行第二次检查，以完全评估整个直肠。

配有超声探头的软内镜系统可以用于评估直肠远端 15cm 的病变，但这些往往是一些胃肠疾病专家使用的方法，本章不予讨论。

固定式超声探头内置几个可以互换的晶体和换能器，7MHz 换能器的焦距为 2～5cm，用于评估更深的一些结构（直肠周围淋巴结）。更常用的 10MHz 换能器焦距为 1～4cm，用于评估直肠壁和肛门括约肌。可移动探头具有多种频率的换能器，无须更换探头内的晶体就可以通过调整频率提高图像质量。

以往的二维超声仪器能够存储静态图像和动态视频资料，而现在三维超声（3D 直肠腔内超声）可以获得高分辨率、多平面图像，这些图像可以通过旋转，从不同角度观察，以提高诊断准确性，并且可以测量肿瘤体积，也能更好地了解肿瘤与相邻结构之间的关系。

超声图像的获取取决于超声模式的选择。二维超声通过缓慢移动探头和直肠镜，仔细观察直肠周围淋巴结及肿瘤浸润深度，图像可以

被冻结以获取典型的静态图像，也可以留存动态图像视频以便日后回顾。3D 直肠腔内超声则利用具有移动晶体的探头，使探头固定在肿瘤上方，通过晶体上下移动自动生成肿瘤的连续 3D 图像，这些 3D 图像可以用于存储、回顾性分析并截取一些典型的静态图。

二、正常直肠超声图像及直肠解剖

超声成像是基于组织的声学特性成像，液体含量高的组织呈低回声，液体含量低的界面和组织呈高回声，平滑肌的液体含量较高因此呈低回声，骨骼肌的液体含量低的呈明亮的高回声。1986 年，Beynon 等描述了直肠壁五层结构的超声图像模型，该模型沿用至今[1]。如图 147-1 所示，探头在图像的中心，装满液体的球囊为围绕在探头周围的黑色图像，由内向外依次为，第一层高回声的白线是球囊与黏膜层的界面，第二层低回声为黏膜和黏膜肌层，第三层高回声为黏膜下层，第四层低回声为固有肌层，最外面的高回声白线为固有肌层与直肠周围脂肪的界面。图 147-2 为正常直肠的超声表现，直肠周围可见低回声圆形的血管，探头移动时可随之延伸；淋巴结形态不规则，可以表现为混合回声，男性双侧精囊位于直肠前方。

三、直肠癌的超声分期

直肠癌分期评估目前常用的检查方法包括

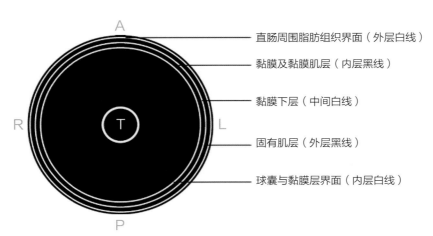

直肠周围脂肪组织界面（外层白线）

黏膜及黏膜肌层（内层黑线）

黏膜下层（中间白线）

固有肌层（外层黑线）

球囊与黏膜层界面（内层白线）

◀ 图 147-1　**直肠壁五层结构超声图像模型**
三层高回声和两层低回声（三明两暗）
A. 前；L. 左；P. 后；R. 右；T. 传感器

直肠指检、直肠腔内超声、计算机断层扫描和磁共振成像检查，每种方法各有优缺点。直肠指检可用于评估低位直肠癌，但无法评估中上段直肠肿瘤。与直肠指检相比，直肠腔内超声在评估直肠癌浸润深度和淋巴结受累方面更加准确[2,3]。Zhou 等对直肠腔内超声在直肠癌评估中的研究进行 Meta 分析，显示直肠腔内超声诊断直肠癌的敏感性和特异性分别为 95% 和 80%，淋巴结受累的敏感性和特异性分别为 58% 和 80%[4]。CT 在远处转移的评估和邻近器官的侵犯方面具有一定价值，但对于直肠癌 T 分期的评估准确性不高。MRI 越来越多地用于评估环周切缘（circumferential resection margin，CRM），对直肠癌 T 分期及 N 分期的准确性随着直肠内线圈的使用而提高（T 分期准确性为 81%，N 分期准确性为 63%），几乎与直肠腔内超声相当[5,6]。Li 等最近报道了一项 Meta 分析，对于未接受术前放化疗的直肠癌的评估，直肠腔内超声、CT 及 MRI 具有相似的准确性，但是对于淋巴结的评估这三种方法准确性都不高[7]。直肠腔内超声对早期直肠癌（$T_{0\sim1}$）和晚期直肠癌的准确性较高（分别为 97% 和 88%），而对于 T_2 期直肠癌的准确性较差（37%），21% 的患者可能出现过度分期，因此可能对外科手术方法的制定帮助不大[8-10]。相控阵线圈 MRI 由多个外部线圈和快速 T_2 加权序列组成，在评估 CRM 方面具有较高的准确性[11]，但在评估淋巴结受累方面准确性较低[12,13]。几项小型研究比较了直肠腔内超声和 MRI 评估 CRM 的准确性，结果显示两者具有相似的准确性[14,15]，多模态成像（MRI 和直肠腔内超声）可提高术前分期的准确性[16]。直肠腔内超声可以在门诊进行，简便易行，费用较 CT 和 MRI 低，直肠腔内超声的准确性具有操作者依赖性，有报道 T 分期的准确性可高达 95%，N 分期的准确性高达 80%[4,7]，肿瘤在超声上表现为低回声或混合回声肿块，并直肠壁的层次结构连续性中断。

Hildebrandt 和 Feifel 在 1985 年提出的直肠癌的超声分期（前缀 u）是在原发肿瘤、淋巴

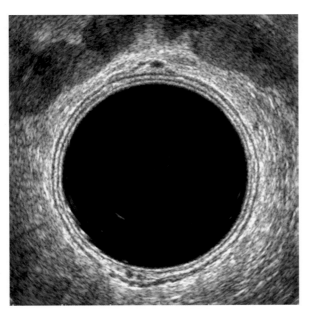

▲ 图 147-2　正常直肠壁

低回声线（暗线）为内层的黏膜和黏膜肌层和外层的固有肌层，高回声线（亮线）为球囊界面（内层），黏膜下层（中间）和直肠周围脂肪组织（外层），精囊腺为直肠前方两侧低回声结构

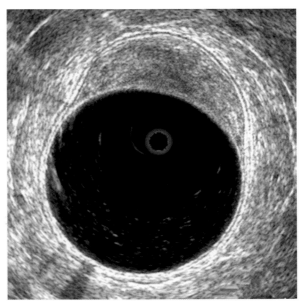

▲ 图 147-3　良性直肠绒毛状腺瘤（uT_0）

中间高回声的黏膜下层完整，尚未被侵犯

（引自 Wong WD, Orrom WJ, Jensen LL. Preoperative staging of rectal cancer with endorectal ultrasonography. Perspect Colon Rectal Surg. 1990;3:315.）

结及远处转移（TNM）分期系统（病理分期前缀 p）上进行了一定的修改[17]。表 147-1 列出了 uTNM 的分期标准。

表 147-1　直肠癌的超声分期（超声的 TNM 分期）	
分　期	标　准
uT_0	肿瘤局限黏膜层
uT_1	肿瘤局限于黏膜下层
uT_2	肿瘤侵犯固有肌层，但未突破固有肌层，局限于直肠壁内
uT_3	肿瘤穿透固有肌层，侵犯直肠周围脂肪组织
uT_4	肿痛侵犯周围器官或结构
uN_0	无淋巴结转移（超声未发现转移性淋巴结）
uN_1	有淋巴结转移（超声发现明确转移性淋巴结）

uT_0 病变局限于直肠黏膜层，黏膜下层完整（中间白线），管状绒毛状腺瘤是一种良性的 uT_0 病变，可见黏膜层（第一层暗线）增厚。

uT_1 病变侵犯黏膜层及黏膜下层，但不侵犯固有肌层（第二层低回声带），中间高回声的黏膜下层增厚且不规则，但未突破黏膜下层（图 147-4）。如果肿瘤突破黏膜下层，则应考虑肿瘤侵犯固有肌层，分期则应为 uT_2 期。$10\%\sim20\%$ 的 T_1 期直肠癌可累及淋巴结，这部分患者不宜选择局部切除的手术方式，超声有助于甄别这部分患者。超声对于 uT_1 直肠癌分期的准确率为 $47\%\sim96\%$ [18,19]。

uT_2 病变表现为黏膜下层（中间高回声）破坏中断，固有肌层（外侧低回声）增厚，但不突破固有肌层，而外层的高回声可能呈扇贝状，因此会导致过度分期（图 147-5）。uT_2 的分期准确率为 68% [19]，其中约 30% 患者可能发生淋巴结转移[20,21]，这可能是 uT_2 病变若选择单纯局部切除术，术后局部复发率较高的原因。

uT_3 病变累及直肠壁全层，侵及直肠周围脂肪，超声图像中的最外层白色亮线被破坏（图 147-6）。直肠腔内超声诊断 T_3 期直肠癌的准确率高达 80% [19]，66% 的 T_3 期直肠癌可能会发生淋巴结转移[22]。uT_4 病变侵犯邻近的结构，如阴道、前列腺或精囊，这些结构如果被侵犯，它们与直肠壁之间的高回声界面就会被破坏（图 147-7）。

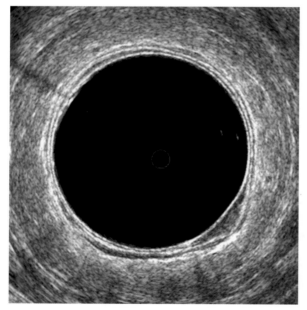

▲ 图 147-4　uT_1 期直肠癌

肿瘤侵犯破坏中间高回声的黏膜下层，表现为黏膜下层增厚，回声中断，但是没有穿透黏膜下层

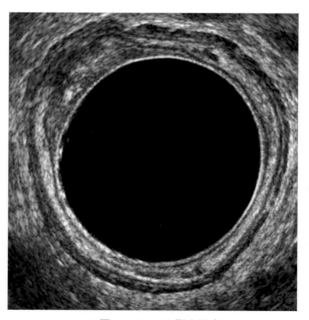

▲ 图 147-5　uT_2 期直肠癌

中间高回声线被破坏，并累及外层的暗线，表现肿瘤突破黏膜下层，侵犯固有肌层，外层亮线完整表示肿瘤局限于直肠壁内

四、淋巴结分期

正常的淋巴结通常不在超声上显示。超声无法识别淋巴结的微转移，因为显微镜下的肿瘤细胞沉积不会引起淋巴结回声的改变。转移性淋巴结常常表现为圆形，低回声，边界欠清，通常位于原发病灶附近或上段直肠系膜的近端（图 147-8）。＞5mm 的低回声淋巴结约 70% 可发生转移[23]，3～5mm 的淋巴结约 50% 可

能发生转移[24,25]，而直肠系膜内＜3mm 的低回声小淋巴结可能存在微小转移[26]，因此直肠腔内超声对于淋巴结的分期准确性存在较大差异，为 64%～83%，明显低于 T 分期的准确性[19,27]。由于肿大淋巴结，炎症性淋巴结或者低回声血管或原发灶的延伸常常会影响对淋巴结的判断，导致淋巴结的过度分期。当淋巴结发生微转移或探头无法探及（位于直肠系膜深处或者近端不能安全评估）时，就会出现分期不足。在 Landmann 等的研究中，直肠腔内超声对于淋巴结分期的准确率约 70%，假阳性率为 16%，假阴性率为 14%[28]。这项研究指出了淋巴结分期与 T 分期之间的关系，对于 pT_3 期病变，淋巴结分期的准确率为 80%，而 pT_1 期病变的准确率不到 50%。

五、直肠腔内超声在直肠癌评估中的局限性

直肠腔内超声依赖于检查者的操作及其对图像的认识，操作者存在一个学习曲线，T 分期的准确性会随着时间推移而逐渐提高[29]。除了缺乏经验，还有一些其他因素影响其准确性，包括直肠腔内的粪便或液体可能产生伪影而影响观

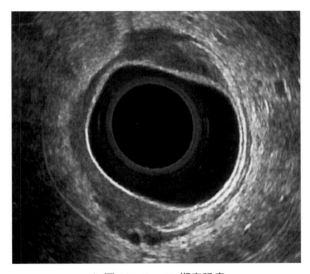

▲ 图 147-6　uT_3 期直肠癌
外层高回声线被破坏，表示肿瘤突破固有肌层，侵犯直肠周围脂肪组织

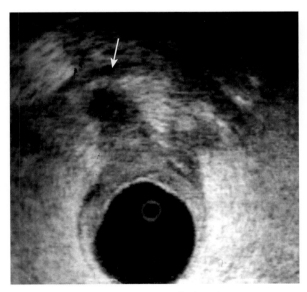

▲ 图 147-7　uT_4 期直肠癌
肿瘤侵犯前方阴道壁（箭）

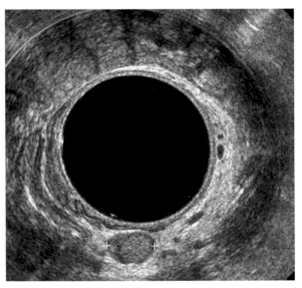

▲ 图 147-8　直肠壁后方低回声病变为转移性淋巴结（1.2cm）

察，在超声检查前对病变进行活检可能导致病变分期过高，因此建议在活检前先进行超声检查以提高分期的准确性。据报道，直肠腔内超声对直肠癌过度分期率可能达到 11%～18%，而分期不足的比例为 5%～13%，但分期不足可能会因为干预不足从而导致较为严重的后果[18,19]。

直肠腔内超声对于放疗或者放化疗后的肿瘤评估不够准确，容易出现过度分期[30]。这些治疗会引起肿瘤及其周围的组织炎症、水肿和纤维化，导致难以鉴别残留的肿瘤及纤维化组织。Zhao 等最近一项 Meta 分析发现，放化疗后 T 分期容易出现过度分期，准确性明显降低[30]，而分期较高（$T_{3\sim4}$）的病变准确性高于分期较低（$T_{0\sim2}$）的病变[31]。N 分期的特异性高，敏感性低。同样，Memon 等 Meta 分析回顾了 MRI 和直肠腔内超声对于直肠癌新辅助治疗后再分期的研究，发现对于环周切缘的评估，MRI 有一定优势，而对于 T 分期，MRI 与直肠腔内超声具有相似的准确性（52% vs. 65%）。

六、肛管内超声在肛管评估中的应用

肛管内超声是评估肛门内外括约肌结构的一种方法，它可以用于评估大便失禁患者的肛门括约肌损伤\复杂性肛瘘及肛管内肿瘤。肛管内超声的耐受性好，与直肠指检类似。

直肠指检、肛管内超声和 MRI 均可用于评估肛门括约肌损伤，也较易诊断肛门括约肌的完全中断及会阴体的缺失，但是肛管内超声较直肠指检的特异性高[32]。

对于大便失禁的患者，可以采用膝胸位或者左侧卧位，同时进行肛管内超声检查及肛门测压，而直肠指检可以确保直肠无粪便残留。检查肛管时，在装有固定晶体的探头末端使用硬质保护帽，而在带移动晶体的探头上使用填充凝胶的球囊。肛管的上端是 U 形的耻骨直肠肌，整个肛管的长度可以通过拔出固定式探头的长度或者活动晶体的长度来估算。当评估女性患者的肛门括约肌缺损时，可以将示指置入

阴道内更好地确定会阴体的宽度。肛管静态图像文件和（或）动态图像文件可存储下来。

七、正常肛管超声图像

虽然超声可以得到连续的图像，但是肛管是分上、中、下三段来进行检查的，骨骼肌（耻骨直肠肌及外括约肌）在超声上呈高回声，而平滑肌（肛门内括约肌）液体含量较高，表现为低回声。将探头置入盆底水平后慢慢向外拔探头，直到在肛管直肠交界处显示耻骨直肠肌，耻骨直肠肌是肛管评估的重要结构，它在超声上表现为位于后方的条纹状 U 形高回声结构，而在肛管前方不存在耻骨直肠肌（图 147-9）。肛管的中段是外括约肌，它是耻骨直肠肌的延续，在肛管周围形成一个完整的高回声环（图 147-10）。肛管的中段同时可以显示暗色低回声的环形肛门内括约肌，肛门内括约肌止于肛管末端之上，而在肛管末端显示的是高回声的肛门外括约肌及其周围软组织。在肛管的中段及远段测量会阴体时，检查者可以将示指置入阴道内，测量示指与阴道的界面至探头与肛门括约肌的界面之间的距离（图 147-11）。正常会阴体厚约 15mm，测量范围从检查者手指的高回声边缘至肛门内括约肌的内缘[33]。

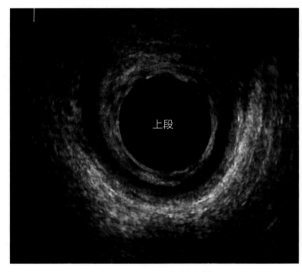

▲ 图 147-9　上段肛管
后方高回声的 U 型结构为耻骨直肠肌

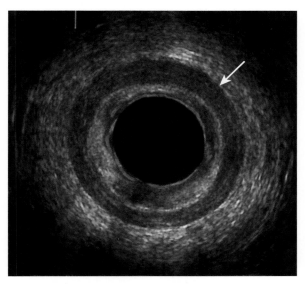

▲ 图 147-10　中段肛管

肛门内括约肌是暗色的低回声环（箭），肛门外括约肌是环绕在内括约肌外的高回声环，肛门外括约肌是耻骨直肠肌的延续，并且在肛管的中段是一个完整的环形结构

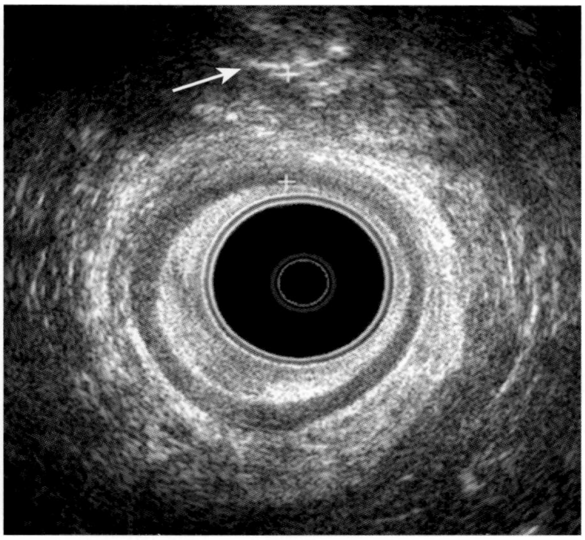

▲ 图 147-11　会阴体的测量

会阴体是指高回声检查者手指界面到肛门内括约肌内缘之间的距离

八、肛管内超声评估肛门括约肌缺损

肛管内超声有助于评估大便失禁患者肛门内外括约肌解剖结构的机械性损伤[34-36]。虽然产伤是大便失禁的主要原因，但是肛门直肠手术（括约肌切开术、瘘管切除术及痔切除术等）、会阴创伤和先天性缺陷也可能是促成因素。四度会阴切开是从阴道壁全层延伸至肛门内外括约肌。三度会阴切开不穿过直肠壁，可能会损伤肛门外括约肌而保证肛门内括约肌的完好无损。在初产妇中，即使没有做括约肌切开，也常常会发生隐蔽性括约肌损伤（高达 30%）[37-39]，但并不是所有存在隐蔽性肛门括约肌损伤的女性患者都会出现大便失禁。

肛门内括约肌的缺损比较容易诊断，一般是手术创伤（外括约肌切开术、痔切除术）或四度会阴切开所导致。由于肛门内括约肌是静息状态下收缩的肌肉，因此当它损伤时，其两端及其残余的肌肉就会收缩，表现为低回声环在缺损处有明显的中断。

外括约肌的缺损表现为高回声环的连续性中断，中断处呈低回声，当内外括约肌都中断时，

内环（低回声）和外环（高回声）明显中断分离，图 147-12 显示内外括约肌均出现中断，间隔增宽，残余的内括约肌收缩后表现为增厚的低回声结构。图 147-12 显示探头与示指之间有增厚的瘢痕组织，表明会阴体正常，而肛门括约肌有损伤。有些患者会阴体非常薄，甚至接近泄殖腔缺失，泄殖腔缺失的超声图像表现为示指在阴道内贴近探头，在它们中间只有非常薄的组织间隔。通常外括约肌只有部分损伤，正常会阴体的厚度在肛管中部为 10～15mm，当会阴体厚度＜ 10mm时，提示可能肛门外括约肌的损伤[38]。

这种方法假阳性率高达 25%[40]。由于在肛管前方不存在耻骨直肠肌，因此对于肛管前方外括约肌的起始位置比较难确定，因此仅评估中下段肛管（远端 1.5cm）可以提高准确性。

九、肛瘘和肛周脓肿的评估

虽然直肠指检很容易诊断肛周脓肿，但是有些诊断也比较困难。3D 肛管内超声能准确诊断肛周脓肿，判断脓肿是否存在内口，并且判断分支瘘管的延伸情况[41,42]。括约肌间脓肿可表现为内外括约肌间的低回声区。在复杂性肛

瘘的诊断中，肛管内超声的应用越来越广泛，这些瘘管是典型的低回声管道，可以追踪瘘管的走行及其位置，也可以向瘘管内注入过氧化氢溶液来协助诊断复杂性肛瘘，过氧化氢溶液释放气泡可以显示高回声管道图像。

3D 肛管内超声可以帮助诊断分支瘘管，分支瘘管的漏诊可能是复发的危险因素[43]。此外 3D 肛管内超声可以帮助经括约肌型肛瘘术前评估和手术计划，测量需要切断的肌肉长度[44]。

肛管内超声在直肠阴道瘘患者的术前评估及手术方案的选择中具有重要价值，有助于评估患者前方括约肌的损伤程度，以判断是否同时需要滑动皮瓣的修复[45]。对于肛门括约肌重建术后出现持续性大便失禁的患者，可以通过肛管内超声来重新评估以确保修复的完整性。图 147-15 显示的是完整修复的肛门括约肌。

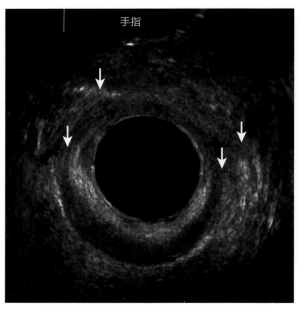

▲ 图 147-12　前方肛门括约肌缺损
前方内外括约肌都中断，两端分离（箭），残余的肛门内括约肌收缩

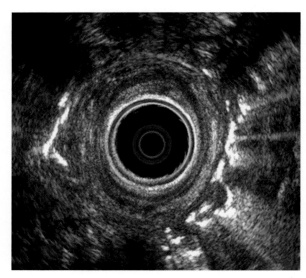

▲ 图 147-14　肛瘘
从肛瘘外口注入过氧化氢溶液后，高回声显示出瘘管走行

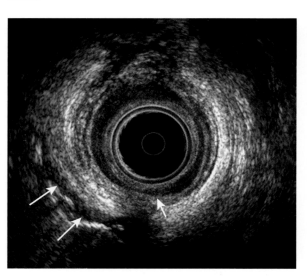

▲ 图 147-13　肛瘘
瘘管为低回声（长箭），内口位于肛管正后方（短箭）

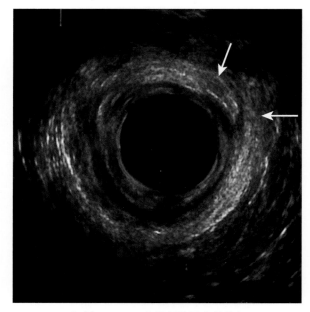

▲ 图 147-15　肛门括约肌完整修复
显示前方连接修复的肛门外括约肌（箭）

第二篇 结肠、直肠和肛门的良性疾病

Benign Colon, Rectal, and Anal Conditions

第 148 章　大便失禁的诊断和治疗　/ 062

第 149 章　结肠动力障碍的外科治疗　/ 074

第 150 章　盆底功能障碍　/ 090

第 151 章　直肠阴道瘘和直肠尿道瘘　/ 100

第 152 章　完全性直肠脱垂和内套叠的现代治疗　/ 117

第 153 章　藏毛病和肛周化脓性汗腺炎　/ 125

第 154 章　结直肠损伤患者的急诊处理　/ 133

第 155 章　结肠套叠和扭转　/ 141

第 156 章　结肠出血与缺血　/ 147

第 157 章　憩室性疾病的处理　/ 160

第 158 章　痔和直肠前突　/ 182

第 159 章　肛裂　/ 196

第 160 章　肛瘘的治疗　/ 203

第 148 章
大便失禁的诊断和治疗
Diagnosis and Management of Fecal Incontinence

Janet T. Lee Sarah A. Vogler Robert D. Madoff **著**
王 琛 **译** 傅传刚 窦若虚 **校**

摘要

大便失禁需要多学科合作才能确定主要原因，找到最微创、最经济且能长期有效的办法。肛门生理学、放射学、物理治疗、妇科、泌尿外科、消化内科和结直肠外科都有助于患者得到最佳的治疗。

关键词：大便失禁；生活质量评估；肛门直肠生理检测；骶神经刺激；括约肌重建；括约肌成形术；直肠脱垂；植入式括约肌；粪便转流；特发性神经源性便失禁

大便失禁是指肛门无法维持自主控制气体、液体或固体粪便。虽然大便失禁不会危及生命，但它改变了患者的生活状态。失禁相关的难堪、应对机制和行为改变使患者的生活质量（QoL）急剧下降，并引起社会孤独感。由于潜在的误诊、漏诊多样性和研究人群的多样性，大便失禁的患病率很难确定。社区患病率为 0.5%～11%[1]。威斯康星的电话调查显示大约有 2.2% 普通人群经历过不同程度的大便失禁[2]。在初级保健医生处就诊的患者中大便失禁患病率上升至 13.4%，而在消化内科专科就诊患者中可达 26%[3]。大便失禁的发病率在收容机构中最高，一项对威斯康辛的 1.8 万名养老院居住者调查发现有 47% 的人患有大便失禁[4]。总的说来，大便失禁多见于女性、老年人及养老院居住者。

一、评估

引起大便失禁的发病原因较多，主要分为解剖性、神经性或者机制性三类。解剖因素导致的大便失禁包括了产伤导致括约肌损伤或者因括约肌切开术引起的医源性损伤。神经因素

便失禁的原因包括神经损伤、糖尿病和脊髓损伤。机制因素导致大便失禁患者虽然排便功能正常，但因液体排出量过多（内分泌肿瘤或腹泻），或因肛内组织脱垂导致持续渗液。大便失禁的原因通常是多种因素共同作用的结果（框148-1）。

初步评估应包括详细的病史和专科检查。这通常足以诊断大便失禁，偶尔需要特殊的检查确定根本病因，包括影像检查、实验室检测、粪便检测、结肠镜或肛门生理学检查。

（一）病史

病史采集对大便失禁诊断至关重要。患者对大便失禁症状感到难堪和羞耻感会使病史采集较为困难。通常情况下，与患者面对面坐谈可能对采集病史更有益。患者可能会淡化失禁发生频率和症状的严重程度，甚至不愿承认他们在控便方面存在问题。例如，患者会将无意识的稀便排出抱怨是由"腹泻"所致。问诊应关注于患者失禁发生的时间、准备排气或排便前是否出现急便感或便意，以及这类情况发生

框 148-1　大便失禁原因
正常盆底
● 腹泻状态
- 感染性腹泻
- 炎症性肠病
- 短肠综合征
- 滥用泻药
- 放射性肠炎
● 溢出
- 粪便嵌塞
- 功能性大便失禁
- 直肠肿瘤
● 神经系统疾病
- 先天性异常（如脊髓脊膜突出）
- 多发性硬化
- 痴呆、脑卒中、脊髓痨
- 神经病变（如糖尿病）
- 脑、脊髓和马尾神经肿瘤
异常盆底
● 先天性肛门直肠畸形
● 创伤
● 意外伤害（如贯通伤、骨盆骨折）
● 肛门直肠手术
● 产伤
● 衰老
盆底失神经支配（特发性神经源性失禁）
● 阴道分娩
● 长期排便努挣
● 直肠脱垂
● 会阴下降综合征

引自 Madoff RD，Williams JG，Caushaj PF. Fecal incontinence. N Engl J Med. 1992；326：1002-1007.

的频率。如果患者排便习惯改变，询问患者的粪便性状十分重要。Bristol 粪便评分能帮助患者客观理解粪便的性状[5]。嘱患者用日记记录排便的频率、急便感和粪便性状将有助于大便失禁严重程度的评估（图 148-1）。询问病史时，应该关注引起大便失禁过去的医疗史，如既往肛门直肠手术[6]；阴道分娩[7]，特别是伴随的会阴切开术，会阴撕裂或难产；盆腔放疗[8,9]；糖尿病；慢性腹泻；先天性疾病[10]，如肛门闭锁和脊柱裂；尿失禁；或主诉有直肠脱垂或肛门突出[11,12]。

经过验证的评分系统和问卷有助于客观评价大便失禁发生频率和严重程度。尽管已有多种大便失禁评分系统和严重程度指数，但缺乏一种公认的评分系统[13,14]。理想的量表至少能测量大便失禁的频率和失禁的性质（气体、液体、固体）。某些测量方法中纳入了使用某些物品（如护垫或纸巾），应对方法或急便感。常用的评分系统有大便失禁严重程度指数（FISI）[15]和 Wexner 评分[16]。FISI 采用了患者和结直肠外科医师对大便失禁严重程度的加权，因此越来越得以广泛应用[15]。

生活质量的评估是了解疾病过程对患者健康影响的重要工具。大便失禁对患者生活质量的影响可用于指导临床治疗和判定治疗的效果。在治疗大便失禁患者时，使用生活质量量表尤其重要，因为大便失禁从根本上讲属于生活质量的问题。在大便失禁患者中可以使用通用的生活质量量表，也可使用特定的生活质量量表。特定的大便失禁生活质量量表包含整体健康和幸福感、因大便失禁或担心大便失禁导致行为改变、设备的使用、正常生活能力、社交活动和急便感。但是研究显示，量表可能不总是适用于某些患者，或不总是经过了严格的标准化心理测试被视为"可靠"[14]。此外，这些生活质量量表对患者的填写和医生的解读可能比较麻烦。各种量表都试图创建一种单一的汇总评分，但这些评分可能无法准确反映疾病的严重程度和对患者生活质量的影响。目前还没有一种首选大便失禁的评价量表，各种对于现有量表的测试和重组正在进行中。文献中经常会使用的一个量表是大便失禁特定生活质量量表（FIQL），尽管研究发现其对改变并非最敏感，且不包含对急便感的评估[14,17]。

（二）专科检查

全面收集患者病史后，进一步完善专科检查是诊断大便失禁的重要步骤。检查从肛周视诊开始，可以发现肛周潮湿和漏粪，患者是否使用护垫或尿布。粪便渗漏或沾污内裤所导致

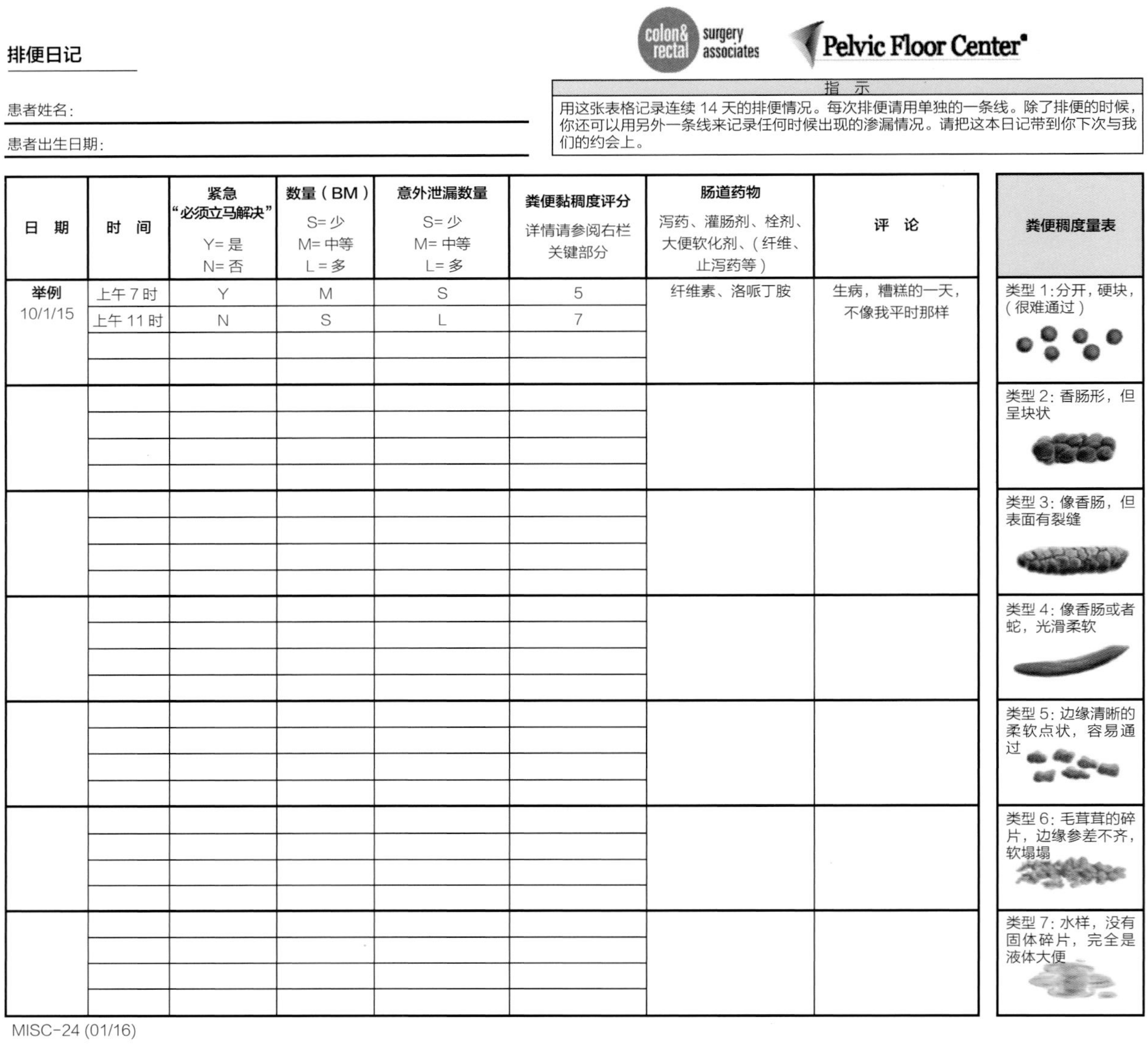

排便日记

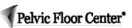

患者姓名：

患者出生日期：

指示

用这张表格记录连续 14 天的排便情况。每次排便请用单独的一条线。除了排便的时候，你还可以用另外一条线来记录任何时候出现的渗漏情况。请把这本日记带到你下次与我们的约会上。

日期	时间	紧急“必须立马解决” Y= 是 N= 否	数量（BM） S= 少 M= 中等 L = 多	意外泄漏数量 S= 少 M= 中等 L= 多	粪便黏稠度评分 详情请参阅右栏关键部分	肠道药物 泻药、灌肠剂、栓剂、大便软化剂、（纤维、止泻药等）	评论
举例 10/1/15	上午 7 时	Y	M	S	5	纤维素、洛哌丁胺	生病，糟糕的一天，不像我平时那样
	上午 11 时	N	S	L	7		

粪便稠度量表

类型 1：分开，硬块，（很难通过）

类型 2：香肠形，但呈块状

类型 3：像香肠，但表面有裂缝

类型 4：像香肠或者蛇，光滑柔软

类型 5：边缘清晰的柔软点状，容易通过

类型 6：毛茸茸的碎片，边缘参差不齐，软塌塌

类型 7：水样，没有固体碎片，完全是液体大便

MISC-24 (01/16)

▲ 图 148-1 排便日记

图片由 Colon & Rectal Surgery Associates，Ltd.，St.Paul，Minnesota 提供

重度潮湿会引起肛周皮肤刺激和脱皮。外痔皮赘或痔疮也可能提示存在大便失禁或漏粪。检查者还应检查是否有外伤或既往手术留下的瘢痕。如果患者曾有肛裂或肛瘘等肛门直肠手术史，应特别注意检查肛管后正中位置是否存在“锁孔畸形”。这种畸形多因括约肌切开、肛裂切除或肛瘘切开导致损伤产生漏粪或渗液。女性患者有产伤可伴会阴体变薄、直肠阴道瘘或直肠阴道完全相通。肛门视诊可显示括约肌缺损或既往外伤导致外观不对称。当刺激肛周皮肤引起收缩反射时，肛门不对称可能更明显。当肛周皮肤被触及时，阴部神经的传入和传出通路介导的脊神经反射可引起的肛门括约肌的收缩，通常被称为“缩肛反射”（anal wink）。在 S_4 神经被切断的患者这种肛门收缩反射消失。

伴有直肠脱垂的患者可看到肛门扩张，牵开臀部会更明显。当嘱患者努挣时还可能出现其他的体征，如直肠全层脱垂、黏膜脱垂或痔疮脱垂，可以让患者取左侧卧位或俯卧位进行检查。然而，评估直肠脱垂严重程度的最佳体位是让患者坐在马桶上用力模拟排便动作。

指检有助于评估括约肌静息压、收缩力量、异常肿块和 Valsalva 动作时盆底肌松弛情况。直肠壶腹内的干硬粪便提示粪嵌塞，可提示充溢性便失禁。有产伤史的患者行指检应评估直肠前壁有无损伤或穿孔，提示直肠阴道瘘。有产伤史的女患者会因括约肌向后外侧收缩而导致会阴体变短小。在直肠前突或直肠阴道隔薄弱的患者中，可发现直肠前壁冗长或隆起。重度直肠前突可导致阴道后壁从阴道口突出。

检查者应在直肠指检过程中嘱患者收缩肛门以模拟控便动作，然后放松和力排以模拟排便动作。肛门压力减退或盆底肌肉无力的患者会试图用力收缩臀大肌进行代偿。外括约肌持续最大收缩力不到 3min 就会出现疲劳甚至恢复到基线水平。括约肌薄弱的患者更易疲劳[18]。直肠指检时，用手指向后勾起可以进行耻骨直肠肌检查。当该肌肉收缩时，检查者的手指会感到被顶起或肛管上端紧缩。相反，当嘱患者做排便动作时，耻骨直肠肌应放松，肛直角变大。

大便失禁患者的专科检查应包括肛门镜，可以发现脱垂的息肉或痔、既往手术或外伤所致的肛管瘢痕、肛瘘内口、锁孔畸形或黏膜炎症；还可行乙状结肠软镜检查，排除直肠炎、恶性肿瘤或其他新生物。如果患者有腹泻症状，可行全结肠镜检查。

（三）肛门直肠生理检测

对于多数大便失禁患者，只要通过完整的病史和专科检查就可以确定适当的药物治疗和（或）外科方法。其他肛门直肠生理检测有利于那些症状不典型或诊断不明确及药物治疗或外科手术失败的患者。这项检测可以记录肛门直肠功能障碍的程度，明确解剖结构和发现某些疾病[19-21]。最常用的检测包括肛门直肠测压、直肠扩张试验、肌电图、超声和排粪造影。

1. 肛门直肠测压　肛门直肠测压可测量肛管及直肠远端的高压区，评估内括约肌和外括约肌的力量和功能。目前有多种测压技术，有些使用微型传感器、水灌注导管或固态导管。从导管流出的液体的压力和阻力可以通过持续拖出式或固定测量点式（固态技术）进行测量。肛门直肠测压获得的数据包括静息压、收缩压、肛管高压区长度、直肠感觉阈值和肛门直肠抑制反射。静息压可反映肛门内括约肌张力，因为 55%～85% 的静息压源自内括约肌。外括约肌对静息压的作用较小[22]。健康志愿者的静息压为 40～60mmHg。静息压低的患者可能肛门内括约肌存在问题。

收缩压即患者肛门行最大收缩时产生的压力，类似让患者努力控制粪便。这是通过自主收缩控制的，体现外括约肌的功能。如果患者不能按指示进行动作，则肛门收缩压的数值就不准确。男性的静息压和收缩压通常高于女性，并且随着年龄的增长压力逐渐降低[23,24]。肛门直肠测压检测可获得肛管高压区长度（指压力大于最大静息压一半的区域）。女性的肛管高压区长度（2～3cm）短于男性（2.5～3.5cm）[23,24]。要测量直肠感觉，将一个球囊插入直肠并缓慢注入气体使直肠扩张。分别测量患者第一次感觉到球囊时的体积、感觉到便意时的体积和最大耐受的体积。直肠感觉阈值降低的患者直肠感觉处于高敏状态，可见于大便失禁或直肠顺应性差的患者。直肠顺应性差多继发于慢性肠炎、放疗或术后变化，导致直肠不能适当扩张，储便功能消失，从而发生大便失禁。相反，直肠感觉阈值升高患者的直肠感觉较迟钝，会导致直肠过度充盈扩张，出现充溢性失禁，可见于慢性便秘或神经源性疾病患者。

肛门直肠抑制反射，也称"取样"反射，是直肠扩张引起的外括约肌收缩伴随内括约肌放松。肛门内括约肌放松使肛管处的感觉功能黏膜能够感知直肠远端的内容物。通过对直肠内容物的"取样"，患者能区分引起直肠扩张的是气体、液体还是固体粪便，并做出相应的反应[22]。这是正常的反射，但在先天性巨结肠、

Chagas 病、皮肌炎和硬化病患者中消失。直肠切除结肠肛管吻合术后患者的直肠抑制反射也可随即消失，巨直肠患者和静息压极低的患者中该反射也会减弱。

2. 肌电图 肌电图测量自主控制下肛门括约肌和盆底肌的电活动。检测时嘱患者做收缩、放松和力排动作。肌电图显示收缩动作电活动增加，放松时恢复到基线水平[25]。当嘱患者力排时就模拟排便动作，患者适当地放松盆底肌肉，肌电图显示电活动减弱。出口梗阻型便秘或盆底肌放松困难的患者力排时肌电活动会反常增强。

3. 经肛门腔内超声 经肛门腔内超声是评估内外括约肌解剖结构的最好方法，可以评估括约肌的长度、是否存在缺损、肛瘘或其他异常（图 148-2）。经肛腔内超声使用了 360° 旋转探头，患者的耐受性较好。二维和三维超声模式操作简便。患者因分娩导致的肛门括约肌损伤在超声图像上可显示前侧括约肌断裂。经肛门腔内超声在评估医源性或外伤性括约肌损伤并确定损伤程度时非常实用。磁共振检查也可以提供肛门括约肌的图像，但是对内括约肌

损伤的检测准确性较差[26]。

4. 透视排粪造影 排粪造影包含了排便过程中盆底的动态影像。可在直肠或阴道内注入稠厚的含钡对比剂。检查排便过程中盆底的解剖结构清晰可见。嘱患者坐在马桶上排空直肠并通过透视摄影记录动态排便的图像。严重大便失禁的患者可能在排粪造影检查还没有开始就无法控制直肠内的钡剂，导致非自主的泄漏。检查过程中会要求患者做提肛动作，以便显示盆底向上运动的幅度。检查的最后可以评估直肠排空情况及排空感。排粪造影检查能发现会阴下降、肠疝、直肠前突、直肠内套叠、盆底疝和直肠脱垂。此外，排粪造影很好地显示了排便过程中盆底运动的协调性和肛直角的变化。

5. 磁共振排粪造影 运用动态磁共振评估盆底疾病已较为普及。与透视排粪造影相似，磁共振能够评估盆底肌群的协调性和盆腔脏器脱垂。这项技术最大缺点是检查时患者采取的是仰卧位而非坐位，因此不能代表正常的排便体位[28]。少数研究报道采用开放式磁共振，患者就可以坐在马桶上进行排便检查。

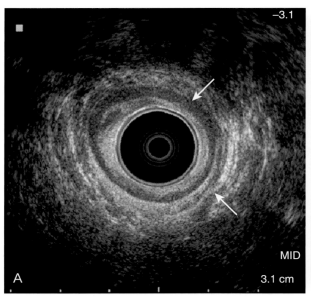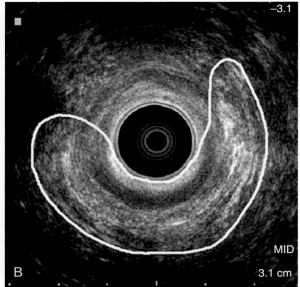

▲ 图 148-2 经肛门腔内超声

A. 正常的括约肌，肛管中段水平：1 点位箭显示内括约肌，4 点位箭指向外括约肌；B. 前侧内外括约肌断裂伴随后侧肌肉收缩，划线区域显示回缩的肌肉

6. 阴部神经末梢运动潜伏期　阴部神经控制肛门外括约肌的运动和会阴区域的感觉。努挣（见于分娩或排便用力时间过长）可引起神经过度牵拉导致阴部神经损伤，造成肛门外括约肌和盆底肌肉去神经支配和后期的神经再支配。评估阴部神经的完整性可采用手指安装的圣马克阴部电极（Medtronic；Minneapolis，Minnesota）测定阴部神经末梢运动潜伏期（PNTML）。电极放于坐骨棘水平行阴部神经刺激，记录传导到括约肌所需的时间[29]。阴部神经病变患者 PNTML 时间延长[29]。本项检查受操作者的技能和患者的体型影响，因此，PNTML 检测不到的意义可能有多种因素。一些研究者发现 PNTML 异常可以高度预测括约肌成形术后的失败[30,31]，但多数人没有发现上述相关性[32,33]。因为测试准确度的差异和 PNTML 缺乏实用性，PNTML 技术在肛门直肠生理检测中已被弃用。

7. 大便失禁生理检测的优点和局限性　一些新的微创治疗方法改善患者预后的同时也改变了大便失禁的评估和治疗流程。这些新的治疗方法包括骶神经刺激（SNS）、可注射生物材料、磁性肛门括约肌和腹侧直肠固定术。在确定合适的治疗方法时，重要的临床细节可通过详细的病史和专科检查获得。为患者选择合适的治疗方法不能仅依赖肛肠生理检测结果。此外，肛管测压、肌电图、PNTML 和超声检查也无法预测某些治疗方法的有效率或成功率[34-36]。例如，根据临床病史疑似括约肌缺损，但通过既往史和专科检查却很难确诊，尤其当缺陷很轻微的时候。经肛门腔内超声能可靠地检测到括约肌缺损，而肛管测压可以显示静息压和收缩压减弱。然而，这些检查的结果对临床治疗的影响仍不如患者的年龄、并发症和大便失禁症状的严重程度来的重要。

有证据表明排粪造影在评估大便失禁时可以证实盆腔内器官脱垂，并有助于指导手术方法[37-39]。检查发现患者直肠前突或由直肠内套叠引起黏膜脱垂时常会伴其他盆腔脏器或组织的薄弱或脱垂[38]。因此，如果患者有阴道脱垂或肠疝同时合并直肠内套叠，建议采用腹侧直肠固定术或骶阴道联合直肠固定术修复盆腔脱垂[40-42]。这种联合术式可以最大限度地减轻患者的症状，降低脱垂复发的风险。排粪造影检查证实脱垂也会影响某些治疗大便失禁的效果（如 SNS）[43]。总之，随着新的治疗技术的发展，肛门直肠生理检测对大便失禁患者的临床决策影响也在逐步变化。排粪造影在指导临床决策和预测某些疗法的成功率最有价值。肛门直肠生理检测可能对初级治疗失败或有大便失禁罕见症状的患者最为有益。

二、治疗

（一）药物治疗

药物疗法用于轻中度大便失禁患者的初期治疗，对治疗潜在的病因或改善大便性状有效。大便性状会与大便失禁和急便感密切相关。许多患者对液体粪便和气体的控制力明显较控制固体粪便要困难。慢性腹泻患者应评估腹泻的潜在病因，如吸收不良、炎症性肠病、微小性结肠炎、食物不耐受、感染或肠易激综合征。调整食物不耐受患者的饮食（如乳糖不耐受、谷蛋白不耐受）可以显著地改善大便的性状，减少过度的肠胃胀气，降低患者急便感或大便失禁。建议对液体大便失禁的患者应增加膳食纤维的摄入量，每天可达 20～25g。无论是添加纤维素补充剂还是饮食调整，都应逐步进行，才能减少便秘、腹胀或痉挛等不良反应。补充膨胀剂如车前草或抗动力药洛哌丁胺都能有效减少患者液体大便失禁的发生[44]。

洛哌丁胺可减缓肠道蠕动和减少腺体分泌，从而使水分吸收时间延长，减少粪便中水分。不像其他抗动力药物如阿托品地芬诺酯，洛哌丁胺还可以引起括约肌压力增高并改善对粪便的控制能力。阿托品地芬诺酯的作用模式类似于麻醉药，如吗啡，也可以减缓肠道蠕动，使肠道吸收更多水分。抗动力药物最好作为预防性用药并常规使用，可防止患者在生活中意外发生大便失禁。例如，患者可在每日早晨出门上班前或晚上参加社交活动前服用，如患者夜间大便失禁也可在晚上服用。

其他的治疗方法或应对措施可改善患者轻度渗液症状，包括在排便后灌肠以帮助排空残留粪便。使用隔离霜有助于保护肛周皮肤，减少肛周皮肤刺激症状和肛周皮肤损伤。在肛周放置纯棉条也有助于吸收少量渗出的黏液或液便，保持肛门周围干燥。对于进食与大便失禁发作有很强关联的患者，可以调整进食时间，当在家里时或随时可以使用卫生间时才进食。

患者采用药物治疗改善大便失禁症状可记录在排便日记中。如果患者的症状没有改善，或者应对机制影响了他们的生活方式（如早上出不了门或下班后才敢吃饭），那么应该寻求其他治疗方法。

（二）生物反馈

生物反馈靠一组能反映生理功能的监测仪器帮助患者主动调整或控制肛门的功能。在肛门直肠生物反馈时，患者试图激活括约肌接受反馈信息并确认由哪块肌肉进行确切的收缩。有意思的是，尽管许多生物反馈训练的目的是改善括约肌的自主收缩，但成功的效果似乎更多和括约肌感觉改善相关[46,47]，而不是与括约肌运动功能改善相关[48,49]。

如果大便失禁患者积极配合并能理解和遵循指示，那么他们适合进行生物反馈训练。一般认为患者应具有收缩肛门括约肌的能力和部分直肠感觉。但后一种限定条件较为模糊，在文献中也未得到充分证实。尽管锁孔畸形或深部直肠内套叠的患者由于解剖结构因素会导致大便持续渗漏，但大便失禁的原因并不会影响治疗结果[46,50]。文献显示生物反馈治疗大便失禁的效果好坏参半。一项针对成人生物反馈和

盆底训练的系统回顾纳入了 46 项研究，涉及 1364 名患者[51]，其中 49% 患者治愈，72% 的患者好转或治愈。然而，在 46 项研究中只有 8 项包含对照组，并且大多数研究由于纳入患者数少、随访时间短、患者组间的异质性、大便失禁严重程度量化不统一，以及同期还有其他治疗方法（如饮食咨询）和医生的鼓励等，而这些因素都能改善临床症状。因此，这些研究受到了质疑。一项随机对照试验对生物反馈的有效性提出疑问，因为当生物反馈联合标准医疗护理（专业护士的建议）或标准治疗联合括约肌锻炼时，它没有显示出任何益处[52]。但是，最近的一项随机对照试验发现，生物反馈治疗大便失禁比单纯盆底锻炼更有效[53]。尽管生物反馈有注意事项，大多数专家仍然相信生物反馈对某些大便失禁患者是一种有效的治疗方法。事实上，生物反馈训练几乎没有禁忌，而且这种技术无痛无风险。它对于排便时盆底松弛不良而疑似属于溢流性大便失禁患者的治疗有特别重要的作用，生物反馈也被证明有利于改善括约肌成形术效果不佳患者的肛门功能[54]。

（三）手术

大便失禁的外科治疗方法因临床状况而异，适合经保守治疗失败的患者。更新和更有效的治疗方法得到不断发展。因此，随着人们对新方法的有效性和侵袭性的了解越来越多，大便失禁的外科治疗流程也在发生变化。

1. 骶神经刺激 骶神经刺激是一种外科治疗大便失禁的微创方法（图 148-3）。这项技术最初是针对尿失禁设计。骶神经刺激治疗包括两个操作过程，可以在门诊行局麻结合轻度镇静完成。在第一个过程中，经皮将电极导线置入于第 3 骶孔（S_3）。因为骶神经也支配下肢神经，因此刺激骶神经会导致盆底、下肢和足部各处肌肉收缩。电极刺激第 3 骶孔对盆底刺激明显而对下肢的刺激较弱。要测试电极放置的位置是否合适，可以发现刺激时大踇趾弯曲和

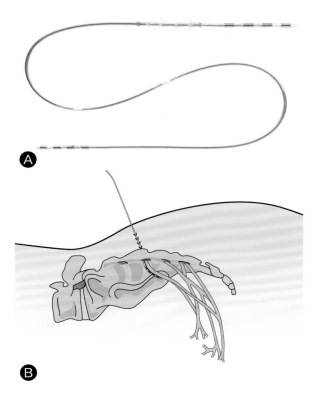

▲ 图 148-3　骶神经刺激

A. 骶神经刺激采用一根头部带有四个电极的导线（Medtronics，Inc. 版权所有）；B. 定位骶孔，大多数情况下，在第 3 骶孔插入刺激电极效果最佳，图示为四个电极导线（引自 Baxter NN，Madoff RD. Motility disorders. In：Souba WW，Fink MJ，Jurkovich GJ，et al.，eds. ACS Surgery：Principles and Practice. New York：WebMD；2005.）

肛门区域呈反复收缩。成功植入电极后，通过外接的脉冲发生器刺激一段时间进行测试，如果测试期内患者大便失禁情况改善了超过 50%，则可植入永久性脉冲发生器。

　　Matzel 等在德国埃尔朗根最先使用骶神经刺激在临床进行治疗[55]。最近的一项多中心前瞻性研究，120 例接受骶神经刺激治疗的患者中有 83% 的患者在 12 月内大便失禁发生情况减少了 50%，其中 41% 的患者完全恢复了控便能力。这些结果至少持续了 3 年[56]。

　　骶神经刺激改善大便失禁的机制尚不明确，肛门直肠测压未能显示骶神经刺激对肛管静息压或收缩压具有稳定的效果。其他可能的原因包括胃肠道传输减慢、直肠的收缩力下降、直肠感觉改变和感觉运动功能的协调性增高。

Lundby 等[57]前期研究证实患者在植入骶神经刺激后即刻和 2 周后出现大脑局灶性激活。然而，在一项文献系统回顾中，多数证据表明骶神经刺激是通过盆腔传入神经或中枢水平改善肛门功能[58]。

　　2. 可注射生物材料　一些研究已经证实生物材料注射治疗大便失禁的重要作用[59,60]。生物材料包括自体脂肪、交联胶原、硅胶生物材料（Bioplasty；St.Paul，Minnesota）和碳涂层微珠。Graf 等[61]开展的一项随机、双盲、假手术对照试验，对大便失禁患者经肛注射稳定透明质酸中的聚糖苷（dextranomer in stablized hyaluronic acid，DSHA）。治疗组 52% 的患者达到了研究目标（大便失禁次数减少了 50%），而对照组为 31%（P=0.0089）。

　　注射疗法潜在的优势包括操作简单，可在门诊开展。有报道显示重复注射效果更好，也有注射生物材料发生移位的报道。这方面还需要更多长期随访的对照研究。

　　3. 括约肌重建　产伤撕裂或单纯外伤导致急性括约肌断裂，可采用单纯括约肌原位修复。但是产伤后患者立即行修补，仍有高达 70% 的女性会出现括约肌持久缺损，且 50% 的患者会出现大便失禁[62]。钝性伤或穿刺伤的患者，如情况不稳定，伴发骨盆多处损伤，或伴有严重的污染，应推迟修补时间，而先进行近端造口和局部清创。括约肌修补应推迟至少 3 个月，待炎症和水肿消退以后。对于括约肌损伤未被发现、初次修补失败或肛肠手术发生医源性损伤的患者，延期手术（＞ 3 个月）更为可取。

　　括约肌折叠成形术是延期括约肌修补的标准术式（图 148-4）。经肛门腔内超声可明确括约肌缺损的程度和位置。术前建议进行机械性肠道准备。手术时，患者取俯卧折刀位，两侧臀部用胶带牵开。全身麻醉或区域阻滞麻醉。前侧的括约肌缺损时，在会阴体处沿外括约肌的边缘做弧形切口，向两侧延伸到坐骨直肠窝。将齿状线以下的肛门上皮与深部组织游离，形

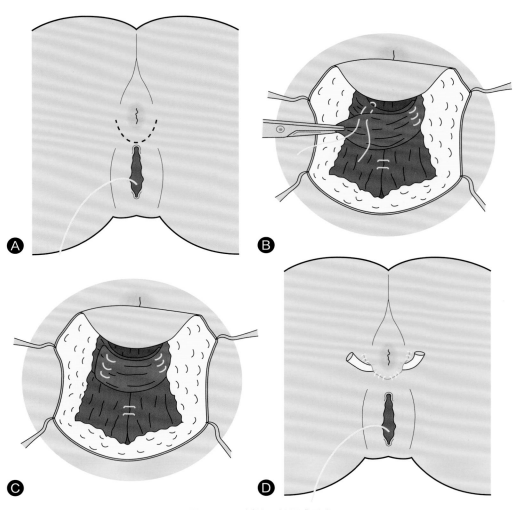

▲ 图 148-4 括约肌折叠成形术

A. 患者俯卧折刀位，做弧形切口。直肠下神经后外侧穿过坐骨直肠窝；B. 前侧肛提肌成形后，再将括约肌折叠修补；C. 括约肌修补完成；D. 切口闭合，留置引流管（可选），V-Y 成形术重建会阴体（引自 Baxter NN，Madoff RD. Motility disorders. In：Souba WW，Fink MJ，Jurkovich GJ，et al.，eds，ACS Surgery：Principles and Practice. New York：WedMD Professional Publishing；2005.）

成皮瓣。接着，寻找并游离外括约肌，将其两侧与周围皮下脂肪组织分离。要注意保护所有的肌肉纤维。使用针型电刀有助于术中精准组织分离。将括约肌和直肠的前方和侧方与阴道充分游离，直到外括约肌的两个回缩的瘢痕化的断端能够进行折叠修补。括约肌后方的游离不应超过中侧线，避免损伤从后外侧穿入括约肌的阴部神经。向近侧继续游离直到没有瘢痕组织平面或耻骨直肠肌平面，后者最下方的纤维向前延伸到耻骨。分离括约肌两断端相连的瘢痕组织，但不要切除，以减少肌肉和缝线撕脱的风险。游离的括约肌的两端折叠成卷状，

然后用 2-0 可吸收线行水平褥式缝合。大多外科医生会把内外括约肌一起行"整块"折叠修补。部分医生主张将内、外括约肌分别游离并修补，后者的优势仍有待临床验证。会阴体的组织缺损可分层缝合，皮肤组织 T 形缝合，留一个小切口便于引流。可留置硅橡胶引流管。阴道内填塞可以用来止血，但应于术后 1～2 天移除。患者通常术后住院 3～5 天或肠道功能恢复即可出院。在术后恢复期，肠道管理保证每日排便的性状和规律非常重要。

括约肌重建术的效果具有较大差异。过去，括约肌折叠成形术的结果是非常一致：

60%～75% 的患者取得了"好 / 非常好"的手术效果，实际上这意味着能完全或近乎完美的控制固体大便，偶尔出现难以控制液体粪便，以及偶发的"轻微"失禁如渗液或气体失禁。另外有 15%～20% 的患者轻度改善，而剩余 15%～20% 的患者没有改善，甚至少数出现加重[30,32,54,62]。然而，最近的研究对括约肌成形术效果和疗效持续性提出了质疑[63-66]。Karoui 等[63] 发现有 49% 的患者在括约肌成形术后 3 个月时肛门能完全控便，但术后 40 个月时只有 28% 的患者能保持肛门完全控便。Halverson 和 Hull[64] 报道有 54% 的患者在括约肌成形术后 69 个月出现液体或固体大便失禁，只有 14% 的患者能够完全控便。Malouf 等[65] 发现在括约肌成形术后 77 个月时基本没有患者能够达到完全控便，84% 的患者有急便感，79% 的患者出现被动性沾染内裤。Bravo Gutierrez 等[66] 回顾性分析 191 例括约肌成形术的 10 年随访情况，发现 6% 的患者完全性控便，有 57% 的患者有固体粪便失禁，16% 的患者仅有气体失禁；在术后 3～10 年效果明显变差。一项关于长期疗效的系统性回顾发现随着时间的推移，肛门控制能力下降，但这不影响患者的生活质量，大多数患者对治疗表现出长期较好的满意度[67]。

由于括约肌折叠修补术的疗效持续性不可靠，而且还有其他微创手术方法，尤其是骶神经刺激已被证明成功治疗括约肌缺损，因此括约肌成形术已不再是治疗大便失禁的首选方法。事实上，为患者选择最合适的治疗方法需个体化考虑。直肠和阴道完全相通或直肠阴道瘘的大便失禁患者最可能受益，因为括约肌成形术可以修复并重建会阴结构。相反，那些没有明显解剖缺损的患者或分娩后数年出现大便失禁的患者采用骶神经刺激治疗更有益，因为该方法局部创伤小，长期疗效好。

4. 直肠脱垂　大便失禁可由直肠全层脱垂、深部直肠内套叠或黏膜脱垂所致。这些异常阻碍了肛管的关闭，会引起从黏液渗出到大便失禁的一系列症状。专科检查要求患者坐在便桶上用力排便，通常可看到直肠全层脱垂和黏膜脱垂。但深部直肠内套叠只能通过排粪造影发现。直肠脱垂有多种不同的外科治疗方法，在直肠脱垂章节中有更详细的论述。

盆腔器官脱垂的修补已被证明可以改善或治愈大便失禁的症状。Watadani 等[40] 发现直肠脱垂或直肠内套叠和中盆脱垂采用骶尾阴道联合直肠固定术后 FISI 评分明显改善，有 82% 的患者大便失禁得以治愈或改善。其他治疗大便失禁的方法，如骶神经刺激对直肠内套叠患者的疗效较差。Prapasrivorakul 等[43] 发现无重度直肠内套叠的患者进行骶神经刺激后有 86% 的人有效，但伴有直肠内套叠患者成功率只有 69%（$P=0.03$）。因此，治疗直肠脱垂的治疗可改善或治愈大便失禁，或有助于其他疗法达到最佳效果。

5. 括约肌植入　人工肛门括约肌是重度难治性大便失禁患者最初的替代选择。然而，该装置现已不再用于外科植入。人工肛门括约肌是一种植入装置，由硅胶弹性体组成，通过充满液体的袖套囊包裹和挤压肛管达到控便。在患者的阴囊或阴唇组织中的微泵可以控制人工括约肌装置。按压泵 9～12 次可将袖套囊中的液体泵到植入 Retzius 间隙的储液囊中，使袖套囊压力降低，放松肛管让大便通过。然后，袖套囊会缓慢自动重新充气再关闭肛管，保持控便直到再次有排便感。该装置的并发症发生率高，主要是伤口感染和糜烂，导致较高的装置取出率。

美国食品和药物管理局批准的最新植入式装置是 FENIX 控便恢复系统（Torax Medical Inc., Shoreview, Minnesota）（图 148-5）。该装置已被批准用于药物和手术治疗均失败的患者。FENIX 属于植入物，由一串含磁芯的钛珠形成环状。磁珠的吸引力有助于增强括约肌功能，以减少大便失禁的发作，该装置已被证实可以增加肛管静息压和收缩压[68]，FENIX 装置有不同长度规格，在植入时必须调整到适当的尺寸。该装置对于钛过敏的患者禁用，且与 MRI 不兼容。一项纳入 18 名患者的早期研究表明 76% 的患者在术后 12 个月后大便失禁的发作次数减少达 50% 或以上[68]。这项研究还表明，患者生活质量中抑郁、自我感觉和难堪的指标有所改善。FENIX 并发症包括术后疼痛（占 29%）和植入后臀部红肿（占 29%），但没有明显的感染报告，无须移除装置。

6. 粪便转流 尽管大便失禁有多种药物和外科治疗方法，但仍有一些患者有持续的影响功能的症状，或不适合进行大手术治疗。粪便转流可能是治疗这类患者的最佳选择。虽然许多病患者最初拒绝造口，但通过咨询后很多人认识到储袋造口要比"臀部中间无法安装储袋

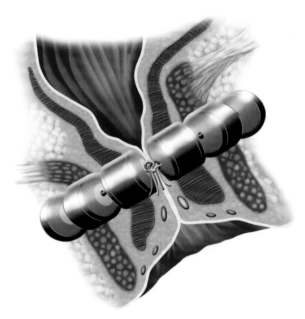

▲ 图 148-5　**FENIX 磁性括约肌**
图片由 Torax Medical Inc. 提供

的造口"——失禁的肛门更可取。现有的数据还相当有限，但是一项对结肠造口术患者的问卷调查显示，患者术后主观生活质量评估有明显改善。最常见的造口方法是乙状结肠末端造口。术前造口咨询治疗师和造口标记有助于患者获得最佳疗效。患者也可以从术前宣教和与其他接受过造口手术的患者交流中获得帮助。

三、结论

大便失禁是由多种潜在因素引起的常见疾病，其发病率随着年龄的增长而增加，虽然不会危及生命，但严重影响患者的生活质量和情绪健康。详细的病史和专科检查有助于诊断，确定潜在的病因并选择恰当的初始治疗方法。推荐的治疗流程见图 148-6。初期的非手术治疗包括药物治疗、饮食调整、补充纤维素和动力药物，以改善大便的性状和规律。生物反馈也可以作为非手术治疗方法。如果非手术治疗无效，可选择手术治疗包括 SNS、注射生物材料、修补脱垂和括约肌成形术。二线外科治疗包括磁性肛门括约肌或转流造口。肛门直肠生理检测对部分大便失禁患者有益，尤其当专科检查无法找到大便失禁直接原因，如直肠内套叠或盆腔多脏器脱垂。目前，微创手术治疗大便失禁成功率提高，可为患者提供了更加个性化的治疗方法。

致谢

感谢 Dr. Susan C. Parker 在第 7 版为本章所做的工作。

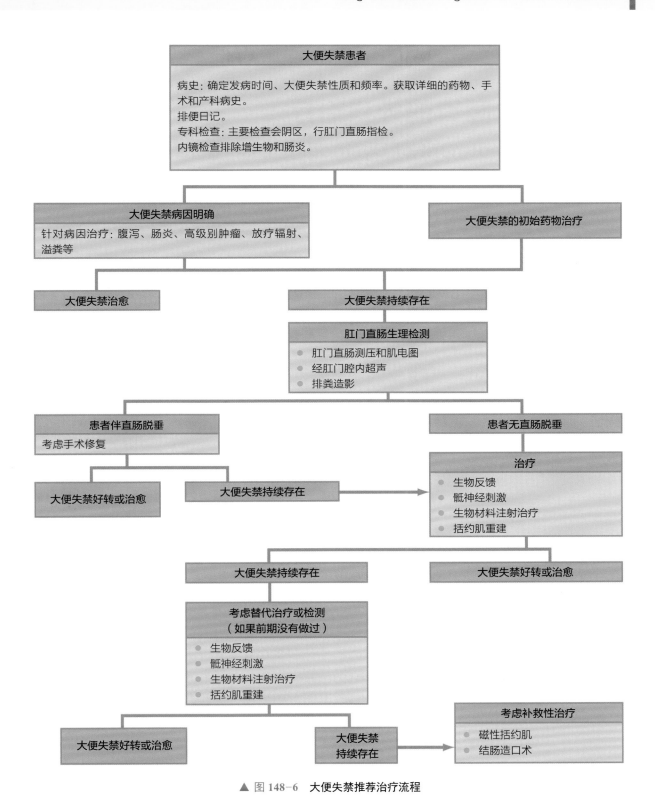

▲ 图 148-6 大便失禁推荐治疗流程

第 149 章
结肠动力障碍的外科治疗
Surgical Treatment of Dysmotility Disorders of the Colon

David J. Maron　Steven D. Wexner　**著**

李雪冬　**译**　傅传刚　张振宇　窦若虚　**校**

摘要　尽管只有小部分患者可从外科治疗中获益,但必须对便秘患者进行全面评估,以确保纳入合适的患者和排除不合适的患者。此外,这些患者的心理状况也需进行全面评估,并且往往需要接受治疗。通过仔细的检查和筛选,90% 以上的便秘患者可以获得满意的疗效。但必须让患者明白,尽管排便频率有改善,对泻药的依赖性将被消除或显著减少,但其他症状,如腹胀和腹痛,仍可能会持续、新发甚至加重。患者还必须明白,他们最终可能需要接受造口手术。

关键词: 便秘;动力障碍;泻药;排便不尽;特发性;结肠传输试验;小肠传输试验;排粪造影;肛管直肠测压;肌电图;阴部神经末梢运动潜伏期;结肠无力;盆腔出口梗阻;耻骨直肠肌反常收缩;盆底再训练;生物反馈;肉毒素;经肛吻合器直肠切除术(STARR);Cleveland 便秘评分;骶神经刺激;结肠次全切除术;乙状结肠疝;直肠前突

便秘是胃肠道最常见的不适症状和就医原因之一[1]。据估计,北美约有 400 多万便秘患者,每年为 200 万人开具泻药,费用超过 8 亿美元[2,3]。在美国,每年有超过 9 万人因便秘而住院接受治疗[4]。便秘在社会经济地位较低[4,5]、女性[6]和老年人群[4]中更为普遍。

便秘的定义包括主观和客观两部分标准。除排便次数减少外,患者还可能出现排便不尽或排便困难、腹痛或直肠疼痛、大便硬结、大便量减少、大便变细、排便费力、恶心、腹胀和里急后重。Whitehead 等[7]提出,对于至少 12 个月未使用过泻药的患者的便秘诊断,至少需满足以下标准中的两个:① 25% 以上的排便过程中有排便费力感;② 25% 以上的排便伴有不尽感;③ 25% 以上的排便中大便出现硬结;④每周排便次数少于 2 次,伴或不伴便秘症状。克利夫兰诊所佛罗里达分院的

Agachan 等[8]提出了一个评分系统(Cleveland 便秘评分),包括排便频率、排便疼痛、排便不尽、腹痛、每次排便时间、排便辅助、每 24 小时不成功排便次数,以及便秘持续时间。他们在对 230 多名患者进行评估后认为,评分≥ 15 分即可诊断为便秘[8]。被广泛使用的罗马Ⅲ诊断标准将便秘定义为持续 3 个月出现以下至少两种异常情况(并在诊断前至少 6 个月开始出现相应症状):①每周排便次数少于 3 次;②排便不尽感;③直肠肛门梗阻感;④大便硬结;⑤排便费力;⑥需手法辅助排便或盆底辅助[9]。

一、病因学

许多疾病可以导致便秘。因此,将便秘归结于功能性或者特发性原因之前必须首先排除继发性病因(框 149-1)。

二、评估

（一）病史和体格检查

必须从详细的病史询问中获取重要信息。目前已有量表用于便秘的测量。Cleveland 便秘评分是一种来评估患者经内科或外科治疗后便秘改善情况的量表（表 149-1）[8]。患者必须接受全面的腹部、会阴部及肛门部检查，包括肛门指诊、肛门镜检查和乙状结肠硬镜或软镜检查。腹部检查应明确是否有肿块、腹部膨隆、瘢痕或压痛。直肠指诊可以用于排除远端梗阻所导致的便秘，并可发现直肠内干结大便。大便干结常见于肠易激综合征、纤维摄入不足或纤维摄入充分但液体摄入不足的患者。

（二）诊断性检查

钡剂灌肠 / 结肠镜检查

对于主诉便秘的患者，不应在排除所有机械性和结肠外病因前，诊断为功能性便秘。结肠镜的优势是可以直接观察，并且能够对病变进行活检或者切除；但由于慢性便秘患者结肠冗长，肠镜检查在技术上可能存在一定挑战性。相反，乙状结肠镜或者直肠镜作为气钡双重造影的补充。钡剂灌肠可以显示结肠的解剖结构，包括大小和长度[10]。便秘的患者可能表现为巨大、扩张的结肠（巨结肠）和结肠冗长（图 149-1）。

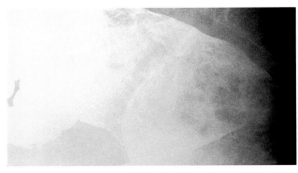

▲ 图 149-1　慢性便秘患者的钡剂灌肠表现，包括巨结肠和结肠冗长

表 149-1　便秘评分系统（总分最低为 0 分，最高为 30 分）	
症　状	分数（分）
排便频率	
• 每 1~2 天 1~2 次	0
• 每周 2 次	1
• 每周 1 次	2
• 少于每周 1 次	3
• 少于每月 1 次	4
排便困难：排便费力、疼痛	
• 从不	0
• 偶尔	1
• 有时	2
• 经常	3
• 总是	4
完整性：感觉不完整的排泄	
• 从不	0
• 偶尔	1
• 有时	2
• 经常	3
• 总是	4
腹痛	
• 从不	0
• 偶尔	1
• 有时	2
• 经常	3
• 总是	4
时间：每次在洗手间的时间（min）	
• <5	0
• 5~10	1
• >10~20	2
• >20~30	3
• >30	4
辅助：辅助类型	
• 没有辅助	0
• 刺激性泻药	1
• 手指辅助或灌肠	2
失败：每 24 小时排泄不成功的次数	
• 从不	0
• 1~3	1
• >3~6	2
• >6~9	3
• >9	4
病史：便秘持续时间（年）	
• <1	0
• 1~5	1
• >5~10	2
• >10~20	3
• >20	4

（三）临床路径

在进行有创性和潜在高成本的生理性检查之前，必须排除导致便秘的所有解剖和结肠外病因。因此，在最初的诊室评估和结肠镜或钡剂灌肠检查后，需要进行全面评估，以排除框 149-1 中列出的所有结肠外因素。在排除这些因素后，再给予 6 个月的纤维补充、饮食调整和运动锻炼，可以进一步排除因纤维或液体摄入不足导致便秘的患者[11]。这些患者应努力养成规律的排便习惯，尽量在早晨排便，或利用胃结肠反射在餐后排便。通常建议立即停用任何刺激性泻药，因为前面提到的措施已经足够。如果必须使用泻药，首选大便软化剂和润滑剂（框 149-2）。

这些治疗措施失败后应进行生理学检查。便秘患者应进行结肠传输试验、肛管直肠测压、排粪造影和肛管肌电图检查。区分结肠无力和盆腔出口梗阻综合征至关重要，因为它将直接影响治疗方案的选择。

框 149-1　便秘的分类	
先天性	- 泻药滥用
• 先天性巨结肠	- 金属中毒（砷、铅、磷）
获得性	- 单胺氧化酶抑制药
• 美洲锥虫病	- 阿片类药物
机械性（阻塞性）	- 麻痹药
• 肿瘤	- 抗副交感神经药
• 粘连	- 吩噻嗪类药物
• 疝	- 精神治疗药物
• 肠扭转	• 代谢和内分泌
• 子宫内膜异位症	- 淀粉样变性
• 严重的乙状结肠憩室炎	- 糖尿病
• 肛门狭窄	- 高钙血症
功能性	- 甲状旁腺功能亢进
• 纤维摄入不足	- 低钾血症
• 肠易激综合征	- 垂体功能减退
特发性	- 甲状腺功能减退
• 结肠	- 嗜铬细胞瘤
- 结肠无力	- 卟啉症
- 结肠冗长	- 怀孕
• 盆腔	- 硬皮病
- 肠套叠 / 直肠脱垂	- 尿毒症
- 直肠前突	**神经性**
- 乙状结肠疝	• 周围神经病变
- 会阴下降	• 自主神经病变
- 耻骨直肠肌反常收缩	• 多发性神经纤维瘤病
- 会阴疝	• 多发性内分泌腺瘤病 2b 型
肠外性	• 脊髓病变
• 药物	- 马尾肿瘤
- 镇痛药	- 医源性
- 麻醉药	- 脑脊膜膨出
- 抗胆碱能药	- 多发性硬化症
- 抗痉挛药	- 截瘫
- 抗抑郁药	- 勃起神经切除
- 抗帕金森病药	- Shy-Drager 综合征
- 抗酸药	- 脊髓痨
- 硫酸钡	- 外伤
- 利尿药	• 中枢性
- 神经节阻滞药	- 帕金森病
- 铁剂	- 脑卒中
- 降压药	- 肿瘤

框 149-2　泻药的一般分类
容积性泻药
• 膳食调整
• 合成或加工类
• 甲基纤维素
• 聚卡波非
• 车前草
润滑剂
• 矿物油
软化剂
• 多库酯钙、钠或钾
盐类泻药（渗透性泻药）
• 含镁化合物（柠檬酸镁、氢氧化镁、硫酸镁）
• 磷酸钠
• 乳果糖
• 乳糖醇
• 山梨醇
刺激性泻药（刺激物）
• 比沙可啶
• 番泻叶
• 酚酞
• 丹蒽醌
• 鼠李蒽酚
• 蓖麻油
• 药鼠李

引自 Wexner SD, Bartolo DCC. Constipation : Etiology, Evaluation, and Management. Oxford : Butterworth-Heinemann ; 1995.

（四）生理学检查

1. 结肠传输试验　结肠动力研究表明，结肠电活动以节律性或偶发性非传播性脉冲和偶发性传播性脉冲（集团运动）的形式出现，后者每天大约发生 6 次[12]。结肠运动由副交感神经和交感神经支配并受到胃肠激素（如胃泌素、血清素、血管活性肠肽和 P 物质）和几种结肠局部反射的调节。

自 1981 年以来，通过摄取不透射线标志物来测量结肠传输的方法一直被使用和改良[13-16]。在其最方便使用的形式中，测试包括摄入一枚含 24 个不透射线标志物的胶囊［Sitzmarks 胃肠动力标志物胶囊（Konsyl Pharmaceuticals，New York，New York）］，然后在胶囊摄入后的第 3 天和第 5 天拍摄 X 线。检查前必须停止使用任何泻药、灌肠药和栓剂。如果在第 5 天发现超过 20% 的标志物分散在结肠各处，则诊断为结肠无力[17]（图 149-2）。标志物滞留于盆腔则更符合盆腔出口梗阻的诊断。

这种测定结肠传输的方法具有简单、重

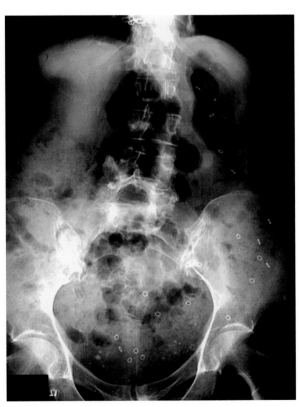

▲ 图 149-2　腹部 X 线显示在摄入后第 5 天，标志物散在分布于整个结肠，表现与结肠无力一致

复性好、成本低等优点。Nam 及其同事[18]对 51 例慢性特发性便秘患者进行了研究，每例患者均分别在两种不同的情况下进行结肠传输试验。从而将患者分为三组：结肠无力组、盆底失弛缓组、慢性特发性便秘组。其中 35 例（69%）患者的两个试验的结果是一致的，16 例（31%）患者的结果不一致（γ 相关系数 =0.53，$P < 0.01$）。当在 1 年内进行重复试验时，相关系数为 0.38（$P < 0.05$）；而重复试验间隔时间超过 1 年时，相关系数为 0.79（$P < 0.01$）。该研究表明，即便试验间隔时间较长，结肠传输试验仍是可重复的。为了研究节段性结肠传输，一些研究者利用不同类型的标志物来连续数天给药，连续[13-15]或单次[16]拍摄腹部平片。但由于没有证据表明节段性结肠切除术是治疗结肠无力的合理选项，通过更为复杂的方法测量各节段结肠传输的必要性并不受支持。

闪烁扫描术也可用于结肠传输的测定。它利用经口 - 盲肠插管的给药方法，以避免放射性标志物（^{111}In-DTPA）在通过胃和小肠时扩散[19]。当标记的小球丸被包入覆盖了甲基丙烯酸聚合物[20]或活性炭[21]的明胶胶囊中后，则无须行经口 - 盲肠插管。分别在摄入后 28h、52h 和 60h 这三个时间点获取图像[22]。该方法的缺点包括，图像分辨率不理想，以及辨识结肠解剖结构困难。

2. 小肠传输试验　研究表明，一部分便秘患者存在口 - 盲肠传输时间延迟[23]。当考虑外科治疗便秘时，小肠传输时间测量对于区分孤立性结肠无力和全肠道无力十分重要。前者已知可从结肠切除术中获益，而后者在结肠切除术后可能症状持续[24]。1975 年 Bond 等[25]首次描述了氢呼气试验，以测量口 - 盲肠传输时间。该试验是基于结肠内的细菌代谢可以产生氢气的原理。氢气不溶于水，具有很高的弥散性，因此它很快被肠黏膜吸收，输送到肺部，然后被呼出。在患者摄入 10g 乳果糖（稀释于 100ml 水中）后，可通过气相色谱分析仪测量呼气样本；每 10 分钟采集一次呼气样本，测量至少 2h。从摄入乳果糖到第一次呼气氢峰之间的时间代表乳果糖到达结肠的时间。吸烟、运动[26]和小肠细菌过度生长均会影响试验结果。

用 mTc-DTPA 标记的标准膳食也可以用于测量胃排空和小肠传输时间。患者必须在禁食整晚之后再进食，然后利用 γ 照相机来获取图像，直至食物到达盲肠。小肠实际传输时间是指从胃排空 10% 到盲肠出现闪烁活动之间的时间。除暴露于这种检查所产生的辐射外，该方法的主要缺点是小肠肠襻的重叠，导致盲肠内容物识别困难。Bonapace 等[27]使用全肠道传输闪烁扫描术对 73 例慢性便秘患者进行了评估，结果发现 19% 的患者胃排空延迟，7% 的患者肠道传输时间延长。

摄入柳氮磺胺吡啶后再检测血浆磺胺吡啶浓度，这一方法与口 - 盲肠传输试验类似[28]。然而限于复杂性和高成本及对核素相机的要求，该技术尚未被广泛应用。通常不建议使用钡餐来评估小肠传输，因为钡剂可以导致小肠生理学发生改变；此外，辐射暴露也会很严重。

3. 肛管直肠测压　肛管直肠测压，即通过经肛门插入的导管测量肛管和直肠内的压力。可采用定点牵拉或自动牵拉装置进行压力测量。笔者采用水灌注导管，以 $1cmH_2O$ 压力的增量来测量近端至远端的压力。用这种方法，可以测定肛管长度（高压区）、静息压和收缩压，以及产生初始排便感的直肠容量。最重要的是对于便秘患者，可以评估直肠肛管抑制反射（rectoanal inhibitory reflex，RAIR）。由于肛管直肠测压方法多样，各机构之间的参考值并不完全一致，但同一实验室内的参数应保持一致[29]。

尽管存在压力的变异，RAIR 的缺失是不正常的。慢性便秘患者缺失该反射可能提示先天性巨结肠。此外，在美洲锥虫病患者中也可以观察到这种反射缺失，在疫区国家的患者中更

应高度重视。皮肌炎或硬皮病患者及结肠或回肠吻合术后也可能出现异常反射[30]；RAIR 的引出是定性的，而不是定量的。

4. 排粪造影　排粪造影是一种在直接实时透视下评估模拟排便的方法[31-34]。直肠内注入与大便相似的不透光对比剂，嘱患者坐在装满水的马桶上，然后在 X 线透视下观察排便过程。分别拍摄静坐、提肛、力排、排空后的直肠 X 线，同时将整个过程录制下来。X 线可以测量肛直角、会阴下降和耻骨直肠肌长度。由于这项测试是动态的，可重复性是其所受到的质疑之一。然而，Pfeifer 等[35]发现，当四个不同观察者按照同一标准对每个病理过程进行测定时，检查的准确率为 83%。

在正常情况下，根据对比剂的黏度不同，直肠通常在 8～12s 内完全排空[35]。尽管检查可能会发现多种异常，如直肠前突、乙状结肠疝、肠套叠、会阴下降，仍应谨慎评估，不要将正常的解剖变异当成有临床意义的发现[36]。Jorge 等[37]发现，在诊断耻骨直肠肌失弛缓症方面，排粪造影优于肛管肌电图。

排粪造影时直肠内容物未能排空的原因可能不是排便受阻，而是患者在有人在场时抑制了排便。为了克服潜在的假阳性结果设计了其他方法，例如尝试从直肠中逼出球囊[38-40]。放射性同位素也可以用来定量评估排便情况[41]。在将带有放射性标记的人造大便注入直肠后，使用标准 γ 照相机捕捉图像，并利用公式计算直肠排空率。尽管这个测试提供了直肠内容物排空率，然而闪烁排粪造影的低分辨率无法检测出解剖异常，如肠套叠、黏膜脱垂或直肠前突[42]。

动态盆腔磁共振（MRI）已被用来诊断盆底疾病[43-45]。Matsuoka 等[43]对 MR 排粪造影与传统排粪造影进行了比较。尽管所有 22 名患者出于更好的舒适性而首选 MR 排粪造影，但 MR 排粪造影发现直肠前突、直肠肛管肠套叠和会阴下降的能力较差。作者们的结论是，高

成本的 MR 排粪造影不应在便秘患者的评估中常规使用。Elshazly 等[45]应用 MR 排粪造影对 40 例排便障碍患者进行评估，发现造影结果对超过 50% 患者的治疗方案产生了影响。

5. 肌电图与阴部神经末梢运动潜伏期　阴部神经肌电图评估有助于分析肛门括约肌横纹肌组合的神经病理学状态及其神经分布。单纤维密度测试基于运动神经单元的概念，运动单元由前角细胞、轴突和轴突分支、运动终板及其支配的肌肉纤维组成。检查时，患者处于左侧卧位。单纤维密度测试是利用单纤维针肌电图在四个象限测量外括约肌内的单个运动单元。运动单元密度（即运动单元电位除极活动）如果超过 2，则提示其他神经长入，以代偿阴部神经损伤。

一次性肛塞电极也可用于肛管肌电图检查，以检测咳嗽、提肛、力排、静息和模拟排便期间的肌肉活动。这种方法的优点是侵入性小，但它无法像单纤维针肌电图检查一样准确。记录肌肉动作电位的电活动，并用计算机辅助系统进行分析。

由于肛门括约肌的持续收缩活动，其每个轴突支配的肌纤维数很少。即使在静息时仍可观察到持续性电活动[46]，在提肛、咳嗽时电活动进一步增加；在排便过程中，恢复到静息状态。其在便秘评估中有助于诊断耻骨直肠肌反常收缩（paradoxical puborectalis contraction，PPC），并可作为治疗的一种手段[47,48]。

Kiff 和 Swash 于 1984 年首次提出阴部神经末梢运动潜伏期（PNTML）技术[49]，它通过安装在检查者直肠指诊手指上的电极来进行测量。检查者示指可使刺激电极与坐骨棘接触。电刺激阴部管内的阴部神经，至外括约肌收缩之间的时间称为阴部神经末梢运动潜伏期。PNTML > 2.2ms 表明神经中的大而快的传导纤维因神经牵拉而受损。最初的小样本队列研究中，一些研究者认为便秘患者的排空延迟与 PNTML 异常延长之间存在相关性[50-52]。然而，

更大样本的队列研究并没有证实会阴下降增加和阴部神经病变之间存在相关性[53]。目前有两种技术可以评估肛管的感觉功能：温度觉[54]和黏膜电敏感性[55]。第一种方式是采用水灌注的变温器来评估肛管直肠的热敏感性。尽管温度辨别能力与控便有关，但没有研究显示便秘患者的温度辨别能力有任何异常。黏膜电敏感性评估是将产生恒定电流的特制探针置于肛管上缘，逐渐增加刺激，直至患者感觉到刺痛，并记录为感觉阈值。直肠电敏感性在便秘中的应用[56]是基于便秘患者的直肠感觉可能会降低的事实，尽管这一观察结果可能是由于周围肌肉的感觉神经支配受损，或是粪便阻碍了最佳黏膜接触而造成[57]。

（五）结果解读

诊断评估的目的是明确便秘患者是否存在客观的异常。如前所述，初始策略应该是通过钡剂灌肠或结肠镜检查排除结肠外病变及解剖结构异常。如果不能明确便秘的病因，应进行结肠传输试验。如果传输试验结果正常，应通过排粪造影和肛管肌电图对盆底进行评估。结肠扩张患者必须排除复发性肠扭转、先天性巨结肠、美洲锥虫病和系统性硬化症。

完成诊断评估后，功能性便秘可分为以下几类。

● 结肠原因——结肠无力、特发性巨结肠、成人型先天性巨结肠。

● 盆腔出口梗阻——盆底功能障碍、PPC、盆底功能障碍合并 PPC。

● 结肠无力合并盆腔出口梗阻。

● 正常传输型便秘（通常由肠易激综合征引起）。

三、治疗

便秘患者的治疗是基于结肠传输试验和盆底检查的结果，图 149-3 详细说明了评估和治疗流程。

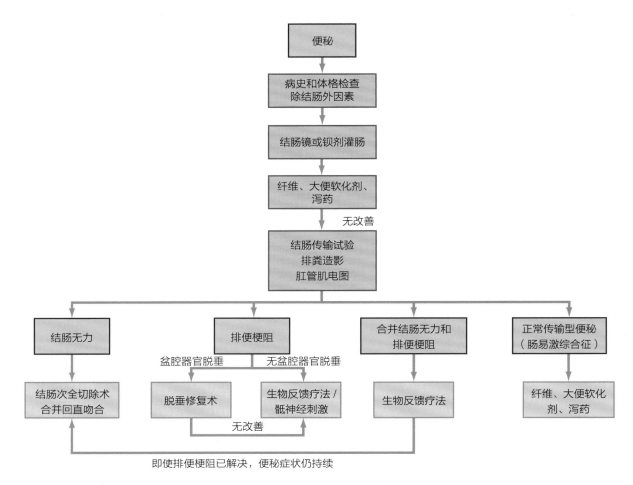

▲ 图 149-3　慢性便秘患者的评估和治疗流程

（一）外科治疗

1. 结肠无力　结肠传输异常但盆底生理结构正常，且保守治疗无效的患者可考虑外科治疗。外科方法治疗临床难治性便秘始于一个多世纪以前[58,59]。目前有三种治疗结肠无力的手术方式：结肠次全切除术加回肠 – 直肠吻合（IRA）、回肠 – 乙状结肠吻合、盲肠 – 直肠吻合（CRA）。现已有许多相关研究报道，但结果不尽相同（表 149-2）。尽管早期结果并不理想，但在过去几十年里，肛肠生理学检查技术的发展和应用使更好的结果成为可能。结肠次全切除术加回直吻合是目前治疗结肠无力的首选方法。Pikarsky 及其同事[95]利用电话随访，对 30 名至少随访了 5 年的 IRA 术后患者进行了评估。

所有患者都认为他们的治疗效果很好，尽管在这期间，6 名（20%）患者因小肠梗阻需住院治疗，其中 3 人（10%）需开腹手术。在该研究中，2 名患者（6%）仍需要辅助排便，1 名患者需使用泻药，2 名患者需要止泻药来控制排便频率。FitzHarris 等[99]报道了 75 名接受 IRA 治疗的患者。其中 81% 的患者对他们的排便频率感到满意；然而 41% 的患者有反复腹痛，21% 的患者有大便失禁。这种结果在长期随访中仍持续存在[101,102]。在一项平均随访时间达 11 年的研究中，Hassan 等[101]发现，85% 的患者对他们的肠道功能感到满意。

理论上结肠次全切除术加 CRA 具有保留回盲瓣以提高水分吸收的优点。然而，接受这种手术的患者可能会发生持续的盲肠扩张[70]。关于

表 149-2 结肠次全切除术治疗便秘的效果

作者，年份	患者数（女性占比 %）	平均年龄（岁）	随访时间（年）	钡剂灌肠	活检	非巨结肠		巨结肠	
						患者数（n）	成功率（%）	患者数（n）	成功率（%）
Watkins, 1966 [59]	3[a]（100）	43	0.7	是	是	—	—	3	100
Lane and Todd, 1977 [60]	3[a]（33）	46	2.2	是	是[b]	—	—	3	33
Smith 等，1977 [61]	1[a]（100）	18	3	是	是	—	—	1	100
McCready and Beart, 1979 [62]	6[a]（65）	32	2.4	是[b]	是[b]	—	—	6	100
Hughes 等，1981 [63]	17[a]（94）	35	—	是	是	10	80	7	100
Belliveau 等，1982 [64]	9[a]	—	5.4	是[b]		—	—	7	78
Klatt, 1983 [65]	9[c]（100）	39	2.1	是	—	3	100	6	100
Gilbert 等，1984 [66]	6[a]（86）	36	0.7	是	—	—	—	6	100
Keighley and Shouler, 1984 [67]	10[a]（100）	27	—	是	—	10	90	—	—
Preston 等，1984 [68]	8[a]（100）	26	5.7	是	是	8	63	—	—
Krishnamurthy 等，1985 [69]	12[a]（100）	33	—	—	—	12	100	—	—
Todd, 1985 [70]	16[a]	—	—	—	—	16	88	—	—
Barnes 等，1986 [71]	6[a]（43）	38	5	是	是	—	—	6	67
Roe 等，1986 [55]	7[a]	—	0.7	是	是	7	71	—	—
Beck 等，1989 [72]	14[a]（100）	41	1.2	是	是[b]	14	100	—	—
Gasslander 等，1987 [73]	6[a]（86）	37	2	是	是[b]	6	100	—	—
Leon 等，1987 [74]	13[a]（100）	31	2.6	是[b]	是	13	77	—	—
Walsh 等，1987 [75]	19[a]（86）	—	3.2	是[b]	是[b]	17	65	2	50
Akervall 等，1988 [76]	12[a]（100）	39	3.4	是	—	12	66	—	—
Kamm 等，1988 [77]	33[a]（100）	34	2	是	是	33	50	—	—
Vasilevsky 等，1988 [78]	51[a]（94）	45	4	是	—	24	71	14	93
Yoshioka 等，1989 [70]	40[d]（98）	35	3	是	是	32	58[e]	8	58[e]
Zenilman 等，1989 [80]	12[a]（100）	35	2	是[b]	是[b]	12	100	—	—
Coremans, 1990 [81]	11[a]（100）	46	3.8	是	是	10	60	1	100
Kuijpers, 1990 [82]	12[a]	42	—	—	—	12	50	—	—
Stabile 等，1991 [83]	11[a]（64）	43	7	是	—	—	—	11	100
Tajana 等，1990 [84]	7[a]	—	—	是	—	5	100	2	100
Pemberton 等，1991 [85]	38[a]（84）	40	—	是	—	38	100	—	—
Wexner 等，1991 [86]	16[a]（92）	45	1.2	是	是	16	94	—	—
Mahendrarajah 等，1994 [87]	9[a]（100）	38	1.3	—	—	9	88	—	—

表 149–2　结肠次全切除术治疗便秘的效果（续）

作者，年份	患者数（女性占比 %）	平均年龄（岁）	随访时间（年）	钡剂灌肠	活检	非巨结肠 患者数（n）	非巨结肠 成功率（%）	巨结肠 患者数（n）	巨结肠 成功率（%）
Stewart 等，1994[88]	1[a]	11	2	—	—	—	—	1	100
Takahashi 等，1994[89]	38[a]	—	3	是	是	37	97	—	—
Piccirillo 等，1995[90]	54[a]（78）	49	2.2	是	是	54	94	—	—
Redmond 等，1995[91]	34[a]（92）	43	7.5	是	—	34	90[f,g]	13	—
Lubowski 等，1996[92]	59[a]（55）	42.3	3.6		是[b]		35		96
Nyam 等，1997[93]	74[a]（68）	43	5	是[b]			72		96
Bernini 等，1998[94]	106[a]（98）	41	6.5	是		106	74		
Pikarsky 等，2001[95]	30[a]（21）	—	9.8	—	—	30	100		
Fan and Wang, 2000[96]	24（79）	37	1.9	是	—	24	87.5		
Sarli 等，2001[97]	26[h]	40	1			10	100		
Verne 等，2002[98]	13[a]	22.9	—	是	是	13	92		
FitzHarris 等，2003[99]	75	—	3.9	—	—	75	92		
Glia 等，2004[24]	14	46	5	是	是[b]	14	100		
Thaler 等，2005[100]	17（100）	47	4.8			17	100[f]		
Hassan 等，2006[101]	110（95）	40	11	是[b]	是[b]	104	98		
Zutshi 等，2007[102]	69（97）	38	11	—	—	69	77		
Hsiao 等，2008[103]	44（100）	29	1			39	88		
Reshef 等，2013[104]	144（99）	40	3.5			128	89		
Li 等，2014[105]	72（81）	49	5.25			63	87.5		

a. 回直或回乙吻合
b. 并非所有患者
c. 回乙吻合
d. 34 例回乙吻合、5 例盲直吻合、1 例回直吻合
e. 盲直吻合
f. 结肠无力
g. 胃肠疾病
h. 全面成功

改编自 Pfeifer J，Agachan F，Wexner SD：Surgery for constipation：A review. Dis Colon Rectum 1996；39：444.

CRA 效果的大多数研究均规模较小。Yoshioka 和 Keighley[79] 对 5 名接受 CRA 和 34 名接受 IRA 治疗的患者的疗效进行了比较研究，结果发现治疗成功率在两者之间没有差异。Sarli 等[106] 报道了一组 26 例患者的研究，在 1 年的随访中，患者的平均每日排便次数为 1.7 次，26 名患者都对手术效果感到满意。Marchesi 等[107] 报道了 29 例接受 CRA 治疗的患者的研究，结果发

现其与 IRA 的已发表研究的疗效类似。

由于部分患者在结肠次全切除术后可能会出现腹泻或排便次数增加，因而有研究者提出采用结肠部分切除术来避免这些不必要的不良反应。然而，这些手术的结果并不理想，总体成功率不到 70%。此外，在多达半数患者中，剩余的结肠会发展成巨结肠。

腹腔镜在许多结直肠疾病手术中的应用已经非常普遍。一些研究也已报道了腹腔镜在结肠无力治疗中的应用[103,108-112]。Ho 等[109] 对 7 例接受腹腔镜辅助结肠切除术和 17 例接受开腹结肠切除术的患者进行了比较。结果显示腹腔镜组的手术时间明显延长，但两组患者肠道功能的结果相同。两组的并发症和住院时间也无显著差异；然而，接受开腹手术的患者对切口的美观效果的满意度较低。也有研究报道了腹腔镜手术的肠道功能结果，这些结果与开腹结肠切除术的结果类似。

无论选择何种手术方式治疗便秘，患者必须理解它的风险。除了常规风险，如吻合口瘘和术后肠梗阻，还有一些是治疗便秘的结肠切除术的特有风险。特别是，虽然排便频率可能会得到改善，但腹胀、疼痛、恶心及其他症状也可能会持续存在，甚至会进一步加重。此外，术前没有这些症状的患者可能在术后出现这些症状。对于任何便秘患者，如果没有认识到手术并不一定有助于改善这些相关症状，均不应行结肠切除术。此外，患者还必须意识到手术后随时可能需要进行造口[113,114]。有不切实际预期的伴精神症状的患者，不管生理学检查结果有多适合做手术，均不应行外科治疗。

对于希望避免行结肠切除手术的患者，另一种选择是顺行性结肠灌洗术（antegrade colonic enema，ACE）。该方法包括阑尾造口术或盲肠留置管，患者可通过其进行水灌肠（可达每天 2L）。这种方法最开始应用于儿童的大便失禁的治疗，后来也用于便秘的治疗[115]。Worsoe 等[116] 评估了 41 名接受 ACE 治疗的患者，随访 3 年后 61% 的患者对治疗效果感到满意或非常满意。其他研究者也得到了类似的结果，然而有相当数量的患者可能会出现造口部位渗漏或造口狭窄，导致治疗失败[117,118]。

2. 盆腔出口梗阻　乙状结肠疝可引起排便梗阻，特别是对于曾接受过子宫切除术的患者。盆腔出口梗阻的机制被认为是由疝内容物的壁外压迫和乙状结肠肠襻的壅积而导致的直肠壁塌陷。Jorge 等[119] 根据乙状结肠最低部位的下降程度，制定了乙状结肠疝的分级系统：一度，耻骨尾骨线以上；二度，耻骨尾骨线以下、坐骨尾骨线以上；三度，坐骨尾骨线以下（图 149-4）。一度和二度乙状结肠疝可能是正常的解剖变异，尽管未排空的乙状结肠疝可能是排便不尽感的原因。一度和二度乙状结肠疝可进行生物反馈治疗等保守治疗，而三度乙状结肠疝患者可能会从手术治疗中获益。

Jorge 等[119] 报道了他们治疗 9 例一度乙状结肠疝、7 例二度乙状结肠疝和 8 例三度乙状结肠疝患者的经验。16 例（67%）患者患有排便梗阻。在 8 例三度乙状结肠疝患者中，有 5 例患者行结肠切除术（行或不行直肠固定术），而另外 3 例则采用保守治疗。在 7 例二度乙状结肠疝患者中，1 例行结肠切除术，其余 6 例均为保守治疗；9 例一度乙状结肠疝患者均采用保守治疗。所有接受结肠切除术的患者治疗后症状均得到改善，但 18 例行保守治疗的患者中只有 6 例（33%）症状得到改善。此外，全部 5 例行结肠切除术的三度乙状结肠疝患者在平均 23 个月的随访期内均报告症状有得到改善，这一结果支持了三度乙状结肠疝行外科治疗的临床价值。

直肠前突，即排便时直肠壁突入阴道。常见于健康女性[120]，但也与多产[121]、产伤及 PPC 有关[122]。直肠前突可分为高位（通常是由于阴道壁上 1/3 及主韧带和子宫骶韧带的拉伸或断裂所致）、中位（通常是由于分娩后盆底支撑力减弱所致）和低位（通常是由于会阴体

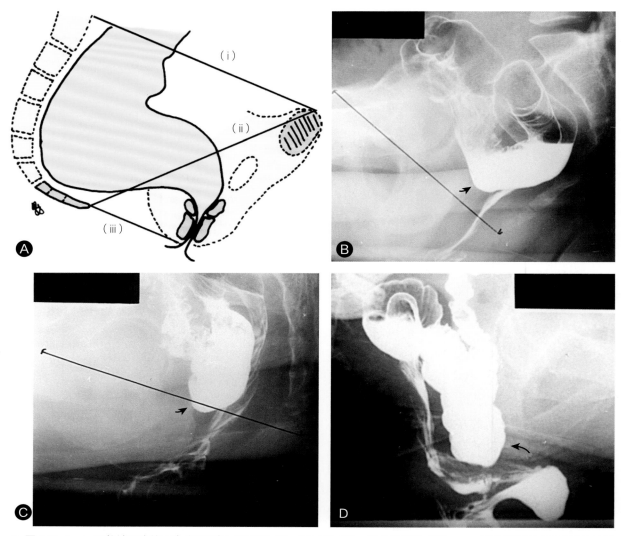

▲ 图 149-4　**A.** 乙状结肠疝的三度分级图解：耻骶线（ⅰ），耻尾线（ⅱ），坐骨尾骨线（ⅲ）；**B.** 一度乙状结肠疝是指乙状结肠的最低部位下降至耻尾线以上；**C.** 二度是指下降至耻尾线以下、坐骨尾骨线以上；**D.** 三度是指下降至坐骨尾骨线以下

缺损造成）。

　　直肠前突的临床意义尚不确定。直肠前突可能导致轻至重度直肠肛门症状，如会阴压迫感、阴道内囊袋感或需要手指伸入直肠或阴道辅助排便[36]。在笔者所在机构，一般根据患者直肠前突的大小（＞2cm），排粪造影时直肠是否排空，以及是否需要手法辅助或会阴支持来排空直肠，来决定是否需行手术治疗（图 149-5）。直肠前突可经阴道[123,124]或经直肠[125-127]入路进行修复。总体手术成功率在65%～100%。

　　直肠套叠是直肠向肛缘内折，但不超过肛缘。虽然直肠套叠在排粪造影时常见（图 149-6），但它通常不会引起便秘。治疗应包括摄入充分的纤维素，应用灌肠或泻药以帮助排便，以及生物反馈治疗。包括直肠固定术在内的外科修复手术的长期疗效不佳[128,129]。Choi 等[130]对采用保守饮食疗法、生物反馈治疗和手术治疗的直肠套叠患者进行了比较研究。结果发现，尽管术后有 60% 的患者的症状有所改善，但也有一半的患者出现了新的症状，如直肠出血或疼痛、排便不尽感和水样便。此外，与单纯高纤维素饮食疗法相比，接受生物反馈治疗的患者的每周排便次数有明显改善。

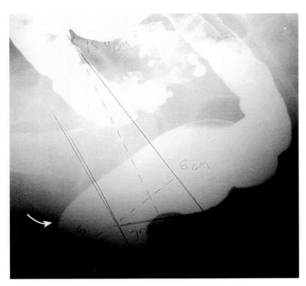

▲ 图 149-5　未排空的直肠前突（箭）

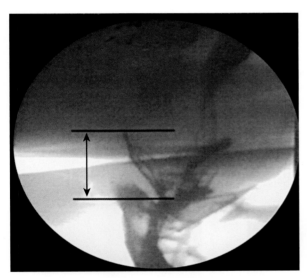

▲ 图 149-6　直肠套叠

Longo 于 1998 年介绍了一种治疗排便梗阻的外科技术，即经肛吻合器直肠切除术（STARR）。STARR 手术切除任何内脱垂的直肠，从解剖学上矫正直肠前突（如果有的话），并重建直肠壁的连续性。其目的是恢复正常的解剖结构，减少直肠容积，恢复正常的顺应性。手术通过两次激发环形吻合器，折叠直肠前壁和后壁。

Boccasanta 等[131] 对 90 名接受 STARR 手术的患者进行了评估。经过 1 年随访，81 例患者感觉满意，而 4 例效果较差。STARR 手术最常见的并发症有尿急（17.8%）、尿失禁（8.9%）、尿潴留（5.5%）、出血（4.4%）和肛门狭窄（3.3%）。Ommer 等[132] 报道了连续 14 名患者在平均 19 个月的随访中均取得了较好的手术疗效，便秘评分显著降低。Gagliardi 等[133] 开展了一项回顾性研究，评估了 123 名接受 STARR 手术的患者。在平均 17 个月的随访中，65% 的患者主观症状得到改善。然而，直肠前突的复发率为 29%，直肠内套叠复发率为 28%，19% 的患者需再次手术。其他研究者也报道了类似的结果[134-136]。

Stuto 等发表了 2171 例因排便梗阻而接受 STARR 手术患者的数据。经过 12 个月的随访，研究发现患者的便秘和生活质量评分得到显著改善（$P < 0.0001$）[137]。Kohler 及其同事在中位随访时间为 39 个月的 80 名患者中对其治疗效果进行了评估[138]。在该研究中，患者治疗成功率为 77.5%，尽管 18% 的患者的症状并没有得到持续性改善。Cleveland 便秘评分的平均分数，在 24 个月时从最初的 9.3 分下降到 4.6 分，但是在 4 年后又回升至 6.5 分。

骶神经刺激（SNS）也被用于治疗便秘。盆底肌与结直肠传输之间的作用机制尚不完全清楚。研究者在合并尿失禁的患者中观察研究了 SNS 对慢性便秘的疗效[139]。Ganio 及其同事[140] 研究发现，直肠排空障碍和排便不尽的患者可以从 SNS 中获益，且与排便频率无关。研究者在 10 例患者体内放置了骶神经刺激器，结果发现排便梗阻、排便失败次数及排便所需时间均显著减少，且所有的症状改善在电极移除后都消失了。Kenefick 及其同事[141] 纳入分析了排便频率低和排便费力的患者，并发现患者的排便频率和生活质量都得到明显的改善。这些研究结果均推荐应用 SNS，且 SNS 可以改善这两种不同类型便秘的症状。

Tomas 及其同事对 68 名因便秘接受 SNS 治疗的患者进行了回顾性研究。在第一次随访时，患者的 Cleveland 便秘评分显著改善，从平均 17 分降至 10.2 分[142]。其他研究报道的治疗成功率为 42%～95% 不等[143-147]。便秘目前在美国仍不是美国食品和药物管理局批准的 SNS 适应证。

3. 耻骨直肠肌反常收缩（PPC） 正常的排便机制包括肛门外括约肌和盆底肌肉的自主放松，从而增大肛直角。但排便过程中耻骨直肠肌无法松弛或反常收缩会导致排便梗阻[148]，这种情况称之为 PPC。它又被称为盆底失弛缓症、耻骨直肠肌失弛缓症、盆底痉挛综合征和直肠性排便梗阻。其病因尚不清楚，可能涉及广泛的盆底功能障碍，此外心理作用的影响也很大[149]。患者通常主诉排便费力、里急后重、排便不尽感，经常需要使用栓剂、灌肠或手指来辅助排便。

排粪造影（图 149-7）和肌电图（图 149-8）联合评估耻骨直肠肌功能，可诊断 PPC。单独使用一种检查方法并不总能明确诊断（患者的自我抑制可能会导致排粪造影时盆底失弛缓）[148]，在肌电图检查中疼痛也可导致类似的效应[67]，这两种情况都会导致假阳性结果。Jorge 及其同事[37] 在对 112 例便秘患者的前瞻性研究中评估了排粪造影和肌电图诊断 PPC 的价值。该研究发现，肌电图的敏感度为 67%，阳性预测值为 70%，特异度为 83%；而排粪造影的敏感度、阳性预测值和特异度分别为 70%、66% 和 80%。作者得出结论，尽管这些参数在这两种检查中都不理想，但排粪造影可能是一种相对更好的检查方法，因为它能够检测出其他相关的异常。此外，在正常

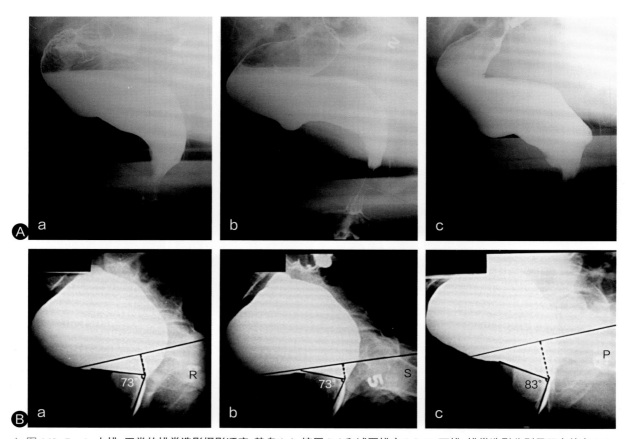

▲ 图 149-7　**A.** 上排，正常的排粪造影摄影顺序：静息（a）、挤压（b）和试图排空（c）；**B.** 下排，排粪造影分别显示在静息（a）、挤压（b）和试图排空（c）时出现的耻骨直肠肌反常收缩。通过对比这些排粪造影图像，可见正常的排便顺序包括肛管缩短和肛直角变平合并钡剂的排出。相比之下，耻骨直肠肌反常收缩时封闭的肛管的长度和肛直角均维持不变，或者在某些情况下，通过更长、更封闭的肛管和更尖锐的肛直角来强化这些特征

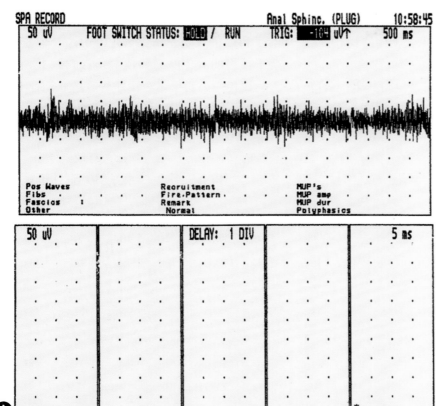

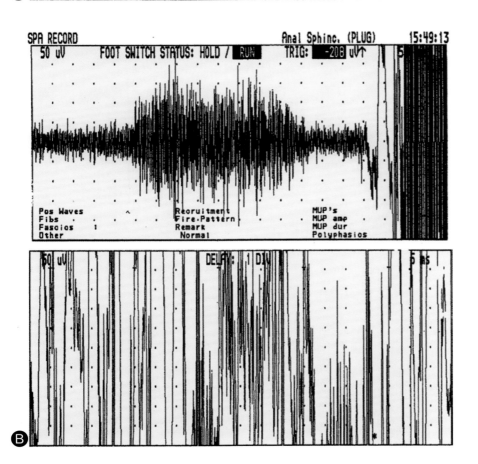

◀ 图 149-8　**A.** 试图排空时的正常肌电图，与耻骨直肠肌反常收缩（**B**）时进行比较；**B.** 在试图排空的过程中，耻骨直肠肌反常收缩时肛门外括约肌和耻骨直肠肌的募集增加。正常状态下可见肛门外括约肌和耻骨直肠肌适当松弛

对照中也存在耻骨直肠肌不能松弛的现象[150]。因此，PPC 的诊断必须与临床表现及多于一项生理学检查的结果相一致。

因 PPC 有强烈的心理因素参与其中，故可采用盆底再训练和生物反馈来进行治疗。该方法治疗 PPC 的成功率在 29%～100%，具体效果取决于使用的具体序列和技术（表 149-3）。也有人尝试使用外科手术分离耻骨直肠肌治疗 PPC。

表 149-3　生物反馈治疗盆底功能障碍的成功率

作者，年份	患者数	平均年龄或年龄范围（岁）	诊　断	治疗方法	成功率（%）
Wald 等，1987[151]	9	6—15	耻骨直肠肌反常收缩	测压法	67
Bleijenberg and Kuijpers, 1987[152]	10	19—48	耻骨直肠肌反常收缩	肌电图	70
Keren 等，1988[153]	12	8.3	耻骨直肠肌反常收缩	测压法	100
Loening-Baucke, 1990[154]	22	5—16	大便失禁	肌电图	77
Loening-Baucke, 1991[155]	38	6—15	大便失禁	肌电图	37
Lestar 等，1991[156]	16	42	耻骨直肠肌反常收缩	测压法 / 球囊法	44
Kawimbe 等，1991[157]	15	45	耻骨直肠肌反常收缩	肌电图	87
Dahl 等，1991[158]	14	6—60	耻骨直肠肌反常收缩	肌电图 / 球囊法	93
Turnbull and Ritvo, 1992[159]	7	29—42	耻骨直肠肌反常收缩	测压法	71
Wexner 等，1992[160]	18	67	耻骨直肠肌反常收缩	肌电图	89
Benninga 等，1993[161]	29	5—16	大便失禁	测压法	55
Bleijenberg and Kuijpers, 1994[162]	11	35	耻骨直肠肌反常收缩	肌电图	73
Papachrysostomou 等，1994[163]	22	42	耻骨直肠肌反常收缩	肌电图 / 球囊法	86
Cox 等，1994[164]	13	7	大便失禁	肌电图	90
Siproudhis 等，1995[165]	27	46	耻骨直肠肌反常收缩	测压法 / 球囊法	52
Gilliland 等，1997[166]	194	71	耻骨直肠肌反常收缩	肌电图	29
Karlbom 等，1997[167]	29	46	耻骨直肠肌反常收缩	肌电图 / 球囊法	43
Glia 等，1997[168]	26	55	耻骨直肠肌反常收缩	肌电图 / 球囊法	58
Weisel 等，2000[169]	13	38	耻骨直肠肌反常收缩	肌电图 / 球囊法	38
Lau 等，2000[170]	108	66	耻骨直肠肌反常收缩	肌电图	55
Battaglia 等，2004[171]	24	27—54	耻骨直肠肌反常收缩	肌电图	50
Chiarioni 等，2006[172]	54	33	耻骨直肠肌反常收缩	肌电图	90
Heymen 等，2007[173]	30	50	耻骨直肠肌反常收缩	肌电图	70
Rao 等，2010[174]	26	48	耻骨直肠肌反常收缩	肌电图	50
Faried 等，2010[175]	20	40	耻骨直肠肌反常收缩	测压法 / 球囊法	50
Hart 等，2012[176]	21	50	耻骨直肠肌反常收缩	测压法 / 球囊法	*

*. 便秘严重程度评分改善 35%

然而，不论分离的是肌肉的后侧还是外侧，排便梗阻的症状并未得到改善，而包括大便失禁在内的多种并发症会在大量患者中发生[77,177]。

（二）盆底再训练与生物反馈

生物反馈是基于患者教育可便于使其认识到既往未曾意识到的身体机能。生物反馈可以利用不同的电子设备将对身体功能的控制转化为视觉或听觉刺激。电信息和静水压信息以一种可以让患者更好地理解收缩和放松过程的形式呈现。基于压力的（测压）和基于电信号的（肌电图）系统均已被使用[151,153,159,178]。Heymen等[179]进行 Meta 分析发现，基于压力的生物反馈的平均成功率为78%，而肌电图反馈的平均成功率仅为70%。而且，使用肛管内或肛周肌电图传感器的成功率则没有显著差异。这些方法也被与直肠感觉训练相结合[151,178]，后者可以训练那些直肠急迫感知能力差的患者，教导他们感知逐渐减少的直肠扩张容积。除了以上方法，还可采用能在家庭使用的便携式设备，这样就可以在一个友好、熟悉的环境中进行训练[156,157,159,160]。生物反馈训练由3～10次在生物反馈治疗师监督下完成的时长达 1h 的训练组成。患者还被指导每天记录排便、服药、灌肠、泻药或手指辅助排便使用情况。训练是在门诊进行的，患者需在插入肛塞后穿好衣服坐在椅子上。患者训练去感知三个事件：休息、推压和挤压。推压练习只能在生物反馈治疗期间的监督下进行，而挤压和休息练习（凯格尔运动）也应该在家里进行。出院条件包括肌电图显示盆底肌肉组织得到控制、泻药的使用减少、便秘的客观解决（根据排便习惯日志所提示）。Gilliland 等[166]对 194 名接受生物反馈治疗的患者的预后进行了回顾性研究；自动出院的患者的治疗成功率仅为29%，而经治疗师同意医嘱出院的患者的治疗成功率为63%（$P < 0.0001$）。在包括症状持续时间、年龄、性别和其他多个变量的多因素分析中，自动出院率是预测治疗成功率的唯一预测因子。生物反馈治疗的结果同时取决于患者的预期和治疗师的专业程度。

尽管一些小样本的研究已经证明，生物反馈治疗后患者的病情有所改善，但最近一个包含 17 项研究的 Meta 分析结果显示，没有充分的证据来证实生物反馈的疗效[180]；许多临床试验的方法学质量较差，因而迫切需要一些设计良好、采用有效结局指标和长期随访的随机对照试验。尽管如此，生物反馈疗法目前仍然是治疗盆底疾病继发性便秘的一线治疗方法。

对于不能从生物反馈治疗中获益的患者，已有报道可以使用 A 型肉毒杆菌毒素（BTX-A）来治疗 PPC[181-184]。这种强效神经毒素可以通过突触前抑制乙酰胆碱的释放，进而引起肌肉麻痹。Joo 及其同事[182]对一组 4 名诊断为 PPC 所致顽固性便秘的患者进行了为期 3 个月的 BTX-A 注射治疗（最多注射 3 次）。方法是在肌电图引导下，向耻骨直肠肌左右两侧注射 BTX-A。所有患者的便秘症状在注射 BTX-A 后 2～4 天内均得到缓解，且无任何局部或全身不良反应。然而，在注射 BTX-A 3 个月后，4 名患者中有 2 名出现症状反复。Maria 等[183]的研究发现，在注射 30U 的 BTX-A 后，15 名患者中有 13 人病情改善。然而，改善仅平均维持了 5 个月，即需要再次注射 BTX-A。

四、结论

尽管只有极少数患者可以从外科治疗中获益，但对潜在的患者必须进行全面的评估，以确保既能纳入合适的候选患者，也能排除不合适的患者[185]。此外，需要对这些患者的心理状况进行详尽评估，他们往往需要接受这方面的治疗。通过仔细的检查和筛选，90% 以上的患者可以获得满意的疗效。然而，患者必须明白，虽然排便频率会得到改善，对泻药的依赖性将被消除或显著减少；但其他症状，如腹胀和疼痛，仍可能会持续、新发甚至加重。患者还必须明白，他们最终可能需要进行造口。

第 150 章
盆底功能障碍
Pelvic Floor Dysfunction

Matthew Silviera　Deborah S.Keller　**著**

李　丽　曹务腾　**译**　王　琛　窦若虚　**校**

摘要　盆底功能障碍包括一系列影响正常排便、储便、控便及会阴痛的情况。分娩、肥胖、放射、外科手术及涉及骨盆的创伤都可能导致盆底功能障碍。真实的发病率是未知的，但该病在两性中都很常见。许多患者同时患有不止一种盆底功能障碍。通过多学科方法正确评估、诊断和管理患者是必要的。在治疗起效和明显改善生活质量之前，对患者的症状进行正确的研究和定义是必须的。

关键词：盆底；便秘；排便；脱垂；性交困难；失禁

盆底的解剖学结构是前方以耻骨为界，后方以骶骨为界，两侧为坐骨和髂骨，腹膜为上界，下界是肛提肌和尾骨肌构成盆膈[1]。在功能上，盆底支持着盆腔脏器，帮助维持最佳腹内压力，为一部分泌尿和肠道系统提供储存和维持自制功能[2]。

盆底功能障碍是一个广义的术语，涵盖所有影响正常排便、肠道储存、自制或引起会阴疼痛的情况。这一系列包括盆腔器官脱垂、肠道和（或）膀胱储存和排泄功能失调及慢性区域疼痛。盆底有三个腔室：前盆（膀胱、尿道）、中盆（阴道、子宫颈、子宫）、后盆（直肠）。构成盆底的复杂的肌肉和筋膜结构支撑着盆底三个腔室，一处或多处肌筋膜损伤会导致整个盆底功能障碍。盆底功能障碍有确定的损伤原因和危险因素，包括怀孕和分娩、衰老、肥胖、更年期、雌激素过少、遗传因素、吸烟、盆腔手术史及导致盆底肌肉组织神经损伤的药物[3-5]。

盆底疾病的确切患病率尚不清楚，原因是漏诊、误诊和缺乏一致的定义。据报道，多达67% 的女性至少患有一种盆底疾病，许多人有一个以上的腔室有疾病[6]。此外，盆底功能障碍不仅局限在女性，报道中男性发病率为 5%[5]。据估计每个亚型的患病率如大便失禁为 24%，尿失禁约 50%，慢传输便秘有 33%，出口梗阻便秘为 27%[5-10]。由于报道和诊断的困难，强调需要进行多学科的评估和治疗，因为单一的评估可能会将多系统的问题看作是单系统而进行诊断和治疗。

一、评估

评估盆底功能障碍需要多学科合作，包括结直肠、妇科、放射科和泌尿科团队。与任何评估一样，这都要从详细的病史和体格检查开始。

（一）病史（框 150-1）

病史应包括现症状、发病、持续时间、频率、严重程度、加重或缓解因素的详细情况，还应包括完整的药物史、生产史（女性）和手术史。生产史应包括目前的妊娠状况、未来的妊娠计划、分娩时孩子的大小、创伤性分娩，以及需要进行会阴切开术或修复。患者的体重指数（BMI）及最近的体重增加或下降应该记录下来。目前的药物治疗方案应记录。社会史包括精神病、性和躯体虐待，因为它们与排便困难有关并且影响患者对症状的感知[10]。排便情况需要详细记录，包括排便频率、每次排便时间、排便费力程度、排便疼痛、排便姿势和手助排便及导致排便时间延长的因素。大便性状会影响便失禁和便秘的严重程度，可以使用布里斯托尔粪便性状量表进行分级[11]（图 150-1）。经过验证的评分系统包括了临床病史的主观和客观量表、Wexner 失禁评分、Cleveland 便秘评分、美国结直肠外科医师协会（ASCRS）大便失禁评分、ASCRS 大便失禁生活质量评分、圣马克失禁评分、便秘患者的 PAC-SYM 评估、大便失禁生活质量量表等[12-18]。

从这些患者中提取病史时，最重要的问题之一是了解患者为什么寻求帮助，以及他们的问题在多大程度上影响了他们的生活质量。当你发现一个盆底疾病患者，你必须询问每个具体项目（框 150-2）。

排便自制是由大便体积、大便性状、直肠感觉、直肠容量和肛管静息张力相互作用来维持的。这些因素的任何异常都会导致大便失禁。重要的是要了解大便失禁是其他疾病的征兆或症状，而不是明确的诊断。大便失禁可由多种不同的原因造成，包括分娩损伤、绝经后改变、肛门直肠手术、神经系统障碍、便秘、腹泻和炎症性肠病[19-21]。急迫性大便失禁是由直肠储存功能异常导致，这可能因突然增加的大量粪团或直肠顺应性降低不能保留大便。患者同时存在两个问题，需要仔细询问病史来区分排便过程中发生的情况。病史应该包括影响维持排便自制的任一干扰因素。饮食变化、近期体重的变化、药物和胃肠道手术会影响大便体积和性状。低位脊髓损伤、创伤和肛门直肠手术可影响直肠感觉。直肠容量可因年龄、盆腔放疗、

框 150-1 　盆底疾病病史的要素
● 目前的疾病
● 症状持续时间和诱发因素
● 药物
● 手术
● 生产史和外伤史
● 社交、精神、性生活
● 详细的排便状态及功能
● 适当有效的生活质量和症状评分系统

框 150-2 　盆底疾病专用病史问卷
● 盆腔压力？
● 盆腔不适？
● 有下坠感？
● 膀胱排空困难？
● 漏尿？
● 需要穿衬垫？
● 不敢外出？
● 需要努挣？
● 需要手推会阴 / 阴道壁？
● 直肠排空困难？
● 气体、液体和（或）固体粪便失禁？
● 性生活时有松弛或不适感？
● 合并的其他疾病？
● 无法承担正常的日常活动？

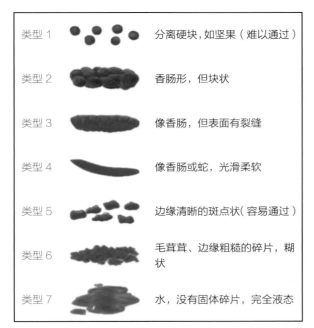

类型 1		分离硬块，如坚果（难以通过）
类型 2		香肠形，但块状
类型 3		像香肠，但表面有裂缝
类型 4		像香肠或蛇，光滑柔软
类型 5		边缘清晰的斑点状（容易通过）
类型 6		毛茸茸、边缘粗糙的碎片，糊状
类型 7		水，没有固体碎片，完全液态

▲ 图 150-1　布里斯托尔粪便性状量表

引自 Lewis SJ，Heaton KW.Stool form scale as a useful guide to intestinal transit time. Soand J Gastroenterol. 1997；32：920.

直肠低位前切除、炎症和肛门直肠手术而受损。基线静息压力可以随着阴道分娩、肌肉创伤和痔疮而降低。在询问失禁时，医生需要确保没有肿块或感染。大多数严重大便失禁的患者需要肛门内超声来观察括约肌解剖结构，以及生理检测测定感觉、张力和功能。

便秘是一种常见的症状，影响到大约 20% 的美国人[22]。医生按频率定义便秘，以每周自发排便少于 3 次作为诊断依据，而患者可能根据大便性状、排便不尽感、排便费力程度和便意急迫感来定义便秘[23-25]。由于便秘是一种以症状为基础的疾病，其定义是主观的，因此病史尤为重要[25-26]。它可能源于结肠或肛门直肠的功能、结构或代谢问题。在诊断便秘之前，必须排除恶性肿瘤或先天性巨结肠病等导致的结肠梗阻。在便秘患者中，可分型为由于结肠运动不规律导致的慢传输型，或肛门直肠排便功能不协调导致的出口梗阻型。罗马标准是以共识衍生的标准化的便秘诊断标准，对许多功能性胃肠疾病的诊断具有灵敏性和特异性[26-28]。罗马Ⅲ的便秘标准要求至少满足以下两个标准：①≥ 25% 排便费力；②≥ 25% 排便为干球便或硬便；③≥ 25% 有排便不尽感；④≥ 25% 有肛门直肠排便梗阻 / 阻塞感；⑤≥ 25% 排便需要手法辅助；⑥每周排便少于 3 次（框 150-3）。罗马Ⅳ诊断问卷最近得到了验证，并进一步将阿片类药物诱导的便秘和肠易激综合征便秘排除在功能性便秘的诊断之外[28]。出现便秘的患者会有多种症状，收集应以所描述的症状和最近的药物 / 手术情况为指导，来制定治疗方案。一份关于饮食摄入、排便频率、大便性状和相关症状的肠道日记有助于患者和医生制定治疗计划。对于最近有排便习惯改变或大便出血，特别是年龄超过 50 岁患者，应考虑进行结肠镜检查。

（二）体格检查（框 150-4）

详细的历史采集后，应该逐项进行体格检查。进行常规体格检查，可以发现导致患者症

框 150-3　罗马Ⅲ功能性便秘诊断标准
症状持续≥ 3 个月，诊断前≥ 6 个月出现症状
• 费力 *
• 干球状便或硬便 *
• 排便不尽感 *
• 肛门直肠阻塞感 *
• 需要手辅助排便 *
• 每周排便少于 3 次
• 不使用泻药则很少出现稀便
• 不满足肠易激综合征的诊断标准（便秘亚型）

*. 症状出现≥ 25%

改编自 Longstreth GF，Thompson WG，Chey WD，Houghton LA，Mearin F，Spiller RC. Functional bowel disorders. Gastroenterology. 2006；130：1480.

状的任何系统性疾病，包括触诊患者淋巴结群和评估甲状腺。推荐的血液检查包括完整的代谢检查、钙、血糖和甲状腺激素水平。

腹部检查包括记录以前的手术瘢痕。需要注意腹部膨隆和肿块。

简单检查会阴区域也可以提供信息。检查是否有瘢痕、抓痕、红斑、沾污内裤、括约肌形状、会阴体、任何炎症性肠病的皮赘和表现、会阴扁平、痔疮或明显的直肠脱垂。让患者努挣评估盆底下降和脱垂。为了充分评估脱垂，患者应该在厕所或马桶上模拟排便。

会阴的检查，包括静息状态及力排状态。盆腔器官脱垂应在力排状态下完成，并使用有效的工具，如盆腔器官脱垂定量系统（POPQ）或 Baden-Walker 系统进行分级[29]。

肛门检查包括观察瘢痕和评估压力，指诊记录任何明显的肛门病理性改变，包括肿块、括约肌压力（静息时和缩榨时）、肌肉量和明显可及的括约肌缺损。

直肠检查应包括对静息张力，主动收缩和放松肛门括约肌能力的临床评估。评估盆底功能障碍，如用力后盆底下降、直肠膨出或膀胱膨出、直肠壶腹部大便的体积和性状都应记录。大便的量和性状应也需要记录。肛提肌和耻骨直肠肌也应评估。区分括约肌收缩和耻骨直肠运动是很重要的。应进行直肠镜检查，以帮助

排除肿瘤或未被确诊的肠道炎症情况，也可能识别孤立性直肠溃疡、痔疮和肛裂。基于体格检查结果，进行肛门镜和乙状结肠镜检查也可以帮助确诊。

框 150-4　体检要素
• 一般情况
• 腹部
• 会阴
• 阴道
• 肛门
• 直肠

（三）评估

在进行任何侵入性检测之前，所有育龄女性都要考虑妊娠检测。甲状腺和钙水平被认为是肠道疾病的代谢病因。结肠镜检查和胃肠对比造影研究可以排除功能性病因、炎症性肠病和恶性肿瘤。腹泻患者可考虑大便微生物检查和培养，结肠镜检查和转诊胃肠疾病医师。

1.肛门直肠测压　肛门直肠测压（ARM）是一种测量肛门直肠在静息状态和受刺激后出现的压力和反射的技术。ARM用于评估便失禁，可确定是否存在括约肌缺损并将以量化，评估便秘和慢性盆腔疼痛综合征确定是否存在压力异常，并可诊断先天性巨结肠病，其特异性表现是直肠肛门抑制反射（RAIR）消失。还能用于肛门直肠手术或低位盆腔吻合术前测定基线值。由于对操作者有依赖性和对结果解读的不一致性，ARM在临床实践中的应用目前备受争论。球囊逼出试验是目前诊断排便不协调的最佳方式[30]。该检查通过"固定"或连续的拖出实现。

(1) 设备：ARM设备由几个基本的部分组成：导管电极、传感器、记录仪和用于注水的液压泵。尽管ARM有不同的系统、导管和技术，但评估盆底的具体参数相同。ARM可使用水灌注或固态导管电极进行。导管可以采用顶部开口或侧方开口。最常用的类型是水灌注侧开口

导管，它相对便宜、耐用且使用方便。使用该导管，水均匀地通过侧孔灌注，来自括约肌的阻力会施加在侧孔上。最简易的导管在同一水平面上有四个侧孔，环周排列可反映出肛管的不对称情况。在导管顶端连接一个球囊，从导管中心孔对球囊充气，可引起直肠反射及感觉。每个侧孔都有一个独立的通道，通过传感器将水压传递感应。对于固态导管，传感器位于导管上的同一水平处，并在导管顶部连接一个球囊。充气时，位于顶部球囊内的传感器可感受到直肠内的压力。传感器连接计算机即可显示所测量的压力数据和图像。固态导管昂贵且易损坏，但它结果最准确且可重复。传感器是水灌注测压系统的重要组成部分，将机械水压转换为传感器中的电信号。每个灌注通道都有一个侧孔连接到传感器，当水通过侧方通道灌注同时将压力传递回传感器。在水灌注测量时，灌注泵是一个重要部分。水可以选定的速度通过管中的每个独立的侧方通道，当水流经顶端处侧孔时即可测量压力的变化。记录仪通常带有一个小型放大器的计算机系统。在进行测量时，由专门软件通过图表、表格和图像形式在显示器上可反映测量的压力情况。

(2) 读数：ARM主要测量肛门直肠远端5cm，包含了括约肌部分。最常测量的数据包括静息压、收缩压和排便压、直肠肛门抑制反射、直肠感觉和顺应性和球囊逼出试验。这些指标可以确定基线压力强度和最大收缩力、感觉、识别能力、顺应性、疲劳度和异常收缩。通常很难将耻骨直肠肌从肛门外括约肌（EAS）中分辨出来。尽管这样，可根据静息压和收缩压，对内括约肌和外括约肌单独进行分析。静息压力反映了内括约肌的功能，因为55%～85%的静息压由该肌肉所致。收缩压力反映了外括约肌的功能[31]。由于方法缺乏标准化，正常值的范围在实验室之间有所不同；一般正常基线静息压力为40mmHg，正常收缩压力为静息压力的2倍，或80mmHg（图150-2）。直肠感觉可

| 平均静息压力（mmHg） | | | | | | |
	后方	右侧	前方	左侧	最大	平均	高压带
60cm	53	70	41	62	70	57	×
50cm	61	69	34	65	69	57	×
40cm	59	62	32	58	62	53	×
30cm	65	70	47	60	70	60	×
20cm	69	98	83	99	99	87	×
10cm	55	87	70	82	87	73	×

| 收缩增量（mmHg） | | | | | | |
	后方	右侧	前方	左侧	最大	平均
60cm	67	60	43	56	67	57
50cm	48	30	30	35	48	36
40cm	57	52	51	52	57	53
30cm	57	29	25	43	57	38
20cm	29	42	34	32	42	34
10cm	39	50	38	45	50	43

| 总体收缩（mmHg） | | | | | | |
	后方	右侧	前方	左侧	最大	平均
60cm	121	133	86	119	133	115
50cm	109	100	66	101	109	94
40cm	120	117	84	113	120	109
30cm	122	97	72	103	122	98
20cm	90	130	107	124	130	113
10cm	103	144	108	125	144	120

▲ 图 150-2　正常肛门直肠测压读数

以通过使用插入直肠的球囊，记录球囊充盈时初始被感觉到的体积（直肠感觉阈值）、胀满感（首次排便感）和最大耐受体积（患者觉得他们不能再忍受时球囊内充盈的体积）。直肠感觉可因炎症或放疗等病变，导致直肠顺应性和耐受性降低。在巨结肠或神经源性异常疾病中，可耐受的体积会增加。直肠感觉阈值对于确定生物反馈治疗是否成功是有价值的[32]。

直肠肛门抑制反射通常是在测量肛门压力时往直肠内球囊注气。正常情况下，直肠的快速扩张将引起肛管的压力短暂升高，紧接着引起肛门内括约肌的反射性舒张。这种反射在先天性巨结肠病、低位前切除或肠道吻合术后是缺失的。在巨结肠的情况下，需要注入更大体积使直肠扩张才能引起反射，这可能导致假阴性的结果。

球囊逼出试验通常采用注入 50ml 水的球囊进行，并进行简单的排便基线压力检测。如果患者能在 1min 内将球囊排出，那么排便功能障碍的可能性比较低。据报道，这项测试的灵敏度约为 90%[33]。球囊逼出试验也可以诊断由于耻骨直肠肌失弛缓所导致的盆底出口梗阻[34]。

2. 神经电生理评估　神经电生理检查是运用肌电图对横纹肌的神经肌肉活动进行评估（图 150-3）。EMG 是将电针插入肌肉或将表面电极放置在肌肉表面记录肌电活动。肌电图可以显示外括约肌及提肛肌神经性或肌源性损伤。在括约肌损伤中，当肌肉被瘢痕组织所取代时，将无法显示肌电活动。此外，在失神经支配时，最大的自主活动减少[35]。肌电图有助于预测大便失禁的手术效果[36]。Gee 等发现在接受手术的大便失禁患者中，那些在肌电图（测量进行性去神经支配和神经再支配的方法）显示电活动增加的患者与正常肌电活动的患者相比，手术效果疗效可能更差[36]。盆底肌电图可以为盆底功能障碍的评估提供补充信息，是识别肌肉

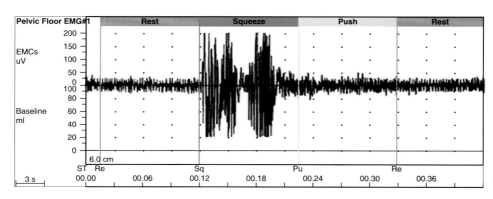

◀ 图 150-3　正常肌电图

损伤的特殊检查方法。

3. 阴部神经潜伏期　阴部神经潜伏期（PNMTL）测量阴部神经末端的神经传导时间，量化阴部神经刺激到外括约肌收缩所需的时间。PNMTL 测试是通过用安装在手指上的圣马克电极刺激位于坐骨棘的阴部神经并记录括约肌的传导时间来进行的[37]。由 Kiff 和 Swash 描述的技术需要 50V 和 8mA 的方波刺激，持续时间为 0.1ms，刺激左右阴部神经引起外括约肌收缩。每条神经测量 5 次潜伏期[38]。正常潜伏期在 2.4ms 以下，神经损伤会导致潜伏期的延长。在大便失禁患者中，阴部神经潜伏期延长与潜在的神经病变有关，并可预测括约肌成形术后的成败[38-40]。然而，阴部神经潜伏期的整体价值还是存在争议的。由于测试反映了剩余神经纤维中传导最快的神经的功能，就可能忽略了不完全神经损伤，而未检测到阴部神经潜伏期的意义也未能确定。作者建议将该试验与其他研究结合起来，以获得最佳诊断描述。

4. 肛管腔内超声　虽然诸多联合研究可用于盆底功能障碍的精准诊断，但肛管腔内超声可能是其中最有价值的独立诊断工具。EUS 可用于评价完整的盆底解剖及功能。1989 年 EUS 技术首次被描述，它可显示肛管的五层解剖结构：黏膜层、黏膜下层、IAS、括约肌间平面和 EAS[41]。在超声图像上，反射多的组织呈现白色高回声图像，反射少的组织呈现黑色低回声表现。内括约肌含有大量水，超声波容易透射，呈黑色（低回声），而 EAS 呈白色（高回声）。已有多项研究确定了超声下正常肛管的解剖结构和分类，可作为相关研究的基准[42-45]。肛管分为三个层次：上层为耻骨直肠肌，其后外侧部表现为马蹄形混合回声结构（图 150-4）；中层为高回声的外括约肌和低回声的内括约肌，这一层水平可以测量会阴体，通过将右手示指插入阴道，将直肠阴道隔紧靠超声探头（图 150-5）；高回声手指与 IAS 内侧面之间的距离代表会阴体厚度（PBT），正常范围为 10～12mm[46]，

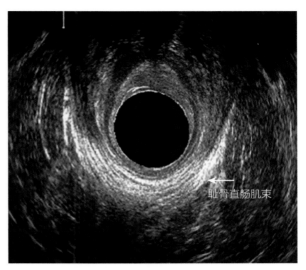

▲ 图 150-4　肛管腔内超声显示肛管的上段（耻骨直肠肌层面）

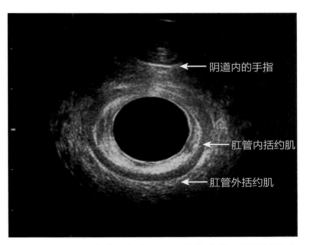

▲ 图 150-5　肛管腔内超声显示肛管的中段，用于测量会阴体厚度

肛管长度从平均女性 25mm 到男性 33mm 不等[47]；在下段，IAS 不再可见，仅可见高回声 EAS 的最远端部分。肛门括约肌的解剖结构随年龄而变化，正常 IAS 的厚度为 2～3mm，但随着年龄的增长往往会变厚[45]，而正常 EAS 厚度为 7～9mm，并且随着年龄增长而变薄[48]。此外，超声医师在判断肛管 EUS 图像时需注意性别间差异的存在。例如，女性 EAS 的前部较短且向下倾斜，这可能导致误诊为前侧括约肌缺损[48]。男性和女性在后方肛尾韧带呈低回声三角形结构，容易被误认为后侧括约肌缺损。

研究已发现 EUS 结果与临床、测压结果、手术和组织学表现有很好的相关性[49]。Sultan 等将组织学解剖学作为"金标准"，证实了在判断 EAS 缺损时，相比结直肠外科医生的临床评估（50%）、肛门直肠测压（75%）和肌电图（75%），超声图像的准确率可达 100%[48]。超声发现的特定括约肌损伤与测压结果高度相关，EAS 缺损表现为较低的肛门收缩压，IAS 缺损表现为较低的肛管静息压力[49]。通过评估侧方内括约肌切开术前与术后的 IAS 缺损变化，也可证实 EUS 图像的准确性[50]。

这里介绍几种不同的 EUS 检测技术。采用标准的二维 EUS，可以评估 EAS 和 IAS 复合体完整性、耻骨直肠肌的长度、厚度及不对称性和括约肌缺损。通常使用 7MHz 或 10MHz 旋转腔内探头在患者左侧卧位或俯卧位进行 2D US，可提供肛管的 360° 视图[51,52]。将探头插入约 6cm 深，然后沿肛管向下退出可获取横切面图像。2D US 仅在轴位产生横切面图像，但仍然是括约肌评估的主要手段[41]。借助三维超声检查评估肛管功能和解剖信息，可以显示盆腔器官在用力排便时向下移位、脱垂的发生、筋膜松开或肌肉缺损及收缩和 Valsalva 动作对肛提肌裂孔的影响（图 150-6）。对比 2D 和 3D 超声的相关研究并不多，不过已经证明两者在检测 IAS 和 EAS 缺陷的敏感性方面是相当的，但 3D 成像的观察者间差异减低，且诊断准确性得

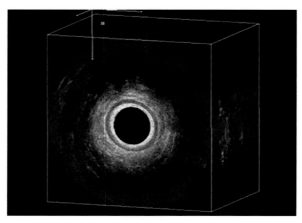

▲ 图 150-6　肛管内段三维腔内超声

到提升[53]。另外，Gold 等对 20 例对照组和 24 例常规 EUS 诊断为大便失禁伴括约肌损伤的患者组进行 3D 重建，发现 3D US 比标准 2D US 能更好地显示 IAS 和 EAS 缺陷的径向角[47]。近年来，3D US 的应用越来越广泛，并可能进一步提升拓展其评估盆底疾病的价值。动态经会阴超声（TPUS）也可以用来进行功能和解剖学评估，结合经会阴矢状切面和横切面图像评估排便障碍和盆底功能障碍。TPUS 通常是将患者置于截石位，髋部屈曲外展，将超声凸阵探头放置于阴阜和肛门括约肌之间的会阴部。这样可以显示静息和排便状态下的盆底和会阴结构，可以轻松识别肛门括约肌、耻骨直肠肌收缩状态、肛直角，以及直肠前突、肠疝或直肠肛门套叠。这些情况以前需要 EUS 和排粪造影联合诊断才能确诊[54]。研究表明，在探查内外括约肌缺损方面，2D US 和 TPUS 的敏感性相仿[52,55]，TPUS 在活动性肛周病变或 2D US 诊断不明确的情况下可能会增加额外价值[56,57]。

5. 排粪造影　排粪造影是一项动态测试，通过向直肠［偶尔也经口腔、阴道和（或）膀胱］灌入对比剂，并在静息、提肛和力排时相进行动态录像和静止拍摄。患者坐在屏幕后的特制马桶上，当患者进行上述排便动作时，可以通过该屏幕为患者拍摄 X 线。测量内容包括肛直角（肛管纵轴与直肠下段后壁之间的角度）、直肠完全排空的能力、会阴下降程度、直肠前突、肠疝、乙状结肠疝、盆底失弛缓综合征和肠套叠。需要注意的是，正常和异常影像表现之间有大量的重叠，需要结合临床症状综合评估（图 150-7 至图 150-10）。由于排粪造影可以观察排便过程，因此有助于识别排便出口梗阻，如耻骨直肠肌失弛缓、肠套叠或明显的直肠前突、肠疝或乙状结肠疝。四重对比排粪造影（阴道、膀胱、小肠、直肠及子宫直肠陷凹）可以用来确定前中后盆。

6. 磁共振成像　磁共振成像是评估盆底结构和功能障碍的一种很有用的综合性工具，它

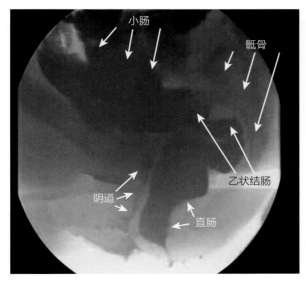

▲ 图 150-7　排粪造影显示正常解剖结构
经 Cleveland Clinic 许可转载

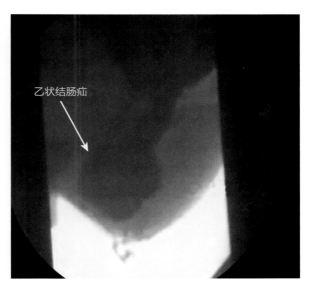

▲ 图 150-9　排粪造影显示乙状结肠疝
经 Cleveland Clinic 许可转载

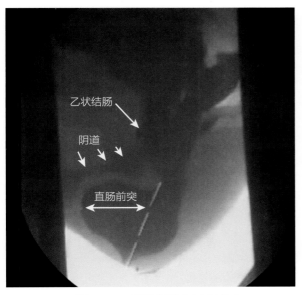

▲ 图 150-8　排粪造影显示直肠前突
经 Cleveland Clinic 许可转载

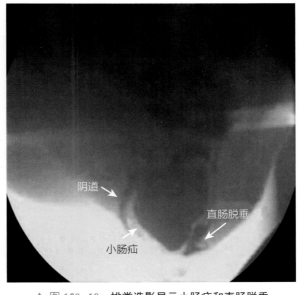

▲ 图 150-10　排粪造影显示小肠疝和直肠脱垂
经 Cleveland Clinic 许可转载

可显示正常盆底和功能失调的盆底解剖和功能相关信息[59]。MRI 为一种无创的检查方式，其软组织分辨率高，可直接显示盆腔器官及其支持结构。研究表明，MRI 在识别内括约肌缺损和变薄方面与 EUS 一样准确，并且可更精准评估与括约肌成形术预后不良相关的外括约肌和耻骨直肠肌变薄征象[60-62]（图 150-11）。此外，术前 MRI 可显示前中后盆腔结构，有利于合并

多个腔室症状的患者制定最佳诊疗计划。

　　7. 动态磁共振排粪造影　动态 MRI 是 MRI 的发展，也称为 MR 排粪造影（MRD）或 MRI 直肠造影术。MRI 既可以静态评估盆底结构，也可以动态成像以评估盆底功能。MRD 可以替代传统的 X 线排粪造影，用于评估盆底解剖结构异常和功能障碍，包括脏器脱垂、大小便失禁、疼痛和便秘[63,64]。动态 MRI 可实时评估前中后

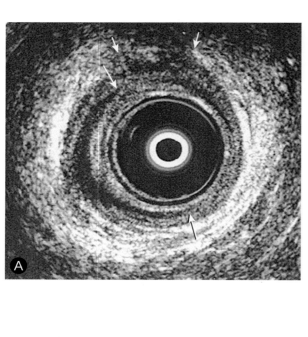
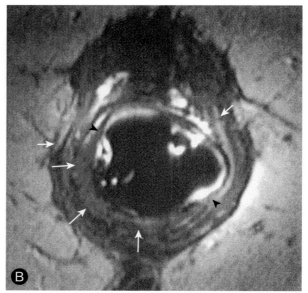
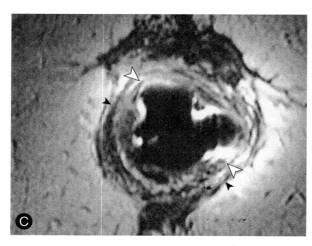
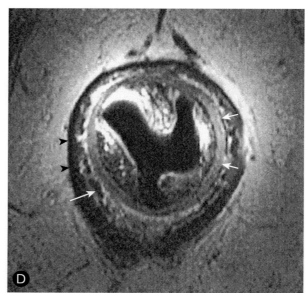

▲ 图 150-11 肛管腔内超声（**A**）和肛管括约肌磁共振成像（**B 至 D**）

A.10 点钟到 5 点钟方位之间肛管内括约肌较薄、部分呈扁平状（长箭），并可见肛管外括约肌撕裂（短箭之间）；B.MRI 亦可显示括约肌撕裂，白长箭示完整的肛管内括约肌，黑箭头可见肛管内括约肌缺损，肛管外括约肌撕裂在 10 点钟至 2 点钟方位（小白箭之间）；C. 靠近尾端水平的轴向肛管腔内 MRI 显示内括约肌（大白箭头之间）和外括约肌（小黑箭头之间）异常；D. 轴向肛管腔内 MRI 显示正常的内括约肌（白短箭）、联合纵肌（白长箭）和外括约肌（黑箭头）（引自 Fletcher MD. Magnetic resonance imaging of anatomic and dynamic defects of the pelvic floor in defecatory disorders. Am J Gastroenterol. 2003；98[2]：399-411，Fig. 1BCD，p. 404；Copyright 2003 American College of Gastroenterology.）

盆的结构和盆腔器官活动，而传统的 X 线排粪造影技术只能显示后盆情况。同时，MRI 既没有电离辐射，也不需要肠道准备。快速相位成像序列节省扫描时间，可提升患者检查的舒适度，同时减低检查的复杂性和侵入性[65]。在静息、括约肌和盆底肌的最大自主收缩状态（提肛）、

力排和排空时分别拍摄图像，了解是否存在后盆下降及其程度、直肠和子宫阴道脱垂、膀胱疝、尿道过度活动症、直肠前突、直肠套叠及肠疝等。由于患者取仰卧位进行检查，因此一定程度上受到限制。这些图像可以进一步用来测量力排时的肛直角，可以用来诊断耻骨直肠肌的

矛盾收缩（失弛缓）。尽管动态 MRI 有很多优点，但它并没有得到广泛的应用，主要是由于使用受限、检查成本高及费用报销问题（图 150-12 和图 150-13）。

8. 结肠传输试验　肠内容物通过整个结肠的平均时间不一，男性约 31h，女性约 39h[66]。结肠传输时间可以通过摄入不透射线的标志物（SITZMARKS；Konsyl Pharmaceutials，Easton，MD）来计算。具体有很多方法，但所有的研究主要评估的是摄入标志物 5 天后在腹部 X 线上残留标志物的数量。便秘类型可以通过标志物分布的模式来确定，慢传输型便秘的患者在第 5 天肠道仍滞留超过 20% 的标志物，并散布于整个结肠，而出口梗阻型便秘患者的大多数标志物则在第 5 天聚集于直肠和直乙交界区域，但难以经肛排出。盆底功能障碍的患者可能同时存在慢传输型便秘，而有些研究指出通过解决出口梗阻问题可以改善结肠传输时间。

9. 闪烁摄影技术　闪烁摄影扫描是评估整个胃肠系统活动性的另一种方法。虽然它没有被广泛应用，但可用于评估结肠和近端小肠传导。食用带有放射性标记的鸡蛋三明治后进行闪烁显像，可以分别获取胃、小肠和结肠的传输时间。这些检查确保慢传输型便秘患者的功能障碍局限于结肠且不影响近端胃肠道，故对手术计划的制订方面大有裨益。正常小肠传输时间在 90～120min。

二、盆底障碍的治疗策略

大便失禁、直肠脱垂和便秘的具体治疗策略在书中其他章节讨论（见第 148 章、第 149 章和第 152 章）。

三、结论

盆底功能障碍是一种复杂但常见的疾病，但大多数情况下人们对其了解甚少。仔细询问病史和体格检查至关重要，可以明确患者的症状和体征并制定个体化的诊疗方案。相关检查

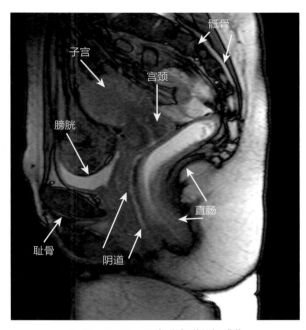

▲ 图 150-12　正常动态磁共振成像
经 Cleveland Clinic 许可转载

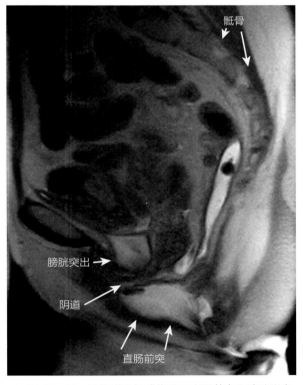

▲ 图 150-13　动态磁共振成像显示直肠前突和膀胱膨出
经 Cleveland Clinic 许可转载

结果有助于确定治疗方法。并非所有患者都需要外科手术治疗；然而，周详的检查有助于改善患者术后症状。

第 151 章
直肠阴道瘘和直肠尿道瘘
Rectovaginal and Rectourethral Fistulas

Joshua I.S. Bleier   Robert Caleb Kovell   **著**

陈继贵　熊　非 **译** 王　琛　窦若虚 **校**

摘要

泌尿生殖道与消化道之间的瘘即使对于最有经验的外科医生来说也是具有挑战性的难题。尽管很少造成患者死亡,这种疾病能显著降低患者的生活质量。诊断通常很直接,但治疗受许多因素影响,包括放疗、脓毒性并发症、伴发病及多学科的合作。本章讨论直肠阴道瘘(rectovaginal fistula,RVF)和直肠尿道瘘(rectourethral fistula,RUF)的诊断、分类、检查和治疗。

关键词: 直肠阴道瘘; 直肠尿道瘘; 克罗恩病; 产科创伤; 皮瓣

一、直肠阴道瘘

直肠阴道瘘为直肠和阴道之间的上皮化通道。约占所有肛肠瘘的 5%,虽不常见,但对患者和外科医生都是重大挑战。尽管这种疾病很少造成患者死亡,但却能造成生理解剖的损伤,给社会、心理和性方面造成显著的负面影响。由于 RVF 发病率低,很少有文献能完整地描述其系统处理过程,而现有的众多治疗方法恰恰说明了没有一种诊疗方法是公认有效的。

(一)病因学

RVF 的病因很多,最常见的是产科创伤。阴道分娩中约有 2% 发生会阴部损伤,这些患者中有 3% 随后发展为 RVF。由于分娩中第二产程延长,导致直肠阴道隔的缺血性坏死,这在缺乏良好产科护理的发展中国家尤其常见。在非洲,多达 350 万女性患有 RVF,每年新增超过 100 000 例病例[1]。其他风险因素包括胎儿的肩难产、产钳分娩、三度和四度撕裂及中线会阴切开术。世界范围内,每 1000 次阴道分娩就会出现一次 RVF。

克罗恩病是另一个最常见的原因,女性克罗恩病患者发生 RVF 多达 10%。克罗恩 RVF 复发率非常高,常需多次手术治疗。多学科的处理,包括使肛门直肠病变保持在静止期的内科治疗至关重要。其他自身免疫性疾病(如 Behcet 病)也可能与 RVF 相关。

由隐窝腺体感染引起的肛肠脓肿也可能与 RVF 相关,尤其是进展期的前方隐窝腺体感染。其他胃肠道感染如憩室炎也可形成瘘管通到阴道,但这些属于结肠阴道瘘,几乎全部发生在子宫切除术后盆腔脓肿并通过阴道断端形成瘘管的患者中。其他更罕见的传染病因包括结核病、性病性淋巴肉芽肿、人类免疫缺陷病毒(HIV)和巨细胞病毒(CMV)。

在各种盆腔手术后引起 RVF 的医源性原因并不罕见。其中包括女性低位结直肠吻合口瘘的后遗症,新辅助放疗是其主要危险因素之一,而 13% 的 RVF 源于直肠癌的治疗。泌尿生殖系统手术也属于危险因素,盆腔器官脱垂修复后的网片侵蚀也可能导致 RVF。溃疡性结肠炎或家族性腺瘤性息肉病（FAP）手术的回肠 J 型储袋漏可能导致瘘的发生。迟发储袋阴道瘘往往提示有术前未明确诊断的克罗恩病。RVF 也可能是脱垂和痔疮（PPH）手术和 Starr 手术的并发症。

局部侵犯的盆腔恶性肿瘤也是 RVF 的病因。通常，新发的 RVF 可能是宫颈癌、直肠癌、阴道癌或子宫癌的复发先兆，特别是在局部姑息放疗后。在采用间质近距离放疗联合传统外部放疗的晚期妇科恶性肿瘤患者，发生率高达 18%[3]。

其他较少见的原因包括先天性瘘、粪便嵌塞和溃疡引起的直肠阴道隔的机械性坏死、长期使用阴道栓和外伤。

（二）临床表现

RVF 的主要症状是有粪便或气体进入阴道的新通道，通常被误诊为大便失禁或阴道感染。慢性尿路感染也可能有类似的症状。产科损伤导致 RVF 的患者，早期大便失禁高达 50%[4]，因此，由于症状不典型，许多这类瘘病未得到诊断。如果胃肠道有相关症状，包括腹泻、腹痛或大量黏液排出，则可怀疑为 IBD，应进行适当的检查。不管病因如何，疑似为 RVF 的症状可能被患者忽略，需提高临床诊断和检查水平。

（三）诊断

症状明显时，详细的体格检查通常会直接或间接发现瘘，即可直接在检查室完成 RVF 的诊断。直肠指检可扪及较硬的瘘管，肛门镜检查可显示阴道穹窿存有粪便。使用阴道镜检查时，可能会在瘘口处见到肉芽组织。由于局部炎症或之前手术，在很多情况下，在检查室很难识别瘘道，可能需要在麻醉下进行检查，以使患者感到舒适并增强视野。在最佳照明和暴露条件下，可能会看到肛管或直肠下段的内口。其他方法包括用液体灌注直肠或阴道，同时注

入空气，冒泡部位可能显示出以前难以发现的瘘管部位。

有时需要进行辅助检查：棉塞测试通常可以成功地显示出难以发现的细微瘘管。将棉塞放在阴道中，并小心地用稀释的亚甲蓝溶液经直肠灌肠，避免溢出和渗漏，并要求患者走动 20～30min，然后检查棉塞，蓝色斑点表明存在瘘管。如果这些测试不能明确诊断，钡灌肠可能会有用，显示清晰的侧视图和置入直肠内用于阻塞肛门的球囊尽可能地靠近肛侧非常重要。

如果在麻醉下进行手术检查并发现了瘘管，则应于该处做挂线标记。此外，评估与活动性克罗恩病相关的局部炎症的证据及控制任何相关的脓毒症也非常重要。检查整个直肠阴道隔并明确是否有明显的括约肌缺陷、瘢痕或狭窄也同样重要。所有这些都是影响诊疗计划的重要因素。

与复杂的腺源性瘘疾病一样，确定性修复之前的评估目标是：①识别瘘管；②处理所有的急性脓肿；③建立充分的引流；④确定解剖结构，包括瘘管的位置、大小及周围的任何损伤；⑤确定病因。

一旦确定了瘘管并解决了与脓毒症有关的隐患，进一步的诊断研究将有助于制定手术方式。肛门内超声检查是鉴别相关括约肌损伤的可选的诊断性检查。辅助使用过氧化氢也可能有助于确定瘘管及周围括约肌的解剖结构。盆腔磁共振成像和直肠内螺旋 MRI 也有帮助。超声与 MRI 的使用选择通常是因机构和医生而异的。与 RVF 相关的括约肌缺损非常常见。阴道分娩后遭受 RVF 的一个系列报道中，所有患者的肛门腔内超声均显示括约肌损伤[4]。

我们也可以运用盆底生理学检查，包括肛门测压和阴部神经末梢运动延迟测试。尽管这种测试的结果很少影响 RVF 的外科治疗，但是阴部神经损伤可预测术后的控便情况。如果 RVF 并发大便失禁，应对括约肌损伤进行检查，并提示

括约肌修复是相比其他疗法来说更为恰当的。

如果在 RVF 的基础上发现恶性肿瘤，则优先考虑与恶性肿瘤本身相关的适当分期和检查。瘘的治疗次于恶性肿瘤的治疗。明确恶性肿瘤治疗时应考虑瘘的治疗。在累及直肠阴道间隔的局部晚期肛门癌或宫颈癌治疗后，RVF 的进展并不罕见。确切的修复应延迟到恶性肿瘤得到治疗后。

（四）分类

RVF 的准确分类有助于采取合适的治疗方法。RVF 有几种分类方法：基于括约肌复合体分类时，描述为高位或低位。高位瘘位于括约肌复合体上，低位瘘为盆底水平或以下，通常在齿状线处。低位瘘也可称为肛管阴道瘘。产伤后的瘘几乎总是低位，并伴有括约肌损伤。同样，隐窝腺体来源的 RVF 也几乎总是低位的。高位瘘的病因通常较复杂，有医源性继发的吻合口瘘，也有炎症性肠病或恶性肿瘤。

RVF 也可以分为单纯性或复杂性。单纯性瘘位于直肠阴道隔的中部或下部，很小（直径＜2.5cm），是由局部创伤或感染引起。复杂性瘘直径大于 2.5cm，位于直肠阴道隔的上部，或继发于肿瘤、憩室炎或炎症性肠病（表 151-1）。

表 151-1　直肠阴道瘘分类

分 类	解 剖	病 因
高位	括约肌复合体之上	医源性、炎症性肠病、恶性肿瘤
低位（肛管阴道）	多数在括约肌下	隐窝炎、创伤、产伤
单纯性	直肠阴道隔中下部，＜2.5cm	隐窝炎、创伤、产伤
复杂性	括约肌上，＞2.5cm	肿瘤、IBD、憩室炎

（五）治疗

1. 保守治疗与药物治疗　尽管大多数 RVF 的主要治疗手段是手术，但也有少数例外。在某些情况下，瘘管较小且症状轻的患者可选择仅行肠道处理。少数产伤造成的瘘可能在产后 3 个月内自愈。有高压氧治愈产伤性 RVF 的报道[6]。

药物治疗，特别是免疫调节药，在克罗恩RVF 患者的治疗中起着越来越重要的作用。尽管 1999 年使用英夫利昔单抗的最初试验显示腹部和肛周瘘管有 56%～68% 的短期愈合，但文中没有纳入 RVF[7]。随后，ACCENT II 试验研究了 25 名克罗恩 RVF 患者。英夫利昔单抗的初期治愈率为 60.7%，但长期闭合（14 周）显著降低，闭合率为 44.8%。与其他瘘相比，英夫利昔单抗的 RVF 治愈率要低得多，并且提示这可能是由于直肠阴道隔相对较薄、无肌肉、血供差引起的[9]。通过 MRI 检查发现，尽管瘘管有明显的愈合，但影像学检查仍能发现瘘管，实际上只是症状减轻及引流减少。此外，在 10% 的患者中，瘘管的闭合与脓肿的发展有关，这大概是因为外口在瘘管之前愈合[7]。Poritz 等提出虽然使用英夫利昔单抗，但仍有超过 70% 的患者需要手术治疗；然而，在需要手术干预之前，此类患者可能相对症状不明显，并且有较高的生活质量[10]。英夫利昔单抗和其他免疫调节药越来越多地用作手术的辅助手段。在对 65 名患有克罗恩病和 RVF 的女性进行的回顾性研究中，在手术前 3 个月内，除 6- 巯基嘌呤或硫唑嘌呤外还使用英夫利昔单抗或阿达木单抗等免疫调节药并成功治愈（P=0.009）[11]。英夫利昔单抗通常与克罗恩 RVF 手术结合使用，并且似乎可以改善预后。

2. 术前处理　术前准备可根据医生的喜好及计划的手术类型进行。简单的肛门和阴道修补只需在手术当天早上用盐水或磷酸盐灌肠进行直肠准备即可。如果计划进行更广泛的手术或改道手术，建议进行常规的肠道准备。围术期应用抗生素和预防深静脉血栓形成（DVT）均按照指南进行，吸烟被认为是导致 RVF 修复不良效果的重要预测指标，必须停止吸烟[11,12]。

3. 外科治疗　与任何复杂的肛门直肠手术

一样，在手术前应创造最佳的愈合条件。手术的目的是在修复瘘管的同时保持控便功能。

活动性肛门直肠或肛门阴道脓性感染是根治性修复手术的禁忌证，需要引流脓液并建立有效引流或放置挂线。在这种情况下应将根治手术至少延迟 4 周，直到所有脓毒反应和炎症消失。同样，对于围产期 RVF，推荐至少延迟 3 个月，待急性炎症和感染消退。此类 RVF 常会自愈。减少排便是有帮助的，在失禁的情况下，骶神经刺激可能是确定性修复治疗前的有效过渡方法。在此期间，可以通过肛门腔内超声或 MRI 进行瘘管分型。

有四种常规手术入路，分别是经肛门、经阴道、经会阴和经腹。表 151-2 总结了这些方法的适应证和治疗结果。

表 151-2　直肠阴道瘘的病因	
产伤	会阴切开，三度和四度会阴裂伤
炎症性肠病	克罗恩病
医源性	• 肛肠手术外科（瘘管切开） • 阴道手术（子宫切除，直肠前突修复） • 腹部手术（子宫切除，直肠低位前切除，J 型储袋，直肠脱垂和痔手术）
感染	隐窝脓肿，憩室炎，结核
肿瘤	肛管癌，直肠癌，阴道癌，宫颈癌
辐射	体外放疗，近距离放射治疗

(1) 经肛门入路：具体如下。

瘘管切开术。单纯的瘘管切开术就是切开瘘管。通常分为两个阶段。先放置挂线评估括约肌的受累程度。第二阶段切除瘘管表层组织以打开瘘管。这种瘘管切开术的成功率接近 100%。然而，这涉及切开不同程度的软组织和括约肌，因此增加了失禁的风险。在大多数情况下，失禁是不可接受的。因此，单纯的瘘管切开术在多数情况下并不是适合的方法。

皮瓣推移术。Noble 于 1902 年首次报道了推移皮瓣修复术治疗 RVF 患者。他主张将直肠

阴道隔分开，经肛门将直肠前壁与阴道仔细解剖分离，并下拉至肛门。之后又出现多种推移皮瓣改良技术。1948 年，Laird 描述了采用黏膜、黏膜下层和部分内括约肌纤维的皮瓣方法[13]。Kodner 等学者提倡使用类似于 Laird 的皮瓣技术[14]。其他报道提倡使用黏膜、黏膜下层和内括约肌全层的皮瓣。通常情况下，包含部分内括约肌可以确保皮瓣具有足够的厚度[13]。不管所用皮瓣的厚度如何，该技术较适合没有进行过修补的单纯性低位瘘患者。有产伤的 RVF（无合并括约肌缺损）的患者及有克罗恩的 RVF（无合并直肠炎）患者是进行推移皮瓣修补的合适人选。我们推荐采用经肛门推移皮瓣技术，因为这可以从高压侧进行修复。

经过适当的机械和抗生素肠道准备后，取俯卧折刀位进行手术，该体位能最好的暴露直肠前壁。用探条置入瘘管以助识别。标记 U 形或梯形轮廓，其底部的宽度是顶部的 2 倍。这有助于最大限度的减少远端皮瓣或皮瓣边缘缺血坏死。切口始于瘘管远端 1cm，厚度含直肠黏膜、黏膜下层和部分内括约肌，皮瓣顶部应包含瘘口。建议用针型电刀从远端向近端精确地游离皮瓣。皮瓣应在瘘管近端可移动度达 3～4cm，确保无张力闭合。采用稀释的肾上腺素溶液局部注射便于组织游离并减少出血（图 151-1）。刮除所有肉芽组织，用可吸收缝合线间断缝合内括约肌缺损处。如果患者有明显的括约肌缺损，可同时行括约肌成形术。

切除包括瘘管在内的皮瓣顶部后在皮瓣基底处用 2-0 可吸收缝线间断全层缝合，再从两边分别缝合，直到完全闭合。阴道侧瘘口开放以利于引流。

由于患者的个体差异、手术方式的不同，术后早期或最终成功率报道差异较大（29%～100%）[41,14,21-27]。皮瓣推移失败的常见原因包括：皮瓣缺血、血肿和（或）皮瓣基底部的感染。既往手术次数、括约肌缺损程度及 RVF 的病因都会影响手术结果。如果患者以前

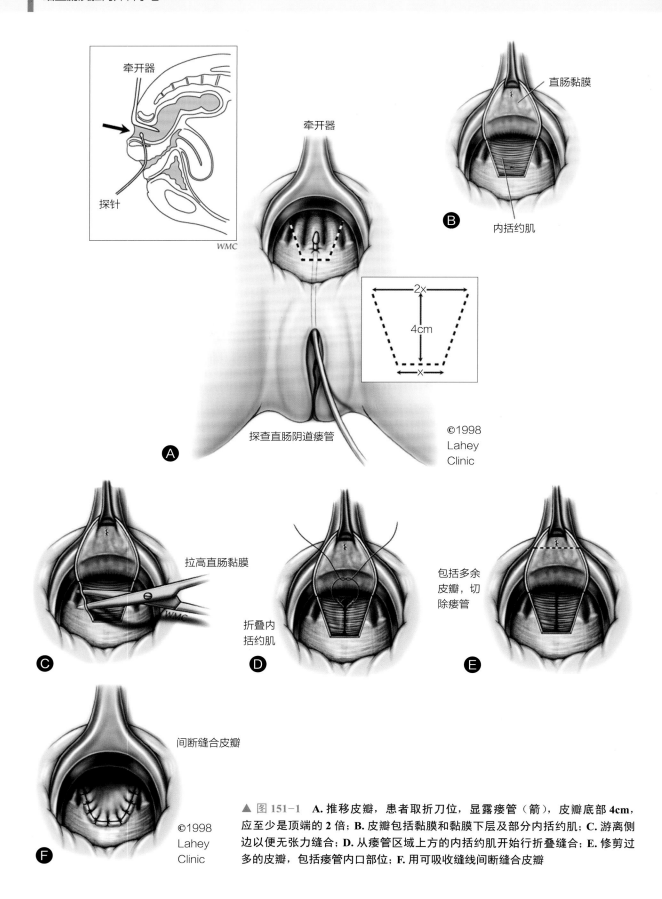

牵开器

探针

WMC

牵开器

直肠黏膜

内括约肌

B

2x

4cm

x

探查直肠阴道瘘管

A

©1998
Lahey
Clinic

拉高直肠黏膜

C

折叠内
括约肌

D

包括多余
皮瓣，切
除瘘管

E

间断缝合皮瓣

©1998
Lahey
Clinic

F

▲ 图 151-1　**A.** 推移皮瓣，患者取折刀位，显露瘘管（箭），皮瓣底部 **4cm**，应至少是顶端的 **2** 倍；**B.** 皮瓣包括黏膜和黏膜下层及部分内括约肌；**C.** 游离侧边以便无张力缝合；**D.** 从瘘管区域上方的内括约肌开始行折叠缝合；**E.** 修剪过多的皮瓣，包括瘘管内口部位；**F.** 用可吸收缝线间断缝合皮瓣

曾进行过一次[19]或两次[15]RVF 修复，则推移皮瓣的成功率会显著降低。因此，对于先前修复失败的患者，通常不应该再考虑行皮瓣推移治疗。在皮瓣手术时应评估括约肌功能并修复明显的括约肌缺损。行皮瓣推移和括约肌成形术（伴或不伴肛提肌成形术）的患者的成功率明显高于单纯行皮瓣推移的患者（80%vs.41%，$P < 0.02$）[4]。因此，一些外科医生主张对行 RVF 手术的患者进行肛门超声检查和测压以发现隐匿性括约肌缺损。在大多数情况下，可以通过详细的病史和体格检查确定有无括约肌缺损，然后通过肛门测压和超声检查予以确认[5]。瘘管的根本原因也决定了皮瓣修复的成功与否。产伤患者比炎症性肠病 RVF 患者预后更好。

纤维蛋白胶。纤维蛋白胶很少用于修补 RVF，但是安全，没有失禁的风险。找准瘘管并用刮匙刮除肉芽组织，从任一侧开口将纤维蛋白胶注入瘘管内并从另一开口流出、通过胶体聚合达到密封效果。注射纤维蛋白胶的目的是为瘘管提供暂时的机械封堵，然后将其用作支架以允许自体组织向内生长。尽管其理论简单明了，但就像在复杂性肛瘘中的效果一样，这种方法在 RVF 中也几乎总会失败，主要由于瘘管过短而导致的封堵胶栓被挤压脱出。即使采用将内口封闭和使用黏附性抗生素等改良技术也并没有提高疗效[28]。

纤维蛋白胶也被用作其他手术的辅助手段，如直肠内推移瓣。在一组报告中，有 12 例患者将纤维蛋白胶与直肠内推移瓣相结合，失败率是 50%，与单独使用直肠内推移瓣的失败率没有显著差异[25]。该技术目前通常不用于 RVF。

肛瘘栓。与纤维蛋白胶一样，生物补体栓是一种治疗 RVF 安全的方法。该栓子是一种可吸收的生物材料，可机械地阻塞瘘管，是自体组织向内生长的支架。

手术中找到瘘管并用刮匙刮净肉芽组织，从肛管内口处置入瘘管栓或纽扣型肛瘘栓并从外口处拔出，将肛瘘栓固定在位。用可吸收的缝合线将其缝合于直肠壁上。阴道侧多余的生物材料在张力下切除，以便使断端略低于阴道黏膜。

关于该方法的报道很少，成功率为 58%～86% 不等，且随访时间有限。该方法的并发症通常较轻，主要为局部感染和肛瘘栓脱出[29,30]。

生物补片。生物补片可作为植入物来修复 RVF。一组 27 例行推移瓣并置入生物补片的 RVF 患者中，有 5 例复发（19%）[31]。复发率低于未放置生物补片的 RVF（34%），但该研究并非随机。另一项小型的前瞻性非随机的补片闭合 RVF 的研究，21 例瘘管切除并经阴道放置补片的患者，成功率为 75%[32]。

(2) 经阴道入路：阴道推移瓣。该技术从阴道低压侧处理瘘管。虽然失败率较高，但是暴露良好，并且不会有损伤括约肌的危险。另外，在充分暴露的情况下，可以同时进行括约肌成形术。

患者通过口服制剂或灌肠进行肠道准备。手术通常取截石位。在阴道后壁的瘘管远端做一个切口，经阴道壁向下进入直肠阴道隔，在括约肌处充分暴露瘘管。推移瓣底部的近端宽度要足够，以确保良好的血液供应。修剪推移瓣顶端以切除瘘管的开口。用可吸收线缝合括约肌的缺损，并间断缝合皮瓣。该瓣的主要优势是使用健康的、血供良好的阴道组织，可避免肛管出现任何瘢痕或不适。在肛门狭窄或克罗恩病患者中，这是一个特别好的选择。Bauer 等报道了 13 例女性克罗恩病 RVF 患者有 12 例治愈，平均随访时间为 50 个月[33]。对 11 项研究的比较分析显示，克罗恩病 RVF 患者，经直肠和阴道推移瓣的闭合率在统计学上无显著差异[34]。因此，特别是当肛门存在纤维性狭窄病变或经肛门入路失败时，经阴道入路行推移瓣是可行的。同样，如果回肠储袋肛管吻合术（IPAA）后储袋阴道瘘经肛手术困难的话，这应是首选手术方法。

（3）经会阴入路：具体如下。

分层闭合的会阴直肠切开术。手术中会阴体处切开直肠和阴道之间的所有组织如同会阴四度撕裂。将瘘管切除后识别阴道、括约肌和直肠黏膜并逐层修复（图 151-2）。多项研究显示疗效显著[20,35,36]。Mazier 等报道了 38 例接受会阴切开术的患者成功率达 100%[20]。经验丰富的临床医生采用该手术与经肛门推移瓣手术相比，该方法不仅治愈率更高（57.5% vs. 42.5%），并且性功能得到改善，并减少了大便失禁的发生率[37]。

会阴直肠切开术和会阴缺损。会阴缺损属于严重产伤，患者基本上没有会阴体，直肠阴道隔缩短，肛门括约肌回缩。打开肛门直肠和阴道上皮之间的平面，适当地游离出两侧括约肌，进行修补[38,39]。该过程还可与肛门成形术结合。Kaiser 报道了 12 例会阴缺损患者，接受 X 瓣皮瓣成形术治疗。在这 12 例患者中，有 9 例治愈，而 3 例 RVF 未愈，其中有 2 例自发愈合，1 例患者需要进行球海绵体肌瓣移植[39]。

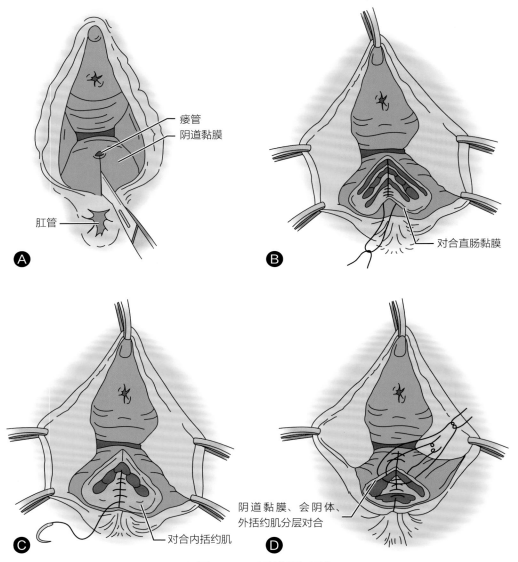

▲ 图 151-2　会阴直肠切开术

A. 患者取截石位，识别瘘管并将其转化为全层撕裂；B. 首先游离和修复直肠黏膜层；C. 继续修复，对合内括约肌；D. 游离和修补外括约肌。许多患者在内外括约肌之间没有可辨识的平面，在这种情况下，内外括约肌可以一起修复。同法处理阴道侧黏膜

括约肌间瘘结扎术。括约肌间瘘结扎术（LIFT）通过结扎封闭瘘管。首先，在会阴部括约肌间沟表面做切口。再用探针横穿瘘管，在括约肌间隙内向下进行解剖，明确穿通直肠阴道隔的瘘管并充分游离。切除一部分括约肌间瘘管，用可吸收缝线缝合内、外括约肌的缺损。然后用可吸收线间断缝合括约肌间沟，并用铬制缝线间断缝合皮肤切口。该技术在 2007 年由 Rojanasakul[40,41] 提出并推广，在 RVF 治疗中也获得了相对成功。很少有文献专门讨论 RVF 的治愈率，但据报道其在复杂瘘管中的使用成功率在 60%～94%。

括约肌成形术。如果存在已知括约肌缺损的情况下发生 RVF，则括约肌成形术将是有效的修复方法。结构重建和括约肌功能的恢复是自体组织皮瓣修复的优势。在靠近肛门处切开会阴，确定括约肌的两端从侧面将其裸化。由于可能出现阴部神经受伤的危险，必须注意不要将会阴切口延伸超过 180°。括约肌也从肛门黏膜切开并延伸至中线。可以选择端端修复，或选择更常见的重叠技术。用 2-0 可吸收线间断褥式缝合，重叠括约肌，具有延长会阴体的效果。切口用 Y 形结构的间断缝合松散地闭合（图 151-3）。通常情况下，会阴切口中央开放以便引流。有一项报道显示联合推移瓣治疗瘘管闭合率可高达 100%，并可在多达 70% 的患者中恢复控便功能。

组织瓣填植。该技术采用健康的、血供良好的组织，发挥支撑修复的优势。通常用于既往修复失败或局部组织曾行放射治疗的患者。尽管已使用其他填植物如缝匠肌和臀大肌，但最常用的肌肉填植物是球海绵体肌和股薄肌。在已知括约肌损伤的情况下，这种手术还可以与括约肌成形术相结合。该技术的主要并发症之一是性交困难。

1928 年，Martius 描述了球海绵体皮瓣[42]，最初是用于修复膀胱阴道瘘。但是，它也适用于放疗诱发的 RVF、大的产伤瘘、既往修复失败的情况及在直肠结肠切除术后的储袋阴道瘘。Martius 皮瓣取自阴部动脉的会阴支供血的大阴唇的球海绵体肌及其覆盖的脂肪（图 151-4）。自 Martius 的描述之后，Elkins 等认为阴唇脂肪组织具有良好的血液供应，不必取球海绵体肌作为填植物，这样可减少该肌的相关并发症并缩短手术时间[43]。应用该技术治疗复杂性瘘管，Pinedo 和 Phillips 报道 8 例患者中有 6 例痊愈[44]。Hoskins 等[45] 则用大阴唇全层岛状移植，并改进了手术方式。Symmonds 和 Hill[46] 则采取来自小阴唇和大阴唇的全层皮岛作为移植物。Boronow[47] 报道说，在 25 例 RVF 患者中，成功率为 84%。McNevin 等报道了 16 例因复杂 RVF 接受 Martius 皮瓣治疗的患者，其病因包括产科（n=9）、肛腺感染（n=5）和克罗恩病（n=2）[48]。其中 1 人复发，1 人出现阴唇伤口并发症；5 例患有性交困难（31%），而术前只有 1 例患者有性交困难。尽管通常很少把性交困难作为异常结果进行报道，这是该手术值得考虑的一个潜在问题[27]。另一个问题是，患者对移植部位外观及移植部位的感觉降低或伴麻木感。Lee 等发现，他们的患者中有 81% 报告阴道感觉正常；只有 5% 的人报告疼痛和 14% 的麻木感。几乎有 90% 的患者对生活质量问卷中性功能评分没有发生改变[49]。

用股薄肌来修复瘘管对组织的功能损伤很低。其神经血管蒂在近端 1/3 处的位置进入肌肉。可以通过开放或微创方法获取肌肉，在腹股沟处皮下组织做隧道。肌肉的远端固定在会阴部并缝合在瘘管或修复的括约肌上。直肠阴道瘘和储袋阴道瘘的股薄肌移植术的总治愈率可达 50%～92%，每次手术的成功率达 47%～85%[50-54]。尽管大多数患者的瘘管得到了治愈，但仍然存在对生活质量和性功能的影响[50]。Hotouras 对股薄肌移植治疗 RVF 进行的系统回顾，结果显示该技术的确有一定的成功率，被认为是一线治疗方法[55]。

（4）经腹入路：对于复杂的瘘或高位瘘管，

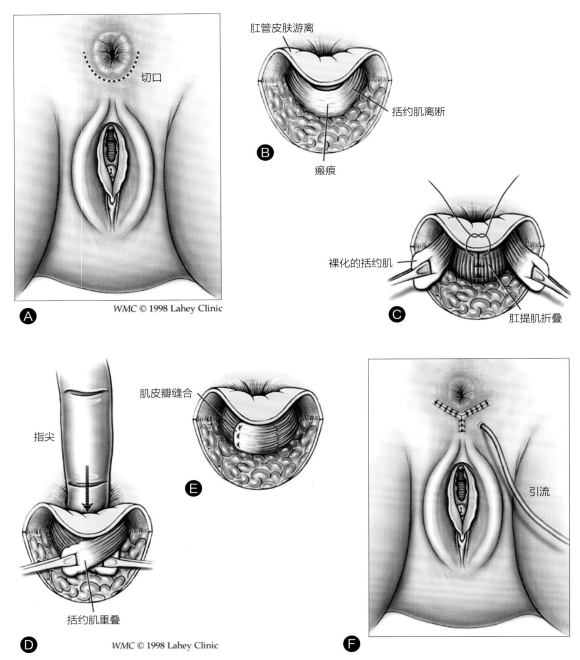

▲ 图 151-3　括约肌重叠成形术

A. 患者取折刀位，在肛门周围做一个大约 180°的弧形切口；B. 于坐骨直肠脂肪的内侧进行游离，并确定外括约肌；C. 向上游离至肛提肌水平，并对合缝闭；D. 若有足够的肌肉，则进行重叠的括约肌修复，若无，则进行括约肌的单纯固定；E. 修复完成；F. 会阴重建，Y 形缝合伤口，留置引流管

可能需要采用经腹途径。此类瘘的常见原因包括：曾行子宫切除术的女性并发复杂性憩室炎的结肠阴道瘘，子宫切除术中发生医源性肠道损伤，直肠前突修补术、直肠低前切除术后吻合口瘘、直肠脱垂手术。在一组报道中，接受阴

道穹窿脱垂修复的女性中有 1.2% 发生 RVF[56]。这些瘘往往比产伤瘘位置高，并且周围组织异常且血供较差。手术中需游离近端直肠，切除远端病灶处直肠，行肛门直肠吻合术恢复肠道连续性。经腹部入路通常需要行临时回肠造口，

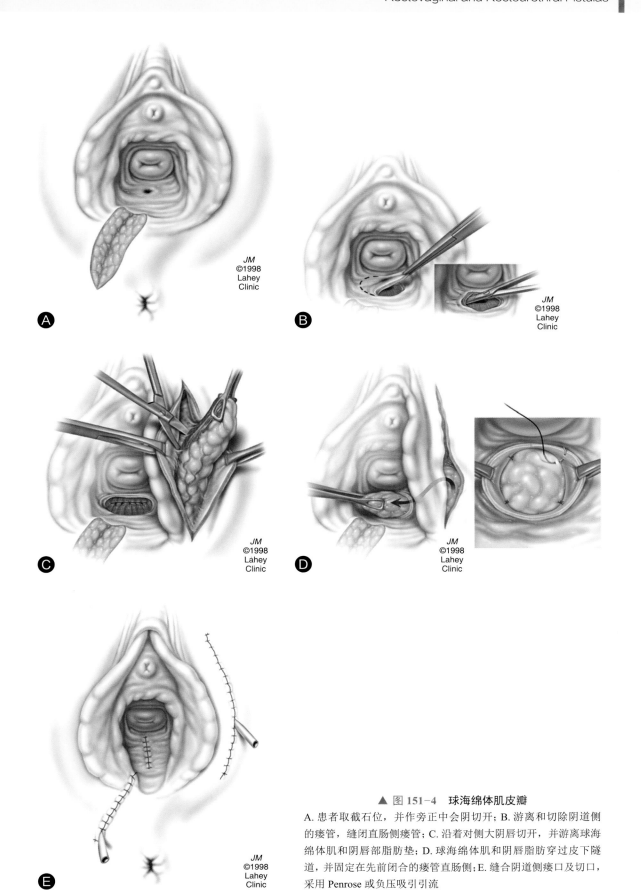

▲ 图 151-4 球海绵体肌皮瓣

A. 患者取截石位，并作旁正中会阴切开；B. 游离和切除阴道侧的瘘管，缝闭直肠侧瘘管；C. 沿着对侧大阴唇切开，并游离球海绵体肌和阴唇部脂肪垫；D. 球海绵体肌和阴唇脂肪穿过皮下隧道，并固定在先前闭合的瘘管直肠侧；E. 缝合阴道侧瘘口及切口，采用 Penrose 或负压吸引引流

尤其是当吻合口靠近肛管时。

袖套推移术。当瘘管并发环行或狭窄性病变如放射性瘢痕、克罗恩病直肠炎、缺血性吻合口瘘，可能需要采用这种方法。患病的直肠必须与阴道分开，游离瘘管并修补后，将健康的肠管鞘向瘘管远端推移再进行吻合。Parks 等[57] 最早描述这项手术技术，但是除了 Parks 采用的远端黏膜切除结肠肛管吻合外，也可以使用双吻合器技术（如回肠肛管储袋手术），结肠 J 型储袋也可改善新直肠功能。也可在吻合口和阴道之间置入大网膜。Cooke 和 Wellsted 报道了 55 例患者的成功率为 93%（图 151-5）[58]。

一期修复。如果瘘位置非常高但周围组织健康，例如憩室炎引起的结肠阴道瘘，则可以选择采用一期修复。这最常用于乙状结肠或上段直肠医源性意外损伤的情况。在盆腔内游离识别瘘管的部位，然后分离瘘管。如果涉及的结肠是健康的，可直接修复肠道和阴道，行大网膜间置加强，如有明显的肠道疾病如慢性憩室病等，可行节段切除一期吻合及网膜间置。

粪便转流。对于症状明显的且有严重并发症或无法行确定性修复的 RVF 患者，襻式回肠造瘘或结肠造瘘能减轻症状并改善生活质量。同样，克罗恩病活动期或既往多次修复均失败的患者也可以考虑采用粪便转流。如前所示，失败风险高的复杂性瘘修复手术也应考虑临时性粪便转流。转流本身不能提高修复的成功率，但能减轻吻合口瘘相关的并发症。

（六）结论

RVF 的手术方式取决于多种因素，包括瘘管的类型、病因、括约肌缺损的存在与否、既往手术修复的次数和类型及并发症。实习医生需要了解所有的修复方法以及影响因素，推荐的治疗流程见图 151-6。虽然大多数患者可以成功修复，但应告知可能需要进行多次尝试。尽管在技术上成功地修复了，而生活质量上也可能存在大便失禁和性交困难等问题。

二、直肠尿道瘘

直肠尿道瘘（RUF）对患者和外科医生来说都是一个重大的重建挑战，只有极少中心对

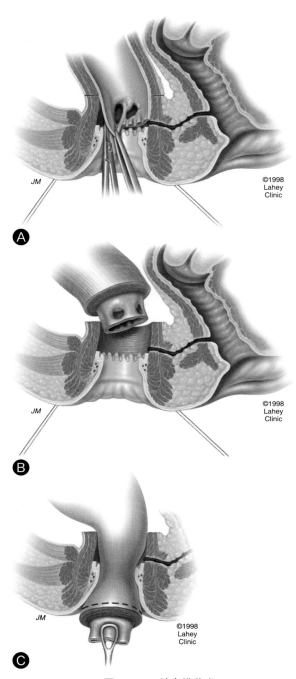

▲ 图 151-5　袖套推移术

A. 从齿状线水平开始，对黏膜和黏膜下层进行游离，从而切除肛管的溃疡区；B. 继续向上解剖，进入骨盆直肠间隙，完成直肠游离；C. 剔除并缝合瘘管，修剪直肠的远端袖口（虚线）并固定在肛门黏膜上

RUF 的处理有丰富经验。对这种复杂的修复，从处理的初始阶段就应采用多学科的方法（结直肠外科、泌尿外科及可能的整形外科），可能有助于取得最佳效果。

（一）背景

RUF 是尿道（包括前列腺尿道或膀胱颈）和直肠之间的非解剖连接的上皮化通道。获得性 RUF 并不常见，由泌尿生殖道和直肠之间的外伤、炎症、感染或局部缺血引起。如今，发生获得性 RUF 可由外科手术［开放、腹腔镜或机器人辅助的根治性前列腺切除术（robot-assisted radical prostatectomy，RARP）］或针对前列腺癌或其他盆腔恶性肿瘤的能量 – 消融治疗（外部放疗法、冷冻疗法、高强度聚焦超声

等）引起。在过去的 20 年中，因辐射或能量烧灼导致 RUF 的发病率有所增加，且大型、复杂性 RUF 越来越多 [59-62]。目前治疗 RUF 的方法不是简单的瘘管闭合，通常要求利用补片进行尿道重建术、带血管蒂的肌瓣植入术甚至完成前列腺切除术 [60,63]。

如炎症性肠病、钝性或穿透性盆腔创伤、盆腔脓肿、局部晚期恶性肿瘤或盆腔良性疾病的手术等情况均可导致 RUF 的形成。先天性 RUF 也可以在其他严重的结肠肛管畸形中看到，如肛门闭锁。

（二）发病率

根治性前列腺切除术中直肠损伤似乎是手术性 RUF 发生的主要危险因素。多个文献综

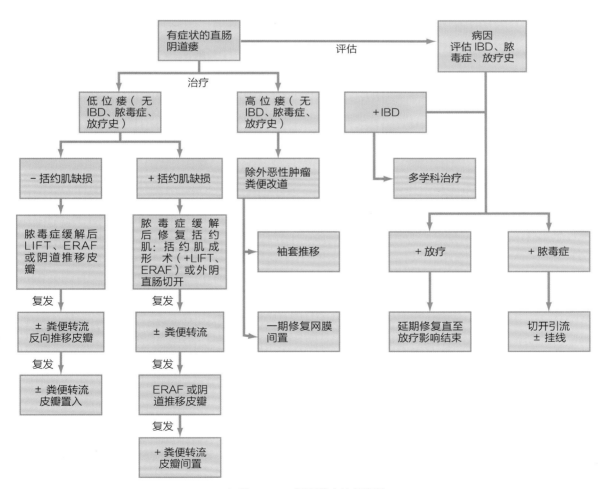

▲ 图 151-6　肠阴道瘘处理流程
ERAF. 直肠内推移皮瓣；IBD. 炎症性肠病；LIFT. 括约肌间瘘管结扎术

述报道认为，RARP 期间直肠损伤的发生率为
0.17%（11/6650），术中发现的为 72.3%（8/11）。
RARP 直肠损伤的患者，36.4%（4/11）最终
发展为 RUF[64]。以往的研究显示：开放或腔镜
根治性前列腺切除术发生直肠损伤随后发展为
RUF 的发生率为 1%～3.6%，而经会阴前列腺
切除术后的发生率则达到 11%[61,65-68,69]。

若在前列腺切除术时发现直肠损伤并对其
进行了很好的处理，则形成 RUF 相对少见。若
在 RARP 时发生直肠损伤但未及时发现，则
RUF 发生率为 100%（3/3），在术后早期发现的，
则为 12.5%（1/8）。发现的大多数损伤应仔细地
一层或两层缝合，皮瓣覆盖及无渗漏的膀胱尿
道吻合，并进行引流。较大的直肠损伤可能需
要行临时性粪便转流。

前列腺癌的初次近距离放疗，RUF 的发生
率为 0.4%～0.8%。同时行近距离放疗和外部放
疗，发生率升高到 2.9%。在冷消融或补救性外
部放疗后，其发病率可能高达 9%[70-76]。此外，
消融治疗后的直肠活检是 RUF 形成的另一个潜
在风险（3.7%），应尽可能避免[77]。

（三）评估

RUF 的临床诊断通常很简单，大多数患者
主诉有尿液通过直肠（＞ 90%），粪尿和（或）
气尿是典型症状。粪尿存在时，预示存在大的瘘，
并预后不良[68]。

此外，患者可能会出现尿路反复感染（通
常为微生物感染），排尿刺激性症状、发热、轻
度代谢性酸中毒和血清肌酐升高。多达 60% 的
患者会出现胃肠道不适，如恶心、腹痛和腹泻。
在近距离放疗或冷冻疗法后形成瘘的最初可能
会主诉严重的直肠疼痛，通常在缺血性组织分
解并形成瘘后才可缓解。这些患者也更有可能
出现更明显的出血、骨髓炎、引起坏死的感染
甚至脓毒症。

术前评估主要聚焦于泌尿道和胃肠道的完
整解剖和功能，以便决定成功修复瘘的最佳术

式。除了确定瘘管的大小和位置之外，还需要
评估肛门和尿道括约肌的功能、伴发的尿道狭
窄或膀胱颈挛缩的大小和位置，残余前列腺的
状况（如有），以及瘘管周围的组织和可间置的
组织的质量。

通常，内镜检查和影像学是术前评估的主
要手段。

• 麻醉下行肛门镜、柔性乙状结肠镜或结
肠镜检查；可选钡灌肠用于识别瘘管的直肠开
口，检查周围组织的质量并评估肛门括约肌和
直肠原有直肠疾病的证据，如炎症性肠病或放
射性直肠炎。

• 逆行尿道造影、膀胱尿道排尿造影、注
射瘘管造影、膀胱尿道镜检查和直肠指检可以
帮助确定瘘管的位置、大小和范围，并确定是
否存在并存的尿道狭窄或膀胱颈挛缩。

• 尽管在大多数情况下其临床实用性略微偏
低，但 MRI 尤其适用于低位直肠或经括约肌瘘。

如果在初次评估时出现膀胱功能、容量或顺
应性问题，可考虑行尿动力学评估；对 RUF 大
的患者，其操作和解读均存在技术性的挑战。若
有疑虑，还应考虑上尿路造影（如 CT 尿路造影）
以排除相关的输尿管损伤。应该测定前列腺特异
抗原（PSA）的水平以排除前列腺癌的复发。

（四）操作注意事项

RUF 手术成功需要遵守瘘手术修复的一般
原则，包括充分的术野暴露、所有坏死组织的
清创、异物和合成材料的移除、仔细的解剖分
离、无渗漏的多层封闭、无张力的不重叠缝合、
使用血供良好的健康皮瓣组织覆盖、严密止血、
充分引流 / 改道及预防感染。

为了成功处理这些瘘，外科团队需要考虑
许多因素，包括需要术前粪便和（或）尿液改道，
确定最有可能成功的术式，以及在手术过程中
可能需要填植的组织。

1. 粪便转流　到目前为止，尚无研究表明
通过粪便转流可以提高 RUF 封闭的成功率，但

是鉴于瘘管和修复的异质性，应该持保留态度。

因尿液和粪便转流外科手术引起的小瘘管，一小部分患者可以自发愈合，而无须进行手术修复。这些患者中，若组织质量尚可，可以考虑行无粪便转流的确定性修复手术。必要时，也可同时进行粪便转流。

对于需要进行补片移植和肌肉间置的复杂瘘（＞2cm，放射／消融后，既往手术失败，伴有盆腔脓肿）患者，通常需粪便转流。对于这些更复杂的瘘，行尿液和粪便转流后至少延迟手术 3 个月，此期间可尝试瘘的自愈，治疗急性感染，减轻炎症，以及优化组织以便将来进行重建。

在肛门括约肌和直肠功能完好的情况下，理想的是行腹腔镜下临时回肠造口术，因为易于制作和还纳。临时回肠造口术可防止愈合期间直肠壁扩张和压力并使感染最小化，这对复杂瘘的闭合至关重要。此外，如果有计划行直肠切除术和结肠肛门吻合术，此时还可以游离结肠[60]。对于括约肌不可逆损伤的患者，应在处理的早期考虑行结肠造口术。

Hanna 等报道了 37 名患者的回顾性研究结果，他们发现 91% 的未经放疗的患者最终造口成功回纳，而放疗组只有 55% 的患者回纳[78]。这些结果与许多其他研究相对一致，这些研究表明，放疗或能量消融诱发的瘘的患者更可能接受永久性粪便改道。

2. 组织填植　较大的瘘管缺损需要填植其他组织以最大限度地发挥治愈潜力，而股薄肌非常适合该技术。股薄肌已被广泛使用于结直肠外科手术、肛周括约肌重建、癌症或克罗恩病术后未愈合的伤口及复杂的 RVF 和 RUF。股薄肌用于 RUF 的修复是由于其容易获得且并发症最少；在复杂尿道缺损的情况下，股薄肌提供了良好血供，使尿路和胃肠道距离拉开，关闭死腔并促进颊黏膜移植物的愈合。

另外，当需要大面积覆盖死腔时，可以考虑臀大肌瓣，如由腹会阴切除术（APR）后的瘘、

骶骨压疮溃疡或大剂量放射引起的皮肤缺损。

（五）手术方式

有许多外科手术术式可用于修复 RUF。过往文献中已经描述了 40 多种不同类型的修复，包括经内镜、经肛门／经直肠、会阴和腹部入路。确定最佳式必须考虑到瘘管的复杂性、周围组织的状态、缺损的大小、既往的放疗和外科医生的经验。放疗的 RUF 是最具挑战的手术案例之一，因为纤维化组织层面无法正常进入，层面的粘连使分离和瘘管缝合均具有挑战性。与任何复杂的重建手术一样，首次修复通常是长期愈合的最佳机会。

1. 经会阴入路　现常通过经会阴入路用股薄肌植入来修复复杂的 RUF。结直肠外科医师和泌尿科医师都熟悉该方法，可共同参与修复手术。但有限的空间会使术野显露困难，可取截石位或俯卧折刀位完成此手术。这种体位能同时修复直肠和尿道，并方便获取大腿上段用于覆盖填充的股薄肌；同时兼顾了处理尿道狭窄或存在较大尿道缺陷需行前列腺切除术时所需的显露。

在膀胱镜引导下将导管穿过整个瘘管，会阴部肛缘前半周和两坐骨结节的内侧做倒"U"形切口，切开分离至坐骨直肠窝，钝性解剖两侧，显露会阴中心腱，沿直肠前壁分离直到直肠尿道肌，将前列腺和尿道与直肠广泛分离，瘘管两侧清创直至柔软、健康的组织边缘。直肠通常行两层横向缝合以防止狭窄，当有大的缺损则用推移瓣来修复。尿道小的缺陷可直接缝合，较大的缺损则需用已缝合在股薄肌上的口腔黏膜片进行修补缝合（图 151-7）。同时有尿道狭窄的也要进行处理。直肠损伤范围大的患者，应考虑经腹入路行直肠切除结肠经肛门拖出的方法。

口腔黏膜作为移植材料修补放疗／能量消融所致的瘘已成为常用方法，通常用于覆盖大的前列腺尿道缺损或修复伴随的尿道狭窄。

Vanni 等报道了 39 例放疗 / 能量消融引起的 RUF 患者，其中，有 34 例（87%）进行了伴随有肌瓣植入的口腔黏膜移植术。有 3 例（7.7%）的前列腺尿道缺损可以直接修复。此外，在 RUF 修复时，有 11 例（28%）使用口腔黏膜移植物修复尿道狭窄，2 名接受口腔黏膜植入的患者至少需要进行另一种手术操作才能植入，而最终闭合。尽管没有明确分为移植组和直接缝合组，但单次手术后这些患者有 84% 达到了总体闭合率[60]。

在迄今为止最大的一组报道中，Harris 等

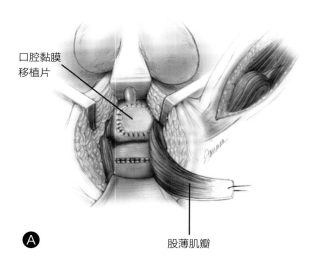

口腔黏膜
移植片

股薄肌瓣

Ⓐ

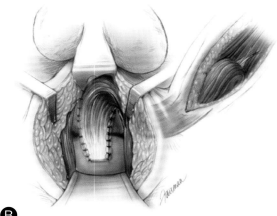

Ⓑ

▲ **图 151-7** **A.** 植入股薄肌瓣与口腔黏膜移植片关闭尿道；**B.** 股薄肌瓣覆盖和支持口腔黏膜移植物和尿道周围组织

经许可转载，引自 Vanni A，Buckley JC，Zinman LN. Management of surgical and radiation induced rectourethral fistulas with an interposition muscle flap and selective buccal mucosal onlay graft. J Urol. 2010；184：2400.

在 15 年的时间里，对四个大型中心 201 例继发于前列腺癌的 RUF 患者进行了回顾性研究。所有手术均通过会阴入路进行，其中 20% 的患者需要经腹会阴入路手术。该研究比较了 97 例（48.2%）外科手术 RUF 与 104 例（51.8%）放疗 / 消融的 RUF，两组均使用间置皮瓣或移植物（> 90%）。在放射 / 消融组中，有 44.2% 的患者使用了口腔黏膜移植物，但在手术引起的瘘中均不需要。最终在 99% 的手术组和 87% 的放疗 / 消融患者中获得了成功的结果。此外，放疗 / 消融的 RUF 组术后尿失禁（35% vs.16%）和并发症（25% vs.11%）更高[69]。

2. 经直肠入路 已经使用了多种其他技术来修复由外科手术引起的小型 RUF。现在最常用的经肛门 / 经直肠技术包括 York-Mason 经肛门括约肌后入路和微创经肛门入路。

York-Mason 手术取俯卧折刀位，然后沿括约肌的后中线切开。将括约肌作标记以待后续缝合，切开直肠后壁，充分显露直肠前壁和瘘管。锐性切除瘘管后，充分地分离尿道和直肠，尿道侧瘘口直接缝合。通常采用全层直肠推移瓣，可使直肠缺损的缝合不与尿道侧重叠。考虑到控便功能，必须细心对合分离开的肛门括约肌（图 151-8）。据报道这种方法瘘的闭合率很高（85%～100%），尤其是非放疗的 RUF[79,80]。本术式的优势在于相对无瘢痕的创面，但需要规避肛门功能障碍、大的瘘无法修复及不能一期缝合的复杂 RUF。

低位较小的复杂瘘可用经肛微创技术修复。这种修复的最大优点是手术创伤小且恢复快，而主要缺点是尿道侧高压无法完全解决，可能需要延长导尿时间。经此入路的早期报道 12 例有 8 例（67%）达到了一期闭合[81]，更新的技术报道的 12 例患者全部达到一期闭合[82]。

（六）替代处理方法和挽救性前列腺切除术

接受过联合能量消融治疗的患者，例如体

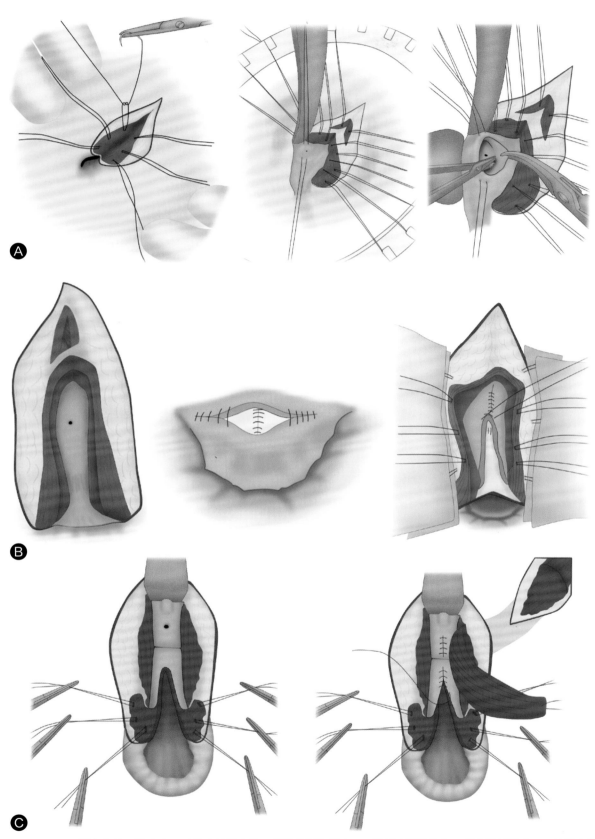

▲ 图 151-8　**A.** 固定体位，游离直肠后间隙显露瘘管，用缝线标记层次；**B.** 暴露瘘管并修复，行直肠切开术；**C.** 按肌肉层次依次缝合并植入股薄肌瓣

外放疗后挽救性冷冻治疗，残余前列腺可能有广泛的坏死和钙化，在行瘘治疗时可以考虑行前列腺切除术，甚至膀胱前列腺切除术和尿道转流。对于身体条件差或预期寿命有限且瘘管较大的患者，可考虑行末端结肠造口术并耻骨上膀胱造瘘或双侧经皮肾造口术。先前放疗导致膀胱严重损伤或容量受限的患者，在瘘管修复时还应考虑行膀胱前列腺切除术和尿路转流。

对于术前严重尿失禁或预期术后难以自控小便的患者，有限的数据提示延迟放置人工尿道括约肌可能是安全有效的[83]。但考虑到患者的治疗目标和成功的可能性，也可以先考虑行早期尿路转流。

三、结论

成功的 RUF 处理必须要同时考虑到直肠和尿道两者的复杂功能，其处理流程如图 151-9。随着放疗和消融疗法使用率的大幅提高，大而复杂的瘘数量将显著增加，因此需改进和创新的手术方式来成功解决这些问题。用多学科方法评估和处理这些具有挑战性的病例对取得良好的结果可能有帮助。

致谢

感谢 Patricia Roberts，MD 和 Jill C. Buckley，MD 在第 7 版对本章的贡献。本章使用了其中的某些部分。

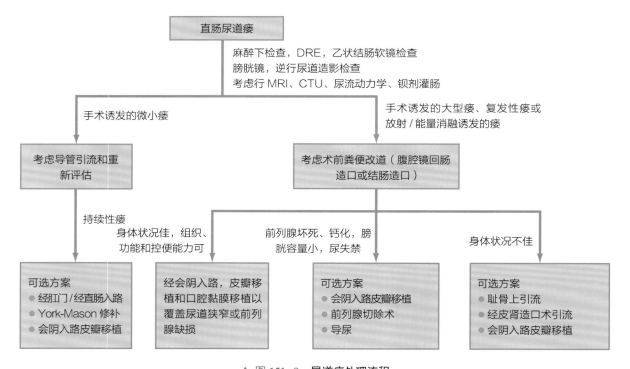

▲ 图 151-9 尿道瘘处理流程
CTU. 尿道切开术；DRE. 直肠指诊；MRI. 磁共振成像

第 152 章
完全性直肠脱垂和内套叠的现代治疗
Current Approaches to Complete Rectal Prolapse and Internal Intussusception

Isaac Payne　Gregory Quatrino　Paul Rider　Leander Grimm Jr.　**著**

李　璐　邵万金　**译**　傅传刚　窦若虚　**校**

摘要

本章讨论直肠脱垂和直肠内套叠的初步评估和诊断，并详细描述了两种疾病的非手术和手术治疗方法。直肠脱垂有多种经腹手术和经会阴手术方法，疗效相似。相反，直肠内套叠除非为排便障碍患者中发现的孤立性病变，否则仍然采用非手术治疗为主。

关键词： 直肠脱垂；直肠内套叠；Altemeier 手术；经腹直肠固定术；经腹切除直肠固定术；Delorme 手术；Thiersch 手术

一、历史背景

从远古时代就有直肠脱垂的证据[1]。最早描述由于直肠脱垂导致的死亡在 4 世纪[2]。导致脱垂的原因尚不清楚，直肠脱垂的过程通常在数年内缓慢进展。影响因素包括站立、便秘、腹绞痛、咳嗽、打喷嚏、肛门括约肌和盆底肌薄弱、异常的 Douglas 窝和直肠远端内套叠。随着时间的推移，治疗方法也发生了显著变化，如今直肠黏膜烧灼术、双腿捆绑法和疝带固定等已被各种切除和直肠固定术所取代。

二、症状和检查

直肠脱垂患者通常有便秘甚至失禁的病史。女性脱垂的发病率是男性的 6 倍。主诉通常是肛门脱出或隆起，常被误诊为痔病。脱垂可自行回纳或不能复位，给患者造成很大的痛苦。其他症状包括排便不尽感、出血、黏液泄漏、尿失禁和疼痛。

初次检查时脱垂显而易见，有的时候则需要通过让患者做蹲位动作引起脱出。有时，甚至有必要在蹲便器上做排便动作来检查患者。一旦产生脱垂，鉴别具有同心黏膜环（图 152-1）的真正全层直肠脱垂与单纯痔病（图 152-2）很重要，后者表现为放射状褶皱的痔组织。

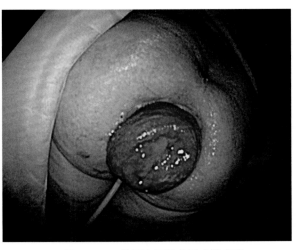

▲ 图 152-1　伴同心环的全层直肠脱垂

所有考虑行直肠脱垂手术修复的患者都需行结肠镜检查以排除肿瘤。在内镜检查中，慢性复发性脱垂患者的直肠黏膜表现为环形红斑的征象（图 152-3）。其他具有争议的诊断检查包括肛门测压、直肠内超声和排粪造影[3-5]。排粪造影对于隐匿性间歇性脱垂有价值，可证明直乙交界处明显移动，远离骶骨岬正常固定点。

三、急性期治疗

明显脱垂的处理方法是立即复位。在尝试

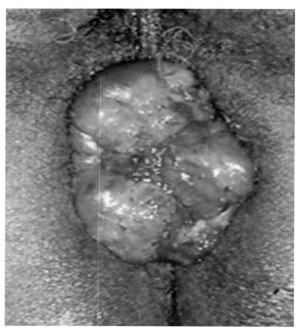

▲ 图 152-2　放射状褶皱的严重痔脱垂

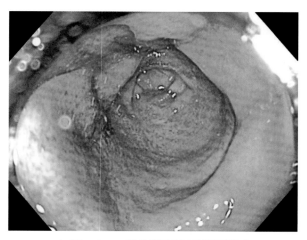

▲ 图 152-3　慢性脱垂时直肠周围炎症

复位之前，充分评估直肠的血供至关重要。有时由于患者忽视或精神失常可能出现缺血或完全坏死，如果存在明显的全层缺血，应避免复位，需要手术切除。大多数血供良好的脱垂患者在门诊或急诊室可通过持续稳定的挤压复位。必要时在静脉镇静或手术室内全麻下进行完全复位。将食盐或糖涂在黏膜上可以减少直肠嵌顿引起的肿胀，有助于复位[6]。治疗顽固性脱垂的另一种技术是采用弹力加压带兜住肛门[7]。也有报道在脱垂直肠注射透明质酸酶来帮助复位[8]。

四、经腹手术选择

与经会阴入路相比，经腹入路修复脱垂的复发率较低。经腹入路是能耐受经腹手术患者的首选修复方法[1,9]。理想的术式应该是并发症和死亡率可控、复发率低，还能一起解决同时存在的便秘或失禁。还须注意评估患者是否存在前盆腔脱垂，以考虑联合手术修复这些脱垂器官的可行性。

直肠脱垂经腹入路有两个主要技术要点：直肠固定术和切除术。直肠固定术的目标是将直肠从盆腔中游离出来，将骶骨弯曲处的低位直肠拉直，并将其固定在近端骶骨岬，以防止脱垂复发。1963 年 Ripstein 描述了后侧直肠固定术：游离直肠后侧至尾骨水平，带状阔筋膜围绕直肠固定在近端骶骨[10]。随着时间的推移，出现了应用生物和合成补片的各种改良手术[11,12]。直肠固定术甚至可以不使用补片，通过缝扎或固定钉将直肠两侧的腹膜缝扎固定在骶骨岬上。然而，结果显示这项技术的复发率略高于补片直肠固定术（表 152-1）。

直肠固定术中需要游离直肠的程度也一直存在争议。环形游离可降低脱垂的复发率[13]；然而，直肠固定术一个常见的问题是便秘，游离时切断直肠侧韧带（副交感神经支配）显示会增加便秘的发生率和严重程度[13,14]。尤其对已存在便秘的患者，解决便秘高发生率的一个方案是同时切除冗长的乙状结肠，并在骶骨岬水平进行一期结直肠吻合术[15,16]。应避免充分游离脾曲，以免再次造成结肠冗余。

目前针对直肠脱垂的经腹手术中又增加了腹侧直肠固定术，该术式游离直肠前方，而无须进行后方或侧方游离。然后以"曲棍球球棍"形状的补片从直肠前壁缝合到骶骨岬，并用腹膜覆盖。这种技术减少了广泛后方游离的需要。有作者报道便秘发生率较低，而复发率与后侧直肠固定术相似（表 152-1）[17-20]。

表 152-1　经腹入路的复发率	
手术	复发率（%）
补片直肠固定术	2~5
缝扎直肠固定术	3~9
切除术 / 直肠固定术	2~5
腹侧直肠固定术	2~9

腹腔镜在直肠脱垂修复中已得到广泛应用。腹腔镜手术的复发率相似，修复的完整性并未受到影响。腹腔镜手术在直肠脱垂患者术后的短期获益已得到证实，包括减轻术后疼痛、缩短住院时间和更快恢复肠道功能[21-23]。腹腔镜手术的康复优势还可允许更多的高风险患者采用经腹手术，否则这些患者只能考虑采用疗效不那么持久的经会阴手术。

五、经会阴手术

虽然经腹入路治疗直肠脱垂的复发率最低，且整体功能更好，但大多数脱垂患者是老年人。许多患者有严重的伴发病，他们不能耐受经腹手术[24]。此外尽管病例数较少，年轻患者尤其是男性可能会考虑采用经会阴手术，以降低性功能障碍的风险[25]。高达 60% 的直肠脱垂患者接受经会阴手术[26]。当直肠脱垂在经腹入路手术后复发，再次经腹手术技术上可能有困难，在这种情况下，经会阴手术是一个可行的选择。但是，如果之前已离断直肠乙状结肠的血供，

经会阴切除术会遗留一段缺血的直肠，那么经会阴直肠切除固定术可带来不好的结果。

六、经会阴直肠乙状结肠切除术（Altemeier 手术）

经会阴直肠乙状结肠切除术治疗直肠脱垂最初是由 Mikulicz 于 1899 年提出，并由 Altemeier 等推广[27]。该手术可采取截石术或俯卧折刀位。麻醉选择区域阻滞麻醉或全身麻醉。手术开始时对直肠进行温柔的牵引，从而使多余的直肠外露再现脱垂（图 152-4）。使用 Lone Star 牵开器（Lone Star Company，Frisco，Texas）暴露肛管，确定齿线。在齿线近端 1~2cm 处，环形注射稀释的肾上腺素溶液，然后电刀环形切开直肠全层（图 152-4A）。沿无血管的括约肌间平面扩展到盆腔，将远端直肠从盆腔拉出。继续向近端游离时使用缝线结扎或能量设备，结扎暴露肠管的血供（先从侧方，再向后方）。牵引多余的直肠和乙状结肠到左结肠水平，在预设结肠肛管吻合处切断有轻微张力的肠管。肠管切除越多越好，肛管后方肛提肌成形术与后侧直肠固定术结合能改善肛门控便功能[28]。直肠固定术使用不可吸收缝线将未脱垂肠管的后侧表面固定在骶前筋膜上。正常的肛直角可通过后侧肛提肌成形术重建以恢复肛直角（图 152-4B）。在左结肠和齿线之间进行手工结肠肛管吻合（图 152-4C）。也可以使用两个荷包线进行吻合器吻合，但有作者报道吻合器吻合有较高的复发率[29]。经会阴直肠乙状结肠切除术的患者，与术前相比肛门自制功能改善，便秘减少，且生活质量得到整体改善[30]。但是经会阴直肠乙状结肠切除术的一个缺点是，与经腹入路相比复发率增加 12%~24%[29,31]，可通过切除所有多余的远端结肠直至左结肠来减少复发率。

七、肛管直肠黏膜切除肌层折叠术（Delorme 手术）

1900 年，Delorme 描述了采用肛管直

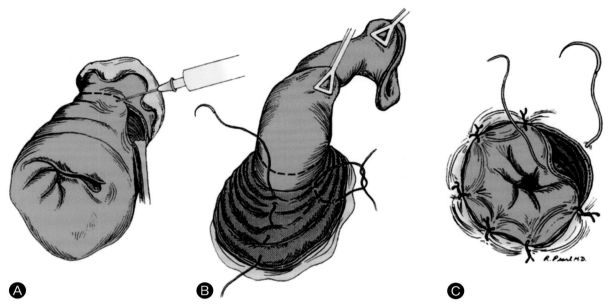

▲ 图 152-4　经会阴直肠乙状结肠切除术（Altemeier 手术）

引自 Romano G，Bianco F，Caggiano L. Modified perineal stapled rectal resection with Contour Transtar for full-thickness rectal prolapse. Colorectal Dis. 2009；11（8）：878-881.

肠黏膜切除肌层折叠术来治疗直肠脱垂[32]。Delorme 手术的一个显著优势是无须进行肠壁全层切除和吻合。与 Altemeier 手术相似，将肠壁完全脱出，在黏膜下层注射稀释的肾上腺素溶液（图 152-5）。使用电刀在齿线近端 1cm 处环形切开黏膜下层，注意不要破坏肠壁肌层，沿黏膜下剥离并向近端延伸，黏膜切除的长度为脱垂长度的 2 倍（图 152-5A），黏膜袖套状切除后，沿肠壁纵形排列折叠缝合直肠壁肌层，间隔 1cm，等所有缝线都排好再打结。当纵向缝线围绕直肠一周打结时，黏膜的切缘被拉至肛管水平（图 152-5B 和 C）。最后，用可吸收缝线在齿线上缝合近端和远端黏膜。肌层折叠和黏膜吻合也可选择使用圆形吻合器[33]。体格检查肛门松弛的患者，为了改善肛门控便功能，还可行后侧肛提肌成形术[34]。Delorme 手术治疗直肠脱垂为患者提供了一种安全的手术，据报道并发症较低为 9.5%，但复发率为 12%~31%[31,35]。长期存在严重便秘与较高的复发率相关，而采用肛提肌成形术的盆底修复可以降低复发

率[35]。患者因为肛管内有折叠的肌肉可能会有排便感。

八、Thiersch 手术

Thiersch 于 1891 年提出了肛门环缩术治疗直肠脱垂[36-38]。在最初的描述中，Thiersch 用银线环绕肛门一周，替代松弛的括约肌。异物的存在会引起炎症反应，并形成一条粘连带以支撑会阴[36-38]。该手术不能纠正脱垂，而是通过缩小肛管防止直肠外脱垂，机械地支撑肛门括约肌功能。手术时间可以很短。患者取俯卧折刀或截石位，参照肛门中心位置，在肛周侧方做两个相距 180° 的皮肤切口（图 152-6）。切口通过坐骨直肠窝和会阴体皮下隧道连接，将一块宽 1.5cm 的聚丙烯补片或硅胶带环绕整个肛门，将补片拉紧至肛管能容纳一指，然后补片在这种张力下缝合。据报道，并发症包括高达 75% 的复发率、肛门狭窄、粪便嵌塞，甚至补片或硅胶制品侵蚀肛门直肠[37-39]。由于复发率高和并发症的发生，该手术的适应证非常狭窄，但适用于轻度至中度直肠脱垂且有严重

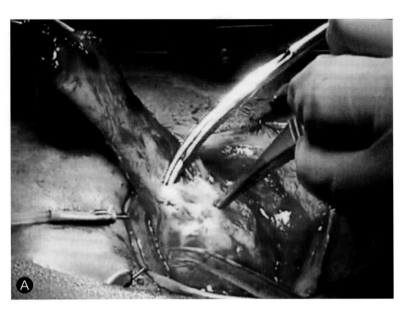

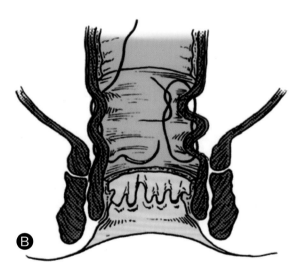

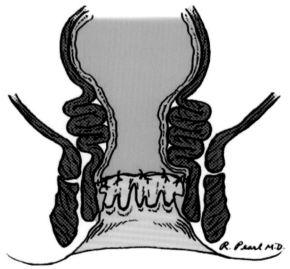

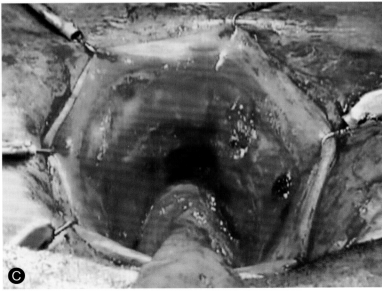

▲ 图 152-5　直肠黏膜切除肌层折叠术
（Delorme 术）

引自 Romano G，Bianco F，Caggiano L. Modified perineal stapled rectal resection with Contour Transtar for full-thickness rectal prolapse. Colorectai Dis. 2009；11（8）：878-881.

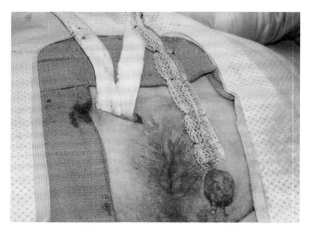

▲ 图 152-6　**Thiersch 肛门环缩术**

危及生命的伴发病、预期寿命短、无法采用经腹或切除性经会阴手术的患者。

九、不同手术方法之间的比较

比较直肠脱垂的不同治疗方法时，术后并发症发生率、复发情况、大便失禁和便秘的发生率都需加以考虑。历史上，有严重伴发病的老年患者只选择经会阴入路。与经腹入路相比，经会阴入路长期效果较差。比较 Altemeier 手术和 Delorme 手术，一项随机对照研究显示 Altemeier 手术后的复发率更低（24% vs. 31%），但功能结果相似[31]。

在经腹直肠固定术中，两种固定方法在复发方面没有显著差异。在研究必要的直肠游离程度时，环形游离对比保留侧韧带的直肠脱垂复发率更低[13]，但也增加术后便秘[13,40]。与单纯直肠固定术相比，直肠切除固定术的便秘发生率和复发率都较低[21,31]。不幸的是，切除术有一定的吻合口瘘发生率[15,16]。

尽管长期以来一直认为经会阴手术的复发率显著高于经腹手术，但 2015 年 Cochrane 对 15 项随机对照试验中 1000 多例患者的系统回顾未能显示出两种入路中任何一种在复发率或生活质量方面的优势[21]。因此，在根据患者特点、临床情况和专业知识选择手术入路时，外科医生的经验和判断至关重要。

十、复发的治疗

了解与复发相关的患者和技术因素至关重要。在经会阴直肠乙状结肠切除术中，吻合器吻合、较短的标本长度和既往严重便秘史都会增加复发风险。肛管后方修补和肛提肌成形可以降低复发率[29]。在经腹直肠固定术中，与复发相关的因素包括肛门失禁、便秘、直肠游离的程度，以及在便秘情况下是否行乙状结肠切除术[41]。如上所述，直肠的环周游离可以减少复发率[13]。总体而言，两种固定式式的高复发率很可能是由于技术问题，如固定不充分或游离不完全[42]。由于决策失误和未能认识到既往存在的疾病，如结肠传输障碍的患者在没有切除的情况下行直肠固定术，终将导致不理想的结果。

复发性直肠脱垂的修复应考虑以下几种复杂情况后进行，以指导手术方法的选择。一般来讲，经会阴切除术后复发患者再次经会阴切除术通常是最安全的路径，以免损害剩余的近端血供。而经腹切除直肠固定术后复发，不应采用经会阴切除术，因为在结扎直肠近端和远端血供后，直肠缺血的风险很大。如果是经腹直肠固定不联合切除术后复发，经会阴直肠乙状结肠切除术是一个非常合理的选择。再次经腹手术的盆腔游离通常存在技术困难，可增加患者的并发症。经会阴切除术后复发，考虑经腹直肠固定不联合切除术也是合理的。因此，在复发性脱垂的情况下，初次手术往往决定了再手术方法[43]。如果初次手术组织不适合固定，可以考虑使用补片悬吊。

十一、内套叠（直肠内脱垂）

直肠内套叠是指直肠腔内的套叠，不脱出肛管外。如果直肠从肛管脱出，称为直肠脱垂。根据排粪造影对直肠脱垂的严重程度进行分级，制订了牛津分级标准[44]。虽然直肠内套叠在无症状个体中也有发现，并历来被视为一种正常变异，但现有的证据表明，直肠内套叠的患者可患有从排便梗阻综合征到大便失禁的一系列疾病[45,46]。因此，需要细致的体格检查和详尽的诊断性影像学检查。

十二、病史

患有直肠内套叠的女性通常会有一系列的症状。过去认为内套叠的症状仅包括排便梗阻，然而现有的证据表明，大便失禁也是常见症状。事实上，大便失禁可能是严重直肠内套叠患者的主要主诉[47]。在患有内套叠的女性中，大便失禁的比例为 56%，而排便不尽感（45%）、排便费力（34%）和用手指辅助排便（34%）的症状也较为常见。大多数患者主诉为急迫性肛门失禁，而被动性肛门失禁和气体失禁的发生率较低[47,48]。对于初诊的盆腔排便功能障碍患者，有必要量化症状的严重程度。后续治疗是否成功可以通过使用分级量表对治疗前后的功能进行比较来判定，其中包括 Wexner 便秘和失禁评分[49]、大便失禁严重指数评分[50] 和生活质量评分。

十三、病理生理学

随着人们对内套叠、排便功能障碍、直肠脱垂和大便失禁之间相关性的认识，肠套叠是这些疾病的病因还是仅仅是其症状，仍存在许多争论。最初的证据表明肠套叠引起直肠肛门抑制反射（RAIR）的改变是肛门失禁的原因。直肠固定术减少了肠套叠后，RAIR 恢复正常，肛门自制功能也会恢复[51,52]。通过肛门测压评估，初步结果表明随着肠套叠分级越高，平均最大静息压力（MRP）显著降低，表明肛门失禁主要是由于直肠扩张引起肛管抑制反射导致肛门内括约肌松弛[53]。但随后的随访数据显示，有肠套叠与无肠套叠患者之间的 MRP 并无差异，提示 MRP 的降低不是永久性的。此外，与高分级内套叠相关的急迫性肛门失禁与直肠感觉容量阈值降低显著相关。对此现象的一种解释是肠套叠会引起直肠壁的慢性刺激，使肠

壁顺应性降低，进而导致急迫性肛门失禁[47,48]。与肛门失禁不同，便秘的严重程度不会随着内套叠牛津分级的增加而增加[54]。需要进一步研究了解直肠内套叠、排便障碍的发展与手术修复之间的关系。排粪造影所见的轻度至中度肠套叠大多数是无症状的，补充膳食纤维可缓解症状。

十四、体格检查

直肠指诊（DRE）是排便功能障碍患者检查时必不可少的初筛手段。术者不仅可以了解肛门括约肌压力，而且对其他类型出口梗阻患者，如耻骨直肠肌反常收缩（PPC）[55] 或会阴下降（IPD）等的诊断，直肠指诊也有很高的价值。让患者试图将检查者手指排出时，如果耻骨直肠肌向前运动，表明反常收缩或不松弛（PPC）。高度怀疑 PPC 和 IPD 时，医生可以安排适当治疗。在直肠镜和肛门镜检查中，内套叠的征象表现为直肠壁的环形内脱垂。低分级内套叠仍位于直肠腔内，高分级内套叠脱垂至肛管内但没有脱出肛门外。蹲位动作在检查中有助于诊断。

十五、生理学检查和影像学诊断

通常需要先进的生理学和影像学检查来评估排便功能障碍的患者。当患者以肛门失禁为主诉时，肛门直肠测压通常有用。直肠内套叠患者与正常对照组比较 MRP 无差异，但是，直肠容量感觉阈值有统计学差异，与正常对照组相比，平均排便感觉阈值和平均最大耐受量显著降低[48]。肛门超声可以评估括约肌损伤或括约肌缺陷导致的大便失禁。如果既往肛门产伤、肛瘘切开术、肛门测压异常或超声检查不能解释大便失禁时，需要进一步检查。大多数中心不定期对大便失禁患者进行排粪造影；然而，排粪造影目前更常用于内套叠检查且在这方面很有价值。医生须记住患有内套叠的患者最常见的症状是大便失禁。使用排粪造影，医生建立了内套叠的分级标准。牛津分级量表[44] 的创

建是为了帮助医生量化内套叠的严重程度。该标准根据脱垂顶端到达的最低点与肛管或直肠前突的关系，对内套叠进行分级。高达 89% 的直肠内套叠患者有直肠前突[46]。有证据支持牛津脱垂分级越高，急迫性肛门失禁的症状越明显[47,48]。由于肛管上方存在肠套叠导致肛门黏液泄漏。

十六、治疗

直肠内套叠的干预和治疗分为以下两方面：生物反馈治疗和外科手术。在采取任何手术方法治疗前，应先尝试补充膳食纤维，使用通便药和大便软化剂的保守治疗[56]。与其他形式的排便梗阻和盆底功能障碍一样，内套叠治疗基础是生物反馈和盆底物理治疗，高达 78% 的患者从中受益[57,58]。生物反馈由经过专门培训的物理治疗师实施，其目标是可靠可重复的耻骨直肠肌松弛[58,59]。这种治疗方法对复杂的多因素问题采取无创治疗，对患者的风险很小。在门诊进行最少 5 个 1h 疗程即可达到很好的疗效，长期的效果会随着时间的推移逐渐减弱，再训练可以改善症状[58-60]。

外科手术作为治疗内套叠的一种主要方法，受到了人们的推崇。尤其是采用经肛吻合器直肠切除术（STARR）。据报道，该手术最初在改善便秘方面取得了良好的效果，对直肠解剖或生理没有产生不良影响。随后的报道表明严重并发症而引起关注，如直肠阴道瘘、大便失禁和直肠狭窄[18,62,63]。尽管仍然是内套叠的一种可行选择，但 STARR 最适合那些生物反馈治疗失败的患者[59,64]。

类似的热点是行腹腔镜腹侧补片直肠固定术治疗内套叠。该手术最初由 D'Hoore 等提出，现已用于全层直肠脱垂和内套叠[63]。直肠在腹侧进行游离，无须切断直肠侧韧带或进行骶前游离。沿直肠阴道平面游离后，将腹侧补片置入直肠阴道隔。将补片固定到直肠、阴道顶端，然后固定到骶骨岬上。注意补片植入后重新缝合上方腹膜，以免接触直肠以外的肠道。据报道，与标准的直肠固定术或直肠切除固定术相比，其优势在于降低了便秘的发生率，避免了吻合口并发症及骶前出血。在治疗脱垂时，腹腔镜腹侧结直肠固定术提供了良好的肛门自制功能，同时比直肠后方游离的直肠固定术风险更小[18,63,65,66]。

十七、结论

经腹手术治疗直肠脱垂的方法应用越来越多，但目前的证据显示经会阴手术治疗直肠脱垂的结果，并不明显逊于经腹手术。初次或复发再手术方式应主要考虑外科医生的擅长和技能，并结合患者的手术史和伴发病进行选择。此外，生物反馈和补充膳食纤维仍然是直肠内套叠患者治疗的基础，孤立性的直肠内套叠可以考虑手术治疗。

第 153 章
藏毛病和肛周化脓性汗腺炎
Pilonidal Disease and Perianal Hidradenitis

Katerina Wells　Michael Pendola　**著**

徐海霞　竺　平　**译**　窦若虚　**校**

摘要

骶尾部藏毛病（pilonidal disease，PD）发病率为每 10 万人中 26 例，由于该病的慢性病程和手术切除的范围，已成为年轻人并发症的源头之一。目前认为这是一种由毛干损伤皮下组织引起的后天性疾病。PD 的治疗方法包括从单纯切开引流到切除加皮瓣重建。尽管有这些方法，切口的并发症和复发率仍然很高，这对患者和外科医生而言均是一种极具挑战的疾病。

肛周化脓性汗腺炎是一种使人失能的疾病，源自肛周皮肤顶泌腺的炎症反复发作，形成脓肿和慢性引流窦道。目前认为这是一种后天性疾病，继发于顶泌腺导管阻塞和继发的感染。建议对轻度病变进行药物治疗，这是控制症状的有效辅助手段。急性期脓肿应行切开引流，慢性病变的外科手术方式种类繁多，包括窦道的去顶术、局限性局部切除及扩大切除（联合或不联合植皮或推移皮瓣覆盖）。

关键词：藏毛病；Bascom 臀沟抬高；化脓性汗腺炎；切除；重建

一、藏毛病

（一）病因学

自从 1880 年 M. Hodges 首次将 PD 描述为一种窦道内包含成巢（nidus）的毛发（pilas）[1]，PD 的病因学就在不断演变。很多理论将 PD 归因于先天性或后天性疾病。1935 年，Gage 提出藏毛窦继发于髓管异常胚胎发育[2]。其他理论认为 PD 是由外皮结构的特发性内陷所引起，经典的骶尾部小凹就是证明。

后天性理论由 Hardaway 在第二次世界大战时提出，他指出 PD "显然在军事机构中比在平民中更为普遍"，并将这种差异归因于卫生条件差的年轻人更好发[3]。据推测，野外活动（如驾驶吉普车）对尾骨的压缩和刺激是 PD 的根本原因，故 PD 又被称为 "吉普车病"。PD 是入伍男性伤残和工作日减少的重要来源，激发了对并发症更少的治疗方法的需求[4]。1946 年，Patey 和 Scarff 进一步证实了后天性理论，他们通过对先天性皮样囊肿的上皮化管道与藏毛窦道内衬的肉芽组织进行的组织学比较，推测这是一种由体表毛发向深部穿透真皮层并诱发异物肉芽肿反应而形成的 "感染通道"[5]。他们在其他部位如脐部和理发师的手指缝隙内观察到藏毛窦，则进一步支持了这一理论[6]。

Bascom 进一步描述了臀沟在形成真空吸力将毛发异物引导至皮下组织中所起的作用[7]。这为 Bascom 皮瓣手术提供了理论基础，该手术切除窦道组织并消除了臀沟[8]。1992 年，Karydakis 提出了发病机制的三个主要因素：脱落毛发的侵入，使毛发植入的吸力，以及受累皮肤的脆性[9]。这个概念激发了 Karydakis 皮瓣，既在切除窦道后通过滑动皮瓣将臀沟皮肤替换为更具"抵抗力"的臀部皮肤[10]。最近一项研究用电子显微镜分析了藏毛窦巢状毛发标本，其中大多数植入的毛发是无根的，具有刀锋样锋利的末端[11]。因此目前普遍认可后天性发病机制，是由于脱落毛发的植入而引起的局部刺激。

（二）临床表现

骶尾部 PD 男性发病率是女性 2.2 倍[12]，20—30 岁好发，少见于 15 岁之前或 40 岁之后，从出现症状到治疗的中位时间为 2 年[12,13]。危险因素包括肥胖、毛发生长程度、PD 家族史、局部创伤和需要久坐的工作[14,15]。PD 最常见于非西班牙裔白人，在亚洲/太平洋岛民的后裔中很少见[15]。土耳其的发病率非常高，据报道年轻人的发生率为 6%[16]。

PD 可以表现为急性脓肿，或者表现为伴有单个或多个分支的慢性窦道。脓肿表现为骶尾部疼痛，逐渐发展为稍偏离中线的波动性肿块，表面的蜂窝织炎位于臀沟及可见小凹的头侧（图 153-1）。约 50% 患者表现为急性脓肿，占急诊科以皮肤不适为主诉的 20%[17]。脓肿自发破溃后可能会形成慢性窦道，通过简单或复杂的窦道与中线一个或多个小凹形成引流。窦道的特征是内含毛发碎屑，用镊子很容易将其清除[18]。

（三）诊断

PD 可以依靠其特征性外观进行临床诊断。但需要与其他相似疾病相鉴别。应当排除疖病、化脓性汗腺炎（hidradenitis suppurativa，HS）[19]、肛周脓肿或瘘管、骶骨骨髓炎、梅毒、结核和放线菌病[20]。报道有 0.1% 的病例发生恶变，强调需要对切除标本进行组织学检查[21-24]。PD 相关恶性肿瘤患者的病程长，通常为中年男性，组织学主要是鳞状细胞癌。

组织学上中线小凹内覆鳞状上皮，下方脓腔未形成上皮化而是内覆以肉芽组织[13]。尽管 75% 藏毛窦的腔内可发现毛干，但很少有汗腺或毛囊。在慢性肉芽组织中可以看到与毛发相关的异物巨噬细胞[25]（图 153-2）。

藏毛窦的微生物学通常是革兰阴性菌和厌氧菌，复发性病变则会转变为革兰阳性菌和需氧菌[26]。

（四）治疗

发病机制的演变和治疗方式的发展相伴行。当先天性理论盛行时，手术以完整切除皮下组织至骶骨筋膜平面这一前提为指导[27]。无论是第二次世界大战时的征兵还是当今时代，对确

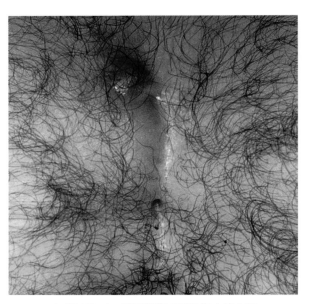

▲ 图 153-1 骶尾部藏毛脓肿和中线小凹

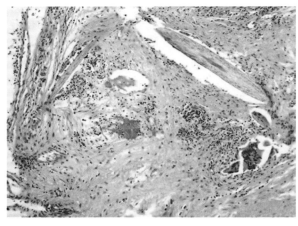

▲ 图 153-2 组织病理学：藏毛囊肿中伴有异物巨细胞反应的毛囊

保有效工作日的需要激发了对保守切除手术方式的需求[4,14]。根据后天性理论，复杂的切除加一期缝合旨在同时解决病变组织和潜在的力学病因。最近的一篇 Cochrane 综述比较了开放式与一期缝合式手术，未发现哪种技术在愈合时间和手术部位感染方面有明显优势。但当切口不在中线上时，一期缝合效果最好[28]。最终目标是实现切口完全愈合，最小的功能障碍和较低的复发率。因此外科医生必须根据患者的需求和期望设计个性化方案。

1. 急性藏毛脓肿　急诊行单纯的切开引流是使藏毛脓肿症状迅速缓解的标准治疗方法。急性脓肿期的患者应分期处理，因为将脓肿切除的确定性手术的复发率较高[29]，这部分归因于组织污染和组织水肿闭塞中线窦道，导致切除不彻底。

引流技术：引流手术可以在门诊诊室、急诊室或门诊日间手术室进行。暴露骶尾部的最佳方法是采取俯卧折刀位，并用胶布将臀部分开。在脓腔上方做一个旁正中纵行切口，切口要足够大以确保充分引流[30]。清除脓腔中所有碎屑和毛发。即使在急性期，也应该对所有的窦道进行去顶和电灼，愈合时间为 5.4±1.1 周，54 个月随访的复发率低至 2%[31]。脓腔抽吸术作为一种替代疗法，可作为确定性切除术前的临时过渡[32]。

脓腔中残留毛发是不愈合和复发的主要因素。患者应进行坐浴以保持卫生。建议每周对伤口进行检查，以确保伤口和周围皮肤在愈合过程中未残留毛发和其他碎屑。激光脱毛可以作为切口愈合过程中的辅助方法，也可以作为减少受累部位毛发生长的长期手段[33]。

2. 慢性藏毛病　15%～40% 因急性脓肿接受治疗的患者会发展为慢性 PD[34]。8%～30% 的慢性 PD 患者在接受了确定性治疗后复发，凸显出该病的顽固性[34,35]。治疗方法包括非手术治疗、中线小凹切除加侧方引流、小切口进行切开和刮除并对伤口进行袋形或碟形缝合，以及切除术加或不加一期缝合。目前对首选治疗方法尚无明确共识。期望能选择一种可以在门诊环境进行，使患者不便和功能障碍影响最少的方法。抗生素的作用尚不清楚，有报道表明针对厌氧菌的抗生素可以提高治愈率[36]。

(1) 非手术疗法：Armstrong 和 Barcia[27] 提倡非手术疗法，包括通过剔刮进行细致的毛发控制、良好的会阴部卫生、局限性的侧方切开和引流，以及去除可见的毛发。在 1 年时间内 101 例连续病例获得痊愈。滴入液态或结晶的苯酚会引起强烈的炎症反应，从而促进脓腔和窦道的闭合。该方法的应用因疼痛和可能需要住院镇痛而受到限制[37,38]。

(2) 中线小凹切除和侧方引流：在 20 世纪 60 年代中期，Bascom[7] 提出了中线小凹切除和侧方引流，Lord 和 Miller[39-41] 提出了相似的技术。该手术包括通过旁正中纵行切口进入慢性窦道，清除窦道内的坏死物、增生肉芽组织和毛发，一并切除上皮化的中线小凹（图 153-3），定期

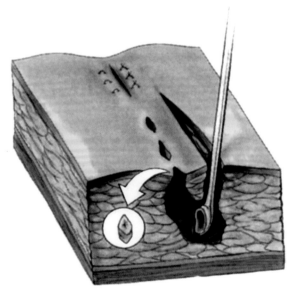

▲ 图 153-3　通过侧方切口进入脓腔，搔刮肉芽组织，切除中线小凹治疗藏毛脓肿

引 自 Bascom J. Pilonidal disease : origin from follicles of hairs and results of follicle removal as treatment.Surgery. 1980；87：567；重新绘图自 Nivatvongs S. Pilonidal disease. In：Gordon PH，Nivatvongs S，eds. Principles and Practice of Surgery for the Colon, Rectum, and Anus. 2nd ed. St. Louis：Quality Medical；1999：293.

随访以去除毛发。Bascom 随访了 149 名以这种方式治疗的患者，治愈率达 84%[30]。该技术的优点是可以在门诊进行、并发症和功能障碍极少，以及愈合时间短（3 周左右）。

（3）切开和搔刮联合袋形或碟形缝合：切开窦道或对窦道进行去顶和搔刮能有效治疗慢性 PD。中线切开窦道并刮除所有碎屑或肉芽组织，用肛瘘探针找到所有的继发窦道并

用相同方法去顶。染色剂和过氧化氢也可以帮助明确复杂的瘘管。皮肤边缘呈斜坡状（碟形），有利于通畅引流并且易于检查伤口（图 153-4），或者将皮肤边缘缝合至切口的基底部（袋形）[33,42-44]。

一个对包含 13 项与去顶和搔刮相关研究的 Meta 分析发现该方法成功率高、并发症少、手术时间短，并且可以早日恢复正常工作[45]。该

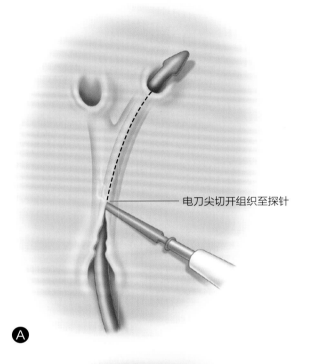

电刀尖切开组织至探针

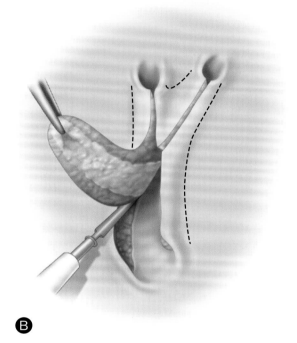

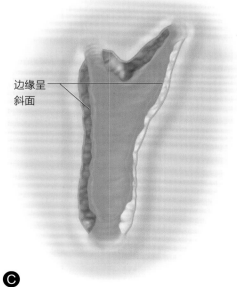

边缘呈斜面

▲ 图 153-4　去顶术和使藏毛窦切口呈碟形
引自 Bailey HR. Colorectal Surgery. Philadelphia：Elsevier；2012.

技术复发率较低（1%～19%），但似乎患者术后会出现更多的疼痛和不适感[46,47]。针对慢性伤口的负压伤口治疗可以弥补这一问题[48,49]。负压敷料可以增加局部血流，上调细胞增殖，减少细菌数量，以及促进伤口肉芽形成[50]。避免伤口暴露及无须频繁换药可以减少慢性开放性伤口相关的功能障碍。

（4）切除加或不加一期缝合：切除藏毛窦的脓腔和相关炎症组织是一种根治性手段。切口可以一期缝合或敞开二期愈合，切缘通常深至骶骨筋膜（图 153-5）。对 18 项随机对照试验的 Meta 分析比较了开放式手术和闭合式手术治疗藏毛窦的疗效[51]。结果包括愈合时间及感染和复发率。结果表明与切除后不缝合相比，一期缝合后愈合更快，这两种技术的感染率没有差异。与一期缝合相比，开放愈合有降低复发的趋势，但一期缝合后患者能更快地恢复工作。比较中线缝合与偏中线缝合，有充分的证据表明中线缝合愈合更慢、感染率更高，复发和其他并发症的发生率也更高。

（5）复发或不愈合的藏毛病：报道的复发率差异较大可高达 40%[46]。这些患者往往有范围广泛而复杂的病变，需要更彻底的治疗方法。治疗复发性 PD 的外科医生应掌握皮瓣技术的相关知识，因为广泛切除造成的巨大组织缺损可通过游离健康组织来促进愈合[30,52-54]。目前已有的手术方式包括 Z 字皮瓣成形术[55]、V-Y 筋膜皮瓣、菱形切除和 Limberg 皮瓣[47,56]、臀部肌皮瓣[55]、Karydakis 手术[7]和臀沟抬高手术[58-60]。这些手术并发症相对较高且需要住院治疗，报道的复发率为 2%～11%。

（6）臀沟抬高技术：Bascom 应用该技术治疗位于中线的慢性不愈合创面。切除中线不愈合的创面，游离全层皮瓣使其与切口对侧皮缘相重叠。最终的结果是消除了上臀沟，且切口缝合线偏离中线。从技术角度看这是较简单的皮瓣手术之一，可以在门诊手术系统进行。患者通常取折刀位，标记出臀沟和臀部的自然轮廓。三角形切除慢性不愈合的创面，制作全层皮瓣并拉向侧方。通常在皮下组织放置闭式引流管，以帮助消除任何死

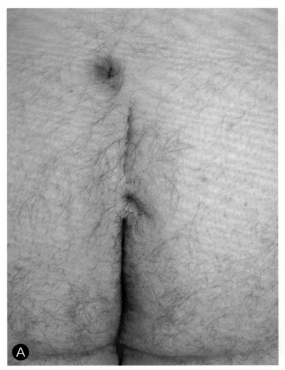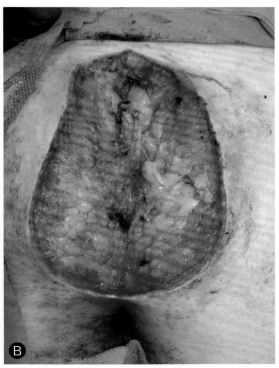

▲ 图 153-5　**A.** 复发的藏毛窦；**B.** 切除藏毛囊肿至骶骨筋膜形成的巨大创面

腔，用可吸收线缝合皮肤（图 153-6）。据报道该术式的复发率低于 5%[58-60]。

3. 结论　PD 是一种复杂的慢性疾病，是导致功能障碍的主要原因。手术治疗方式应与疾病的临床表现相匹配。治疗选择包括单纯切开、去顶、局部切除及切除术加或不加复杂的缝合。重视除毛是促进愈合和预防复发的必要条件。应当尽力避免形成慢性不愈合的创面，这可能比首发疾病还糟糕。

二、肛周化脓性汗腺炎

肛周 HS 是一种使人失能的疾病，肛周皮肤顶泌腺的反复炎症形成脓肿和慢性窦道。目前认为这是一种后天性疾病，是顶泌腺导管阻塞导致的继发性感染。建议对轻度病变进行药物治疗，这是控制症状的有效辅助手段。急性脓肿可切开引流。慢性病变的外科治疗手段种类繁多，包括窦道的去顶术、限制性局部切除及扩大切除加或不加植皮或推移皮瓣覆盖。

（一）病因学

顶泌腺位于腋窝、腹股沟、会阴和肛周区域，与毛囊相关联。疼痛或性唤起可刺激顶泌腺分泌无味的液体，与皮肤菌群相互作用后变得恶臭[61]。1839 年由 Velpeau[62] 首先报道，随着发病机制的不断发展，认为激发事件是角蛋白阻塞导管或毛囊，导致共生菌的瘀滞和过度生长。腺体感染破裂进入邻近的皮下组织触发急性炎症反应[63,64]。没有与 HS 相关的特定微生物，伤口内有多种微生物，以凝固酶阴性葡萄球菌和厌氧菌为主[65]。

组织学研究尚未明确定义一个可以用来解释毛囊堵塞易感性的解剖学腺体结构[61]。以 IL-17 和肿瘤坏死因子（TNF）表达为主的免疫

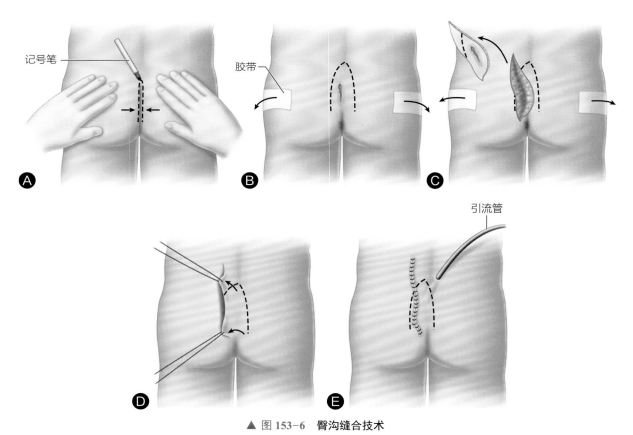

▲ 图 153-6　臀沟缝合技术

引自 Bascom J. Repeat pilonidal operations. Am J Surg. 1987；154：118；redrawn from Nivatvongs S. Pilonidal disease. In：Gordon PH，Nivatvongs S，eds. Principles and Practice of Surgery for the Colon，Rectum，and Anus. 2nd ed. St. Louis：Quality Medical；1999：299.

失调可能是 HS 炎症的病理因素之一[66]。尽管 HS 与肥胖和吸烟密切相关，但没有明确可以导致 HS 发生的可调节的易感因素[67,68]。与主流观点相反，个人卫生、剃须习惯和使用护肤品与 HS 并无因果关系[61]。激素失衡，特别是青春期雄激素过多，可能会加剧角质化和毛囊阻塞[69]。月经期间和使用口服避孕药会加重急性 HS，进一步证实了这种联系[70,71]。一些内分泌疾病，包括库欣病、糖尿病和肢端肥大症与 HS 高度相关[72,73]。约 26% 患者有家族遗传史，呈常染色体显性遗传模式[74-76]。

（二）临床表现

HS 真正的发病率尚不清楚，据估计，美国人口的发病率为 98/100 000。女性校正后发病率是男性的两倍以上（137/100 000 vs. 58/100 000），30 岁之前最高发[77]。非洲裔美国人和混血人种的发病率是白种人的 2～7 倍[77,78]。最初表现为伴有疼痛的皮下结节，合并脓肿形成。自发引流后可自行愈合，并形成复发性病变。在该病的慢性期，反复的炎症和纤维化形成由皮下窦道构成的复杂瘢痕网络。该病的严重程度包括从轻微的局部病变到多灶性严重病变[79]。1989 年提出的 Hurley 分型按疾病严重程度分为三个阶段。其他指标包括反常性痤疮严重程度指数（acne inversa severity index，AISI），对疾病的严重程度和其他表型及生活质量等因素进行了综合考量[81]。

（三）诊断

HS 没有特异性病理学特征，治疗前应排除其他疾病。其他化脓性皮肤病如聚合性痤疮和毛囊周围炎也可能有相似表现[82]。传染病如性病淋巴肉芽肿、丹毒和结核亦会表现为皮下窦道溢液[83]。肛周克罗恩病可能和严重的肛周 HS 相似，也有关于两种疾病相伴发的描述[84,85]。HS 不累及齿线处的肛腺或括约肌复合体，据此可与肛周克罗恩病相鉴别[86]。应对临床疑诊克

罗恩病行结肠镜检查，因为对肛周克罗恩病行广泛切除会产生不利影响。如前所述，PD 和伴发瘘管的骶骨骨髓炎有相似的临床表现。已有与化脓性汗腺炎慢性伤口相关鳞状细胞癌的报道，强调了伤口监测和对可疑或慢性病变行组织学检查的重要性[87-89]。

（四）治疗

1. 药物治疗　克林霉素局部治疗已被一项随机对照试验证实有效[90]。系统使用四环素具有相似的疗效[91]。目前没有可以长期维持的抗生素抑制治疗。考虑到激素对 HS 的影响，用合成促性腺素释放激素（亮丙瑞林）进行抑制治疗已获得证据支持[92]。异维 A 酸（Accutane），一种维生素 A 衍生物[93,94]和口服环孢素[95]已被用于治疗，但是必须权衡临床获益与这些药物潜在的严重副作用之间的关系。较新的生物制剂包括阿达木单抗（修美乐）[96]和苏金单抗（可善挺）[97]，有望抑制 TNF 和 IL-17 介导的 HS 炎症。

2. 手术治疗

(1) 切开和去顶：对于急性期表现，单纯切开引流术可以迅速缓解症状，尽管几乎肯定复发。更广泛的引流，包括对所有窦道进行去顶和对窦道上皮组织进行搔刮，可以获得更低的复发率[86]。多项研究显示这种方法具有良好的耐受性，长期随访复发率为 17%～29%[98,99]。

(2) 限制性局部切除：对于局限性病变，可将病灶局部切除并行一期缝合。Jemec[100] 报道的 72 例接受局部切除的患者中，完全治愈率为 14.7%，有 7.4% 的患者在其他部位出现复发。

(3) 扩大切除：对于慢性或广泛性的病变，建议扩大切除含有顶泌腺的皮肤至正常筋膜或 0.5cm 肉眼阴性切缘[79]。这种彻底的根治性手术需要对患者预期、术后疼痛、伤口护理及伴随的功能障碍进行提前规划。如果需要切除的区域较大，建议采用分阶段的方法。

术中用甲紫溶液对窦道进行颜色标记，有助于确保充分的扩大切除范围，该方法的复发

率为 2.5%[101]。碘 - 淀粉试验是另一种辨识顶泌腺的有用技术[61]。无须常规行结肠造口，因为积极的伤口护理就足够了[102]。少数情况可以考虑行粪便转流，如无法进行适当的伤口护理及伴有克罗恩病的患者[79]。

（4）重建：选择何种切口闭合方式并不能预测复发[101]。因此，重建的方法应基于医疗机构的资源和患者的身体状况。扩大切除后的切口闭合有几种选择：一期缝合、刃厚皮片移植（split-thickness skin grafting，STSG）、推移皮瓣覆盖，或二期愈合（使用或不使用真空伤口管理装置）。切口关闭可在切除后立即进行或延迟进行。

STSG 的优点是可以快速覆盖切口并提供更好的舒适度[102]，但要以供瓣区和植皮部位的伤口护理、活动受限及植皮失败的风险为代价[103]。植皮通常延期进行，以减少细菌负担并提高植皮融合的机会。一项包含 98 例接受该方法治疗的回顾性研究中，94.7% 的伤口在 30 天的随访中实现完全移植及愈合[104]。

旋转筋膜皮瓣覆盖具有早期伤口闭合的优点，能在皮瓣愈合后更快地恢复活动。V-Y 推移皮瓣也能获得良好的结果[105]。皮瓣重建与其他技术相比可以恢复组织轮廓和缓冲。需要

仔细选择患者，并发症发生率接近 25%[106]。在 Alharbi 等的综述中，用皮瓣闭合肛周和臀部伤口（研究样本的 16%）的复发率在 24 个月随访中为 0%[107]。

二期愈合可以避免刃厚皮片移植和皮瓣重建的并发症[108]。该方法可以实现早期恢复活动，但需要以伤口愈合时间延长和频繁更换敷料为代价。负压治疗作为一期闭合的桥接或作为确定性治疗，可将平均愈合时间缩短至 2.2 个月[109]。此外，负压装置可增加氧气张力、促进肉芽形成、防止剪切力和痛苦的伤口暴露，从而提高患者舒适度并减少伤口护理需求[110]。由于靠近肛门且行动时活动度较大，在肛周放置负压装置具有一定挑战性。

（五）结论

肛周 HS 是一种由顶泌腺阻塞引起的慢性疾病。轻度病变可通过药物和单纯切开引流进行治疗。对于慢性或广泛性病变，对病变组织进行扩大切除的复发风险最低。重建方式包括 STSG、皮瓣覆盖或二期愈合。重建方式的选择取决于医疗机构的资源，并根据患者情况进行个性化设置。

第 154 章
结直肠损伤患者的急诊处理
Emergent Care of the Victim of Colorectal Trauma

Michael L. Foreman，Edward R. Franko，Geoffrey A. Funk　著

高　玮　译　窦若虚　校

关键词：损伤；损伤控制性剖腹术；损害控制性复苏；腹膜内结直肠损伤；腹膜外直肠损伤；结肠损伤量表；直肠损伤量表；转流性结肠造口 / 回肠造口；结直肠切除；结直肠修复；结直肠损伤诊断；开放腹腔；肠系膜血管损伤

对于结直肠损伤的患者来说，择期手术的理念和技术通常不是最理想的。在择期结直肠手术中，出血和粪便溢出的问题会立即得到处理，而在结直肠损伤中，感染和休克是从一损伤就开始的。这种症状迟发，组织平面模糊，没有充分的术前准备，以及患者受伤信息不足情况下，需要临时决定的手术要求使创伤手术有别于常规择期手术。简而言之，在大多数情况下，外科医生必须应将外科原则针对"很可能失血过多的患者"进行调整[1]。

大肠损伤可通过多种机制发生：急性压迫或减速造成钝性损伤；外部贯通伤，最常见的是子弹或锐器；或若因个人嗜好或医源性引入的异物内部穿透。快速诊断和干预的重要性非常重要。结肠损伤不再强制改道，以及损伤控制性手术（damage control laparotomy，DCL）的普及，为多发伤及危重患者提供了更多的外科治疗选择[2-8]。

一、发病率

与贯通损伤相比，结直肠钝性损伤相对少见，但伴随损害的发病率和死亡率相当高[9-12]。

Brady 等[13]指出结直肠损伤的发病率不到 1%，其中 44% 为钝性损伤，而该亚组的死亡率高于 25%。Williams 等[14]报道，在控制了脑外伤后，虽然死亡率没有增加，但结肠损伤预示着重症监护病房监护时间和总住院时间更长（表 154-1）。

除了通过自然腔道进行的治疗性操作或者性行为不当所造成的损伤外，孤立的钝性结肠损伤很少发生。在一项对 200 000 多名钝性损伤患者的调查中，1% 的空腔脏器损伤患者中只有不到 1/3 的患者有结直肠受累[14]。在 2152 例接受剖腹手术的空腔脏器损伤患者中，只有 5.5% 的损伤发生在结肠。Canty 等对近 12 000 例儿科创伤入院病例进行了回顾，在 79 例胃肠钝性损伤患者中，仅发现 17 例结肠损伤。盲肠、乙状结肠和横结肠是钝性损伤最常见的部位，但肠系膜撕脱、全层撕裂、横断和血管撕脱最常见于升结肠和降结肠[10,16]。结肠是穿透性创伤的常见部位：它是枪伤中第二常见的器官，刺伤中第三常见的器官[17]。由于结肠占据了较大的后腹部区域，1/3 的后腹部器官刺伤累及结肠[18,19]。直肠和乙状结肠远端损伤更常见于贯通性创伤[20]。直肠受骨盆的保护，但受伤时常伴有相关的泌

损伤结构	分级 *	损伤特征	AIS-05 评分（分）
		表 154-1　结肠和直肠的损伤分级	
结肠	1	挫伤或血肿；肠壁部分撕裂伤	2
	2	小撕裂（＜ 50% 周）	3
	3	大撕裂（＞ 50% 周）	3
	4	横断	4
	5	伴有组织损失的横断；伴血管损伤	4
乙状结肠与直肠	1	挫伤或血肿；肠壁部分撕裂伤	2
	2	小撕裂（＜ 50% 周）	3
	3	大撕裂（＞ 50% 周）	4
	4	全层裂伤并延伸会阴	5
	5	伴有血管损伤	5

*.3 级和以上被归为破坏性

AIS-05：简略损伤量表评分（2005 年版）

改编自 the Abbreviated Injury Scale（AIS）2005-update 2008. Association for the Advancement of Automotive Medicine, Barrington,IL.

尿生殖系统（GU）损伤和骨损伤。几乎 50% 的穿透性直肠损伤可能伴有 GU 损伤 [21,22]。钝性直肠损伤常与骨盆骨折有关，在开放性骨盆骨折中发生率高达 25%[23-25]。

众所周知，治疗性或诊断性灌肠可能引起直肠损伤 [26,27]。在诊断和娱乐（不良性行为）中，各种异物插入直肠造成穿孔常继发于强行插入异物，异物滞留所致坏死或患者存在肠腔异常情况（如狭窄）等 [28,29]。

在第二次世界大战期间，强制采用粪便转流被认为对有史以来结直肠损伤的高死亡率有显著改善。值得注意的是，这也与战场快速撤离体系、液体复苏、血液制品和抗生素的使用密切相关 [2,5,30-32]。同样，新的诊断和手术创新（如损伤控制手术）进一步降低了死亡率。

二、诊断

结直肠损伤常在术中予以明确诊断。有相关外伤史的患者，如有腹膜炎体征或生命体征不稳定，很少能从手术室外的其他诊断措施中

获益。及时处理结肠损伤对降低发病率和死亡率至关重要。钝性损伤的诊断延迟超过 5h 是死亡的独立危险因素，穿透性损伤的手术延迟也是如此。尤其是在钝性伤之后，早期识别孤立性结肠损伤非特异性、细微或隐匿的临床表现可能具有挑战性，但某些常见的损伤类型（如机动车事故的安全带损伤）应引起怀疑。

使问题进一步复杂化的是没有任何影像学方法或临床表现能够明确结肠损伤，也没有任何综合方法能够可靠预测损伤。肛门直肠损伤比结肠近端损伤更容易在检查中被诊断。应通过视诊检查会阴部是否有损伤迹象，以及通过直肠指检检查是否有伤口、异物或者血液来判断。有报道称只通过 DRE 有 100% 的结肠损伤和 66.7% 的直肠损伤被漏诊，因而受到质疑。由于 DRE 的敏感性只有 50%，因此检查阴性结果永远不能被视为结论性检查，但检查阳性结果可能证明手术的合理性。硬性或软性乙状结肠镜是诊断直肠损伤的有效辅助检查，其灵敏度为 78%，如果怀疑直肠损伤，应进行

此检查。乙状结肠镜检查必须小心，因为充气可能会加重损伤。泌尿生殖系统损伤往往同时伴有直肠损伤，因此也应留意是否有血尿或尿道损伤。

影像

虽然无特异性，但 X 线可显示腹膜腔内气体、盆腔骨折、异物或外伤轨迹，提示进一步检查或手术。对于情况不稳定的受伤患者，腹部超声检查创伤评估（Focused Assessment with Sonography for Trauma，FAST）发现腹膜液也可能导致急诊手术。诊断性腹腔灌洗在很大程度上已被超声和计算机断层扫描所取代，但对于怀疑有腹腔病理改变且病情不稳定无法接受 CT，或超声诊断不明，或 CT 上发现可疑腹腔积液的患者仍然有诊断价值。

螺旋 CT 是评估不需要急诊探查手术、病情稳定或者趋于稳定的患者腹部伤口的最常用检查方法[11,39]。影像学发现单纯性大肠损伤是很困难的，因为表现无特异性，往往过于细微。通常肠穿孔的直接影像学表现（如气腹、肠道对比剂外渗、腹部内气体或结肠壁缺损）较少见，但有间接表现时（如肠壁增厚或强化，邻近的肠系膜或结肠系膜紊乱，或腹腔游离液体等）提示需手术探查。肠系膜渗出表现与结直肠损伤及缺血有关，提示需要急诊手术探查。腹腔游离液体可为女性正常生理性腹水、先前存在的腹水、液体复苏后继发腹水、来自实质性内脏或肠系膜损伤的血液，以及肠内溢出物。没有腹腔游离液体对没有肠损伤有很高的预测价值。气腹在不同空腔脏器破裂的表现不同，尽管其敏感性为 25%，但是其特异性为 95%。腹膜后气体可能是由于腹膜后结肠或十二指肠穿孔而出现的，并可能从下向上进入胸腔。由于体格检查很难确定伤口轨迹和深度，应考虑 CT 检查。CT 检查识别严重腹部损伤的敏感性和特异性超过 90%，可以挑选出病情稳定、可保守或非手术治疗的患者，减少诊断性剖腹探查术。

三期造影 CT 被认为可以更好地显示结肠损伤，其对胃肠道损伤的假阴性率为 1.8%，假阳性率为 7%。直肠增强 CT 造影是相当有用的，但对比剂没有外渗并不排除没有损伤，并且灌肠设备可能会干扰远端直肠的细微病变。

三、治疗

（一）损伤控制性剖腹术

结肠损伤患者可能出现血流动力学不稳定及生理失代偿。人们认识到需要打破"创伤死亡三联症"——凝血障碍、低体温和酸中毒的恶性循环，改变了试图彻底修复创伤的传统手术理念，转而采用简化的剖腹手术。Rotondo 等命名为损伤控制（damage control）。它参考了海军术语，即通过任何必要的手段使受损的船舶在敌对水域中漂浮并发挥作用，以便在以后更有利的条件下生存和最终得以修复。这种优先考虑生理而不是解剖学的修复模式转变成为创伤和各种急诊外科手术情况的治疗标准。待患者病情稳定后进行二期吻合和修补改善了预后，但也带来了前 DCL 时代不常见的挑战。

DCL 的目标是迅速控制出血，然后限制重伤患者的污染。这需要迅速进腹探查并充分显露。可以迅速清除并控制出血，以便进行快速的腹膜内探查。无法结扎或难以修复的明显血管损伤可暂时分流。一旦控制了出血并且恢复了血容量，应进一步关注腹腔污染。可通过初步夹闭，临时缝合，结扎或吻合器械迅速处理肠道漏口。根据患者的生理状况，谨慎地选择缝合破口或切除肠段。对于病情不稳定的患者，不应尝试一期吻合肠段，而是在结肠处于损伤不连续性的情况下，尽可能多地清除污染后，保护好肠管后暂时关腹，转入 ICU 在腹腔开放状态下进行复苏。24~48h 间患者改善至能够行消化道重建的临床和代谢状态再做二期手术。在稳定的情况下，通过延迟吻合、转流或追加切除来恢复肠道连续性及功能。如果患者生理状态仍然无法恢复稳定，则可暂时关腹继续上述方案，直到病情稳定再行手术。

结合这类患者治疗方案的复杂性，应考虑在 DCL 初步挽救患者生命后转运至更高级别的医疗机构。

开放腹腔 DCL 将脏器长期、反复暴露于非生物膜是不利的，腹腔开放对吻合口和创面愈合的影响尚不清楚，但涉及数个危险因素。目前尚不明确这些危险因素与开腹手术有关还是与需要使用 DCL 技术来处理的创伤严重性有关 [44]。虽然在一期切除和关闭结肠创面上没有争议，关于延迟吻合的时机和在开放腹腔下一期修补的安全性仍存在争议 [45]。开腹手术感染的风险及吻合口瘘的发生率增加 6 倍 [46]。破坏性损伤后的切除吻合（表 154-1）及延迟吻合比较小破口的一期修复更容易出现感染和吻合口瘘并发症 [7,47]。手术次数和腹腔关闭时间是吻合并发症的重要指标，如果在第 5 天前没有关闭腹腔，发生吻合口瘘的风险将增加 4～16.8 倍 [7,44,47-49]。非 DCL 结肠修复和一期切除延迟吻合的并发症发生率相似，而如果需要进行两次以上的剖腹手术，并发症会增加 8～12 倍 [47,50]。吻合口并发症在结肠远端损伤、非自体筋膜关闭和患者需要升压药物维持时更为常见 [47,49,51]。同时伴发胰腺、脾脏、肾脏和膈肌等损伤会导致较高的吻合口裂开风险。积极的手术及尽早的闭合腹膜，同时避免腹高压是合理的，因为肠管暴露的时间似乎是吻合成功或失败的一个强有力的指标。值得注意的是，几乎没有其他可改变的危险因素。预测患者是否可以通过粪便改道避免并发症仍然很困难，因为即使是结肠造口术，并发症发生率仍然很高，并且结肠造口本身很可能代表损伤的严重程度和并发症。

（二）损伤控制性复苏

DCL 改变了术中和术后的干预模式，而损伤控制性复苏（damage control resuscitation,

DCR）是在对失血病理生理的更好理解上发展而来的，增加了患者术前和术后生存的机会 [52-54]。DCR 试图减轻从损伤到获得有效治疗之间这段治疗真空期的损害，采用的方式包括适当降低血压以减少出血，恢复合理的血容量，使用抗纤溶药物和凝血因子浓缩物，早期使用血浆和血小板与红细胞固定比例的目标导向的输血方案以实现血流动力学复苏，避免可导致明显肠水肿的晶体液，以及降低 DCL 后延迟吻合的可能性并改善预后 [51,53,55-58]。

（三）结肠损伤的治疗

决定是修复还是切除受到许多变量的影响：损伤机制、血流动力学稳定性、总体损伤情况、输血和晶体量及受累组织的破坏程度。人们已经提出了无数算法来简化该过程，从而产生三种主要的治疗途径。无论采用何种治疗方法，所有怀疑结肠穿孔的患者都应立即接受抗生素治疗，持续时间不超过 24h，因为无故延长抗生素使用时间是没有用的。

贯通性创伤导致结直肠损伤的比例很高，在与战争有关的损伤中高达 10%，其中大多数是破坏性的，而在战场外 80%～90% 是非破坏性的。对于非破坏性损伤，一期修复是一种安全有效的治疗方法。根据输血要求和并发症情况，破坏性损伤可通过切除吻合或切除改道来处理。人们对于一期修复术后出现吻合口瘘和其他并发症仍存在担忧。一项对 6817 例原发性结肠损伤患者的回顾发现，只有 9% 严重损伤的患者接受了结肠改道术，而采用造口术治疗的患者死亡率几乎是未改道患者的 2 倍 [63]。接受结肠转流手术的患者往往伤势更重，年龄更大，需要使用呼吸机的时间更长，ICU 监护和住院时间也更长。结肠造口术和回肠造口术虽然不常用，但对特定复杂损伤的患者仍然很重要，通常可以挽救生命。简而言之，当患者的整体健康状况不能忍受并发症（如漏、脓肿等）时，转流是首选。

尽管手术探查历史上是通过剖腹手术进行的，但根据情况可以考虑进行腹腔镜检查。重要的是患者必须在血流动力学上能承受必然存在的气腹，且外科医生和医疗机构都必须有能力行腹腔镜手术。如果有任何条件不满足，应行剖腹探查术。据报道，腹腔镜手术中的漏诊率高达 4%[65,66]，这与剖腹探查术相当，但当腹腔镜用于贯通性腹部创伤时，漏诊率低至 0%[67]。Alemayehu[68] 在进行了腹腔镜治疗干预的儿童患者中证实了类似的发现，腹腔镜探查没有遗漏损伤。一旦腹腔镜手术暴露不佳或者无法完成手术，则需中转开腹。

一旦进入腹腔，重点是控制危及生命的出血，其次考虑污染。尽管许多医生通常不考虑最初的手术发现如何，而对所有四个象限损伤处进行止血，但另一种可能更有效的方法是，在对区域 1 和 2 进行内脏切除及随后的评估后，在手术区域内选择性结扎大出血部位（图 154-1，腹部受伤区域）。这样可以识别和治疗大血管损伤，四象限方法通常忽略了盆腔或实体器官出血的可能性。

鉴于很少发生孤立性结肠损伤，因此相关损伤的识别异常重要。在贯通性创伤中，应对伤口路径附近的器官进行仔细评估，但在钝性创伤中更需要怀疑存在远端多器官损伤的风险[9,10,13,14]。

由于横结肠（通常有较宽的系膜，由降结肠及升结肠附着于后腹膜的结缔组织）有网膜覆盖，以及直肠有位于腹膜外的部分，小的透壁损伤可能难于发现。在某些情况下，网膜下或腹膜下的一点空气或粪便可能是唯一的发现，应引起彻底的评估。外科医生应毫不犹豫地解剖结肠以找寻潜在的损伤。如有血肿必须进行探查，以排除潜在致命的隐性穿孔。由于结肠脾曲冗长且有多个附属韧带，损伤容易遗漏，如果发现问题需要进行充分的检查。同样，如果怀疑直肠损伤应游离直肠腹膜外段。在贯通性损伤中，如果发现奇数个伤口，应寻找是否

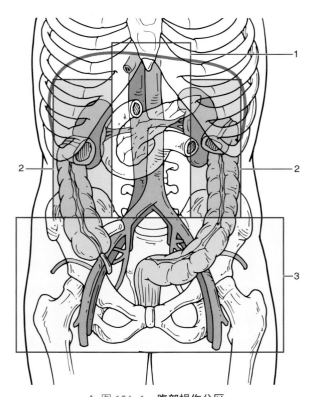

▲ 图 154-1　腹部损伤分区

经许可转载，引自 Selivanov V, Chi HS, Alverdy JC, et al. Mortality in retroperitoneal hematoma. J Trauma. 1984; 24: 1022-1027.

存在遗漏，因有双口规则——有损伤入口一般就有损伤出口。但也有违反这一规则的情况（例如子弹射进肠腔、刺伤未穿透肠腔、切向伤口轨道），但应将视为例外。外科医生应循伤口进入腹腔，找到其终点为止。除非另有证据证明，否则应视为漏诊。多发射击伤更应注意避免遗漏不明显的损伤。

贯通性损伤有明确的损伤轨迹，而钝性损伤通常没有这种明显的损伤路径。钝器损伤机制使能量分布更加分散，需要对整个结肠进行仔细、系统的评估。小范围局部肠壁破坏可被修复，但是较大范围最好切除以免发生延迟性全层坏死。

如果一期修复，应清除伤口坏死的边缘，Lembert 单层缝合浆肌层。相邻的贯穿伤口通常最好的处理方法是切除伤口之间的挫伤部分，并将其转化为单个穿孔再行处理。由于

结肠管腔相对较大，术后狭窄并不常见。对于破坏性损伤，尤其是对血供有任何疑问时，通常应进行切除再吻合术。虽然两派的热心支持者都引用了合适的文献，但是选择手工缝合还是吻合器应该取决于外科医生的经验和舒适度[69,70]。

尽管大网膜支持性修补或吻合术在择期结直肠手术中无效，但尚未证明是有害的，许多外科医生可能会继续使用该技术[71]。建议将修复和吻合处放置于离中线切口较远的地方，尤其是在有计划再次开腹手术的情况，从而使它们不受干扰[49]。

延迟一期吻合术在和平与战争环境下都可成功实行，但是应该在肠壁水肿发生之前进行手术[3,4,30,46,49,52]。必须在肠壁水肿之前做出吻合或转流的决定，而系膜回缩意味着外科医生应当机立断。结肠最多可被旷置 3 天，以重新评估其生存力和确定性延期手术的时间[30,72]。结肠损伤后的脓毒并发症很可能反映了损伤的严重程度，而不是处理方法的问题。粪便转流因此可能受到选择偏倚的影响。避免初始造口的愿望，以及可能伴随的腹部伤口闭合困难、肠壁和腹壁水肿恶化导致的肢体缺血风险，必须与迫近而不可避免的肠系膜缩短和脏器缺血相权衡[30,52]。

血管的处理　严重出血必须尽快夹闭或填塞。一旦出血减轻、污染控制，就可以进行更加仔细地检查血管。如果一根无名的肠系膜血管受伤，该结肠段活力受损，应结扎该血管并切除受累肠段。应仔细观察回盲部和结肠脾曲的肠系膜损伤，并将其切除至血供良好的部分，除非计划二次手术评估肠管活力。切勿结扎肠系膜动脉第一、第二或第三段的损伤，否则会导致肠段缺血和坏死[73]。如果时间和患者条件允许，应考虑进行修复或切除（如果绝对必要）受伤的肠管和改道。取决损伤程度，同样的选择也适用于肠系膜上静脉的损伤[74]。即使受到肠内容物的污染，血管重建仍可能是

必要的。很少有报道讨论肠系膜下动脉或静脉的损伤，但也有相对少见的关于治疗性栓塞的报道[75]。

（四）肛门损伤的处理

1. *骨盆的解剖*　骨盆深部和肛门直肠的创伤给外科医生带来了挑战。手术入路可能很困难，而且需关注这一手术区域的功能性结果。因此，深入掌握骨盆的解剖学基础十分必要。

根据腹膜位置，直肠可以被分为三段：上 1/3 直肠腹膜覆盖前方和侧方，可从腹腔进入；远端 1/3 完全在腹膜外，可从肛门入路进入；直肠中 1/3 前侧被腹膜覆盖，后外侧壁则在腹膜外，很难从任何一种方法进入，使该区域手术特别具有挑战性。

直肠有充足的血供，更能耐受缺血，但也使出血更难控制。直肠上动脉是从肠系膜下动脉分出的直肠主要动脉。成对的直肠中动脉从髂内动脉分出进入侧韧带，而两个直肠下动脉则来自阴部内动脉。

此外，这个区域有着重要的解剖结构。必须了解输尿管、髂血管、膀胱及男性和女性的解剖结构。这些结构大部分位于前方，因此从后方接近该区域是最安全的[76]。直肠切除术应在无血管的骶前间隙直肠上动脉后方及下方进行。避开骶前筋膜可防止损伤骶前静脉和盆腔自主神经，后者进入盆腔侧壁但最终向前包绕，在前列腺或者阴道上部平面接近直肠前壁[77]。贴近直肠游离可避免损伤这些结构。

2. *肛门直肠损伤的外科治疗*　肛门直肠损伤与结肠损伤有明显区别。对于非战争损伤，证据不支持直肠远端冲洗[78,79]，并且认为稀便会污染其他区域。结肠造口在腹腔内直肠损伤和一些腹腔外损伤中也是可以成功避免的[22,80,81]。如果伤口不易修复仍建议行结肠造口术[79,82]。如果不需要进行较多的分离，则腹膜外损伤的一期修复是可行的，并且相关的生殖泌尿系统损伤可采

用腹膜外路径[83]。文献最终否定了常规使用骶前引流的观点[82,84,85]，但对于较大的、难以触及的损伤或组织缺失的破坏性损伤，有直肠后间隙形成脓肿的风险，应考虑使用骶前引流。如果正常组织平面会被严重破坏，则应避免引流管放置。关键是在损伤附近妥善放置引流，以防止脓肿或瘘管形成。

患者取截石位，可使用硬性或柔性的乙状结肠镜来检查损伤情况。病情不稳定的患者必须行开腹手术。DCL 原则是适用的，且必须小心在开腹过程中可能损伤因血肿移位的膀胱。腹腔内直肠损伤的治疗方法与结肠损伤相似。较小的缺陷可以先清创并缝合。如果计划再次剖腹，肠道可以在不连续状态下旷置，腹部也可以保持开放。在盆腔充满生理盐水并夹闭近端肠管的情况下，通过直肠镜充气可以帮助识别隐匿性损伤。如果发现膀胱和直肠损伤，重要的是要将两者分开修复，用组织防止直肠膀胱瘘[86]。

直肠远端的入路取决于损伤的位置和严重程度。对于病情稳定的患者，建议用腹腔镜探查来确认损伤是否只位于腹膜外[85]。如果不需要进行广泛的分离，直肠的一期修复提倡经肛进行[83]。由于视野的限制，括约肌上方的损伤经肛修复较为困难。定位损伤是首要目标，要意识到初始治疗的关键是止血而不是修复损伤，除非病灶易于处理。硬性直肠镜通常是首选，但由于出血和粪便污染，视野可能会变得模糊。软性内镜的优点是可快速冲洗以利于发现损伤，并通过烧灼或夹闭进行治疗。

各种牵开器有助于观察、定位和修复。Hill-Ferguson 牵开器对肛管和直肠远端显露效果较好，但对近端的效果不好。圣马克肛门牵开器使术者容易显露直肠远端，但无法接近直肠中段。一些成角度的阴道镜能显露更远的深度。Lone Star 拉勾可以显露直肠近端和远端的损伤。

必须注意不要过度拉伸括约肌，这可能会造成永久性损伤。评估和修复直肠中段损伤是最大的挑战。在大出血的情况下，可能需要填塞直肠或使用一个带充气球囊（30～60ml）的导管压迫止血，并在以后尝试修复。在某些情况下，髂内动脉结扎或栓塞可以挽救生命。

3. 远端直肠和肛门损伤处理的注意事项　应谨慎处理括约肌损伤。如果损伤发生在远端直肠而没有括约肌损伤，则适用先前有关肛门直肠损伤的处理方法。但是括约肌损伤需要不同的方法。这些可能是由于钝性创伤（如分娩困难或故意放置异物）或穿透性创伤（如刺穿或攻击）引起的。分娩过程中的三度及四度撕裂会累及肛门和括约肌复合体，但是通常在受伤时就可以修复[87]，很少需要粪便转流[88]。如果确实形成了直肠阴道瘘，则在重新尝试修复之前需要观察一段时期。

肛门钝性损伤通常与骨盆骨折有关。这些患者通常需要先稳定骨盆结构或治疗相关的损伤，然后再治疗括约肌和会阴损伤。无论是钝性还是贯通伤都需要切除坏死组织，并且可能需要多次清创[89]。与周围组织不同，括约肌本身相抗感染能力强。括约肌血供相对丰富，只需要最简单的清创即可，而其他坏死组织应被切除。大范围清创时，应注意避免伤及支配括约肌的阴部神经。同样，无论是快速简单的止血缝合还是类似于产科损伤的修复都比任何扩大修复更为可取，后者可能导致狭窄、功能不良或两种情况都发生。重叠括约肌成形术修复是有效的[91]。在简单的修复中可以避免粪便转流，负压装置有利于软组织伤口愈合[92]。最新的战时贯通伤数据显示，肛门损伤的长期结果取决于损伤程度、其他腹部损伤、骨盆骨折和腹下动脉结扎。不幸的是，即使是紧急修复括约肌也不能逆转结肠造口的回纳概率[93]。

如果可以对患者进行充分镇静，有时可以在急诊室进行取出直肠异物。如果无法在急诊室取出异物，则必须在手术室进行全身麻醉。

如果患者有腹部症状，必须做进一步的评估，如果有腹膜炎的话需要开腹探查。普通的 X 线或许能提供有用的信息，但 CT 可能具体得多。在异物尝试取出前和后均应进行影像学检查，以确保没有发生穿孔；也建议在取出后进行直肠镜检查。尽管有各种关于取异物的报道，但是一般的原则是在试图抓住异物的同时使括约肌得到良好的放松。将 Foley 导尿管置于异物旁，可以打破在抓取异物过程中形成的真空环境。如果失败，可能需要内镜或腹腔镜辅助[96]。一旦移除异物，建议观察一段时间以排除隐匿性损伤。

四、结论

除了结直肠损伤所固有的重大风险外，治疗不当也可能导致灾难性的后果。由于各外科医生的偏好和理念存在很大差异，先验的为正确的患者做出正确的手术决策不一定可行；最好根据外科医生的经验、复合伤患者的需求及当时的环境综合判断。外科医生的判断和经验对于决定每个患者的最佳治疗方案至关重要。

致谢

感谢 Jacob W. Roden-Foreman 在研究、撰写和编辑本章方面所作的协助。

第155章
结肠套叠和扭转
Colonic Intussusception and Volvulus

Katerina Wells 著

李 勇 译 傅传刚 高 玮 窦若虚 校

摘要

肠套叠发生在肠近端段套入到远端肠管。肠套叠分为两大类：小肠套叠和结肠套叠。计算机断层扫描是肠套叠最准确的诊断方法。在成人中高达 56% 的病例病理因素是胃肠道恶性肿瘤。考虑到这一点，治疗是切除而不复位。结肠扭转为一段结肠沿其自身肠系膜扭转导致阻塞。这在西方国家较为罕见，在非洲、中东和南美洲等地区更为常见。乙状结肠扭转在肠扭转中较为常见，为慢性冗长的乙状结肠沿着慢性延长的结肠系膜扭转所致。平片可诊断乙状结肠扭转，但在钡剂灌肠和 CT 上也可见许多特征性表现。内镜治疗在 60%～90% 的病例中成功地实现了乙状结肠扭转的减压，应作为稳定患者的初始治疗措施。由于急诊手术的复发率和相关死亡率高，需要手术的病例应尽量考虑半择期切除。当盲肠不完全固定活动度大时，可能会发生盲肠扭转。盲肠折叠是一种类似的情况，盲肠向头侧折叠导致"翻板阀"样梗阻。与乙状结肠扭转相比，盲肠扭转的患者群体更为年轻。各种成像方式有助于盲肠扭转的诊断，内镜减压治疗通常无效，因此通常建议手术治疗。罕见的结肠扭转形式包括横结肠扭转和回肠乙状结肠扭转，因为它们的罕见性质和非特异性表现症状，往往在剖腹探查时才被诊断。手术治疗是首选的治疗手段，切除肠管长度取决于坏死的程度。

关键词：肠套叠；乙状结肠扭转；盲肠扭转；回乙状结肠扭转；结肠梗阻

一、结肠套叠

（一）病理生理学

肠套叠是指近端肠管套入到远端邻近肠管，在成年人中十分罕见，其中 86%～90% 有病理性病变[1]。成人肠套叠的机制尚不完全清楚。肠腔内存在的诱发因素引起近端肠管的收缩和远端肠管的松弛，从而使近端肠管内陷套入。肠套叠分为两类：仅涉及空肠或回肠的小肠套叠和结肠套叠，包括回结肠、结肠结肠和结肠直肠套叠。通常，引起成人肠套叠的诱发因素为胃肠道肿瘤，19% 的小肠套叠及 56% 的结肠套叠与恶性肿瘤有关。良性病因包括良性胃肠道息肉、粘连、梅克尔憩室、腹泻、人体免疫

缺陷病毒或特发性肠套叠[2]。

（二）临床表现

肠套叠约占肠梗阻的 1%，伴有完全梗阻症者不到 20%。与儿童中描述的典型的腹痛、腹部肿块和便血三联征不同，成年患者很少出现急性梗阻表现。最常见的症状是腹部绞痛（71%）、恶心和呕吐（68%）、腹胀（45%）和压痛（60%）[3]。大多数患者都有数天至数年[4]的亚急性不完全梗阻或间歇性梗阻的病史，因此误诊很常见，大多数病例是在剖腹探查时确诊[1]。

（三）诊断

1. 腹部平片　腹部平片有助于识别没有结

肠受累的小肠套叠病例，随后造影判断肠套叠的部位。在小肠套叠患者上消化道造影表现出"叠硬币征"或"弹簧征"。

2. 钡剂灌肠　钡剂灌肠可用于诊断结肠梗阻，表现为杯状充盈缺损，代表结肠腔内套叠的远端肠管。由于潜在的恶性肿瘤和穿孔的风险，成人不应使用钡剂灌肠的静水压来治疗肠套叠[1]。如果怀疑肠穿孔或局部缺血，应禁止进行钡剂灌肠[5]。

3. 计算机断层扫描　计算机断层扫描是诊断肠套叠最准确的影像检查，是肠套叠伴有非特异性症状如梗阻或腹部肿块的首选影像学检查[5]。CT 的特征性表现为"靶环征"，即在轴向视野中，肠管和相关肠系膜套入肠腔内。这种可以看到肠系膜血管在肠壁之间受压的"肠内有肠"的结构，是肠套叠的特异性病征（图 155-1）[3]。

4. 超声　超声是一种廉价便捷的无创评估方法，通常用于诊断小儿肠套叠。超声对成人肠套叠的诊断准确性较低，但在横切面评价肠套叠时，超声可识别"靶环征"和"甜甜圈征"等特征性表现。纵向评估肠套叠时可见"伪肾征"。超声成像的质量受到操作者的经验、患者的体形和肠道气体等因素影响。

5. 内镜检查　乙状结肠镜或结肠镜可用于亚急性或慢性结肠梗阻，作为诊断疑似结肠恶性肿瘤的一种手段。在慢性组织缺血或坏死的

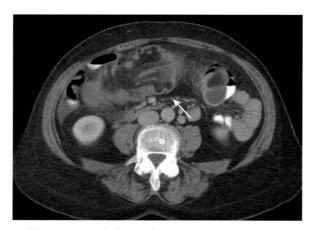

▲ 图 155-1　**CT 征象**：肠套叠轴位，"肠内肠"的结构，肠系膜血管在小肠壁之间受压

情况下，不建议活检或息肉切除。

（四）治疗

手术是治疗成人肠套叠的主要方法。对于 60 岁以上的患者[5]，由于恶性肿瘤的可能性很大，不宜手术或内镜治疗。手术治疗可切除潜在的恶性病变，并防止肠套叠的复发。因此应按照肿瘤根治术进行，包括行病变小肠或结肠的淋巴结清扫术[2]。

不建议单纯复位结肠套叠。避免损伤已经受累的肠壁，并防止穿孔引起腹腔种植。通常肠套叠有炎症、水肿或局部缺血，这增加了穿孔的风险。小肠套叠的相关恶性肿瘤发生率较低，为 19%，但据报道在某些病例中高达 47%。虽然一些报道主张复位肠套叠，但另一些研究建议，除非证实良性病因或根治性切除将使患者有短肠综合征的风险，否则应避免单纯复位[1,4]。对于术后或粘连相关的肠套叠，考虑良性病变所致，可先尝试复位肠套叠[2]。

二、肠扭转

结肠扭转占美国大肠梗阻病例的 1.9%，而在非洲、中东和南美则高达 10%～50%[6,7]。结肠的一部分沿其自身的肠系膜（肠系膜轴）扭转而导致肠梗阻。扭转 180° 可引起临床梗阻，进一步扭转 360° 可引起绞窄性静脉坏疽、局部缺血并最终导致穿孔。扭转节段肠管增大后将卡在腹腔内，不能自行复位。穿孔常发生在扭转点坏死区域、闭襻内或近端薄壁的盲肠[8]。

结肠冗长伴有系膜拉长，而系膜根部狭窄时，更容易发生扭转。因此，乙状结肠、盲肠和横结肠最易发生肠扭转。

（一）乙状结肠扭转

1. 病理生理学　后天性的乙状结肠过长，而乙状结肠系膜两端附着处（降乙交界和直乙交界）过于接近，是容易发生扭转的解剖基础[13]。在解剖学研究中，Bhatnagar 等描述了"长系膜"

结肠，它的垂直长度比宽度长。这种解剖结构更常见于男性和 30 岁以上的人群[15]。乙状结肠扭转的发病率在 70 多岁的男女中均为最高，表明该过程是继发于慢性变化的。也有支持先天因素的其他理论，包括在某些族群及男性乙状结肠扭转发病率更高。出现这种解剖结构的最终确切原因尚不完全清楚，可能是多因素的。

乙状结肠扭转也是妊娠期肠梗阻最常见的原因，占本组肠梗阻的 45%[16]。乙状结肠扭转的症状不明确导致了较高的误诊率；产妇死亡率达 5%，其中发生穿孔高达 50%。胎儿死亡接近 30%，继发于乙状结肠严重扩张引起的压迫效应并导致胎盘血流减少[17]。其他易导致乙状结肠扭转的情况包括术后粘连和巨结肠，特别是结肠明显扩张的先天性巨结肠[18,19]。

2. 临床表现　乙状结肠扭转是最常见的结肠扭转形式，占结肠扭转的 50%～90%[9]。乙状结肠扭转的表现因地理区域而异，并有亚急性和急性两种不同的亚型。在美国和其他西方国家，乙状结肠扭转很少见，急性肠梗阻比例不到 5%，患者多为老年人、糖尿病患者、住院患者和（或）服用精神药物者。在该亚型中，慢性便秘引起的粪便负荷致使乙状结肠扩张延长引起肠扭转[10]。在非洲、印度、中东和拉丁美洲地区，乙状结肠扭转的地方性亚型更常见，导致急性结肠梗阻，大多数患者为年轻人，80% 为男性[11]。有人提出，这些地区常见的高纤维饮食引起的慢性粪便负荷造成乙状结肠的扩张和沿其肠系膜的延长。这种理论的依据包括，这些地区的扭转发生率随着饮食西方化或人口迁移的发生而减少[12]。

3. 诊断　在西方国家，乙状结肠扭转通常表现为亚急性发作，平均间隔 3～4 天。这部分归因于患者往往伴随着衰老或精神疾病。慢性便秘逐步发展为顽固性便秘，并引起腹胀。梗阻可能是不完全性的，并可伴有反常性腹泻。由于乙状结肠扩张亚急性进展，腹痛通常不严重[20]。在特定地区年轻患者的急性亚型中，乙状结肠扭转表现为急性腹痛、腹胀和急性肠梗阻，但既往通常有较轻发作的病史。

(1) 腹部平片：腹部平片通常可以满足乙状结肠扭转的诊断。最常见的征象是左髂窝乙状结肠旋转所导致的左髂窝肠内积气消失。60%的病例出现"咖啡豆征"或顶点指向右上腹部的"Ω 襻征"[21]（图 155-2）。

(2) 钡剂灌肠：下消化道造影显示"鸟嘴征"，代表扭转和梗阻点。"鸟嘴征"与平片的特征性表现相结合，诊断准确率为 100%（图 155-3）。同时钡剂灌肠可能使部分扭转复位。

(3) CT：CT 的诊断准确率接近 100%，肠系膜扭转的存在对肠扭转的诊断准确性高。乙状结肠扭转点的发现最具敏感性。"X 标记点征"和"肠壁分离征"也提示乙状结肠扭转，并表明相邻乙状结肠环在"扭结"结构中的完全扭转。这些征象具有特异性，但敏感性低，仅在不足50% 的病例中发现。CT 征象的缺血证据与临床诊断缺血相关性较低，在评估缺血时，应该以临床诊断为主[21]。

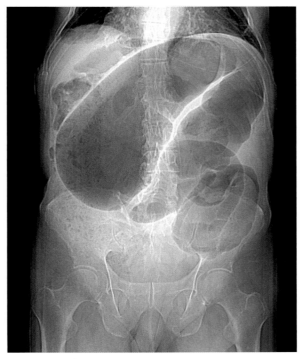

▲ 图 155-2　腹部平片：乙状结肠扭转的"咖啡豆征"或"Ω襻征"

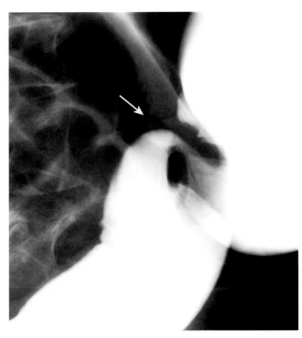

▲ 图 155-3　乙状结肠扭转钡剂灌肠显示"鸟嘴征"及梗阻点

4. 治疗

(1) 非手术治疗：内镜下减压。非手术方法不应被当做决定性的治疗方法，而且在可疑缺血或穿孔的患者是禁忌证。对于临床证据没有提示缺血并且病情稳定的患者，可尝试内镜下复位。内镜对乙状结肠扭转的减压成功率为 60%～90%[22]。硬质乙状结肠镜可以在床边进行，只需注入很少气体。乙状结肠镜的置入可以直观评估结肠黏膜缺血情况或有无腔内病变。将一根滑润的肛管（通常型号是 36F）小心通过扭转处进入扩张的乙状结肠闭襻内，会有大量的气体和肠内容物顺利地排出，扭转可能自行复位。放置后应行腹部平片，评估有无起到近端减压作用。肛管一般可维持减压并观察数天，再决定是否进行决定性治疗。柔性内镜也可以评估结肠黏膜，可插入柔性导丝通过扭转点，依靠导丝引导肛管置入，达到近端结肠减压目的。术前可用于进行结肠镜检查，并对近端结肠的粪便进行减压。

结肠镜减压术后复发率高达 71%，而复发性乙状结肠扭转的死亡率高达 36%[23]。复发性

乙状结肠扭转的发作间隔为 2～35 个月不等，提示应该尽快计划手术治疗[24]。内镜减压提供了缓冲时间，可以改善患者的术前准备状态，并进行肠道准备。对首次入院患者，手术应该以半择期的方式进行。当结肠镜减压不成功或需要反复尝试减压时，应紧急手术切除。

(2) 手术治疗：多年来，乙状结肠扭转的治疗包括切除性和非切除性手术。通常乙状结肠出现慢性改变，结肠带和肠脂垂缺失，肠系膜增厚和纤维化以致不值得保留。目前手术切除是首选治疗方法，并用于 89% 的患者。其中，16% 的病例存在盲肠坏死、巨结肠或结肠无力症，需要行次全或全结肠切除术[25,26]。50% 的情况下仍做了造口；但在合理的临床判断下，可切除后行一期吻合[27]。为了方便护理和还纳，推荐行襻式回肠造口，而非襻式结肠造口。

非切除性手术较少采用，包括复位固定或不固定复位，复发率为 9%～44%，相关死亡率为 7.8%。乙状结肠固定术与更低的死亡率相关。乙状结肠造口由于历史原因在此提及，但因高复发率和不能控便而不被推荐。一般仅对于病情最严重、肛门括约肌无功能的患者行乙状结肠造口，死亡率 13%[28]。乙状结肠扭转患者的总死亡率为 9.4%。弥漫性、化脓性腹膜炎和坏疽是死亡的最强的危险因素。在这种情况下，Hartmann 术 + 乙状结肠端式造口可能是最好和最安全的选择。考虑大多患者伴有基础疾病，术后呼吸、肾脏、感染和血栓栓塞性并发症发生率很高[12]。

腹腔镜手术已越来越多地用于肠扭转的治疗，并发症评分较低且预期相关死亡率较低的年轻患者中可考虑使用。理想情况下，应在足够时间的内镜减压后行腹腔镜手术。此时扩张的乙状结肠体积缩小，建立气腹后有足够的操作空间。对比开腹手术，腹腔镜不是死亡的危险因素。

（二）盲肠扭转

1. 病理生理　盲肠扭转在美国占所有肠扭

转的 25%～40%，占所有肠梗阻的 1%～1.5%[29]。先天性固定不完全的盲肠导致其活动度大，易患肠扭转。盲肠活动度过大是先天性的，发生在肠旋转时，盲肠以逆时针方向进入腹腔，最终到达右下腹。在正常的胚胎发育中，右结肠系膜沿右结肠旁沟固定于后腹膜[30]。盲肠的先天性活动度过大不是盲肠扭转的独立原因，因为这很普遍，在尸检中的发现率为 11%[31]。

盲肠折叠是一种类似的盲肠扭转的情况，盲肠向头侧折叠导致"翻板阀"样梗阻。盲肠的流出物被"翻板阀"阻塞，盲肠在回盲瓣作用下形成闭襻性梗阻，并引起"继发性"小肠梗阻。与盲肠扭转不同的是，相关的肠系膜不发生扭转，缺血的可能性较小，尽管缺血在扩张的盲肠壁中有描述[32]。

2. 临床表现　相对于乙状结肠扭转，盲肠扭转倾向于更年轻和女性的患者，在美国全国住院患者样本（NIS）中发现其发病率以每年5.53%的速度增长。盲肠扭转的发生率有两个高峰期：40 多岁和接近 80 岁时[12]。盲肠扭转的诱发因素与乙状结肠扭转相似，包括慢性便秘和长期使用泻药史、远端结肠梗阻和精神疾病。30%～70% 的盲肠扭转患者有腹部手术史。有人提出术后粘连可作为盲肠扭转的扭转点[29]。同时盲肠扭转亦与妊娠有关，妊娠期子宫使盲肠移位、回结肠系膜拉长，导致分娩期间或分娩后不久更容易发生盲肠扭转[33]。

盲肠扭转最近端的梗阻点是回肠末端。因此盲肠扭转的症状与小肠梗阻的症状是一致的。急性发病，常见症状包括腹痛、呕吐、腹胀，并可在局部缺血情况下发展为腹膜炎[29]。急性盲肠扭转的患者中，50% 的患者有随着胃肠道排气而缓解的慢性间歇性腹痛的病史。这种临床表现称为"盲肠活动综合征"[30]。

3. 诊断

(1) 腹部平片：腹部平片是常用的检查方法。腹部平片征象包括位于左膈下的扩张盲肠的"四季豆征"（图 155-4）。由于扩张盲肠偏离其外

侧附着位置，右下腹未见肠胀气。近端小肠扩张伴气液平，符合肠梗阻表现。若是盲肠折叠，扩张的盲肠通常位于中腹部或骨盆[32]。

(2) 钡剂灌肠：钡灌肠能发现升结肠的特征性鸟嘴样改变，并排除潜在远端结肠阻塞性病变引起的盲肠扩张和扭转。禁止静水压灌肠，其不仅成功率低且有穿孔的风险。

(3) CT：盲肠扭转在 CT 上的特征性表现是"旋涡征"，对应于充血的肠系膜血管的扭转（图155-5）。常有盲肠边缘的"鸟嘴征"，伴近端回肠梗阻。在盲肠折叠病例中，折叠和扩张的盲

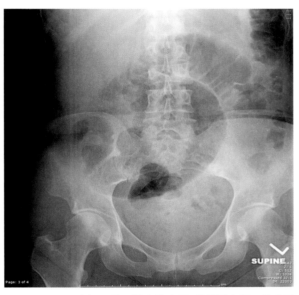

▲ 图 155-4　腹部平片示扩张的盲肠，类似于左膈下的"四季豆征"

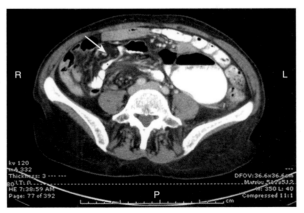

▲ 图 155-5　盲肠扭转腹部 CT，箭表示肠系膜血管的典型"旋涡征"

肠位于中腹部，但无"旋涡征"[34]。CT 可有助于肠管缺血的诊断，表现为肠管增厚伴随脂肪层条索影或强化减低[35]。

4. 治疗　与乙状结肠扭转不同，盲肠扭转的内镜治疗复位成功率低于 30%，且增加了壁薄而且已有危险的盲肠的穿孔风险。盲肠扭转首选手术治疗。非切除性手术方式的复发率高，复位或盲肠固定术的复发率为 12%～13%。盲肠复位加盲肠造口的复发率高达 33%，死亡率也类似[29]。盲肠造口术后并发症高达 50%，包括腹壁并发症和持续结肠皮肤瘘[36]。

目前推荐手术切除加一期吻合术，术后复发率低。反对意见认为历史上该术式死亡率很高，但是随着现代手术理念和围术期治疗的发展，手术切除加一期吻合是一个安全和经过考验的手术方法。出现盲肠缺血或穿孔时必须行手术切除。盲肠折叠治疗方式类似，为切除后一期吻合[29]。盲肠扭转的总死亡率接近 6.7%。凝血障碍是预后不良的最强预测因素，可能反映了脓毒症引起的严重代谢紊乱，因此强调必须及时诊断和干预[12]。

（三）罕见扭转病例：横结肠扭转

1. 病理生理　横结肠扭转极为罕见，占结肠扭转的 3%。正常情况下系膜韧带等附着结构可固定横结肠和肝曲、脾曲，防止扭转。在正常结肠附着点如胃结肠 / 脾结肠 / 膈结肠韧带先天性缺如，或在如前面所述导致结肠扩张和肠系膜延长的各种后天情况下，横结肠可能发生扭转[37]。

2. 临床表现　症状类似盲肠或乙状结肠扭转。呕吐被认为横结肠扭转的早期表现，可能由于扩张的横结肠压迫十二指肠[38]。

3. 诊断　平片上的"倒咖啡豆"征与扩张的横结肠相关，其顶端指向骨盆[39]。钡剂灌肠或 CT 或许可以确立诊断，但不典型征象也可延误诊断及合适的干预。曾有报道横结肠扭转被误诊为乙状结肠扭转：当内镜减压未能发现乙状结肠梗阻点时，应怀疑乙状结肠近端肠管

存在扭转可能，必须进行手术探查。

4. 治疗　乙状结肠近侧肠管的扭转首选手术治疗。冗余或缺血的结肠往往需要切除。根据具体情况选择扩大的右半结肠切除、横结肠切除或左半结肠切除。非切除手术方法包括扭转复位、扭转复位加前腹壁结肠固定术和平行结肠固定术（冗余的近端和远端横结肠分别被缝到升结肠和降结肠）[40]。局限于小的病例系列，非切除性手术被认为术后复发率高，类似盲肠固定术[41]。

（四）罕见扭转病例：回肠乙状结肠扭转

回肠乙状结肠扭转是中肠扭转的一种变异形式，在亚洲、非洲和中东的流行地区已被广泛认识；然而，在西方国家这是一种罕见的疾病。回肠环绕乙状结肠系膜的基底部时，就会发生这种情况。肠蠕动使这种"复合扭转"越来越紧，导致小肠和大肠远端梗阻。虽然回肠乙状结肠扭转的确切病因尚不清楚，但在 40 岁以上的男性和每日仅一餐的饮食文化中发病率较高。这是由于多余的乙状结肠因大量高纤维的粪便而膨胀，乙状结肠排空后可活动的小肠进入骨盆并环绕乙状结肠。其他诱发因素包括梅克尔憩室和怀孕[42]。

1. 临床表现　症状与急性小肠梗阻一致。超过 50% 的患者出现梗阻的晚期并发症，包括低血容量休克和腹膜炎[43]。

2. 诊断　腹部平片表现为乙状结肠扩张并发符合小肠梗阻的气液平。降结肠可能向中腹部偏移，这与乙状结肠系膜被回肠末端系膜缠绕有关。CT 的特征性表现包括乙状结肠扩张和回肠扩张，并伴有乙状结肠系膜和小肠肠系膜的旋涡征[44]。

3. 治疗　不应尝试内镜减压，手术探查发现 50%～100% 的病例发生乙状结肠或回肠坏死。当乙状结肠扭转内镜治疗无效，应该考虑是否存在回肠乙状结肠扭转的可能。剖腹手术时与肠坏死相关的死亡率为 20%～100%[43,45]，而肠道活力未受影响时则为 6%～8%。手术治疗是首选的治疗手段，切除肠管长度取决于坏死的程度[46]。

第156章
结肠出血与缺血
Colonic Bleeding and Ischemia

Jennifer A. Leinicke　Eric T. Choi　Steven R. Hunt　**著**

卢　云 **译**　傅传刚　窦若虚 **校**

摘要

结肠出血较常见，有多种病因，是导致成年患者住院和死亡的重要原因。大多数急性结肠出血通过保守治疗可自行止血，诊断检查和治疗干预的急迫性取决于出血的速度和严重程度。结肠缺血是一种相对罕见的疾病，由结肠组织灌注不足引起。因缺血程度不同，结肠缺血的临床表现差异较大，大致可分为阻塞和非阻塞两种类型。结肠缺血需要联合多种诊断技术来确诊，治疗方案包括保守治疗和手术治疗，选择需根据结肠缺血程度和范围决定。

关键词： 结肠；出血；便血；缺血

一、结肠出血

屈氏韧带以下消化道的出血称为下消化道出血。典型患者的表现为便血或血凝块。为精准诊断与治疗，可将下消化道出血细分为小肠出血和结肠出血。结肠出血无论是慢性还是急性，都将增加巨大的社会医疗成本。

下消化道出血相对比较常见，在美国，每年每 10 万成年人中约有 35.7 人需要住院治疗。院内死亡率为 2%～4%，通常与伴发病和院内感染有关。死亡的危险因素包括高龄（＞ 70 岁）、肠道缺血和伴发疾病。尽管大多数患者出血会自发停止，但仍有一部分患者会持续出血，需医疗进行干预。预示严重出血的表现包括心动过速（心率每分钟＞ 100 次）、低血压（收缩压＜ 115mmHg）、晕厥、腹部无压痛、就诊 4h 内有直肠出血、服用阿司匹林，或合并两种以上情况等。

（一）结肠出血的病因

结肠出血可由多种因素引起，包括肠憩室病、肿瘤、结肠血管扩张症、缺血性或感染性结肠炎、炎症性肠病和肠息肉切除术后。肛肠出血的病因有痔、肿瘤、直肠内置管引起的压疮和放射性直肠炎。通常可以通过详细的追问病史、直肠指检和直肠镜或软性乙状结肠镜明确肛肠出血的来源。但是，可能需要全结肠镜检查才能除外近侧结肠病变。下消化道出血的最常见病因是癌症，而急性下消化道出血最常见的病因是肠憩室病[5-7]。美国胃肠病学会出血档案室发现，结肠出血男性居多，吸烟、饮酒、服用阿司匹林或其他非甾体抗炎药者更甚。

1. 结肠憩室病　结肠憩室病是下消化道出血需要住院治疗最常见的病因，占患者的20%～40%。50 岁以上患者患结肠憩室病约30%，超过 80 岁的患者上升到 60%。结肠憩室患者 3%～15% 有出血的临床症状，典型症状为无痛性便血，并且出血往往具有自限性，70%～80% 的患者出血会自行停止。只有 20%的患者通过结肠镜发现活动性出血或裸露的血管或血凝块来确诊是结肠憩室出血，然而大部分的诊断是通过结肠镜发现存在肠憩室病并且未发现其他出血病因。

2. 结肠肿瘤　结肠肿瘤（息肉或者癌症）是引起下消化道出血常见的原因，并且在需住院治疗的患者中，息肉占 13%，癌症占 8%。而且，结肠肿瘤的患者大部分会隐性失血，更容易出现缺铁性贫血。下消化道出血的患者如有体重减轻和排便习惯改变，应高度怀疑结肠肿瘤的可能，需进行直肠指诊。肿瘤引起的急性下消化道出血通常是由于肿瘤表面溃疡出血引起。

3. 血管扩张症　结肠血管扩张症包括血管发育不良、动静脉畸形和血管扩张，是结肠最常见的血管病变，也是 60 岁以上患者下消化道出血最常见的病因[11]。这些病变由正常结肠血管退化导致的，常见于盲肠和升结肠。病变血管直径通常 < 5mm，但是数量众多[12]。血管扩张症通常通过结肠镜检查发现，特征性表现为扩张的血管呈中央放射状而形成小的扁平状红色病变。其他不常见的结肠血管扩张症还包括先天性病变和其他病症引起的结肠血管病变（框 156-1）。

因为大部分患者无临床症状，所以尚不清楚一般人群中血管扩张症的患病率。据估计，50 岁以上的人群中，多达 6% 的人结肠上有不同形式的血管病变[13]。无性别差异，有症状的患者年龄大都超过 50 岁。

除了下消化道出血外，结肠血管扩张症基本无临床表现。患者通常会出现反复性、自限性的不同程度出血，多到便血或少到大便隐血，缺铁性贫血占 10%~15%。该范围反映了扩张的毛细血管、小静脉、晚期血管病变和动静脉交通不同的出血率。超过 90% 的患者出血会自发性停止，约有 15% 的患者会出现大出血[14]。尽管出血的危险因素尚未明确，但病变的数量、凝血性疾病和出血性疾病可能会导致出血的发生。

4. 其他　结肠出血的其他原因包括炎症性肠病、感染性结肠炎、肠息肉切除术后出血和

缺血性结肠炎。详细的病史有助于明确出血的来源。年轻患者出现严重的腹痛和血性腹泻，炎症性肠病和感染性结肠炎的可能性大。在老年患者中，特别是合并心血管疾病的患者，其临床表现与缺血性结肠炎类似。因下消化道出血住院治疗的患者中，缺血性结肠炎约占 7%，具体将在本章结尾处讨论。最近的结肠镜检查和下消化道出血记录显示肠息肉切除术后出血也是下消化道出血的重要病因。肠息肉切除术后出血的发生率为每 1000 例手术 8.7 例，占急性下消化道出血的 2%~8%[15]。

框 156-1　结肠血管病变

- 血管扩张
- 血管瘤
- 先天性动静脉畸形
- 结肠静脉曲张
- 毛细管扩张
- 综合征相关病变（如 Klippel-Trénaunay-Weber 综合征、Maffucci 综合征）
- 其他
  - 蜘蛛痣和星形静脉的肝病
  - 老年人的退行性静脉扩张
  - 血管炎性病变
  - 溃疡性、节段性和缺血性结肠炎的局灶性血管增生
  - 放射性结肠炎的新生血管增多
  - 血管肉瘤（如卡波西肉瘤）

（二）下消化道出血的诊断

下消化道出血的诊断方式取决于患者年龄、是否存在活动性出血和血流动力学是否稳定。所有下消化道出血的患者都需要进行体格检查，尤其是直肠指检。实验室检查可以评估失血程度，对凝血性疾病进行鉴别。此外，需要明确患者是否服用非甾体抗炎药或抗血小板及抗凝血药。出血速度有助于对患者病情进一步评估。为了便于诊断和治疗，美国胃肠内镜学会对出血严重程度进行了分度：隐血、黑粪、间歇性轻度便血和严重便血（图 156-1）。

1. 隐匿性消化道出血　消化道没有明显的出血时称为隐匿性出血。当患者表现为大便隐

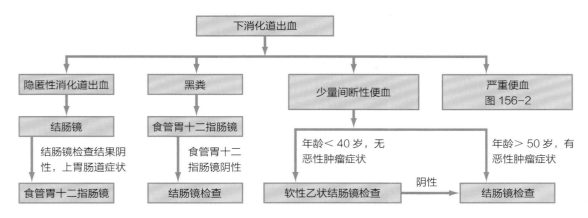

▲ 图 156-1　下消化道出血诊断流程

改编自 Standards of Practice Committee of the American Society for Gastrointestinal Endoscopy. The role of endoscopy in the patient with lower GI bleeding. Gastrointest Endosc. 2014；79：875–885.

血阳性或缺铁性贫血时，应考虑是由消化道出血引起。消化道出血的患者应结肠镜检查，以鉴别是否存在结直肠肿瘤。如果结肠镜检查阴性，但存在上消化道症状及缺铁性贫血，且口服非甾体抗炎药的患者应进一步上消化道内镜检查。如上消化道及结直肠的内镜检查为阴性，则需继续完善小肠检查，明确病变位置。

2. 黑粪症　黑粪或柏油样便称为黑粪症。黑粪症的患者应首先上消化道内镜检查，大多数患者存在上消化道出血。如果上消化道内镜检查阴性，应结肠镜检查，明确出血是否为结直肠来源。如上消化道及结肠内镜检查阴性，应小肠检查明确出血来源。

3. 少量间歇性便血　下消化道出血最常见的类型是少量间歇性便血，出血特点是少量、间歇性的经直肠出血。出血可能每天或每周都发生，与排便有关并可自行止血。这种出血通常是肛门直肠或者结肠来源。对于 40 岁以下的健康患者，可通过直肠指检、肛门镜和软性乙状结肠镜确定出血来源。但对于 50 岁及以上且并发恶性临床症状（缺铁性贫血、体重减轻或排便习惯改变）的患者，单纯的肛门镜或软性乙状结肠镜无法确定出血来源，需全结肠镜检查明确诊断。

4. 严重便血　经直肠大量血液排出为严重便血。有活动性出血的患者，应立刻应用晶体液、血液制品纠正凝血障碍。对患者进行液体复苏，维持血流动力学的稳定，随后进行针对原发病的诊疗（图 156-2）。胃管可以鉴别是否为上消化道出血，如胃管抽吸液为血性液体可确定出血部位为上消化道，如胃管抽吸液内无血液，可见胆汁可以排除上消化道及屈氏韧带附近的出血。对于活动性出血的患者，若胃管抽吸液清澈，无胆汁样液体反而是行上消化道内镜检查的指征，用以除外闭合的幽门管远端的出血。明确出血来源为上消化道的患者应立刻行上消化道内镜治疗。

对于胃管抽吸液无血性液体的活动性下消化道出血患者，急诊结肠镜检查是目前广泛采用的诊治方法之一。结肠镜检查可以诊断并进行干预治疗，相对于其他的诊断性检查有明显优势。结肠镜检查可以确定 45%～100% 患者的出血部位，但具体取决于患者本身。然而，文献中对于结肠镜检查的最佳时间仍存在争议。大多数的笔者认为早期结肠镜检查（入院后 8～24h）可以提高诊断率和治疗成功率，进而使患者最大受益。此外，早期结肠镜检查相比后期检查（住院 24h 后）可能会缩短住院时间并降低住院费用。进行结肠镜检查前，必须做好肠道准备以便为寻找出血点提供清晰的视野。

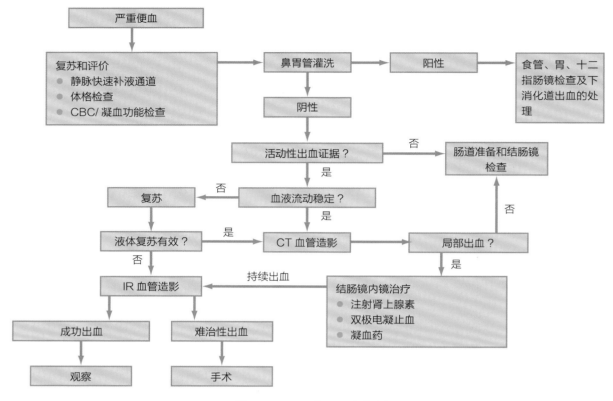

▲ 图 156-2　严重便血的治疗流程

CT. 计算机断层扫描；IR. 介入性放射学（改编自 Standards of Practice Committee of the American Society for Gastrointestinal Endoscopy. The role of endoscopy in the patient with lower GI bleeding. Gastrointest Endosc. 2014；79：875–885.）

需要注意的是，必须在保证患者血流动力学稳定的前提下进行内镜检查。不管患者是否进行了影像学检查，对于血流动力学不稳定或者内镜治疗后仍有持续性出血的患者，肠系膜血管造影是一个更好的方法。

核素扫描是一项无创的核医学检查技术，能识别 24h 内的出血。但无法从解剖学角度定位出血部位（如鉴别腹膜后、十二指肠或者结肠来源），对发现的病变无法给予治疗。常用来检查肠道出血的放射性核素是 ^{99m}Tc 标记的红细胞。^{99m}Tc 标记的红细胞能够可靠地检测出血速率低于 0.1ml/min 的活动性出血，且单次注射放射性核素后能获取到 36h 的系列研究，因此，可以检测到间歇性出血病变。但是随着计算机断层扫描血管造影技术可及性、速度和灵敏度的提高，闪烁扫描技术在急性出血患者的应用

逐渐减少。

多探头增强 CT 血管造影越来越多地成为活动性下消化道出血的诊断方法。CT 血管造影在大多数医院均具备，并且在急诊科能快速地实施 CT 血管造影检查。此外，CT 血管造影能确诊患者是否属于活动性出血并识别出血的解剖学位置，从而指导治疗干预，如定向的结肠镜检查、血管造影栓塞或者手术。CT 血管造影能够可靠地检测到 0.5ml/min 速率的消化道出血。Chua 和 Ridley 收集了 1997—2007 年 8 个研究的数据，这些研究将 CT 扫描与其他的诊断成像在识别下消化道出血方面进行了比较，CT 扫描敏感性为 86%，特异性为 95%。CT 血管造影还能为出血提供病因学信息，如憩室、肿瘤或者血管扩张。CT 血管造影的局限性包括只能识别活动性出血、无法提供治疗干预及对

比剂过敏或者对比剂引起的肾损害。CT血管造影在诊断下消化道出血的最佳应用是将CT血管造影合并到早期诊断方法的分支点中。在这种诊断方法中，对于有活动性出血但血流动力学稳定的患者，在除外消化道出血后可以行CT血管造影。CT血管造影阳性，明确下消化道出血的部位和可能的原因后，可以为患者提供最合适的治疗手段（血管造影、结肠镜检查或者手术）。若CT血管造影阴性，提示出血可能是自控性的，需要在肠道充分准备后行结肠镜检查。

（三）急性出血的内镜治疗

结肠镜检查可以发现活动性出血或者新鲜的黏膜血栓（血凝块），对于这些的患者内镜消融是一种有效的治疗方式。内镜治疗的方法取决于内镜医师、病变部位和大小。需要注意的是右半结肠壁薄，比结肠其他部位更容易穿孔。尽管内镜治疗的方法有很多，在病灶处注射肾上腺素并结合电凝或钳夹是治疗活动性出血血管病变的有效治疗方式。

其他内镜治疗的方法包括束带、注射药物和其他形式的电凝。束带法在胃或者小肠病变时更有效，在结肠病变中不常用，但有报道选择性用于结肠血管病变的治疗。硬化剂注射和氩气在治疗结肠血管病变时安全有效也有报道。黏膜下注射盐水可以通过增加肠壁厚度来防止穿孔，但仍约有2%的患者在内镜止血时可能发生穿孔。在结肠镜检查时，应该在出血源附近做一标记。如果出现再发性出血，标记可为再次的内镜检查或者手术干预提供依据。

（四）急性出血的血管造影治疗

对于内镜治疗不成功或者持续快速出血的患者，应该行肠系膜血管造影。大多数情况下，经导管输注加压素可暂时对活动性出血有效的止血。

50%～80%的下消化道出血发生在肠系膜上动脉的分支血管，所以应首先选择肠系膜上动脉造影。如果肠系膜上动脉造影不能识别病变部位，应该按该顺序进行选择性肠系膜下动脉和腹腔干造影，动脉注射加压素，使用线圈、凝胶或纤维素材料进行选择性栓塞可能在活动性出血的情况下达到止血的效果。文献报道应用血管对比剂控制出血的成功率为40%～78%。但是对比剂管理、动脉穿刺、血管收缩药、血管加压素和栓塞材料的使用等可以带来如肾损伤、动脉损伤和局部缺血等问题，从而致使血管造影比内镜治疗有更多的并发症发生，因此内镜治疗优于血管造影。

（五）急性出血的外科治疗

对于内镜或血管造影无法控制的大出血患者则需进行手术干预。手术干预的适应证包括血流动力学不稳定，需要持续输血和对其他治疗无改善的持续出血。理想状态下，应先术前对出血部位进行定位，后对受累肠道进行分段切除。此前所述，定位要么通过内镜标记，要么通过血管造影确认出血部位。对于无法进行术前出血部位定位的，术中内镜检查可能是确认出血部位的一种合适的检查方法。如果术中用内镜检查仍无法确认出血部位，建议切除几乎全部的结肠。即使在这种情况下，仍有很少的患者无法明确肠道病变部位而持续出血。

二、结肠缺血

1950年以前，结肠缺血通常被认为是结肠梗死或坏疽的代名词。从那时起，结肠缺血被认为是老年人结肠疾病中最常见的类型之一，也是消化道缺血最常见的类型。结肠缺血定义为结肠组织血流灌注不足，肠系膜缺血则指为小肠组织血流灌注不足。肠道组织血流灌注不足可能是由于阻塞或非阻塞性动脉血供不足或静脉回流障碍。结肠缺血分为可逆和不可逆性损伤（图156-3）。结肠缺血损伤可逆性损伤包括结肠黏膜下或黏膜损伤，以及黏膜表面形成溃疡的结肠炎。黏膜溃疡可能需要数月才能恢

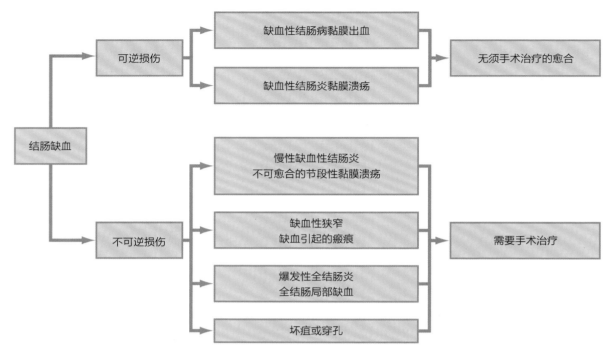

▲ 图 156-3　结肠缺血的最终结果

复，尽管在此期间患者并无不适。结肠缺血的不可逆损伤包括慢性缺血性结肠炎、结肠坏疽、暴发性全结肠炎和结肠狭窄。

（一）结肠血供

结肠通常具有丰富的侧支循环，以防止缺血的发生。腹主动脉、肠系膜上动脉、肠系膜下动脉和髂动脉之间有许多相互交通。小的动脉分支在肠系膜内通过 Riolan 弓、中央吻合动脉和边缘动脉多样拱状走行形成侧支循环，即使肠系膜上动脉和肠系膜下动脉出现阻塞也不影响血供。此外，如果壁外动脉损伤，肠壁内黏膜下动脉网也可维持短段的肠管存活。

（二）结肠缺血的病理生理

大多数情况下，诱发结肠缺血的原因仍是推测性的。尚不确定是由于结肠血供已经处于临界点的同时结肠组织需求增加，还是由于结肠血供本身急剧减少引起。结肠缺血往往老年人多发，因此可能是由于肠血管系统的退行性

变引起的。尸检研究发现，在老年人群中，直肠上动脉壁的肌肉组织异常，提示肠系膜血管系统的异常与年龄导致的退行性变有关[29]。此外，尸检血管造影研究发现，较长的结肠动脉的曲张变化具有年龄相关性，从而导致结肠血流阻力增加，这可能也是导致患者结肠缺血的原因之一。

尽管有这些证据支持血管或自发因素导致结肠缺血，但大部分患者缺乏明确的病因。这些自发性缺血可能是小血管疾病导致的局部非闭塞性缺血（低血流状态）引起，而继发于血栓的闭塞性缺血较少是造成结肠缺血的原因。

（三）人口统计资料

结肠缺血的诊断通常是在缺血期后，受影响的结肠肠段血流恢复正常之后做出的。许多暂时性或可逆性缺血的病例可能被忽略了，因为在寻求医疗治疗之前病情就已经缓解，或者因为在疾病过程的早期没有进行诊断检测。文献报道结肠缺血年发生率为 7.2～17.7/10

万。结肠缺血在女性中更为常见，文献报道57%～76% 的患者为女性。死亡率 4%～12%。许多自发的或医源性的疾病都与结肠缺血有关（框 156-2）。与结肠缺血相关最常见的伴发病包括心血管疾病、糖尿病、慢性肾脏疾病和慢性阻塞性肺疾病。肠易激综合征和便秘也可能增加结肠缺血的风险。结肠缺血是需要结扎或切除肠系膜下动脉手术后常见并发症，如治疗动脉瘤的主动脉手术和治疗结肠癌的结肠切除术。

虽然在老年人中最常见，但结肠缺血可发生在所有年龄组[33]。年轻人群的病因包括血管炎（尤其是系统性红斑狼疮）[34]、药物（雌激素、达那唑[35]、抗利尿激素[36]、金[37]、精神药物[38]）、镰状细胞性贫血[39]、凝血障碍（血栓性血小板

减少性紫癜[40]、蛋白质 C 和蛋白质 S 缺乏[41]、抗凝血酶Ⅲ缺乏[42]）、竞争性长跑[43] 和可卡因滥用[44]。结肠的阻塞性病，包括结肠癌、狭窄和粪便嵌塞，也可能由于结肠内压力增加引起结肠缺血[45]，鉴别诊断时需要予以排除。

（四）临床表现

1. 症状 结肠缺血通常表现为突然发作的轻度痉挛性腹痛，通常局限于左下腹。严重疼痛比较少见，一些患者疼痛较轻，只能在追问病史时有所回顾。疼痛常伴随强烈的排便欲望，并在 24h 内有鲜红色或褐红色的血在粪便中排出。出血不剧烈，通常不需要输血。体格检查可发现受累肠段部位的轻微到严重的腹部压痛。

2. 结肠缺血的分布 结肠缺血可影响结肠的任何部分，但是脾曲、降结肠和乙状结肠最常见（图 156-4）。通常为节段性分布，累及全结肠的情况罕见[46]。结肠缺血的节段性特征是由于结肠和直肠的多根血管，特别是肠系膜上动脉、肠系膜下动脉和痔上动脉的区域性供血。尽管确定的病因可以影响结肠的特定区域，但病变的分布不能预测疾病的预后。非闭塞性缺血性损伤一般发生在结肠的分水岭区，该区域位于两种不同主要血管交界处，是缺血损伤的易感区域。这些分水岭区域包括脾曲和乙状结肠与直肠的交界处。直肠极少被涉及，因为它有丰富的双重血供，来自内脏和髂血管。单纯右侧结肠缺血常见于患有心房颤动、冠状动脉疾病和慢性肾病的患者。

受影响肠管的长度通常因病因而异。例如，动脉粥样硬化栓塞导致短段改变，而非阻塞性损伤通常涉及较长的结肠。根据缺血损伤的严重程度和持续时间，可能会出现发热或白细胞增多。严重缺血的患者可发展为透壁性坏死、坏疽或穿孔，可发展为腹膜炎。

3. 结肠缺血的自然病程 尽管大多数结肠缺血发作的初始表现相似，但其结果不能在其开始时预测，除非最初的体检提示严重的腹腔

框 156-2 结肠缺血的病因

- 肠系膜下动脉血栓形成
- 动脉栓子
- 胆固醇栓子
- 心力衰竭或心律失常
- 休克
- 洋地黄中毒
- 肠扭转
- 结节性动脉周围炎
- 系统性红斑狼疮
- 类风湿关节炎
- 坏死性动脉炎
- 血栓闭塞性脉管炎
- 绞窄疝
- 药物诱发（如口服避孕药、可卡因）
- 真性红细胞增多症
- 寄生虫感染
- 过敏
- 创伤 - 钝性和穿透
- 异位妊娠破裂
- 医源性原因
  - 动脉瘤切除术
  - 主髂动脉重建
  - 妇科手术
  - 交换输血
  - 结肠旁路
  - 腰椎造影术
  - 结扎肠系膜下动脉的结肠切除术

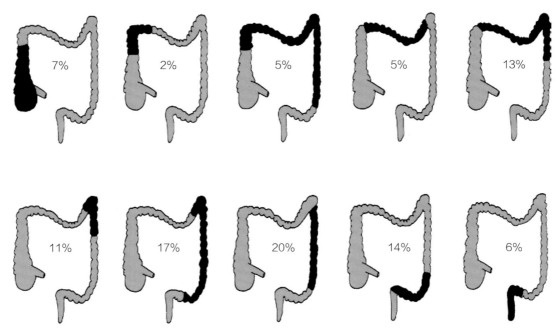

▲ 图 156-4　**250 例结肠缺血的分布和受累肠段。很明显，左半结肠更经常受累**

内病变。缺血性损伤的最终病程转归取决于许多因素：病因（即闭塞或非闭塞）、闭塞血管的口径、缺血的持续时间和程度、缺血发病的速度、侧支循环的状况、受影响肠段的代谢需求、肠道菌群的存在和毒性，以及相关环境的情况，如结肠扩张。

症状大多在 24～48h 内消失，但临床 X 线和内镜检查仍可在 2 周内发现愈合的证据。更加严重但仍然可逆的缺血性损伤可能需要 1～6 个月恢复。大多数可逆性疾病患者发展为结肠病变，约 1/3 的患者发展为暂时性结肠炎，严重的可逆性缺血可导致弥漫性黏膜脱落。

严重、不可逆的结肠缺血比可逆性结肠缺血发生的频率低。约 2/3 的不可逆结肠缺血患者发展为伴有溃疡的慢性节段性结肠炎或缺血性狭窄。剩下的 1/3，发生坏疽，无论伴或不伴有穿孔，在最初发病的几小时内迅速发展。结肠缺血并发休克、充血性心力衰竭、心肌梗死或严重脱水的患者预后较差。

由于结肠缺血的临床病程难预测，患者需要进行一系列检查以评估坏疽或穿孔的临床恶化迹象：体温升高、白细胞计数升高，恶化的

代谢性酸中毒，血流动力学不稳定或腹膜炎。持续腹泻或出血超过 10～14 天的患者有发生穿孔的风险，或者偶尔发生蛋白消耗性肠病。狭窄可持续数周至数月，可无症状或产生进行性肠梗阻。一些无症状的狭窄在几个月后会自行消失。

4. 诊断　目前 ACG 临床指南推荐 CT 扫描联合早期结肠镜检查诊断结肠缺血[31]。严重的结肠缺血可能很难与急性肠系膜缺血区分，而症状较轻的患者的表现可能与溃疡性结肠炎、克罗恩病结肠炎、传染性结肠炎或憩室炎相似。

从历史上看，连续钡剂灌肠在 20 世纪 60 年代开始被用于诊断结肠缺血。钡剂灌肠最特征性的表现为"拇纹征"或"假瘤"，与上皮下出血性结节或大疱相对应。这些症状要么在 1～2 周的射线照片上消失，要么发展为节段性结肠炎，几个月后消失。钡灌肠现在主要用于追踪缺血性狭窄的临床病程。

静脉和口服对比剂 CT 是怀疑结肠缺血患者的影像学选择。CT 可以显示结肠缺血的分布和阶段，并排除患者临床症状的其他可能病因。与结肠缺血相一致的 CT 表现包括节段性肠壁

增厚、水肿、拇纹征、结肠周围脂肪模糊，偶有腹水（图 156-5）。然而，这些症状在结肠炎的其他病因中也可以看到，如炎症性肠病或感染，不是结肠缺血特有。发现结肠积气或门静脉气体提示透壁性结肠梗死。临床怀疑为急性肠系膜缺血的患者应行 CT 血管造影。

推荐早期结肠镜检查确诊结肠缺血并确定疾病严重程度以指导治疗[31]。早期结肠镜检查在症状出现后 48h 内进行，通常在 CT 表现与结肠缺血一致时进行。诊断性结肠镜检查的好处包括：直接观察受影响组织，直观诊断结肠缺血，通过活检获得组织样本。非特异性结肠缺血的结肠镜检查结果包括节段性红斑、水肿、脆性、浅表或深层溃疡、管腔狭窄和腔内有血。黯淡、发绀的黏膜高度提示坏疽，需要手术干预。

结肠缺血的情况下采用结肠镜检查需要慎重，以减少穿孔的风险。对于严重结肠缺血的患者，适当行有限结肠镜检查以确认 CT 表现，并在病变远端终止检查，尽量减少注入气体。二氧化碳可能比室内空气更好，可以被结肠迅速吸收，理论上可以减少扩张和腔内压力升高

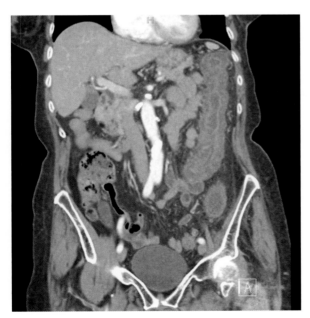

▲ 图 156-5　CT 显示左半结肠和横结肠缺血，可见结肠壁增厚、水肿、脂肪模糊

的持续时间[48]。腹膜炎或不可逆缺血（CT 显示的坏疽）的情况下不应行结肠镜检查，这些患者需要立即手术探查。

除坏疽外，应进行活组织检查排除其他诊断。出血性结节或大疱的活检组织学表现为典型的黏膜下出血，而周围黏膜的活检通常表现为非特异性炎症改变[49]。黏膜梗死的组织学证据是缺血的病理特征。

（五）结肠缺血的处理

1. 一般原则　结肠缺血的诊断确定后，除非出现坏疽或穿孔的体征和症状，否则患者治疗以液体复苏和肠道休息为主。优化心功能，确保充足的全身灌注。如有可能，应停用引起肠系膜血管收缩的药物（如洋地黄和血管加压药）。用肠外等渗液体维持尿量并监测。支持使用抗生素效用的证据有限；然而，ACG 指南建议对患有"中度"或"严重"疾病的患者进行抗感染治疗[31]。如果结肠在临床上或放射学上出现扩张，可以使用直肠置管减压，使用或不使用温盐水冲洗。除血管炎外，不推荐使用糖皮质激素治疗结肠缺血。

在急性发作期间应反复测定白细胞计数、血红蛋白和血细胞比容。尽管很少需要，但应根据患者的需求使用血液制品。监测血清钾和镁的水平，这些电解质的水平会受到腹泻和组织坏死的影响。全身乳酸脱氢酶水平升高可能表明肠缺血，但对坏死或坏疽既不敏感也不特异。患有严重腹泻的患者应尽早接受肠外营养治疗。麻醉药品应谨慎使用。禁忌机械性肠道准备，可能导致穿孔。

2. 可逆性缺血的处理　轻度结肠缺血患者的体征和症状一般 24～48h 内消失，1～2 周内临床症状完全消失，这些患者不需要进一步治疗。更严重的缺血性损伤会导致上覆黏膜的坏死，并伴有溃疡、炎症，进而发展为节段性结肠炎。不同数量的黏膜可能脱落，最终可能在几个月后愈合。这些患者可能没有临床症状，

即使存在持续的影像学或内镜的疾病证据。治疗包括高残留饮食，以及后续内镜检查以确认完全愈合并排除其他诊断。

3. 不可逆急性和亚急性缺血的处理　如果在观察期间临床症状迅速恶化（体温升高、白细胞计数升高、代谢性酸中毒加重、血流动力学不稳定或腹膜炎），提示结肠梗死，并提示需要手术干预。伴有持续症状如腹泻、直肠出血或复发性败血症超过 10 天的患者可能需要手术干预。尽管浆膜外观正常，但可能有广泛的黏膜损伤，切除的范围应根据术前检查看到的疾病分布而不是通过术中所见的结肠浆膜外观来确定。与所有结肠缺血切除一样，手术时必须将标本打开，以确保边缘黏膜正常。如果术中发现节段性结肠炎涉及直肠，应行远端黏液瘘管或 Hartmann 手术加近端结肠造口。除非直肠出现坏疽，一般很少同时切除结肠和直肠。

（六）慢性缺血的处理

急性损伤时，结肠缺血可能没有临床症状，但仍可产生慢性节段性结肠炎。这种形式的结肠缺血，如果在急性发作时没有发现，经常会被误诊。钡剂灌肠检查可显示节段性结肠炎、酷似癌的狭窄，甚至假息肉区。除非是在急性发作期间做出诊断，慢性结肠缺血有时很难与其他原因引起的结肠炎或狭窄鉴别，隐窝脓肿和假息肉通常被认为是溃疡性结肠炎的组织学诊断，但在缺血性结肠炎中也可以发现。无论如何，老年患者节段性结肠炎出现狭窄极有可能是缺血引起。选择性肠切除术被应用于伴有慢性节段性结肠缺血和脓毒症复发的患者。这些脓毒症发作的潜在病因可能是来自于未愈合的节段性结肠炎区域的细菌移位。

1. 缺血性狭窄的处理　结肠缺血患者可能出现结肠狭窄或缩窄。无症状的狭窄可以观察，其中一些 12～24 个月内会恢复正常，无须进一步治疗。如果出现梗阻症状，需要肠段切除。一般不推荐内镜下扩张由缺血引起的慢性结肠狭窄。

2. 具体临床问题的处理

(1) 腹部主动脉手术导致的结肠缺血：肠系膜动脉重建在大多数腹主动脉手术中并不适用，但在开放性腹主动脉瘤重建术（动脉瘤切除术）中，需要加以考虑以预防结肠缺血。选择性开放动脉瘤切除术后，结肠镜检查显示有 3%～7% 的患者出现结肠缺血 [51,52]。据报道，破裂动脉瘤修复后结肠缺血的发生率高达 60%[53]。临床证据显示全层结肠坏死只发生在 1%～2% 的患者，一旦发生，由其引起的死亡大约占主动脉置换术后死亡总量的 10%[54]。导致术后结肠缺血发生的因素包括动脉瘤破裂、围术期低血压、结肠手术创伤、血氧不足、心律失常、长时间夹钳、动脉瘤切除术中对肠系膜下动脉的不恰当处理。

主动脉手术后结肠缺血处理最重要的是预防。肠系膜下动脉闭塞后，流向左结肠的血液来自于肠系膜上动脉经 Riolan 血管弓或 Drummond 边缘动脉，以及髂内动脉经中、下痔动脉。如果这些侧支通路是完整的，术后结肠缺血可以最小化。因此，在进行主动脉重建前，进行腹部和盆腔 CT 血管造影是必要的。如果 CT 血管造影不充分，建议数字减影主动脉造影确定腹腔动脉、肠系膜上动脉、肠系膜下动脉和髂内动脉的通畅程度。Riolan 血管弓的存在本身并不能保证肠系膜下动脉的安全结扎，因为 Riolan 血管弓中的血流常常来源于肠系膜下动脉，代偿闭塞的肠系膜上动脉，这种情况下，一旦将肠系膜下动脉结扎，将会带来灾难性的后果，导致小肠和大肠梗死（图 156-6）。

在大多数情况下，结扎肠系膜下动脉是安全的，只要血管造影证实从肠系膜上动脉到肠系膜下动脉的 Riolan 血管弓中有血流。如果发现肠系膜上动脉闭塞或狭窄，需要肠系膜下动脉再植，重建肠系膜上动脉的血供，让肠系膜下动脉向 Riolan 血管弓提供血流（图 156-7）。如果术前动脉造影显示双侧髂内动脉闭塞，表

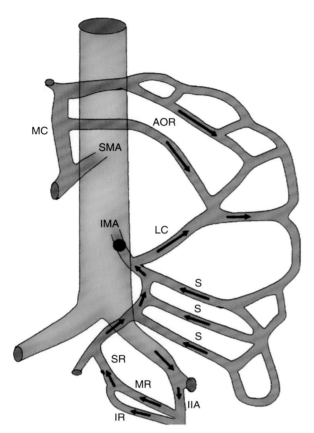

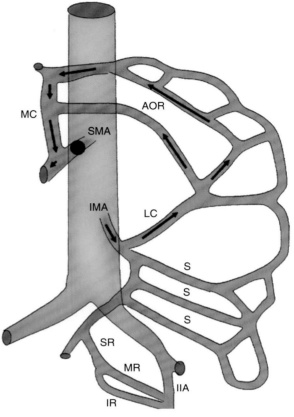

▲ 图 156-6　侧支血流从边缘动脉、Riolan 弓、髂内动脉经直肠下、中结肠动脉流入结肠，流入闭塞的肠系膜下动脉。AOR.Riolan 血管弓；IIA. 髂内动脉；IMA. 肠系膜下动脉；IR. 直肠下动脉；LC. 左结肠动脉；MC. 中结肠动脉；MR. 直肠中动脉；S. 乙状结肠动脉；SMA. 肠系膜上动脉；SR. 直肠上动脉

▲ 图 156-7　侧支血流从肠系膜下动脉经边缘动脉和 Riolan 弓流入闭塞的肠系膜上动脉。AOR.Riolan 动脉弓；IIA. 髂内动脉；IMA. 肠系膜下动脉；IR. 直肠下动脉；LC. 左结肠动脉；MC. 中结肠动脉；MR. 直肠中动脉；S. 乙状结肠动脉；SMA. 肠系膜上动脉；SR. 直肠上动脉

明直肠血流依赖于肠系膜下动脉或肠系膜上动脉经 Riolan 血管弓的侧支血流，这种情况下，动脉瘤切除时，需要重建一条或两条髂内动脉的血流（图 156-8）。

　　术中应尽量减少主动脉夹持时间，避免低血压。如果发现有 Riolan 血管弓，应当保留。由于结肠浆膜的外观并不能作为侧支血流的可靠指标，有几种方法可以帮助确定是否需要进行肠系膜下动脉再移植。切除肠系膜下动脉时，残端压力大于 40mmHg，或平均肠系膜下动脉残端压力 - 平均全身血压比大于 0.40，表明侧支循环充足，可以可靠应用，避免肠系膜下动脉再移植。暂时阻断 IMA 血流后多普勒超声在肠系膜底部和结肠浆膜表面的血流信号正常也

提示肠系膜下动脉可以安全地结扎而无须再移植。然而，在肠系膜上动脉和髂内动脉疾病存在的情况下，结肠缺血的风险增加，外科医生应该将再植肠系膜下动脉的门槛放低。另外，也可以进行髂内动脉移植或重建肠系膜上动脉。如果肠系膜上动脉被阻塞，特别是在内脏周围或肾旁主动脉瘤修复的情况下，可以通过植入主动脉移植物使其血供重建。重建肠系膜上动脉最简单的方法是在主动脉移植物与肠系膜上动脉之间通过端侧吻合的方式构建一个短的旁路。第二种方法是在 C 型移植物的一支上增加一个旁路，这样即使血流是逆向流向 SMA，C 型也能使其相对于 SMA 呈顺行。

　　准确评估术后结肠缺血的困难性及与其相

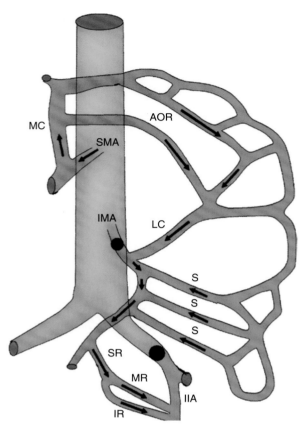

▲ 图 156-8 双髂内动脉闭塞后，整个直肠血流依赖于侧支血流。在这张图中，肠系膜下动脉也被闭塞，因此直肠血流依赖于肠系膜上动脉经 Riolan 弓和边缘动脉的侧支血流，然后经直肠上血管到达直肠中动脉和直肠下动脉。**AOR.**Riolan 动脉弓；**IIA.** 髂内动脉；**IMA.** 肠系膜下动脉；**IR.** 直肠下动脉；**LC.** 左结肠动脉；**MC.** 中结肠动脉；**MR.** 直肠中动脉；**S.** 乙状结肠动脉；**SMA.** 肠系膜上动脉；**SR.** 直肠上动脉

关的显著死亡率，要求对高风险患者进行术后结肠镜检查。高风险患者主动脉重建术后结肠缺血的发生原因包括腹主动脉瘤破裂、交叉钳夹时间延长、术前主动脉造影 IMA 扩张、术中髂内动脉无搏动性血流及术后黑粪或便血。这种情况下，应在术后行结肠镜检查，如果发现结肠缺血，应在并发症出现之前就开始适当的治疗。提示主动脉手术后结肠缺血的临床症状或体征包括不明原因的发热、缓慢恶化的代谢性酸中毒、液体需求增加、肺泡 - 动脉梯度变宽或罕见的血小板减少。此外，大多数接受腹主动脉开放重建的患者在术后 36～72h 内能够

保持需求液体的稳定，如果在没有肾功能恶化或感染的情况下，补液需求增加或出现液体潴留，可能是结肠缺血的先兆。临床症状恶化提示缺血性损伤已经发展为跨壁坏死，需要再次手术。手术应切除病变肠管行结肠造口。禁忌一期吻合，因为一旦发生吻合口瘘，主动脉假体可能受到污染。如果涉及直肠，也必须切除。应尽一切努力保护主动脉移植物不受污染，因此，覆盖移植物的后腹膜应再次用腹膜后组织或大网膜重新腹膜化缝合。

随着血管腔内腹主动脉瘤修复技术的出现（血管腔内主动脉瘤修复），结肠缺血的发生率似乎比开放主动脉入路要低[56,57]。然而，与开放入路一样，结肠缺血在主动脉破裂时最常与 EVAR 相关，确诊后仍与 30% 以上的死亡率相关。其他结肠术后缺血的重要预测因素有输血需求、肾功能衰竭、糖尿病、动脉瘤近端扩张和女性，这与开放手术中的危险因素并无不同。与开放修复期间再植入肠系膜下动脉相似，在 EVAR 期间保持髂内动脉开放可降低结肠缺血的发生率。特别的是，有报道称，术后结肠缺血与动脉粥样硬化栓塞髂内动脉有关[58,59]。因此，即使是血管内入路，在腹腔动脉瘤修复过程中也需要遵循开放手术的主要原则，包括前面讨论的术前计划。

(2) 暴发性缺血性全结肠炎：这是一种罕见的结肠缺血形式，在少数患者病变涉及全部或大部分结肠和直肠。这些患者突然出现中毒性全结肠炎，表现为出血、发热、严重腹泻，伴或不伴有腹膜炎的腹痛，临床病程进展迅速，处理类似于其他形式的暴发性结肠炎，通常需要行全腹结肠切除术及回肠造口。部分患者需要行二期直肠切除术。切除的结肠组织学表现为缺血改变、严重溃疡和坏死。

(3) 与结肠癌相关的结肠炎：结肠癌患者伴有急性缺血性结肠炎已被证实多年。这种结肠炎通常位于肿瘤的近端，伴或不伴临床梗阻，影像学和内镜表现为典型的缺血性结肠炎。临

床上，患者可有结肠缺血或与原发肿瘤相关的症状（即慢性痉挛性疼痛、出血或急性结肠梗阻）。然而，在大多数病例中，主诉与缺血性发作相关，包括突然发作的轻中度腹痛、发热、带血腹泻和腹部压痛。

认识到结肠缺血常与结肠癌有关非常必要，每一例结肠缺血都必须排除结肠癌的诊断。此外，在结肠癌切除的过程中，检查结肠切缘是否有缺血也至关重要，因为吻合口血流不足可能导致狭窄或吻合口瘘。

第 157 章
憩室性疾病的处理
Diverticular Disease Management

Rocco Ricciardi　Susannah Clark　Patricia L. Roberts　**著**
杜　涛 **译**　傅传刚　窦若虚 **校**

摘要　憩室炎是一种常见的疾病，在美国每年超过 300 000 名患者住院。1%～4% 的憩室病患者会发展为憩室炎，并且在美国约 1/3 的结肠切除术和结肠造口术由憩室疾病所致，临床表现从轻度腹痛到全身性腹膜炎不等。本章更新了这一常见疾病的当前推荐和指南。

关键词：憩室炎；憩室病；腹腔镜乙状结肠切除术

憩室炎是最常见的胃肠道感染性疾病之一。憩室炎在一个世纪以前还比较少见，但现在每年有 300 000 人因此住院，是美国五大花费最高的消化道疾病之一[1-3]。憩室炎非常常见，并给国家带来巨大花费，但在病理生理学、憩室炎发展的触发因素、最有效的治疗方法、手术适应证甚至单纯性病例中抗生素的作用等方面仍然存在许多分歧和争议。如今，许多憩室炎的常识正在被重新认识，例如憩室炎可以表现为间断发作的急性结肠炎，随后转为一种无症状的状态，这一现象正在被重新理解[3]。许多患者伴有时强时弱的慢性症状，目前尚不清楚这种疾病的慢性表现与那些间断发作的疾病有何差别。最后，患者教育是一个关键需求，因为目前患者可获得的资料，无论印刷版或网络版，仍在不正确的呈现有关憩室炎饮食和治疗适应证的真相。

一、术语

（一）憩室病

憩室是结肠壁向外的囊状突起。包括仅涉及黏膜和黏膜肌层的假性憩室，以及涉及肠壁全层的真性憩室。在西方国家，憩室最常见于乙状结肠和左半结肠（95%），一般为假性憩室。在亚洲，憩室更多见于右半结肠，多为真性憩室。憩室病很少见于 30 岁以下的人群，但是随着年龄的增长患病率增加，其中大多数人在 80 岁以下。在工业化国家，憩室病在男性和女性中似乎一样流行[3-5]。大多数的憩室病患者没有症状并且不知道这种异常，直到常规结肠镜检查后才被诊断出来。结肠憩室是结肠镜检查最常见的发现之一[3]。此外，患者经常混淆憩室病的诊断，误认为是憩室炎并错误地认为他们应该改变饮食习惯或者寻求外科医生的建议[6]。因此，应该告知患者在没有症状的情况，他们不需要改变生活方式。

（二）憩室性疾病

憩室性疾病的特征是具有和憩室存在相关的任何症状，包括憩室出血、憩室炎、节段性结肠炎合并憩室炎或者症状性单纯性憩室疾病（symptomatic uncomplicated diverticular disease，

SUDD），这些都是憩室性疾病的表现。

憩室出血：憩室可以引起大量的偶发性出血，占胃肠道出血的 10%～30%，需引起注意。憩室出血常表现为危及生命的下消化道出血，很少引起轻微或隐匿性的血便。出血的发生与憩室的损伤有关，后者导致了内膜增厚、瘢痕形成及直小血管的激惹。这一系列过程导致了肠壁破裂出血，血液流入肠腔而非腹腔[7]。多数情况下憩室出血在无任何干预的情况下可自行停止，但是有时需要腔内、放射或者手术治疗。

急性憩室炎：发生于一个或多个憩室出现炎症时。急性憩室炎表现为左下腹疼痛、乏力、低热及白细胞升高[8]。这一疾病可能是由颗粒物或粪便阻塞憩室所引起，从而导致炎症和小穿孔[6]，微穿孔可能会导致局部病情加重或发展为更严重的蜂窝织炎或脓肿，后者的范围会增大甚至爆发成腹腔内脓肿。此时，感染可通过血液系统传播导致菌血症或脓毒症。有时，大的脓肿可侵蚀周围器官引起瘘[8]。此外，局部炎症和刺激可能导致肠梗阻，引起恶心和痉挛性腹痛。

症状性单纯性憩室疾病：人们逐渐意识到憩室炎不仅仅一种伴有炎症期和恢复期的发作性疾病。一些患者表现为反复迁延的症状，这可能由憩室病所致，尽管影像学显示炎症已消失[3]。除了急性憩室炎，症状性单纯性憩室病可以表现为憩室病的一种慢性变异，在过去可能被称为慢性郁积性憩室炎或非典型憩室炎。这一疾病的特征是轻微疼痛，通常是绞痛，但也可以是持续性的[6,9]。诊断需排除急性憩室炎、肠易激综合征（IBS）和憩室炎相关节段性结肠炎（SCAD）[9]。

憩室炎相关节段性结肠炎：慢性憩室炎的一种亚型，似乎与炎症性肠病重叠，并可能是其前体或者变异[3,9]，这种疾病会导致真性憩室的局部炎症。憩室炎相关节段性结肠炎是一种少见的疾病，通常被称为憩室性结肠炎，与慢性 IBD 类似，但是也可以表现为轻度的炎性改变。

二、流行病学与病理生理学

（一）发病率

憩室炎在 1880 年以前很少在医学文献中提及，但是目前在美国最常见的胃肠道门诊诊断中排第六，也是最常见的出院消化道诊断[10,11]。憩室病是常规内镜检查最常见的阳性发现，尽管内镜医师并不常规报告[3]。由于这一疾病的普遍性，憩室病在美国带来了显著的发病率、死亡率和财政负担。美国每年憩室炎住院人数高达 30 万，治疗费用大约 25 亿美元[1-3,12]。此外，这一疾病每年大约导致 3400 人死亡[1,13]，尽管有许多耐受性好的治疗方法。

憩室炎在老年患者中更常见，并且憩室病的发病率随着年龄的老化而升高[2,3]。一项针对男性退伍军人的回顾性研究发现，憩室病的确诊年龄每增加 10 岁，患憩室炎的风险降低 24%。一项基于全国人口数据的回顾性研究发现，出院诊断为憩室炎的人数 15 年内增加了近 50%[4]，这种发病率的升高在年轻人中尤为明显，其中 44 岁以下升高了 82%，45—74 岁升高了 36%[9,15]。

（二）病理生理学

憩室类疾病的病理生理仍不明确，尚不知道是否憩室病和（或）憩室炎的病理生理是由于不同程度的暴露于同一发病因素、完全无关或明确相关，还是明确由多种因素共同触发。憩室炎的发病可能是完全独立的，与憩室病的发展无关。或者憩室病和憩室炎的发展仅仅是发病途径上的一个连续体。憩室病的起源理论上与结肠结构、结肠运动和饮食有关[6]，其他一些因素可能共同导致了憩室炎中的炎症发生，包括憩室阻塞、结肠运动障碍及细菌群落改变[6]。

1969 年经典的 Hughes 尸检研究表明，90% 的西方患者中有孤立于乙状结肠和降结肠的憩室疾病，并且随着年龄的增长，憩室的数量、发病率和范围很可能增加，并且在近端结肠的其他部分至乙状结肠也能发现。有趣的是，憩室疾病在亚洲很少见，诊断的患者中 70% 在右半结肠 [6,17,18]。许多因素试图来解释这种差异，亚洲人迁移到欧洲并适应西方饮食后，远端结肠的憩室炎发生率同样升高，这一事实为环境和饮食理论提供了支持 [9]。

憩室最常见于系膜侧结肠带和对系膜侧结肠带之间的纵向平面上、直小血管最靠近系膜处。随着憩室病发病的普遍，发现其他部位也可形成憩室，例如两条对系膜侧的结肠带之间。尚不清楚为何憩室病多发生在系膜侧和对系膜侧结肠带之间，而不是两条对系膜侧结肠带之间；这可能与结肠壁的血管有关，结肠壁大血管穿入点有一个薄弱区，该区域靠近肠系膜。饮食：Painter 和 Burkitt 在 1971 年最早提出，膳食纤维是与憩室病发病重要相关因素之一。研究指发现非洲农村人口中憩室病发病极少，但在第一世界国家日益普遍，因此推测膳食纤维的多少与憩室发病相关。饮食理论认为低膳食纤维食物形成的粪便体积更小，肠内的压力会增加以排出粪便。最终，增加的压力会使结肠壁薄弱部位疝出。

随着结肠镜检查的发展，膳食纤维与憩室病的关系进一步明确 [21]。已有的几个大型研究发现，低纤维饮食与有症状的憩室病的发生呈正相关 [20]。在一项随访了 47 888 名年龄在 40—75 岁男性的职业健康随访研究中，Aldoori 等发现膳食纤维摄入量多的人群患憩室病的比率明显低于低摄入量组 [19,20,22]。2011 年欧洲癌症和营养前瞻队列研究（EPIC）随访了 47 033 名受试者，发现纤维摄入量与憩室病发病呈负相关；因此，高纤维饮食者因憩室疾病住院的风险比低纤维饮食者低 41% [20,21,23]。

素食者患憩室病的风险的确明显低于非素食者，但没有明确证据表明其对憩室炎有保护作用 [21,24]。前文中牛津大学 47 033 名受试者的研究中，Crowe 等在控制混杂因素后，发现素

食者的憩室病发病率比食用肉和鱼的受试者低 30% [20,23]。同样，Aldoori 的研究也发现红肉的摄入量与症状性憩室病发病风险明确相关，但鸡肉或鱼类与之无关 [20,22]，以上都说明饮食与憩室病明确相关。

虽然憩室病是憩室炎的早期病变，但憩室炎的发展必须经过其他阶段，才能发展成症状性疾病。Parks 被广泛引用的 1975 年的研究数据估计，10%～25% 的憩室病患者最终会进展为憩室炎 [11,26]。而 1947 年的包含 47 000 份结肠影像的研究发现，全部人群中憩室病患病率为 8.5%，而憩室病患者中有 15% 为憩室炎，因此只有一小部分患者最终发展为憩室炎。有趣的是，憩室炎的病因或相关因素尚不明确，过去认为可能与食物引起的肠梗阻有关。一种食物诱发憩室炎的理论认为，质硬不易消化的颗粒状食物损伤并阻塞憩室的管腔，导致腔内压力增加、肠壁变薄、憩室炎症和肠壁缺血，最终导致小的穿孔 [3]。但是 Strate 等的职业健康随访研究分析了饮食因素，发现坚果、爆米花和玉米与憩室炎的并发症无关。而且研究还发现，这些食物也不会增加患憩室炎的风险，坚果和爆米花的摄入量反而与憩室炎发病风险负相关，玉米则没有关系。此外，玉米等其他食物与憩室病出血也无关。研究者认为富含矿物质的坚果对憩室相关并发症有抗炎作用，而不是诱发因素 [9,27]，但食用坚果的保护作用机制尚不明确。

结肠壁生理特性：憩室病涉及大量病理生理变化。憩室病患者的结肠壁增厚，环行肌呈波纹样改变。尽管先前认为会发生肌肉增生，但 Whiteway 和 Morson 的电子和光学显微镜研究发现，结肠肌肉细胞没有肥大和增生，然而结肠带中弹性蛋白是正常的 2 倍以上 [19,28]。此外，胶原交联的增加导致结肠壁硬化、抗牵拉能力降低及腔内压力增高。结肠壁还有其他易发生憩室炎的固有特性，例如乙状结肠是管腔半径最小的肠管，这导致腔内的压力升高 [19]。研究憩室炎结肠腔内压力的试验的确发现了结肠高

压力 [29,31]。由于腔内压力升高，薄弱区形成疝，肠黏膜容易发生裂伤。

结肠动力改变：结肠动力也会影响肠腔压力。节段运动是指两个相邻肠管同时收缩，形成一个暂时闭合的环，造成腔内高压 [6]。一种广泛接受的观点是节段性高压可能会导致肌肉萎缩，随后通过黏膜疝出 [19]。西方国家流行低纤维饮食，粪便体积小，局部肠段收缩会引起更高的压力 [9]。

除了前述的肠腔压力改变外，憩室病多伴有肠道痉挛及肠蠕动活跃的表现。运动假说认为缺乏 Cajal 间质细胞，后者对结肠运动起搏和传递至关重要。Cajal 间质细胞能从肠道神经系统发出调节信号，协同调节胃肠道的运动 [3,23]。憩室病患者的 Cajal 间质细胞和其他胶质细胞明显减少，研究者推测憩室炎患者中这些细胞的减少导致了结肠收缩节律紊乱，以及肠内压力的相对升高 [32]。

炎症的触发：憩室炎有多种病因，包括憩室阻塞、便秘、结肠内细菌群落改变和局部缺血 [6]。局部炎症会导致小穿孔和黏膜激惹。小穿孔引起局部刺激，进一步发展为脓肿。穿孔也会使炎症播散至全身，导致脓毒症。脓肿如果播散至周围的器官会形成瘘管，如膀胱、其他肠段、皮肤、子宫或阴道。结肠阴道瘘最常见于子宫切除术后的患者。

便秘：便秘对憩室疾病可能有两方面的影响，即结肠内粪便传输缓慢和憩室内粪便淤积。憩室病患者的病理解剖证实了的确有粪便淤积。Sack 在 1962 年发表的论文研究了憩室炎患者的结肠切除标本及尸检的标本，发现"必然存在一定程度的肠道粪便梗阻" [33]。憩室炎患者粪便梗阻可能与肠道传输能力减低有关。然而，目前还不清楚传输时间是否与憩室性疾病相关，是由潜在疾病所导致，还是导致了急性炎症和病变。

粪便淤积常被认为是急性憩室炎的诱因。早期的研究表明，结肠憩室由于缺乏肌肉，不

利于排便 [29]。淤积的粪便还引起了肠道菌群改变、局部缺血或肠壁机械性损伤。另一种理论认为，正常的粪便细菌可以侵透肠壁，诱发憩室炎和憩室出血的炎症和免疫反应 [29,34]。

然而 Strate 等设计了良好的试验，通过研究进食坚果、爆米花和玉米与憩室性并发症的关系，来探寻是否存在特定的事件可以触发憩室炎。研究发现，这些食物摄入与憩室炎发生率无关；相反，坚果和爆米花的摄入量与憩室炎发作呈负相关 [27]。该研究否定了憩室病患者忌食坚果、种子和爆米花的建议，但未明确粪便淤滞与憩室炎的关系。

细菌群落：低纤维饮食可能改变结肠细菌群落，一些研究者提出质疑，这是否是急性或慢性憩室炎的诱发因素。原生肠道菌群改变可能会削弱结肠黏膜的屏障功能，导致炎症因子增多，继而结肠发生慢性炎症病、影响肠道神经系统 [9,35,36]。肠道菌群一直在动态变化，并可以改变需氧和厌氧菌的占比 [3,18]。低纤维和高脂肪的饮食者肠道拟杆菌菌群更丰富。菌群变化也会影响肠道本身的免疫应答，产生炎性细胞因子 [35,37]。虽然还没有研究明确憩室进展和菌群、炎症因子间的关系，但这些因素的综合作用是憩室性疾病的发病机制，这已经成为主要的理论。

年龄：老年人更易患憩室病，但通常年轻憩室炎患者的病情相比更严重。一项系统评价分析了 4982 名患者，发现年轻患者的憩室炎临床症状比老年患者轻，但病情更容易复发 [38]。在另一项系统回顾中，年轻患者因病情复发需要紧急手术的相对风险较高，但绝对风险相对较小 [39]。这些数据表明，在决定治疗策略时应考虑年龄外的其他因素。其他一些研究发现，年轻患者的潜在问题不是病情的严重性，而是忽视或轻视早期症状，导致诊治延误 [40]。需要注意的是，对于年轻肥胖男性出现腹痛、低热和白细胞增多等表现时，要考虑憩室炎的可能。

肥胖：肥胖是憩室炎在内的多种疾病的高

危因素[42]。瑞典钼靶队列研究和职业健康随访研究这两项队列研究发现，过度肥胖与憩室病发病风险增加有关[11]。瑞典的研究表明，体质指数在 25～29.9 的女性患憩室疾病的风险增加了 29%，BMI > 30kg/m² 的女性患病风险则增加 33%[11,43]。研究还发现，肥胖也与更严重的病情相关，BMI ≥ 30kg/m² 的女性患复杂性憩室炎的风险翻倍[11,43]，腰围和腰臀比也与憩室炎和憩室出血相关[42]。虽然目前肥胖增加症状性憩室病风险的机制尚不明确，但是脂肪组织分泌的炎症因子的增多可能会促进结肠炎症的发展[42]。

运动：体力活动一般可以减少粪便传输的时间、炎症和结肠压力，因此规律的剧烈活动有一定的预防憩室病和憩室炎的作用[44]。瑞典的钼靶队列研究发现，每天锻炼时间 < 30min 的人群患憩室病的风险比 > 30min 的增加了 42%[11,43]。职业健康随访研究同样也发现，高强度活动的男性患憩室炎和憩室出血的风险比低强度者分别降低了 25% 和 46%[11,43]。此外，长期久坐的男性患单纯憩室病的风险比每周坐立时间少于 16h 者高 30%[44]。目前尚不清楚运动对憩室疾病的影响在多大程度上与其他健康的生活方式选择有关。

非甾体抗炎药：许多病例对照研究探索了服用阿司匹林或非甾体抗炎药与憩室疾病的关系，发现两者明显相关[11,45]。Strate 等的职业健康随访研究发现，每周摄入 325mg 阿司匹林 2～6 片或每周服药 4～6 天的患者，憩室出血风险最高。同样，服用非甾体抗炎药患者的出血风险明显高于不服用者[11,45]。长期服用非甾体抗炎药或阿司匹林可能会使结肠通透性发生改变、破坏肠壁的完整性[11,46]，并导致憩室相关并发症。

药物：长期皮质类固醇可能会增加憩室炎穿孔的风险，其原因为减少了胶原含量，进而破坏结肠壁[11,46]。Humes 等观察了英国全科医学研究数据库中的 899 例憩室穿孔患者，发现调整了并发症和吸烟因素后，服用皮质类固醇的患者穿孔的风险几乎增加了 3 倍[11,46]。但目前还未弄清，类固醇对憩室性并发症的作用是促进了炎症愈合，还是减少了感知症状的能力。

季节变化：有数据显示夏季因急性憩室炎住院患者增多[2]，这种季节差异归因于紫外线暴露，后者是维持血清维生素 D 最重要的因素[47]。事实上，在紫外线较低的地区，憩室炎住院人数随地理和季节的变异更明显[48]。夏季紫外线最强时，憩室炎入院人数更高，这种矛盾可能是因为紫外线引起维生素 D 水平变化有一段滞后时间[48]。

免疫功能状态：免疫低下憩室炎患者症状往往不典型，和普通人群相比，其更加隐匿的病程使得诊断更加困难[5,9]。这个问题很复杂，1991 年一个研究回顾性分析了 40 名免疫力低下的急性憩室炎患者，发现其游离穿孔的风险及手术率更高[9,49]。除了诊断困难，这类患者的治疗也很棘手，其围术期死亡风险高，所以应尽早手术[9]。Hwang 等 2010 的一篇综述总结了 25 篇论文，主要研究移植术后或长期使用皮质类固醇的憩室炎患者，结果发现因急性憩室炎接受手术治疗的死亡率为 23%，接受药物治疗的为 56%[50,51]。尽管研究存在选择偏倚，但结果的确表明及时的诊断和治疗这类复杂患者是很重要的。

吸烟：尼古丁可以减少胶原蛋白合成，提高结肠动力和腔内压力，影响结肠黏膜的血供，从而诱发憩室疾病[3,52]。尽管吸烟增加憩室炎患病风险的证据不明确，我们发现吸烟者比不吸烟者发生穿孔或脓肿的风险更高[3,52]。Hjern 等也发现既往和现在的吸烟者患有症状性憩室疾病的风险高于不吸烟者[3,52]。

酒精：Aldoori 等在调整年龄因素后发现，每天饮酒超过 1 盎司（30g）的确会增加患症状性憩室病的风险[22]。然而，酒精在憩室炎发病过程中的具体途径尚不清楚。

家族史：虽然有多种因素参与了憩室病的发生和发展，但家族史增加了憩室性疾病基线的敏感性[13]。有一项研究连续 7 年观察了 954 名憩室炎患者，发现憩室炎家族史与复发相关，风险比为 2.2[51,52]。而瑞典另一项研究显示，同卵双胞胎中的一位确诊憩室炎后，另一位发病的比值比为 7.2，在异卵双胞胎中则为 3.2[11,53]。

三、诊断

憩室病可能有很多不同的临床表现，由于确实存在无炎症性憩室，憩室炎患者一般没有症状，但在炎症病例会出现一系列症状，包括肠易激引起的痉挛甚至穿孔引起的腹膜炎。

（一）病史和体格检查

和所有的内科疾病一样，完整的病史和体格检查是诊断憩室疾病的第一步。重要的是要告知患者，偶发的憩室炎大多数没有症状，尽管结肠镜筛查经常发现憩室病，并引起患者的误解和不必要的担心[6]。憩室病的疾病谱很广，因而医生需要掌握这一疾病的一系列潜在的症状，例如，憩室出血可能是经直肠的少量出血，也可能是大出血[54]。憩室炎出血一般为大出血，并非隐匿性的，并且没有征兆。除了出血，患者一般没有腹痛或其他症状，当然也有极少数患者会合并出血和疼痛。

症状性单纯性憩室疾病的病理生理机制尚不清楚。患者若出现绞痛或持续腹痛，但没有急性憩室炎的征象，可能为症状性单纯性憩室疾病。这类患者的特征为发作时绞痛，有时为持续性腹痛，排气或排便可缓解[6,9]。排便习惯改变、便秘多于腹泻、左下腹压痛或伴明显肿块、饱胀或腹胀等这些症状也见报道[6,9]。排除急性憩室炎和显性结肠炎的体征即可做出诊断。症状性单纯性憩室疾病很难和肠易激综合征鉴别，后者同样表现为腹痛和稀便。

憩室炎的典型表现为排便习惯改变、低热和左下腹腹痛[5,6]。乙状结肠合并炎症时，患者也可出现下腹部或直肠胀气[5]。大便隐血呈阳性，患者可能诉便秘、稀便或者黏液样大便[5,6]，

还可能出现纳差、恶心和呕吐[13]。大多患者有多次发作病史，并能迅速发现憩室性疾病引起的症状[13]。

询问病史及治疗经历时，着重关注可能与复杂病情相关的症状[6]，例如游离穿孔的患者会因粪便漏出造成腹膜炎，引起全腹痛[5]。此外，麻痹性肠梗阻或蜂窝织炎会引发一系列肠梗阻的表现，如腹胀、恶心、呕吐和全腹痛[6]。结肠的炎症也能侵犯到膀胱，引起尿频尿急[6]。感染也能沿着肠系膜回流至肝脏，引起肝脓肿[6]。憩室炎也能侵犯髋关节，引起反复的化脓性髋关节炎。

少数复杂性憩室炎的患者可能发生结肠瘘，侵犯末端器官并引起特异性体征和症状[9,6,55]。膀胱结肠瘘是最常见的憩室瘘，约占憩室性瘘管的 2/3。膀胱结肠瘘患者多出现气尿或粪尿，或反复的尿路感染症状或尿液颜色改变[6]。CT 扫描或者导尿发现气尿时，应考虑结肠瘘可能，除非近期有过膀胱检查或者置管[9,56]。结肠阴道瘘也需要警惕，多见于子宫切除术后的女性，其游离的阴道穹窿更容易累及，粪便或空气可经瘘管从阴道排出[6]。肠道间的内瘘比较少见，通常没有症状，但可引起腹泻或痉挛。有人担心减少手术干预[9]可能最终导致造口术或其他并发症的增加，但是缺乏数据支持。

（二）实验室检查

憩室炎患者应首先行全血细胞计数，评估白细胞，55% 的急性憩室炎患者的白细胞计数增多[13]。此外，基础代谢检查有助于评估电解质和肾功能，特别是补液或营养摄入发生变化时[13]。尿常规有助于评估尿路感染以及诊断膀胱结肠瘘[6,13]。有数据显示，C 反应蛋白 > 50mg/L 伴左下腹压痛、但无呕吐时，应高度怀疑急性憩室炎。

（三）影像学

影像学检查的价值在于明确病情、病变部位、炎症范围和并发症（如脓肿、渗出、瘘管）[6]。

虽然影像学是病史和体格检查的重要补充，但一些过去诊断明确的轻症患者也可不必马上进行 [13]。憩室疾病的影像学评估方法包括 X 线平片、对比剂灌肠、超声和 CT[6]。如果怀疑急性憩室炎穿孔，平片可以显示游离气体，但对诊断增加的价值不多 [13]。

CT 扫描：腹部和盆腔 CT 可尝试诊断憩室炎，因为其有较高的诊断能力并可排除其他疾病。一项纳入 8 个单中心、684 名患者的 Meta 分析发现，CT 扫描诊断憩室病准确率极高，敏感性为 94%，特异性为 99%。CT 最适合评估肠壁增厚和脂肪条索，并能特异性显示脓肿、筋膜增厚、游离气体、憩室炎症、窦道和脓肿。对于非急性期的憩室炎筛查也可用 CT 结肠造影。尽管 CT 有很多优点，其缺点包括电离辐射 [6,13] 和费用。

超声检查：超声检查是一种可以替代 CT 的诊断憩室炎方法，缺点是对较大脓肿的范围和游离气体的敏感性不强。一项纳入 8 个单中心、684 名患者的 Meta 分析发现，超声诊断急性结肠憩室炎的总敏感性为 92%，特异性为 90%。目前最可靠的研究表明，超声和 CT 诊断急性憩室炎的准确性没有统计学差异 [13,57]。虽然我们更偏向于 CT 扫描，但对需要避免电离辐射的孕妇或参加研究的患者更宜选择超声。

泛影葡胺 / 钡剂灌肠：虽然灌肠造影在憩室炎诊断中的临床价值有限，其仍是一种可供选择的方法。对于一些慢性病程患者，对比造影有助于辨别管腔畸形、肠道牵拉、结肠狭窄和结肠瘘。遗憾的是对比造影对结肠腔外病变的诊断几乎没有作用。临床医生应该考虑到钡剂可能从自然腔道或憩室穿孔渗漏到腹腔，因此，怀疑穿孔的患者最好选择 CT[6]。但对于需要高度鉴别腺癌的病例，水溶性对比剂造影可能是最有帮助的方法。

磁共振成像：MRI 是另一种准确、敏感的诊断急性憩室炎的影像检查。MRI 可以清晰地显示软组织轮廓，并且没有电离辐射，但它的价格高、成像时间长，操作时间比 CT 更长。

膀胱造影：在鉴别结肠膀胱瘘时，膀胱造影可以帮助确诊结肠膀胱瘘，以及排除其他原因引起的瘘。这些瘘管通常很难在其他影像检查中发现，但 CT 可以清晰显示，通过膀胱内积气确诊。只要膀胱内未行泌尿系统器械检查，膀胱内出现气体即可诊断结肠膀胱瘘 [6]。腔内和膀胱检查可进一步明确诊断，并排除膀胱原发性疾病。

内镜检查：憩室炎急性发作时，一般不建议行结肠镜或乙状结肠镜检查。多数内镜医生推迟内镜检查，担心由于软质乙状结肠镜或结肠镜可能导致炎性结肠的穿孔或病情加重 [6]。一旦憩室炎急性发作缓解，结肠镜检查有助于排除其他类似的疾病［如 IBD 和（或）恶性肿瘤］。已有的数据显示，确诊为急性憩室炎的患者中，有 3%～5% 的患者合并有腺癌等其他疾病，其真正的病因是肠癌引起的炎症，而非憩室炎。

（四）分类

憩室病虽然常见，但没有一个广泛接受和实用的分类体系。目前被广为接受的分类体系是 Hinchey 于 1978 年根据之前在 Hughes 等提出的分类方法基础上建立的。这一分类方法根据临床和术中表现分为四个阶段，但不包括腹腔内脓肿的存在和位置 [9,58-60]。Hinchey Ⅰ 期为结肠周围脓肿或蜂窝织炎，Hinchey Ⅱ 期为盆腔、腹腔内或腹膜后脓肿，Hinchey Ⅲ 期为广泛化脓性腹膜炎，Hinchey Ⅳ 期为广泛性粪性腹膜炎。Hinchey 分期方法的不足之处为未涵盖没有明显脓肿的轻症憩室病患者。此外，无论是否经过改良的 Hinchey 分期均未对临床预后进行前瞻性验证，但几项研究发现憩室炎穿孔患者手术时，Hinchey 分期和术中表现存在显著的相关性 [9,60,61]。Hansen 等在 1998 年提出了一个分类方法，在德国被广泛使用，包括无症状的憩室病的临床诊断分类，以及基于并发症严重程度的复杂憩室病的分级。尽管该分类是临床实践中最有用的分类系统，其在北美或其他西方国家没有被广泛采纳[59]。

在 CT 扫描被广泛采纳之前，研究发现急性病例的临床诊断很少。然而，CT 扫描的应用导致了分类系统的显著进步。鉴于 CT 成像是目前诊断急性憩室炎最常用的诊断手段[59]，因此许多新的分类系统的出现也就不足为奇了。

为了利用 CT 扫描的细节对急性憩室炎进行进一步的分类，在 20 世纪 90 年代末期出现了数个基于 CT 影像的改进分类方法，每一个方法都越来越复杂。最受欢迎的是 Wasvari 改良法，包括了穿孔程度的区分[58]。为了进一步完善该评分方法，还增加了 0 级这一等级，代表轻度临床疾病[59]。

尽管推荐的分类方法种类繁多，但是没有哪种分类能满足患者、消化内科医生或者外科医生的全部需求。患者可能对学习慢性疾病的预测因素或者长期生活治疗最感兴趣。或者，一种能准确预测治疗失败或者未来"复杂性疾病"的分类系统对内科或外科医生最有价值，可对患者进行外科适应证方面的教育。现在还没有这种评分系统存在，因为缺乏这些患者的长期数据。

四、临床特征 / 鉴别诊断

憩室病有多种临床表现，与疾病程度、患者自身因素及并发症等有关。并非所有的憩室炎患者都有典型的症状，因此在体检过程中应留意该疾病所有的潜在变异。首当其冲的就是憩室炎是一种动态变化的疾病，从一种偶发的状态过渡到一种持续低评分症状的慢性郁积性状态。憩室性疾病多样化的症状很难和诊断保持一致，但是识别不同的疾病状态不如理解疾病的潜在表现那么重要。

几乎所有的憩室性疾病患者（不包括憩室出血患者）都主诉有下腹疼痛和左下腹部受压的表现。然而，乙状结肠较冗长并经常跨越中线，也可导致右下腹或者盆腔疼痛，而不是左下腹不适[5]。许多其他引起下腹部疼痛的疾病如 IBD、盆腔炎、肠易激综合征、肾结石、异位妊娠、膀胱炎或尿路感染、结肠癌、感染性或缺血性结肠炎也必须考虑在内（框 157-1）[5,6]。因此，对于可能诊断为憩室炎的患者，详细的病史和体格检查及 CT 扫描是至关重要的，尤其对于初次发病的患者。

框 157-1　憩室炎的鉴别诊断
• 阑尾炎 • 肠梗阻 • 结直肠癌 • 妇科疾病 • 肾结石 • 缺血性结肠炎 • 炎症性肠病 • 肠易激综合征 • 尿路感染 / 肾盂肾炎 • 肺炎 • 膀胱炎

急性憩室炎：这种类型的憩室性疾病表现为左下腹疼痛、不适、低热及白细胞升高征象[8]。憩室的微穿孔可以导致局部的进展或发展为更加严重的蜂窝织炎或脓肿，其体积可以增大并扩展为腹腔内脓肿。此时，感染可以通过血液系统扩散，引起菌血症或脓毒症。

慢性憩室炎：慢性憩室炎与急性憩室炎不同，其特征为慢性综合征的表现，包括腹部压迫或痉挛、腹胀、大便变细及间断性肠梗阻。这些症状一般持续 2 个月，但是患者很少有急性憩室炎的典型体征和症状如明显的腹部压痛、肌卫、发热或者白细胞增多。梗阻性症状一般由管腔狭窄所致，可能的原因为慢性炎症引起结肠结构改变、炎症和瘢痕组织所致的结肠周围组织失活[62,63]。慢性憩室炎需与恶性疾病相鉴别。所有的患者应该在出现症状后的某个时间点行腔内检查。

复杂性憩室炎：与急性憩室炎不同，复杂

。。。。。。。。。。。

。。。。。。。。。。。。

性憩室炎表现为脓肿、瘘管、梗阻或穿孔。复杂性憩室炎可以发生在首次发病即穿孔的患者，也可发生于之后的发作中。在我们中心最近的一次回顾分析中，急性单纯性憩室炎患者5年内仅有3.9%的复杂性病例（瘘管、脓肿和游离穿孔）复发[4]。复杂病例的鉴别取决于疾病的类型，然而，所有内脏穿孔都和穿孔性憩室炎很相似。此外，还应考虑尿路感染及其他泌尿生殖系统的问题。

右半结肠憩室炎：是北美一种不常见的疾病，右半结肠憩室炎可能是无症状的，或表现为胃肠道出血或一种更典型的炎性病程。当右半结肠憩室发生炎症时，需与阑尾炎仔细鉴别。提示右半结肠憩室炎而非急性阑尾炎的重要临床特征包括没有真正的恶心、呕吐或者厌食伴右下腹痛，以及查体时最显著压痛点多变性[64]。右半结肠憩室炎还需与胆囊炎、胃炎及消化性溃疡疾病相鉴别[65]。

憩室炎相关节段性结肠炎：2009年一项对18个研究的回顾性分析发现，所有憩室炎中憩室炎相关节段性结肠炎的发生率为1.3%～1.8%。患者一般多为男性，发病年龄为中年人。与急性憩室炎相似，典型症状包括腹痛，但是憩室炎相关节段性结肠炎患者也经常出现腹泻、肌无力和间歇性血便[3,66]，其症状持续的时间不同。结肠镜检查经常可见充血、易碎或者颗粒状黏膜，伴有局限于结肠皱襞顶部的浅表溃疡，并可见憩室开口、直肠及没有憩室病的结肠[9,57]。在病理上，可见局灶性慢性结肠炎伴固有层淋巴细胞浸润、隐窝脓肿和结构破坏及显著的基底层淋巴细胞聚集[3,9,57]。此外，直肠活检没有异常表现，经常被误诊为IBD[9]。

症状性单纯性憩室疾病：由于过去认为憩室炎是一种不连续发作、没有症状的疾病，在没有慢性病理改变的情况下处理慢性低级别症状的病例是一个较新的问题。临床上，症状性单纯性憩室疾病是一种与肠易激综合征症状类似的疾病，但是伴有憩室病，最常见于急性憩室炎发作后[6,9,21]。很难鉴别究竟是症状性单纯性憩室疾病患者有憩室相关的症状，还是的确同时患有憩室病和肠易激综合征。据报道急性憩室炎发作后，低等级症状能影响患者的健康相关生活质量，其持续时间远远超过急性症状消失的时间[57,68,69]。由于诊断比较困难，并不是每个患者都能确定症状性单纯性憩室疾病的存在，因为憩室病可能与慢性胃肠道症状相关。

克罗恩病：憩室病相同部位的节段性克罗恩病炎症很难与急性憩室炎鉴别。这两种疾病有很多共同的症状，包括便秘、腹泻、黏液样便、腹痛、体重减轻和发热。CT扫描可见类似的节段性结肠壁增厚、结肠周围条纹征和脓肿/瘘管[70]。病程越长越符合克罗恩病。克罗恩病也可以与憩室炎相关节段性结肠炎鉴别，前者可有比憩室病更长的病程、口腔糜烂、溃疡及鹅卵石样结肠黏膜[70]。小肠的评估对排除克罗恩病也有一些价值。

五、憩室性疾病的治疗

（一）憩室病的治疗

憩室病的治疗几乎没有循证医学证据。无症状患者应被告知憩室病和活动性疾病的区别，没有必要改变饮食结构，应该努力改善每日纤维摄入量，以降低结肠高压力、降低憩室炎的风险。

（二）憩室出血的治疗

如前所述，憩室出血是美国下消化道出血最常见的原因。憩室病出血发生的频率很难弄清，因为大多数的出血无须处理即可自行停止。然而，当需要治疗的时候，方法包括内镜、放射治疗和外科手术。内镜下治疗包括止血夹、注射治疗、烧灼，复发率及并发症发生率低。

放射学方法包括使用血管加压素和（或）栓塞治疗，成功率高、复发率低。然而，栓塞后缺血是一个值得注意的问题，5%～10%的病例中有发生。当这些方法治疗失败或缺乏时，可行外科切除。复发性、严重憩室出血应考虑手术治疗；然而，尚不清楚多少次出血发作后应选择手术治疗。当出血部位明确时，手术切除是最有效的治疗方法，尽管全结肠切除术创伤大，并发症发生率和死亡率高。但盲目肠段切除与高的再出血率相关；当出血部位不能明确时，应考虑全结肠切除或次全结肠切除术。

（三）内科治疗

急性憩室炎的主要治疗方法是使用针对胃肠道菌群的抗生素。多种抗生素联合用于治疗憩室炎，通常给药7～10天。

门诊与住院治疗：根据疾病的严重程度，可门诊或住院治疗。有局部腹痛和压痛、但无系统毒性征象的患者可门诊治疗。理想的门诊治疗患者应能耐受液体治疗，可信赖并且没有认知、社会或者精神上的缺陷，没有免疫抑制并且没有中毒征象。饮食经常限制为流质或少渣饮食，但没有支持证据。

DIVER试验对18岁以上、腹部CT确诊为急性单纯性憩室炎的患者进行随机分组，进行住院和门诊治疗[71]。患者在急诊间给予首次剂量的静脉抗生素治疗，然后随机分为住院或门诊治疗。总体而言，两组治疗失败率无差异，生活质量也无差异。

门诊治疗患者的总费用（每人1124欧元）比住院治疗患者少得多。在入组的132名患者中，住院组4名、门诊组3名患者治疗失败[71]。Etzioni及其同事还研究了门诊治疗对憩室炎的作用。门诊治疗组治疗失败的相关因素包括女性性别和初次CT扫描发现游离液体。

抗生素的作用：针对胃肠道菌群的抗生素是治疗憩室炎的主要方法，一个普遍的观点认为憩室炎是一种原发细菌感染，合并其他感染和（或）微穿孔。另有其他观点不同于此，认为憩室炎是一种炎症过程。有几项研究观察了不使用抗生素的治疗，其结果与使用抗生素治疗的患者相当。AVOD研究（抗生素治疗单纯性憩室炎）是一项多中心研究，共有623例经CT扫描确诊为单纯性左半憩室炎的患者。72例患者被随机分为静脉输液不使用抗生素组和静脉输液同时使用抗生素组，所有患者均住院治疗。使用抗生素治疗组患者和未使用抗生素组的预后没有差异。随后一项系统评价分析了3个随机试验，即使用抗生素与否治疗单纯性憩室炎，也发现相同的结果[73]。另一项研究纳入荷兰22个地区、528名经CT证实为单纯性急性憩室炎患者，比较了观察和抗生素两种方法的效果[74]。研究的主要终点为6个月随访期内的恢复时间，次要终点为再入院率、复杂性、持续性或复发性憩室炎的发生率、乙状结肠切除率、死亡率和住院时间。除了住院时间，两组的所有研究终点均无差异，使用抗生素组的住院时间比未使用抗生素组延长了1天（3天vs.2天）。这些研究对我们传统的憩室炎治疗原则提出了质疑，尽管目前很少采用免抗生素方法治疗急性单纯性憩室炎，越来越多的证据支持这一方法。对住院患者抗生素治疗的研究已经完成，但目前还没有关于门诊患者免抗生素治疗的研究。

结肠镜检查：憩室炎急性发作期一般不推荐行结肠镜检查，因为内镜下注入的空气可引起穿孔（或壁下穿孔或节段性憩室炎的破溃）。对单纯性憩室炎进行治疗后，大多数患者病情改善，没有发生进一步的憩室炎疾病。现行的临床实践指南推荐憩室炎发作后6～8周行结肠镜检查，观察黏膜并排除其他疾病如IBD或肿瘤（近期没有行结肠镜检查的患者）[51]。然而，大多数诊断为憩室炎的患者，尤其是住院患者，已经行腹部和盆腔CT扫描，传统结肠镜检查的作用一直受到质疑，特别是使用了64层或128层CT扫描后。最近的证据表明，对于单纯性憩室炎患者没有必要行常规结肠镜检查，但对于从复杂性憩室炎恢复过来的患者则应当进行，因为潜在的患结肠癌风险较高。最近一项研究观察了 Hinchey Ⅰ 型和 Ⅱ 型左半憩室炎治疗后结肠镜检查的作用，共 110 例诊断为憩室炎的患者，均行 CT 检查作为评估的一部分。他们发现，只有 CT 扫描提示为恶性，或者有非特异性炎症表现，或者行常规筛查或检测时，才有必要行结肠镜检查，不作为常规随访[75]。显然这些只是小的人群，外科医生必须考虑到肿瘤漏诊或者误诊所带来的潜在后果。我们的做法是，为了正确的诊断对这些患者继续使用内镜评估。憩室炎发作后复发很常见，在一项以人群为基础的研究中，1 年复发的风险为 8%，5 年后复发的风险为 17%，10 年后复发的风险为 22%[76]。女性和年轻人的复发风险更高。相反，老年和男性患者发生狭窄、瘘管或梗阻等复杂并发症的风险更高。患者经常寻求如何减少憩室炎后续发作风险的建议。目前还没有关于预防憩室炎复发的危险因素的研究。然而，与憩室炎首次发作的危险因素类似，建议患者避免使用非甾体抗炎药物、高纤维饮食及多活动[77]。

没有证据表明坚果、玉米和爆米花会引起憩室炎，没有理由限制患者食用[3]。预防性使用美沙拉嗪并不能降低憩室炎复发的风险。不推荐使用利福昔明和其他抗生素来降低憩室炎复发的风险。此外，没有高质量的证据表明益生菌可以降低憩室炎复发的风险。越来越多的证据表明，在憩室炎急性发作得到缓解后，患者可能有持续的慢性胃肠道症状。这些症状包括腹痛、痉挛、腹胀、腹泻、便秘和腹部膨隆。一项对 CT 诊断的急性单纯性憩室炎的研究发现，45% 的患者有持续性腹痛，30% 的患者在憩室炎发作后 1 年发生肠道习惯改变[72]。另一项回顾性队列研究发现，在一次憩室炎发作后，患者诊断为肠易激综合征的风险增高 5 倍，诊断为肠功能紊乱或心理障碍的风险增高 2 倍[79]。

六、外科治疗

手术适应证：应根据单纯性和复杂性憩室炎、择期手术和急诊手术进行分层。

单纯性憩室炎——"传统"建议两次单纯性憩室炎发作后和一次复杂性憩室炎发作后，应行择期手术（图 157-1）。目前发作次数不再是决定性因素，手术的建议是个体化，并结合一些患者和疾病相关的因素。

● 憩室炎的后续发作风险——病变范围长（＞5cm 肠段），家族史。

● 憩室炎恢复后发生复杂憩室炎的风险——最后一次单纯性憩室炎后＜5%。

● 游离穿孔的风险以及需要急诊手术——免疫抑制、肾衰竭、胶原血管性疾病、CT 的疾病严重度。

● 发作的次数以及两次发作的间隔——2 年内＞3 次。

憩室炎后续发作的风险：从单纯性憩室炎发作恢复后，发生憩室炎后续发作的风险为 10%～36% 不等[40]。我们注意到因憩室炎住院并根据临床标准诊断、有 CT 客观发现的患者，其复发风险为 36%[4]。然而，大多数患者没有憩室炎的进一步发作。应注意鉴别憩室炎高复发风险的患者。CT 扫描显示长节段憩室炎（＞5cm）和有家族史的患者后续发作的风险增高。一部分患者可能在短时间内有多次发作。这些患者可能是一种持续发作的憩室炎，不能完全

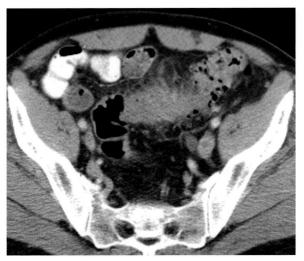

▲ 图 157-1　CT 扫描显示一长段肠管单纯性憩室炎，伴有炎症和脂肪条纹征，符合蜂窝织炎

清除，或者是一类成为"郁积性憩室炎"。这些患者服用多个疗程的抗生素后症状仍然无法缓解，需要行乙状结肠切除术。

发生复杂性憩室炎的风险：憩室炎的病程似乎由首次发作决定。单纯性憩室炎患者不一定进展为复杂憩室炎。许多大型研究发现，单纯性憩室炎发作恢复后并发复杂憩室炎的风险小于 5%。

发生游离穿孔的风险：单纯性憩室炎恢复后需要急诊手术和造口的风险相当低。在过去，憩室炎恢复后建议择期行乙状结肠切除术，以避免急诊切除和可能的造口。最近的数据表明，憩室炎最严重往往是第一次发作，很少需要急诊造口和（或）急诊 Hartmann 切除术[82]。一项纳入 1987—2001 年、共计 25 058 例憩室炎患者的研究表明，19.6% 的患者在初次发作时需要急诊手术[83]。在这些康复的患者中，5.5% 需要进一步的急诊手术切除（7% 的年轻患者）。对 85 篇论文的系统评价发现，憩室炎发作一次恢复后，急诊行 Hartmann 手术和造口术的年风险为 1/2000[84]。合并免疫抑制、慢性肾功能衰竭和（或）胶原血管疾病的患者，穿孔和憩室炎后续发作的风险是正常人的 5 倍，应考虑早期切除[59]。

疾病的严重程度和手术适应证：除了病史和体格检查外，CT 扫描广泛用于憩室炎疑似患者的初始检查，这使得疾病的评估和严重程度分级更加彻底。憩室炎的 CT 表现包括憩室病、结肠周围炎、结肠壁增厚、脓肿或瘘管。与严重疾病相关的表现包括脓肿、腔外气体和腔外对照，而与轻度疾病相关的表现包括局限性乙状结肠壁增厚及结肠周围脂肪炎症。CT扫描的任何严重表现都预示着较差的预后，疾病复发的可能性大，需要手术干预（图 157-2）[85]。在一项对 312 名接受 CT 扫描的急性左半结肠憩室炎患者的研究中，脓肿和直径 5mm或更大的肠外气体的征象与非手术治疗的差预后相关[40]。

发作次数和频率：虽然憩室炎发作次数不再是择期手术的适应证，但一项随机对照试验观察了 3 年内发生 3 次或 3 次以上憩室炎的患者，并将其随机分为腹腔镜乙状结肠切除术或保守治疗[86]。该研究主要终点为健康相关生活质量，以胃肠道生活质量指数（GIQLI）衡量。与保守治疗相比，择期乙状结肠切除术可提高患者的生活质量。因此，建议在 2 年内有 3次或 3 次以上憩室炎发作的患者行乙状结肠切除术。

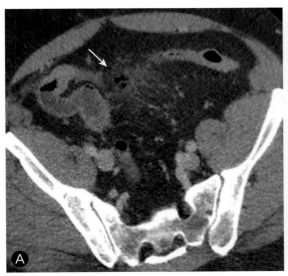
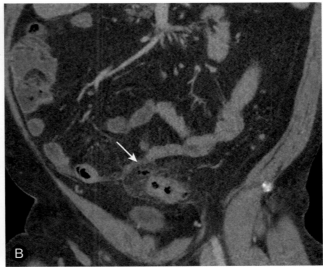

▲ 图 157-2　**CT 轴位（A）和冠状位（B）图像可见乙状结肠中段增厚和偏心性脂肪条纹征，并伴有邻近的局限性穿孔**

（一）择期手术

急性憩室炎的治疗目标是将紧急或急诊手术转为择期手术。如果决定行择期乙状结肠切除，一般建议等待 4~6 周蜂窝织炎吸收，从而最大限度提高无并发症的一期乙状结肠切除吻合的机会。对于近期未对结肠进行评估的患者应进行结肠镜检查，以评估近端的结肠，并排除其他疾病如潜在的结肠癌或 IBD。择期结肠手术前行机械性肠道准备一直有争议，但最近的数据表明术前联合口服抗生素可降低手术部位感染的风险[87]。肠道准备有利于腹腔镜手术中处理结肠，以及吻合器通过直肠。应规范标准的预防性静脉抗生素及静脉血栓预防。择期的憩室炎病例最适合行快速康复。可选择性放置输尿管支架，一般用于再次手术或者合并蜂窝织炎导致的肾盂积水的患者。

一期乙状结肠切除术可采用开放或者腹腔镜手术，但是腹腔镜手术可以缩短住院时间，恢复快，疼痛少[88]。越来越多的憩室疾病结肠切除术采用腹腔镜手术，从而降低了手术部位感染和败血症的发生率，术后肠梗阻少，粘连少。SIGMA 试验是一项在 5 个中心进行的前瞻性随机试验，比较腹腔镜和开放性乙状结肠切除术，结果显示腹腔镜手术时间更长、失血更少、疼痛更少，生活质量也得到改善［通过短期健康问卷（SF-36）测量］，而开放手术的主要并发症更高（9.6% 和 25.0%）[89]。

开放性手术：患者取仰卧截石位，有条件也可将双腿固定至分腿式手术台（以避免长期的截石位姿势，但允许 EEA 吻合器通过）。留置 Foley 导尿管，正中切口进腹，并进行探查。在分离过程中，辨认和保护输尿管及生殖血管。先前的蜂窝织炎或炎症反应可能会导致难以识别这些结构。在这些情况下，靠近肠管进行分离、避免广泛的肠切除，可以减少输尿管损伤的风险。如果左下腹输尿管难以辨认，可以先靠近先前的蜂窝织炎组织进行解剖。另外，靠近结肠并紧贴结肠处理肠系膜，也可以降低输尿管损伤的风险。一些研究表明，保留肠系膜上动脉可以改善血供，减少吻合口瘘的风险。向下游离至盆腔边缘/骶骨岬，根据需要继续向远端游离直肠，以便放置吻合器测量器及最后的管型吻合器。通过结肠带的分叉确定近端直肠，也就是计划的远端切缘。有时需要游离脾曲，以行无张力吻合。近端切缘要求肠管壁软，并且没有憩室炎。切除的范围一般为乙状结肠，有时降结肠扩张需要更广泛的切除。

使用测量器塞入直肠有助于确认充分的游离，以及随后的管型吻合器置入。直线切割闭合器离断直肠，近端肠管行荷包缝合。可以行手工缝合或者吻合器吻合，采用管型吻合器更容易。漏气试验可以测试吻合的完整性，即夹闭吻合口近端的肠管，盆腔内充入盐水，然后用直肠镜或者软质乙状结肠镜向肠腔内充气。常规方法关腹。

腹腔镜切除：术前注意事项和开腹一样，但需注意有无既往手术史及 BMI。既往手术导致的粘连可能会影响腹腔镜手术的安全。病态性肥胖患者中转开腹的风险较高，因为腹腔镜操作上可能存在困难（尽管有时此类患者腹腔镜手术比开腹手术更容易），或者患者不能耐受头低足高位，而手术中需要此体位。患者平卧于分腿式手术台，双腿固定。如果没有此设备，也可以取改良截石位。双臂内收，用软垫将患者固定在手术台，胸部用束带固定。

采用 Hasson 法（推荐）或气腹针进入腹腔，建立气腹。根据患者的解剖或者手术医生的习惯，穿刺孔的位置不同，一般包括脐上、右下腹和右上腹穿刺孔。根据手术医生的习惯，可采用从外侧到中间或者中间到外侧的方法游离结肠。许多医生喜欢采用手辅助腹腔镜技术，有助于合并明显纤维化和蜂窝织炎患者的分离，因为可以用手钝性分离粘连。一些研究发现与直接腹腔镜手术相比，手助腹腔镜的中转率更低[90,91]。

从外侧至中间入路即向中间牵拉乙状结肠和直肠乙状结肠，沿 Toldt 线切开，向上游离至脾曲，向下游离至骶骨岬和直乙交接处。辨认输尿管和生殖血管。切开后腹膜，结扎肠系膜下动脉。输尿管有时容易和直肠上动脉混淆，离断前需要辨认清楚。

中间至外侧入路需要首先辨认后腹膜和结肠系膜之间的平面。辨认肠系膜下动脉并离断，在上述平面向 Toldt 线方向游离侧方。外侧入路和中间入路两种方法都是安全的，均比较容易掌握。在复发性憩室炎患者可见明显的炎性蜂窝织炎和系膜挛缩，会增加中间入路的难度，有时不能继续手术。近端和远端切缘的确定和前面所述相同，并进行吻合，常规行测漏试验。

机器人手术：乙状结肠憩室炎可行机器人乙状结肠切除术。与腹腔镜或开放切除术相比，该技术的潜在优点和成本需要继续评估。

（二）复杂性憩室炎

复杂性憩室炎的治疗取决于并发症的类型，即脓肿、瘘管、梗阻和（或）穿孔。复杂性憩室炎又分为急性复杂性憩室炎（包括憩室脓肿、穿孔、梗阻）和慢性复杂性憩室炎（包括憩室狭窄和瘘管）。大量复杂憩室炎患者最终需要乙状结肠切除术，治疗此类患者的目的是提高生活质量，减少并发症。我们的做法是尽量将紧急事件或急诊手术变成择期手术，如有可能行一期吻合，不要粪便转流。虽然之前的指南推荐复杂性憩室炎一次发作即可行手术治疗，近来提倡更多的保守治疗[40,51,92]。

憩室性瘘：憩室炎相关性瘘可以发生在任何邻近的器官，包括结肠膀胱瘘、结肠阴道瘘、结肠肠道瘘和结肠皮肤瘘。许多憩室性瘘的患者几乎没有腹部症状，因为脓肿已流入邻近器官。因此，许多患者可能会先至另一专科就诊，如结肠阴道瘘患者会因阴道分泌物就诊于妇科。对于憩室性瘘管的手术切除，国际上有成熟的共识。对于高危患者可行保守治疗，包括不切

除肠管、行结肠造口转流术，或者选择性使用抗生素控制。

结肠膀胱瘘是最常见的憩室性瘘（图 157-3），症状和体征包括气腹、粪尿和多菌性尿路感染。患者可能没有明显的憩室炎发作病史。CT扫描是诊断结肠膀胱瘘的最佳检查，若没有腹部 CT，膀胱内有气体出现也可做出诊断。虽然大多数结肠膀胱瘘发生于憩室疾病，但必须要排除结直肠癌（这将改变手术方式）。膀胱镜或膀胱造影也可用于评估。结肠镜检查有助于评估黏膜并排除穿孔性结肠癌。大多数结肠膀胱

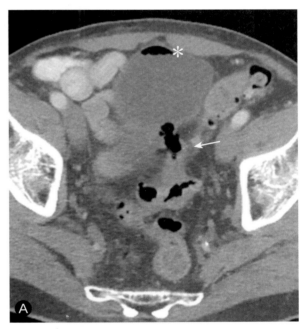

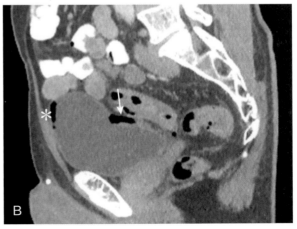

▲ 图 157-3 增强 CT 轴位（A）和矢状位（B）图像示结肠膀胱瘘（箭），可见膀胱游离气体（星）

瘘患者可以行一期开放或腹腔镜乙状结肠切除术，切除瘘管，用大网膜（如可行）填入吻合口和膀胱之间，留置导尿管。膀胱的瘘口可以缝合，如果不明显，也可原位旷置，不做缝合修补。不常规放置输尿管支架，但需根据具体情况考虑，特别是合并明显的蜂窝织炎时。拔除导尿管前通常需行膀胱造影。

结肠阴道瘘几乎只发生既往行子宫切除术的女性（图 157-4），其症状和体征包括阴道分泌物和阴道排气、排便。如果 CT 扫描不能发现瘘管，局部泛影葡胺灌肠可帮助显示瘘管的

走行。有时候需要行阴道造影来显示瘘管。结肠癌穿孔患者可以表现出相似的症状和体征，结肠镜可以检查肠黏膜。与结肠膀胱瘘方式相似，可以钝性分离瘘管（阴道侧一般开放引流，不缝合），将大网膜填塞入阴道和吻合口之间。

结肠皮肤瘘可继发于憩室脓肿经皮引流术后或既往吻合的吻合口瘘（图 157-5）。在一项纳入 93 例结肠皮肤瘘患者的大样本研究中，吻合口远端残留乙状结肠（即不是结肠与柔软的近段直肠进行吻合）是形成这种瘘管的主要危险因素。克罗恩病行乙状结肠切除术后也可表

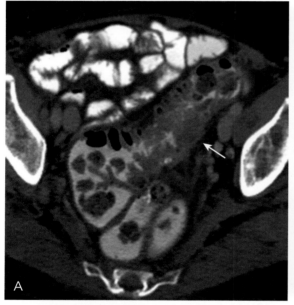

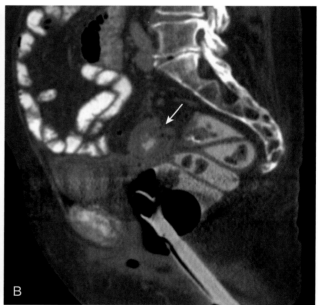

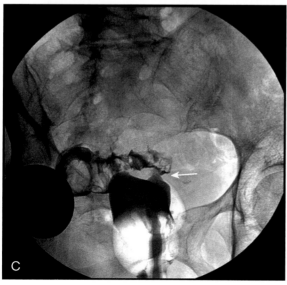

▲ 图 157-4 静脉、口服和直肠造影对比的 CT 轴位（**A**）和矢状位图像（**B**），可见乙状结肠中段有明显的肠壁增厚。临床怀疑结肠阴道瘘但 CT 难以证实（箭）。后续经阴道造影（**C**）清楚地显示了乙状结肠中段至左侧阴道穹窿的瘘管（箭）

现为结肠皮肤瘘[94]。

憩室狭窄：由于憩室炎的多次发作或潜在郁积性/慢性疾病，可导致憩室狭窄和继发不完全性肠梗阻（图 157-6）。许多患者不表现为

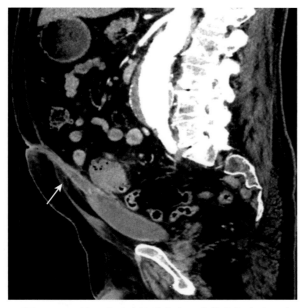

▲ 图 157-5　结肠皮肤瘘伴憩室炎，瘘管通向腹壁和脐，大多数结肠皮肤瘘发生在术后

完全性肠梗阻而是进行性的便秘和梗阻症状。此外，内镜下直视检查黏膜有助于排除一些其他诊断，如结肠癌、缺血性结肠炎或炎症性肠病。可采用结肠支架置入治疗憩室疾病引起的肠梗阻，但成功率低于结肠癌肠梗阻的支架置入。

如果梗阻为不完全性且已缓解，可安排择期切除；若梗阻为完全性且无法缓解，可选择多种治疗方法，包括乙状结肠切除一期吻合（合并或不并回肠造口）、Hartmann 手术、一期切除吻合术中灌洗或结肠支架置入术后再切除（通常有一定难度）。

憩室脓肿：大约 10% 的住院患者的憩室炎可能与脓肿有关（图 157-7 和图 157-8）。全国住院患者样本的出院数据显示，憩室脓肿的发生率从 1995 年的 5.9% 增长到 2005 年的 9.6%，几乎翻倍[2]。这种增长可能是由于更多地使用 CT 扫描来评估腹痛，导致脓肿的检出率增加，而并非脓肿患者数量的实际增加。过去已有多种脓肿的分级标准，但 Hinchey 系统（及其修订版）仍是最常使用的（表 157-1）。较小的脓

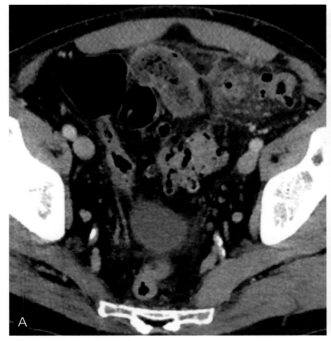
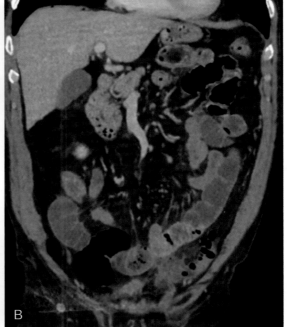

▲ 图 157-6　CT 显示乙状结肠憩室炎伴局部穿孔，并伴有肠周脂肪条纹征和小肠梗阻。憩室炎患者可能会因为憩室狭窄而发生大肠梗阻，因憩室蜂窝织炎粘连小肠袢而发生小肠梗阻

表 157-1　Hinchey 分期	
Ⅰ 期	结肠周围脓肿或蜂窝织炎
Ⅱ 期	盆腔、腹腔内或腹膜后脓肿
Ⅲ 期	广泛的化脓性腹膜炎
Ⅳ 期	广泛的粪性腹膜炎
改良 Hinchey 分期	
0 期	轻微的临床憩室炎
Ⅰ a 期	自限性结肠周围炎症 - 蜂窝织炎
Ⅰ b 期	自限性结肠周围脓肿
Ⅱ 期	盆腔、腹腔下段或后腹膜脓肿
Ⅲ 期	广泛的化脓性腹膜炎
Ⅳ 期	广泛的粪性腹膜炎

基于 Hinchey 分期的穿孔性憩室炎分期
改编自 Hinchey EJ, Schaal PG, Richards GK, Treatment of perforated diverticular disease of the colon. Adv Surg. 1978; 12; 85–109.

肿（通常定义为＜ 4cm）可使用抗生素治疗，无须经皮穿刺引流或反复 CT 扫描（尤其是患者临床症状好转，伴随疼痛减轻、发热减退和白细胞回落）。较大的脓肿或患者经抗生素治疗无好转、持续存在脓毒症状和体征时，需要行经皮穿刺引流或冲洗，伴或不伴肠管切除。

ASCRS 指南建议在经皮穿刺引流术成功

后行择期切除手术，但也提及非手术治疗的可能性，其他组织如大不列颠及爱尔兰肛肠协会（ACPGBI）和世界急诊外科协会（WSES）的指南建议仅有盆腔脓肿时才行择期手术[93]。此外，其他学者发现伴有憩室炎盆腔脓肿的患者，其切除率高于伴有结肠周围脓肿患者（51% 和 71%）[95]。许多综述评估这些患者的异质人群，得出了不同的结论。一项对 218 例因憩室脓肿行经皮穿刺引流术患者的回顾性研究发现，42% 的患者仅有单次复发，无患者出现二次复发[96]。这些患者没有进行后续的手术，他们认为观察是安全的。另一项对 210 例憩室脓肿患者的研究认为应该进行结肠切除术，该队列中 60% 的患者出现脓肿复发；在 65 例行经皮穿刺引流术的患者中，6% 接受了紧急手术，69% 出现脓肿复发。最大的一项综述纳入了 22 个研究、1051 例急性憩室炎伴脓肿患者（Hinchey Ⅰ b 期和 Ⅱ 期），在这组病例中经皮穿刺引流成功率为 49%，抗生素治疗成功率为 14%。随访期间，只有 28% 的患者没有手术，也没有复发。复发最常见于治疗后 3～6 个月，观察组少于 1% 的患者出现游离穿孔[98]。因此，尽管脓肿的存在不是最终择期手术的绝对指征，但与单纯性憩室炎患者相比，复杂性憩室炎伴脓肿患者的脓肿复发

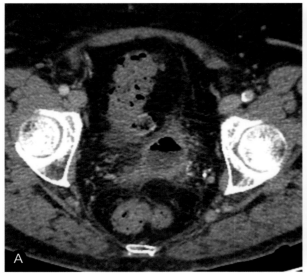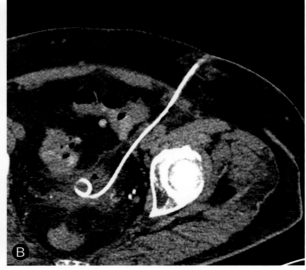

▲ 图 157-7　乙状结肠和左侧阴道穹窿附近的盆腔脓肿，需要经皮引流

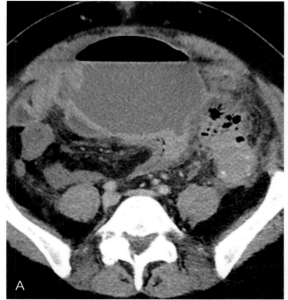
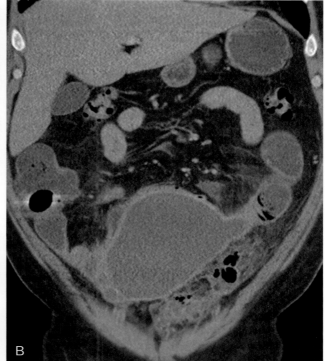
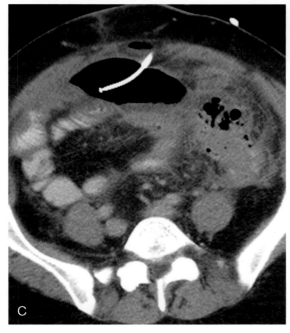

▲ 图 157-8　**A 和 B.**CT 轴位（**A**）和冠状位（**B**）图像示大脓肿，需要经皮穿刺引流；**C.** 虽然小脓肿（＜ 4cm）可用抗生素有效治疗，但较大脓肿需要引流

和症状持续的发生率较高，应进行适当处理。

　　憩室炎的游离穿孔：憩室炎游离穿孔的最佳治疗方案经历了较大改变。尽管憩室脓肿的诊断率在增高，憩室游离穿孔的诊出率却停滞不前[2]。治疗方法包括 Hartmann 手术、乙状结肠切除一期吻合（对于选择性患者）、乙状结肠切除一期吻合近端造口、一期吻合术中灌洗、腹腔镜下灌洗不切除肠管。Hartmann 手术最初用于直肠癌，也是治疗穿孔性憩室炎的常见术

式之一，但有许多缺点。近 1/3 的患者无法行造口回纳术。该手术并发症率很高，死亡率据报道高达 18.8%。多年来，已有许多其他的术式可供选择。缝合穿孔并使用纤维蛋白胶和网膜修补穿孔的方法已见有报道。结肠急症患者进行术中灌洗基本已经废弃，因为许多综述已经质疑肠道准备的必要性。一项包含 50 个研究、569 个病例的系统性回顾表明，对于合并腹膜炎的选择性患者，无论是否造口，一期吻合都

是安全的，但其死亡率为 9.9%，吻合口瘘发生率为 13.9%[99]。

另一项试验将 62 位左半结肠穿孔（Hinchey Ⅲ/Ⅳ 期）患者随机分为 Hartmann 手术组和一期吻合 + 回肠造口组[100]，发现初次切除后的预后、死亡率和发病率均无明显差别。然而，一期吻合 + 回肠造口组的造口回纳率（90%）明显高于 Hartmann 手术组（57%）。此外，Hartmann 手术组发生的严重并发症增加，导致了研究终止入组。

是否有穿孔证据的患者都必须手术是值得考虑的。临床医生必须鉴别体检时的腹膜炎，以及 CT 符合穿孔但无客观毒性症状及持续性渗漏证据的患者。在过去，在胸部 X 线检查和泌尿系 X 线（KUB）检查中发现游离气体是开腹手术的绝对指征。然而，CT 影像上的游离气体不一定采取类似的治疗。为了量化腔外气体，Dharmarajan 和他的同事们设计了一种基于气体大小和范围的预测分级系统[101]。总之，患者的临床状况远比任何数量或位置的游离空气都重要（图 157-9）。

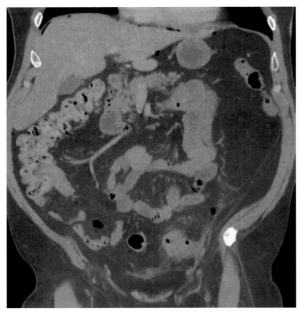

▲ 图 157-9　穿孔性憩室炎伴腹腔内游离气体。根据临床表现，一些病情稳定且无脓毒症表现的患者可给予静脉抗生素治疗

（三）复杂性憩室炎的治疗

处理：大多数复杂性憩室炎患者需要手术治疗，但是，共识更倾向于将急诊手术转为择期手术，行抗生素、禁食和支持治疗。

在有憩室脓肿的情况下，经皮穿刺技术极大地帮助减少了急诊手术的例数。随着 CT 引导下经皮穿刺引流的广泛使用，现在脓肿患者的手术可以推迟到炎症基本消退的时候，并且可以避免造口[51]。行经皮穿刺引流的患者中，2.5% 出现了操作相关的并发症，15.5% 需要调整引流管位置或重新置管[102]。如今，经皮穿刺引流已经成为绝大多数可穿刺脓肿的治疗选择。

最近，在对憩室脓肿患者的治疗中发现一些有趣的地方，这些患者使用抗生素治疗，无器械操作、未置引流管。治疗考虑的因素包括脓肿大小、脓肿位置、是否多发、病例特点和一些其他因素。Siewert 等的一项研究[103]评估了憩室炎患者的脓肿大小，证明单独使用抗生素可成功治疗 3/4 脓肿 < 3cm 的憩室脓肿患者、1/2 的脓肿大小在 3～4cm 的患者。作者指出，较大的脓肿通常需要多次置管引流，腹腔或盆腔的脓肿位置也可能影响预后，盆腔脓肿更难处理。Ambrosetti 等对 465 例左半结肠憩室炎患者的研究发现，15% 伴有结肠系膜脓肿的患者需要手术治疗，而盆腔脓肿患者要多 2～3倍[95]。多发性脓肿和多房性脓肿是经皮穿刺的难点，这种情况下常需要多通道引流和多点穿刺。

很难比较经皮穿刺引流和非侵袭性治疗憩室脓肿的优劣。一项纳入 42 项研究的系统性回顾比较了 Hinchey Ⅰb/Ⅱ 期憩室炎患者的急性期治疗，25% 非手术治疗的患者在长期随访中出现复发。经皮穿刺引流和单独使用抗生素比较，前者复发率明显降低。此外，与仅行经皮穿刺引流的患者相比，急诊手术的患者死亡风险更高[102]。如今，美国结直肠外科医师协会 ASCRS 建议 3～4cm 的小脓肿应采取药物治疗，不推荐行经皮穿刺引流，除非药物治疗无效。ASCRS 也建议对有较大憩室脓肿但病情平稳患者行经皮穿刺引流[51]。

Hartmann 切除术：Hartmann 手术最早报道于 1923 年，是直肠癌患者经腹会阴直肠切除术的一种替代术式，该术式迅速成为穿孔性憩室炎患者最常见的术式。20 世纪下半叶，Hartmann 手术逐渐代替了 Lockhart 和 Smithwick 所提出的结肠造口、结肠切除、造口回纳的三阶段治疗。也可以行腹腔镜手术，但在急诊情况下多采用开放式手术。

一期乙状结肠切除 + 回肠造口：在紧急情况或急症病例中，可采取乙状结肠切除一期吻合 + 回肠造口术，此术式避免了将来 Hartmann 手术还纳时的潜在困难，也减轻了吻合口瘘的后果。如果行此术式的患者没有进行肠道准备，应考虑术中结肠灌洗。

目前尚无比较性研究的数据指导憩室合并游离穿孔患者的手术决策。然而，一项研究对比了 Hinchey Ⅲ～Ⅳ 期、憩室炎合并穿孔患者行一期切除吻合 + 预防性造口术和 Hartmann 术的效果。作者发现，Hartmann 手术发病率和死亡率最低，一期吻合不伴造口则最高。然而，结肠造口中有 27% 成为永久性造口，而一期吻合回肠造口只有 8% 成为永久性造口。一项决策模型显示，最佳方案是一期切除吻合 + 回肠造口，因为无粪便转流的并发症发生率高。但是，对于高并发症和死亡率的高危患者，Hartmann 手术是最佳方案[104]。

憩室炎穿孔的腹腔镜下灌洗：不切除结肠的腹腔镜下灌洗术可用来治疗穿孔性憩室炎和控制化脓性腹膜炎，最近学者们对其产生了新的兴趣。最初在 1996 年的系列研究纳入 8 例穿孔性憩室炎伴化脓性腹膜炎患者，这些患者只接受了腹腔镜下灌洗术治疗，未行腹腔肠管切除术。灌洗术后，患者继续静脉使用抗生素[105]。在接下来 12～48 个月的随访中，没有患者需要行择期或急诊结肠切除术。该技术一直未受关注，

直到 2008 年 100 例接受腹腔镜下灌洗术的穿孔性憩室炎患者的前瞻性多中心试验发表[106]。该手术采用肚脐、耻骨上和右下腹放置穿刺管，使用 4L 液体灌洗直至回流液清亮，无须寻找和（或）缝合穿孔。患者平均年龄 62.5 岁，随访 36 个月。所有患者中 8 位患者合并粪性腹膜炎，转为开放性 Hartmann 切除术。92 位患者接受了腹腔镜灌洗术，没有患者因憩室炎行后续切除手术。2 位患者出现术后盆腔脓肿，需要放置引流管。2 位患者出现随后的憩室炎发作。发病率为 4%，死亡率 3%，明显低于既往报道 Hartmann 手术的发病率和死亡率。最近进行的 3 个随机试验研究了腹腔镜下灌洗术在穿孔性憩室炎患者治疗中的作用[107-109]。

规模最大的 SCANDIV 试验将瑞典和挪威的 21 个医疗中心的患者随机分为腹腔镜灌洗组和一期切除组。伴有粪性腹膜炎的患者行手术切除，主要结局是 90 天内的严重术后并发症，腹腔镜灌洗组患者的发生率为 30.7%，一期切除组患者的发生率为 26.0%（无统计学差异）。然而，灌洗组的再次手术率为 20.3%，明显高于切除组的 5.7%（P=0.01）。作者认为灌洗术并没有减少严重术后并发症的发生，反而造成更差的结果。Ladies 研究包含两组试验，LOLA 研究组比较了腹腔镜下灌洗和乙状结肠切除术，DIVA 研究组比较了 Hartmann 切除与乙状结肠切除一期吻合术。在 Ladies 研究的 LOLA 组中，90 例患者进行随机分组，这项研究由于灌洗组事件发生率更高而终止。研究者认为，对于 Hinchey Ⅲ 期的穿孔性憩室炎（化脓性腹膜炎）患者，灌洗术并不优于乙状结肠切除术[108]。DILALA 试验将 83 位患者进行随机分组，对比了腹腔镜下灌洗术和肠切除 + 造口术，灌洗术的发病率和死亡率与对照组无显著差别，但手术时间和住院天数更短[109]。

尽管灌洗术为混合性数据，结果的确揭示了灌洗术和切除术一定程度的可比性，而灌洗组术后脓肿明显增加。或许有一组患者，需要

手术控制脓毒症但不想要造口，这类患者最好接受灌洗术。目前仍存在许多问题，例如哪些患者应该选择灌洗术？患者行灌洗术后需要再行切除吗？长期效果如何？理想的灌洗术适应证尚不明确，进一步的分类如使用 Mannheim 腹膜炎指数或腹膜炎严重程度评分有助于确认这些患者。此外，许多系列研究还包括起初诊断为穿孔性憩室炎、最终却发现为穿孔性结肠癌的患者，这表明对于不推荐行后续结肠切除术的患者，术后一定时间行结肠镜检查是非常重要的。

许多临床实践指南谨慎阐述了灌洗术的作用。ACGBI 指出，腹腔镜下灌洗术可能对一些急性憩室炎患者起作用，同时也是急诊手术切除的一种替代方法，但尚不清楚它是否能替代延期切除 [112]。ASCRS 的临床实践指南指出，对于伴有化脓性或粪性腹膜炎的患者，不切除肠管的手术治疗不是结肠切除术合适的替代方案 [51]。

再次手术：这种情况非常困难，并且有两个主要原因，即作为计划性的手术，在肠切除、造口、Hartmann 手术直肠闭合后恢复肠道连续性；或者作为非计划性手术，用来治疗初次切除、一期吻合后出现的并发症或意外事件。Hartmann 回纳术有较高的并发症发生率和死亡率，此外高达 1/3 的患者因各种原因无法进行造口回纳术。

Hartmann 造口回纳：穿孔性憩室炎行 Hartmann 手术后，大多数患者渴望尽快行造口回纳术。这些患者憩室炎的最初表现通常为游离穿孔，并未预料到需行结肠造口术。造口回纳术可在早期（初次手术 3 个月内）或晚期（初次手术 3 个月后）进行。每种方式都有人采纳，但没有随机试验来支持。初次手术后早期进行回纳有几个缺点，主要是由于初次手术后的肠管粘连和急性炎症反应可导致分离困难、肠管损伤和难以辨认残端。等待至少 3 个月可能使患者有足够的时间恢复，减轻 Hartmann 残端辨别的困难，但更长时间的等待可能会更难以辨

认纤维化的残端。

在回纳之前，经直肠行对比剂灌肠不仅可以评估残余的乙状结肠和（或）憩室，也有助于评估直肠的长度和结构。当 Hartmann 造口回纳术和初次手术不是同一个医生时，此方法尤其有用。该影像检查的另一个优点是可以排出粪便残渣，这最终将有助于管型吻合器通过。通过造口行结肠镜检查或钡剂灌肠，术前需行机械性肠道准备。患者取低截石位或（最好是）置于分腿式手术台，双腿分开固定。可行开放或腹腔镜手术。最开始的分离重点是松解小肠粘连以辨别直肠残端，大多数情况下分离从屈氏韧带到回盲瓣的大部分粘连。除了少数例外的情况，直肠残端的顶部通常会有小肠或者网膜粘连。尽管有人提出用长缝线固定直肠残端的顶部，但我们并未发现有何作用，反而经直肠置入内镜或模具对辨认直肠残端更有帮助。Hartmann 术后卵巢和输卵管的粘连也很常见。根据需要游离直肠残端，以便置入模具。最好在直肠中段开始游离，因为直肠残端顶部通常已瘢痕化。分离粘连后，我们倾向再次切除直肠残端的顶部。游离造口，切除造口远端，并行荷包缝合，安装吻合器抵钉座。尽管也可采用手工缝合，但管型端端吻合器最常使用。如果吻合器很难通过，可行直肠结肠端侧吻合，并行标准漏气试验检查。

（四）术后注意事项

切除术后憩室炎复发风险：许多患者在憩室炎发作后可能会出现持续的腹部症状，相当一部分患者在切除术后也会出现慢性或持续性的腹痛。一项纳入 183 例因憩室炎行手术治疗患者的研究发现，22% 的患者出现切除术后持续性弥漫性腹痛，5%～10% 的患者术后症状长期存在 [113]。这些现象的原因并不完全明确，很可能与肠易激综合征和憩室疾病的重叠有关。因此，在治疗因憩室炎行切除术后腹部症状复发的患者时，需要考虑肠易激综合征、小肠梗阻、

吻合口并发症和复发性憩室炎等疾病。两个研究专门分析了乙状结肠切除术后憩室炎复发的风险，得出了相似的结果。Benn 及其同事回顾了 501 例因憩室疾病在 Mayo 诊所行乙状结肠切除术的患者[114]，其中 321 例患者行乙状结肠远端吻合，12.5% 的患者憩室炎复发。180 例患者行近端直肠吻合，6.7% 复发憩室炎。作者认为远切缘应位于直肠近端（从结肠带发散的区域可以证实），以减少憩室炎复发的风险。随后 Cleveland 诊所一项对 236 例因憩室疾病行乙状结肠切除患者的研究得出了类似的结论，发现结肠 – 乙状结肠吻合的患者憩室炎复发风险比结肠 – 直肠吻合患者高 4 倍[115]。有趣的是，近端切缘关注的较少，临床实践指南建议切缘应选取"柔软的肠管"。也有人认为"有限的切除"更有可能出现复发症状，ACPGBI 也建议，对于因憩室炎行切除术的患者应常规游离脾曲。由于憩室疾病患者的肠管多有一定程度的缩短，所以经常需游离脾曲，从而行无张力的吻合。

七、结论

在过去的数年中，憩室炎的病理生理学、治疗和手术指征的知识和经验都取得了重大进展。尽管如今有这些进步，在关键的领域仍存在空白。现在，憩室炎是一种发作性疾病的传统观念正在改变，越来越多的数据表明憩室炎是一种慢性疾病。同时，有关患者饮食、家族史和治疗经过的信息需要有循证医学证据。随着人们越来越关注以患者为中心这一观点，结肠切除术在憩室炎患者中的作用需要更好的研究。

推荐阅读

[1] Connelly TM, Berg AS, Hegarty JP, et al. The TNFSF15 gene single nucleotide polymorphism rs 784647 is associated with surgical diverticulitis. Ann Surg. 2014;259:1132-1137.

[2] Daniels L, Unlu C, de Korte N, et al. Randomized clinical trial of observational versus antibiotic treatment for a first episode of CTproven uncomplicated acute diverticulitis. Br J Surg. 2017;104(1): 52-61.

[3] Feingold D, Steele SR, Lee S, et al. Practice parameters for the treatment of sigmoid diverticulitis. Dis Colon Rectum. 2014;57:284-294.

[4] Penna M, Markar SR, Mackenzie H, Hompes R, Cunningham C. Laparoscopic lavage versus primary resection for acute perforated diverticulitis: review and meta-analysis. Ann Surg. 2017;doi:10.1097/SLA.0000000000002236; [Epub ahead of print].

[5] Regenbogen SE, Hardiman KM, Hendren S, Morris AM. Surgery for diverticulitis in the 21st century. A systematic review. JAMA Surg. 2014;149(3):292-302.

第 158 章
痔和直肠前突

Hemorrhoids and Rectoceles

Aakash H. Gajjar　Skandan Shanmugan　Bradley J. Champagne　Anthony Senagore　著
陈文平　译　傅传刚　窦若虚　校

摘要

在人类历史上，很少有疾病比痔病的历史更为悠久，大多数痔病可通过非手术治疗。典型的内痔可出现出血症状，而典型的外痔多表现为血栓和疼痛。医生需要掌握几种治疗痔病的技术，如门诊手术（痔切除术）和最新技术（多普勒引导痔动脉结扎）等。当盆底和直肠阴道隔薄弱时，直肠向前凸起就会引起直肠前突。直肠前突的诊断和治疗通常需要多学科参与，非手术治疗包括纠正便秘和采用生物反馈，手术修补可通过经肛入路和经阴道入路，后者具有很好的远期疗效。

关键词：痔；非手术治疗；痔切除术；内痔；外痔；脱垂痔；血栓痔；直肠前突；盆腔脏器脱垂；直肠前突修补；生物反馈

"痔疮"一词在 4000 年前的古文献中就有所提及[1,2]。埃及和希腊的诸多著作中推荐了很多治疗方法，包括扩肛、局部涂抹软膏，以及令人恐惧的热烙治疗等[3,4]。尽管很少有人死于痔病，但很多患有痔病的人，特别是经过治疗后，都希望得到圣菲亚克雷（痔病的守护神）的护佑[5]。本章将指导临床工作者采用更人道的方法来治疗痔病，以期提高有效性、减少并发症和死亡率。

一、解剖和病因学

痔是由纵行的结缔组织和肌纤维悬吊固定于肛管黏膜下层的正常血管衬垫[6]。内痔位于齿线上，外痔位于齿线下，混合痔跨越齿线上下。这些血管垫多位于肛管右前、右后和左侧位置，尽管也会有一些子痔会分布于这些经典位置之间。血供来源于肠系膜下动脉发出的直肠上动脉、髂内动脉发出的直肠中动脉和阴部动脉发出的直肠下动脉，阴部动脉发自髂外动脉。齿线上的静脉回流进入门静脉系统，而齿线下为下腔静脉系统，直接汇入体循环。内痔的柱状上皮受内脏神经支配，因此对疼痛、触觉和温觉不敏感，而外痔的鳞状上皮受躯体神经支配，其中包含大量的躯体疼痛纤维，这使得血栓痔极其疼痛和敏感。

症状性痔的发病机制很可能是由于血管垫内的结缔组织薄弱，进而出现出血，伴或不伴有痔组织脱出[7,8]，这些症状可因低纤维饮食摄入、过度努挣、慢性便秘、长时间久坐而出现，怀孕、随着年龄增长及抗凝和抗血小板治疗的患者也可出现上述症状[8]。多种因素可引起症状性痔，如随着年龄增长而出现的结缔组织退化、变性等。内括约肌功能紊乱在痔病的发病过程中也扮演一定作用，很多研究者已经证实，痔病患者的肛管内括约肌张力增高[9-14]。

在痔病的发病过程中，痔血管丛内的动静

脉吻合的异常膨胀和扩张也扮演着重要角色，痔病到底是便秘和努挣的原因还是结果，目前尚不清楚[9,12]。

标准的痔病分类[13]如下。

● Ⅰ期：肛镜下可见痔体膨大凸起，进入视野，但未脱出至齿线下，便时出血。

● Ⅱ期：排便或努挣时脱出肛外，但可自行还纳，出血及分泌黏液。

● Ⅲ期：脱出需用手还纳。

● Ⅳ期：脱出用手无法还纳，通常为混合痔，包括内痔和外痔部分。

尽管这些分类系统与患者的症状相关，但在治疗决策时仍不能完全依赖于它，仍需考虑患者的其他肛门直肠病理特点，如黏膜脱垂、皮赘等。

二、临床评估

实际上，只有 30% 的"痔"患者有真正的痔病[15]。在众多痔病相关症状中，出血、脱出、疼痛是最常见的症状。典型的内痔出血为手纸染血、血色鲜红，便后滴血，通常不伴有疼痛。当痔体增大、移位并固定在肛外时，可出现更加明显的出血，表现为便时持续滴血或喷射状出血。Ⅲ期或Ⅳ期内痔也可表现为肛门坠胀、大便失禁，以及持续分泌黏液。通常随着凸起包块的迅速减小症状随之缓解，内外痔的急性血栓可引起严重疼痛和明显的肛周包块或肿块，此类患者通常表现为极其不适，体格检查后很容易诊断。

对便血患者的检查，虽然需根据年龄确定，但应充分检查排除引起近端出血的其他原因，如炎症性肠病和肿瘤。其他肛肠病变也可引起肛门疼痛，如肛裂、肛瘘、脓肿或肿瘤。我们喜欢采用俯卧折刀位检查患者，这种体位可使患者更加放松、舒适，也可清楚地观察肛周皮肤，也有利于肛镜和直乙镜检查。在放松和收缩时可行直肠指诊检查，包括包块的触诊、波动感、压痛和肛门括约肌张力特征等。在没有血栓形

成的情况下，内痔通常是摸不到的。此外，血栓痔触痛特别明显，在痔体内可触及血栓。肛管后中线增厚或瘢痕，或者光滑的肛管上皮出现不平整，多提示为不完全愈合的肛裂。偏心性肥厚、水肿、组织脆嫩的皮赘需高度怀疑克罗恩病的存在。还需评估括约肌张力和失禁病史，这些信息会完全改变手术策略。如果没有血栓痔，应行肛镜检查以评估肛管和直肠末端，内痔静脉曲张可表现为紫蓝色静脉团，脱出内痔可表现为反光的暗粉色，有时在肛缘可触及质软包块，血栓外痔表现为急性包块，呈暗紫色。肛镜检查是一种快速、相对无痛、廉价的检查方法，无须肠道准备，可根据肛镜检查确诊痔疮，排除其他肛管直肠末端疾病。

如果没有发现痔疮或其他病理改变，无论年龄大小，都应进行结肠镜检查，以确定直肠出血的其他病理原因。在进行结肠镜检查或软性乙状结肠镜检查时，应检查直肠的远端和肛缘，并将直肠部分充气，但应该避免完全充气，因为这会导致直肠壶腹扩张和伸展，从而使内痔变的平坦。

三、非手术治疗

痔病最初始和最有效的非手术治疗是增加纤维和液体的摄入，一项系统回顾和 Meta 分析显示，6 周内痔症状显著好转超过 50%，在 3 个月后逐渐好转[16]。一项每日 20g 车前草与安慰剂的随机对照实验显示，症状缓解分别为 84% 和 54%[17]。同时建议患者改变其他不良生活习惯，如避免长时间久坐、努挣，注意肛周卫生，避免饮食不洁或引起便秘等。非手术治疗的主要目的是逆转痔病的病理进而缓解相关症状。非手术治疗的缺点是，它可能需要花费更长的时间，可能需要患者更大的耐心和依从性。

建议用各种外用药来缓解痔病症状，但实际上，这些药物的目的是缓解症状，而非改变痔病的病理生理学改变[15]。这些药物包括：局部麻醉药、血管活性剂、激素等。虽然这些治

疗方法很多，但与其他治疗相比，能证明其疗效的随机对照试验确很少。

门诊治疗

目前，一些门诊治疗常用于痔病的治疗。这些治疗方法包括红外线凝固、硬化剂注射、胶圈套扎等，也有一些其他新技术不断被引进和发展，但它们还处于萌芽阶段，缺乏有效的研究来证实它们的效力，所有这些技术的潜在治疗机制都基于组织破坏和（或）固定。

1. 硬化剂疗法　1871 年，Mitchell 首先采用硬化剂疗法来治疗有症状的内痔，将硬化剂注射到黏膜下层，导致痔体的萎缩和瘢痕形成，并将其固定在肛管正常位置。目前临床上常用的硬化剂为鱼肝油酸钠和十四烷基硫酸钠，也提倡使用其他各种硬化剂。硬化剂疗法对以鲜红出血为主诉的轻微膨大内痔最为有效[18-20]。

术中患者采用左侧卧位或俯卧折刀体位。肛镜下清楚地识别痔体，采用 25 号脊椎穿刺针将硬化剂注入黏膜下间隙（图 158-1）。注射前应将注意回抽，以免药物入血，一般注射 3～5ml。因为注射过程基本无痛，手术医生可根据需要在多个位置注射；但需注意不要在肛管环周注射，这可能引起狭窄。其他并发症较为罕见，包括菌血症、盆腔感染、前列腺脓肿、直肠尿道瘘、直肠穿孔和坏死性筋膜炎等[21-26]。注射治疗 I～III 期痔病成功率为 75%～89%[18-20,2-30]。然而，随着随访时间延长，症状复发率往往越高[21]。注射疗法理想的适应人群是有出血倾向或正在接受抗血小板或抗凝治疗的患者，相对于痔切除术，侵袭性更小，出血更少。

2. 双极透热疗法、红外线凝固、直流电治疗　双极热透疗法以电流凝固痔组织，包括黏膜和黏膜下层[31,32]。双极透热设备在黏膜下层产生 2s 的能量脉冲来完成治疗。这种方法适用于小的痔疮出血，相对硬化疗法可能无明显优势。其他使用能量来破坏内痔的方法包括红外线凝固和直流电（Ultroid）疗法[33]。红外线凝固疗法采用钨卤灯，通过隐藏探头发出的 1.5s 脉冲产生热量，引起作用部位的黏膜和黏膜下层破坏（图 158-2）。这种损伤的穿透深度通常是 3mm，可用于齿线以上内痔的治疗。而 Ultroid 则是通过电流，每个痔体治疗不超过 10min。总之，所有这些治疗方法都是通过局

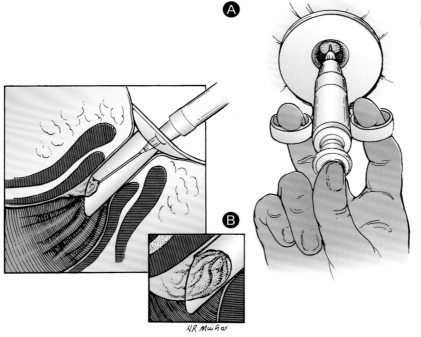

◀ 图 158-1　**A.** 内痔注射；**B.** 注射后黏膜饱满发亮

了胶圈套扎术，此后成为Ⅰ～Ⅲ期内痔患者门诊治疗的首选方法[37]。如果胶圈套扎在齿线水平以上，通常无须镇痛就可以很好地耐受手术。该技术如图 158-3 所示，置入肛镜，识别痔体，用钳子或吸引器将其导入套扎器的圆柱套管开口内，上推套管至痔基底部，同时击发套扎胶圈。胶圈的张力可引起局部缺血，套扎痔体和胶圈在随后几天的排便中脱落。局部的纤维化使残余痔组织得以固定，防止进一步脱垂和出血。在套扎胶圈释放前，询问患者使用套扎器牵拉是否疼痛很重要，如果胶圈释放前即有疼痛，释放后会进一步加重，应更改或中止该治疗。注射局部麻醉药可减轻胶圈套扎后即刻出现的不适，但长时间效果欠佳[38]。

市面上有多种胶圈套扎装置。自带吸引装置的套扎器可采用壁式吸引器吸引痔组织，这种套扎器有一定优势，因为它使外科医生可以一只手放置肛门镜，另一只手击发放置胶圈。不自带吸引装置的套扎器则需要助手帮助固定肛门镜，操作者一手用钳子夹住痔牵引，另一只手击发放置胶圈套扎痔。不自带吸引装置套扎器的优点是该装置通常可以套扎更多的组织。

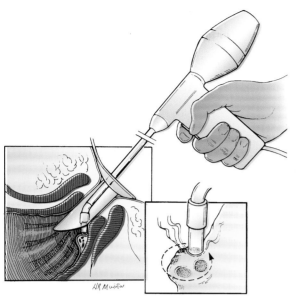

▲ 图 158-2　红外线凝固疗法
左 . 肛镜下置入凝固设备；右 . 凝固点

部组织破坏和在适当水平固定痔组织来达到治疗目的。一种技术可能不会比另一种更具优势；然而，硬化剂疗法更为方便，应用最少的器械，治疗更加经济有效。虽然早期的报道显示，对于Ⅲ～Ⅳ期痔病的治疗复发率较高，但最近的研究表明，复发率与胶圈套扎类似[34-36]。

　　3. 胶圈套扎　1958 年，Blaisdell 首次报道

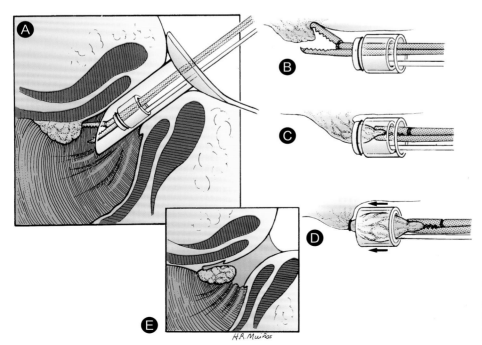

◀ 图 158-3　A. 肛镜下置入套扎器；B.钳夹内痔；C.牵拉内痔至套筒内；D.O 形胶圈套扎内痔；E. 套扎后表现

在直接比较中，Ⅱ～Ⅲ期痔的抽吸套扎与钳夹套扎相比，在疼痛缓解、止痛药的使用和术中出血方面具有优势[39]。

套扎治疗的并发症包括出血、血管迷走性反应、疼痛和尿潴留[40-50]。放置胶圈 5～10 天后出现出血增加或大出血与凝血级联反应有关，是一种常见症状，通常为自限性。虽然多为一过性事件，如果出血持续存在，需要在麻醉下检查并缝扎处理。应详细了解患者凝血功能障碍相关病史，包括先天性凝血功能障碍（如血小板减少症）或后天的凝血功能障碍［如抗血小板治疗（Plavix）或华法林（Coumadin）或肝素产品抗凝］。一般来说，由于套扎术后出血的发生率非常高，所以有凝血功能障碍相关病史是套扎的禁忌证。如果可能的话，患者在套扎后应服用一周的抗血小板药物。

确保胶圈放置在齿线上方可减少因套扎引起的严重疼痛。当胶圈放置正确时，极少出现因疼痛需要早期摘除胶圈的情况。如果有必要拆除胶圈，可以用 11 号刀片或钩子切断或释放胶圈，如有出血可用稀释的肾上腺素填塞，或者在手术室处理。盆腔感染是一种罕见但致命的并发症，其预警症状有直肠疼痛进行性加重、发热、排便不尽[44-47]。对这些症状进行早期的抗生素

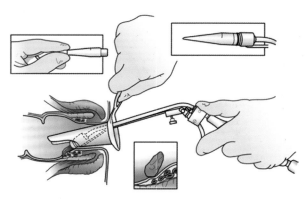

▲ 图 158-4　内痔胶圈套扎

橡皮筋通过锥形附件连接（嵌入）进入套扎器的末端。套扎前，测试齿线附近感觉，于齿线头侧识别内痔。堵住结扎器仪器的吸引口，通过负压将痔体拉入套扎器，随后击发套扎器。套扎胶圈一般在 1 周左右脱落（引自 Beard JM, Osborn J. Common office procedures. 见：Rakel RE, ed. Textbook of Family Medicine. Philadelphia, Elsevier, 2016: 594–621.）

治疗和积极的手术引流和（或）清创非常重要。

Bayer 等报道 2934 例患者，其中 79% 的患者仅在 1～2 个部位进行单一疗程套扎后症状完全缓解[38]。在多个象限同时套扎可增加疼痛和尿潴留的风险[51]。采用这种方法，患者需要多次治疗来控制症状（2 次，32%；3 次，17%；4 次，25%；5 次或以上，20%）。虽然需要多次治疗是套扎的劣势，但仅有 2.1% 的患者需要痔切除术。同时对所有点位的症状性痔进行套扎虽然治疗后更加疼痛，可以在更短的时间内达到治疗效果。初步症状控制后，疗效持久，69% 的患者可保持长期症状缓解，只有 7.5% 最终需痔切除术。

在一项对 18 项随机前瞻性研究的 Meta 分析中，就重复治疗的需要而言，胶圈结扎治疗Ⅰ、Ⅱ、Ⅲ期痔病优于硬化剂注射疗法和红外线凝固疗法。然而，与其他治疗相比，胶圈套扎的并发症风险虽然小，但疼痛倾向于更大[52,53]。另一项对随机对照试验的系统回顾发现，与手术切除相比，胶圈结扎的有效性较低，而且可能需要多次手术[54,55]，但疼痛和并发症更少。最近发表的一篇 Cochrane 综述报道指出，对于Ⅱ期痔甚至Ⅲ期痔，可考虑套扎作为一线治疗；对于Ⅲ期或套扎治疗失败的患者，更适合手术切除[56]。

四、血栓性外痔

血栓外痔表现为肛周区域急性疼痛的紫色或蓝色包块（图 158-5）。对于疼痛时间在 72h 内的浅表血栓的患者，血栓外痔切除可立即缓解疼痛。首选技术是围绕血栓周围做一个浅表的椭圆形切口并剥除血栓，而不是做一个切口简单的将血栓挤出[57]，前者的复发率为 5%～19%[58]，而后者，简单切开将血块挤出有 30% 的再次积聚和血栓形成风险，血栓可能波及邻近痔体。在血栓痔的后期，可采用保守治疗，如坐浴、局部镇痛和增加纤维摄入等。偶尔也会有血栓痔自行排出血栓的情况，在肛门口留下带有残余血块的小溃疡，通常几周后自行消退，局部可能会残留皮赘，但很少会引起症状，必要时可切除[57,59]，

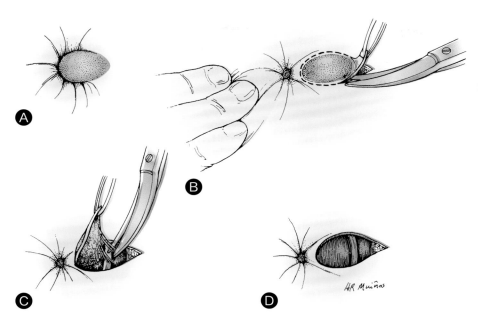

◀ 图 158-5　**A.** 右侧象限血栓性外痔；**B.Allis** 钳提起血栓顶点并做椭圆形切口；**C.** 括约肌表面游离血栓；**D.** 血栓摘除后创面

溃疡局部加压可缓解疼痛并止血。

五、痔切除术

药物和门诊治疗失败或引起不适时，是否进行痔切除术需要医生和患者共同协商决定。需要手术切除的临床症状有内痔频繁脱垂，引起肛门不适和肛门溢液，以及内 / 外痔体脱垂、增生，无法保持肛门部清洁等。凝血障碍患者需要完全控制出血，也是手术适应证。尽管存在争议，但痔切除术的最后一个适应证是急性血栓形成和坏疽性内痔。

术前准备从指导患者进行清洁灌肠开始，通常不需要进行完整的机械肠道准备，因为这往往可能事与愿违。麻醉通常留给麻醉师和患者来选择，局部麻醉辅以静脉麻醉和异丙酚是一种短时、高效的麻醉方法。椎管内麻醉虽然有效，但可能增加术后尿潴留的风险，部分原因是术中静脉输液较多[61]。我们手术体位首选俯卧折刀位，但也可选择高腿截石位。关于预防性使用抗生素的必要性，相关数据很少。一项对 852 名患者的回顾性研究显示，术前使用抗生素并没有减少痔切除术后手术部位感染的发生率（1.4%）[62]。然而，潜在的免疫抑制或

广泛蜂窝织炎患者可受益于围术期抗生素，如甲硝唑或二代头孢菌素。

痔切除术包括以下技术：Milligan-Morgan 痔切除术、Ferguson 闭合式痔切除术、Whitehead 痔切除术、吻合器痔固定术（stapled hemorrhoidopexy，SH）和多普勒引导痔动脉结扎术。在痔切除术中组织游离可以通过多种方法完成，包括手术刀、剪刀、单极电刀和新型双极能量设备和超声设备等[63]。现有的文献无法证明任何特定的方法更有优势，外科医生应熟悉几种不同的技术和手术方法。

Milligan-Morgan 或开放式痔切除术最早在 1937 年报道，在欧洲广泛开展，随后多项研究报道了其疗效[64,65]。这种技术包括完整切除整个增大的内痔复合体，结扎基底部动脉蒂，保留各痔体之间的肛管上皮；末端肛管和外痔皮肤切口保持开放，以减少伤口感染的风险（图 158-6）。结果表明，该手术是一种治疗晚期痔病安全有效的方法。然而，外痔开放伤口的延期愈合可能是该术式术后局部不适和并发症较多的原因。Ferguson 闭合式痔切除术是 Milligan-Morgan 痔切除术的替代术式，在安全性和有效性方面已有大量证据[66-69]。使用止血

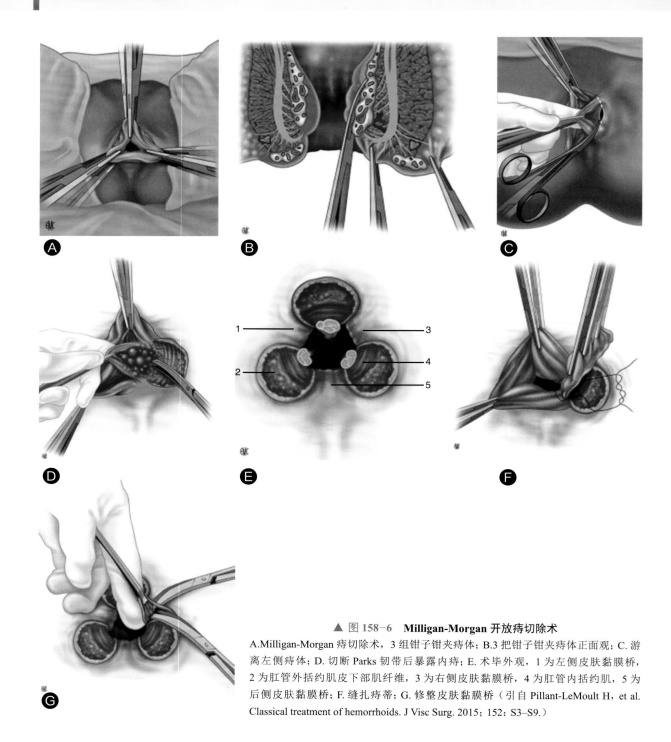

▲ 图 158-6　**Milligan-Morgan 开放痔切除术**
A.Milligan-Morgan 痔切除术，3 组钳子钳夹痔体；B.3 把钳子钳夹痔体正面观；C. 游离左侧痔体；D. 切断 Parks 韧带后暴露内痔；E. 术毕外观，1 为左侧皮肤黏膜桥，2 为肛管外括约肌皮下部肌纤维，3 为右侧皮肤黏膜桥，4 为肛管内括约肌，5 为后侧皮肤黏膜桥；F. 缝扎痔蒂；G. 修整皮肤黏膜桥（引自 Pillant-LeMoult H, et al. Classical treatment of hemorrhoids. J Visc Surg. 2015；152：S3–S9.）

钳或 Kelly 钳在肛缘提起外痔（图 158-7）。在靠近肛管上皮的底部做一个椭圆形切口，在括约肌表面游离痔组织，游离层面确保在黏膜下与括约肌之间，避免对括约肌的损伤。在基底部，将痔蒂缝扎，切除残余痔组织。结扎痔蒂的缝线一端需留长些，这样可以连续缝合闭合切口。

当针脚向肛膜方向缝合时，需带少量皮下肌肉组织，以消除死腔。

1882 年提出的 Whitehead 痔切除术，通过环形切除增大的内痔组织以复位脱垂的齿线，后者通常是脱垂痔的组成部分[70]。尽管该技术在随后很长一段时间被广泛应用，但后来由于

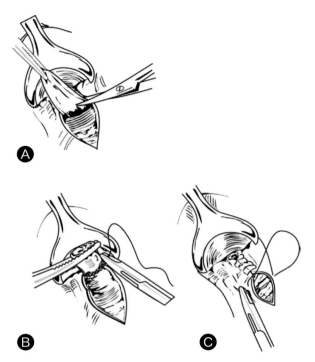

▲ 图 158-7　Ferguson 闭合痔切除术
A. 钳夹痔体，向头侧游离；B. 顶点贯穿缝合；C. 缝合伤口，保留很小的伤口以方便引流 [引自 Rakinic J, Poola VP. Hemorrhoids and fistulas：new solutions for old problems. Curr Probl Surg. 2014：51（3）；98-137.]

黏膜外翻和肛门狭窄的发生率较高，在很大程度上已被抛弃[71-73]。后来由于一些作者报道其发生狭窄和黏膜外翻的比例较小[74-76]，该技术重获认可。尽管有这些正面报道，Whitehead 手术在技术上还是有难度的，因为需要准确识别齿线并将其重新复位到合适的位置。

一项 Meta 分析发现，痔切除术的长期效果明显优于胶圈套扎术等门诊手术。此外，痔切除术患者很少需要其他治疗[52]。但痔切除术也与某些并发症的发生有一定关系，如肛门狭窄和术后出血。痔切除术也与术后气体失禁发生率增加有关，尽管这一结果没有达到统计学意义。

六、器械痔切除术

在过去的 10～15 年里，各种各样的新器械被用于痔切除术。这些以能量为基础的切割装置可以同时进行组织游离和凝固。这些器械的主要优点是无须缝扎止血，减少了术后疼痛。然而，与一次性手术刀片和缝合的低成本相比，这些优点的前提是高企的价格。

首先用于痔切除术的能量切割工具是标准单极电刀，外科医生在开放或闭合痔切除术中通常用它代替手术刀或剪刀。外科医生也不同程度地通过该方法替代伤口闭合，包括从痔蒂结扎到伤口完全缝合[78-80]。

尽管有止血作用，但与其他双极装置和 SH 相比，热播散作用使患者术后出现明显疼痛。STOPP 试验随机临床研究了Ⅲ期和Ⅳ期痔病，电刀痔切除术和 SH 的结果。两种手术术后 1 年痔脱垂症状均缓解，但电刀痔切除术后 14 天的总疼痛评分显著增高（每日 25.2 vs. 36.8，P=0.002；峰值：41.7vs.61.1，P < 0.001）[81]。Thaha 等对Ⅱ、Ⅲ和Ⅳ期痔病的研究也报道类似的结果，但电刀痔切除术与术后 1 年更好的脱垂症状控制有关（P=0.087）[82]。

LigaSure 是一种能同时进行组织分离和血管凝固的双极透热装置。大部分数据表明，该装置与单极电刀痔切除术相比减少了手术时间和术后早期疼痛。Chung 等将无缝合的 LigaSure 技术与标准的 Ferguson 闭合式切除术进行了比较，证实其手术时间缩短，术后 48h 内疼痛减轻[83]。然而，在伤口并发症和完全康复的时间上没有显著差异。最近对 12 项包含 1142 例患者的文献 Meta 分析显示，使用双极能量设备比传统痔切除术更快，有更少的术后疼痛[84]。此外，在 6 周的随访中，Ferguson 组的术后静息压和收缩压均显著降低，这可能表明 LigaSure 装置对括约肌的损伤较小。

与之竞争的技术是超声刀，它依靠快速往复的刀片产生热量，用于凝固和组织切割。Armstrong 等报道了超声刀痔切除术最大的病例序列，有连续 500 例患者纳入研究[85,86]，结果显示术后出血率很低（0.6%）。术后并发症发生率较低：尿潴留发生率为 2%，肛裂发生率为 1%，脓肿 / 瘘管发生率为 0.8%。随后几项前瞻性随机研究比较了电刀和超声刀，以证实两种设备之间的优缺点[87,88]。Abo-hashem 等进行了一项随机对照试验，比较了双极电刀痔切除术和超声刀痔切除术，发现疼痛评分和恢复工作时间方面的结果都很好。除尿潴留外，超声刀组的并发症发生率明显低于双极电刀组（9.4%vs.34.4%，$P < 0.05$）[89]。

关于器械治疗最有指导意义的研究是 Chung 等所做，他们评估了剪刀 /Milligan-Morgan、超声刀和双极剪刀在痔切除术中的应用：超声刀早期疼痛评分优于剪刀，但两组之间的远期疗效相似[90]。值得注意的是，与传统痔切除术的零成本相比，大多数这些研究都不会单独强调这些设备的成本，这些设备的成本为 300～750 美元不等。因此，累积数据表明，任何一种能量设备使患者的获益都不大，但成本差异却很大。

七、脱垂痔手术

晚期痔病的另一治疗选择是被称为脱垂和痔手术（procedure for prolapse and hemorrhoids，PPH）或 SH 的非切除性痔固定术[91]。这些手术的最初报道被认为更适合于黏膜脱垂。该技术（图 158-8）采用圆形吻合器、经肛完成荷包缝合，荷包位于齿线近端 2～4cm 处，位于肥大内痔的顶端。荷包线太靠近齿线会引起慢性疼痛，而缝线过深，超过黏膜下层可造成内括约肌损伤和大便失禁。随后，置入圆形吻合器头部，通过荷包线牵拉固定。牵拉荷包线的同时旋紧吻合器，瞬间击发，旋开吻合器后可看见痔组织上方有一环形吻合线。尽管切除黏膜内也可能包含一部分痔组织，但吻合器痔切除术的治疗机制是通过将痔体固定在肛管适当位置防止其脱出[92]。

自从 PPH 技术应用以来，已经有大量的前瞻性随机试验将其与痔切除术进行比较[93-103]。大部分数据认为，PPH 有较小的早期术后疼痛，

且术后疼痛的持续时间较短。多中心研究对比了 PPH 和 Ferguson 闭合式痔切除术，结果显示 PPH 有上述类似的优势，也减少了术后早期因并发症的再手术率[96]。此外，已发表了几项比较 PPH 与 Ferguson 闭合式痔切除术和 Milligan-Morgan 开放式痔切除术的 Meta 分析。尽管众多研究具有显著的异质性，随访时间也很短，但早期发表论文得出结论，PPH 除了能更早恢复正常活动外，还有更少的疼痛、更少的手术时间和更短的住院时间等优势。

然而，最近一项包含 6 项随机研究，628 例患者，随访时间均超过 1 年的 Cochrane 回顾显示，在疼痛、瘙痒和急便感方面，PPH 和传统痔切除术均无显著差异，但吻合器痔切除术的远期复发率更高[104]。这些结果也在 2004 年的 Meta 分析中得到证实，与传统痔切除术相比，PPH 术后患者的远期复发率更高[105]。

因此，长期随访数据提示 PPH 似乎有更高的复发率[104]。在上述 Cochrane 系统回顾中，1998—2006 年的随机对照试验对比了 PPH 与传统痔切除术[100]。结果发现，在长期随访中，PPH 患者比那些接受传统痔切除术的患者更易复发（7 项试验，537 例患者；OR=3.85，95%CI 1.47～10.07，$P=0.006$）。在随访 1 年或更长时间的试验中，PPH 与较高的复发率相关（5 项试验，417 名患者；OR=3.60，95%CI 1.24～10.49，$P=0.02$）。较高比例的 PPH 患者仍有脱垂症状（8 项研究，798 名患者；OR=2.96，95%CI 1.33～6.58，$P=0.008$）。Giordano 等在一项单独的分析中研究了 PPH 与传统痔切除术的长期结果，研究了随访 1 年或更长时间的所有随机对照研究。15 篇文章符合他们的纳入标准，共计 1201 例患者[101]。随访 1 年结果显示，PPH 组脱垂复发率明显更高（14 项研究，1063 例患者，OR=5.5，$P < 0.001$）。与传统痔切除术相比，患者可能需要接受进一步的治疗来纠正复发性脱垂（10 项研究，824 例患者，OR=1.9，$P < 0.002$）。因此，作者得出结论，是更看重

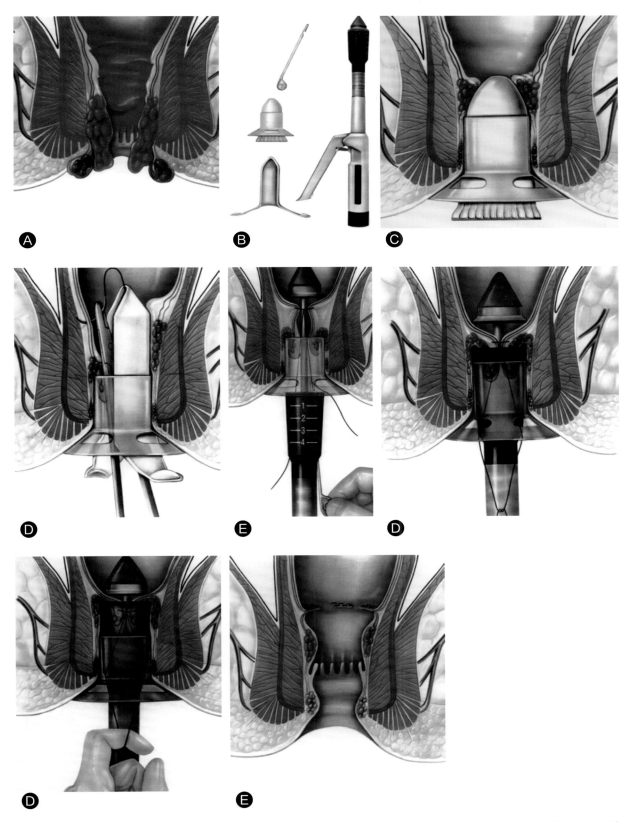

▲ 图 158-8　**A 和 B.** 确定痔体，用于痔切除术的吻合器；**C 和 D.** 置入肛门镜，肛镜下于齿线上约 **4cm** 缝制荷包；**E 至 G.** 收紧荷包线并打结固定于吻合器中心杆，牵拉荷包线将痔组织牵拉入吻合器头端；**H.** 旋紧吻合器，击发，保留 **20～30s**，反复观察吻合口有无出血，出血予以缝扎止血

PPH 的短期优势，还是更在意其远期更高的复发率，这是个人喜好问题。正如 Cochrane 评论所指出，我们需要告知患者该技术的利与弊。

虽然大量的数据支持这项新技术的安全性，但也有一些并发症的报道。Bove 等通过 150 例连续 PPH，早期并发症发生率 6.6%，其中有 5 例出血，4 例急性尿潴留，1 例血栓外痔形成，1 例直肠壁血肿[106]。远期并发症发生率为 10%，包括 5 例急便感（6 个月后改善），6 例中度无症状性狭窄，4 例持续存在的皮赘。Ⅲ～Ⅳ期痔的复发率为 5.1%，均发生在术后最初 24 个月内。在一项回顾性研究中，Jongen 等观察了 1233 例接受 SH 治疗的患者在 10 年时间内的再手术情况，结果发现再手术（10%）与吻合器手术有关，原因是复发 / 持续的痔症状或其他肛肠问题没有通过吻合器痔切除术得到纠正[107]。没有出现危及生命的并发症，而且随着时间的推移，早期和晚期再手术的需要也大大减少。有报道称 PPH 术后出现严重的盆腔感染。Van Wensen 等报道了 1 例需要剖腹探查并行骶前引流和回肠造瘘的病例[108]。再次手术时，指诊显示直肠背外侧穿孔，但在文献中尚不清楚是否在吻合口处。Martellucci 等报道了 PPH 术后引起两处直肠穿孔。更末端的穿孔与吻合口裂开有关，而且他们推测近端直乙交界处的穿孔可能与初次手术时乙状结肠膨出进入吻合器有关[109]。Molloy 和 Kingsmore 报道了 1 例严重的盆腔脓肿，可能与无意的直肠损伤有关[110]。Cheetham 等也关注到持续存在的严重肛门痛可能是 PPH 的后遗症[111]。其他特有并发症，如直肠阴道瘘、吻合口出血等也有报道，但总体来说，与传统痔切除术的并发症发生率相似。一项近 2000 例患者的 Meta 分析发现，PPH 手术的并发症发生率为 20.2%，而传统痔切除术的并发症发生率为 25.2%（P=0.06）[112]。一般来说，吻合器手术对于巨大的外痔或血栓痔是无效的，尽管少量有限的数据也已证明其可通过 PPH 治疗获得成功[113]。

八、痔动脉结扎

多普勒引导痔动脉结扎术（hemorrhoidal artery ligation，HAL）或称经肛痔动脉结扎术（transanal hemorrhoidal dearterialization，THD）是一种越来越流行的新技术。明显脱垂时，行痔动脉结扎，在减少痔动脉血流的同时进行黏膜固定，不但可以纠正脱垂症状，也可减少痔静脉充血。该技术最早由 Morinaga 等在 1995 年提出，其理论基础是采用一种专门设计的直肠镜和多普勒探测器相结合，通过闭合直肠上动脉的终末分支达到消除痔滋养血管的目的[114]。直肠镜的末端有一小窗口，可缝合齿线上 2～3cm 的直肠黏膜（图 158-9）。血流减少是痔体萎缩的原因。此外，黏膜固定可将脱垂组织悬吊至正常解剖位置。Giordano 等发表了一篇关于 THD 安全性和有效性的综述[115]，17 篇符合纳入标准的文章中有 16 篇是观察性研究，研究质量均较低（从低到非常低）。大多数患者为Ⅱ～Ⅲ期痔病，1996 例患者中，最常见的术后并发症是术后疼痛（18.5%），残余皮赘、出血和发热的发生率均＞3%。当对随访 1 年或更长时间的研究进行分析（6/17 篇论文）时，脱垂发生率为 10.8%，出血发生率为 9.7%，排便疼痛发生率为 8.7%。其他使用多普勒引导 / 辅助痔动脉结扎的研究显示了良好的结果，有

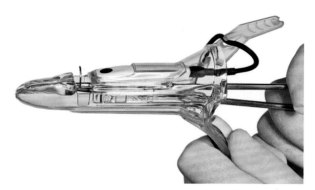

▲ 图 158-9　经肛痔动脉缝扎设备图片
多普勒装置用于探查痔动脉的终末分支。定位后，缝扎痔动脉，齿线上可吸收线连续缝合完成痔固定，用于脱垂修复。该治疗可使痔体萎缩，使脱垂组织复位

报道称超过 90% 的患者出血得到了控制，复发率为 10%～15%[116-118]。在推荐该技术替代传统手术之前，尚需更大规模的研究，更长时间的随访以比较多普勒技术（包括其衍生技术）与传统手术的优劣[119-120]。

九、痔术后管理

无论采用何种手术技术治疗晚期痔病，术后管理的关键都是减少并发症。疼痛是术后最常见，也是患者最恐惧的并发症。推荐的各种镇痛方案，通常包括口服和非肠道镇痛的多模式镇痛[121-125]。布比卡因伤口局部浸润可达到长效镇痛效果。相比之下，酮咯酸对缓解痔切除术后疼痛疗效显著[125]。其他给药途径，无论是贴药或皮下泵均可有效控制疼痛；然而，这些给药途径会增加门诊管理的风险，如呼吸抑制和麻醉药品依赖。门诊痔切除术后最合适的镇痛方案似乎是术中使用酮洛酸，居家使用足量的口服镇痛药辅以口服非甾体抗炎药。最近的两篇文章报道硝苯地平联合利多卡因和硝酸甘油（glyceryl trinitrate，GTN）软膏可用于痔切除术后镇痛，通过减少内括约肌痉挛来缓解疼痛。在 69 名随机接受 0.2%GTN 或安慰剂的患者中，GTN 组患者在第 1、3 和 7 天的术后疼痛明显减轻（$P < 0.05$），在 Ferguson 痔切除术后 3 周使用更少的镇痛、伤口愈合更好[126,127]。Joshi 等在 2010 年的系统回顾中研究了痔切除术后疼痛的循证管理[128]，结果表明在镇痛方面，除了非甾体抗炎药、扑热息痛和阿片类药物联合使用外，还推荐单独使用局部浸润麻醉，或联合全身麻醉或区域麻醉。其他推荐的辅助镇痛药物还包括泻药和甲硝唑（术前口服）。

尿潴留是痔切除术后常见并发症，发生率为 1%～52%[129-132]。处理方法很多，包括拟副交感神经药、α 肾上腺素能受体阻滞药和坐浴等[133]。然而，最好的策略似乎是预防，包括限制围术期液体输入，避免使用脊髓麻醉，避免肛门填塞和积极口服镇痛药等[134]。

术后原发性出血（< 24h）发生率约为 1%，通常与手术操作失误或不当有关，需要重返手术室止血[135]。继发性出血多发于术后 5～10天，发生率为 0.5%～4%[136-138]，继发性出血的原因是痔蒂结扎线过早脱离，痔滋养血管未栓塞闭合所致。这种出血通常很严重，需要止血处理。止血方法需重返手术室再次缝扎止血或床旁 Foley 导管填塞或肛门填塞[139-141]，继发性出血控制后一般不会再出血。

十、结论

痔病的治疗应根据不同个体的症候群个体化选择。大多数患者可通过提高膳食纤维摄入和改变生活方式来改善症状，注射疗法或套扎对内痔有效。只有少数患者需要如上所述的不同痔切除术。对于 Ⅲ 期痔已证明 PPH 和 THD（联合或不联合黏膜固定术）均有效，具有痛苦小的优势，但需要更高的设备花费和更长的时间来完成学习曲线。

十一、直肠前突

直肠前突是由于盆底失去支撑而引起的一系列盆底疾病之一。直肠前突通常与其他盆腔器官脱垂性疾病有关，如直肠脱垂（将在其他章节描述）。直肠前突多见于女性，因耻骨联合和肛提肌之间的生殖裂隙增大。此外，阴道和直肠平行走行，具有共同的肌肉壁。阴道后壁和直肠前壁共同构成直肠阴道隔。当直肠阴道隔薄弱，直肠向前膨出到阴道后壁时，就会发生直肠前突（图158-10），常被描述为直肠阴道隔疝或缺损[142]。因此，直肠前突在老年女性和经阴道分娩的女性中更为常见。发生直肠前突的其他危险因素包括便秘、肥胖和胶原蛋白异常。直肠前突患者，常表现为直肠坠胀、排便困难、排便不尽、盆底痛等，常与"痔病"混淆[143-151]。

检查时发现轻度直肠前突很常见，如果患者没有明显的症状则不用在意。然而，当直肠前突较明显时，粪便可能会存留其中，进而出

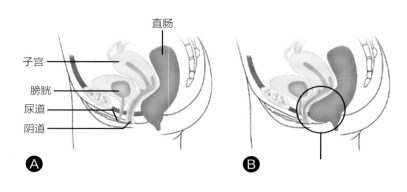

子宫
膀胱
尿道
阴道

直肠

A

B

◀ 图 158-10　**A.** 正常盆底解剖；**B.** 直肠前突

现排便困难，或者排便不尽感。症状常表现为粪便滞留、排便困难和阴道后壁向阴道口突出。排便过程中，直肠前突会更加明显，严重直肠前突可表现为需要将手指插入阴道并向后推至直肠以帮助粪便排出（夹板效应，splinting）[152]。

（一）诊断

采用截石位或直立，患者处于休息状态或进行各种动作（如 Valsalva 动作）时进行体检，直肠前突很容易诊断。在有较大直肠前突的情况下，阴道后壁可能会凸出超过阴道开口。需要对直肠前突进行触诊以排除乙状结肠疝或小肠疝。影像学检查如动态排粪造影和动态磁共振成像可用于直肠前突的诊断。有直肠前突的情况下，可看到对比剂从直肠前部突起进入阴道后部。有时对比剂可停留在直肠前突处，而直肠内的液体被排出——这被称为"淤滞"，或粪便滞留（图 158-11）[153]。通过测量肛管前缘线与直肠前壁向阴道后壁膨出的最大点之间的距离可确定直肠前突的大小。< 2cm 的属于正常，> 3.5cm 被认为是较大的。MRI 排粪造影虽然有用，但在前突的分级中缺乏标准，检查成本高，可用性相对有限[154]。

（二）治疗

直肠前突症状不严重时可采用非手术治疗，重点是优化粪便性状，以帮助排便。通常包括每天增加纤维和液体的摄入量。生物反馈或盆底物理疗法，旨在改善患者的直肠感觉和盆底

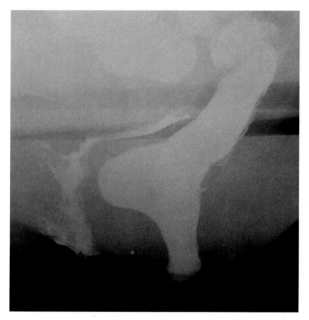

▲ 图 158-11　磁共振排粪造影显示直肠前突

肌肉收缩，对直肠前突的治疗也有帮助。在一项试验中，女性患者在外科手术之前给予生物反馈治疗后有更高的生活质量问卷得分和更高的最大盆底肌收缩力[155]。可能的机制是在术后愈合的重要窗口期，生物反馈增加了肛提肌的强度，改善了盆腔器官的支持。但是尚没有进一步的长期研究来证明单靠生物反馈疗法可获得持久疗效。盆底肌肉训练的不良影响最小，主要的缺点是需要提供指导的成本，也需要患者投入更多的时间才能其发挥最大的功效。患者将从有经验的物理治疗师或执业护士的物理治疗中获得最大的受益，通常包括每周 1～2 次治疗，为期 8～12 周，并持续进行巩固练习。

如果经过适当的非手术治疗后症状仍持续

存在，则可考虑手术治疗。直肠前突的手术修复通常分为经肛和经阴道两种入路。最常见的经肛直肠前突修复方法是由 Sullivan 等推广的改良 Delorme 手术，该手术是将冗余黏膜从固有肌层游离切除后，对直肠前壁进行折叠[156]。这些治疗方法多为经直肠（大多数结直肠外科医生喜欢）或经阴道（大多数妇科医生喜欢）来加强直肠 - 阴道隔。患者取俯卧折刀位，宽胶布牵拉暴露术野，齿线近端 1~2cm 处的直肠黏膜环周浸润麻醉。在靠近齿线上直肠黏膜做 U 形或 T 形切口，游离黏膜瓣至直肠前突近侧（通常为 7cm 长）。修剪黏膜瓣，用 5-0 聚羟基乙酸线连续缝合。如果不切除黏膜，直肠黏膜的褶皱会出现坏死和术后感染，一些患者还会出现顽固性肛门下坠。直肠阴道隔采用 3-0 聚羟基乙酸线垂直褥式缝合重建。通过经肛入路也可实现肛提肌的重建，这在本质上纠正了直肠内套叠和直肠前突，并将直肠抬高至盆腔正常位置。经肛直肠前突修补术可有效缓解约 80% 患者的排便障碍和出口梗阻[157,158]。然而，经肛直肠前突修补术的远期结果显示，5 年复发率为 50%[159]。

一些外科医生最近开始使用一种经肛吻合器直肠切除（stapled transanal rectal resection，STARR）技术，该技术采用吻合器切除直肠前突部分。手术步骤如下：在一次性环形肛门扩张器暴露下，肛镜下缝合荷包，引入环形吻合器，切除部分直肠前突和直肠内脱垂（包括黏膜、黏膜下层和肌层），先完成前侧，再完成后侧。一项前瞻性多中心研究报道了 90 例出口梗阻患者经 STARR 手术治疗的结果，便秘症状明显改善，未出现肛门失禁或性交痛，直肠顺应性

恢复[160]。然而，有 18% 的急便感和 3% 的吻合口狭窄等并发症发生。这是一种较新的术式，并不是所有结直肠外科医生都能完成的，它的成功率和并发症率仍在进一步研究中，因此尚缺乏明确推荐建议。

经阴道直肠前突修补技术主要由妇科专家完成，主要有四项修补技术，包括直肠阴道肌层折叠、直肠阴道隔修补、直肠阴道隔与肛提肌的重建，以及直肠阴道隔缺损补片修复等。所有的技术都需阴道后壁切口，以及直肠和阴道壁之间的游离。每种技术的具体细节超出了本章的范围，但尽管如此，这些手术的治疗结果比经肛修复更有利。有一篇包含 3 个随机试验的 Meta 分析显示，阴道后壁缝合术失败率显著降低（10% vs. 42%，RR=0.24，95%CI 0.09~0.64）[161]。进一步的前瞻性研究也印证了经阴道入路的优势[162-165]。

然而，我们也必须注意潜在的并发症，最常见的有疼痛、暂时的尿潴留和便秘。严重但不常见的并发症包括血肿、感染、包裹性囊肿形成、粪便嵌塞，以及直肠损伤进而形成的直肠阴道瘘或直肠会阴瘘[166-170]。排便功能障碍可能会持续存在，也可出现脱垂、新发的性交痛或大便失禁[171-174]。补片应用可带来一些特定并发症，如补片侵蚀、补片感染和肉芽组织持续存在等[175]。

综上所述，直肠前突通常与其他盆腔器官脱垂有关，可能需要多学科治疗，如影像科、理疗科、泌尿科和（或）妇科。便秘可通过改变饮食和生活方式及生物反馈理疗来纠正。直肠前突的手术入路有经肛入路和经阴道入路，但经阴道修复效果更佳。

第 159 章
肛裂
Fissure-in-Ano

Rahila Essani　Harry T. Papaconstantinou　**著**

李来元 **译**　傅传刚　窦若虚 **校**

摘要

近 20 年来，随着对肛裂病理生理的认识不断深入，肛裂的治疗取得了迅速的进展。所有的治疗方法都旨在减少与慢性肛裂相关的肛门括约肌痉挛。外科手术已经成功实施了 100 多年，内括约肌侧方切开术仍是首选手术治疗。然而，术后失禁仍有争议。近年来，侵入性较小的治疗方法应用于临床。局部使用硝酸盐、钙通道阻滞药和肉毒杆菌毒素是公认的治疗方法。本章以各种相关治疗指南为基础进行描述。

关键词：肛裂；药物治疗；地尔硫䓬；肉毒杆菌；肛裂切除术；手术；内括约肌侧切术；真皮皮瓣

肛裂是一种常见病，通常表现为肛门疼痛或排便出血。该病容易与有症状的痔混淆。病变虽小，但给患者带来的痛苦和不便远远超过预期。

出血是常见症状，通常很少，呈鲜红色，在排便后清洁用的手纸上发现。肛裂是肛管皮肤的线性缺损或裂伤，位于齿状线和肛缘之间。可以是急性的，也可以是慢性的。急性肛裂是一种简单的撕裂伤，而慢性肛裂是一种溃疡，周围有瘢痕，底部有暴露的肛门内括约肌纤维。其他表现有裂口外缘的肛周皮肤前哨痔和齿状线处的肥大肛乳头。慢性肛裂由可见的肌肉、肛缘前哨痔和肥大乳头组成（图 159-1）。重要的是，急慢性肛裂几乎都位于中线，后侧占主导地位。10% 的女性和 1% 的男性患者在前中线可见肛裂[1]。中线以外的肛裂通常与更严重的全身性疾病有关，如克罗恩病和免疫缺陷综合征（图 159-2）。

一、病因学

粪便干硬导致的肛管裂伤可能是引起肛裂

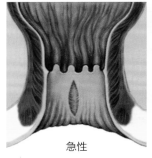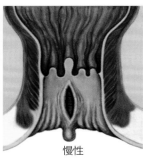

| 急性 | 慢性 |

▲ 图 159-1　急慢性肛裂

改编自 Hicks TC，Ray JE. Rectal and perianal complaints. In：Polk HC Jr，Stone HH，Gardner B，eds. Basic Surgery. 3rd ed. Norwalk，CT：Appleton-Century-Crofts；1987：455.

的最常见原因。患者通常会根据典型症状描述肛裂出现的确切时间。一般总是与便秘有关。肛裂也可能是频繁排便和腹泻的结果[2]。既往存在的肛管刺激也可能是导致肛裂的原因。肛门损伤或手术造成的瘢痕和狭窄是容易形成裂的条件，由于肛裂最常发生在后中线，因此有各种理论作为病因[3-5]，其中最引人注目的是内括约肌的血管解剖。

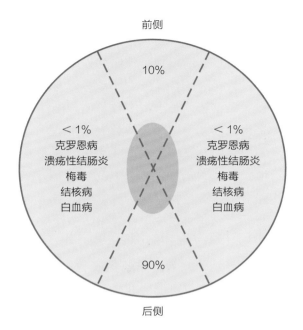

前侧

10%

< 1%
克罗恩病
溃疡性结肠炎
梅毒
结核病
白血病

< 1%
克罗恩病
溃疡性结肠炎
梅毒
结核病
白血病

90%

后侧

▲ 图 159-2 典型肛裂和非典型肛裂的位置图，非典型肛裂应怀疑系统性疾病

1989 年，Klosterhalfen 等[5]详细描述了痔下动脉的血供解剖。在大多数尸体标本中（85%），除末梢小动脉外，肛管后侧结合部没有直接的血流灌注。括约肌小动脉分支与母血管呈直角，垂直穿过内括约肌的环形纤维。这些解剖结果证实了黏膜灌注减少的可能性，特别是在后中线。其他研究者在尸检中证实，各水平的皮下小动脉数量从后到前都有显著的增长趋势[6]。此外，在该疾病中常见的括约肌痉挛和张力增高可进一步减少肛管后侧的血流。Schouten 等[7,8]通过激光多普勒血流测量显示，肛管压力升高与黏膜血流量减少有关。正常肛管最大静息压的研究报道变化很大，女性为 $60\sim100cmH_2O$，男性稍高，尽管测量是在静息时记录的最大压力[9]。静息压较高的肛裂患者在测压记录时会产生锯齿状曲线。这种血管-肛门高静息压假说促使了旨在改善血流和降低肛管静息压的试验。肛管内括约肌张力增高是原因还是结果尚不清楚。

与不典型肛裂/肛门溃疡有关的最常见的全身性疾病是克罗恩病和获得性免疫缺陷综合

征。这两种疾病都会导致患者免疫功能低下。非典型特征包括正中线以外的肛裂、边缘受累的较大缺损和基底部的肉芽组织。内括约肌空腔是全身性疾病存在的另一个提示线索。在免疫功能低下的患者中，裂缝或溃疡及伴随的肿块应该考虑恶性肿瘤。淋巴瘤、白血病性溃疡、肛管上皮性肿瘤常伴有表面缺损。这些细微的变化应与单纯的急性或慢性肛裂区分开来。

感染也会导致肛裂。20 世纪，梅毒和肺结核在美国很常见，目前并不是肛裂的常见原因。如今，性传播疾病和与免疫功能低下有关的感染可能是肛裂的原因，包括软下疳、单纯疱疹病毒和巨细胞病毒。单纯疱疹感染表现为多发性浅表溃疡和水疱，而梅毒性溃疡为脓性，有颗粒状基底。这些疾病的治疗方法是不同的，关键的是要认识到肛裂和不典型肛管溃疡之间的差异（图 159-2）。

二、诊断

排便过程中的撕裂或灼热感是肛裂最常见的症状。出血通常只出现在厕纸上。与肛裂相关的疼痛持续数分钟至数小时，急性肛裂患者排便过程中的切割或撕裂感觉是最常见症状。患者常认为便秘是肛裂的诱因，一旦疼痛诱发，患者对排便行为的恐惧和拒绝排便会加剧肛裂。这种焦虑导致粪便嵌塞，尤其是儿童和老年人。慢性肛裂患者会表现出不同的复杂症状。他们的主诉可能是前哨痔肿块、开放伤口的引流或分泌物、瘙痒或多种症状的组合。可能没有出血，并且疼痛通常也很轻或没有。肛裂疼痛与肛门痉挛性疼痛不同，后者产生不适通常与排便活动无关。此外，患者会感到肛门不适，直肠或骨盆深部的一过性直肠痛更为严重。通常会引起疼痛的另一种肛门疾病是血栓性痔，患者会感觉到有肿块，如果疼痛是由急性肛裂引起的，不会出现肿块。

检查应当小心进行，粗暴检查引起的疼痛会令患者或检查者难以忘怀。简单地展开臀部，轻轻地翻开肛缘，通常会观察到肛裂（图 159-3）。内镜检查作为对肛裂患者进行全面评估的一部分，应该推迟；当肛裂愈合后，可以更好地完成肛肠检查。重要的是，表面麻醉药不能促进无痛检查。

非典型的肛裂需要更深入的询问病史和检查。应寻找炎症性肠病的症状，记录性生活和用药史。如果需要辨别溃疡或肛裂的性质，可能需要进行活检、粪便培养、血清学和胃肠道检查。对具有 HIV 感染高风险行为的患者需进行病毒检测，并可能解释非典型肛裂存在的原因。梅毒性溃疡可以用暗视野、湿性显微镜进行诊断；结核性溃疡通常是重叠感染，染色后会显示抗酸杆菌。非典型肛裂患者的处理关键是保持高度怀疑。如果采用典型肛裂的方式治疗非典型肛裂，可能会导致较大的不愈合伤口。

大多数肛裂的诊断检查由于耐受性差难以在门诊进行，麻醉下检查可以彻底地了解肛门和直肠的情况。培养、活检和可能的治疗干预都可以在麻醉下安全地进行。事实上，患者愿意接受在麻醉下进行的无痛检查。

三、非手术治疗

（一）保守治疗

2010 年，美国结直肠外科医师协会临床实

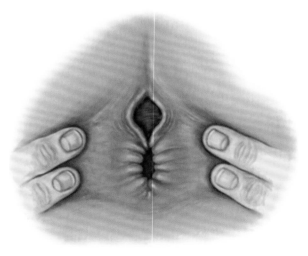

▲ 图 159-3　肛裂检查

践指南委员会发布了肛裂治疗指南[10]。对单纯急性肛裂患者的一线治疗包括温水坐浴和大便膨胀剂。温水坐浴治疗可使肌肉松弛，缓解肛门不适，从而降低肛管压力[11]；尽管前瞻性研究出现矛盾结论，对于大多数急性和慢性肛裂患者来说，热敷可以显著缓解肛门不适，所有患者都应使用。粪便膨胀剂（如车前草、麸皮和纤维）将水分吸入粪便，改变粪便的黏稠度，防止形成干硬粪便，减轻对肛管造成持续的损害。此外，已证明麸皮可有效预防急性肛裂的复发[12]。不建议使用含矿物油的制剂，因为排便后难以清洁，并且对结肠黏膜有不利影响。外用乳膏和类固醇可能会暂时缓解症状，但不建议作为常规治疗方案，因为这些方法不能解决根本问题。这些保守的非手术措施对急性肛裂的治愈率达 90%，但对慢性肛裂的有效率只有 40%。工作组的结论是，非手术治疗仍然是安全的，几乎没有不良反应，通常应作为治疗的第一步。慢性肛裂可通过提供"化学括约肌切开术"的药物进行治疗，稍后将进行描述。

（二）硝酸甘油

有研究认为，肛管后侧血供不足和肛门内括约肌过度痉挛是造成肛裂的原因。因此，改善血液供应和松弛括约肌将有利于愈合。一氧化氮是一种有效的平滑肌松弛药，促进血管扩张。外用硝酸甘油是一种一氧化氮供体，经肛门皮肤吸收后扩散到黏膜，引起肛门内括约肌压力降低[12]，从而改善肛门血流，增加肛裂愈合的可能性。硝酸甘油已成为一种重要的辅助治疗方法，适用于不适合粪便膨胀剂和局部热疗治疗的肛裂患者[13-15]。2004 年，一项随机对照试验的 Meta 分析显示，在肛裂的初次愈合中硝酸甘油比安慰剂更有效（46% vs. 33%，$P <$ 0.0001）[16]。一些独立研究已经证明硝酸甘油膏剂对肛裂患者的有效率达 60%～75%[15-21]。

硝酸甘油的剂量和强度因研究而异，但剂量和括约肌松弛度之间存在一定的相关性[22]。

一项包括 17 个医院的多中心研究，探索硝酸甘油的最佳用量和给药间隔时间[22]。各个治疗组在肛裂愈合方面没有观察到显著差异，但接受 0.4%（1.5mg）硝酸甘油治疗的患者在疼痛程度方面有显著降低；其他大多数研究表明 0.2% 硝酸甘油有良好的疗效。每天至少 2 次在肛门涂抹 200～500mg 0.2% 的硝酸甘油膏（约豌豆大小）。重要的是要告诉患者使用棉签或戴手套涂抹，防止硝酸甘油经手指皮肤吸收。应该避免药膏暴露在空气和光线下，因为硝化甘油膏具有挥发性，会失去活性。使用后疼痛几乎立即缓解（5min），持续时间长达 12h[13,16,17]。一种严重的不良反应是头痛，限制了膏剂的用量。通过这种疗法，肛裂的愈合需要 4～6 周。使用硝酸甘油后复发的肛裂也可以成功治愈[16,17]。其他不良反应，如直立性低血压、晕厥发作和神经过敏，可能会限制这种治疗方式的使用，但并不常见[16,22,23]。临床实践指南委员会的结论是，肛裂的局部治疗可以使用硝酸甘油，尽管硝酸甘油在促进愈合方面只比安慰剂稍高[16]。

（三）钙通道阻滞药

钙离子对于平滑肌收缩有很重要的作用。因此，可以局部应用钙通道阻滞药（硝苯地平和地尔硫䓬）。作为硝酸甘油软膏的替代品产生类似的"化学括约肌切开术"作用。局部用硝苯地平可减少肛管静息压，治愈慢性肛裂明显优于对照组（95% vs. 16%，$P < 0.001$）[24]。这些积极作用是在没有明显不良反应的情况下实现的。其他钙通道阻滞药，如外用 2% 地尔硫䓬，在治疗慢性肛裂方面与硝酸甘油一样有效[25,26]。另外，局部使用地尔硫䓬治疗肛裂的有效率达 48%～75%，这些肛裂单用硝酸甘油无法愈合[27,28,28a]。这类药物在治疗慢性肛裂方面可能最终取代硝酸甘油，因为钙通道阻滞药在治疗慢性肛裂方面同样有效，并且具有更少的不良反应。口服钙通道阻滞药已用于治疗肛裂，但治愈率低于局部使用；口服的不良反应发生率更高，主要是头

痛[29,30]。由于硝酸甘油和钙通道阻滞药的治愈率相近，学者认为肛裂可以使用钙通道阻滞药进行局部治疗，预期不良反应发生率低于硝酸甘油。然而没有足够的数据证实钙通道阻滞药与硝酸盐在治愈肛裂方面优于安慰剂[10]。

（四）肉毒杆菌

肉毒杆菌毒素 A 是治疗肛裂的另一种选择，它是一种由肉毒梭菌产生的外毒素，可通过阻止突触前释放乙酰胆碱而引起骨骼肌麻痹。已有证据表明，肉毒毒素 A 是治疗慢性肛裂的有效药物。在一项研究中，73% 的肛裂患者在 8 周内获得了治愈，平均 16 个月未复发[10]。一项随机双盲安慰剂对照试验的结果显示，在 8 周时，注射肉毒毒素的患者肛裂愈合率为 96%，而注射硝酸甘油的患者肛裂愈合率仅为 60%[31]；在平均 15 个月的随访中，两组均无复发[32]。肉毒杆菌毒素 A 治疗慢性肛裂的最佳剂量和注射部位尚不清楚。目前在已报道的 10～100U 的用药剂量范围内，还没有确定最佳的剂量。在肛裂两侧的内括约肌内注射 50U 的肉毒毒素 A，患者多显示出良好的耐受性[32]。与肛管后侧注射相比，前侧注射肉毒毒素 A 后，后侧肛裂的愈合速度加快[33]。尽管最初的研究报道了肛门外括约肌注射，最近的研究采用括约肌间注射或内括约肌注射，取得了良好的治疗效果，愈合率为 60%～80%[30,31,33-35]。这种治疗的并发症不常见，排气失禁发生率为 18%，大便失禁发生率为 5%，也有一定概率发生肛周血肿。虽然有人推荐肉毒杆菌毒素 A 注射作为一线治疗慢性肛裂，但也有人认为其成本高、便捷性低，应作为局部用药失败后的二线药物。尽管钙通道阻滞药治疗可能需要联合用药，但由于便宜、方便、易获得，且不良反应少，钙通道阻滞药如硝苯地平和地尔硫䓬已成为首选的一线局部治疗药物。

四、外科治疗

2015 年 Barnes 等报道 102 例患者使用肉

毒杆菌联合肛裂切除的结果[36]，肛裂切除术为刮除肛裂溃疡基底部及边缘，并切除前哨皮赘 / 肥大肛乳头。结果显示，在未行内括约肌离断的情况下，该联合治疗的肛裂愈合率为 95%[36]。临床实践指南委员会认为注射肉毒杆菌治疗肛裂的愈合率优于安慰剂。然而，在剂量、确切的给药部位、注射次数或疗效等方面还没有完全达成共识[10]。

2010 年，美国结肠直肠学会临床实践指南委员会得出结论[10]：侧方内括约肌切开术是难治性肛裂的首选手术治疗方法（图 159-4）。该技术要求外科医生熟悉肛管解剖。括约肌切开术的方法是离断肛门内括约肌的痉挛部分，以降低肛管压力并促进肛裂的愈合。该方法最初于 1951 年由 Eisenhammer 描述为穿过裂口的中线后切口[4]。然而，随后的研究指出了伤口愈合及肛门"锁孔"畸形的问题[3]。"锁孔"畸形是指在内括约肌离断后的中线处有一个持续的凹槽，可能会导致明显的肛门渗漏或失禁。对该手术的修改方法有将切口重新移位到右侧或左侧，可有效消除畸形并发症[5]。Notaras 采用了闭式内括约肌切开术，该方法是通过括约肌间沟刺入手术刀片（图 159-5），而不是对内部括约肌进行开放式暴露[37,38]。在局部麻醉下，使用小型肛门镜或手指在肛管内指导括约肌的离断[39]。

侧方内括约肌切开术对慢性肛裂的治疗效果非常好，治愈率 85%～100%，持续复发或早期复发的概率非常低（表 159-1）[37-45]。发生率较低但持续存在的并发症有夜间沾污内裤（1%～22%）、气体失禁（0%～28%）和大便失禁（0%～11%）。开放与闭式括约肌切开术在

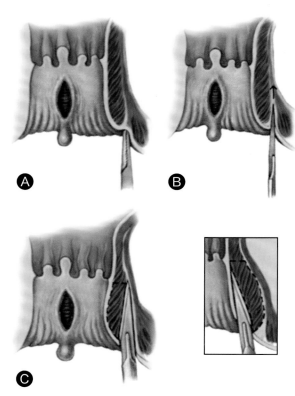

▲ 图 159-5　闭式内括约肌切开术

A. 显示括约肌间沟的止血钳；B. 内外括约肌之间插入手术刀；C. 手术刀向内侧离断内括约肌。插图显示原始 Notaras 技术，手术刀向外滑动（改编自 Notaras MJ, The treatment of anal fissure by lateral subcutaneous internal sphincterotomy：a technique and results. Br J Surg. 1971；58：96.）

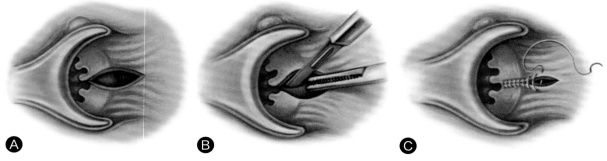

▲ 图 159-4　肛门侧方内括约肌切开术

A. 通过切口可见肛门内括约肌；B. 侧方肛门内括约肌的离断；C. 伤口缝合（改编自 Storer EH，Goldberg SM，Nivatvongs S. Colon，rectum and anus. In：Schwartz SI，ed. Principles of Surgery. 4th ed. New York：McGraw-Hill；1984：1169.）

表 159-1 侧方内括约肌切开术后肛门失禁

作者，时间	患者数	治愈率（%）	复发 / 持续性症状（%）	肛管功能受损（%）		
				夜间沾污内裤	气体失禁	大便失禁
Hoffman 和 Goligher，1970 [40]	99	97	3	1	6.1	7.1
Notaras，1971 [38]	82	100	0	1.4	2.7	5.5
Rudd，1975 [39]	200	99.5	0.5	0	0	0
Boulos 和 Araujo，1984 [41]	23	100	0	0	17.9	无数据
Pernikoff 等，1994 [42]	500	97	3	4	3	1
Garcia-Aguilar 等，1996 [43]	549	89	11	22	28	8
Hananel 和 Gordon，1997 [44]	312	99	1	1	1	1
Nyam 和 Pemberton，1999 [45]	487	96	4	8	6	1

术后疼痛、治愈率、大便失禁等并发症与总体预后方面无显著差异。内括约肌切开的长度已在一项合并分析中进行了描述：就愈合和失禁而言，内括约肌的离断仅限于肛裂的长度，与离断至齿状线水平的方法相比较[45]，较长的括约肌离断与显著降低的治疗失败风险相关，术后 Wexner 评分的大便失禁率无差异[46]。患者在术后早期可能会出现一定程度的一过性便失禁，但这种情况通常会渐渐改善。为进一步降低大便失禁率，作者采用刻度校准的括约肌切开术——在肛裂顶点切开括约肌并用探子指引将创面扩展至 30mm。在 3 个试验中，该技术与标准内括约肌切开术的愈合相似，失禁率较低[46-48]。因此，由于侧方内括约肌切开术后虽然大便失禁率低，但一旦发生持续时间久，应选择非手术治疗失败的患者行此手术。术前患者无大便失禁，术中医生细致的操作是取得良好手术效果的必要条件。

治疗慢性肛裂的其他手术方式应用越来越少，肛裂切除术至今仍在施行，但该手术会导致肛膜缺损，可以用旋转或推进皮瓣覆盖，避免锁孔畸形，解决肛门狭窄的问题[49]。不切除肛裂的推进皮瓣有一定的吸引力，理论上有较少的失禁风险。一项研究显示皮瓣组愈合较好，但复发率较高[50]。辅助手术可以改善预后，包括肛乳头切除术。肛乳头切除的患者满意度更高[51]。在另一项研究中，39 名患者随机分为伤口开放以避免感染或缝合以加快愈合两组[52]，开放组出现伤口问题（4/17）的概率高于缝合组（1/22）；缝合组愈合速度是开放组的 2 倍。

四指扩肛法不是主流治疗，应予以撇弃，这种方法以不可控的方式扩张肛管，导致难以接受的术后失禁。最近的一项 Meta 分析显示，与内括约肌切开相比，肛门扩张导致症状持续时间更长[53]。牵开器和球囊扩张已用于治疗慢性肛裂的扩张治疗[54-57]，这些可控的扩肛方式和侧方内括约肌切开术一样有效。

在最近的一项研究中，有症状的慢性肛裂患者被随机分为气囊扩张组或侧方内括约肌切开组，术前和术后 6 个月进行肛门超声和肛门测压。采用已验证的控便分级量表对肛门失禁进行评分，分别在术前（1 周和 6 周）、术后 12 个月和 24 个月进行评估[58]。24 例（男性 11 例；平均年龄 42±8.2 岁）行气囊扩张术，25 例（男性 10 例；平均年龄 44±7.3 岁）接受侧方内括约肌切开术。气囊扩张的肛裂愈合率为 83.3%，侧方内括约肌切开组的肛裂愈合率为 92%。侧方内括约肌切开术后 1 名患者复发（4%）。气囊扩张和侧方内括约肌切开获得的平均静息压力降低分别为 30.5% 和 34.3%。气囊扩张后，肛门超声检查未显示任何明显的括约肌损伤。在 24 个月的随访中，气囊扩张组失禁的发生率（不考虑严重程度）为 0，侧方内括约肌切开组为 16%（$P < 0.0001$）[56]。校准球囊扩张术可成为一种与括约肌切开术一样安全有效的方法。与侧方内括约肌切开术一样，气囊扩张术后肛裂愈合率高，术后肛门失禁的发生率显著降低。

五、结论

大多数急性肛裂可通过保守措施治愈，慢性肛裂可经药物治疗或注射肉毒杆菌毒素后治愈；持续性肛裂患者应考虑行侧方部分内括约肌切开术，治疗方法在流程图中做了概述（图 159-6）。成功治疗肛裂的患者，可能比癌症治愈的患者更感激医生。

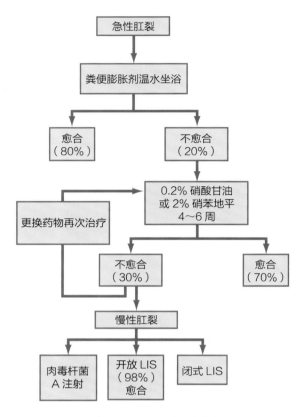

▲ 图 159-6 肛裂治疗方案
LIS. 侧方内括约肌切开术

第 160 章
肛瘘的治疗
Anal Fistula Management

Piyush Aggarwal　　Charles A Ternent　　Alan G. Thorson　**著**

黄晟宇　**译**　傅传刚　王　琛　**校**

关键词：肛周脓肿；肛瘘；肛周克罗恩病

肛门直肠化脓性疾病可表现为急性或慢性形式。肛门的脓毒症（脓肿）代表化脓过程的急性形式，肛瘘代表化脓过程的慢性形式。简单来说，肛瘘是指肛管内口与脓肿排出的外口之间的连通。瘘管可与脓肿并存，也可出现不典型的内口和多个瘘管，进而导致复杂的化脓过程。

一、病因学

长期以来，异物、恶性肿瘤、创伤、结核、放线菌病、白血病、术后感染、炎症性肠病和单纯性皮肤感染都被认为与肛周脓肿有关。最近，有证据表明肛周脓肿及肛瘘的发生和正在吸烟或近期吸烟史有关[1]。这种联系会随着吸烟史的久远而逐渐减弱。大多数肛周脓肿与肛腺和肛腺导管的感染有关。粪便细菌导致导管堵塞，进而导致脓肿形成。这个过程代表了肛腺隐窝感染理论。Robinson[2]、Seow-Choen[3]和他们的团队认为Chiari在1878年发表的关于肛腺的描述及随后Parks在1961年发表的组织学研究使隐窝理论成了肛周脓肿公认的主要病因。

二、分型
（一）肛门直肠脓肿

肛门直肠脓肿根据化脓性过程所涉及的直肠周围间隙进行分类，包括肛周间隙、坐骨直肠间隙、括约肌间隙、黏膜下间隙、肛管后深间隙和提肛肌上间隙（图 160-1）。一个已形成的化脓过程可能涉及多个直肠周围间隙。例如，经典的"马蹄形"脓肿起源于后中线的感染腺体，通过括约肌间间隙和肛管后深间隙延伸至一侧或两侧的坐骨直肠间隙。当脓肿在括约肌间间隙、提肛肌上间隙或坐骨直肠间隙环形播散时，可能出现"漂浮肛门"的表现。

由于脓肿有诸多分类，转诊模式也多种多样，各种脓肿的发生率很难准确评估。但是其中肛周脓肿是发生率最高的（表 160-1）。

（二）肛瘘

追溯历史，肛瘘曾有过许多分类的方法。但是，在 1976 年发表的 Parks 分类法是最全面和最广泛应用的分类方法，其来源于隐窝理论，有一定的治疗指导意义。Parks 和 Gordon 按照瘘管的主要走行将肛瘘分为四个亚类：括约肌间型、经括约肌型、括约肌上型和括约肌外型[9]。每个分类可根据瘘管的伴随分支和其他解剖细节进一步分类（图 160-2）。和脓肿一样，各类肛瘘的发生率同样很难准确估计。但是，总体来看，括约肌间型肛瘘发生率最高（表 160-2）。

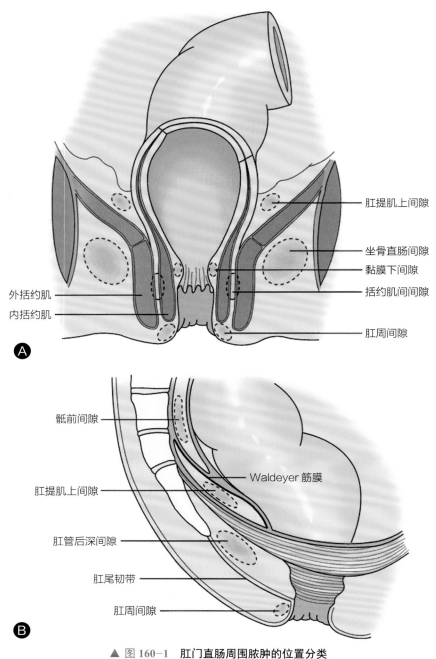

肛提肌上间隙

坐骨直肠间隙

黏膜下间隙

括约肌间间隙

肛周间隙

外括约肌

内括约肌

骶前间隙

肛提肌上间隙

Waldeyer 筋膜

肛管后深间隙

肛尾韧带

肛周间隙

▲ 图 160-1　肛门直肠周围脓肿的位置分类
A. 冠状面观；B. 矢状面观

三、诊断

（一）肛门直肠脓肿

1. **病史**　脓肿的常见症状包括缓慢、渐进的疼痛发作，疼痛的强度会随着压力和饱满感的增加而加重。这是一种持续的、不能缓解的感觉。即使在没有明显的临床症状（隐性脓肿）

的情况下，如有此类症状的出现，往往应考虑是由脓肿引起。20%～33% 的患者自诉既往有过肛门直肠脓肿的病史 [7,10]。

2. **查体**　与肛门直肠脓肿相关的体检表现会因脓肿的解剖位置而异。可以采用穿刺抽脓检查来诊断肛周和直肠周围间隙是否有脓液。必要时可在全身麻醉下进行检查以确认诊断。

表 160-1 肛门直肠脓肿各位置的发生率

脓肿位置	病例数					总 数	
	McElwain 等 [4]	Scoma 等 [7]	Vasilevsky 和 Gordon[8]	Schouten 和 van Vroonhoven[6]	Ramanujam 等 [5]	病例数	%
肛周	456	174	20	—	437	1087	44.8
黏膜下	3	—	—	—	—	3	0.1
肌肉间	541	30	—	—	59	630	26
括约肌间	—	—	18	28	219	265	11
经括约肌	—	—	—	30	—	30	1.2
坐骨直肠窝	—	14	63	—	233	310	12.8
肛提肌上	—	9	2	—	75	86	3.6
直肠后	—	5	—	—	—	5	0.2
未分类	—	—	—	8	—	8	0.3
总和	1000	232	103	66	1023	2424	100

表 160-2 肛瘘的发生率

肛瘘类型	病例数				总 数	
	Parks 等 [9]	Marks 和 Ritchie[93]	Vasilevsky 和 Gordon[94]	Garcia-Aguilar 等 [95]	病例数	%
括约肌间	180	428	67	180	855	49.5
经括约肌	120	167	83	108	478	27.7
括约肌上	80	24	3	6	113	6.5
括约肌外	20	24	0	6	50	2.9
杂项或未分类	—	150	7	75	232	13.4
总和	400	793	160	375	1728	100

（二）肛周脓肿

局限性肿胀、充血、硬结、波动和压痛是肛门附近的表现。如果脓肿自行破溃，肛门附近可能会出现脓性分泌物。虽然肛周脓肿通常没有全身性症状，但患者仍可能会出现发热、身体不适或病情突然加重的情况。

（三）坐骨直肠脓肿

常见的表现是臀部出现一个巨大的、红斑状的硬肿块，小的脓肿可能表现为散在的局部肿胀。坐骨直肠间隙可积聚大量脓性物质。虽然患者出现发热和白细胞增多的情况很常见，但也并不总是存在。较大的坐骨直肠脓肿常见为马蹄形脓肿，所以应找到位于后正中线的脓肿源头。

（四）括约肌间脓肿和黏膜下脓肿

括约肌间脓肿和黏膜下脓肿通常没有明显的脓肿表现，原因是这两个是"隐匿性脓肿"，它们的脓肿限制于肛管局部。由于直肠指检会使这类

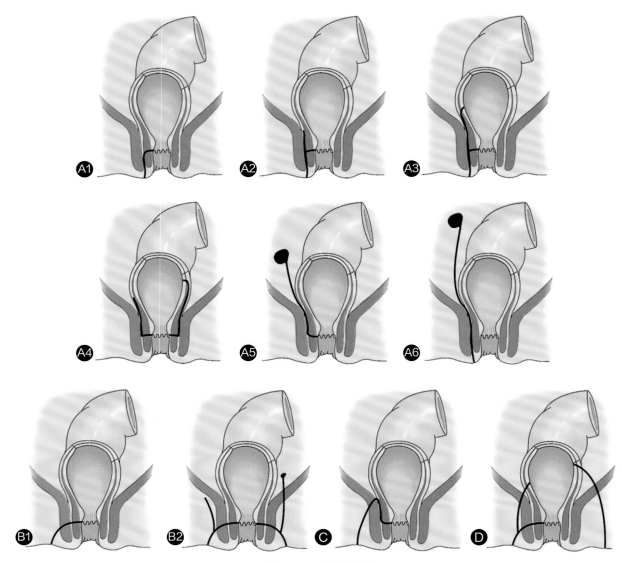

▲ 图 160-2　肛瘘的分类

A. 括约肌间型：肛管括约肌间平面内的瘘管。A1. 单纯型；A2. 高位盲瘘型，内括约肌与肛管纵肌之间的瘘管有高位延伸；A3. 高位直肠开口型瘘管；A4. 高位括约肌间型，无会阴部开口，可能有或没有直肠开口；A5. 高位括约肌间肛瘘伴盆腔延伸。感染向上扩散，到达位于提肌上方的盆腔；A6. 盆腔疾病继发括约肌间肛瘘；这种瘘管是盆腔积液通过括约肌间平面扩散的结果；这并不代表真正的肛瘘，因为它起源于肛门区之外；齿状线没有开口。B. 经肛管括约肌型：瘘管从括约肌间平面穿过至外括约肌。B1. 单纯型；B2. 高位盲瘘型，瘘管延伸可以到达坐骨直肠窝的顶端，也可以通过肛提肌延伸到更高的位置，乃至进入盆腔。C. 肛提肌上型：括约肌间平面上的瘘管向上延伸，然后瘘管越过耻骨直肠肌水平，通过坐骨直肠窝向下延伸至肛周区域。D. 括约肌外型：一条从会阴部皮肤穿过坐骨直肠窝和肛提肌的瘘管，最后进入直肠壁。这种瘘管可能是经括约肌瘘管延伸的结果，也可能继发于外伤、肛门直肠疾病或盆腔感染

患者感觉不适，所以经常无法进行检查。在这种情况下，有必要在全身麻醉下进行检查以确诊。

（五）括约肌上脓肿

括约肌上脓肿通常是指由远端肛管向上延伸的括约肌间脓肿，也可能是继发于腹腔内或盆腔病变的真性盆腔脓肿。可能的病因包括阑尾炎、憩室炎、盆腔炎或内脏破裂。患者可能伴有全身性疾病。可以通过直肠或阴道查体来识别盆腔的脓肿。

（六）肛管后间隙脓肿和马蹄形脓肿

括约肌间脓肿在后正中线经括约肌延伸导致脓液在肛管后深间隙积聚。这个间隙很难在临床上评估，这使其成为第二种类型的隐匿性脓肿。由于脓肿很深，体检无法发现任何皮肤炎性改变。在肛管后方、尾骨前方可能有压痛。只有通过穿刺抽脓或全麻下检查才能清楚地发现脓肿。马蹄形脓肿是肛管后间隙脓肿直接延伸到坐骨直肠间隙的结果。马蹄形脓肿可能是单侧的，也可能是双侧的。

（七）肛门直肠瘘

1. 病史　大多数肛瘘的患者都有肛管直肠的化脓病史。患者通常的主诉是肛周的外口间歇性或持续性脓性或浆液性分泌物流出。肛门直肠瘘的典型症状包括疼痛的逐步加重、轻微的发热，排便疼痛随着黏液脓性分泌物的流出后疼痛会减轻。由于长期的分泌物对皮肤刺激，可能会出现瘙痒症状。

2. 查体　瘘管通常是直径 3~7mm 的纤维化炎性导管。管壁内覆感染的肉芽组织。许多瘘管可以通过仔细的直肠指诊触及。Goodsall 和 Miles[11] 在近 100 年前就描述了临床查体中应该包括的要点，包括外口和内口的识别、瘘管的主管道和其他次级分支的走向、肛门括约肌的张力，以及是否存在其他潜在的复杂疾病。

以上提到的大多数临床查体要点都可以通过使用肛门镜，系统的检查和触诊来确诊。轻柔地使用一些可延展的肛门直肠探针和隐窝钩来穿过瘘管的内口或外口，可帮助描绘瘘管的具体走行。其中重要的注意点是切勿暴力使用探针穿过瘘管，这样会形成假道，进而使病情评估和处理复杂化。当触摸到硬结或感觉到肛管直肠左右两侧不对称时，可能提示存在瘘管的分支。在某些情况如复发性、广泛性或复杂性肛瘘发生时，可使用精细的成像技术来获取额外的信息，可有效地指导治疗。

瘘管外口被定义为被瘢痕或肉芽组织包围的小凹陷。外口可能存在明显的浆液脓性分泌物的流出。括约肌间型肛瘘通常开口靠近肛门外缘，经括约肌型和其他复杂类型肛瘘外口离肛缘较远。有时外口可能位于肛管内或裂口的远端；有时由于多个复杂的瘘管的存在，可能会出现多个外口，这种情况被称为"洒水壶状"会阴（图 160-3）。

瘘管的内口可表现为一个小的硬化结节，最常见于齿状线。这与肛门直肠脓肿的隐窝学说是一致的。从外口注入生理盐水、牛奶、染料或稀释的过氧化氢已被用于定位瘘管内口。

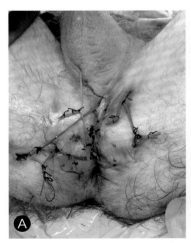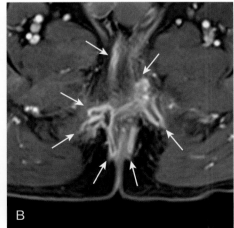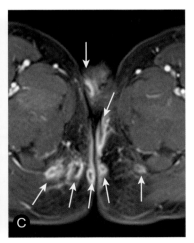

▲ 图 160-3　**A.** 用引流挂线治疗洒水壶状会阴；**B** 和 **C.** 轴位磁共振 T$_1$ 加权脂肪饱和增强序列显示的瘘管。图中许多瘘管（箭）向前方延伸到阴囊，向两侧延伸到坐骨直肠窝和肛管后侧区域

在内口的位置可见增大的乳头。因为大多数肛腺位于后中线，所以 61%～69% 的瘘管内口发生在这个位置也就不足为奇了[3]。

Goodsall 规律可有助于定位瘘管内口。该规律认为，在冠状面上于肛门中间划一横线，横线前方的外口可能呈放射状走向相应齿线处肛隐窝。如果外口在横线的后方，瘘管常呈弯曲形到达后正中处内口。当前侧外口距肛缘 3cm 以上并且有多个外口的情况下，此规律不适用。在这些例外情况下，内口很可能在后中线（图 160-4）。然而，Goodsall 规律预测的准确性已经受到了诸多质疑，特别是开口位于前外侧[12] 或者伴有克罗恩病或癌症的情况下[13]。

（八）特殊检查

1. 乙状结肠镜和结肠镜 所有肛瘘患者均

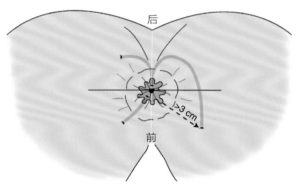

▲ 图 160-4 **Goodsall 规律**

应行乙状结肠镜检查，必须通过内镜寻找是否伴有如肿瘤、炎症性肠病或直肠内相关的继发性瘘管等病理因素的存在。如有以上情况发生则说明可能有必要进行全面的结肠镜检查。

2. 瘘管造影 瘘管造影术用于复发性瘘管的检查或既往手术未能探明瘘管内口位置时。操作方法是从外口插入一个小口径的管子，在最小压力下注射对比剂，同时拍摄造影图片。瘘管造影术可有助于确诊未知的病理情况，有助于指导制定手术方案和呈现解剖关系。然而，来自 Kuijpers 和 Schulpen[14] 的一项研究发现，瘘管造影的结果不如手术中所见可靠。他们发现瘘管造影术的假阳性结果过高，这可能导致不必要的、有创的手术探查。

3. 肛门直肠超声检查 经肛门超声可以描绘出肛门括约肌与脓肿或瘘管之间的解剖关系。通常情况下，肛管的超声检查是使用一个 360° 旋转的探头，以及一个 7MHz、10MHz 或 13MHz 的换能器来完成，换能器上有一个充水的透超声波的塑料锥体（图 160-5）。瘘管和脓肿表现为肛管肌肉内的低回声缺损（图 160-6）。内口无法在超声下明确标识。虽然在超声下脓肿和瘘管的定位大体上是准确的，但浅表的、括约肌外和括约肌上的瘘管、肛提肌上或肛提肌下方的瘘管分支可能会被遗漏[15]。使用过氧化氢作为图像增强剂注入瘘管已被证明是安全、

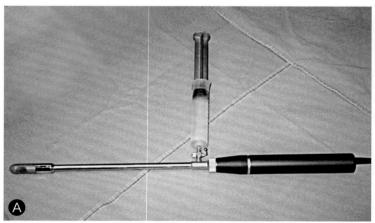

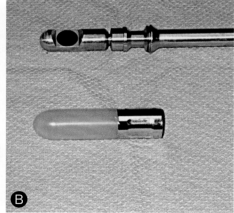

▲ 图 160-5 **A.** 经肛门超声探头（type 1850；Brüel and Kjaer，Naerum，Denmark）；**B.** 可旋转的换能器由硬塑料透明锥体覆盖，然后用水填充以提供声学界面

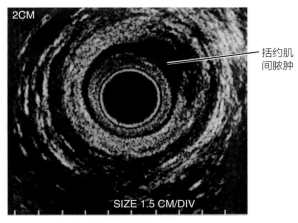

2CM

SIZE 1.5 CM/DIV

括约肌
间脓肿

▲ 图 160-6　经肛门超声看到的括约肌间脓肿

有效的方法，可有助于发现这些复杂的瘘管（图
160-7）[16]。此外，无论有无使用过氧化氢作为
对比剂，三维肛门内超声对肛瘘的诊断都是可
靠和准确的[17]。

　　已有研究报道使用线性 7MHz 超声设备代
替径向探头，线性 7MHz 超声设备的优势包括
具有更长的焦深，改良的坐骨直肠窝和肛提肌
上层面的视图，复杂性肛瘘的多维图形，并且
对增强剂注射的需求更少[18]。最后，研究表明
在 25% 的患者中，经阴道超声检查可以提高肛
周脓肿的诊断率，并且可为那些有隐匿性脓肿
或肛门狭窄的患者免去令人不适的直肠指诊或
肛管内超声检查[19]。

　　4. 磁共振成像　另一种准确的肛瘘疾病成
像方法是磁共振成像。大多数肛瘘只有一个单
纯的瘘道，在手术中很容易辨认出来。然而，
5%～15% 的复杂性瘘管经常与复发性瘘管和
隐匿性克罗恩病相关的瘘管相关。磁共振成像
已被证明有助于诊断，尤其可以辅助明确复杂
性肛瘘的多个瘘管、支管和内口（图 160-8）[20]。
在 Beets-Tan 等的一项研究中报道称术前磁共
振成像在识别瘘管方面的敏感性和特异性分别
为 100% 和 86%。此外，研究还发现术前磁共
振检测瘘管内口的敏感性为 96%，特异性为
90%[20]。MRI 在复杂性瘘管疾病的诊断中尤其
有用。MRI 结合肛门内超声检查和麻醉下检查
可以提高这些检查在确定瘘管解剖方面的准

确性[21]。

　　5. 计算机断层扫描　由于对肛提肌和括约
肌复合体的可视化较差，计算机断层扫描在评
估肛瘘中的应用比较有限。因此，CT 在肛门脓
肿和肛瘘中的作用仅限于评估与盆腔相关的病
理改变，如肛提肌上脓肿和一些复杂性肛瘘。

　　6. 肛管直肠测压　肛管直肠测压是研究肛
管直肠括约肌在排便生理过程中作用的客观方
法。测压可以帮助甄别出术后大便失禁风险最
高的患者。可以按照测压结果为患者制定个性
化手术治疗方案，从而进一步改善临床和功能
预后。肛管直肠测压尤其适用于疑似括约肌受
损的患者，可能需要切除大部分外括约肌来治
愈瘘管的患者，以及有多胎分娩史、产钳分娩、
会阴Ⅲ度撕裂、高出生体重或第二产程延长的
女性[13]。与术前静息压正常的患者相比，术前
静息压较低的患者在括约肌间型肛瘘的手术后
的肛门自控能力明显较差[22]。

　　7. 瘘管镜检查　既往已有报道使用柔性输
尿管镜进行肛门直肠瘘管镜检查。这是一种潜
在有效的术中技术，可用于识别原发性瘘口、
多个或复杂的瘘管和医源性瘘管。改进型可伸
缩输尿管镜还处于早期开发阶段。我们期待着
它们的发展，因为其代表了一种新的诊断和治
疗工具，可显著改善复杂性肛瘘的诊疗效果。

四、治疗

（一）肛门直肠脓肿

　　肛门直肠脓肿的治疗应被归为外科急诊的
范畴，早期引流是治疗的主要手段。不推荐保
守治疗。延误治疗可能会导致慢性感染和组织
破坏，并伴有纤维化和长期的功能损害。通常
通过患者的情况和脓肿的类型决定是否可以在
门诊、急诊室或手术室进行引流。抗生素只能
在以下特殊情况下用作辅助治疗，包括心脏瓣
膜病（不包括二尖瓣脱垂）[23]、免疫抑制、广
泛性蜂窝织炎和糖尿病[24]。

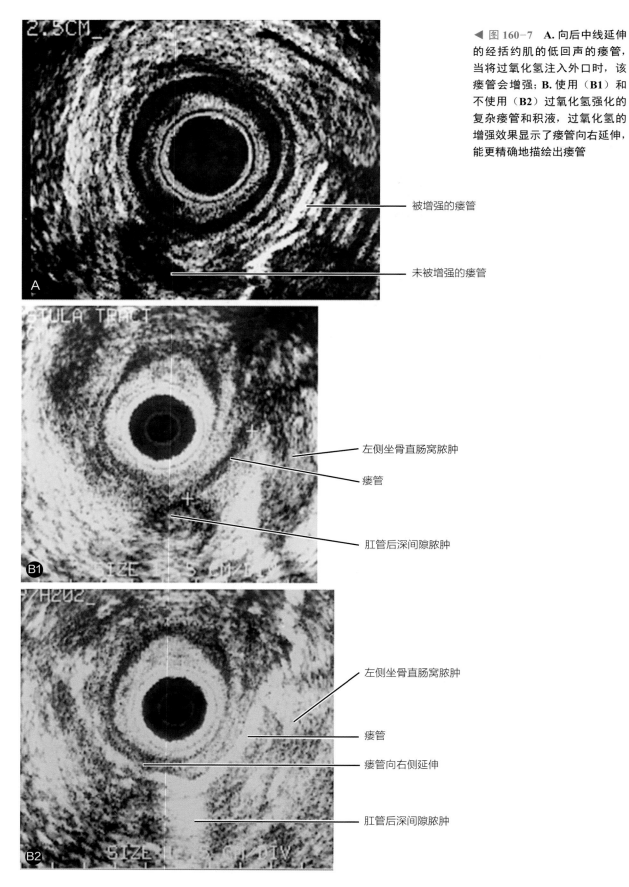

◀ 图 160-7　**A.** 向后中线延伸的经括约肌的低回声的瘘管，当将过氧化氢注入外口时，该瘘管会增强；**B.** 使用（**B1**）和不使用（**B2**）过氧化氢强化的复杂瘘管和积液，过氧化氢的增强效果显示了瘘管向右延伸，能更精确地描绘出瘘管

被增强的瘘管

未被增强的瘘管

左侧坐骨直肠窝脓肿

瘘管

肛管后深间隙脓肿

左侧坐骨直肠窝脓肿

瘘管

瘘管向右侧延伸

肛管后深间隙脓肿

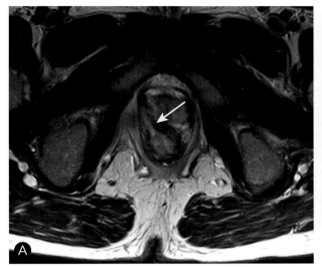

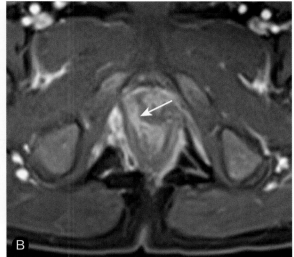

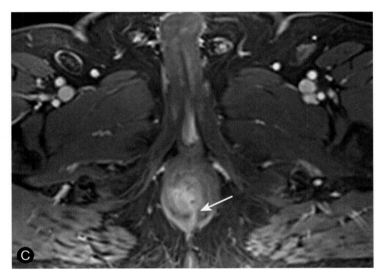

▲ 图 160-8　经肛管括约肌型马蹄形肛瘘瘘管影像，前正中线（箭）轴位观可见内口
A.T₁ 加权脂肪饱和钆增强序列容积内插屏气检查（VIBE）；B.T₂ 加权快速自旋回波序列；C.T₁ 加权脂肪饱和钆增强序列（VIBE）显示的经括约肌型肛瘘在后正中线（箭）轴位观可见的肛瘘内口

与肠源性微生物相关的肛门直肠脓肿与皮源性微生物相关的脓肿相比更有可能与潜在的肛瘘相关[25]。然而，已发现这种相关性的阳性预测价值相当低，因此微生物培养很少被提及[26]。

1. 肛周脓肿　单纯性肛周脓肿几乎都可以局麻下在诊室或门诊手术完成引流。在疼痛最明显处或波动最明显处、尽可能靠近肛缘处做十字切口。这样做的好处是如果之后瘘管形成，外口将比较接近肛缘，行瘘管切开术时需要切开的肌肉就会较少。通常要切除皮缘以避免早期的对合，否则脓腔会过早闭合继而导致复发（图 160-9）。

在打通所有的小脓腔后，无须做填塞，因为填塞会造成患者明显的不适感，同时会影响脓腔的通畅引流。大脓腔的持续引流可以使用 3～5mm 的蕈状头导管或类似的导管留置于病变处，直到引流干净。这种办法可用于多种不同的脓肿，但不适用于黏膜下或括约肌间脓肿。

2. 坐骨直肠脓肿　在确保不累及肛管后深间隙的情况下排除马蹄形脓肿后，单侧坐骨直肠脓肿可以通过单个切口或几个对口在肿胀、疼痛和波动最明显的区域进行引流，但要尽可能靠近肛缘。这里还可以使用蕈状头导管来加强大脓腔的引流。

3. 肛管括约肌间脓肿　肛管括约肌间脓肿的引流方法是切开覆盖于脓腔上的内括约肌（括

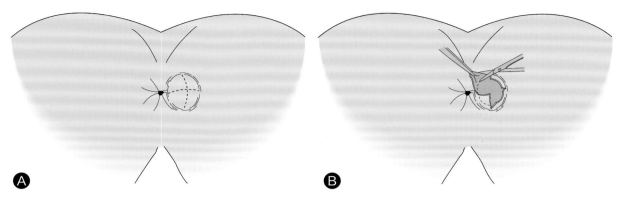

▲ 图 160-9　**A.** 在疼痛最明显或波动最明显的区域行十字形切口；**B.** 切除皮缘

约肌切开术）。根据定义，瘘管切开术是通过破坏受炎性刺激的肛门腺完成治疗的。伤口的边缘可以行袋状缝合，这样可以更好地止血，充分的引流和更快的愈合。

4. 黏膜下脓肿　黏膜下脓肿可通过切开脓肿上方的黏膜进行内引流。伤口的边缘可行袋状缝合，不需要填塞或留置引流管。

5. 肛提肌上脓肿　脓肿起源的解剖学定位在肛提肌上脓肿的处理中是非常重要的。由腹盆疾病引起的积液可经直肠或经腹部引流。肛提肌上脓肿的整体处理方案取决于潜在的病理情况。括约肌间脓肿向上延伸引起的肛提肌上积液应经直肠引流。通过坐骨直肠窝的经会阴引流可导致肛管括约肌上型肛瘘。由经括约肌型肛瘘或坐骨直肠窝脓肿向头侧延伸导致的肛提肌上脓肿应当经会阴通过坐骨直肠窝引流。如果错误地经直肠引流，将导致括约肌外型肛瘘。这样经会阴引流的好处是可形成相对容易处理的经括约肌型肛瘘（图 160-10）。

6. 肛管后间隙脓肿和马蹄形脓肿　Hanley 首先描述了保留功能和解剖结构的马蹄形脓肿的保守手术入路 [27]。肛管后间隙的脓肿通过后正中深切口引流。连接尾骨、外括约肌浅部和内括约肌下缘的所有肌肉都被切开。当感染呈马蹄形延伸至坐骨直肠间隙时，可在坐骨直肠间隙上的皮肤上做一个或多个辅助切口。这些切口间可以通过软管引流，从而保持持续引流。我们倾向于改良 Hanley 的技术，即后正中切口

只包括部分远端内括约肌切开，进而切开瘘管并破坏齿状线上的肛腺。外括约肌纤维由于脓肿的张力通常会撑得很薄，因此通过后侧括约肌切开能有效地引流肛管后间隙，同时保持肌肉附着在尾骨上（图 160-11）。马蹄形脓肿可使用上文提到的对口引流进行治疗。

7. 一期瘘管切开术 vs. 二期瘘管切开术　脓肿引流时是否行一期瘘管切开术仍存在争议。

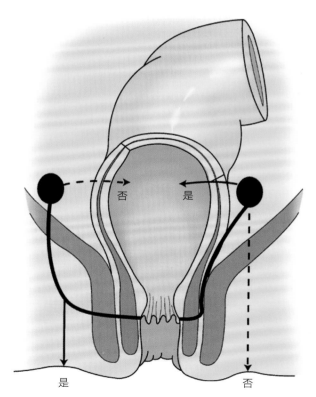

▲ 图 160-10　根据瘘管的走行选择合适的引流方式引流肛提肌上脓肿

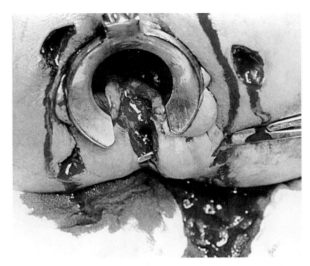

▲ 图 160-11　伴马蹄形脓肿的肛管后间隙脓肿的引流术。如 Hanley 描述的那样，肛管后方的间隙已经被开放，辅助切口在坐骨直肠间隙对应的皮肤上

围绕这一争议的相关问题还包括在急性脓肿发生时定位内口的能力，以及一期瘘管切开术对复发和肛门自控能力的影响。脓肿的类型是否影响瘘管的复发风险？如果把在局部麻醉下进行门诊手术的患者移至手术室，在全身麻醉下进行彻底检查和一期瘘管切开，避免其在只行单纯引流之后可能发生的二次肛瘘手术，会不会更经济、更有效？

从理论上讲，一期手术可以破坏脓肿的肛腺来源，降低肛瘘的发生率。但是，内口并不一定总能找到。在急性感染的环境中寻找内口可能造成潜在的损害。并不是所有的脓肿都会形成瘘管，因此一些患者接受了不必要的手术，并面临粪失禁的风险。

既往报道的脓肿复发率和成瘘率差异很大。Scoma 等的研究发现 232 例患者中的 66% 在行单纯切开引流后形成了肛瘘和脓肿复发[4]。Vasilevsky 和 Gordon 发现 83 例患者中有 11% 在切开引流后出现脓肿复发，37% 在切开引流后形成了肛瘘[7]。他们指出，复发风险最大的是坐骨直肠脓肿的患者，我们也观察到了这一点。既往没有肛管直肠脓肿的患者复发率较低。两位作者都主张对急性脓肿单纯行切开引流，

对于复发的患者行瘘管切开术作为二次治疗。

相反，有些作者赞成立即行瘘管切开术治疗肛门直肠脓肿。在一项纳入近 800 例病例的研究中，Eisenhammer 报道了一次手术获得了几乎 100% 的治愈率[28]。McElwain 等在一项研究中纳入了 1000 例行一期瘘管切除术的肛门直肠脓肿（包括括约肌间脓肿和肛管后间隙脓肿）[5]。研究结果表明复发率为 3.6%，失禁发生率为 3.2%。这一治疗方法进一步得到了一项纳入了 200 名患者的随机前瞻性试验的支持。Oliver 等报道称与单纯行切开引流（粪失禁率 0%，脓肿复发率 29%）相比，行瘘管切开引流是安全的（术后 1 年时粪失禁率 6%）和有效的（术后 1 年时复发率 5%）[29]。这种方法需要找到一致的内口才能进行瘘管切开。一般来说，有 34%～88% 的急性脓肿可以发现内口[6,30]。

总而言之，有一定比例的患者单纯行脓肿引流治疗后出现复发脓肿或继发肛瘘。在这种情况下，一期瘘管切开术可能会降低复发和肛瘘的风险，但代价是大便失禁的风险会略有增加。对于既往有肛门直肠脓肿病史或有坐骨直肠脓肿且内口明显的患者，应考虑一期肛瘘切开术。这一争议对肛管后间隙脓肿伴有马蹄形脓肿或括约肌间脓肿的治疗没有影响。上面两种情况主要行括约肌切开引流术，相当于瘘管切开术。

（二）肛门直肠瘘

肛门直肠瘘患者确诊后应行手术治疗。肛门直肠瘘很少自愈。未经治疗的患者经常出现慢性脓肿形成和复杂性肛瘘。大多数肛门直肠瘘的手术治疗最好在手术室进行，因为手术室有良好的照明和合适的器械。为患者准备最有效的体位，以便充分观察瘘管的外口和内口。患者可以置于俯卧折刀位，臀部分开；也可置于截石位，以便正面看到肛门后侧、生殖器和会阴体区域；如果在孕晚期，则可以使用左侧卧位。麻醉方案包括全身麻醉、区域麻醉或局

部麻醉加静脉镇静，应根据患者个体的特点进行选择。

肛瘘的治疗目的是治愈疾病，防止其复发，并保持肛门自控能力。用于治疗肛门直肠瘘的常见手术方法如表 160-3 所示。

表 160-3 肛瘘的处理技术
• 瘘管切开术
• 放置挂线
– 引流挂线
– 切割挂线
• 纤维蛋白胶
• 肛瘘栓
• 直肠内推移瓣
• 括约肌间瘘管结扎

1. 瘘管切开术　大多数肛门直肠瘘可以通过经典的切开 – 开放方法或瘘管切开术得到充分治疗。复发的概率很低，失禁的风险很小[3]。瘘管切开的方法是使用一个瘘管探针通过外口，沿瘘管至内口穿出。探针在位，便可确定瘘管与外括约肌的关系。如果瘘管位于大部分外括约肌的远侧，则使用烧灼术将瘘管打开。当所有的瘘管被搔刮后，应通过瘘管切开引流支管。采用连续可吸收缝线的袋状缝合可加快愈合。

瘘管切开术一直是括约肌间型肛瘘和低位经括约肌型肛瘘的主要治疗方法。切开的外括约肌量与粪失禁有直接关系[31,32]。对于原来控便正常的患者，切开肛周皮肤、上皮、部分肛门内括约肌和少量外括约肌皮下部，发生粪失禁的风险较小。然而,在患有前侧肛瘘的女性中，由于该区域括约肌天然薄弱，瘘管切开后有无法接受的粪失禁高风险。因此，大多数女性前侧瘘管的治疗应采用保留括约肌的方法。

2. 挂线疗法　Seton 一词来源于拉丁语 seta，意思是"动物的鬃毛"。它是指任何可以插入瘘道以包围括约肌的材料。这些材料可能包括丝线、Penrose 引流管、硅胶血管环、橡皮筋、尼龙或聚丙烯以及编织金属丝。在瘘管探针通

过内口后，将选定的材料固定到瘘管探针的末端来放置"挂线"（图 160-12）。

挂线疗法在存有明显的大便失禁或愈合不良风险的复杂性肛瘘患者的治疗中十分有用，这类患者包括克罗恩病患者、免疫功能缺陷和大便失禁患者、慢性腹泻患者和患有前侧肛瘘的女性。已有既往研究报道称仅使用长期挂线疗法就可完全治愈这些肛瘘[33]。

挂线疗法可用于标记、引流、切割或分期治疗。当很难确定瘘管穿过的肌肉数量时，挂线标记是很有用的。在患者清醒状态下，用挂线环绕瘘管可以让外科医生评估肌肉的数量，特别是耻骨直肠肌的数量。如果瘘道上方有足够的肌肉，可以进行瘘管切开术，而不会有明显的粪失禁风险。

穿过瘘管的引流挂线可作为感染期长期引流。它可以成为确定性手术和长期引流之间的桥接。瘘管上皮化可防止脓肿复发。长期引流挂线被松弛地打结固定。这样做在治疗与克罗恩病相关的复杂性肛瘘时特别有用。在克罗恩

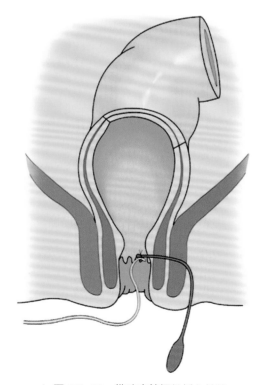

▲ 图 160-12　借助瘘管探针插入挂线

相关复杂性肛瘘患者中，联合应用引流挂线和英夫利昔单抗进行免疫调节治疗可以在维持括约肌功能的同时改善预后[34]。当生物治疗使得瘘管分泌物减少时可考虑移除挂线，应了解脓肿复发或肛瘘活动可能会随着生物治疗的起效水平复发[35]。

切割挂线被用于逐渐勒割括约肌，这种方法可促进被挂线包围的肌肉周围组织的纤维生成。根据定义，肌肉上的皮肤需沿着挂线的路径被切开，之后皮肤也会沿着挂线的路径愈合。通常，每隔 2 周逐渐收紧挂线，通过缺血性坏死的方法将肌肉切割开。由于在切割肌肉的过程中纤维逐步生成，所以肌肉的切缘分离最小。挂线可以用结扎丝线逐渐收紧，或者也可以使用痔疮结扎器通过橡皮筋逐步收紧挂线。在这个过程患者可能会感到有所不适。

分期挂线的使用方法是，辨认肛瘘瘘管后使用挂线切割瘘管最浅的部分。挂线被放置在瘘道横穿括约肌的部分，包裹住肌肉。这一部分将在充分的纤维化形成后（通常为 8 周）再二次勒割操作。这种方法可以将"高位"肛瘘转换成"低位"肛瘘，具体方法是只切开近端瘘管，而将远端瘘管用挂线围绕待到之后再离断。

采用切割挂线还是分期挂线对瘘管二期切开取决于外科医生的偏好。在一项纳入了 59 例高位肛瘘病例的研究中，Garcia-Aguilar 等[36]报道称切割挂线组患者（12 例）与二期挂线组（47 例）患者在瘘管根除、大便失禁和患者满意度方面没有差异。

3. 纤维蛋白胶 纤维蛋白胶在肛瘘治疗中受到了欢迎。在行瘘管剔除后将准备好的纤维蛋白原和凝血酶复合物注入瘘管内。由此产生的凝固物填塞了瘘道。这种方法是标准治疗方案失败的复杂病例的另一种治疗模式。在一项包括克罗恩病肛瘘和人类免疫缺陷病毒相关肛瘘的病例研究中，此方法的完全愈合率为 60%[37]。Sentovich 在研究中报道了二期瘘管切开术，即二次手术中移除挂线后从外口注射纤维蛋白胶，结果 48 例患者的成功率为 69%[38]。Buchanan 等研究发现在纳入的 22 例复杂肛瘘患者中，仅有 14% 的瘘管闭合率[39]。尽管结果喜忧参半，但纤维蛋白胶仍然不失为一种可行的治疗选择，因为它安全、易于使用，而且括约肌损伤的风险很低。

4. 肛瘘栓 肛瘘栓（anal fistula plug，AFP）是一种放置在瘘道中的生物材料，充当天然组织内生的结构架。它对感染有抵抗力，不会产生异物外源性抗体或巨细胞反应，3 个月会重新长入宿主细胞组织。肛瘘栓填入瘘管的主开口，并用一针或两针间断缝合固定到位。目前商业上可用的 AFP 有的是用冷冻干燥的猪肠黏膜下层制成的，有的是用合成的可吸收生物材料制成的。这项干预措施是一个安全的治疗选择，它保护了肛门功能，且并发症发生率低，并具有较高的患者耐受性。不同的研究报道的 AFP 成功率有很大的差异[40]。一篇综述报道称其总体成功率为 50%～60%[41]。有最新的研究表明 AFP 的成功率在下降，这可能与该技术的使用率减少有关[40]。

5. 直肠推移瓣 直肠推移瓣（endorectal advancement flap，ERAF）由黏膜、黏膜下层和部分内括约肌组成。具体方法是，潜行的瘘管被清除，内口在肌肉层面被缝合。切除包含内口的皮瓣的边缘，推移并缝合固定皮瓣在内部缺损处缝合（图 160-13）。

ERAF 具有一期治疗、愈合快、对下方括约肌损伤少、肛管畸形风险小的优点[3]。多项研究报道了其良好的效果，在治疗单纯性和复杂性肛瘘时使用肛门直肠推移瓣几乎没有并发症[42]。克罗恩病[43]、吸烟[44]、既往多次手术[45,46]、同时使用纤维蛋白胶[47]是皮瓣治疗失败的高风险相关因素。

如果推移过远，ERAF 可能会导致黏膜外翻。它要求近端肛门和直肠壁要有适合的活动度。高位肛瘘或既往有手术史的患者可能会有密集的瘢痕，这可能会限制组织的活动性。针

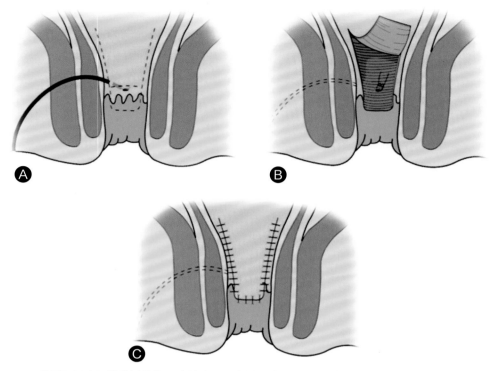

▲ 图 160-13　**A.** 使用肛门直肠推移瓣关闭肛瘘的内口，皮瓣的底部应该比顶端宽；**B.** 在皮瓣抬高的情况下，清创内口并用缝线闭合；**C.** 皮瓣的顶部被推移并缝合在缺损处

对这种情况，已有研究报道了皮肤推移瓣的使用[48-51]。这样的皮瓣能提供从肛缘向肛管内推进的带蒂皮瓣的活动度。然而，过多的皮肤推移进肛管过深可能会导致严重的瘙痒症状。

　　6. 括约肌间瘘管结扎术　最近，一种称为"括约肌间瘘管结扎术"（ligation of the intersphincteric fistula tract，LIFT）的技术变得流行起来。LIFT 最初由 Phillips 等于 1993 年描述[52]，然而这项技术却是由来自泰国的 Rojanasakul 博士于 2007 年推广[53]。这种保留括约肌的方法是，在括约肌间沟做一切口，在括约肌之间游离并找到瘘管。探针留在瘘管内，以便于识别瘘管。然后游离瘘管，取出探针。接着离断并结扎瘘管。内口用可吸收缝线闭合，外口处管道予剔除并敞开引流（图 160-14）。最近发表的关于该手术的系统评价显示，其成功率与其他括约肌保留手术相似，在 40%～94% 之间，总成功率约为 70%[54-57]。

　　LIFT 手术后的失败分为Ⅰ型——括约肌间沟瘘管残留而内口已去除，Ⅱ型——从括约肌间沟到内口的瘘管降级，以及Ⅲ型——完全失败，之前的内口可通往一个或多个外口[58]。Ⅰ型失败采用局部刮除和抗生素治疗，Ⅱ型失败用瘘管切开术治疗，Ⅲ型失败用其他方式二次修复或再次 LIFT 治疗[59]。一些作者描述了在括约肌间沟内添加生物补片（BioLIFT）或在外括约肌处放置肛瘘栓（LIFT-Plug）来改良 LIFT，取得了更高的成功率[60,61]。然而，相关研究都缺乏远期疗效的报道。在处理瘘管的括约肌保留手术中，ERAF 和 LIFT 的瘘管治愈率最高。两项前瞻性研究结果表明这两种治疗方法的疗效没有显著差异[62,63]。

五、术后护理

　　一般来说，大多数肛门直肠手术在门诊进行[64]。患者通常被嘱咐在术后食用高纤维饮食。单纯性肛门疾病的治疗不需要术后限制饮食。对于复杂的手术，可以考虑术后禁食，虽然这方面的证据存在争议且级别较低[55-67]。

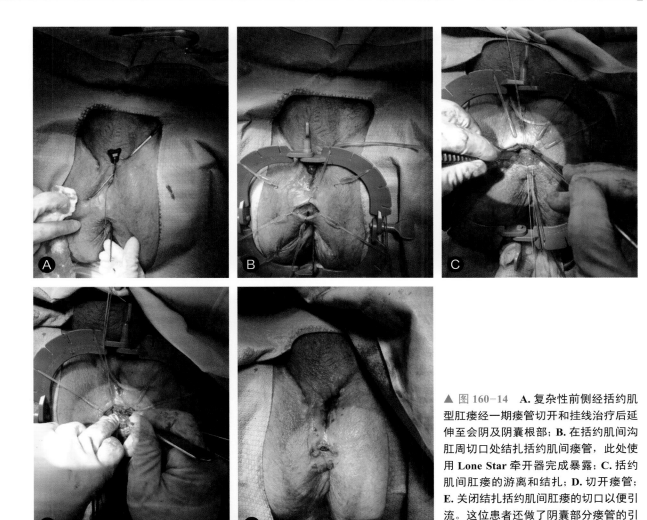

▲ 图 160-14　**A.** 复杂性前侧经括约肌型肛瘘经一期瘘管切开和挂线治疗后延伸至会阴及阴囊根部；**B.** 在括约肌间沟肛周切口处结扎括约肌间瘘管，此处使用 Lone Star 牵开器完成暴露；**C.** 括约肌间肛瘘的游离和结扎；**D.** 切开瘘管；**E.** 关闭结扎括约肌间肛瘘的切口以便引流。这位患者还做了阴囊部分瘘管的引流和袋状缝合

出于肛周卫生和舒适性的考虑，建议使用坐浴[65-67]。更复杂的治疗可能需要住院来治疗疼痛和护理伤口。瘘管切开后伤口愈合通常需要4～8 周。肛门直肠脓肿的患者在引流后应密切观察是否会形成肛瘘。

六、并发症

肛门直肠化脓性疾病手术治疗后并发症很多，并发症的发生也与手术技术有关。尿潴留是最常见的并发症，发生率高达 25%[68]。其他并发症包括出血、急性外痔血栓、蜂窝织炎、粪便嵌塞、狭窄、直肠阴道瘘、大便失禁和复发。还有研究报道了麻醉相关的局部伤口问题和并发症，如低血压、高血压和癫痫。肛门直肠脓

肿引流后瘘管复发的问题在前文已经讨论过。

据报道，瘘管切开后的复发率为 0%～18%不等[69]，但是其真实的发生率可能为 3%～7%[6,70]。肛瘘复发的主要原因与内口不明确和脓腔引流不充分有关[2]。在一项纳入了 375 例患者的研究中，Garcia-Aguilar[70] 发现，肛瘘复发还与内口位于侧方和瘘管的外侧位置有马蹄形肛瘘有关。

据报道，瘘管切开后大便失禁的发生率为18%～52% 不等[69]。与大便失禁风险相关的因素包括瘘管的复杂性增加、女性、外括约肌重要部分被切断、二期挂线或切割挂线术的使用（可能因为瘘管的复杂性），以及既往的瘘管手术史[70]。

七、新兴的肛瘘修补技术

高位复杂性肛瘘的外科治疗仍然具有挑战性，治疗失败率为 15%～60%。既往已经报道了多种具有不同短期成功率的新技术。由放射光纤发射的激光（FiLaC）可在破坏瘘管上皮化组织的同时闭合瘘管[71-73]。最近发表的病例研究显示，在 30 个月的中位随访时间中，FiLaC 的治愈率为 71%[71]。Meinero 在名为视频辅助肛瘘治疗（video-assisted anal fistula treatment，VAAFT）的技术中描述了在视频引导下进行的类似的肛瘘消融和内口钉合的技术[74]。该技术具有可直视瘘管解剖和残留脓腔的优势。作者回顾研究结果显示，6 个月的治愈率为 70%。与缝合内口相比，内口钉合术的疗效更好。

从自体皮下脂肪中提取的干细胞已被建议用于修复复杂的肛瘘。这些间充质干细胞通过调节淋巴细胞、中性粒细胞、自然杀伤细胞和单核细胞来源的树突状细胞的功能发挥免疫调节和抗炎作用。然而，III 期随机对照试验结果表明，6 个月的愈合率约为 40%，与纤维蛋白胶治疗相比效果没有差别[75]。

八、特殊情况

（一）克罗恩病

大约 1/3 的克罗恩病患者可表现为肛周或直肠症状。它与更具致残性的病史[76]、肠外表现增多[77]及更多类固醇耐药呈相关性[78]。克罗恩病患者的肛门直肠脓肿应及时引流。长期导管引流已被证明是安全和有效的，对预防或延迟复发和减少的后期直肠切除术方面都有益。

克罗恩病患者肛瘘的治疗方案应根据遇到的情况而定。治疗方案应同时考虑到肛瘘的复杂性和活动性克罗恩病的存在。一般来说，应以保守治疗方式为主。过于激进的手术可能会增加大便失禁和伤口不愈合的风险。在直肠功能正常的患者中，单纯性肛瘘可以通过一期瘘管切开术治疗，疗效良好，治愈率令人满意[79]。

复杂性肛瘘患者合并活动性克罗恩病的治疗仍然是一个挑战。这些患者最好行长期引流以达到长期缓解的效果。对于特定的患者，可以使用直肠推移瓣、LIFT、AFP 或纤维蛋白胶来治疗，这些方法都具有良好的功能性疗效和各自不同的成功率[80]。一些伴有肛周克罗恩病的复杂性肛瘘患者可能需要粪便改道以缓解症状。最终，12%～39% 的患者因进行性加重的肠道病症或难治性肛周病症需要行直肠切除术来治疗[81]。Shinozaki 等在一项纳入了 39 例患者的研究中发现，在引流肛周脓肿或放置引流挂线的同时，对活动性克罗恩病患者进行肠管切除术可以更好地愈合肛瘘[82]。控制腹腔内的克罗恩病理论上可以促进克罗恩肛瘘的愈合。

肿瘤坏死因子 -α 单克隆抗体于 1998 年 8 月被 FDA 批准用于治疗瘘管性克罗恩病。英夫利昔单抗（Remicade）是一种基因构建的人 - 鼠嵌合免疫球蛋白，它中和 TNF-α 的生物活性，并抑制与其受体的结合。在一项随机对照试验中，英夫利昔单抗被用于治疗克罗恩瘘管患者（肛周和腹部），治疗组表现出 68% 的临床应答（定义为引流瘘管数量比基线减少了 50% 以上）和 46% 的瘘管完全闭合率，而安慰剂组的临床有效率和完全闭合率分别为 26% 和 13%[83]。然而，药物应答的持续时间很短，因此通常需要长期使用这种生物制剂才能产生长期的有益效果。

（二）婴幼儿肛瘘

婴幼儿肛瘘几乎只发生在 2 岁以下的健康男孩身上。出现这种情况的原因似乎是先天性肛腺异常和伴有异常深厚的 Morgagni 隐窝。这些因素使患者更易患上肛窦炎伴发脓肿和形成肛瘘。对这类患儿推荐行单纯的瘘管切开术，预期疗效良好。一些医生建议这类患儿同时行隐窝切开术，以降低术后复发的可能性。有些医生认为脓肿和肛瘘对患儿属于自限性疾病，他们会倾向于非手术治疗。反对的人认为这种肛瘘疾病很少是自限性的，他们认为其真实进展过程是频繁的间歇性复发或长时间稳定但后期会复发需要及时的治疗干预。

（三）慢性肛瘘癌变

肛瘘癌变是十分罕见的。Rosser[84] 首次报道了腺癌和肛瘘之间的联系。良性肛瘘是否会恶变是一个有争议问题。生长缓慢的癌症可能多年都不会很明显，在某些情况下，肛瘘可能是肿瘤局部扩散的结果。为了排除即使是生长最慢的癌症先于肛瘘存在的情况，如果要诊断肛瘘癌变，目前主观地认为肛瘘应该提前存在至少 10 年。

克罗恩病患者肛瘘癌变的病例已有报道。估计的癌变发生率为 0.7%[85]。深层活检样本，对瘘管结构中取得的非典型细胞进行仔细的组织学检查，以及对长期存在的肛瘘的高度怀疑都可能为潜在癌变的诊断提供线索。扩大的局部切除或经腹会阴联合切除可治愈肛瘘癌变。

（四）获得性免疫缺陷综合征患者的肛门直肠脓肿与肛瘘处理

肛门直肠疾病在 HIV 病毒阳性的人群中是一个普遍问题，估计发病率为 6%～34%[86]。虽然为这一类患者行择期肛门直肠手术会使人担心术后愈合不良，但有症状的肛门直肠脓肿和肛瘘往往需要手术治疗。治疗方案应该根据患者的病情而定。患者术前 CD4$^+$ 细胞计数降低，伤口愈合不良的风险会增加。获得性免疫缺陷综合征和白细胞计数低于 3000/mm^3 也与术后伤口愈合不良相关[87]。在没有这些危险因素的情况下，单纯性瘘管行切开术可以取得预期的良好效果。对于有复杂性瘘管和有愈合不良危险因素的患者，建议采用开放挂线引流术以缓解症状。

（五）白血病患者的肛门直肠并发症处理

白血病患者的肛门直肠并发症是一种罕见但具有潜在威胁生命可能的问题。据报道，有症状的肛门直肠疾病伴发白血病的发病率高达 5.8%，其中急性肛门直肠脓肿占大多数[88]。这些患者中的许多人会出现发热和肛周疼痛，但没有任何因白细胞计数低而继发波动性脓肿的迹象。这些感染大部分是多菌性的，最常见的细菌是大肠埃希菌、肠球菌、类杆菌和克雷伯菌[89]。据报道，这类患者中急性肛周脓肿的死亡率为 5%～20%[89,90]。由于担心败血症过程扩散和伤口愈合不良，对控制不佳的急性白血病患者的肛门直肠脓肿应避免外科治疗。这导致了一项被普遍接受的策略，即对症治疗作为主要治疗，对明显的脓肿形成的患者才行外科手术治疗[91]。对症治疗包括坐浴或热敷、大便软化剂、止痛剂和广谱抗生素。其他预防措施包括不做直肠检查，不使用器械，也不行灌肠。然而，有其他研究报道称，切开和引流等外科干预措施对这类患者是安全的[88,90,92]。

第三篇　炎症性疾病
Inflammatory Diseases

第 161 章　炎症性肠病管理中的概念　　　　　　　　　　　　　　/ 222

第 162 章　溃疡性结肠炎的手术治疗：微创术式　　　　　　　　　/ 252

第 163 章　克罗恩病的外科治疗：个性化手术　　　　　　　　　　/ 274

第 164 章　阑尾　　　　　　　　　　　　　　　　　　　　　　　/ 284

第161章
炎症性肠病管理中的概念
Concepts in Inflammatory Bowel Disease Management

Evangelos Messaris，Themistocles Dassopoulos **著**

高 翔 吴小剑 **译** 高 玮 窦若虚 **校**

摘要 对于患者、胃肠科医生和外科医生而言，炎症性肠病仍然是一个复杂的问题。在需要外科手术干预时，多学科方法及患者、胃肠科医生和外科医生之间不断地合作，可以带来更长的疾病缓解期和更好的术后效果。本章介绍了 IBD 患者的管理方法。我们通过分析药物治疗选择，详细地描述了 IBD 患者的初始评估和成功治疗方案的途径。对于药物治疗不成功或者病情复杂的患者，我们提供了手术适应证并且详细地描述了患者的术前优化，以获得更好的治疗效果。

关键词：炎症性肠病；药物；治疗；术前优化；营养；并发症

典型的炎症性肠病（inflammatory bowel disease，IBD），包括溃疡性结肠炎（ulcerative colitis，UC）和克罗恩病（Crohn disease，CD），是特发性肠道炎症性疾病，其特点是慢性、复发性。UC 和 CD 对患者的生活产生了深远的影响，也给整个医疗体系带来了巨大的挑战。近 20 年来，IBD 的遗传学、流行病学和基本机制的研究使我们对 IBD 的认识产生了巨大的飞跃。目前，这些疾病还没有根治性的药物疗法。尽管如此，我们对 IBD 发病机制的认识的进步，对不断扩大的抗炎药物的利用，以及对合理的外科原则的应用，都有助于改善健康结局。在本章中，我们将对 IBD 的药物和手术治疗进行概述，并特别强调对该疾病最新的认识和管理方面的进展。

一、遗传学

IBD 的家族聚集性是早期发现 IBD 遗传基础的重要线索[1]。事实上，IBD 最大的危险因素是阳性家族史，IBD 患者的一级亲属发生 IBD 的风险比一般人群高约 15 倍[1]。其他提示遗传易感性的证据来自于我们观察到的 IBD 发病率和患病率的种族差异，IBD 与其他具有公认遗传易感性的疾病（如强直性脊柱炎和银屑病）的关联，以及存在表型类似 IBD 的遗传综合征（如糖原贮积病 1b 型和 Hermansky-Pudlak 综合征）[1]。虽然家族和种族聚集可能反映了共同的遗传因素，但环境因素也可能是共同的。基因和环境在 IBD 中的作用得到了来自双胞胎一致性研究的有力支持。同卵双胞胎中 CD 的一致性为 35%～58%，而异卵双胞胎的一致性为 0%～4%[2-4]。在 UC 中，单卵双胞胎和双卵双胞胎的一致性分别为 16%～19% 和 0%～5%[2-4]。双胞胎的一致性研究证实：①基因和环境在 IBD 中均有贡献；②与 UC 相比，CD 的遗传影响更强。

为了确定 IBD 易感基因，人们采用了许多手段。连锁分析通过测试一系列标记等位基因与若干家庭疾病状况的共偏聚（连锁），确定了人类基因组中与疾病易感性相关的区域。1996年，第一个 CD 连锁分析将一个易感基因定位到 16 号染色体上[5]。2001 年，两项研究发现了 16 号染色体上的 NOD2（nucleotidebinding oligomerization domain containing 2）基因内的三个低频风险变异[6,7]。NOD2 是一种细胞内受体，可结合名为胞壁酰二肽（MDP）的一种细菌壁肽。三种 NOD2 突变型各自赋予杂合子的比值比为 2～4，纯合子为 20～40。30%～40%的 CD 病例中至少有一个突变，而欧洲对照组则为 6%～7%[8]。值得注意的是，这些 NOD2 突变型在日本或中国血统的 CD 患者中没有观察到。由于连锁分析只是容易检测到高度外显的风险位点，随后的研究只重复了几个额外的位点［6p21（HLA）、5q31 和 19p][1,8,9]。

全基因组关联研究（genome-wide association study，GWAS）成了 IBD 基因发现的下一个里程碑。在技术获得了进步后，允许使用数量相对有限的选定的单核苷酸多态性（single nucleotide polymorphism，SNP）（对于欧洲血统的人来说，<100 万个 SNP）来绘制人类基因组图谱，也就是全面分析了整个基因组中常见的遗传变异，这些研究才变得可行[9]。与连锁分析相比，GWAS 具有更大的统计能力，可以检测到小到中等效应规模的位点。第一个 GWAS 在日本人群中进行，发表于 2005 年，发现 TNFSF15（肿瘤坏死因子超家族，成员 15）的多态性赋予了 CD 的易感性[10]。TNFSF15 参与了 Th1 介导的肠道炎症反应。接下来，2006年发表的一项 GWAS 发现 IL23R 是 UC 和 CD 的易感基因（17068223），从而在肠道炎症中牵涉到产生 IL-23/IL-17 T 辅助细胞（Th17）轴。随后的 GWAS 发现了参与自噬（ATG16L1 和 IRGM）、先天性免疫反应（TLR4、CARD9、IL-23R、STAT3）和适应性免疫系统（HLA、IRF5、PTPN22）的基因[11]。

GWAS 的 Meta 分析提供了进一步的了解。

最大的 Meta 分析是在欧洲血统的队列中进行的（75 000 个病例和对照），共确定了 163 个 IBD 位点，包括 30 个新位点[12]。有 110 个位点同时构成对两种 IBD 亚型的风险，30 个位点为 CD 所独有，23 个位点为 UC 所独有[12]。这种程度的遗传风险共享提示，几乎所有涉及一种疾病的生物机制在另一种疾病中都有一定的作用。除了 NOD2（CD 的 OR=1.5）和 IL-23R（IBD 的 OR=1.5），所有其他 IBD 位点都构成低风险（1<OR<1.5）。在 UC 特异性位点中，HLA 构成最高风险（OR=1.15）。Meta 分析确定的位点仅解释了 13.6% 的 CD 和 7.5% 的 UC 的总疾病变异，这表明其他因素，如 GWAS 未发现的罕见遗传变异或环境暴露对发病机制做出了实质性贡献。许多已确定的 IBD 位点与其他免疫介导的疾病有关，最明显的是强直性脊柱炎和银屑病。发现的 IBD 位点在原发性免疫缺陷相关基因中也显著富集，如与 T 细胞亚群水平降低相关的基因，如 Th17 细胞（STAT3）、记忆 T 细胞（SP110）和调节性 T 细胞（STAT5B）。最后，IBD 位点富集了导致分枝杆菌疾病的易感性基因（IL12B、IFNGR2、STAT1、IRF8、TYK2 和 STAT3）。其他的分析是通过根据免疫途径对位点进行分类来开展的。这些分析确定的基因涉及了参与细胞因子产生（IFN-γ、IL-12、TNF-α、IL-10），T、B 和 NK 细胞的激活，对细菌来源的分子的反应，以及 IL-17/IL-23 信号通路（IL-23R、IL-12B、JAK2、TYK2 和 STAT3）。在这些通路中，没有任何证据表明 CD 或 UC 的特异性。

首次针对 IBD 的多种族关联研究（87 000 名欧洲人和 10 000 名东亚、印度或伊朗血统的人）在 GWAS Meta 分析已经确定的 163 个位点的基础上，又增加了 38 个新的 IBD 位点（4 个 UC 位点，7 个 CD 位点，27 个共有位点），从而使确认的 IBD 位点总数超过 200 个[13]。对于大多数位点，欧洲和非欧洲队列的效应方向和幅度是一致的。然而，在几个已确定的风险位点存在遗传异质性，这是由等位基因频率（NOD2）、效应大小（TNFSF15、ATG16L1）或两者的组合（IL-23R、IRGM）的差异共同决定的。显然，IBD 的遗传结构在不同人群中存在差异。

总的来说，已确定的 IBD 基因和遗传位点可以被组合为几个对肠道稳态至关重要的途径，包括屏障功能、上皮修复、自噬和其他类型的抗菌防御、先天性和适应性免疫的调节、细胞因子信号、活性氧的产生、内质网应激和与细胞稳态相关的代谢途径[14]。对于所有人群，HLA 是 UC 的主要危险因素。在白人中，NOD2 突变构成 CD 最高的风险[12]。

这样看来，在欧洲人群中连锁分析和 GWAS 已经发现了所有影响大（OR > 3）、频率 > 1% 的变异[11]。此外，几乎所有频率 > 5%、OR > 1.2 的变异也很可能被发现[11]。剩余的遗传上的贡献预计来自于效应规模更小的常见变异和罕见变异的总和[11]。全外显子组测序（WES）最近已成为一种实用且经济上划算的工具，用以识别 GWAS 未检测到的罕见变异的。WES 首次被用于一个 15 月龄时出现难治性 CD 的男孩，检测到一种会影响 X 连锁凋亡抑制剂（XIAP）基因的调节功能的罕见突变[15]。XIAP 此前与 CD 无关，但在通过 NOD 信号通路进行促炎症反应和细菌监测的方面具有核心作用。此后，WES 被用于鉴定其他与极早期发病 IBD（very early onset IBD，VEOIBD）的发病机制有关的罕见变异。VEOIBD 是一种发生在 6 岁以下儿童的非经典形式的 IBD[9]。标准的药物和外科治疗对于 VEOIBD 往往效果不佳，且通常由单基因突变引起（IL-10、IL-10R、NCF2、LRBA 和 TTC7 等其他基因）[16]。

利用连锁分析、全基因组关联和测序研究确定 IBD 位点，只是我们了解 IBD 的第一步。表 161-1 提供了关于 IBD 遗传学要点的总结。确定致病的基因变异和阐明疾病机制需要进行精细的基因定位研究和实验工作。

表 161-1　炎症性肠病遗传学

- UC 和 CD 是多基因疾病
- 与 UC 相比，CD 受遗传的影响更强
- 已确认的 IBD 位点有 200 多个
  - 37 个是 CD 特有的
  - 27 个是 UC 特有的
  - 137 个 CD 和 UC 共有
- IBD 的遗传结构在不同的种族人群中存在差异
- IBD 与其他免疫性疾病有共同的易感基因
- 对于白种人来说，NOD2 会带来更高的 CD 风险
- 对于所有人群来说，HLA 是 UC 的主要危险因素
- 已确定的 IBD 基因位点可归纳为几个重要的稳态途径，包括：
  - 先天性免疫
    - 自噬（在 CD 中）
    - 其他类型的抗菌防御作用
    - IL-17/IL-23 途径
  - 适应性免疫
  - 屏障功能和上皮恢复功能

CD. 克罗恩病；IBD. 炎症性肠病；UC. 溃疡性结肠炎

二、流行病学

IBD 是现代世界的一种疾病。19 世纪末和 20 世纪上半叶的孤立报道在 20 世纪下半叶变得更为频繁。最近，一项包含了对 200 多项以人口为基础的研究的系统综述明确了全球 IBD 的地理分布[17]。IBD 的患病率（高达 0.5%）和发病率（每年 10～30/10 万）均以西方世界，即欧洲、北美和大洋洲为最高。在欧洲范围内，IBD 的发病率在西欧最高，地中海附近国家较低，东欧则从低到高不等。西方世界以外的人口数据仅限于日本、中国、韩国、南美和南非的研究。在这些国家，IBD 的发病率都明显低于西方国家[17]。有趣的是，对从 IBD 发病率低的国家移民到发达国家的人进行的研究发现，IBD 的发病率逐代增加[18-20]，强调了环境因素在疾病发展中的重要性。

系统回顾的时间趋势分析证实西方国家在 20 世纪下半叶 IBD 发病率的上升是很明显的[17]。若干新的时间趋势正在变得明显。之前在欧洲观察到的南北梯度似乎正在消退[17]。在东亚的都市化社会（韩国、日本、中国等）及一些发

展中国家，IBD 的发病率正在增加 [17,21,22]。最后，证据表明在过去的几十年里，儿童 IBD（与成人 IBD 相比）增长比例更高 [23-25]。

IBD 先是在西方国家，然后在发展中国家的西方化国家相继出现，这可能反映了高动物脂肪 / 低纤维的西式饮食习惯被广泛采用。观察性研究表明，IBD 与摄入更多的肉类和脂肪有关，特别是多不饱和脂肪酸（polyunsaturated fatty acid，PUFA）和 ω-6（n-6）脂肪酸 [26]。相反，高纤维、水果和蔬菜的饮食似乎具有保护作用 [26]。欧洲癌症与营养前瞻性调查（European Prospective Investigation into Cancer and Nutrition，EPIC）研究和护士健康研究（Nurses' Health Study）的结果因其前瞻性设计而特别值得注意。EPIC 发现，亚油酸（一种 n-6 PUFA，高浓度地存在于红肉、烹调油和人造黄油中）的高摄入与 UC 的高发病率之间存在关联 [27]。相比之下，摄入更多的 ω-3（n-3）PUFA 二十二碳六烯酸的人较少可能被诊断为 UC。在护士健康研究中，摄入更多的长链 n-3 PUFA 和摄入的 n-3 PUFA 与 n-6 PUFA 的比例更高时，也是对 UC 的形成起到预防作用的 [28]。摄入较多的纤维，尤其是水果，与 CD 风险的降低有关，但与 UC 无关 [29]。

除了西式饮食外，还有一些其他环境因素与 IBD 的发病机制有关。研究最多的环境因素是吸烟。多项研究表明，吸烟与 CD 的风险增加和 CD 的严重程度增加有关，如并发狭窄和形成瘘管、需要免疫抑制治疗和手术、术后更早复发、需要再次手术 [30,31]。戒烟能够使 CD 活动性和 CD 术后复发风险降低 [30,32]。值得注意的是，吸烟对 UC 有相反的影响。吸烟者有更低的 UC 再活动风险，并且结肠切除的风险也会降低 [33]。尚未完全清楚吸烟对 CD 和 UC 产生不同影响的潜在机制。20 岁前因阑尾炎（但与非特异性腹部疼痛无关）行阑尾切除术与 UC 的发生率降低有关 [34]。维生素 D 缺乏 [35] 和使用非甾体抗炎药 [36] 与 UC 和 CD 的风险增加有关。

在美国，IBD 是医疗系统的重要负担之一。2007 年发表的一项研究通过使用保险索赔数据估计，2005 年有 993 300 个美国人受到 IBD 困扰 [37]。与东北部、中西部和西部相比，UC 和 CD 在南部的发病率均较低。有趣的是，与接受医疗补助保险的人相比，IBD 似乎在参与商业保险的人中更常见 [37]。另一项研究使用 2003 年和 2004 年的保险数据，估计每个 CD 患者的平均年度费用为 8265 美元，而 UC 则为 5066 美元 [38]。在这两种疾病中，住院、门诊治疗和药物治疗各占直接费用的约 1/3[38]。美国全国的年度直接费用估计大概为 63 亿美元（CD 为 36 亿美元，UC 为 27 亿美元）。使用同一索赔数据库的后续研究估计，2008—2009 年，有 171.1 万美国人患有 IBD[39]。时间趋势分析显示，IBD 患病率在三个连续的时间段（2004—2005 年、2006—2007 年和 2008—2009 年）都有所增加，这可能归因于缺乏治愈方法和疾病死亡率低 [39]。明尼苏达州 Olmsted 县的一项人口研究发现，CD 和 UC 的发病率在 1970—2000 年保持稳定 [40]。相反，来自北加州 Kaiser Permanente 的一项人口研究发现，在 1996—2006 年，UC 的发病率从每年每 10 万人 1.8 人增加到 4.9 人（$P < 0.001$）[41]。CD 的年发病率从每年每 10 万人 2.2 人增加到 4.3 人，尽管没有统计学意义（$P=0.09$）[41]。IBD 流行病学要点的摘要见表 161-2。

表 161-2　炎症性肠病流行病学

- 西方世界 IBD 的患病率和发病率均为最高
- 发展中国家的 IBD 越来越频繁
- IBD 在儿童中的增长比例过高
- 高达 100 多万美国人患有 IBD
- 炎症性疾病对美国的卫生保健系统是一个重大负担

IBD. 炎症性肠病

三、发病机制

在 20 世纪 90 年代和 21 世纪初开发了大量的动物 IBD 模型。异常免疫调节的模型包括低表达（IL-2-/-、IL-10-/-、TCR-/-）或过度表达（TNF1^{ARE}、STAT4）免疫调节分子的基因工程小鼠，以及调节性 T 细胞移植模型（CD45RB^{high} → SCID）。在其他模型中，IBD 是由上皮屏障缺陷（显性失活 N- 钙粘蛋白，mdr1a-/-，Muc2-/-）和毒素（TNBS 诱导的结肠炎）诱导的。大多数动物模型的特点是效应细胞反应增强或调节细胞反应不足，最终产生 Th1 炎症特征（过多的 IL-12/IFN-γ/TNF-α 分泌）或 Th2 特征（IL-4/IL-5/IL-13 分泌增加）。CD 被视为 Th1 疾病，而 UC 被认为是一种非典型的 Th2 疾病（以 IL-5 和 IL-13 分泌增加为特征，但 IL-4 水平较低）。在 21 世纪的初期，Th1/Th2 范式随着受 IL-23 刺激的促炎的 Th17 细胞的发现而被修订[42,43]。在一些动物模型中，像 IBD 一样，尤其是 CD 中，IL-17 的产生增加[43]。有趣的是，2006 年发表的一项 GWAS 发现 IL23R 是一个 IBD 基因[44]。

基因工程动物模型具有固有的局限性。与人类 IBD 中的遗传异质性不同，动物模型的特点是单一的遗传缺陷。此外，大多数模型未能再现小肠疾病及其并发症，如狭窄和瘘管。早期疾病模型的最大贡献在于观察到易感动物在无菌条件下饲养时不会发生 IBD，从而证明了肠道共生菌群在 IBD 发病过程中的关键作用。

基因上的发现重新聚焦 IBD 的基础研究。NOD2 是第一个明确与 CD 相关的基因，是一种细胞内受体，在多种细胞类型中表达，尤其是肠单核细胞和 Paneth 细胞。NOD2 与细菌壁肽 MDP 结合，产生促炎性免疫反应。因此，NOD2 的发现将 IBD 重新定义为一种部分由于对常见细菌基团的异常先天免疫反应引起的疾病。在 NOD2 被确定为风险基因后的超过 15 年中，仍然不能确定这种"促炎"蛋白的功能丧失突变如何导致炎症的发生。Paneth 细胞的抗菌活性的降低可能在其中起到了某种作用[45]。此外，NOD2 在自噬中起着关键作用，自噬是一种针对细胞内微生物的关键性先天免疫反应[46]。例如，NOD2 缺陷（NOD2-/-）的小鼠，而不是野生型小鼠，被普通拟杆菌定殖，这表明 NOD2 可能会防止特定共生菌的定植[47]。最后，一项研究提供了诱人的线索，这项研究表明 NOD2 在某些条件下可能具有耐受性（即抗炎性），如细菌壁肽 MDP 的慢性刺激[48]。因此，功能丧失突变可能会导致 NOD2 耐受功能的丧失。

除了 NOD2，被证实能增加 CD 风险的其他自噬基因包括 ATG16L1 和 IRGM[12,49-54]。体外实验、动物实验和人体的研究正在探索自噬受损在 IBD 发病中的作用。NOD2 和 ATG16L1 风险等位基因与体外沙门菌自噬受损有关[51,55,56]。与来自 ATG16L1 保护性等位基因纯合的 CD 患者的单核细胞相比，来自 ATG16L1 风险等位基因纯合的 CD 患者的单核细胞在杀死黏附 - 侵袭性大肠埃希菌方面效果较差[57]。ATG16L1 缺失的小鼠的回肠的自噬功能受损，Paneth 细胞内颗粒减少、异常和紊乱，Paneth 细胞的颗粒外排功能缺陷，以及参与调节细胞损伤反应的基因的表达改变[58]。惊人的是，ATG16L1 风险等位基因纯合的 CD 患者表现出与 ATG16L1 缺陷小鼠相似的 Paneth 细胞异常[58]。

肠道微生物组代表了 IBD 研究的最新前沿。人类肠道内有几万亿个微生物细胞，表达近 1000 万个基因[59]。超过 10 亿年的哺乳动物 - 微生物的共同进化导致了两者之间的相互依赖[60]。毫不意外的是，肠道微生物群有助于维持一系列广泛的稳态功能，包括促进宿主免疫反应的成熟和持续训练对病原体的防御，以及对毒素的消除[60]。肠道微生物组组成的失衡（菌群失调）在 IBD 中早已被注意到[61-65]。菌群失调包括某些细菌类群相对丰度的改变，以及菌群多样性的减少[66]。越来越多的研究正在揭示自噬功能受损和肠道菌群失调之间的相互作用。例如，来自 ATG16L1 风险等位基因纯合子的患者的回肠炎症组织的梭菌数量增加，而具有 ATG16L1 保护性等位基因纯合子的患者的回肠炎症组织的拟杆菌科和肠杆菌科的数量减少，而毛螺旋菌科的数量增加[57]。ATG16L1 等位基因不影响非炎症回肠组织中的细菌组成。除了微生物组成的改变外，菌群失调还包括微生物群的正常功能的改变[66]。有趣的是，有学者描述了肠道菌群在 IBD 患者中的变化[67]。必须强调的是，菌群失调尚未被明确证明是肠道炎症的原因，细菌组成和功能的改变可能是炎症的后遗症。此外，肠道细菌和炎症之间可能存在双向的相互作用。

对 IBD 中肠道菌群失调的认识，使人们将饮食视为 IBD 的病因之一并且重新重视起来。饮食偏好是肠道微生物群的决定因素。一项开创性的研究发现，欧洲儿童的微生物群与布基纳法索农村儿童的微生物群之间存在显著差异[68]。同样，后来的一项研究发现，与生活在马拉维和委内瑞拉亚马逊州的人相比，生活在美国的人的肠道细菌组成和细菌功能基因序列存在明显的差异[69]。膳食中动物蛋白、动物脂肪和纤维的摄入量可以调节肠道微生物群[70,71]。另外，脂肪和纤维的摄入可能影响 IBD 的进展[27-29]。虽然很容易推测西式饮食可能通过对肠道微生物群的影响而诱发 IBD，但其他机制也是可能的，如饮食对上皮屏障和炎症介质的产生的影响。反过来，肠道微生物群不仅受到饮食的影响，还受到其他因素的影响，包括出生方式、年龄、感染、抗生素的使用、肠道炎症、遗传，且吸烟也有可能是因素之一[72-74]。

总之，在过去的 10 年中，我们对于理解 IBD 的发病机制已经取得了巨大的进展，特别是在异常的免疫调节（IL-17/IL-23 信号通路），自噬和肠道菌群失调的方面。同时，更复杂的 IBD 动物模型正在开发，即综合了自噬异常、宿主与特定共生细菌和病毒之间的相互作用和（或）饮食干预的模型[47,75-77]。

图 161-1 总结了我们目前对 IBD 发病机制的认识。遗传易感性和促炎性环境因素是 IBD 发病的必要条件，但不是充分条件。肠道菌群失调（即肠道细菌的组成和功能的改变）被怀疑是一个主要的促炎因素。反过来，西式饮食

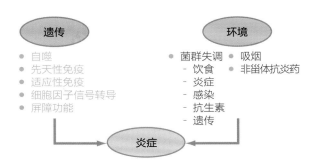

▲ 图 161-1　炎症性肠病的发病机制

可能会选择促进肠道炎症发展的共生菌群。

四、炎症性肠病的表型变异

在对 CD 的首次详细描述中，Crohn、Ginsburg 和 Oppenheimer 描述了 14 名年轻人（平均年龄 32 岁）局限于回肠末端的疾病[78]。人们很快认识到，虽然疾病进程通常影响末端回肠，但更近的小肠和（或）结肠也可能累及。随着时间的推移，研究人员认识到表型变异在发病年龄和狭窄、穿孔和肛周并发症中的风险。同时，研究人员描述了 UC 的可变表型。部分患者表现为非进行性直肠炎或直肠乙状结肠炎，而其他患者表现为广泛性结肠炎或全结肠炎，或最初远端疾病的近端延伸[79-81]。诊断 UC 的年龄越小，结肠切除术的风险就越大[82]。在 2005 年，一个协作组编纂了 IBD 在蒙特利尔分型中的表型变异（表 161-3）[83]。本方案将 IBD 分为三类：CD 型、UC 型和未分类型（IBD，type unclassified，IBDU）。IBDU 被定义为孤立性结肠炎（即不累及小肠），但没有明确的组织学或其他证据支持 CD 或 UC。CD 的特征取决于发病年龄、位置、管腔（狭窄或穿透）和肛周并发症。UC 以疾病的范围和个体复发的严重程度为特征。协作组认为没有足够的资料可以通过诊断时的年龄对 UC 进行分类[83]。蒙特利尔分型最重要的缺陷是没有根据长期风险进行分类。尽管如此，标准化定义的发展仍然是实现临床研究一致性的重要一步。

表 161-3　炎症性肠病蒙特利尔分型

克罗恩病

- 诊断年龄（A）
  - A_1 16 岁以内
  - A_2 17—40 岁
  - A_3 大于 40 岁
- 病变位置（L）
  - L_1 末段回肠
  - L_2 结肠
  - L_3 回肠和结肠
  - L_4 上消化道
  - 上消化道变量（L_4）
    - L_1+L_4（末段回肠和上消化道）
    - L_2+L_4（结肠和上消化道）
    - L_3+L_4（回结肠和上消化道）
- 病变类型（B）
  - B_1 非狭窄非穿孔
  - B_2 狭窄
  - B_3 穿孔
  - 肛周疾病变量（p）
    - B_1p（非狭窄非穿孔伴肛周）
    - B_2p（狭窄伴肛周）
    - B_3p（穿孔伴肛周）

溃疡性结肠炎

- 疾病程度（E）（定义为随访期间最大内镜范围）
  - E_1 溃疡性直肠炎（发生于直肠）
  - E_2 左侧（局限于结肠，脾曲远端）
  - E_3 广泛溃疡性结肠炎（病变至脾曲近端）
- 疾病严重程度（S）
  - S_0 临床缓解（无症状）
  - S_1 轻度［每日大便 4 次或少于 4 次（含或不含血），无任何系统性不良，炎症指标正常（红细胞沉降率）］
  - S_2 中度（每天大便 4 次以上，但无全身毒性症状）
  - S_3 严重（每天至少有 6 次血便，脉搏每分钟至少 90 次，体温至少 37.5℃，血红蛋白 <10.5g/100ml，ESR 至少 30mm/h）

改编自 Silverberg MS，Satsangi J，Ahmad T，et al. Toward an integrated clinical，molecular and serological classification of inflammatory bowel disease：report of a Working Party of the 2005 Montreal World Congress of Gastroenterology. Can J Gastroenterol. 2005；19（suppl A）：5A.

考虑到 IBD 发病机制中涉及的多种遗传、免疫、微生物和环境因素，IBD 的表型异质性并不令人惊讶。在某些遗传因素、环境因素与疾病表型之间已经观察到许多相关一致性。在早期研究中，NOD2 突变与小肠 CD 和狭窄并

发症密切相关 [84]，而 HLA-DRBI*0103 等位基因与严重和广泛的 UC 有关 [85]。最近一项近 30 000 人的研究评估 IBD 患者基因型和表型之间的关系，包括诊断时的年龄和从确诊到需要手术时间（全部 IBD 亚型），CD 患者的疾病位置和行为，UC 患者的疾病程度 [86]。三个基因位点（NOD2、MHC 和 MST1 3p21）与 IBD 表型相关。NOD2 与 CD 的位置、行为和诊断时的年龄有关。在对其他表型进行调整后，我们发现 NOD2 与行为的关联几乎完全取决于诊断时的位置和年龄。HLA 与发病年龄、CD 病变部位和行为、UC 范围和手术相关。MST1 与 IBD 发病年龄相关。研究人员发现，在疾病部位和年龄的影响下，遗传与疾病行为之间仍然存在着微弱的联系。我们可以假设，对于具有大量低风险等位基因的 IBD 这样的疾病，等位基因的总负荷可能影响疾病的易感性和表型。一项综合 163 个已知 IBD 基因关联信息的基因风险评分显示，即使排除了 NOD2、HLA 和 MST1，IBD 基因关联也与疾病亚型密切相关。遗传评分将 IBD 分成三个不同的亚组，即回肠型 CD、结肠型 CD 和 UC（而不是目前定义的 IBD 类型的 CD 和 UC）。研究人员得出结论，疾病的位置部分是由基因决定的，而疾病的位置（而不是基因型）是疾病行为的主要决定因素 [86]。需要提醒的是，目前的研究只检查了表型与已知的 IBD 基因的关系。而非 IBD 相关基因可能恰恰是影响 IBD 表型的因素。

唯一一致的环境 – 表型相关是吸烟。如前所述，吸烟与复杂性 CD 的风险增加 [31] 而与需要结肠切除术的严重 UC 的风险降低有关 [33]。将肠道微生物群与 IBD 类型和行为联系起来的研究尚处于起步阶段。在一项对儿童 CD 的研究中，瘤胃球菌属与狭窄并发症有关，韦荣球菌属与穿透并发症有关 [87]。这些结果将需要在其他组群中重复。此外，微生物群可能与基因型相互作用，产生不同的疾病表型。

蒙特利尔分型是在 2005 年制定的，可能只

是临床分类。从那时起，我们对 IBD 的发病机制有了更复杂的了解。结合遗传、微生物和炎症通路标记及其相互作用的计算方法已经被开发出来[88]。这些方法将有望产生新的分类方案，以整合 IBD 的系统生物学，提供风险分层，并预测对不同治疗方法的反应。

五、炎症性肠病的医疗差异和质量改善

医疗方面的差异可能导致医疗质量、结果和成本的差异，因此可以成为质量改进计划的目标。医疗的差异的例子包括治疗贫血[89]、疫苗接种[90]、静脉血栓栓塞（VTE）的预防[91,92]和艰难梭状芽孢杆菌的检测[93]。在美国，UC 的结肠切除率因地理位置而异，西部和中西部地区的结肠切除率是东北部地区的 3 倍[94]。IBD 专家提供的诊疗甚至存在差异。2007 年的一项研究分析了北美 10 个儿童胃肠病中心随访的 311 名新诊断为 CD 的儿童中五类药物的使用情况[95]。免疫调节药的使用中位数为 56%（29%～97%），泼尼松为 78%（32%～88%），抗生素为 29%（11%～68%），氨基水杨酸盐为 64%（18%～92%），英夫利昔单抗为 8%（3%～21%）。所有治疗方法的中位差异均具有统计学意义，即使在调整了人口统计学和临床因素后，这一差异仍然很明显。

关于种族和社会经济状况（socioeconomic status，SES）的医疗服务差异的研究提供了医疗服务差异的更多例子。一项系统综述报道了基于种族和社会经济地位，在包括药物和手术治疗的内容、住院和门诊治疗的应用、坚持药物治疗、疾病观念和知识方面的差异[96]。例如，大多数研究发现少数族裔患者使用免疫调节药和英夫利昔单抗的比例较低。在非裔美国人中，专科诊疗的使用率较低，对药物治疗的依从性也较低。此外，有几项研究发现 IBD 的治疗结果存在种族和社会经济状况的差异，包括住院

死亡率和健康相关的生活质量[96]。少数族裔身份和非私人医疗保险与较低的 CD 切除率相关，而较高的中位收入与较低的 CD 手术死亡率相关[97]。在 UC 中，非裔美国人和西班牙裔与较低的结肠切除术概率相关[94]，而 Medicaid（相对于私人）保险与较高的结肠切除术死亡率相关[94,98]。

最后，医疗系统层面的差异也可能与不同的医疗模式和结果有关。低手术量医院与 UC 结肠切除术后死亡率增加有关（调整后 OR=2.42，95%CI 1.26～4.63）[98]。在加拿大的一项研究中，在非胃肠科医生指导下住院的 UC 患者与在胃肠专科机构住院的患者相比，院内死亡率更高（1.1% vs. 0.2%，$P<0.0001$）[99]。

提高 IBD 医疗质量的必要性怎么强调都不过分。UC 和 CD 是导致庞大的发病率和医疗支出的常见疾病。随着新药物的批准，疾病的治疗程序变得更加复杂，但仍然缺乏比较有效性的研究。医疗从业人员对最佳指标的熟悉程度各不相同。最后，获得医疗服务的机会因种族和社会经济状况而异。认识到质量改进的机会，美国胃肠病学协会（AGA）[100]、美国克罗恩和结肠炎基金会（CCFA）[101]和一个加拿大合作小组[102]开发了衡量 IBD 诊疗过程和结果的指标。表 161-4 总结了这些指标的常见主题。

IBD 的医疗差异可能正在减少。在一项对 2012—2015 年 7 个大容量中心随访的 2690 名成年 IBD 患者的前瞻性研究中，调查人员发现各中心对 UC 患者的治疗在单独使用免疫调节药、单独使用抗 TNF-α 药或联合治疗方面没有差异。在 CD 治疗中使用免疫调节药和免疫调节药与抗 TNF-α 药联合治疗的方面有显著差异，但在单独使用抗 TNF-α 药方面则无显著差异[103]。在宾夕法尼亚州匹兹堡阿勒格尼总医院的一项研究中，IBD 专科医生在一组 IBD 质量测量中的表现优于普通胃肠病医生（73.9 vs. 66.3，$P=0.001$），但这两组的得分均高于 60 分的推荐分值[104]。正在开展的 IBD 质量改善的最好例

表 161-4	炎症性肠病的质量指标	
流程措施		**结局指标**
评估 IBD 的类型、部位、活动情况		不使用类固醇，临床缓解一年患者的比例
在类固醇依赖性疾病患者中使用类固醇保留疗法		近期使用类固醇的患者的比例
评估接受过类固醇治疗的患者的骨质流失情况		因 IBD 而损失的学习或工作时间的比例
流感和肺炎球菌疫苗注射		每年因 IBD 而住院的天数
抗 TNF 治疗前的潜伏结核病和 HBV 检测		每年因 IBD 而急诊的天数
烟草使用的检查和干预		贫血患者的比例
住院患者中艰难梭状芽孢杆菌的检测		使用麻醉品的患者比例
住院患者静脉血栓栓塞症的预防措施		营养不良患者的比例
CD 术后复发的评估		

CD. 克罗恩病；HBV. 乙肝病毒；IBD. 炎症性肠病；TNF. 肿瘤坏死因子

子来自于"立即改善诊疗网络"（Improve Care Now Network），这是一个儿科 IBD 的多中心网络。合作中心测量和分享医疗质量数据，然后制定和评估协议以实现选定的目标。利用这种模式，该网络实现了非活动性 CD 和 UC 患者比例的显著增加，以及不服用泼尼松的 CD 患者比例的显著增加[105]。

六、炎症性肠病中的慢性病管理

IBD 是一种终身的、动态的、多方面的疾病，需要全面的护理。治疗方法众多，与疾病和治疗相关的并发症也很多。此外，该疾病对患者的身心健康和个人愿望都有深刻的影响。基于这些原因，IBD 管理只能通过慢性病管理的框架来进行。

增强患者能力和教育是慢性病模式的核心。护理人员必须提供教育、支持和开放的沟通渠道。患者对医生的信任与提高 IBD 治疗的依从性有关，而依从性是缓解期延长的代名词。了解患者的忧虑、喜好和期望，以便采取量身定制的措施和加深治疗关系。通过电子网络（如 CCFA 网站，www.ccfa.org）或其他形式的教育资源，可以作为诊室外交流的补充，改善治疗结果和医疗成本。两项 UC 的随机对照试验显示，与标准管理相比，患者教育和自我管理与更迅速地控制复发、更少的看医生和到医院就诊及节约医疗开销有关[107,108]。

多学科方法对于解决患者疾病的所有方面至关重要。认识到多学科方法的重要性，众多专家主张发展 IBD 综合治疗单元，并提出了此类单元的标准[109,110]。初级保健医师的参与是协调整体诊疗不可或缺的一部分，且可能会增加预防措施的实施力度，例如疫苗接种、骨骼健康评估及吸烟的筛查和干预。从儿科诊疗过渡到成人诊疗与不依从、急诊增加和住院增加有关，故应以循序渐进、计划周密的方式进行[111]。胃肠科医生和结直肠外科医生之间的密切协作对于优化患者手术前的状态和规划药物治疗以降低 CD 术后复发的风险至关重要。建立 IBD 相关顾问网络对于管理此疾病的肠外表现至关重要。营养专家协助处理营养不良和缺乏维生素和微量元素的情况，并根据疾病状态（如活动性或静止性疾病状态，或广泛切除后）教育患者正确的饮食方法。造口护士为患者及其家属提供教育和支持。与其他慢性疾病一样，压力、抑郁和焦虑在 IBD 患者中很常见。精神病并发症似乎与 IBD 患者较差的临床结果和较高的医疗费用有关[112-114]。治疗这些疾病可以改善整体健康和情绪健康[115,116]，甚至可以改善 IBD 的结果[117]。

一个 IBD 患者的医疗新趋势是越来越多地使用中级医疗服务提供者。鉴于需要在控制成本的同时改善诊疗服务，专科护士、执业护士和医生助理将不可避免地在管理患者方面发挥更大的作用，甚至可能在某些领域指导诊疗服务。这些医疗服务提供者可以对患者进行分诊（减少不必要的急诊室或门诊就诊），协助患者接受医疗治疗，并将患者适当地转诊给初级医疗服务提供者、合作的专科医生和心理健康专业人士。许多研究开始考察 IBD 专科护士的作用。来自挪威的一项研究报道称，与传统的随访相比，护士主导的随访在住院、手术、病假、内镜手术的开展和额外的电话咨询次数方面产生了相似的结果[118]。此外，护士主导的随访与复发后治疗速度明显加快有关。

七、药物治疗的原则

UC 和 CD 是具有复发和缓解过程的终身疾病。因此，诱导临床缓解，然后维持缓解，成为治疗的主要目标。其他目标包括改善生活质量，预防疾病和治疗相关的并发症（包括阿片类药物依赖[119-121] 和诊断性辐射的过度暴露）[122-124]，恢复和维持最佳营养状态，优化术前状态，以及在 CD 的情况下预防术后复发。

传统上，诱导疗法的选择是基于症状和实验室指标。这种方法得到了所有现有指南的认可[125-130]。在临床实践中，疾病活动性被定性分类。以 UC 为例，根据 Truelove-Witts 标准（表 161-3），将活动性分为轻度、中度或重度[83,131]。同样，美国胃肠病学院也制定了 CD 活动的可操作定义[125]。活动性可分为四种状态：①缓解：停用类固醇的无症状疾病状态；②轻 - 中度疾病：症状轻微，无脱水、全身毒性、腹部触痛、疼痛性肿块、肠梗阻或体重下降大于 10% 的表现；③中 - 重度疾病：明显的发热症状，体重明显下降，腹痛或触痛，间歇性恶心或呕吐，但无梗阻或明显贫血；④重度 - 暴发性疾病：即使门诊引入常规皮质激素或生物制剂，但症状持续存在，或有高热、持续呕吐、恶病质、明显的腹膜征，或有梗阻或脓肿证据。

这些分类办法不足以满足管理性的目的。因此，必须为治疗性临床研究制定疾病活动性指标并进行验证[132,133]。这些指标包括了症状、体征、实验室结果，有时还包含了内镜疾病活动。克罗恩病活动指数（Crohn's Disease Activity Index，CDAI）多年来一直是临床试验中评估 CD 活动的首选工具。然而，众所周知 CDAI 与内镜疾病活动的相关性很差[134-137]。内镜检查也提供了最客观的 UC 严重性评估。因此，现在广泛的共识是，临床试验中药物疗效的评估必须纳入内镜反应。

CDAI 与内镜检查的严重程度之间缺乏相关性，这对于经常看到合并肠易激综合征的 CD 伪装成活动性 CD 的临床医生来说并不奇怪。因此，内镜检查不仅在临床试验中是必要的，而且也是日常实践中客观评估炎症负担的必要手段。UC 的情况有些不同，其症状一般与内镜疾病活动有良好的相关性[138-141]。因此，在临床实践中，根据症状治疗大多数患者（即不进行内镜评估）似乎是合适的。

许多研究表明，无论使用何种药物，内镜下愈合都与 UC 和 CD 的长期疗效的改善有关，包括持续临床缓解、不使用类固醇而实现缓解、减少住院和手术次数[142-146]。然而，即使使用强效疗法，如免疫调节药和抗 TNF-α 的联合治疗，内镜下愈合也仅在少数患者中发生。愈合的可实现性也可能受到疾病过程性质的限制。例如，与新诊断的 CD 相比，持续时间较长的 CD 对抗 TNF-α 治疗的反应较差。最后，即使可以实现，内镜下的愈合也只有在经济上划算的情况下才是可取的。尽管存在这些问题，但越来越多的共识是，内镜下愈合除了作为试验终点外，还应该是标准临床实践的治疗目标。

传统上，治疗方法的选择完全基于实时症状的严重程度。这种方法没有考虑到长期风险，如 CD 狭窄和瘘的并发症及 UC 的结肠切除术。为此，美国胃肠病学协会在 CD 和 UC 的临床决策工具中加入了长期风险[147-148]。例如，对于有严重内镜疾病活动的患者，推荐使用免疫调节药和（或）生物制剂（无论症状如何）。同样，欧洲克罗恩和结肠炎组织（ECCO）也在一些建议中纳入了风险因素[129]。例如，ECCO 主张对有预后不良标志的患者进行早期免疫调节药或抗 TNF 治疗，例如诊断时年龄小、疾病范围广、诊断时需要使用类固醇或诊断时有肛周疾病等。未来的指南可能会将内镜下的严重程度（短期和长期风险的预测因素）和其他长期风险的预测因素纳入决策中。表 161-5 总结了当前的和进展中的药物治疗原则。

表 161-5　当前的和进展中的药物治疗原则
• 炎症性肠病治疗包括两个阶段 　- 诱导临床缓解 　- 维持临床缓解 • 根据活动性疾病的严重程度（轻度、中度、重度）来选择诱导疗法 • 内镜下愈合逐渐成为重要的治疗目标 • 风险分层很可能会被纳入未来的治疗算法之中

八、药物治疗的分类

越来越多的药物可用于治疗 UC 和 CD。有些药物同时用于 UC 和 CD，而有些药物只对两种疾病中的一种有效。对于每一种药物，重要的是了解其在诱导和维持治疗阶段的相对定位，以及认识到潜在的不良反应（表 161-6 至表 161-8）。

表 161-6　溃疡性结肠炎的治疗方法		
	诱导缓解	**维持缓解**
美沙拉明	轻度至中度 UC	用美沙拉明或布地奈德诱导成功后
类固醇	• 布地奈德治疗轻度至中度 UC • 泼尼松治疗中度 UC • 重度 UC 的静脉注射类固醇	无疗效
环孢素	静脉类固醇失败后的严重 UC	无疗效
硫嘌呤 *（硫唑嘌呤、巯基嘌呤）	无疗效	泼尼松、静脉注射类固醇或静脉注射环孢素诱导后缓解期的维持
抗 TNF-α 药 *（Infliximab、Adalimumab、戈利木单抗）	• 中度 UC（一线治疗） • 类固醇依赖的中度 UC，类固醇难治性 UC，或硫嘌呤治疗失败 • 英夫利昔单抗治疗重度 UC（一线治疗或静脉注射类固醇失败后）	在抗 TNF-α 诱导成功后
维多珠单抗	• 中度 UC（一线治疗） • 依赖类固醇的中度 UC，类固醇难治性 UC，或硫嘌呤或抗 TNF-α 失败	维多珠单抗诱导成功后

*. 抗 TNF-α 治疗联合硫嘌呤比抗 TNF-α 单药治疗对 UC 诱导缓解的疗效更好。加入甲氧曲酸可能也会通过降低免疫原性来增加抗 TNF-α 药诱导的疗效。目前尚无维持数据，但在维持缓解方面，免疫调节药（硫嘌呤或甲氨蝶呤）和抗 TNF-α 药的联合治疗可能比抗 TNF-α 单药治疗更有效

TNF-α. 肿瘤坏死因子 α；UC. 溃疡性结肠炎

表 161-7　克罗恩病的治疗方法				
	腔内疾病缓解的诱导	腔内疾病缓解的维持	肛周疾病	预防术后复发
类固醇	+	无疗效	无疗效	无疗效
抗生素	无疗效	无疗效	+*	+
硫嘌呤†	无疗效	+	+	+
甲氨蝶呤†	无疗效	+	无数据	无数据
抗 TNF-α 药†（Infliximab、Adalimumab、Certolizumab pegol）	+	+	+	+
维多珠单抗	+	+	无数据	无数据
Ustekinumab	+	+	无数据	无数据

*. 环丙沙星和甲硝唑不能治愈瘘管，但可减少瘘管引流，可作为抗 TNF-α 药物的辅助治疗
†. 抗 TNF-α 药联合硫嘌呤或甲氨蝶呤在诱导和维持 CD 缓解方面比抗 TNF-α 单药治疗更有效
TNF-α. 肿瘤坏死因子 α

表 161-8　炎症性肠病治疗方法的不良反应	
美沙拉明	腹泻、头痛、胰腺炎、间质性肾炎
环丙沙星	艰难梭状芽孢杆菌感染、肌腱病和肌腱断裂、光敏感、癫痫发作
甲硝唑	金属味、恶心、酵母性阴道炎、周围神经病变、癫痫发作
类固醇	感染、抑制下丘脑－垂体－肾上腺轴、抑制儿童生长发育、骨质疏松、骨坏死、高血压、高血糖、血脂代谢紊乱、肌肉病、精神/认知障碍、白内障、青光眼
环孢素	肾毒性、高血压、低钾血症、低镁血症、感染、肝毒性、高脂血症、多毛症、牙龈炎、增生、震颤、癫痫发作
硫嘌呤	白细胞减少症，肝脏功能异常、恶心、疲劳、发热、胰腺炎、感染、淋巴瘤、非黑素性皮肤癌
甲氨蝶呤	恶心、疲劳、肝功能异常、肝纤维化、肺炎、感染
抗 TNF-α 药	输液或注射反应、感染、肝脏毒性，充血性心力衰竭恶化、黑色素瘤、药物性红斑狼疮、脱髓鞘综合征（多发性硬化症和视神经炎）
维多珠单抗	输液反应、感染
Ustekinumab	输液：注射反应，感染

九、药物治疗

（一）溃疡性结肠炎

1. 氨基水杨酸盐　氨基水杨酸盐、磺胺水杨酸盐（SASP）和美沙拉嗪（或 5- 氨基水杨酸或 5-ASA）构成轻中度 UC 患者诱导缓解和维持缓解的一线治疗。

其作用机制涉及几种途径，包括抑制核因子 κB（NF-κB）的激活[149]，抑制前列腺素的合成[150]，以及清除自由基[151]。SASP（每天 4～6g）是氨基水杨酸盐制剂的原型，含有一个通过偶氮键与 5-ASA 基团相连的磺胺吡啶基团。SASP 被小肠吸收的量极少，剩下的部分保持完好无损直到到达结肠，在那里细菌裂解偶氮键，释放出游离的磺胺吡啶和 5-ASA。实际上，磺胺吡啶作为载体，将 5-ASA 基团输送到结肠，

在肠腔内的 5-ASA 直接在发炎的黏膜上发挥其活性。虽然 5-ASA 可产生腹泻和肾毒性，但磺胺吡啶基团才是大多数 SASP 不良反应的原因，包括恶心、消化不良、头痛和精子异常。为了绕开这些问题，开发了口服、无磺胺制剂，利用 pH 依赖性或时间依赖性机制将 5-ASA 输送和释放到结肠。

最近的一项系统综述包括 11 项 RCT（n=2086），比较 5-ASA 与安慰剂对轻度至中度活动性 UC 的诱导缓解[152]。5-ASA 的缓解率为 39.7%，而安慰剂为 19.8%。在不同 5-ASA 制剂之间，没有观察到疗效上的差异。低剂量（每天 2.0～2.5g）与 5-ASA 高剂量（每天 > 2.5g）的缓解率相似。尽管如此，随机对照试验和临床经验均符合剂量 - 反应曲线，尤其是中度 UC 患者，其最大疗效为每天 4.0～4.8g[153]。同一系统性综述还评估了 11 项随机对照试验（n=1502），比较了 5-ASA 与安慰剂在维持缓解方面的作用。6～12 个月时 5-ASA 的复发率为 40.3%，而安慰剂为 62.6%。与活性 UC 一样，不同类型的 5-ASA 制剂的疗效没有差异。每天 2g 或以上的维持剂量比小于每天 2g 的剂量更有效。这些发现与传统经验一致，即较高的剂量（每天 3.6～4.8g）比较低的剂量（每天 2.4g）在维持缓解方面更有效。在临床实践中，维持剂量通常与诱导剂量相同。

直肠 5-ASA 制剂作为单药或与口服药物联合使用，适用于远端 UC 患者，以及疾病范围较广且远端症状突出（里急后重和便意频繁）的患者。5-ASA 栓剂将药物送至直肠远端 10cm 处，而灌肠剂可将药物送至结肠脾曲。使用直肠制剂在远端 UC 中的缓解率为 50%～75%，其缓解率优于口服 5-ASA 单药治疗或局部使用类固醇[154]。直肠和口服 5-ASA 联合治疗远端结肠炎比仅仅单独使用其中任意一种疗效好[155]。直肠和口服 5-ASA 联合用药在轻 - 中度广泛 UC 患者中也比单独口服 5-ASA 疗效好[156]。此外，对于疾病范围超出直肠且

有多次复发史的患者，口服 5-ASA 和每周 2 次 5-ASA 灌肠联合治疗在维持缓解方面优于单独口服 5-ASA[157]。

由于其全身的吸收有限，5-ASA 制剂的耐受性极好。不良反应包括 2% 的水样腹泻、头痛，罕见胰腺炎和间质性肾炎。5-ASA 使用中常见的错误包括：①没有最大限度地提高口服剂量，尤其是中重度 UC 患者；②对于远端疾病活跃的患者，或疾病范围较广、远端症状突出的患者，没有使用直肠给药；③没有评估患者是否充分维持直肠用药（远端疾病严重的患者可能无法保持直肠给药）；④使用需要较多药片的配方，从而可能影响依从性；⑤将 5-ASA 引起的腹泻误认为是结肠炎的症状。

2. 皮质类固醇 皮质类固醇用于诱导轻 - 中度远端（局部使用类固醇）、中度（口服类固醇）或重度（静脉类固醇）UC 患者的缓解。

1955 年 Truelove 和 Witts 里程碑式的研究提供了皮质类固醇对 UC 疗效的初步证据[131]。最近一项系统综述和 Meta 分析只确定了 5 项合适的 RCT（n=445）。随机接受口服类固醇治疗的受试者中，54% 的受试者未能达到缓解，而随机服用安慰剂的受试者中，79% 的受试者未能达到缓解。使用类固醇可以显著降低未能达到缓解的可能（RR=0.65，95%CI 0.45～0.93，需治人数为 3）。缓释型布地奈德可有效诱导活动性轻中度 UC 患者的缓解[158,159]。该制剂（将布地奈德包埋在亲水性和亲脂性辅药的多个基质中）可将药物递送至结肠，从而最大限度地减少全身吸收。

静脉注射类固醇是重度 UC 住院患者的一线治疗。对 1974—2006 年发表的 32 项队列研究和对照试验进行了系统综述，评估了接受静脉注射类固醇治疗的严重 UC 患者的短期结肠切除率[160]。在汇总分析中，1991 例患者中有 581 例需要进行结肠切除（加权平均 27%，95%CI 26%～28%）。Meta 回归分析显示，1974—2006 年结肠切除率没有变化。Meta 回归分析

也显示，甲基泼尼松龙每日剂量大于 60mg 时，没有剂量 – 结肠切除反应。静脉注射类固醇治疗失败的常见预测因素包括病变范围、大便频率、体温、心率、C 反应蛋白、白蛋白和结肠扩张的放射学证据[160]。严重的内镜下病变可能也是预后不良的预测因素[161]。目前还没有有效的静脉注射类固醇治疗失败的预测指标。

泼尼松用于中重度 UC 患者，剂量为每天 40～60mg，直至达到临床缓解，一般在 7～14 天后达到临床缓解。剂量高于 60mg 并不能提高疗效，反而伴随着更大的毒性。一般来说，泼尼松每周减量 5～10mg，至每天 15～20mg，然后每周减量 2.5～5mg。但是，不能过分强调根据患者反应的快慢和程度进行个体化泼尼松减量的重要性。口服布地奈德被批准使用的剂量为每天 9mg，最长可持续 8 周。

直肠皮质激素用于远端或左侧结肠 UC 患者或远端症状突出者。可用的剂型包括氢化可的松泡沫剂（900mg 的 10% 醋酸氢化可的松，含 80mg 氢化可的松）、布地奈德泡沫剂（罐装，内含 14 剂，每剂量 2mg 布地奈德）和氢化可的松灌肠剂（60ml 灌肠液中含有 100mg 氢化可的松）。

对于住院的重度 UC 患者，接受静脉类固醇疗法包括甲泼尼龙 20mg，每 8 小时 1 次；氢化可的松 100mg，每 8 小时 1 次；或泼尼松龙 30mg，每 12 小时 1 次。静脉滴注和 24h 连续输注没有区别[162]。应在第 3 天评估静脉注射类固醇的反应[130,163]。有反应者继续经静脉使用类固醇，一旦直肠出血缓解且大便次数减少到基线以上 1～2 次，就改用泼尼松。治疗应在规定的时间内进行，因为延长治疗时间超过 7 天不会带来额外的益处。无反应者的选择包括环孢素、英夫利昔单抗或手术。

皮质类固醇有许多众所周知的毒性，包括抑制下丘脑 – 垂体 – 肾上腺轴、库欣综合征样外观、儿童生长抑制、骨质疏松、骨坏死、液体潴留、高血压、高血糖、血脂异常、肌肉病、精神和认知障碍、对皮肤的不良反应、白内障和青光眼。严重感染的风险有时不被重视。严重的、机会性的和术后感染可能会发生[164-167]。严重的关节疼痛时应警惕骨坏死。经直肠使用类固醇可能会被全身吸收并抑制 HPA 轴。

开类固醇处方时常见的错误包括：①剂量使用过大；②类固醇减量过快或过慢；③不恰当地使用类固醇，例如将肠易激综合征误认为是活动性 UC；④没有教育患者类固醇的毒性和正确的减量方法（而不是突然终止治疗）。

必须强调的是，若在 UC 治疗中需要全身使用（口服或静脉）类固醇，即成为预示病程进展的前哨事件。在一项以人群为基础的起始队列研究中，对 1970—1993 年诊断的 63 例 UC 患者进行了类固醇治疗，开始使用类固醇 1 年后的结果是 49% 的患者持续对类固醇治疗有反应，22% 的患者对类固醇依赖，29% 的患者进行了结肠切除[168]。因此大多数类固醇治疗的患者应采用不使用类固醇的疗法，如硫嘌呤、抗 TNF-α 药或维多珠单抗。仅选择病情较轻的患者（如中度 UC 及对泼尼松反应迅速的患者）过渡到 5-ASA 维持。

3. 环孢素　环孢素是一种神经钙蛋白抑制药，用于静脉注射皮质类固醇治疗失败 5～7 天的严重 UC 患者的抢救性治疗。在 Lichtiger 等的开创性研究中，82% 的重度、类固醇难治性 UC 患者接受静脉注射环孢素治疗后，短期内避免了结肠切除术[169]。根据对照和非对照试验的汇总数据，大约 80% 的患者对静脉注射环孢素有反应，并在短期内避免了结肠切除术[170]。除非开始使用硫嘌呤治疗，否则大多数有反应者最终需要进行结肠切除术。即使开始使用硫嘌呤治疗，也有 20%～50% 的患者需要在 12～18 个月内进行结肠切除术[171,172]。环孢素作为一线疗法对严重 UC 也是有效的（代替静脉注射类固醇）。在一项双盲随机对照试验中，静脉注射环孢素与静脉注射甲基泼尼松龙同样有效（反应率分别为 64% 和 53%）[173]。

环孢素作为重度 UC 的一线治疗（代替静脉注射类固醇）也是有效的。在一项双盲随机对照试验中，静脉注射环孢素与静脉注射甲泼尼龙同样有效（反应率分别为 64% 和 53%）[173]。如果经过 4～7 天的抢救性治疗后没有改善，建议进行结肠切除术 [130]。

随着英夫利昔单抗的出现，环孢素在严重的、类固醇难治性 UC 治疗中的地位已被重新评估。一项系统综述和 Meta 分析确定了一些比较这些药物作为急性、重度、类固醇难治性 UC 患者抢救性疗法的研究。在 3 项随机对照试验中，在治疗反应和 3 个月或 12 个月的结肠切除术方面未见显著差异。在 13 项非随机研究中，与环孢素相比，英夫利昔单抗的治疗应答率显著升高（OR=2.96，95%CI 2.12～4.14）且 12 个月结肠切除率显著降低（OR=0.42，95%CI 0.22～0.83），3 个月结肠切除率（OR=0.53，95%CI 0.22～1.28）无显著差异。Meta 分析发现，两种药物在药物相关的不良反应事件、术后并发症或死亡率方面无显著差异。最近的一项研究报道，在 115 例急性类固醇难治性 UC 患者中，在开始使用硫唑嘌呤（AZA）的同时，随机使用环孢素或英夫利昔单抗，5 年无结肠切除术生存率分别为 62%（95%CI 49%～74%）和 65%（95%CI 52%～78%）[174]。

环孢素以连续静脉输注的方式给药，剂量为每天 2mg/kg，调整目标血清浓度至 150～250ng/ml[175]。静脉注射环孢素诱导成功后，转用口服制剂并开始服用硫嘌呤。患者必须接受甲氧苄啶 - 磺胺甲基异噁唑或氨苯砜以预防吉氏肺孢子虫。不良反应包括肾毒性、高血压、高钾血症、低镁血症、感染、肝毒性、高脂血症、多毛症、牙龈增生、震颤和癫痫发作。在低镁血症和高胆固醇血症的情况下，癫痫发作的风险会增加。鉴于环孢素的毒性很大且需要高强度的临床和实验室监测，一般限于有丰富环孢素使用经验的专家所管理的依从性好的患者。

另一种神经钙蛋白抑制药他克莫司的小规模开放性研究显示，在 2/3 的难治性 UC 患者中，他克莫司在短期内可有效预防结肠切除 [176,177]。在一项随机、安慰剂对照试验中，在住院的类固醇难治性 UC 患者中口服他克莫司，他克莫司在第二周改善了的临床反应（50% vs. 13%，P=0.003）和黏膜愈合（44% vs. 13%，P=0.012）[178]。

4. 硫嘌呤　硫嘌呤、6- 巯基嘌呤（6-MP）及其前体药物 AZA 通过几种机制调节免疫反应，包括抑制 DNA 和 RNA 的合成和使活化 T 细胞凋亡 [179]。这些药物通过两种竞争性途径进行代谢，其中一种途径产生活性的 6- 硫鸟嘌呤核苷酸（6-TGN）代谢物。高浓度的 6-TGN 与白细胞减少密切相关。另一种途径通过硫嘌呤甲基转移酶（TPMT）（20932143）产生无活性的 6-MMPN 代谢物。TPMT 活性受高活性（TPMTH）和低活性（TPMTL）等位基因（7191632）的遗传控制。正常的 TPMT 代谢者（占人群的 89%）携带两个高活性等位基因（TPMTH/TPMTH），产生的 6-MMPN 代谢物相对较多，应按标准剂量治疗（6-MP 每天 1～1.5mg/kg 或 AZA 每天 2.0～3.0mg/kg）。11% 的人是中间代谢者（TPMTH/TPMTL），产生的 6-TGN 超过 6-MMPN，在标准硫嘌呤剂量下会出现白细胞减少。因此，中间代谢者按标准剂量的一半（6-MP 每天 0.5mg/kg 或 AZA 每天 1.0mg/kg）治疗。每 300 人中有 1 人的 TPMT 缺如（TPMTL/TPMTL）。当使用此类药物时，这些患者的代谢完全分流到 6-TGN，并出现危及生命的白细胞减少。因此，在开始硫嘌呤治疗前必须测量 TPMT 活性 [180]。

随机对照试验发现硫嘌呤能有效维持类固醇依赖性 UC 患者的无类固醇缓解 [181-183]。硫嘌呤也适用于曾以最佳剂量服用美沙拉嗪时出现早期或频繁复发或对美沙拉嗪不耐受的轻度至中度疾病活动的患者 [130]。硫嘌呤适用于对静脉类固醇或静脉环孢素有反应的住院患者的维持治疗 [126,130,148,163]。硫嘌呤可以增强抗 TNF-α 药物作为 UC 诱导疗法的疗效，这可能是通过抑制抗药物抗体（ADA）实现的。在一项比较成人中度至重度 UC 的 AZA 单药治疗、英夫利昔单抗单药治疗和两药联合治疗的随机双盲试验中，第 16 周无类固醇缓解率分别为 24%、22% 和 40%（P=0.03）[184]。接受 AZA 加英夫利昔单抗的患者中，63% 在第 16 周发生黏膜愈合，相比之下，接受英夫利昔单抗的患者为 55%（P=0.295），接受 AZA 的患者为 37%（P=0.001）[184]。尚无随机对照试验评估联合治疗在维持缓解方面的作用。然而，添加硫嘌呤可降低 ADA，并与 CD 类似[185]，硫嘌呤可能可以增强抗 TNF 维持缓解的疗效。由于其起效慢，硫嘌呤类药物作为诱导治疗是无效的。

　　治疗性药物监测可以指导硫嘌呤治疗失败患者的治疗决策的制定[186]。6-TGN 和 6-MMPN 浓度低表明患者依从性低或剂量不足。6-TGN 低浓度和 6-MMPN 高浓度与优先合成 6-MMPN 代谢物的生化机制一致，而这可以通过增加使用别嘌呤醇来消除。最后，治疗性的 6-TGN 浓度符合硫嘌呤难治性疾病，且必须换用不同作用机制的药物[186]。

　　10%～15% 的患者发生白细胞减少和转氨酶升高，调整剂量后即可缓解。恶心、呕吐和乏力并不少见。高热和胰腺炎（2% 的患者发生，通常在治疗开始后的 6～8 周）是使用硫嘌呤的唯一绝对禁忌证。其他风险包括白细胞减少的背景下发生细菌感染、带状疱疹、淋巴瘤[187,188]和非黑色素瘤皮肤癌[189]。硫嘌呤治疗中淋巴瘤风险的最高估计值为每年 1.37‰（而未治疗的对照组为每年 0.26‰）[188,190]。决策模型显示，治疗的益处远远大于风险[191]。

　　5. 抗肿瘤坏死因子 -α 治疗　抗 TNF-α 单克隆抗体（monoclonal antibody，mAb）通过几种机制发挥其作用，其中包括中和可溶性与膜结合的 TNF-α、T 细胞和单核细胞的凋亡、抗体依赖的细胞介导的细胞毒性、补体依赖的细胞毒性及通过膜结合的 TNF 进行反向（从外到内）信号传导[192]。在美国，有三种抗

TNF-α 药物被批准用于诱导和维持中度至重度 UC 的缓解：英夫利昔单抗（Remicade；Janssen Biotech，Horsham，Pennsylvania）、adalimumab（Humira；Abbvie，North Chicago，Illinois）和 golimumab（Simponi；Janssen Biotech，Horsham，Pennsylvania）。英夫利昔单抗是一种嵌合型的单克隆抗体，由人免疫球蛋白 G1 的恒定区与小鼠可变区相连组成，采用静脉给药。Adalimumab 和 Golimumab 都是由人免疫球蛋白 G1 的恒定区和人源性可变区域组成的人源性单克隆抗体，并都在皮下（SC）给药。在临床实践中，这些药物可用于：①中度至重度 UC 的患者，作为代替类固醇的一线治疗；②类固醇依赖性 UC（包括硫嘌呤治疗失败的类固醇依赖性 UC）；③类固醇难治性 UC。但是，ADA 的发展以及随之而来的反应丧失会破坏长期疗效。ADA 通过中和药物和增加药物清除率来降低抗 TNF-α 药物的有效性[193]。

　　在两个大型Ⅲ期随机对照试验中，英夫利昔单抗 5mg/kg 在 8 周时产生了 64%～69% 的反应率，而安慰剂的反应率为 29%～37%[194]。这种获益维持 54 周，英夫利昔单抗治疗患者的反应率为 45%，而安慰剂组为 20%。随机对照试验显示，Adalimumab[195,196] 和 Golimumab[197,198] 对诱导和维持中重度 UC 患者的缓解也有疗效。与使用过英夫利昔单抗的患者相比，Adalimumab 在未用英夫利昔单抗的患者中更有效。在 UC 中没有抗 TNF-α 单克隆抗体之间的直接比较。有效性比较研究尚未发现英夫利昔单抗和 Adalimumab 之间有任何显著性差异。

　　抗 TNF-α 单克隆抗体可与免疫调节药联合使用。联合英夫利昔单抗 -AZA 治疗在第 16 周诱导临床缓解方面比英夫利昔单抗单药治疗更有疗效（40%vs.22%）[184]。联合治疗对 CD 诱导（20393175）也有类似的结果，反映了同时接受 AZA 的患者减少了 ADA 的形成。然而，硫嘌呤和一种抗 TNF-α 单克隆抗体的联合治疗比单独使用 AZA 产生的淋巴瘤风险更高[187,188]。甲氨蝶呤

（与硫嘌呤相似）可减少 ADA 的形成[203]，但不增加淋巴瘤的风险。虽然甲氨蝶呤和抗 TNF-α 单克隆抗体的联合治疗在 UC 中没有数据支持，但预计它与硫嘌呤－抗 TNF-α 联合治疗效果相似，而不会增加淋巴瘤的背景风险。

由于起效迅速，英夫利昔单抗（而不是 Adalimumab 或 Golimumab）也用于静脉类固醇治疗失败的严重 UC 住院患者。在一项双盲随机对照试验中，45 名患者随机接受输注英夫利昔单抗单药 5mg/kg 与安慰剂的治疗。在第 3 个月时，英夫利昔单抗组和安慰剂组的结肠切除率分别为 7/24 和 14/21（OR=4.9，95%CI 1.4～17）[204]。随访 3 年时，24 例给予英夫利昔单抗患者中的 12 例（50%），21 例给予安慰剂患者中的 16 例（76%），都需要进行结肠切除术（P=0.012）[205]。英夫利昔单抗也可用于病情严重的住院患者，作为一线治疗（即代替静脉皮质激素）[206]。正如环孢素部分所总结的那样，英夫利昔单抗和环孢素在预防静脉注射类固醇治疗失败的病情严重的患者的短期和长期结肠切除术方面具有相似的效果。

治疗性药物监测可指导对抗 TNF-α 治疗失去反应患者的治疗决策制定[207]。在无 ADA 的情况下，较低的药物浓度表明清除率增加，提示需要增加剂量。在存在高滴度 ADA 的情况下，较低的药物浓度表明 ADA 介导的清除率增加，有必要改用其他抗 TNF-α 药物。最后，治疗性浓度符合抗 TNF-α 难治性疾病，必须改用不同作用机制的药物[208]。

抗 TNF-α 药具有相同的毒性。不良反应包括急性和延迟输液/注射反应、感染、肝毒性、心力衰竭恶化、药物诱导的狼疮和脱髓鞘疾病，如多发性硬化症和视神经炎。可发生细菌、分枝杆菌和真菌感染。患者需要筛查潜伏的肺结核和乙型肝炎，因为这些感染可能在抗 TNF-α 治疗中被重新激活。

6. 维多珠单抗　白细胞向炎症肠道的迁移是受严格调控的。肠道特异性淋巴细胞表达 $\alpha_4\beta_7$ 整合素，它与肠道内皮细胞表达的黏膜地址素－细胞黏附分子 1（MAdCAM-1）结合。因此，抑制淋巴细胞向肠道的转运将有希望改善肠道炎症。事实上，一种名为 Natalizumab 的抗 α_4 单克隆抗体对 CD 有疗效[208-210]。通过阻断白细胞表达的 $\alpha_4\beta_1$ 整合素与脑内皮上的血管细胞黏附分子-1（VCAM-1）的结合，Natalizumab 也被证明对多发性硬化症有疗效。不幸的是，Natalizumab 的这一机制特性与进行性多灶性白质脑病（progressive multifocal leukoencephalopathy，PML）的高风险有关，PML 是一种通常致死的脑部感染。维多珠单抗（Entyvio；Takeda Pharmaceuticals America，Deerfield，Illinois）是一种靶向 $\alpha_4\beta_7$ 整合素的人源化单克隆抗体，仅阻断淋巴细胞向肠道的转运，不会导致 PML。两项随机对照试验显示，在诱导和维持 UC 的缓解方面，维多珠单抗比安慰剂更有效[211]。

维多珠单抗用于：①中度至重度 UC 患者，作为代替类固醇的一线治疗；②类固醇依赖性者；③类固醇难治性者；④对抗 TNF-α 药或硫嘌呤反应不足、失去反应或不耐受者。与曾接受抗 TNF-α 治疗的患者相比，维多珠单抗对未接受过抗 TNF-α 治疗的患者治疗更有效[212,213]。部分患者需要将剂量从每 8 周 1 次增加到每 4 周 1 次[214]。不良反应包括输液反应（≤ 5%）[215]和感染。然而，长期研究未发现任何重大的临床安全信号，也没有 PML 的报道[215]。

7. 其他治疗　以色列的一项研究发现，每周口服剂量为 12.5mg 的甲氨蝶呤在诱导或维持 UC 缓解方面并不比安慰剂好[216]。一项双盲试验比较了类固醇依赖性 UC 患者的肠外甲氨蝶呤（每周 25mg，24 周）和安慰剂：在第 16 周时，在主要终点（以脱离类固醇的情况下达到临床和内镜联合缓解为主要终点）上，两者没有差异（甲氨蝶呤 31.7% vs. 安慰剂 19.6%，P=0.15）[217]。抗生素的对照试验表明，在静脉注射类固醇的基础上添加抗生素并无治疗上的收益[218,219]。然而，广谱抗生素已被提倡用于严重 UC 和有毒性症状的患者 [126]。没有证据支持轻中度的门诊患者使用口服抗生素。粪便微生物群移植（FMT）已被研究，但是结果不一 [220,221]。指南建议在 UC 中不要使用 FMT[128]。对益生菌的研究结果不一，因此指南建议不要使用 [128]。虽然经皮尼古丁可以减轻活动性 UC 的症状，但作为维持治疗无效且经常产生不良反应，故任何指南都不推荐使用 [126,222-224]。止泻药在减少腹泻方面是有用的，但考虑到中毒性巨结肠的风险，止泻药在重症患者中是禁忌使用的。没有关于 UC 患者饮食的指南。医生可能建议患者避免食用加重症状的食物，并限制食用红肉和人造奶油 [225]。由于对严重结肠炎患者进行全肠外营养的对照研究没有显示出任何益处，TPN 仅限于不能进食或严重营养不良的患者 [226,227]。

8. 溃疡性结肠炎的治疗方案 治疗方法的选择是基于疾病的严重程度（表 161-9）[126,128,130,148]。轻度直肠炎 / 乙状结肠炎患者通常用口服和（或）直肠美沙拉嗪治疗。直肠和口服 5-ASA 联合治疗比口服或直肠 5-ASA 单药治疗远端 UC 更有效 [155]。轻度广泛性病变的患者通常用口服 5-ASA 治疗，联合或不联合直肠 5-ASA。在广泛的 UC 中，直肠和口服 5-ASA 联合治疗比口服 5-ASA 单药治疗更有效 [156,228]。远端病变的患者成功诱导之后，以口服和（或）直肠 5-ASA 维持。病变延伸到乙状结肠以上的患者成功诱导之后，以口服 5-ASA 维持，联合或不联合直肠 5-ASA。同样，联合治疗在维持缓解方面比单独口服 5-ASA 更有效 [157]。

可使用口服布地奈德代替口服 5-ASA。可使用直肠类固醇激素，但效果可能不如直肠

表 161-9 溃疡性结肠炎的药物疗法

疾病活动		诱 导	维 持
轻微	• 溃疡性直肠炎或乙状结肠炎	• 口服 5-ASA* 和（或）直肠 5-ASA†,‡,§	• 口服 5-ASA 和（或）直肠 5-ASA
	• 左侧和广泛的溃疡性结肠炎	• 口服 5-ASA* 联合或不联合直肠 5-ASA§,ǀ	• 口服 5-ASA 联合或不联合直肠 5-ASA¶
中度		• 布地奈德	• 口服 5-ASA
		• 泼尼松	• 硫嘌呤，抗 TNF-α（联合或不联合硫嘌呤），或维多珠单抗
		• 抗 TNF-α	• 抗 TNF-α（联合或不联合硫嘌呤）
		• 维多珠单抗	• 维多珠单抗
严重		• 静脉注射类固醇	• 硫嘌呤、抗 TNF-α 或维多珠单抗
		• 英夫利昔单抗（一线或静脉注射类固醇失败后）	• 英夫利昔单抗（联合或不联合硫嘌呤）
		• 环孢素（一线静脉注射类固醇失败后）	• 硫嘌呤，抗 TNF-α（联合或不联合硫嘌呤），或维多珠单抗

*. 布地奈德可代替口服 5-ASA
†. 直肠 5-ASA 是远端 UC 的一线治疗
‡. 在轻度远端 UC 中，直肠和口服 5-ASA 联合治疗比口服或直肠 5-ASA 单药治疗疗效更好
§. 可使用直肠类固醇代替直肠 5-ASA
ǀ. 在轻度广泛 UC 中，口 - 直肠 5-ASA 联合用药比单独口服 5-ASA 疗效更好
¶. 联合口服 - 直肠 5-ASA 比单独口服 5-ASA 在维持广泛 UC 缓解方面更有效
5-ASA.5- 氨基水杨酸；TNF-α. 肿瘤坏死因子 -α

5-ASA[154]，并可能伴有全身吸收的不良反应。直肠制剂的选择取决于远端病变的范围：栓剂用于远端直肠炎（距肛门 10cm 以内），泡沫剂用于直肠炎（距肛门 20cm 以内），灌肠剂用于左结肠病变延伸至距肛门 40～60cm 处。进入缓解期的患者，用口服美沙拉嗪维持，联合或不联合直肠美沙拉嗪。对上述疗法无反应的轻症患者按中症患者治疗。

中度患者可选择多种方法进行诱导治疗。布地奈德可用于病情较轻的患者。在布地奈德诱导成功后，这些患者将过渡到使用美沙拉嗪。病情较严重的患者可以用泼尼松、抗 TNF-α 药物或维多珠单抗。泼尼松诱导成功后，患者通常接受硫嘌呤维持治疗，尽管抗 TNF-α 药物（联合或不联合硫嘌呤）或维多珠单抗也是可行的选择。在抗 TNF-α 诱导成功后，患者继续使用抗 TNF-α 药物以维持缓解。可加用硫嘌呤（或甲氨蝶呤）以降低免疫原性，提高长期疗效。虽然维多珠单抗可用于诱导，但其起效比较晚，常需同时使用类固醇。诱导成功后，患者继续服用维多珠单抗以维持缓解。部分中度 UC 患者会出现持续的远端病变症状，需要进行直肠给药。

住院的重度 UC 患者通常采用静脉类固醇激素治疗。诱导成功后，维持治疗方案包括硫嘌呤、抗 TNF-α 药（联合或不联合硫嘌呤）或维多珠单抗。另外，这些患者可以使用英夫利昔单抗治疗以代替静脉类固醇。诱导成功后，继续使用英夫利昔单抗，可以单用英夫利昔单抗也可以与硫嘌呤联合使用。如果患者静脉注射类固醇治疗失败 3 天，那么可选择的抢救治疗包括英夫利昔单抗或静脉注射环孢素。如果抢救治疗失败，则选择结肠切除术。变换救援药物（即如果英夫利昔单抗失败则使用环孢素，或者顺序相反）与严重感染和死亡的重大风险相关[148,163]。

（二）克罗恩病

1. 类固醇　两项随机对照试验发现标准

皮质类固醇在诱导 CD 缓解方面比安慰剂更有效[229,230]。一项 Meta 分析发现布地奈德在诱导缓解方面优于安慰剂（无缓解的 RR=0.73；95% CI 0.63～0.84），但在预防复发方面并没有优于安慰剂[231]。标准类固醇在诱导缓解方面优于布地奈德（无缓解的 RR=0.82，95%CI 0.68～0.98），但不良反应较多（RR=1.64，95% CI 1.34～2.00）[231]。

肠外皮质激素一直是重度炎症性 CD 的主要治疗手段。在一项对 49 例重度炎症性 CD 患者进行静脉注射泼尼松龙治疗的回顾性研究中，76% 的患者获得了缓解[232]。目前尚没有剂量范围的研究以确定最佳剂量。多数临床医生分次或连续输注相当于 40～60mg 泼尼松的肠外皮质激素（氢化可的松每天 300mg，甲基泼尼松龙每天 40mg）。可以使用静脉注射促肾上腺皮质激素代替皮质类固醇，但可能会导致并发肾上腺出血[233]。在一项住院患者连续静脉输注 ACTH 每天 120U 与氢化可的松每天 300mg 的随机双盲试验中，治疗 10 天后的反应率分别为 82% 和 93%（无显著性）[234]。依据适当的临床特征（发热、夜间盗汗、C 反应蛋白升高），静脉注射类固醇可用于因为炎症（而非狭窄）而引起肠梗阻的患者。在一项对 24 名 CD 和炎症性肿块患者的非对照研究中，肠外皮质激素是安全有效的[235]。如果根据高热或影像学检查结果而怀疑存在脓肿时，则不应使用皮质类固醇。类固醇在治疗 CD 的内瘘或肛瘘中没有作用。随着英夫利昔单抗的出现，如今静脉注射类固醇仅限于表现为可疑但未经确诊的炎症性 CD 急性发作的患者，或作为桥接治疗直至开始用英夫利昔单抗为止。

必须强调的是，若在 CD 治疗中需要全身使用类固醇，即为预示病程进展的前哨事件。在一项以人群为基础的初始队列研究中，对 1970—1993 年被诊断为 CD 并接受类固醇治疗的 74 例患者进行了研究，开始使用类固醇 1 年后的结果是：33% 的患者反应延长，28% 的患

者对类固醇依赖，38% 的患者进行肠切除（1%
的患者失访）[168]。因此使用类固醇治疗过的
CD 患者应尽量避免类固醇疗法。

2. 抗生素　抗生素在肠道 CD 中无明确作
用[129,147]。然而，环丙沙星和甲硝唑被用于治
疗肛瘘[236,237]。一个对三项试验的 Meta 分析报
道了环丙沙星和甲硝唑在减少瘘管引流方面有
统计学意义（RR=0.8，95%CI 0.66~0.98）[238]。
两项双盲随机对照试验发现，环丙沙星联合英
夫利昔单抗[239] 或 Adalimumab[240] 在减少瘘管
引流方面优于单独使用某一种抗 TNF 药物。虽
然作为辅助疗法有效，但抗生素并不能治愈肛
瘘。抗生素可使术后临床和内镜下复发的风险
降低约 50%[241,242]。然而，硝基咪唑类药物（甲
硝唑和奥硝唑）明显不如抗 TNF 药物，可能
也略逊于硫嘌呤类药物[243]。此外，硝基咪唑
类药物还伴随着许多的不良反应。因此，AGA
指南建议，甲硝唑预防只适用于不耐受或不倾
向使用硫嘌呤和抗 TNF-α 药物的患者[243]。抗
生素也用于治疗并发症如小肠细菌过度生长和
败血症。

3. 硫嘌呤　硫嘌呤类药物由于起效慢，对
CD 的缓解诱导没有疗效[127,244]。然而，早期开
始硫嘌呤治疗可能会产生长期效益。在一项开
创性的安慰剂对照的不使用类固醇的儿科试验
中，硫嘌呤治疗（每天 1.5mg/kg）在 CD 诊断
后 8 周内开始，结果硫嘌呤治疗组的 18 个月
复发率较低（9% vs. 47%，P=0.007）[245]。相
反，在两项随机对照试验中，AZA 没有给新诊
断 CD 的成年患者带来长期的益处[246,247]。硫嘌
呤类药物能有效维持类固醇所诱导的缓解[244]。
它们是在发生类固醇依赖时的一线治疗，同时
也应该考虑用于需要使用首个类固醇疗程的 CD
患者[127,129]。

当添加到抗 TNF-α 药物中时，硫嘌呤可降
低抗 TNF-α 免疫原性并增强其有效性[185]。然而，
硫嘌呤和抗 TNF-α 单克隆抗体的联合使用，发
生淋巴瘤的风险甚至比单用 AZA 更高[190]。甲氨

蝶呤（与硫嘌呤一样）可减少 ADA 的形成[203]，
但不增加淋巴瘤的风险。尽管缺乏长期数据，
但对于那些希望最大限度地提高抗 TNF-α 治疗
效果而又不引起淋巴瘤风险的 CD 患者，可使
用甲氨蝶呤代替硫嘌呤。

硫嘌呤类药物对肛周病变有一定的疗
效[236,237]，但由于抗 TNF-α 药物的引入，硫嘌
呤类药物在这方面的应用已被取代。虽然硫嘌
呤在预防术后 CD 复发方面比安慰剂更有效[243]，
但是一项网络 Meta 分析发现，在这种情况下抗
TNF-α 制剂优于硫嘌呤[241]。与 UC 一样，初始
硫嘌呤剂量取决于基线 TPMT 酶活性，并且无
反应患者的处理是通过测量硫嘌呤代谢物浓度
来进行指导的。

4. 甲氨蝶呤　甲氨蝶呤旨在通过抑制二氢
叶酸还原酶和其他叶酸依赖性酶来治疗癌症。
这种药物也用于治疗 CD 和其他炎症性疾病，
但其剂量比癌症化疗中使用的剂量低两个数量
级。令人惊讶的是，关于甲氨蝶呤在 CD 中的
作用机制研究很少。一个假设是甲氨蝶呤刺激
腺苷的释放，而腺苷抑制了中性粒细胞、巨噬
细胞 / 单核细胞、树枝状细胞和淋巴细胞的炎
症功能[248,249]。

两项随机对照试验比较了甲氨蝶呤和安慰
剂在诱导缓解中的作用[250,251]。两项研究的剂量
和给药途径（肌内注射与口服）不同，其中一
项研究中甲氨蝶呤可能剂量不足[251]。此外，两
项研究的研究对象的疾病严重程度也存在差异。
在一项使用随机效应模型的 Meta 分析中，与安
慰剂相比，甲氨蝶呤没有统计学意义上的获益
（RR=0.82，95%CI 0.65~1.03）[244]。AGA 指南
不建议使用甲氨蝶呤来诱导 CD 的缓解[127]。

一项 Cochrane 系统回顾发现，每周肌内注
射 15mg 剂量的甲氨蝶呤在维持 CD 缓解方面
明显比安慰剂更有效（RR=1.67，95%CI 1.05~
2.67）[252]。甲氨蝶呤被 AGA[127] 和 ECCO[129]
认可为不使用类固醇的维持治法。没有关于甲
氨蝶呤治疗肛周 CD[236,237] 或预防术后复发的数

据[242]。甲氨蝶呤可降低接受抗 TNF-α 治疗患者的 ADA[253]。由于 ADA 预示着对抗 TNF-α 反应的丧失，因此使用甲氨蝶呤进行联合治疗有望增强抗 TNF-α 药物的长期有效性。

5. 抗肿瘤坏死因子 -α 制剂　在美国，有三种抗 TNF-α 药物被批准用于诱导和维持中度至重度 CD 的缓解：英夫利昔单抗（Remicade；Janssen Biotech，Horsham，Pennsylvania）、Adalimumab（Humira；Abbvie，North Chicago，Illinois）和 Certolizumab pegol（Cimzia；UCB，Smyrna，Georgia）。Certolizumab pegol 是一种皮下注射的人源化抗 -TNF-α 单克隆抗体的聚乙烯糖基化（PEGylated）抗原结合片段。由于缺乏 Fc 区，Certolizumab pegol 不能介导抗体依赖性细胞介导的细胞毒作用和补体依赖性细胞毒作用，而这正是英夫利昔单抗和 Adalimumab 的机制特性。英夫利昔单抗也被批准用于肛瘘，而 Adalimumab 也被批准用于葡萄膜炎和化脓性汗腺炎。无论批准的适应证是什么，这三种药物都用于治疗肛瘘和 IBD 的肠外表现。抗 TNF 单克隆抗体可诱导黏膜愈合，降低 CD 的住院和手术风险[254]。抗 TNF 单克隆抗体的疗效和毒性相似，因此药物的选择往往取决于可用性、给药途径、患者偏好和费用。

尚无随机试验对 CD 中的不同抗 TNF-α 抗体进行比较。在一项比较有效性的研究中，对 Adalimumab 无反应的可能性比对英夫利昔单抗无反应的可能性更高（OR=1.62，95%CI 1.21~2.17）[201]。然而，在开始治疗后 1 年内，两者在与 CD 相关的手术、住院治疗或泼尼松的使用等方面没有差异[201]。一项对 2006—2010 年美国医疗保险数据的研究发现，治疗 26 周后，49% 接受英夫利昔单抗的患者仍在服药，而 Adalimumab 为 47%（OR=0.98，95%CI 0.81~1.19）。接受英夫利昔单抗治疗的患者较少接受手术，但这一差异无统计学意义（每 100 人每年手术分别为 5.5 例和 6.9 例，HR=0.79，95%CI 0.60~1.05）。两组间住院率无差异

（HR=0.88，95%CI 0.72~1.07）。一项随机对照试验的网络 Meta 分析发现，在诱导 CD 缓解方面，英夫利昔单抗（OR=2.1，95%CI 0.98~5.5）和 Adalimumab（OR=2.1，95%CI 1.0~4.6）比 Certolizumab 更有效。同样，在维持缓解方面，英夫利昔单抗（OR=1.4，95%CI 0.77~2.6）和 Adalimumab（OR=2.5，95%CI 1.4~4.6）比 Certolizumab 更有效[255]。

通过抗 TNF-α 单克隆抗体与硫嘌呤联合使用可获得最佳效果。SONIC 是一项关键性的随机对照试验，它比较了 508 名未曾接受过免疫抑制药和生物制品治疗的中重度成人 CD 患者的英夫利昔单抗单药治疗、AZA 单药治疗和联合治疗[185]。在第 26 周时，联合治疗组的无类固醇缓解率为 56.8%，而英夫利昔单抗组为 44.4%（P=0.02），AZA 组为 30.0%（与联合治疗相比 P<0.001，与英夫利昔单抗相比 P=0.006）。在联合治疗组中，43.9% 的研究对象观察到黏膜愈合，而英夫利昔单抗组为 30.1%（P=0.06），AZA 组为 16.5%（与联合治疗相比 P<0.001，与英夫利昔单抗相比 P=0.02）。联合治疗之所以优于英夫利昔单抗单药治疗，一方面可能是由于 AZA 发挥了抗炎药的疗效，而另一方面在接受联合治疗的患者中，仅 0.9% 的患者检测到 ADA 对英夫利昔单抗的抑制，而仅接受英夫利昔单抗的患者为 14.6%。各组的严重感染率是相似的（3.9%~5.6%）[185]。另一项随机对照试验也对联合疗法进行了探讨，在前 6 周内开始泼尼松诱导治疗的 CD 患者中，比较联合使用甲氨蝶呤加英夫利昔单抗与单用英夫利昔单抗的区别[253]。两组在第 50 周出现治疗失败的主要结局没有差异（联合治疗组 30.6%，英夫利昔单抗组 29.8%，P=0.63）。然而，联合治疗组中 ADA（反应丧失的预兆）的概率较低（联合治疗组 4%，英夫利昔单抗组 20%；P=0.01）[253]。

利用 GRADE 方案，在诱导治疗方面，AGA 指南有条件地推荐比抗 TNF-α 单药治疗更

好的硫嘌呤 – 抗 TNF-α 联合治疗（24267474）。在选择恰当的治疗方法时，患者的偏好是非常重要的。对于比较重视避免淋巴瘤风险而对获得和维持缓解的重视程度相对较低的患者，可以选择只用抗 TNF-α 药物治疗。对于预后较差的患者，或因 ADA 的发生而导致既往抗 TNF-α 单克隆抗体治疗失败的患者，则倾向于联合治疗。因为缺乏相关数据，AGA 指南没有就联合治疗与抗 TNF-α 单药治疗在维持缓解方面做出推荐。联合治疗可能会降低对抗 TNF-α 药物失去反应的风险，但同时增加了淋巴瘤风险。

英夫利昔单抗和 Adalimumab 能有效减少临床和内镜下的术后复发[241,256-261]，并且在这方面似乎更优于硫嘌呤类药物[241,258,260]。虽然抗 TNF-α 药没有被批准用于预防 CD 术后复发，但抗 TNF-α 药在用于预防术后复发方面获得了AGA 有条件的推荐[243]。

与 UC 一样，治疗性药物监测可以指导对治疗失去反应患者的治疗决策的制定[207]。

6. 维多珠单抗　维多珠单抗是一种以 $\alpha_4\beta_7$ 整合素为靶点的人源化单克隆抗体，对诱导和维持中重度 CD 的缓解有效[262]。该药也在 CD 的患者群体中进行了研究，组成研究样本的患者都有一种或多种抗 TNF-α 治疗失败的病史[263]。在第 6 周达到临床缓解患者的比例中，维多珠单抗组和安慰剂组之间未见差异（维多珠单抗组15.2%；安慰剂组 12.1%）。然而，在第 10 周维多珠单抗组的优势出现了，此时维多珠单抗组和安慰剂组的缓解率分别为 26.6% 和 12.1%（$P=0.001$）。这些结果与实际经验相符，即维多珠单抗开始起效的时间似乎有一些延迟。这一观察结果可能可以由下述的事实解释，维多珠单抗抑制肠道募集额外的炎症细胞，但可能较少影响常驻的免疫细胞。维多珠单抗可诱导黏膜愈合[213,264]，并具有良好的安全性[213,215]。维多珠单抗相对于抗 TNF-α 药物在 CD 治疗中的定位还有待确定，但似乎维多珠单抗对病情较轻的患者更有用。

7. Ustekinumab　Ustekinumab（Stelara；Janssen Biotech，Inc.，Horsham，Pennsylvania）是 一 种 靶 向 IL-12（p35/p40）和 IL-23（p19/p40）异二聚体细胞因子的 p40 亚基的完全人源性单克隆抗体。IL-12 和 IL-23 在 T 辅助细胞和先天性淋巴细胞分化和增殖中发挥关键作用[265]。在 2016 年 9 月被 FDA 批准用于 CD 之前，Ustekinumab 已于 2009 年和 2013 年分别被批准用于银屑病和银屑病关节炎。Ustekinumab 对中度至重度 CD 患者诱导和维持缓解有效，包括抗 TNF-α 治疗失败的患者[266,267]。在 CD中，该药在一开始用药时，按照体重给予单次的静脉注射给药（≤ 55kg，260mg；> 55～85kg，390mg；> 85kg，520mg），随后每 8 周给予皮下注射 90mg 的维持剂量。不良反应包括感染和罕见的超敏反应。在 CD 的试验中，Ustekinumab 组和安慰剂组中发生不良事件、严重不良事件和感染的频率相似。此外，Ustekinumab 在银屑病中具有良好的安全性记录[268]。上市后研究将需要评估长期安全性、免疫原性和对治疗丧失反应的可能性。目前，Ustekinumab 主要用于抗 TNF-α 治疗失败的 CD患者。伴有银屑病或伴有因抗 TNF-α 而引起的银屑病的 CD 患者是理想的用药对象。在美国，Ustekinumab 价格昂贵，这使其在被用作基本的治疗手段时受到限制。

8. 其他疗法　过去 20 年来，5-ASA 在 CD治疗中的作用有所下降。一项系统回顾和网络Meta 分析发现，5-ASA 在诱导或维持缓解方面并不优于安慰剂[269]。一项 Cochrane 系统综述得出结论：柳氮磺胺吡啶类药物疗效一般，其获益程度只有超过安慰剂的趋势，在治疗轻中度 CD 方面不如类固醇[270]。考虑到这些数据，最近的 CD 指南不支持使用 5-ASA 诱导或维持缓解[129]。美沙拉嗪在减少手术后临床复发的方面所发挥的作用非常小（RR=0.86，95%CI 0.74～0.99，NNT=13）[271]。此外，5-ASA

不能减少术后内镜下复发[241]。静脉注射环孢素对严重的炎症和肛瘘患者有良好的临床疗效[272-274]，但目前尚无对照数据，且静脉注射环孢素治疗 CD 已被英夫利昔单抗所取代。一项 Meta 分析认为，低剂量口服环孢素（每天 5mg/kg）对 CD 的诱导缓解无效[275]。

9. 克罗恩病的治疗方案　在过去 10 年中，有三个发现促使肠腔的 CD 的治疗方法发生了巨大的转变：① CD 的症状与内镜下的疾病活动的相关性很差；②内镜下的疾病活动越严重，则预期治疗结果越糟糕；③内镜下愈合与短期和长期治疗结果的改善有关。越来越多的共识认为，治疗的目标应该包括内镜缓解以及临床缓解。美沙拉嗪和抗生素在诱导临床缓解和内镜缓解方面并不有效，并在最新的指南中也不推荐使用[130,147]。同样，虽然类固醇能诱导临床缓解，但不影响内镜下愈合。虽然硫嘌呤和甲氨蝶呤在诱导性治疗方面无效，但这些药物是维持类固醇诱导的缓解、预防抗 TNF-α 的免疫原性和增强抗 TNF-α 有效性的良好选择。硫嘌呤在实现内镜愈合的方面不如抗 TNF-α 单克隆抗体有效[185]，而甲氨蝶呤在这方面的效果最差[276]。

抗 TNF-α 药物已成为诱导和维持临床缓解、实现内镜下愈合、减少 CD 住院和手术的最有效疗法[255,277]。随着认识到病程越短的 CD 对治疗越有效这一事实[129]，在 CD 的早期阶段就有使用抗 TNF-α 单克隆抗体的趋势。这种方法得到了随机对照试验的支持，这些随机对照试验表明，与"传统"的序贯治疗方法（类固醇，然后是免疫调节药，然后是抗 -TNF 药物）相比，在未选择的患者中早期使用抗 TNF-α 治疗可获得更好治疗结果[278,279]。然而，在这种模式下，侵袭性较低的 CD 患者将接受不必要的、有潜在毒性及昂贵的治疗。因此，风险分层准备为今后的指南提供信息。应该强调的是，风险不仅取决于当前的炎症负荷（如内镜检查中发现深溃疡），还取决于纵向疾病特征[147]。例如，

即使在评估时临床情况良好的患者，若有并发瘘管的病史，则应考虑抗 TNF 治疗。

AGA 已经开发了一个临床决策支持工具，用于 CD 的评估和药物治疗（图 161-2）[147]。这个方法的核心是联合评估当前的炎症负荷和纵向风险的标志物。目前的炎症负荷是基于症状、实验室、内镜及影像学检查的结果。纵向风险基于几个因素，包括诊断时的年龄、解剖上受累的范围和手术切除史、狭窄和（或）穿透的表现。根据炎症负荷及长期风险因素，患者被分为低风险或中 / 高风险。低危患者使用布地奈德或泼尼松治疗，可联合或不联合使用 AZA。高危患者采用抗 TNF-α 单药治疗或硫嘌呤 - 抗 TNF-α 联合治疗。对硫嘌呤不耐受的患者建议使用甲氨蝶呤。需要进行有效性比较研究，以确定维多珠单抗和 Ustekinumab 相对于抗 TNF-α 药物在 CD 治疗中的相对位置。

十、手术处理原则

虽然 UC 主要通过药物治疗，但 20%～30% 的严重或复杂疾病患者需要结肠切除术。对于 CD，50% 的患者在他们的一生中需要某种外科手术。这两种疾病的主要区别在于手术目的。对于 CD 患者，手术治疗梗阻和脓毒症等可能危及生命的并发症。相比之下，结肠切除术在 UC 是可治愈的。

手术指征

CD 的并发症构成了手术指征，包括肠梗阻、游离穿孔、脓肿、有症状的瘘管和癌症。随着药物治疗的进步，外科手术对内科难治性疾病的应用越来越少。UC 的主要手术指征包括内科难治性疾病和异型增生 / 癌。不太常见的是，患者需要结肠切除术来治疗有毒的巨结肠、不受控制的出血、穿孔、梗阻或狭窄，同时应注意是否存在恶变情况。而对于儿童，因发育停滞则需要切除结肠。最近丹麦一项以人群为基础的研究比较了这种风险。在过去的几十年里，

风险分层

评估目前的炎症负担		评估长期负担	
低炎症负担	高炎症负担	识别患者为低风险	确定患者为中度 / 高度风险
● 症状和体征 - 没有发热，体重减轻，或关节痛 - 无皮肤症状 - 轻度肛周疾病 ● 实验室检查 - 无严重贫血 - 无低白蛋白血症 - 正常 CRP ● 内镜检查 / 横断面成像 - 轻度或无直肠疾病 - 浅层或无溃疡	● 症状和体征 - 发热、体重减轻或关节痛 - 皮肤症状 - 严重的肛周疾病 ● 实验室检查 - 严重贫血 - 低白蛋白血症 - 高 CRP ● 内镜检查 / 横断面成像 - 严重的直肠疾病 - 深溃疡	● 诊断时年龄 > 30 岁 ● 解剖局限受累 ● 无手术切除史 ● 无狭窄或穿透的病史	● 诊断时年龄 < 30 岁 ● 解剖广泛受累 ● 有手术切除史 ● 有狭窄或穿透的病史

风险分层治疗

低危患者	高危患者
无至最低活动性炎症负担和长期低风险 ● 选项 - 治疗末端回肠或近端结肠疾病的布地奈德或泼尼松的疗程，联合或不联合 AZA - 治疗左结肠或全结肠疾病的泼尼松疗程，联合或不联合 AZA	高活动性炎症负担和（或）长期高风险 ● 选项 - 抗 TNF-α 单药治疗 - 抗 TNF-α 加硫唑嘌呤 *† - Ustekinumab‡ - 维多珠单抗‡

▲ 图 161-2 炎症性克罗恩病的药物治疗 [147]

*. 硫唑嘌呤和英夫利昔单抗的联合治疗是最有效的诱导治疗。在诱导缓解方面，美国胃肠病学协会给予联合治疗优于 TNF-α 单药治疗的条件性推荐。AGA 对联合治疗与抗 TNF 单药治疗在维持缓解方面没有提出建议。联合治疗可能会由于抑制抗 TNF-α 的抗药抗体而提高持久性，但也可能导致淋巴瘤的风险更高。需要第 2 次或第 3 次抗 TNF-α 的患者应考虑联合治疗。
†. 不能耐受硫唑嘌呤的患者使用甲氨蝶呤。
‡. 需要进行比较效果研究以确定 Vedolizumab 和 Ustekinumab 相对于抗 TNF-α 药物的相对位置。AZA. 硫唑嘌呤；CRP.C 反应蛋白

研究小组的治疗发生了显著的变化，5-ASA 化合物和类固醇减少，生物制剂的使用增加。研究人员证明 CD 患者第一次大手术的风险随着时间的推移而降低。这是在诊断后的第 1 年、第 5 年和第 9 年观察到的。同样，在诊断后第 1 年、第 5 年和第 9 年接受生物治疗组中，第一次大手术的累积概率最低（总体 *P*=0.004）。UC 患者也有类似的结果。第一次大手术的风险随着时间的推移显著降低，并且在诊断后的第 1 年、第 5 年和第 9 年都明显降低。在本研究中，在生物制剂时代，UC 患者在诊断后 10 年手术切除的风险小于 10%。

十一、最佳手术效果

患者的教育和知情是应对疾病的关键。应告知患者及其家属手术适应证、术前准备、手术方法、恢复过程、术后并发症等。此外，患者应该获得相关信息，来帮助他们对他们的排便习惯和术后生活质量形成符合现实的预期。术前优化阶段是使患者积极参与整个过程的第一步。术前优化有几个原则，有些适用于所有正在接受手术的患者，有些则专门针对 IBD 患者。

术前优化从第一次临床就诊开始。初步评估的主要内容包括完整的病史、体格检查和外

科医生与麻醉师的评估。早期评估为患者提供了大量的时间来处理所有可能影响手术治疗最终结果的可变因素。术前发现和纠正并发症是降低发病率的关键。临床医生可以评估手术风险，并采取初步措施，通过改善患者的一般情况和器官功能来管理这种风险。术前评估应集中在以下关键领域：戒烟、血糖控制、贫血的纠正、营养优化、药物回顾和腹腔内感染的处理。

（一）戒烟

吸烟与结直肠手术后的不良结果有关。每日烟草使用量与胃肠道手术后并发症的严重程度呈线性关系。吸烟是呼吸衰竭、进入重症监护病房、肺炎、喉痉挛和全身麻醉后呼吸治疗增加的独立危险因素。在一项对接受大手术成人患者的大型研究中，目前吸烟与心肌梗死、脑卒中、呼吸事件和死亡的风险增加有关。在所有手术患者中，戒烟已被证明能提供更好的术后结果。美国预防服务工作组建议所有成年吸烟者在手术前都要接受戒烟干预。美国麻醉学家协会建议所有患者在手术前和术后尽可能长时间戒烟，并在医生的支持下实现完全戒烟。有两种有效的戒烟方法：行为疗法和药物疗法（如尼古丁替代疗法和 Varenicline）。一项 Cochrane 回顾显示，当这些术前干预通过多次面对面咨询集中进行时，吸烟者戒烟的可能性要高 10 倍（RR=10.8，95%CI 4.6～25.5）。通过对 25 项研究的系统回顾，研究了手术前戒烟的最佳时机。术前戒烟至少 4 周可减少呼吸和伤口愈合并发症。短期（<4 周）戒烟似乎没有降低术后呼吸并发症的风险。虽然吸烟已被发现对药物治疗的 UC 患者有益，但其负面影响存在于接受手术的 UC 患者中。与吸烟相关的不良术后结果压倒了烟草潜在好处，此外，吸烟与正在接受治疗的 CD 患者的不良预后有关，而且吸烟还与再次手术干预的风险增加有关。

（二）血糖控制

非糖尿病患者择期结直肠手术后术后高血糖较常见。即使是单次术后血糖升高也与结直肠切除术后的发病率和死亡率的增加相关。这一风险与血糖升高的程度直接相关。术前血糖控制，严格监测血糖值，术后早期干预，即使是在非糖尿病患者也可以降低感染并发症的风险。类固醇常用于 IBD 患者。类固醇可引起高血糖，特别是在高度应激的情况下，如外科手术切除。减少 IBD 患者的类固醇暴露可以限制高血糖发作，从而降低感染性伤口并发症的风险。

（三）贫血

贫血是 IBD 最常见的血液并发症。IBD 贫血的主要原因包括铁和维生素 B_{12} 的缺乏以及慢性炎症。贫血在 CD 中比 UC 中更常见，通常治疗不足。1/3 的 IBD 患者血红蛋白低于 12g/dl。毫无疑问，贫血的频率和严重程度与 IBD 患者的疾病活动有关。确定贫血的原因是正确治疗的关键，例如服用铁或维生素 B_{12}，或者输血。对于围术期患者，血红蛋白水平低于 7g/dl 通常需要输血。手术前 1～2 天应输血，以最大限度地将氧气输送到组织中。此外，在手术当天给患者输血会带来输血反应的风险，这将导致手术延期。

（四）营养状况

文献中对营养不良的定义各不相同。数据表明营养不良影响了很大一部分 IBD 患者，估计在 65%～75% 的 CD 患者和 18%～62% 的 UC 患者中存在营养不良。根据身体质量指数分析，CD 营养不良的患病率似乎比 UC 高，尽管一些作者报道两种情况下的营养不良患病率相似。因此，很难估计 IBD 手术患者营养不良的患病率。一些过程会导致营养不良，包括小肠疾病或短肠综合征导致的吸收不良，能量消耗增加，以及厌食症或餐后症状导致的口服摄入量减少。Harries 等使用人体测量法确定了 IBD 患者与健康对照组营养不良的患病率。与 UC 患者或健康对照组相比，CD 患者的所有人体测量指标均显著降低。最近 Mijac 等评估了 IBD 患者一段时间的营养状况，发现 67% 的活动期 IBD 患者在 6 个月内体重显著下降。Nguyen 等发现，使用全国住院患者样本，与其他住院患者相比，蛋白质－热量营养不良在 IBD 住院患者中更为常见。除了营养不良之外，即使有足够的摄入，IBD 患者还可能出现微量营养素缺乏。患者可能 BMI 正常，营养状况良好，但缺乏维生素 A、维生素 C、维生素 K、维生素 B_{12}、维生素 D、镁、铁、锌和钙。所有这些缺乏都与 IBD 手术的一些术后并发症有关。相反，术前营养优化可以改善预后。营养支持改善结果的机制还没有完全阐明。有一些证据表明，在需要时，肠内或肠外营养改变了肠道微生物群，改变了与膜转运、硫减少和营养生物合成相关的基因。此外，术前营养支持可以增加骨骼肌质量、蛋白质质量和减少静息能量消耗，而术前采用单一要素饮食的患者肠系膜脂肪细胞更大，炎症细胞因子表达更少。

术前营养优化可减少炎症反应。术前对营养不良的处理包括营养治疗可以降低术后的并发症，但是它是否可以降低不必要的粪转流的风险仍然存在争议。

营养替代可通过肠内或肠外途径进行。已经证明肠内营养可以促进黏膜愈合，控制局部炎症，促进生长和整体营养状况。随机对照试验估计，单纯采用肠内营养治疗的 CD 患者的总体缓解率为 60%。尽管肠内营养是 IBD 患者营养不良的首选循证途径，但狭窄患者可能不能耐受口服饮食。此外，对于高输出量的肠外瘘、穿孔或毒性巨结肠的患者，应使其禁食。虽然当胃肠道可用且功能正常时肠内营养是首选，但当肠内营养不可行时，肠外营养也是一个合适的选择。对于这些患者，TPN 可以在术前改善患者营养。TPN 的风险包括血栓形成、感染、高血糖、电解质紊乱和肝毒性。围术期 TPN 提供了一种潜在的外科辅助治疗，然而它是否能改善手术结果、疾病严重程度或营养状况仍存在争议。术前 TPN 疗效的证据尚不明确。另一方面，无论是术前还是术后，都没有证据表明 TPN 存在劣效性。虽然一些回顾性研究表明，围术期 TPN 显著降低了术后并发症的风险，但还没有做大量的 RCT 来说明围术期 TPN 患者与未接受 TPN 患者的术后并发症是否有显著差异。较早的研究表明，围术期 TPN 可能与切除的小肠长度显著缩短有关。其他研究发现，如果考虑静脉输液感染，术前 TPN 与术后总并发症的增加有关。术前 30 天 TPN 对于不能耐受肠内营养的严重疾病和蛋白－热量营养不良患者是一个很好的辅助治疗。

十二、术前药物

对于所有的外科手术候选者，都需要对所有的处方药、非处方药、补充剂和草药进行彻底的审查。对于哪些药物应该继续使用，哪些应该停止使用，外科医生应该给出明确的建议。使用类固醇超过 3 个月与伤口裂开和术后感染并发症有关，特别是在 CD 患者中。大量的研究（大多是回顾性的）评估了术前使用类固醇是否会导致围术期的不良结果。一项 Meta 分析显示，使用类固醇的患者术后感染并发症的风险增加了 1.7 倍，整体并发症的风险增加了 1.4 倍。一项使用国家手术质量改善项目数据的研究发现，在 CD 和 UC 中术前使用类固醇与静脉血栓栓塞有关。皮质类固醇有可能是疾病严重程度的标志，是静脉血栓栓塞的危险因素，但也有研究表明类固醇可能也有独立的血栓形成作用。因此，手术前减少剂量甚至停用类固醇是关键。对于接受短期类固醇治疗的患者，发生并发症的风险极小。长期使用该产品的风险要高得多。对于这些患者，分两期的临时造口的手术可减轻风险。在停用类固醇后可以关闭造口。

抗 TNF-α 药物现在在 IBD 的早期就开始使用，所以很大一部分手术患者正在接受这些治疗。大多数研究表明结果没有差异，但一些作者认为术前使用抗 TNF-α 药物治疗的患者感染或术后总并发症增加。Meta 分析也产生了矛盾的结果。Rosenfeld 等的 6 项研究，发现接受英夫利昔单抗治疗的患者与未接受英夫利昔单抗治疗的患者术后并发症发生率没有显著差异。21 项研究的 Meta 分析发现，接受抗 TNF-α 药物治疗的患者术后并发症（OR=1.25，95% CI 1.02～1.53）和术后感染并发症（OR=1.45，95%CI 1.03～2.05）的风险增加 [320]。药物治疗窗可使免疫抑制治疗对术后感染风险的潜在影响最小化。除了抗肿瘤坏死因子以外，生物制剂方面的数据有限。维多珠单抗是一种抗 $\alpha_4\beta_7$ 整合素单克隆抗体，理论上可能影响感染性吻合并发症的风险。一项对 94 例患者的回顾性研究报道称，维多珠单抗治疗的患者比抗 TNF-α 治疗的患者发生更频繁的感染不良事件。在这项研究中，37% 在腹部大手术后 30 天内接受维多珠单抗治疗的患者术后出现 30 天手术部位感染，显著高于接受 TNF-α 抑制药或未接受生物治疗的患者。

十三、腹部感染

腹腔内脓毒症与术后发病率较高有关。腹腔内脓毒症的存在是术后腹腔内感染并发症的独立预测因子。术前使用抗生素和腹腔内积液引流是控制脓毒症的最初步骤，直到手术切除能够完全控制疾病和脓毒症的来源。如果没有其他危险因素，如营养不良或长期使用类固醇，那么一期吻合术是一个安全的选择。对于高危患者，外科医生应该考虑两阶段手术。在我们中心，经皮脓肿引流术、静脉注射类固醇、1~2 周 TPN、手术切除脓毒症源及一期消化道吻合可成功治疗 CD 及腹腔内脓毒症。另一种方法包括脓肿引流，如有必要先做粪便转流，然后

几周后手术治疗。

对于行择期手术切除的患者，术前应由有资格的伤口造口护士对其进行造口护理教育。通过对患者的教育，可以减少与造口相关的并发症和术后非计划的再入院。

十四、手术选择

（一）一期、两期、改良的两期或三期式回肠储袋 - 肛门吻合术

在过去的 10 年中，重度 UC 的药物治疗有所进步，导致因中毒性结肠炎而进行的紧急结肠切除术的数量减少，而因药物难治性疾病而进行结肠切除术的数量增加 [282]。结直肠外科医生有四种方案供需要手术的 UC 患者选择：一期式手术的方法是全结直肠切除术和回肠储袋 - 肛门吻合术（IPAA）；两期式手术的方法是先行全结直肠切除术、回肠储袋 - 肛门吻合术（IPAA）和回肠造口术，然后行造口关闭术；改良的两期式手术的步骤是先行全腹腔结肠切除术和回肠末端造口术，后再行直肠切除术和 IPAA（不造口）；三期式手术的方法是先行全腹腔结肠切除术和回肠末端造口术，然后行全直肠切除术和 IPAA，最后回纳回肠造口。上述的任何一种手术方式的 IPAA 都可以通过微创技术完成。

因为一期式手术的潜在发病率高，所以一期式手术相对少见，只有经过非常严格选择的患者才会进行这种手术 [331,332]。两期式手术也有显著的并发症的发病率，导致许多中心优先使用三期式手术 [333]。有两个中心介绍了他们使用两期式与改良的两期式手术的经验 [334,335]。在加拿大的一项研究中，223 名患者接受了传统的两期式 IPAA，237 名患者接受了改良的两期式手术。改良的两期式手术组在 IPAA 后发生吻合口瘘的比例较低（4.6% vs. 15.7%，$P<0.01$）。多因素分析证实，手术方法的改良与吻合口瘘风险降低是有相关性的（OR=0.27，95%CI 0.12～0.57）。在 Hershey 医学中心的另一项研

究中，结肠切除术后无造口的 IPAA 重建（改良两期式手术）在临床结果方面与传统的三期式手术方案在功能上相当。然而，它的优点是总体上降低了住院费用，缩短了住院时间[334]。总的来说，改良的两期式手术方法是传统的两期式和三期式手术方法安全的替代术式，因为它降低了吻合口并发症的风险，而且不增加费用或患者必须接受的手术次数。

（二）肝脏移植和回肠储袋–肛门吻合术

UC 患者可并发原发性硬化性胆管炎（primary sclerosing cholangitis，PSC）（10%），但大多数 PSC 患者都患有 UC。对于晚期 PSC，目前尚无有效的治疗手段，原位肝移植是治疗的唯一手术方案。有时患者需要在移植前、移植时甚至移植后进行全结直肠切除术和 IPAA。来自梅奥诊所的研究小组报道了 32 名在肝移植前或移植后接受 IPAA 的患者。没有人因手术而死亡或增加并发症的发病率。超过 75%的患者在 IPAA 后出现了回肠储袋炎，40% 的患者在 4 年后仍然存活[336]。另一项多中心研究表明，肝移植后可以安全地进行结直肠切除术 –IPAA[337]。IPAA 或肝移植在患有 UC 和PSC 的患者中并不相互排斥。

十五、克罗恩病的特殊考虑

（一）肛周疾病的管理

肛周 CD 是一种侵袭性和致残性疾病，将近 1/3 的 CD 患者存在肛周 CD。自从引入抗TNF-α 药以来，积极的手术干预（如直肠切除术）的需求已明显减少[338]。两项使用抗 TNF-α制剂的随机试验的 I 级证据显示，CD 伴肛瘘的1 年瘘管闭合率高达 50%[339,340]。

伴有肛周病变的患者成功治疗的关键是胃肠科医生和外科医生的密切配合[341]。对患者的初步评估应包括彻底的询问病史和体格检查，并记录会阴部所有瘘管外口的位置。结

肠镜检查和计算机断层扫描或磁共振肠道造影是检测肠腔内疾病的必要手段。需要对直肠中段和远段的黏膜进行全面检查，以确定疾病活动的范围和严重程度。盆腔的磁共振检查[342]或高分辨率直肠内超声检查可以提供肛周病变的信息[343]。超声检查的使用通常受限于患者对探头插入严重发炎的会阴部的耐受能力。最后，麻醉下的检查将对之前的检查形成补充，并允许外科医生描述瘘管波及括约肌的范围。引流任何未经引流的感染和放置非切割性挂线引流，将使患者的症状得到一定程度的缓解。挂线引流可以保持肛门括约肌的完整性，引流瘘道，减少药物治疗过程中发生脓肿形成或会阴部脓毒症的机会[341]。

目前极力推荐肛周病变的患者使用生物制剂。12 个月的愈合率在 30%～70%[338]。抗TNF-α 制剂已被证明在治疗肛周 CD 方面优于免疫调节药[338]。用新的生物制剂（如维多珠单抗）治疗肛周病变的数据有限。已有研究表明，当开始使用维多珠单抗时，活动性肛周病变的存在是对药物反应降低和临床缓解机会减少的预测因素[213]。

在治疗开始后的 12 个月内，应重新检查直肠，如果没有肠腔内病变，则应考虑对复杂的瘘管进行修复。最常用的手术是直肠内推进瓣，愈合率在 55%～72%[344]。最近，括约肌间瘘道结扎技术已被用于 CD 的复杂肛瘘。小规模的研究表明，愈合率高达 60%[345]。对于复杂的瘘管，将异体干细胞或幼稚的干细胞注射到瘘管内是一种新兴的替代肛周 Crohn 相关的会阴部瘘管修复手术的方法。1 年内成功率低于 50%[346]。简单的浅表性瘘管可采用简单的瘘管切开术治疗。

（二）保留肠道的狭窄成形术

狭窄成形术是一种保留肠管手术，可避免切除梗阻性 CD 患者的肠道并保留肠道吸收能力[347]。目前用于狭窄成形术的大多数手术技术最初是应用于消化性溃疡病或上消化道 CD 引

起的胃和十二指肠狭窄，基本上用于在切除困难的情况。所有狭窄成形术的原则都是切开狭窄的肠管，并对周围的肠管进行重新缝合，在扩大肠腔直径的同时保留肠管长度。传统的狭窄成形术包括 Heineke-Mikulicz（最常用）、Finney 和 Jaboulay[348]。这些技术可用于短至 5cm 的狭窄（Heineke-Mikulicz）或长至 20cm 的狭窄（Finney 或 Jaboulay）。其他治疗长狭窄的技术包括侧 - 侧同向蠕动狭窄成形术[349]。

狭窄成形术适用于需要避免广泛切除的病例，以免产生短肠综合征和严重吸收不良的风险。多项研究表明，狭窄成形术与切除术一样安全有效。一项对超过 1000 名患者的 3529 例小肠狭窄成形术的 Meta 分析表明，并发症的发病率为 13%[350]。感染性并发症如吻合口瘘、瘘管、脓肿等发生率为 4%，与行回肠结肠切除术的 CD 患者的情况相似。术后 5 年，接受切除术的患者和接受狭窄成形术患者的症状性 CD 复发率相似，复发率为 30%～50%。外科医生应针对每个患者的个体化地作出是否应该进行切除术或狭窄成形术的决定，并且此决策基于下述几个因素，如患者的年龄（年轻的患者倾向于行狭窄成形术以保留肠管）、病变的严重程度（同时存在狭窄性和穿透性病变时倾向于行切除术）、病变的位置（孤立的小肠病变倾向于行狭窄成形术）、病变的持续时间（长期的、> 20 年的病变倾向于行切除术以防止狭窄部位的恶性肿瘤）、既往切除术史（若曾行切除术则倾向于行狭窄成形术以保留肠管长度）、病变肠管的长度（病变肠段较短的倾向于行狭窄成形术）、狭窄肠段之间的距离（几处狭窄肠段之间的距离较短时倾向于行切除术）。有的情况下，在同一手术中可以结合两种技术。

十六、预防术后复发

术后克罗恩病复发可分为组织学、内镜、影像学、临床或外科复发。临床和内镜下的复发率是最常见的报道。临床复发的定义是有症状，如腹泻、体重减轻和腹痛，并用 CDAI 测量。内镜下复发的定义是 Rutgeerts 评分，该评分预测临床和手术复发。据报道，有 54% 的患者在 5 年时间内内镜下复发，内镜复发后临床复发的发生率为 28%～45%。

影响本病术后复发的因素有很多，有些是可以改变的。诊断时年龄小、初次手术干预时年龄小、直到第一次手术切除时病龄短、穿透性疾病、肛周疾病、既往手术、多部位疾病、NOD2/CARD15 基因突变皆是该病早期复发的危险因素。这些因素都不能改变。相比之下，吸烟、手术技术（阴性的手术边缘）、是否存在显著的术后并发症及是否开始适当的药物治疗都是可改变的参数。戒烟对预防疾病复发至关重要。术前戒烟的患者与非吸烟者有相似的复发率，与吸烟者相比复发率明显降低。镜下切缘呈阳性并不会增加早期复发的风险，但会增加术后感染并发症的风险，这可能会使预防复发的药物治疗延迟。

Regueiro 等在一项仅有 20 名患者的安慰剂对照随机试验中发现，在英夫利昔单抗组中，内镜下 1 年复发的频率明显降低（9.1% vs. 84.6%，$P=0.0006$）在一项大型的多中心试验中，患者在术后的前 45 天被随机分配使用英菲昔单抗和安慰剂。在预防术后 76 周的临床复发方面，英夫利昔单抗并不优于安慰剂。然而，英夫利昔单抗确实减少了内镜下的复发（30% vs. 60%，$P<0.001$）。美国胃肠病学协会最近发表了一份关于术后复发药物预防的系统综述和指南。根据患者的病史和手术表现将其分为低风险和高风险。目前，根据已知危险因素对术后早期复发进行风险分层是确定术后"预防"治疗的最安全指南。低风险患者长期 CD，第一次手术且狭窄较短的患者应密切观察。10 年以下的 CD 患者、长狭窄或梗阻的炎症表型的中危患者应进行非生物维持治疗。最后，两次或两次以上手术的高危 CD 穿透性患者应接受生物制剂，以防止内镜下复发。对于大多数经手术缓解的 CD 患者，早

期药物预防优于内镜引导下的药物治疗。对于一小部分复发风险较低的患者，疾病早期复发的潜在风险较低，应重视避免药物带来的不良事件的风险，选择内镜引导的药物治疗是合理的。对于手术诱导的 CD 缓解的患者，推荐使用抗 TNF-α 治疗和（或）硫嘌呤而不是其他药物，不建议使用美沙拉嗪（或其他 5- 氨基水杨酸盐）、布地奈德或益生菌。所有患者术后 6～12 个月应进行内镜检查。如果在内镜检查中出现无症状疾病，那么建议在单独持续监测的基础上启动或优化抗 TNF-α 和（或）硫嘌呤治疗。

十七、结论

克罗恩病和溃疡性结肠炎的治疗需要专业胃肠病学家和结肠直肠外科医生的共同努力。内科治疗是在越来越多地发现基于机制的新方法的基础上发展起来的。患者受益于 IBD 诊疗中心的存在，在那里可以直接获得疾病管理的内科和外科方面的专家。专业的外科护理可以让患者保持生活质量，避免危及生命的并发症，并享受一个长期的无病状态，这始终与 IBD 胃肠专家的共同努力相关。

第 162 章
溃疡性结肠炎的手术治疗：微创术式
Operative Therapy for Ulcerative Colitis: A Minimally Invasive Approach

Katerina Wells   Scott A. Strong   Matthew Mutch   著
练 磊 译 高 磊 窦若虚 校

摘要

回肠储袋－肛管吻合术在溃疡性结肠炎的手术治疗中得到了广泛的应用。根据手术适应证和术中因素，可以考虑采用各种结构的储袋构造和回肠吻合技术。这种手术的时机是由疾病、患者和外科医生依赖因素决定的。与开放式方法相比，微创技术具有更短的恢复时间、更好的美容效果和潜在的长期利益。这是一种安全有效的方法，具有较低的术后死亡率，可接受的术后发病率及良好的长期功能。早期发现和治疗术后并发症对预防功能障碍和储袋失败至关重要。

关键词： 溃疡性结肠炎；回肠储袋；微创手术；手辅助直肠结肠切除术；术后结局

全结直肠切除加回肠储袋肛管吻合术（IPAA）已经成为需要手术的溃疡性结肠炎患者的标准重建性术式。自从 1878 年 Alan Park 首次介绍以来，随着新药及新技术的出现，该手术也出现了数次改进。新的生物制剂已经成为药物治疗的标准，这也促使外科医生更好地理解患者的生理状态及考虑最好的手术时机。吻合技术的进步及双吻合器吻合的出现相应提高了制作储袋的效率，改善了储袋功能。微创术式因为康复更快、美容效果更好已经得到更多的应用，而且远期效果也可能更好。该手术也仍然有并发症的风险，如盆腔感染和迟发性克罗恩病，这些都对远期储袋功能和持久性有影响。仔细的术前评估和及时的术后干预对改善外科疗效极为关键。本章节将重点阐述 2 期或 3 期完全腔镜或手辅助腹腔镜全结直肠切除术。其他术式也将被提及。

一、择期手术指征
（一）内科治疗失败

溃疡性结肠炎患者在内科治疗无效或内科治疗弊大于利时可能需要手术治疗。尽管有恰当的内科药物治疗，但疾病本身可能产生衰弱症状并且导致生活质量差。无法控制的急性结肠炎是药物治疗失败最常见的表现，但是慢性情况比如持续性贫血、营养不良，以及蛋白丢失性肠病等也应考虑外科干预。患者、消化内科及外科医生的密切沟通是确定最佳手术时机的保证。急性重症溃疡性结肠炎患者的手术拖延会导致术后并发症风险增高[1,2]。患者应该了解短期远期风险及内外科治疗的获益，才能够做到知情同意。了解每一种治疗方式的价值也很重要。接受决定性手术的溃疡性结肠炎患者术后 2 年的药物治疗费用下降，外科干预也有远期经济获益[3,4]。

（二）癌变和不典型增生

病史在 8 年以上的溃疡性全结肠炎患者的结直肠癌风险增高，每年增高 0.5%～1%[5-7]。溃疡性结肠炎伴发有原发性硬化性胆管炎的患者出现不典型增生或者癌变的风险更高。病程长的溃疡性结肠炎患者推荐采用结肠镜监测及染色内镜指导下活检。梗阻性病变或内镜下不可切除的不典型增生需要手术治疗。在过去，由于结肠隐性癌变的风险较高，普遍认为高度不典型增生或多部位低度不典型增生应作为明确的手术指征[8,9]。但在某些情况下，位于正常结肠肠段内的不典型增生通过内镜处理已经足够[10]。这种情况的处理一直在变化，需要对病变本身、患者的病程、主诊医生的想法有清晰的认识。

二、急诊手术指征

（一）重症结肠炎

在没有危及生命的出血或者穿孔的情况下，溃疡性结肠炎急性发作的患者应给予液体复苏和药物治疗。患者情况恶化及在预定时间内无明显改善是手术干预的指征。初始使用糖皮质激素的患者应在 3 天内好转。挽救治疗包括环孢素或英夫利昔单抗，使用这些药物后应在 5～7 天内好转。治疗失败后的干预应采用结肠切除，保留直肠，以及回肠末端造口。直乙残端可以闭合后置于腹腔内，或封闭后拖出皮下，或高于皮肤表面制作黏膜瘘。

（二）中毒性巨结肠

中毒性巨结肠，即由于结肠麻痹或严重病变近端肠梗阻引起的结肠扩张（5～6cm），是一种可能危及生命的情况。患者通常病情危重，常表现为高热、腹痛、压痛，心动过速、白细胞升高。及时的液体复苏和内科药物治疗至关重要。早期手术干预可拯救生命。

（三）出血、穿孔和梗阻

大出血并不常见，约占溃疡性结肠炎患者急诊结肠切除的 10%。结肠穿孔是结肠切除明确的指征。如果同时不伴有结肠扩张，则应考虑克罗恩病可能。大剂量糖皮质激素常常可能掩盖这些症状和体征。在慢性溃疡性结肠炎患者中因为狭窄而导致肠梗阻较为少见，应除外癌变。

三、生物制剂的影响

相当一部分（30%）进行手术的患者已经接受过生物制剂治疗[4,11-13]。抗 TNF-α 可能增加术后感染性并发症，影响储袋功能，甚至导致储袋失败[14-19]。持续的有关争议一直围绕着其使用、手术时机及相关感染风险[20-22]。在 Selvaggi 等的一篇 Meta 分析中，在重建性全结直肠切除术前接受生物制剂治疗的患者在术后短期局部盆腔并发症的风险增高（HR=4.12，95%CI 2.3～7.1）[23,24]。但该分析所纳入的研究存在手术方式和并发症方面的异质性，可能导致在比较生物制剂组和非生物制剂组时出现不同的结果[19,25-29]。

美国克罗恩与结肠炎基金会发布了抗 TNF-α 在 IBD 治疗中使用的声明。这一立场声明支持在抗 TNF-α 治疗中全结肠切除术与末端回肠造口术作为重建性直肠切除三期手术中的安全性；使用两期手术与术后并发症的风险增加有关，建议仅在选定的患者中使用两期手术。尽管证据有限，抗 TNF-α 抗体的使用被认为是一期重建性全结直肠切除手术的绝对禁忌证。

幸运的是，随着当前和新的生物制剂疗法的手术经验的成熟，更好地理解这些疗法对手术结果的影响将指导外科医生做出决定的能力。

四、重建性全结直肠切除及回肠储袋肛管吻合术

（一）术式概览

重建性全结直肠切除及 IPAA 通常采用两

期或者三期手术的方式，视病情以及术者判断而定。两期手术包括游离腹腔内结肠，以保护神经的方式游离直肠，然后一并移除结直肠标本。保留回肠，并将其从腹膜后以及十二指肠附着处游离，以保证无张力 IPAA 吻合。一般情况下，回肠 J 储袋的制作需要用到 30～45cm 的末端回肠，储袋两个襻的长度为 15～20cm。储袋肛管吻合使用黏膜切除加手工吻合或者保留肛管移行带的吻合器吻合，视手术指征和术者偏好而定。然后行临时性回肠造口以保护储袋及吻合口。大约 12 周后造影及指诊无异常即可行关闭回肠造口。

三期手术则是在腹腔切除结肠至乙状结肠远端或直肠上段，然后行末端回肠造口。可以完整保留直肠上动脉以避免直肠残端移位，在后续手术中也更容易寻找解剖层面。对患者进行内科药物和营养优化后，第二期手术包括保留神经的直肠切除、末端回肠造口游离，以及把小肠系膜从腹膜后及十二指肠附着处游离下来。回肠储袋的制作如上所述，转流性襻式小肠造口从原来的回肠造口处提出并开放。

（二）回肠储袋肛管吻合术的微创术式

腹腔镜手术对患者具有吸引力，因其具有潜在的如创伤小、恢复快及更好的外观。大多数的研究报道都突出了腹腔镜相较于开放手术的优越性如降低术后大小并发症、减少镇痛药使用、避免术中输血，但同时付出了延长手术时间的代价[30-32]。住院时间相似，因为患者均需要出院前进行造口宣教，但腹腔镜组术后并发症减少，外观也更好[33,34]。研究并未显示两组在术后生活质量方面存在差异[35-37]。若干个单中心报道显示了在急性溃疡性结肠炎中使用腹腔镜手术的安全性[38,39]。微创术式更好地保留生育能力及降低切口疝发生率[40,41]。腹腔镜、手辅助、单孔、机器人等术式之间并无差异[42-44]。一项对照手辅助与开放手术的前瞻性随机研究并未发现在术后镇痛药使用、并发症、住院日

和术后 3 个月生活质量方面存在差异[45,46]。与单纯腹腔镜手术相比，手辅助手术时间缩短 55min，术后短期并发症无差异[47,48]。机器人 IPAA 手术是可行，且并发症少见[49,50]。

更进一步的考量应着眼于手术指征，因为对比腹腔镜与开放直肠癌手术的前瞻性随机对照研究没有证明腹腔镜术式在病理评估方面的非劣效性[51,52]。在结肠炎合并直肠癌的患者中应遵循肿瘤学原则及谨慎选择手术方式。

（三）手术技术：腹腔镜两期回肠储袋肛管吻合术

患者取平卧截石位，两腿之间留以充足的空间方便肛门部操作及术者站位。定位垫及跨胸绑带可以在较陡的 Trendelenburg 体位时维持患者不移位。垫起患者双臂并两侧包裹。双髋 0° 弯曲以免术者在下腹部操作时受到大腿的阻碍。盲穿或者在直视下在脐周取切口进入腹腔。在中线处于耻骨联合与剑突连线中点放置一个 12mm 的操作孔，观察孔就处于 12mmHg 气腹的正上方。摄像头采用 10mm 的 0° 或者 30° 镜。在常用的手术操作方式下，一般需要 3 个操作孔。

手术标本可以从计划造口处、脐周切口、Pfannenstiel 切口或左下腹经腹直肌切口取出。我们的手术顺序是：游离右半结肠，打开大网膜和横结肠松解术，结扎右半结肠和横结肠肠系膜；游离左半结肠，结扎其肠系膜，分离直肠后间隙。右半结肠的游离始于进入结肠后间隙，从后腹膜游离右半结肠，分离结肠侧方间隙，进入小网膜囊，结扎结肠血管。不管是后入路、内侧入路、外侧入路，步骤都是相同的，但它们的执行顺序是不同的。后面方法将在本章中介绍。

探查腹腔（包括小肠评估以鉴别克罗恩病），患者被放置在头低足高体位，这样小肠就可以放在右上腹。自十二指肠第四部分显露小肠肠系膜至盲肠。右手抓钳抬起小肠肠系膜，显露十二指肠第四部分。左手的能量设备（对于左

利手外科医生来说），切开腹膜。在十二指肠表面解剖右半结肠肠系膜，由内到外分离使右结肠系膜离开后腹膜；抬高患者右侧，让小肠落到腹部的左侧。侧方附着最终从盲肠向肝曲方向分开。

患者处于反向 Trendelenburg 位，通过胃结肠韧带进入小网膜囊，将小网膜从其附着的横结肠系膜上分离出来。这种操作的主要挑战是避免进入横结肠肠系膜。切开小网膜充分显露横结肠及其肠系膜的无血管区。在幽门附近，小网膜和横结肠系膜融合，但在张力作用下仔细解剖，小网膜和结肠系膜是可以分离的。然后将小网膜向脾曲方向分离，充分暴露小网膜囊，便于横结肠系膜显露。

此时可以结扎肠系膜血管。抓住回盲部并将其拉到右下象限，以便于显露回盲部血管蒂。在远离十二指肠第二部分的肠系膜上动脉处结扎回结肠血管蒂部。抬高横结肠肠系膜以露出结肠中血管左侧的裸露区域。向结肠中血管的右侧分支和之前切开的右侧结肠系膜边缘打开腹膜。中结肠血管可自由分离并结扎。

现在将注意力转向左半结肠的游离。患者处于 Trendelenburg 和右倾位，以便于将小肠放置到右上象限。左半结肠采用内侧至外侧入路。在骶骨角或肠系膜下静脉内侧进入后腹膜。在骶岬处提起直肠上血管，切开腹膜，同时避免了交感神经的损伤。切开腹膜形成的窗口越大，血管的活动性就越大，腹膜后的暴露也就越大。确定保护后腹膜左侧输尿管，分离肠系膜下动脉并在其起始处结扎。肠系膜下动脉也可在血管分支的远端离断。肠系膜下静脉从腹膜后抬高，分离并在胰腺下缘附近横断。第一助手抬起横结肠系膜切缘，主刀医生抬起结扎的肠系膜下静脉蒂，显露剩余的结肠系膜。根据横结肠系膜在右侧分离的程度，左半横结肠系膜上仅保留少量血管蒂等待分离。从乙状结肠水平到脾曲的左半结肠肠系膜从结肠外侧的腹膜后分离。乙状结肠内侧牵引时，从骨盆边缘开始

切开外侧韧带至脾曲，进入先前的解剖平面。分离所有完整的网膜粘连，沿胰腺下缘切断肠系膜附着点，以完成腹部结肠的游离。

直肠游离可能是手术中最具技术挑战性的方面，因为骨盆的空间有限，器械的角度有限，盆底难以使用吻合器，以及直肠炎引起肠系膜炎症。在直肠系膜固有筋膜外立即进行解剖是最容易的，但必须注意避免损伤交感神经和副交感神经。鉴于骨盆的空间和可视角度有限，很难达到足够的暴露视野和张力。从概念上讲，直肠和直肠系膜在骨盆圆柱体内形成一个圆柱体。在结缔组织平面上沿着骨盆的弧线进行分离。当牵引垂直于分离点（即从前到后，从内侧到外侧）而不是将直肠从骨盆拉出时，可获得理想的张力。牵引力的微小变化会对张力和暴露视野产生深远的影响。直接将直肠向前提拉使分离进入骶前间隙。向侧面分离时，提拉角度转至对侧，以保持张力和显露。

继续向下解剖至骨盆底，在尾骨的尖端剥离平面向前延伸到骨盆出口。直肠系膜外侧分离腹膜直至腹膜反折，从而暴露出直肠前、深外侧面。骨盆两侧的游离通过向内侧和上方牵拉来进行，这样平面可以由后向前进行解剖。在完成侧向解剖后，将子宫颈或膀胱 / 前列腺表面的腹膜向前牵拉，直肠向后牵拉，以开始前方游离。直肠牵拉至对侧，以在垂直于分离点的平面上保持张力。如果可能，将腹腔镜吻合器直接进入骨盆，一次性分割离断直肠。最好用三个或更少的沿相同方向的吻合钉将直肠离断。可通过右下象限戳卡孔、耻骨上戳卡孔或 Pfannenstiel 切口引进吻合器，离断直肠。

在通过腹壁切口取出标本之前，重要的是要确保结肠位于小肠的前面，以避免小肠系膜撕脱或小肠系膜扭转；在标本取出过程中回肠的正确定位有助于回肠储袋的构建，这一点很重要。在构造储袋后，将一个圆形钉砧固定在回肠袋的顶端，并将储袋放回腹腔。封闭标本取出部位，在腹腔镜直视下完成 IPAA。近端的

回肠可在右下象限造口转流。造口应在腹腔镜直视下通过造口孔径，以确保方向正确。可以通过左下象限戳卡孔将引流管放置到骨盆，以引流出可能导致骨盆纤维化和影响储袋顺应性的血液和液体。

（四）手术技术：手辅助回肠储袋两期吻合术

另一方面，可考虑采用 6~8cm 横切口或下正中切口进行手辅助技术。手辅助入路的使用取决于外科医生的喜好，根据之前的数据，它为外科医生提供了另一种方法来补充他们的操作方式。

直肠结肠切除术的顺序与前面描述的相同，但本节将描述如何用手辅助进行手术的。摄像机观察孔应置于脐上位置，以使手辅助孔不会干扰摄像机。在腹直肌的左右两侧以及摄像头和手辅助孔之间的中间位置各置入一个 5mm 的操作孔。根据需要，可以在右上象限和左上象限放置额外的 5mm 操作孔。后入路用于右半结肠的松解术。外科医生站在患者的左侧，左手放在腹部，右手握住能量设备。当患者在头低足高位，小肠调动到右上象限时，小肠系膜的后部显露。用中指和大拇指抓住并抬高肠系膜。示指用于进一步显露十二指肠的第四部分（图 162-1）。

回肠末端肠系膜基部从十二指肠的第三部分延续到盲肠。当打开后腹膜，将手掌置入后腹膜，抬起右半结肠肠系膜，这样右手的器械就可以将十二指肠和腹膜后结构推向后方（图 162-2）。分离范围延伸至肝曲和升结肠下方。为了分离结肠侧韧带，盆部向右上倾斜，使小肠移位到腹部的左侧，显露结肠侧韧带和肝曲。将手放入右半结肠肠系膜下的腹膜后，使结肠向内牵引，以暴露盲肠侧韧带。然后，第一助手尽可能将侧韧带朝向肝曲分离，进入小网膜囊，小网膜尽可能向脾曲方向分离（图 162-3）。

抓住回盲部并向右下象限牵引，显露回盲血管蒂，以便在 SMA 水平结扎离断（图 162-4）。

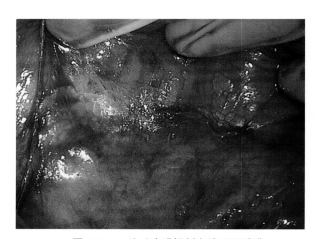

▲ 图 162-2　从后腹膜解剖右结肠肠系膜

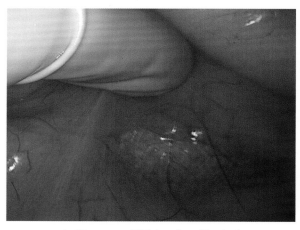

▲ 图 162-1　显露十二指肠第四部分

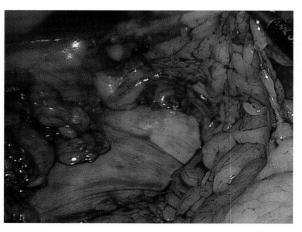

▲ 图 162-3　显露小网膜囊

通过将手穿过因结扎回盲蒂而形成的肠系膜缺损进入小网膜囊，显露出结肠中血管。手指环绕着中结肠血管的基部，并在 Treitz 韧带附近的裸露区域切开腹膜，分离、封闭和分离血管。只要将血管结扎至胰腺前部，就不会损伤肠系膜上血管。

对于左半结肠和直肠的切除，左利手外科医生站在患者的右侧，她／他的右手放在腹部，左手放在能量设备上。右利手外科医生也站在右侧，左手放在腹部，右手放在右下象限操作孔的能量设备上。患者位于头低足高位置，左侧朝上以保持小肠在右上象限。可以从骶岬处或肠系膜下静脉内侧进入腹膜后间隙。从骶岬开始，抓住并抬高上段直肠血管，进入腹膜后间隙。识别出左侧输尿管并安全地拓展后间隙，

用示指指腹朝前腹壁方向提高直肠上血管并保持张力。然后，中指清除血管附近和侧面的所有组织。这一动作可以使肠系膜下动脉的和肠系膜下静脉充分显露出来。腹膜内侧沿肠系膜下静脉切开，进入腹膜后间隙解剖平面。一旦确认左侧输尿管远离肠系膜下动脉的走行，就可以安全地离断动脉（图 162-5）。然后与动脉的分离方式相同，在胰腺下缘附近分离肠系膜下静脉（图 162-6）。结扎肠系膜下静脉时，示指、中指放入腹膜后间隙隔离血管，第四、五指留在覆盖小肠，防止能量设备损伤。其余的横结肠肠系膜的分离方式与前面描述的相同（图162-7）。

将手掌向下抬起肠系膜，使用器械进一步拓展后腹膜，可以游离降结肠和乙状结肠肠系

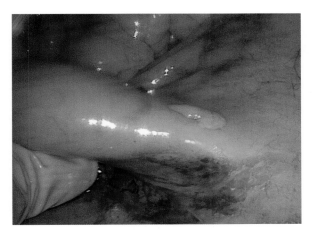

▲ 图 162-4　定位回结肠血管蒂

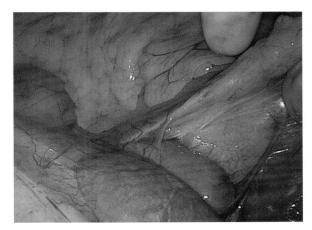

▲ 图 162-6　确定肠系膜下静脉

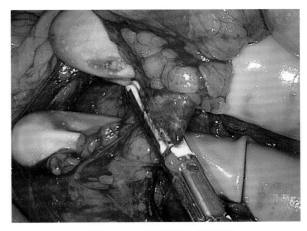

▲ 图 162-5　肠系膜下动脉结扎

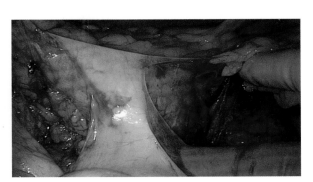

▲ 图 162-7　显露剩余结肠系膜

膜。通过安全地创造最大的张力，这种解剖在结肠外侧进行。切开乙状结肠的外侧韧带，并前一个解剖平面相贯通。将手通过此缺损处，其余韧带进一步向脾曲方向分离（图 162-8）。

在脾曲处进入小网膜囊，从横结肠解剖中辨认小网膜囊的内侧切缘。分离剩余的网膜完全打开小网膜囊，只留下沿胰腺下缘的附着腹膜。惯用右手的外科医生站在两腿之间游离脾曲。左手向中线抬起结肠，通过左下象限工作孔利用能量设备将结肠从肾脏和脾脏分离。从侧面将手放入腹膜后间隙并拉动横结肠尾端，显露出胰腺的最终附着物，这样第一助手就可以分离剩下的组织。

对于盆腔解剖，左利手外科医生与右手通过端口保持在相同的位置。解剖首先进入骶前筋膜和直肠膜固有筋膜之间的无血管平面。手是旋前的，所以手掌向上，右手拇指指向患者的右侧。在这个位置，手向前向上提拉直肠，露出解剖平面。手指在尽可能靠近解剖平面制造张力（图 162-9）。右利手的外科医生将左手穿过耻骨上口提起直肠。右手使用通过右下象限操作孔的能量设备从骨盆分离直肠，如先前腹腔镜手术中所述。

这个动作允许对适当的平面进行触觉反馈。解剖是从侧壁到侧壁进行的，在向相反的侧壁进行解剖时，左右旋转手以保持张力。随着解剖继续深入骨盆，通过屈指而不是将手和直肠

系膜从骨盆中拉出来，可以产生张力，获得更好的暴露。通过将侧腹膜向下切至前腹膜反折来完成侧向解剖。前部解剖开始于切开腹膜前反折，如前所述，手旋前向前方推开膀胱 / 前列腺或子宫 / 子宫颈，第一助手向后推开直肠。随着解剖深入骨盆，第一助手将直肠旋转到与解剖相反的方向。例如，当解剖向左进行时，直肠向后和向右牵拉，以保持张力垂直于解剖部位。如果以此方式难以完成盆腔解剖分离，可以使用通过手辅助切口置入开腹器械来完成。

随着盆腔解剖完成至盆底水平，需要提出结肠。这是通过使小肠在结肠下方通过而实现的，将小肠移到患者的左侧，而肠系膜的切缘面向患者的右侧。从左上象限开始，结肠被抬高，小肠位于结肠下方。随着这个操作的进展，患者向左倾斜，允许重力使小肠移到左上象限。最后，手应该触到盲肠，盲肠可通过手辅助通道拖出，以离断末端回肠和肠系膜。剩下的结肠很容易被取出。可以通过手辅助通道引入切割闭合器在盆底离断直肠。在使用切割闭合器切断直肠之前，最好确保男性的前方组织和女性的阴道后壁没有夹入吻合器。回肠储袋的制作将在后面描述。

（五）手术技术：三期回肠储袋 - 肛管吻合术：腹腔镜和手辅助

三期重建性结肠切除术，首次手术先切除

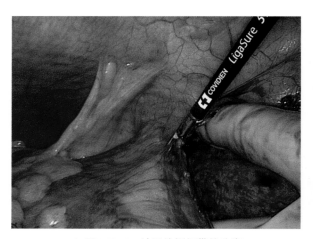

▲ 图 162-8　结肠外侧韧带的分离

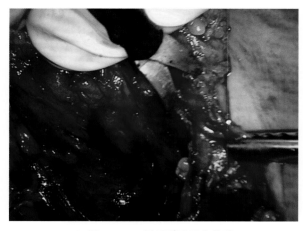

▲ 图 162-9　用手辅助后方分离

结肠，建立回肠末端造口。患者从第一次手术中恢复精神和生理状况后，行全直肠切除、回肠储袋吻合术和回肠造口改道。第三期为回肠造口闭合术。

全结肠切除术的技术步骤与前述完全相同。唯一显著的变化是直肠残端的处理。考虑到急性结肠炎的存在、可能的免疫抑制及患者的状态，真正担心的是直肠残端钉合线的裂开。因此，应考虑处理直肠残端及其血管的各种替代方案。第一种选择是如前所述在起始处结扎肠系膜下动脉，然后分离直肠和直肠系膜到直肠乙状结肠交界处稍下方。骶骨岬以下的剥离应尽量减少，以尽可能保留这个平面。在直肠内留置大口径（34F）直肠引流管减压数日，以降低"残端裂开"风险。第二种选择是保留直肠上动脉，并留下足够长的直肠乙状结肠残端以到达前腹壁。然后，直肠残端通过手辅助通道或标本取出切口并固定在皮下位置。这一选择保留了所有的盆腔平面，最大限度地减少了对交感神经的损伤，残端即使裂开也是容易控制的黏膜瘘。在对 204 名接受腹腔镜结肠切除术的患者进行回顾性调查中，比较这两种方法，发现两组残端漏的发生率无统计学差异（腹膜内 5 例 vs. 皮下 10 例，P=0.23）。皮下组所有残端漏均经局部处理后无须再次手术。然而，这一组的伤口感染率较高。5 例腹腔残端漏的患者需要抗生素治疗或计算机断层扫描引导下引流，1 例患者需要进行探查。在这些患者中没有发现残端漏的诱发危险因素[1,53-55]。

第二期或完全性直肠切除术可采用与前述相同的方法（图 162-10 至图 162-14）。

（六）增加回肠储袋长度的操作

在有些情况下，即使十二指肠上所有粘连全部松解和小肠系膜完全游离后，回肠 J 型储袋也不能到达盆底。可以使用五个操作来增加额外长度，以增加储袋进入骨盆的距离。首先，如果在结肠切除术中没有分离回结肠血管蒂，

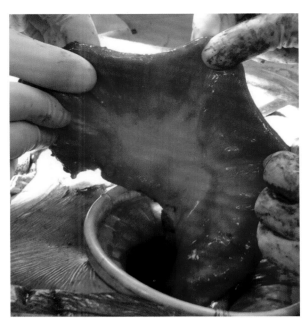

▲ 图 162-10　回肠储袋的血管弓

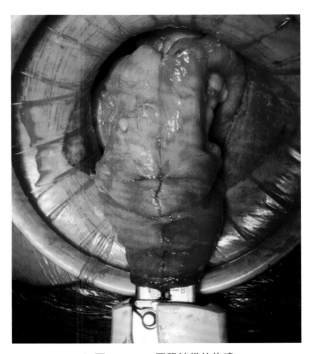

▲ 图 162-11　回肠储袋的构建

可以结扎血管并打开腹膜窗口以增加长度。其次，覆盖在肠系膜上血管的前后腹膜可以在多个位置横向切开，这种操作可能损伤储袋的血液供应，并可能导致血肿。裸露的肠系膜很容易撕脱，可能导致毁灭性的肠系膜血肿和回肠

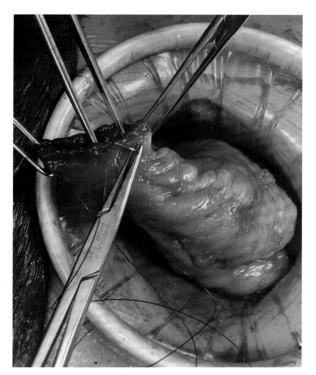

▲ 图 162-12 荷包缝合封闭开口

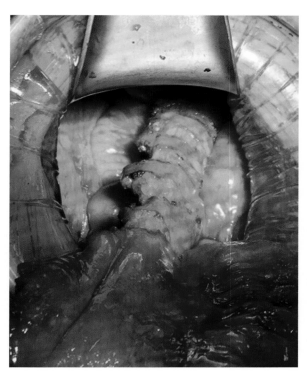

▲ 图 162-14 沿肠系膜上动脉表面划开多处腹膜

分离各个分支。二级血管弓的分离通常会导致长度一对一的增加（即"每横切 1cm，纵向延长 1cm"）。第四，可以创建一个 S 型储袋。肠系膜近乎正常的方向和 2cm 的输出襻可增加额外的长度。稍后将介绍创建 S 型储袋的详细信息。如果即使做了以上这些操作，仍不能达到储袋和肛管的无张力吻合，可将回肠襻式造口远端的储袋出口封闭，直接固定于盆腔内，待后续手术来完成储袋和肛管的吻合，后者可因盆底和储袋肛管的再腹膜化而变得复杂。

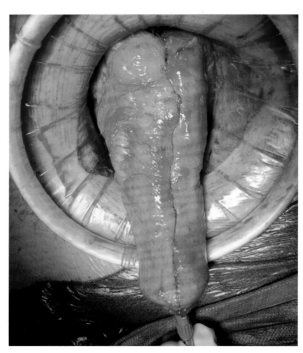

▲ 图 162-13 已完成的储袋

袋失效。第三，肠系膜行透光试验，选择性离断肠系膜二级血管弓直至储袋顶端。远端回肠的血管弓必须保留。切开血管弓上的腹膜，并

（七）回肠储袋的类型

储袋构造有多种的类型，J、S 和 W 型储袋较为多见（图 162-15）。所有这些储袋类型的功能性结果都是相似的，具体储袋类型的选择可由外科医生的经验和患者的身体状态来决定[3]。

双襻式回肠储袋——J 型储袋

J 型储袋是目前应用最多的储袋类型，其最早在 1980 年由 Utsunomiya 等提出[5]。J 型

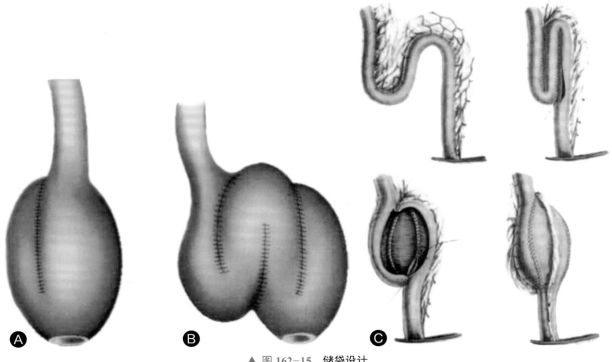

▲ 图 162-15　储袋设计
A.J 型储袋；B.W 型储袋；C.S 型储袋

储袋由两段回肠肠襻折叠而成，储袋的顶点应是储袋最为凸出的部位，且需能够在无张力的状态下到达肛管。储袋的长度一般为15～20cm，15cm 和 20cm 的长度在功能上并没有明显差异[59]。在回肠末端最易到达耻骨下方的部分切开肠管以构建储袋。采用直线切割吻合器将反折的两段肠管对系膜侧切割并连接起来以创建储袋。可能需要多次切割闭合才能完成储袋全长的构建。每次均应将直线切割吻合器的前端分别置入两段肠管内并压缩肠管使肠管叠套于吻合器上，末端以前一个吻合钉的末端为起始部，以保持吻合线的连续性。可在对系膜侧将两段肠管的浆肌层缝合标记以防止吻合线发生偏移。最后，将圆形吻合器的底钉座置入储袋顶端，手工荷包线缝合固定以备IPAA。

（八）其他可替代的储袋类型：S 型储袋和 W 型储袋

其他可用于替代 J 型储袋的类型包括三襻

式的 S 型储袋和四襻式的 W 型储袋。S 型储袋最早是应用于 Kock 自控型回肠造口的一种形式（图 162-15）[61,62]。回肠远段 30～45cm 的肠管折叠成 S 型，储袋体部的管壁之间相互吻合联通，并留有一段输出襻。三襻各长约 10cm，输出襻约 2cm，手工吻合于肛管齿状线上。由于其结构的特殊性，构成储袋体部的三个肠襻之间的"接缝"处只能通过手工缝合。先通过间断或连续的浆肌层缝合建立储袋的外后壁，然后切开已固定的 S 型肠管的对系膜侧肠壁。从S 型的每个弯曲的顶点开始，使用可吸收线连续全层缝合肠壁。两处缝线向储袋前壁延伸，直至在储袋中间会合，再用间断或连续的浆肌层缝合加固包埋。储袋位于肛提肌上方，以输出襻为新肛管。S 型储袋适用于 J 型储袋无法达到盆腔的情况，通常 S 型储袋能够提供给足够的长度以达到无张力吻合。但是，如果输出襻太长（超过 2cm）或者保留了较长的直肠残端，则有并发输出襻梗阻需经肛置管引流的可能。随着时间的推移，储袋的慢性膨胀可能也会导致输出襻的自发性延长。在修复储袋时发现，原手术时 1cm 的输出襻随着时间的推移可能会延长至 4～5cm[16,63]。S 型储袋的排空效率较差于 J 型和 W 型储袋，且自行经肛置管率较高[11,12,64,65]。此外，输出襻梗阻通常还会导致粪便积聚、细菌过度增殖、储袋扩张和松弛[12,66]。

一种不需要近端转流的缩短输出襻的局部手术方式是经肛吻合器连通输出襻与储袋之间的间隔[14]。输出襻袖套推进术也有所报道，但其经肛入路的成功率有限[67]，通常需要经腹游离回肠储袋，并在合适的部位离断输出襻，然后重新构建储袋肛管吻合。其他手术方式包括改 S 型为 J 型储袋和完全切除输出襻并行吻合器储袋肛管吻合等，但最终只有 50% 的患者术后能够恢复良好的储袋功能[16,68]。

四襻式的 W 型储袋最初于 1985 年由 Nicholls 和 Pezim 发明，其目的是为了解决 S 型储袋的输出襻综合征和提高 J 型储袋术后储袋功能[18,69]。其储袋体由四个 12cm 长的回肠肠襻 W 型折叠而成。储袋的顶端即是 IPAA 的位置，因此 W 型储袋没有输出襻。该类型储袋体部的构建方法类似于 S 型储袋，需通过手工缝合构建。四襻式的结构能够构建更大的储袋，增加了储袋的容积，但其容积的真实大小可能会受狭窄骨盆的限制。当骨盆狭窄时，可对 W 型储袋的构建做出适当的修改，远端两个肠襻长度调整为 11～12cm，近端两个肠襻调整为 9～10cm，使储袋由两个彼此偏移的 J 型储袋构成（图 162-15）。

（九）储袋设计和功能的对比研究

与 J 型储袋相比，W 型储袋白天和夜间排便频率较低，止泻药物使用较少[20,70]。但这些结果仅在短期随访中得到证实，在长达 9 年的随访中，两种类型的储袋具有相似的功能性结果[23,71]。这些短期功能的改善并不能抵消 W 型储袋构建繁琐所带来的不便，因此，J 型储袋往往更受青睐[25,72-74]。

排便频率与粪便的储存能力成反比[30,64,73,74]。足够的储袋容量以达到可接受的排便频率与预防储袋过度膨胀而导致输出襻梗阻和无张力之间存在着平衡关系。稳定的储袋患者每天排出 600～700ml 的半成形粪便。洛哌丁胺可降低肠道动力，从而改善肠道吸收、减少粪便量、减少排便次数。尽管饮食调节和粪便增稠药物通过增加粪便稠度在解决排便窘迫和肛周刺激方面发挥了重要作用，这些措施对粪便量的影响似乎微乎其微。有研究表明，不同粪便稠度的储袋排空效率差异不大，这说明改变粪便稠度的措施对储袋功能的影响很小[33,75]。随着储袋的状态趋于稳定，其功能也逐渐稳定，在排便频率、排空效率和粪便渗漏等方面几乎不会恶化。储袋类型的选择取决于患者的特点和术者的偏好。不同类型储袋的功能性结果差别不大，大多数患者 24h 排便 4～7 次，夜间可能会有一次排便。大多数患者术后能够体验到正常的排便冲动，能够推迟排便，并能够区别排气和排便。

（十）回肠肛管吻合：手工对比吻合器

完成 IPAA 的方式目前有两种：经肛黏膜切除手工吻合术和吻合器吻合术。从理论上讲，黏膜切除术是切除所有病变的黏膜，然而，这是一个费时费力的操作，存在着肛门创伤和肛门失禁的风险。吻合器吻合术相对来说更加方便快捷，且肛门创伤较小，但其保留的黏膜存在着发生不典型增生和有症状性袖套炎的风险。

双吻合器吻合术后残留的直肠黏膜并发不典型增生的风险较低，且在规律内镜监测下极少会出现癌变[38,76]。但在黏膜切除的患者中，仍有 14% 患者能够在袖套区发现残余直肠黏膜的存在，这部分患者并不会执行规律的内镜监测[64,77,78]。

黏膜切除术后的直肠袖套区可能是吻合口周围脓肿形成的危险因素。与吻合器吻合相比，手工完成 IPAA 术后的吻合口裂开、储袋周围脓肿、储袋切除、术后吻合口狭窄和小肠梗阻的发生率更高 [19,42,47,63]。

由于保留了有丰富神经支配的肛管移行区，患者在双吻合器吻合术后可以更好地控制排便。简单的吻合操作降低了肛门创伤的风险 [35,79]。Kirat 等经过平均 7.1 年的随访后报道：手工完成 IPAA 与更严重的大便失禁、渗漏，更多的护垫使用率，以及更严重的饮食 / 工作受限有关。在采用吻合器吻合的患者中，术后生活质量明显更高 [47,63]。

最近在一项纳入 91 名溃疡性结肠炎患者进行手工缝合和吻合器吻合的 IPAA 手术的比较中发现，年龄较大的手工缝合患者的更易出现大便失禁和排便次数增加。然而，3 年后两组患者的功能和生活质量指标均无显著差异 [49,80]。在一项对 4183 例患者的 Meta 分析研究中发现，手缝吻合的功能缺陷是显而易见的，伴随着肛门静息和挤压压力增加，夜间失禁增加 [45,65]。

（十一）经肛门黏膜切除术的手术技巧

手术的体位是仰卧截石位，臀部处于屈曲状态以充分暴露肛门。使用自持式肛门牵拉器将肛门外翻，暴露齿状线。在齿状线处做环形切口，然后再近端黏膜下用 1 ∶ 100 000 肾上腺素稀释液浸润。用剪刀或电刀将直肠壁黏膜剥离，继续解剖至肛管直肠环上方的水平，然后切开直肠壁，完成直肠黏膜切除术。标本经腹或经肛取出，并将储袋的顶端送至肛门括约肌水平。在将储袋送入肛管之前，在肛管周围等距预置 4 根或更多穿过肛门黏膜和肛门内括约肌的全层缝线，再开始吻合。用卵圆钳或无损伤抓钳通过肛管进入骨盆，以正确的方向抓住储袋（小肠系膜缘朝向患者右侧，袋体位于骶骨弯曲），并将其送至远端肛管。先前放置的缝合线穿过储袋壁的全层，将储袋固定到位。最后，用间断的全层缝合线完成吻合，不留任何缺口。每条缝线之间的间距和缝线的数量由手术医生自行决定（图 162-16）。

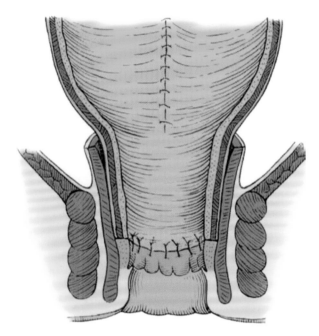

▲ 图 162-16　回肠肛管手工吻合

（十二）回肛吻合术的手术技巧

直肠四周游离后，手术医生必须确定用线性吻合器横断直肠的位置。直肠横断在齿状线上方 1.5cm 范围内可提供良好的功能效果，同时最大限度地减少保留黏膜的长度 [51,53-55,81]。横断面水平可以通过肛门指诊来确认，在远端和中间指关节之间的某处，或者将吻合器放置在距肛缘 3cm 内。对于骨盆过长或狭窄的患者，将吻合器放进盆底可能很困难，因此可以在会阴部施加压力使得直肠远端进入骨盆，方便吻合器吻合。

腹腔镜直肠前切除术的主要缺点之一是在齿状线以上的适当水平进行直肠分离存在技术挑战。出于这个原因，一些外科医生主张通过扩大切口或下腹部横切口引入线性吻合器进行直肠分离。直肠分离后，将管形吻合器插入肛门直肠残端，并沿着横断吻合线推出中心钉。预先固定在储袋顶端的抵钉座与吻合器钉相匹配，并且将远端吻合线紧贴吻合器的头部部分。四周所有组织都被牵开，吻合器在直视下关闭，以确保回肠储袋不发生扭转，并确定储袋的方向。建议对吻合口进行测漏试验（图 162-17）。

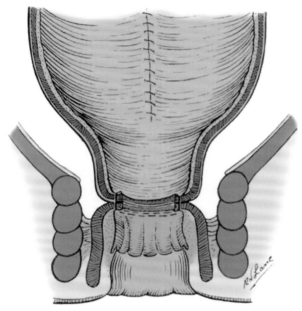

▲ 图 162-17　回肠肛管吻合器吻合

直肠外翻与测压参数降低有关[56,82]。然而，对长期功能结果的影响好坏参半[57,58,60,83,84]。

IPAA 术后的盆腔脓毒症会导致储袋失败率达 20%[61,85]，即使能保留储袋，功能预后也不佳[63,85]。尽管患者进行了额外的腹部手术，三期手术后的盆腔脓毒症并发症发生率降低，没有其他并发症。证据支持大剂量皮质类固醇（每天 ≥ 40mg 的泼尼松）与盆腔脓毒症之间的联系，在计划分期手术时应予以考虑[64,65,84,86]。这些数据可以解释为在免疫功能低下或急症患者的情况下支持三期方法的安全性，并认为在适当选择的患者中使用两期方法[65,86]。在第一期结肠切除和回肠造口术后，选择一组营养得到优化，任何肠外表现得到控制及停止糖皮质激素治疗至少 3 个月的患者，将进行第两期手术，包括完成直肠切除术和 IPAA 形成，但不包括转流性回肠造口术。这种方法的经验表明，在短期随访中，盆腔脓毒症的发生率相似，功能结局相近。较短的术前病程与较高的并发症发生率有关，这可能是由于诊断后不久需要手术的患者的疾病严重程度所致。在成本分析中，这种经过改良的两期方法使得每位患者的成本明显

降低了 14206 美元[68,87]。

若干中心报道了一期储袋的经验，其术后并发症发生率与两期和三期回肠储袋手术的并发症发生率相当[69,87]。与转流患者相比，需要仔细选择患者和较低的干预门槛，因为这些患者中有相当高的比例需要紧急剖腹术来处理感染性并发症[70,88]。这是一个有吸引力的选择，考虑到建立和关闭回肠转流造口增加术后发病率，其中 21% 的小肠阻塞发生在 IPAA 后的回肠造口切除部位。回肠改道造口的患者小肠梗阻率明显高于未改道的患者，分别为 11.4% 和 5.2%[71,89]。

造口出现高输出量也是导致脱水和再次入院的常见原因。局部问题，包括吻合口周围皮肤破裂、吻合口脱垂、回缩和狭窄，也可导致并发症。最终，外科医生的判断力和患者接受风险的意愿决定了适当的分期手术方法。

五、储袋术后特有并发症的处理

（一）调查

重建性全结直肠切除术后早期并发症为 19%～33%，报道死亡率为 0.1%[72-74,90-93]。认识常见的术后并发症，并用系统的方法来确定潜在病因，对于及时诊断和干预非常必要（表 162-1）。

（二）盆腔脓毒症

盆腔脓毒症最常见的病因是吻合口瘘。储袋缺血、炎症或感染也可能出现类似的症状和体征。

IPAA 术后盆腔脓毒症的发生率为 5%～19%[38,64,73,74,82,94,95]。在 Heuschen 等的系列文章中，瘘占脓毒症事件 76%（回肠储袋 – 肛门吻合 56%，回肠储袋 – 阴道 13%，近端储袋 7%），吻合口分离（16%）和袋旁脓肿（8%）构成盆腔脓毒症的其余病例[75,96]。

盆腔脓毒症的表现可以是急性的，表现为腹

表 162-1　回肠袋功能障碍的评估

临床体检	视诊	粪便渗漏
		外瘘
		肛裂 / 肛门擦伤
		表皮脱落
		黏膜脱垂
		吻合口狭窄
	指诊	肛周硬结
		齿状线以上吻合口高度
内镜	肛门镜	袖套炎
		黏膜脱垂
		黏膜炎症
	储袋镜	储袋膨胀
		四象限活检
	储袋软镜	前囊炎
		小肠克罗恩病
		发现吻合口缺损
	麻醉下的检查	是否需要操作（引流 / 扩张 / 活检）
影像学	CT	怀疑盆腔脓毒症
	MR	瘘管的评估
	水溶性对比剂灌肠	储袋结构异常
		小肠克罗恩病
肛门评估	肛门测压	粪便渗漏 / 沾染内裤

CT. 计算机断层扫描；MR. 磁共振

痛、发热和全身或局部腹膜炎。亚急性情况可表现为钝性盆腔疼痛和储袋功能障碍，只有在回肠造口回纳前进行水性对比剂灌肠时才能确诊。

（三）诊断

CT 成像是识别盆腔脓毒症的最佳诊断工具，因为它可以显示盆腔积液或回肠储袋的炎症和增厚。最常见的裂开部位是圆形吻合口，但也可能发生 "J 盲端" 或储袋的纵向缝合[79,97]。

造影袋造影、麻醉下检查和瘘管造影经皮穿刺引流是确定裂开部位的潜在选择。骨盆积液也可能自发地通过吻合口排出，随后形成瘘，从而有助于确定内口的位置。

（四）干预

盆腔脓毒症的治疗选择取决于脓毒症的程度和患者的应答。梅奥诊所 1508 例 IPAA 患者的经验报道了 73 例（4.8%）盆腔脓毒症患者的结果，其中经腹手术干预率为 55%，局部干预率为 8%。在其余非手术治疗的患者中，15% 的脓肿仅用抗生素治愈，22% 需要 CT 引导引流，除 3 名患者外，其余患者均痊愈，不需要再次手术。发生盆腔脓毒症的患者中有 20% 出现储袋功能衰竭[76,98]。在有盆腔脓肿的情况下，可通过经肛门或经皮途径进行引流。如果怀疑吻合口瘘，一般首选经肛门引流。仔细评估吻合口可能会发现裂开。在这种情况下，可以通过开裂区域，将通常是 10F 或 12F 的小蘑菇头状导管插入积液中，并缝合到缺损部位的回肠袋的壁上。应该密切检查会阴和阴道是否有瘘管的证据，但考虑到由此导致的复杂性瘘的高发生率，不建议直接经会阴或阴道引流。经皮穿刺引流可以采用经腹或经臀部入路，但如果存在吻合口瘘，可能会导致括约肌外肛瘘。

在脓毒症无法控制或非手术治疗失败的情况下，需要腹部探查和盆腔冲洗。回肠储袋必须进行内镜检查。如果患者没有转流，应该建立回肠襻式造口来挽救储袋。在某些情况下，裂开部位可以修复并广泛引流。储袋缺血是回肠储袋切除术的绝对适应证。如果储袋完全分离，但未与腹膜腔相通，应将储袋留在原位，以便于将来进行储袋翻修。及时的诊断和治疗对于减少炎症和纤维化是至关重要的，因为炎症和纤维化最终会导致储袋功能障碍或丢失。

（五）盆腔脓毒症发生的危险因素

大剂量皮质类固醇（相当于泼尼松每天≥

40mg）与盆腔脓毒症并发症之间存在明显的相关性[64,78,82]。如前所述，英夫利昔单抗和其他生物制剂的作用可能是术后感染并发症的独立危险因素[15,17,19,99,100]。肥胖（BMI > 30kg/m²）和术中输血是盆腔手术技术性挑战的标志，也是盆腔脓毒症的独立危险因素[65,101]。技术因素与 IPAA 的构建有关。如果处理肠系膜导致缺血，则吻合口愈合将受到损害。

张力是吻合口裂开最常见且最不被重视的危险因素。当储袋与肛管相连时，张力是在头尾方向，但如果肠系膜较短或腹壁较厚，将造口送到皮肤水平以外时将产生向前的力矢量，从而导致吻合口张力的进一步增加。这种张力可以选择更为近端的转流造口来缓解。

储袋脓毒症导致大便频率增加，需要止泻药物，昼夜大小便失禁，减少对大便/气体的辨别，以及性功能障碍[63,102]。在储袋建立后发生盆腔脓毒症的患者中，储袋切除的风险接近40%。在那些能够用非手术方法治疗的患者中，90% 的功能是保留的[80,103]。

（六）术后出血

术后出血很少见，发生在 1.5%～3.5% 的患者中。出血部位多为肠腔内、吻合口或回肠造口处。出血也可能发生在肠外的盆腔或者腹腔[81,104]。

术中探查 IPAA 和储袋镜检查吻合口有助于确定吻合口出血部位和排除吻合口缺损。

绝大多数吻合口出血是自限性的，出血部位难以辨别。当遇到少量出血或多处出血时，内镜下施夹或烧灼出血部位或用稀释的肾上腺素溶液冲洗储袋，在 80% 的病例中是有效的[81,105]。延迟性储袋出血不常见，应怀疑吻合口并发症。麻醉下检查可发现吻合口裂开的位置，在组织完整性允许的情况下，可用经肛引流或缝合[82,106]。

腹腔内出血最常见的部位是盆腔或回肠储袋肠系膜。在严重病例中，可能需要探查盆腔或拆开储袋并仔细检查，以控制出血。

（七）回肠储袋－肛门吻合口狭窄

与吻合器相比，手工缝合吻合术的狭窄形成率更高。但是，使用小直径吻合器愈合时容易产生狭窄的圆形开口。较大直径的吻合器很少发现长期的吻合口狭窄。狭窄的症状包括排便不完全伴努挣、排便急促和频繁的水样大便。从构建 IPAA 到吻合口狭窄发展的时间间隔为6～9 个月[84,107]。所有患者在回肠造口关闭前都应接受手指检查，以评估吻合口的通畅性。这可以扩张狭窄，也可以检测到亚临床吻合口破裂。黏膜切除术后形成的狭窄长度往往更长[85]。应用手指轻柔放射方向按压，而不是集中在单个点上，以免破坏吻合口。圆形吻合器产生的短而柔软的蹼状狭窄往往一次扩张已足够，因为每日排便会有助于防止复发。更长和纤维化的吻合口狭窄通常需要更多次的扩张治疗。Hegar 扩张器通常被用于临床或手术中扩张吻合口。扩肛治疗平均需要 1.5 次（1～7 次）。自行扩肛被建议用于保持吻合口通畅。单用扩肛疗法在非纤维性狭窄的有效率达 95%，而在纤维性狭窄中只有 45%。在扩肛治疗有效的患者中，储袋功能是正常的。

扩肛治疗无效的吻合口狭窄通常是继发于盆腔感染所致的纤维化。在一项 1884 例在 Mayo Clinic 接受重建性全结直肠切除术患者的回顾性研究中，11.2% 的吻合口狭窄患者需要接受手术干预。5 例患者接受狭窄部分切除和黏膜推移术。3 例患者接受储袋重建。9 例患者接受储袋切除和永久回肠造口。所有 9 例切除储袋的患者都与吻合口并发症有关，包括脓肿、瘘或储袋回缩。

（八）储袋阴道瘘

从接受重建性全结直肠切除术到发生储袋阴道瘘的平均时间间隔为 21 个月（1～132 个月）[86]。感染并发症相关瘘的发生时间早于无明显感染性因素瘘。在 Shah 等的一项回顾性研究中，较早出现储袋阴道瘘的患者接受修补后对比于迟发性瘘有更快的愈合率（6 个月内）[86]。迟发性或者难治性瘘可能是克罗恩病的迟发表现，其一期愈合率明显降低，通常需要延长粪便转流时间和配合药物治疗[86]。回肠储袋阴道瘘的临床表现包括阴道粪性引流液和经阴道排粪。水溶性对比剂灌肠或亚甲蓝注入储袋并在阴道内塞入一指示棉纱能够明确瘘的诊断。将亚甲基蓝或过氧化氢溶液注入疑似瘘口的储袋内镜或肛门镜检查，可以定位瘘管和明确瘘管的范围及与吻合口的关系。如果怀疑有克罗恩病，活检是必要的。

已经有许多手术方法用于储袋阴道瘘的治疗。使用非切割挂线控制感染是一种良好的初始治疗。括约肌前方的明显缺损必须被处理才能达到愈合。位于回肠肛管吻合口或远端的瘘管通常采用局部手术治疗，位于吻合口上方的瘘管通常需要经腹入路手术[87]。

在 Cleveland Clinic 最近发表的一项储袋阴道瘘的经验总结中，中位随访时间 83 个月（5～480 个月），储袋阴道瘘的发生率为 2.9%，总体储袋失败率为 33%。19 例患者接受储袋重建手术，储袋保留率为 40%。回肠储袋推进作为初始治疗方式的治愈率为 42%，作为既往修补治疗失败后的手段治愈率为 66%。经阴道修补作为初始治疗方式的治愈率为 55%，作为二次治疗方式的治愈率为 40%[87]。经阴道修补在已经存在肛门失禁高风险的患者中是一种避免括约肌损伤的入路[88]。

使用转流性造口被证明不能减少阴道瘘的发生风险，也不能提高修补成功率。但是，转流有减轻盆腔感染范围的好处，提示理论上可降低感染相关瘘的风险。不管怎样，复杂性瘘的修补通常要施行转流，部分患者为缓解症状也可施行转流术[89]。

（九）小肠梗阻

小肠梗阻是一项继发于重建性全结直肠切除术后的常见并发症，发生率为 20%～40%。大部分小肠梗阻为粘连性。在 Lahey Clinic 一项的 460 例患者的回顾性研究中，94 位患者发生了 109 次梗阻，其中 40 次发生在储袋手术之后，29 例发生在造口关闭之后，40 次发生于随后的随访期。需要手术干预的梗阻占 7%，其中 52% 的患者的梗阻位置确定位于造口关闭处。12% 的患者从储袋输入襻与骶骨凹的粘连形成锐角导致梗阻。这种情况的典型表现就是反复发作的小肠梗阻，腹平片或者 CT 表现为储袋水平以上的小肠扩张。术前水溶性对比剂灌肠能够发现这种入口梗阻。手术干预应与任何有肠梗阻的患者一样，但应需谨慎了解解剖结构和避免损伤储袋近端和肠系膜。如果盆腔存在广泛粘连，且储袋输入段不能松解，可行小肠短路并储袋固定术来缓解梗阻[92]。

腹腔镜被证实不是一项有效的减少术后梗阻性粘连的方法。在 Fichera 等发表的一项腹腔镜手术和开放全结直肠切除术的手术对比研究中，两组的术后小肠梗阻发生率无差异（12.7% 开放 vs.15.1% 腹腔镜，P=0.66），两组梗阻需手术干预的比率也无差异（4.7% 开放 vs. 9.6% 腹腔镜，P=0.226）[93]。

六、长期并发症

（一）袖套炎

双吻合器法 IPAA 后保留数厘米长的直肠黏膜会导致多达 15% 的患者发生有症状的炎症[90]。表现症状包括急便感、储袋出血和盆腔痛，这些症状也可见于储袋炎。治疗袖套炎和储袋炎的方法是不一样的，所以使用肠镜对两者进行鉴别非常重要。袖套炎的典型表现是回肠储袋为正常外观，直肠袖套充血和脆性，组织病理学特征是溃疡形成伴炎性细胞浸润。而储袋炎的内镜表现正好相反。

袖套炎的治疗可使用局部糖皮质激素或 5-氨基水杨酸栓剂或灌肠剂以获得明显的症状缓

解，大约 92% 患者可获得储袋出血的缓解[94]。如果局部用药无效，可以考虑全身性用药。这种情况很罕见，而且要高度怀疑存在其他病因如慢性盆腔感染、克罗恩病。无其他病因存在的情况下，药物治疗无效的袖套炎可接受黏膜剥除术和储袋推进术，以避免发生狭窄、储袋功能紊乱和储袋失败[82]。在黏膜下层注入1:100 000 肾上腺素溶液后通过经会阴入路完成黏膜剥除术。黏膜剥除的范围从齿状线水平至 IPAA 吻合口。切除吻合口，并继续向头侧游离进入储袋周围间隙，使回肠储袋能够无张力地下移至肛缘水平。然后间断缝合制作新的IPAA。黏膜和储袋的硬化及脆性使得黏膜剥除成为技术上的挑战。缺乏足够的储袋活动性可能需要经腹入路游离回肠储袋以保证无张力吻合。重度炎症的病例可能需要永久性回肠末端造口，并且必须就这种可能性向患者充分告知[95]。

（二）肿瘤风险

双吻合器法 IPAA 之后保留的直肠黏膜也有不典型增生和恶变的倾向。在 Remzi 等报道的一项前瞻性研究中，289 例 IPAA 患者接受直肠肛管移行上皮区的连续活检。在随后至少 10 年的随访中，8 例患者在术后中位随访时间 9 个月（4～123 个月）时发展为不典型增生，无患者发展为癌。基于这项研究结果，对于先前无直肠不典型增生或其他肿瘤风险因素的患者，推荐的复查方案包括 IPAA 术后 1 年行储袋内镜及活检检查，随后每 2～3 年重复。对于已存在直肠的上 2/3 不典型增生或者有其他肿瘤危险因素的患者，应当每年接受储袋内镜和活检检查。黏膜剥除术唯一被广泛接受的指征是直肠黏膜发生癌变或不典型增生。但是这一方法的支持数据很少，因为无论是否进行直肠黏膜剥除术，患者肛管发生癌变的风险似乎很低。在这种情况下吻合器法 IPAA 是可接受的技术，但是对直肠残余袖套的定期复查是至关重要的[15,17,38]。对于肥胖、高龄或者是

术前伴有低括约肌压力的患者，吻合器法 IPAA应该被强烈推荐，因为在黏膜剥除和手工吻合后失禁风险更高[38]。在术前明确有直肠不典型增生的情况下，复查储袋内镜和活检应当从术后 6 个月开始，基于检查结果继续每年复查。术后复查时发现低级别不典型增生应当每 6 个月活检随访，直至术后 3 年。持续低级别不典型增生或者进展为高级别不典型增生是黏膜剥除术并回肠储袋推进术的指征。

（三）储袋炎

储袋炎是重建性全结直肠切除术后最常见的并发症之一，发病率为 16%～48%。其发病率随时间而升高，在术后 10 年中有 40% 的患者报告过至少一次储袋炎，术后 20 年中有 70%的患者发生[96]。

1. 发病机制 储袋炎是一种特发性疾病，许多危险因素会诱使它的发生。在一项 Meta 分析中，对比了家族性腺瘤性息肉病和溃疡性结肠炎接受重建性全结直肠切除术的病例，溃疡性结肠炎继发储袋炎的风险更高[97]。在溃疡性结肠炎合并原发性硬化性胆管炎的患者中，与没有这种疾病的患者相比，储袋炎更常见。伴有肠外表现的患者在术后 5 年随访中发生储袋炎的风险有 10 倍的升高[98]。其他发生储袋炎的危险因素包括术后感染性并发症、高龄、无吸烟史和术后使用非甾体抗炎药[82]。

一些证据表明储袋炎本质上是感染性的，储袋淤积和细菌过度生长导致储袋黏膜形态学改变。肠绒毛萎缩和隐窝增生被视为结肠上皮化生，可能代表着是对炎症的反应。在一项对患或不患储袋炎患者的储袋活检样本的组织学研究中，储袋炎患者的结肠上皮化生和炎症评分更高，表明这些结构改变是对炎症的恢复性反应[99]。

储袋炎患者的储袋内微生物也与非储袋炎患者不同，其厌氧菌和需氧菌的含量更高，且厌氧菌/需氧菌比值下降。针对厌氧菌的抗生

素治疗有效的证据支持这一关联。其他病因包括黏膜缺血、免疫缺陷、非特异性 IBD 和隐匿性克罗恩病[100]。另外，储袋炎的严重程度和发作频率有广泛的范围，临床表现似乎取决于其潜在发病机制。例如，孤立性急性发作的储袋炎更可能与储袋微生物有关。相反，慢性药物依赖性储袋炎似乎更可能是炎症介导的。

2. 储袋炎的诊断　储袋炎患者会表现为排便次数增加。由于渗出性炎症伴出血或黏液，粪便性状更为松散。盆腔不适感和低热不适经常伴随着排便改变。肠外表现包括结节性红斑、葡萄膜炎和关节炎也会因储袋炎被激发。内镜下明显可见炎性易碎伴有溃疡和渗出的储袋黏膜。组织学检查可见急性炎症细胞浸润、中性粒细胞、绒毛萎缩及隐窝脓肿。然而，内镜和组织学表现与患者临床症状的相关性不一致。

在临床上，储袋炎的诊断无严格的诊断标准，而是存在不同严重程度的表现。储袋炎病变活动指数（pouchitis disease activity index，PDAI）是一个有效的工具，是通过临床表现、内镜表现和组织学表现的评分量表来量化疾病严重程度。总分大于 7 分定义为储袋炎（表162-2）。

PDAI 是一种易于使用且精确的评价储袋炎症状的方式，与无症状患者相比，有临床表现的储袋炎患者评分明显升高。

（四）急性储袋炎的治疗

口服甲硝唑每天 750～1500mg，持续 7～14天有效，通常在开始治疗 3 天内症状消失。一项包含 13 例患者的随机、双盲、安慰剂对照的交叉试验证实了这种治疗方法的长期有效性。口服药物的不良反应可以通过局部治疗来避免，其甲硝唑的血清浓度非常低。对甲硝唑无应答的患者可能对每周给药一次的 3 种或 4 种抗生素循环疗程有应答，如环丙沙星、阿莫西林 / 克拉维酸、红霉素和四环素。布地奈德栓剂（每天 1.5mg）也被证明是有效的。反复发作的储

表 162-2　储袋炎疾病活动指数	
指　标	评　分
临床症状	
● 排便次数	
- 术后正常排便	0
- 增加 1～2 次	1
- 增加 3 次以上	2
● 直肠出血	
- 无	0
- 每天出现	1
● 急便感或绞痛	
- 无	0
- 偶有	1
- 经常	2
● 发热	
- 无	0
- 有	1
内镜改变	
● 水肿	1
● 颗粒度	1
● 易碎性	1
● 血管形态丧失	1
● 黏液渗出	1
● 溃疡形成	1
急性组织学变化	
● 粒细胞浸润	
- 轻度	1
- 中度伴隐窝脓肿	2
- 重度伴隐窝脓肿	3
● 每低倍视野溃疡形成（平均）	
- <25%	1
- 25%～50%	2
- > 50%	3

当总分大于 7 分时，即可诊断储袋炎

引　自 Sandborn WJ, Tremaine WJ, Batts KP, Pemberton JH, Phillips SF. Pouchitis after ileal pouch-anal anastomosis: a Pouchitis Disease Activity Index. Mayo Clin Proc. 1994; 69: 409.

袋炎需要长期、小剂量的甲硝唑抑制疗法。

粪便研究表明，储袋炎患者粪便中乳酸杆菌和双歧杆菌的浓度显著降低。一项随机、双盲、安慰剂对照试验评估了由八种细菌组成的益生菌 VSL ＃ 3 在预防储袋炎复发中的作用。在治疗组中，20 例患者中有 17 例在 9 个月时仍处于缓解状态，而安慰剂组的 20 例患者中无一例缓解。但是，所有接受 VSL ＃ 3 治疗的患者在停药 4 个月后复发。在研究期间，治疗组患者乳酸杆菌和双歧杆菌的粪便浓度显著增加，但在研究结束后 1 个月恢复到基线水平[102]。尚不清楚是否需要多种细菌株来诱导缓解。一项关于储袋炎防治的系统评价回顾了 11 项符合纳入标准的随机对照试验，并评估了 10 种不同的药物。环丙沙星在急性储袋炎的诱导缓解方面比甲硝唑更有效，但是利福昔明和乳酸杆菌与安慰剂无差异。与安慰剂相比，VSL ＃ 3 在慢性储袋炎维持缓解和预防方面更有效[103]。

抗生素抵抗性慢性储袋炎（chronic antibiotic-refractory pouchitis，CARP）不常见，可能是由于潜在的病毒感染、结构/功能病变或自身免疫性疾病。粪便细菌培养和敏感性测试是对经验性使用抗生素无效的储袋炎的首选措施。患者应进行巨细胞病毒感染评估，并使用更昔洛韦抗病毒治疗。艰难梭菌相关感染需要口服甲硝唑或万古霉素治疗。还需要排除非甾体抗炎药的使用和结构/功能性病变包括瘘管、局部缺血和狭窄。免疫介导的储袋炎是一种新近描述的疾病，可能是 CARP 的基础。CARP 患者与其他自身免疫性疾病如原发性硬化性胆管炎、自身免疫性甲状腺疾病的关联已被报道[106]。经验性治疗包括局部或全身性使用皮质类固醇、免疫调节药，甚至抗 TNF-α 药物[104]。英夫利昔单抗在治疗结直肠切除术后并发难治性储袋炎的效果已被研究。一项纳入了 28 例患者的研究评估了英夫利昔单抗对难治性储袋并发症如腔内炎或储袋瘘的长期疗效，其中 88% 的难治性腔内炎的患者表现出临床应答，而 86% 的患者表现出瘘管应答[107]。

储袋前回肠炎也可与储袋炎同时发生。在 McLaughlin 等的研究中，在 742 例接受内镜检查的患者中，有 34 例（5.7%）发生了储袋前回肠炎并发储袋炎。储袋前回肠炎的临床意义尚不清楚，但这一发现似乎并不意味着克罗恩病的漏诊或储袋失败风险的增加[108]。在大多数患者中，联合抗生素治疗（环丙沙星 500mg 每天 2 次，甲硝唑 500mg 每天 3 次）似乎可有效减少储袋前回肠炎症的时间并缓解症状。

储袋易激综合征是回肠储袋肛管吻合术后的一种功能性疾病，通常在储袋没有器质性病变或炎症的情况下发生。它类似于其他功能性疾病，如肠易激综合征，其特征是内脏高敏状态。同样，储袋易激综合征的特征是有气体感、排便冲动和疼痛[94]。

（五）克罗恩病

溃疡性结肠炎的临床表现可与非特异性结肠炎及克罗恩病有明显的重叠。克罗恩病是储袋失败的独立危险因素，高达 50% 的储袋失败可由此病引起[109]。Lahey 诊所一项对 790 例患者接受 IPAA 治疗的回顾性研究中，4.1% 的患者术后被确诊为克罗恩病。诊断的中位时间为 19 个月（0～188 个月）。93% 的患者发生了并发症，包括肛管直肠脓肿/瘘、难治性储袋炎和肛门狭窄，其中 29% 的患者在 66 个月（6～187 个月）的中位时间接受了转流术或储袋切除术。在 IPAA 还有功能的克罗恩病患者中，60% 的患者有渗漏，45% 需要使用护垫，50% 需要药物治疗来控制症状。这些结果表明，与克罗恩病相关的严重并发症影响回肠的存储功能[109]。

尽管有这些令人信服的证据，Regimbeau 等仍建议对部分单发的结肠病变患者进行重建性结肠直肠切除术，并认为这些患者中结直肠全切并永久性末端回肠造口术将是唯一的选择[110]。根据对 41 例符合这些标准患者的 2 年随访，与疾病相关的并发症发生率为 27%。7 例储袋 - 会阴瘘的患者经手术治疗痊愈。在随访时间超过 10 年的 20 例患者中，35% 发生了疾病相关并发症，但仅有 2 例需要行储袋切除术。目前尚不清楚是否由于这组选择性患者中存在非特异性结肠炎，而使得报道的结果更有利。其他研究报道了在没有小肠疾病和肛管会阴部疾病的非特异性结肠炎、结肠克罗恩病患者中，获得了可以接受的结果 [111,112]。当然，在局限的克罗恩病患者中使用 IPAA 仍存在争议，值得进一步探讨。

（六）其他并发症

正如在小肠其他部位一样，储袋内同样会发生息肉。在溃疡性结肠炎患者中，储袋内炎性息肉的发生率高达 20%。炎性纤维瘤息肉虽然罕见，但可能引起出血或梗阻。这种息肉偶尔会填满储袋，因此需要切除储袋并行永久性回肠造口。

很少有 IPAA 术后脱发的报道，在一项包含 24 例患者的研究中，其发生率高达 38%。幸运的是，这只是一个暂时现象，但如果发生这种情况，女性患者尤其应先得到告知及解释。

储袋脱垂是另一种罕见并发症，并且没有明显的诱发因素。一项含有 3176 例患者的研究中，11 例出现全层（$n=7$）或黏膜（$n=4$）脱垂。尽管软便剂和局部处理对黏膜脱垂有效，但全层脱垂仍然需要手术，并且与储袋切除有关 [114]。

（七）男性性功能

许多接受了重建性结肠直肠切除术的年轻患者处于性活跃阶段，并关心盆腔手术后的性功能状况。盆腔手术可能会引起男性性功能障碍，如勃起功能障碍、不射精或逆行射精。只有一小部分（2%～4%）的男性患者在手术后出现严重的性问题。男性的性功能可通过有效的评分系统 – 国际勃起功能指数（International Index of Erectile Function），进行系统的评估。该评分系统研究了 122 例在 1995—2000 年间进行了重建性结肠直肠切除术的男性患者，并对

IPAA 前后的结果进行了比较。据报道，患者术后勃起功能、性欲、性交满意度和总体满意度均有统计学意义的改善，与手术前相比，术后评分有所提高。总体心理测量性满意度和性生活质量增加，很可能是由于总体健康状况得到了改善。该研究表明，接受 IPAA 的男性患者，其术后性功能能够得到保护 [115]。尽管应用腹腔镜进行重建性结肠直肠切除可能会进一步改善性功能和切口美观度，但通过对 100 例腹腔镜手术和 189 例开放手术的比较发现，无论采用何种手术方法，均显示出良好的美观及生活质量得分。然而，与开放组相比，接受腹腔镜重建性结肠直肠切除术的男性的性高潮功能评分较低 [116]。任何有生育需求的适龄男性患者都应该咨询有关精子储的情况，以防由此导致任何程度的生育功能障碍。

（八）女性性功能

Damgaard 等的一项基于访谈的研究表明，35% 的女性在 IPAA 术后性功能和性交频率得到改善，16% 的性高潮质量提高。重建性全结直肠切除术确实导致性交困难增加，这可能是由于盆腔解剖结构改变或粘连形成。因为机体对性刺激的主要生理应答是阴道血管充血增加，因此性功能障碍也可能与盆腔自主神经损伤或部分阴道血管被切除相关。关于长期随访中持续性交往困难的研究结果好坏参半 [117,118]。

（九）女性生殖健康

重建性全结直肠切除术后女性月经并未受到明显影响，大部分女性的月经周期并无改变。一小部分患者出现一过性的不规律但随访 2 年后可恢复正常 [119]。然而，重建性全结直肠切除术与不孕存在明确的相关性。最近一项 Meta 分析发现，接受药物治疗患者的不孕比例为 15%，而接受重建性全结直肠切除术患者的不孕比例为 50% [120]。因此，很多外科医生建议应分三期手术，先做结直肠次全切除术伴回肠造口术，

等生育后再行 IPAA 术[121]。

重建性全结直肠切除术后不孕的病因可能是术后盆腔粘连导致输卵管堵塞。Oresland 等的一项研究发现，21 例重建性全结直肠切除术后患者的子宫输卵管碘油造影检查中，52% 的患者输卵管堵塞，48% 的患者存在输卵管盆底粘连[122]。患者接受开腹手术可能会增加粘连形成。最近一些关于腹腔镜术后粘连形成的数据表明腹腔镜手术导致的盆腔和附件粘连更少。一项对造口闭合术时盆腔粘连情况的观察性研究发现，腹腔镜手术的患者粘连评分显著下降[123]。一项对 179 例重建性全结直肠切除术患者的横断面研究表明，腹腔镜 IPAA 手术更好的保留了生育能力、术后有更高的妊娠率。成功怀孕的时间也有缩短的趋势，腹腔镜手术患者有 56% 在术后 12 个月内可怀孕，对比开腹手术组只有 30%，这表明了腹腔镜手术对于育龄女性是一种更好的选择[41]。

怀孕对于这些重建性全结直肠切除术后的患者还有个有争议的内容，即对这些患者推荐使用哪种分娩方式有不同看法。在一个横断面研究中，大部分妇产科医生建议经阴道分娩，但大部分外科医生建议剖宫产，因为担忧肛门括约肌和阴部神经损伤会导致大便失禁[124]。不管怎样，阴道分娩仍然是一个安全选项，未发现其对储袋产生直接影响[117]。在达成共识之前这两种方法都可以使用。

（十）年龄相关的手术结果及功能结果

在应用可减少长期扩肛及创伤的吻合器之前，老年人并不推荐施行重建性全结直肠切除术。然而，这种观点的根据有限，一些研究发现老年人接受重建性全结直肠切除术后的术后功能和生活质量影响很小。而 Farouk 等发现，与年轻人对比，年龄大于 45 岁的患者术后更可能出现失禁、夜间排便增加，储袋功能障碍也随着时间逐渐恶化。然而，即使功能不良，老年患者术后满意度较好[125]。

在一项关于功能及生活质量的前瞻性研究中，对 1895 例患者进行年龄分层，IPAA 术后 1 年、3 年、5 年、10 年的随访结果表明，年长者更容易出现失禁及夜间粪漏。然而，在 5 年随访期间，日间排便次数并无差异，夜间排便次数在 1 年随访期内更差但是在随访 5 年、10 年期间内逐渐减少。生活质量、健康、活跃度、幸福感在不同年龄层次间相似，年轻人稍高。在整个随访期间，在各个年龄组都有至少 95% 的患者都表示，他们愿意再次选择 IPAA 手术并且会把 IPAA 术推荐给同样的患者[126]。

梅奥诊所研究了衰老过程本身对于 IPAA 患者功能结局及生活质量的影响。对 409 名患者在随访 5 年、10 年、15 年时的功能及生活质量进行评估，在这段时间内，日间排便频率的变化很小，而夜间排便从每晚 1 次变成每晚 2 次。15 年来，日间排便失禁从 1% 增加到 10%，夜间排便失禁为 2%～24%。15 年后，超过 90% 的患者术后能留在原来的工作，社交活动、娱乐运动、长途旅行和性活动都得到提升且未随着时间推移而恶化[127]。

七、回肠储袋－肛管吻合术的替代方法

（一）全结肠切除术伴回肠直肠吻合术

在采用 IPAA 手术之前，对于想要保持肠道连续性且直肠病变不严重的患者，考虑全结肠切除术和回肠直肠吻合术。回肠直肠吻合避免了造口的需要，并减少了损伤盆神经的风险。与 IPAA 相比排便频率更低，通常每天有 2～4 次日间排便，偶尔有夜间排便[128]。对于直肠顺应性较高且不适合做 IPAA 的高危患者，回肠直肠吻合术仍然是合理的选择。这种手术也可以作为一种临时性手术提供给那些希望重返学校或工作但不想有造口的年轻患者，或者如前所述希望保持生育能力的育龄年轻女性。高达 40% 的患者可能需要接受直肠切除术，因为他

们 30 年后患直肠癌的风险约为 15%，这就强调了定期内镜监视的重要性。

重度直肠炎、直肠顺应性差、大便失禁或合并会阴疾病的患者不应进行回肠直肠吻合术。如果存在不典型增生或癌，保留直肠也是禁忌。

（二）全结直肠切除术末端回肠造口术

全结肠直肠切除术加回肠造口术是一种"治愈"溃疡性结肠炎患者的手术。直肠切除术是通过经括约肌间解剖及肛提肌、耻骨直肠肌与肛门外括约肌的分层闭合而完成的，使患者只能进行永久性回肠造口术，从而排除了将来进行重建性手术的可能性。由于没有手术吻合，因此与该手术相关的风险要低于重建性手术。然而，患者在骨盆解剖，造口并发症和会阴部伤口并发症后仍然有发生骨盆神经痛的风险。在被认为会阴并发症高风险的患者中，可以在肛提肌水平上离断直肠，并在后期完成会阴直肠切除术 [129]。

（三）Kock 可控性回肠造口

Kock 储袋由回肠储袋、将远端回肠襻按逆蠕动方向套入储袋形成的瓣膜及出口组成。储袋通过插管间歇性地排空 [130]。此选项的优点是允许患者控制流出物的排泄，并且不需要外部设备。Kock 储袋的并发症发生率很高，由于瓣膜脱垂和打滑，通常会再次手术。Kock 储袋的应用受到限制，可能仅限于已进行了结肠直肠切除术并希望控制回肠造口术流出物的患者，以及那些已进行重建性直肠结肠切除术因结构性问题导致最初或后续吻合失败的患者。

八、结论

IPAA 直肠结肠切除术的发展已使溃疡性结肠炎的外科治疗取得重大进展。IPAA 在大多数患者中都是安全且成功的。IPAA 的微创方法正在得到广泛应用，并且患者的需求已使该方法成为治疗标准。双吻合器 IPAA 的 J 型储袋是最广泛使用的手术技术。这种重建性手术适当的分阶段实施是由疾病、患者和外科医生等相关因素来共同确定。患者得益于较低的术后死亡率，可接受的术后并发症率及良好的长期功能。术后短期和长期并发症必须积极处理，以防止袋功能障碍和最终储袋丢失。腹腔镜重建性结肠直肠切除术也是一种推荐的方法，可以安全地根除疾病并提供良好的生活质量。

致谢

感谢 Dr. Peter M. Sagar 和 Dr. John H. Pemberton，他们是第 7 版第 160 章：炎症性肠病的外科学治疗：慢性溃疡性结肠炎的作者，在本章中改编了部分内容。

第163章
克罗恩病的外科治疗：个性化手术
Surgery for Crohn Disease: Personalizing the Operation

Amy L. Lightner   Heidi Chua   John H. Pemberton   著

柯 嘉 译 高 玮 窦若虚 校

摘要

克罗恩病是一种病因不明、治愈方法不明的慢性肠道炎症性疾病。特征性的跨壁炎症可进展为难治性炎症、狭窄疾病和瘘管性疾病——当药物治疗无效时，这些都是潜在的手术适应证。需要记住的一个重要原则是，外科手术不是治愈性的，而是最大限度药物治疗的一种辅助手段。因此，尽可能的保留肠管是必要的，因为多达 2/3 的患者在他们的一生中将需要后续的手术。本章讨论克罗恩病患者手术前的注意事项、手术适应证和术中决策。

关键词：克罗恩病；手术

一、克罗恩病的内科治疗

因为克罗恩病是无法治愈的，所以临床治疗的目的是控制症状，更理想的情况是维持疾病的缓解。现在有许多的药物被批准用于克罗恩病的治疗，治疗方法可以根据疾病的表型和严重程度来划分，这三种典型的表现型包括炎症性疾病、纤维化性疾病或瘘管性疾病。在每个亚型中，疾病可以是轻度到中度、中度到重度、重度或难治性。

在轻到中度疾病的情况下，患者通常使用 5- 氨基水杨酸盐药物，如柳氮磺吡啶、口服美沙拉嗪（Pentasa、Asacol）和直肠用美沙拉嗪（Rowasa）。对于回肠、回结肠和结肠疾病，柳氮磺胺吡啶每天 3～6g 分剂量使用是有效的治疗方法[1]。美国和欧洲的多项试验已经证明了它优于安慰剂[1]。然而，柳氮磺胺吡啶和美沙拉嗪在控制活动性克罗恩病方面明显劣于皮质类固醇。相比之下，布地奈德在治疗轻中度回

肠和右半结肠病变方面与传统口服皮质类固醇一样有效[1]。然而，布地奈德的控释制剂（每天 9mg）仅限于治疗回肠和右半结肠病变，对治疗近端小肠或直肠的疾病无效。

对于中到重度疾病的患者，在症状缓解之前，皮质类固醇是药物治疗的基石。患者可能每天需要 40～60mg，直到临床症状改善。用硫唑嘌呤每天 2～3mg/kg 和 6- 巯基嘌呤每天 1.5mg/kg 替代类固醇治疗可诱导缓解和闭合瘘管。对于类固醇依赖型或难治性克罗恩病，每周 25mg 的甲氨蝶呤可能有效。

自从 1998 年 FDA 批准英夫利昔单抗用于克罗恩病的治疗以来，我们进入了一个生物医学治疗的新时代，它在很大程度上取代了上述几类药物，或者说成为可选用的药物之一。抗肿瘤坏死因子单克隆抗体（英夫利昔单抗、阿达利单抗、赛妥珠单抗）是第一类引入的药物，也是最常用的处方药。从此以后，对于有禁忌证、并发症或对抗 TNF-α 类药物反应无效的患者，

可使用其他生物制剂。其中包括针对整合素（那他珠单抗、维多珠单抗）和 IL-12/23（尤特克单抗）的抗体。起初，生物制剂仅用于严重疾病患者，其中一半已经因并发症需要手术治疗，1/3 的患者对硫嘌呤没有反应[2]。然而，大规模随机对照试验的回顾性分析发现，在诊断后 2 年内给予患者生物制剂的总体缓解率更高[3]。因此使用生物制品的首选是那些尚未发生狭窄的活动性疾病的患者。不幸的是，多达 60% 的患者在使用抗肿瘤坏死因子 -α 药物诱导缓解后症状复发[4]。随着越来越多的生物类制剂被 FDA 批准，这些患者现在经常被给予不同的生物制剂，而不是去手术。因此，需要手术的患者通常疾病活动更严重，免疫抑制持续时间更长。但值得注意的是，在生物治疗之前的时代，高达 30% 的克罗恩病患者在接受手术后 5~10 年内需要再次手术，而在当今生物治疗时代，只有 10% 的克罗恩病患者将需要在 8 年内再次手术[5]。此外，Meta 分析表明，生物治疗虽然有并发症，但对预防疾病复发有显著作用[6]。

虽然生物制剂极大地增强了内科治疗的疗效，但它们也有潜在的并发症和巨大的成本。患者机会性感染或潜伏感染、恶性肿瘤（尤其是淋巴瘤）、充血性心力衰竭恶化和湿疹性皮损的风险在增加[7]。因此治疗必须个体化，并慎重考虑严重并发症或高龄患者。

二、手术指征

尽管在药物治疗方面取得了重大进展，但仍有高达 70%[8,9] 的患者最终需要进行手术。手术的主要指征是药物治疗无效。最终表现为梗阻、瘘管、脓肿、消化道出血或穿孔[10]。此外，不常见的手术适应证包括儿童生长迟缓、中毒性巨结肠和暴发性结肠炎。

重要的是，多学科诊疗模式是管理这一患者群体的核心。当患者病情加重，手术可能性增大时，患者、胃肠科医生和外科医生应密切沟通。在用尽所有的内科方案之前，对患者至

少应该进行一次外科咨询，以了解手术与现行药物治疗相比的风险和好处。理想情况下，在患者被送往手术室之前，所有相关方都要达成一致意见。那时，应采取多学科的方式仔细的进行术前计划。

三、术前注意事项

术前应评估患者营养状况，免疫抑制方案及任何可能的感染灶。患者的营养状况往往受到严重的疾病和长期的营养不良的影响。如果患者严重营养不良（定义为 1 个月内体重损失 5% 或 6 个月内损失 10%，体重指数低于 19kg/m^2 或白蛋白水平＜3g/dl），可能需要全胃肠外营养，从而改善创面愈合，预防吻合口瘘的发生[11]。这一发现在一项对 395 名患者的研究中得到了证实，这些患者术前接受了 1 周的 TPN 治疗，与对照组相比，他们的非感染性并发症明显减少（5% vs. 43%）[12]。

免疫抑制药物对术后并发症的影响仍有争议。最近，生物制剂是否会增加术后并发症成为了人们关注的焦点。我们机构之前的一系列研究得出结论，抗 TNF-α 治疗不会增加 CD 术后并发症的发生率。然而，最近针对 18 项研究的 Meta 分析得出结论：英夫利昔单抗确实增加了术后并发症的发生率，特别是术后感染并发症，据报道其发生率为 15%~17%[14,15]。由于手术时机与近期的生物治疗剂量相关，这类患者的手术时机需要特别考虑。

除紧急手术外，有脓肿的患者应在术前进行非手术性引流。影像引导下的介入可用于腹腔内脓肿引流，麻醉下可行直肠周围脓肿引流。对于腹部脓肿，适当的引流可完全避免手术；如果未能避免手术，它至少减少了腹腔内炎症的程度，有助于缩小肠切除的范围[16,17]。如果手术时发现感染或脓肿，外科医生应考虑术后抗生素治疗和手术切口的延迟关闭。

在确定患者将进行手术后，外科手术计划应

包括影像学、内镜检查和术前手术报告中的详细信息。CT 或 MR 能提供重要的信息，包括疾病的分布和范围、需要引流的积液、瘘口的解剖位置、先前手术导致的解剖改变，以及对剩余肠管长度的估计 [18,19]。MR 检查的另一个优点是不具放射性，能呈现更清晰的解剖细节，这对于年轻患者中尤为重要，因为他们一生中可能需要多次重复的腹部影像学检查。因此，它在很大程度上取代了现在主要用于复杂瘘管性疾病的术前计划和造口关闭前远端通畅性评估的透视成像。

术前最后一个重要步骤是讨论永久性或临时性造口的潜在需要。CD 患者中因需要造口而感到焦虑的情况很常见，所以对患者做肠造口的早期综合教育和支持十分重要。此外，如果考虑患者需要造口，术前应做好造口标记，特别是在复杂的再手术 CD 患者中，若手术中遇到突发情况或存在技术困难时，可能需要造口。

四、初次手术

在患者优化和术前计划完成后，CD 的初次手术应注重尽可能保留肠管，对剩余肠管的仔细测量和描述，以及如何最大限度地实现微创入路。因为手术并不是治愈手段，所以应尽可能避免短肠，人们越来越多地采用保守的手术方法。切除仅限于肉眼病变所累及部位，而不是显微镜下累计部位，可以更积极地使用狭窄成形术来保存肠管。在术中遇到困难病例时，应当谨记，当超过 70% 的小肠被切除，患者几乎都需要依赖肠外营养。如果少于 50% 的小肠被切除，患者仍然会出现脂溶性维生素和乳糖吸收不良的情况。

初次手术至少有三个方面可以帮助后续的手术治疗。第一种是测量和记录剩余小肠的长度。为了做到这一点，肠管应保持放松状态，手工使用已知长度的缝合线（通常是 60cm 的丝线）来测量小肠从 Treiz 韧带到回结肠吻合口或回肠造口的长度。第二，在安全可行的情况下，应采用腹腔镜手术，以减少粘连的形成。研究发现，腹腔镜手术在初次和再手术的 CD 病例中都是安全的，它的优点包括减少粘连，更早恢复肠功能，缩短住院时间，提高对美观的满意度，以及降低小肠梗阻率 [20,21]。CD 患者从腹腔镜手术转为开放手术的主要适应证之一是肠系膜增厚。如果确实如此，则可能需要放弃腹腔镜。第三，使用防粘连材料，如透明质酸生物可吸收膜，可减少盆腔和腹腔粘连疾病 [22,23]，并可使下次进入腹部或造口关闭时的手术更容易、更安全。

五、基于不同表现型的手术注意事项

（一）克罗恩病狭窄

狭窄型克罗恩病手术的适应证包括强化药物治疗不能缓解的持续性梗阻症状、长期需要类固醇激素治疗、体重减轻、需要慢性麻醉性止痛药。反复发作的炎症、肠壁重塑和肠壁瘢痕形成在小肠比结肠更常见。不管在什么位置，正常的柔韧组织都会被增厚的管腔狭窄所取代。

狭窄的长度、狭窄的数量、既往手术的数量和剩余的小肠长度都有助于在术中决定行肠切除术还是狭窄成形术。在最初的手术中，如果剩余的小肠看起来健康，长段狭窄就可能会被切除。然而，如果有多个肠段或剩余的小肠有狭窄的区域，为了避免肠道过短，应该考虑狭窄成形术。

在已知的梗阻性疾病的初步探查中，应检查整个肠道以获得疾病存在的证据。明显的狭窄应用缝线标记。如果在肠道的视诊和触诊中有任何可疑的狭窄区域，可以通过小肠测量装置来评估直径和可膨胀性。可以在明显狭窄部位进行肠切开术，气囊导管插入肠管内寻找其他狭窄（图 163-1）。我们倾向于使用不同直径的外科钢球，它们通过肠道要容易得多，所需要的操作也较少且相对简单。当球通过肠道时，每个狭窄区域都用缝线标记，并评估肠道长度及所需狭窄成形术的数量和间距，以确定将使用哪种手术入路。幸运的是，狭窄成形术适用

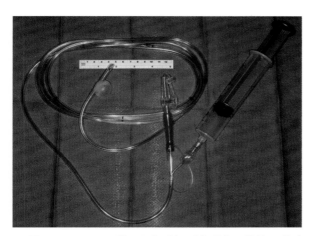

▲ 图 163-1　Baker 管用于帮助识别在观察和触诊肠道时不易识别的小肠狭窄区域，用 15ml 生理盐水可使肠管直径膨胀至 1cm

于肠管的任何地方，包括十二指肠、空肠、回肠，甚至结肠。但是，如果有相关的炎症或穿孔，则不应进行狭窄成形术。

1982 年，Lee 和 Papaioannou 报道了第 1 例治疗克罗恩病的狭窄成形术[24]。从那时起，许多狭窄成形的方式被报道出来，越来越多的外科医生提倡用狭窄成形术代替切除来治疗首次回结肠切除手术[25]。对于长度小于 5cm 的狭窄，可以使用 Heineke-Mikulicz 术，纵向打开狭窄，横向缝合肠壁（图 163-2）。在狭窄的中点放置两条缝线，作为牵引缝线以实施狭窄成形术。用电刀在狭窄处做一个小肠游离部的纵向切口，并在两个方向上等距离地将切口延伸到正常肠道上。如果患者有长期的炎症或狭窄已经存在超过 5 年，需通过术中黏膜活检谨慎地排除异型增生或恶性肿瘤，因为这种情况手术方式不同。然后以横向、两层手工缝合。对于长度超过 4cm 的狭窄，可以使用 Finney 狭窄成形术来防止入口狭窄或横向缝合时张力过大。Finney 狭窄成形术类似于侧 - 侧吻合术，适用于单个长狭窄或多个邻近的短节段狭窄。目前有两种选择。第一种，在狭窄较轻微且肠道仍有柔软性的情况下，可以打开狭窄区域并以手缝的方

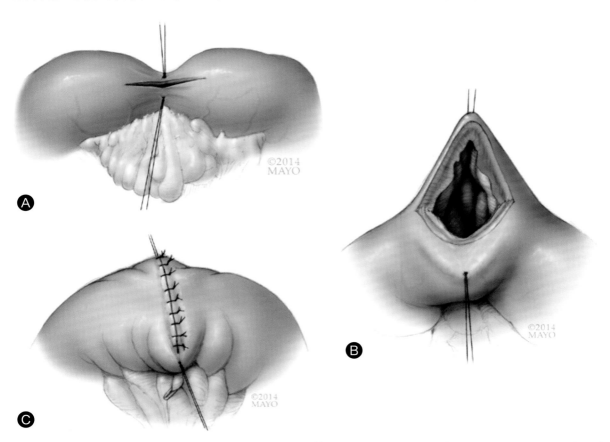

▲ 图 163-2　Heineke-Mikulicz 狭窄成形术是切开狭窄段肠管的对系膜侧，然后横向缝合（Mayo Clinic 2014 版权所有）

式缝合到正常的肠道。第二种选择是旷置狭窄段。如果肠段严重狭窄且不柔软，狭窄肠段的近端和远端的正常肠段可以重叠并以侧－侧的方式缝合在一起，这能有效地短路狭窄的区域。这项技术存在的问题是潜在的并发症，包括细菌过度滋生和被旷置肠段的恶性变性。

若狭窄段近端明显扩张，导致正常近端肠管和远端肠管大小明显不一致，则不建议行 Heineke-Mikulicz 狭窄成形术。这种更为少见的情况可以进行 Moskel-Walske-Neumayer 狭窄成形术。沿肠管肠系膜对侧缘打开狭窄，形成一个 Y 形切口，Y 形开叉部分位于狭窄处附近的扩张部分。然后将狭窄段拉开，将近端肠的肠管游离段推进狭窄区域，并以横向方式闭合，吻合口的一侧是沿整个的正常肠管边缘，另一侧是两个狭窄的肠管边缘。

最难处理的狭窄类型是较长的、> 20cm 的狭窄或紧邻的一系列狭窄。由于受损的肠段过长，不建议切除。幸运的是，Michelassi 开发并公布了一项独特的技术来解决这个解剖学上的挑战[26]。侧－侧同向蠕动狭窄成形术是通过在狭窄段的中间完全横向切开肠管来完成的。将肠系膜叠合垂直于肠管的长轴，以使狭窄的两段肠管沿着整个肠段并排排列（图 163-3）。然后沿着肠系膜对侧缘肠壁打开两个狭窄的节段，并沿着相同的蠕动方向彼此缝合。这项技术不切除任何肠道，而是合并所有狭窄的区域。Shatari 等报道了最先接受该手术的 21 例患者，来描述这项技术对长节段狭窄是安全的[27]。一项包含了 148 名患者的 Meta 分析证明这项技术没有增加术后并发症的发生率。包含了 6 个国际中心的 184 名患者的一系列研究发现这项技术是安全且有效的，并发症发生率为 11%，死亡率为 0%，5 年后只有 23% 的患者需要再次手术[28]。

随着狭窄成形术越来越广泛地被采用，一些关于安全性和有效性的分析陆续发表。Dietz 等报道，在 314 例患者所接受的 1124 例狭窄成形术中，总的并发症发生率为 18%，脓毒症

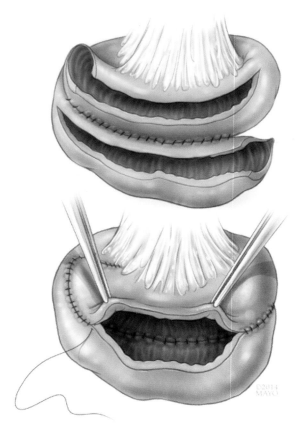

▲ 图 163-3　侧－侧同向蠕动狭窄成形术用于治疗较长的狭窄或紧邻的一系列狭窄，沿着对系膜侧肠壁打开两个狭窄的节段，并沿着相同的蠕动方向彼此缝合以构建共同的管腔（**Mayo Clinic 2014 版权所有**）

并发症发生率为 5%[29]。Tichansky 等发现，在他们 15 篇文章中报道的 506 名患者中，90% 的狭窄长度小于 10cm，其中 85% 的狭窄是用 Heineke-Mikulicz 技术成功治愈的。有趣的是，作者们发现 Finney 技术还有降低复发率的趋势[30]。Yamamoto 等发现，在接受 3259 例狭窄成形术的 1112 名患者中，脓毒性并发症的发生率为 4%，而特定部位的复发率仅为 3%。Campbell 等比较了实施的狭窄成形术的类型，发现在接受 4538 例狭窄成形术的 1516 名患者中，传统的 Heineke-Mikulicz 技术和非传统的 Finney 和 Michelassi 技术的短期和长期并发症发生率没有差异[32]。将这些结果放在一起，无论使用何种手术技术，都可以安全地保留肠管，且行狭窄成形术后的原位复发率很低。

（二）克罗恩病肠瘘

持续的跨壁炎症可导致瘘管。瘘管可形成于肠襻之间、肠和膀胱、肠和腹壁，或肠和腹部、骨盆的任何其他结构或器官之间。从历史上看，治疗腹腔内 CD 瘘的方法有肠休息、静脉营养、近端改道和瘘管切除。1998 年引入的英夫利昔单抗具有使腹壁和肛周瘘管闭合的疗效，改变了手术适应证的范式[33]。在初步评估英夫利昔单抗治疗 CD 肠瘘疗效的多中心、双盲、随机试验中，55% 的患者瘘管闭合，70% 的患者减少了活动性引流的瘘管数量[33]。在长期随访试验中，36% 的患者在 1 年内完全未出现瘘，而安慰剂组的这一比例为 19%[34]。最近的另一项研究发现，1/3 的肠外瘘患者在使用英夫利昔单抗后 3 个月内实现了闭合[35]。在这些研究之后，患者现在在瘘管手术前接受一个为期 3 个月的英夫利昔单抗试验，以期在不手术的情况下使瘘管愈合。

在确定需要手术治疗肠瘘后，手术的类型取决于瘘管的解剖位置和相关脓毒症的程度。对于肠外瘘，目标是切除因瘘管相通的肠管和皮肤。只有在用尽最大限度的药物治疗、瘘管周围皮肤柔软、瘘管相关的脓液已充分被引流且患者的营养指标达标时，才应尝试手术。在这个阶段，可能需要介入治疗来引流腹腔内感染源，使用 TPN 来改善患者术前的营养状态，并且术前应考虑到切除的腹部缺损有放置补片的可能。手术以开放的方式进行，注意分离粘连，避免损伤肠管。在切除小肠时，应牢记尽可能保留肠管的原则。肠切除通常采用一期吻合，并将全部的病变皮肤和腹壁组织切除。如果腹壁不能闭合，可以使用补片。由于存在感染风险，如 Prolene 或 Gore-Tex 等假体材料是使用禁忌，但可以使用现有多种选择的生物补片。生物补片的优点是组织长入缓慢，可减少粘连的形成，并且在局部污染的情况下不会成为慢性感染。补片应与周围正常组织一起作为

垫层放置，并将引流管放置在皮瓣下，以防止皮下血清肿形成。如果补片暴露在外，可使用伤口真空闭合装置进行持续引流，以促进组织长入或过渡到植皮。

肠内瘘可能没有临床表现，除非大段肠管被短路。如果术前发现，术前准备应包括影像学检查，以最详细地了解手术前的解剖结构。当进行手术时，通常只有一部分肠管存在活动性炎症，而另一部分肠管没有。当出现这种情况时，有瘘管的炎症肠管应予以切除，而另外的肠管则可在切除瘘管后以修复为主。这可以保留更多的肠管，并将并发症率和死亡率降到最低[36]。

（三）肛周疾病

肛周疾病是克罗恩病的一种特殊的病变表现，高达 20% 的患者受其影响，其终生风险为 20%～40%[37,38]。瘘管可以从直肠延伸到肛周皮肤、阴道或括约肌复合体。初始治疗应引流所有活动性感染或脓肿，并通过瘘道放置挂线（橡皮筋或缝线）实现持续的源头控制，随后进行更积极的内科和外科治疗。不幸的是，目前还没有关于移除挂线的理想时间的可用数据，以往都是基于经验进行的，但据一些作者报道，时间可能在 3～58 个月[39]。如果早期去除可能会导致脓肿的再发，长时间留在原位则可能会导致瘘管的纤维化，以致在移除挂线后持续不愈合。而且，长远来看可能会出现令人失望的结果，超过 80% 的患者在挂线移除后出现症状复发[39]。然而，在尝试确定的方法之前，松弛挂线是一种安全而有效的策略，不造成失禁的困扰。

不幸的是，根治肛周疾病十分困难，尽管有几种药物和手术选择，但由于持续出现的疾病相关并发症，这些患者中的 1/5 最终将需要接受直肠切除和永久末端回肠造口术。英夫利昔单抗在 1 年内仅能治愈一半的肛周瘘管；阿达木单抗和赛妥珠单抗的效果更差，不推荐替代英夫利昔单抗。挂线的放置可以是永久性

的，其他的手术选择会因为括约肌损伤而带来大便失禁的风险。当结合药物治疗时，有一种更具侵入性的方法，即行临时性回肠襻式造口术，这确实可以缓解肛周疾病。然而，在关闭造口和恢复肠道连续性后，尽管进行了生物治疗，70%～80% 的患者仍有症状复发，这使得这种治疗选择是暂时的且疗效有限 [40,41]。新的治疗方式，包括脂肪来源的间充质干细胞（mesenchymal stem cell，MSC）和 Gore 栓子（Gore Medical，Flagstaff，Arizona），提高了临床和影像学治愈率，但这些治疗方式尚未得到广泛采用 [42,43]。

六、炎性克罗恩病

（一）节段性结肠炎

在节段性难治性结肠炎的治疗中，同样应采取肠道保护的观点，除非有多灶性异型增生或恶性肿瘤，在这种情况下应考虑结肠次全切除（subtotal colectomy，STC）或全直肠结肠切除术。这主要有两个原因：第一，CD 中结肠恶性肿瘤的发生率很低 [44]；第二，没有研究表明需要切除到组织学阴性边缘 [45,46]。因此，在节段性结肠炎的情况下，我们建议切除病变节段并一期吻合。手术时，应备有乙状结肠镜或结肠镜，以备在进行初次吻合术前评估黏膜病变的程度。CD 术后恢复的药物使用仍未标准化。一般来说，大多数患者在手术后的 3～6 个月接受结肠镜检查，根据病情的严重程度，这段时间可能会重新开始药物治疗或更换药物治疗。如果在切除的时候发现病变较重，可以在术后 2～4 周恢复使用生物制剂。

（二）直肠未受累的全结肠炎

对于直肠未受累的全结肠炎，有两种治疗方法可选：① STC 伴回肠直肠吻合术（IRA）；② 全直肠结肠切除术伴末端回肠造口术。考虑到 CD 患者的储袋并发症和显著增加的储袋失败率，回肠储袋－肛门吻合术很少在这个患者群体实施。在直肠未受累的全结肠炎的病例中，STC 伴 IRA 可以安全地进行，近 70% 在 5 年后仍功能正常。自从引入生物疗法以来，我们自己的数据支持这个手术有更好的临床结局：1 年、3 年和 5 年的失败率为 0%（未发表的数据）。当直肠不能保留，药物治疗无效，则需要全直肠结肠切除术和末端回肠造口术。一些医疗中心会为无小肠病变和无肛周疾病的 CD 患者实施 IPAA 手术，但这些中心的数量有限，满足这些标准的患者数量非常少。在我们的机构，我们通常不为 CD 患者实施 IPAA 手术。

（三）单发直肠炎

对于无结肠累及的单发直肠炎患者，仍有两种选择。患者可以转行回肠造口术和药物治疗，也可以进行直肠切除术。对于患有严重肛周疾病的患者，腹会阴切除术会留下明显的肛周缺损，可以联合使用这些手术方法。先进行转流手术，以尽可能减轻肛周瘘管问题，然后进行直肠切除术，关闭肛门，保留肛管括约肌复合体的功能。

不幸的是，即使是在生物制剂时代，对于严重肛周疾病并伴有直肠炎的患者，造口回纳率仅为 22%；对于单纯直肠炎，造口回纳率为 50%，略有改善。与造口回纳相关的最重要因素是直肠炎严重情况和先前挂线的数量，它们都反映肛周疾病的严重程度 [47]。因此，虽然可以尝试转流，但在大多数严重直肠炎患者中，最终需要直肠切除术。肠管保留是处理这些患者的首要任务。因此，在没有结肠病变或癌变的情况下，结肠可以被保存下来。

七、手术注意事项和特殊病情

（一）吻合口类型

与所有胃肠吻合术一样，克罗恩病吻合术不应该有张力，要有良好的血供，且理想情况下不应在受污染的肠管进行吻合。除了这些基本原则之外，吻合的类型、手工缝合或是吻合器吻合、侧－侧或是端－端吻合已经被广泛研究，但在吻合口瘘或复发率方面没有明确的定论。虽然在克罗恩病患者中没有发现哪种吻合口类型优于其他类型[48-51]，但仍应牢记一些基本原则，并在适当的时候加以应用。首先是吻合钉的高度。目前有两种尺寸的吻合钉，分别是 3.6mm 和 4.8mm。当肠壁较厚时，4.8mm 的缝合高度对肠壁可能是最好的，但代价是与 3.6mm 的吻合器相比止血效果较差。因此，术中必须权衡肠壁厚度和止血情况。其次，是肠腔大小不一。当存在显著大小差异时，端－端吻合术可能比侧－侧吻合术更具挑战性。幸运的是，就吻合口瘘发生率和手术部位感染而言，术后早期结局两种吻合方法相当[51]。最后，考虑到 20% 接受回结肠切除的患者在初次手术后会出现症状性狭窄，其中 45% 的患者需要手术，因此评估与所行吻合类型相关的疾病复发就变得很重要[52]。到目前为止，就克罗恩病手术吻合口的复发情况而言，没有哪一种常用的吻合技术更具优势[48]。在吻合口瘘或复发率无差异的情况下，所采用的吻合口类型可以根据术中发现在手术时进行个体化制定。

目前正在开发进一步降低复发风险的技术。Kono-S 术就是这样一种新技术。这项技术使用直线切割闭合器来横断需要切除的组织。将两条吻合线的角缝合在一起，并纵向切开两侧对系膜缘肠管。然后，分两层横向缝合，完成对系膜缘肠管功能性端－端吻合。这项技术在一个由 18 位患者组成的病例研究中看到了希望，其中 43% 接受了内镜监测随访，在平均术后 6.8 个月的随访中 Rutgeert 评分平均为 0.7(0～3)[53]。

（二）腹腔镜手术

腹腔镜手术非常适合克罗恩病患者。这是一个年轻的群体，在一生中有再次手术的潜在需求。在克罗恩病患者中，随机和非随机研究都证明了腹腔镜手术与开腹手术同样是安全的，并且减少了并发症和降低了死亡率[20,54-60]。更多的研究表明，小肠和回结肠克罗恩病的腹腔镜手术可缩短住院时间和肠道功能恢复时间、降低费用及术后并发症发生率，并降低小肠梗阻率（35% vs. 11%）[20,54,61,62]。但不幸的是，尽管 75% 的患者是腹腔镜手术的潜在候选者[61]，截至 2009 年，只有 6% 的手术是在腹腔镜下完成的[56]。希望随着越来越多的外科医生可以熟练使用腹腔镜，使这一比例能够持续增加。

然而，合适患者的选择同样重要。肠系膜增厚、瘘管性疾病和脓腔周围的固定肿块对腹腔镜手术的安全性提出了挑战。因此，患者的选择和术中决策都很关键。

（三）切缘

切缘状态曾经是 CD 手术中一个比较有争议的话题。回顾性研究表明，4cm 的阴性边缘[63]或 10cm 的"根治性"阴性边缘与对照组相比，复发率更低[63,64]，甚至改善了生活质量[63]。然而，后来更大的研究[65]和前瞻性研究[66]显示复发率没有差异。最近的数据着眼于观察显微镜下的阴性边缘，基于此并没有发现与肉眼阴性切缘有复发的差异。在目前唯一的一项随机研究中，Fazio 等[66]评估了 131 例回结肠切除术患者的复发情况，这些患者随机接受了距离肉眼下病变组织边缘 2cm 或 12cm 的切除手术，中位随访为 56 个月。临床复发的比例分别为 33% 和 29%，而切除边缘的镜下情况与疾病复发没有关系。因此，目前的标准做法是切除所有肉眼可见的累及肠段，保留显微镜可见"阳性切缘"的肠管，这再次强调了 CD 患者尽可能保留肠管的概念。

（四）十二指肠克罗恩病

胃十二指肠克罗恩病罕见，仅在 0.5%～4% 的克罗恩病患者中发生[67]。与胃肠道的其他部位的克罗恩病相似，都需要内科、内镜和外科的综合治疗。考虑到具解剖位置的特殊性，并且近 1/3 的患者出现手术并发症[68]，在进行手术之前应尽可能使用药物治疗方案。手术最常见的指征是梗阻。患者也可能出现胰腺炎，原因是局部侵犯胰腺或胰管，或十二指肠肠瘘导致远端梗阻。

在有梗阻样症状的情况下，对于长期梗阻且体重下降超过 10% 的患者，术前应考虑 TPN。此外，应补充铁，并考虑补维生素 D 和钙。在狭窄长度 < 2cm 的病例中，内镜球囊扩张术是一种可行的手术替代方法。然而，随着狭窄长度的增加，穿孔的风险也随之增加，从而限制了内镜在介入治疗中的使用。

接近 40% 的十二指肠 CD 患者最终会变得难以治疗，并最终需要手术[69]。当患者有十二指肠狭窄或梗阻时，在需要时可以进行旁路手术，如胃空肠吻合术和十二指肠空肠 Roux-en-Y 吻合术。然而，由于边缘溃疡、输入襻梗阻和十二指肠瘘而需要再次手术的概率接近 1/3[68,70,71]。如果可行，狭窄成形术可以作为一种保留肠管的安全选择[72]。最适合接受这种手术的病变是那些短小的纤维性狭窄，但这种情况有限[73]。

当患者出现邻近器官的瘘管性疾病时，应切除受累的肠道（如回肠或结肠），并对十二指肠进行一期修复。在一期修复前，应清理十二指肠边缘。

（五）直肠阴道瘘

直肠阴道瘘（rectovaginal fistula，RVF）是克罗恩病的一种非常令人痛苦的并发症，影响了 2% 的克罗恩病女性患者。幸运的是，大多数瘘管位于末端，没有引起相关的症状。手术干预的对象为那些药物治疗失败、症状持续影响生活质量的患者。对于接受手术修复的患者，疾病应该处在静止期，且直肠应是可扩张的。为了实现这些目标，可能需要在手术修复前进行近端转流。一般来说，对于内括约肌受累不到 15% 的极远端 RVF，可以进行简单的瘘管切开术。对

于没有活动性直肠炎症的患者，替代疗法包括直肠内推移瓣手术或非切开挂线[74,75]。Joo 等报道[74]，在 26 例采用直肠内推移皮瓣治疗的克罗恩病瘘的患者中，74% 的患者持续性闭合，Hull 和 Fazio[76] 报道 68% 的患者最终愈合。很少有其他人报道过如此好的结果，而据我们自己的经验，直肠内推移皮瓣手术的临床效果难以预料。

（六）结直肠不典型增生或癌

如前所述，与克罗恩病相关的结直肠癌很少见，各分期的 5 年生存率和局部复发率与散发性癌症相似[77]。然而，所有超过 10 年的克罗恩病患者都应接受定期的结肠镜检查，因为与普通人相比，他们患结直肠癌的风险增加[78]。在结肠镜检查时，可以使用染色内镜或白光来增加小的、不规则的病变的发现率。不管使用哪种技术，除了可见的黏膜病变外，在整个结肠和直肠每隔 10cm 要进行四次随机活检。当内镜检查发现不典型增生时，在讨论手术干预之前，应由第二名病理医生进行组织学确认。单灶性低度异型增生（low-grade dysplasia，LGD）的患者可继续监测。多灶性 LGD 或高度异型增生（high-grade dysplasia，HGD）的患者应接受手术治疗。如果患者直肠未受累，并且能可靠地进行内镜监测，进行结肠次全切和回肠直肠吻合是合理的。如果患者直肠有异型增生或在结肠异型增生的背景下长期存在慢性炎症，或患者无法坚持随访，全结肠直肠切除和回肠末端造口术是首选。在结肠癌或直肠癌的治疗中，全结肠直肠切除和回肠末端造口也是首选，外科医生应该注意高位血管根部结扎和充分的淋巴结清扫，这点在常规炎症性肠病手术中不那么受关注。

（七）克罗恩病复发和再手术

90% 的 CD 患者在术后 1 年内发生内镜下吻合口亚临床复发，30% 出现症状性临床复发，5% 的患者需要再次手术[79-81]。随着时间的推移，

大约 70% 的接受过手术的患者需要进一步的手术 [81,82]。在回顾性研究中，吸烟、穿孔性疾病和既往手术切除史已被单独确定为早期术后复发的危险因素，但这些因素尚未被用于调整术后药物治疗 [48,83-85]。手术后黏膜复发通常先于任何临床症状，其严重程度预示着随后的临床疾病 [80]。因此，早期内镜检查有助于早期和更积极的术后药物治疗 [86,87]。

从内科角度来看，关于术后预防性使用药物存在着相互矛盾的数据 [88]。一般来说，高危患者（如吸烟者、穿孔性疾病）应恢复抗肿瘤坏死因子 −α 治疗。低危患者可从服用 3 个月的抗生素中获益，并在 1 年内进行内镜检查。那些没有危险因素的患者通常在 1 年后复查以评估黏膜情况。将患者分为高风险和低风险人群，并结合针对内镜下复发的预防措施是理想的，但还没有明确界定。因此，对大多数患者来说，切除后给予药物预防需要个体化。

再手术最常见的指征是复发性炎症或肠管狭窄，以及较少出现的肠瘘。一些术前准备工作可以用来解决预期的困难情况。第一，在手术中放置双侧输尿管支架来帮助识别输尿管，对腹膜后炎症和再次手术的术野非常有帮助。第二，若患者的疾病有可能累及直肠或左半结肠，应置截石位，这样可以更好地进入骨盆和会阴部。第三，手术室应有内镜可用于术中黏膜或吻合口情况的评估。

（八）回肠储袋克罗恩病

对主诉储袋功能障碍的患者，回肠储袋克罗恩病是一种非常常见的诊断，但该诊断仍具困难且差异巨大。患者症状、体格检查、内镜检查和影像学检查可用于诊断，并与 IPAA 的手术并发症（如漏、脓毒症、慢性储袋炎和回肠储袋功能障碍）区分开来。如果在诊断时不考虑与 IPAA 相关因素，回肠储袋克罗恩病可能会被过度诊断。例如，早期瘘管或慢性窦道可能是手术意外或漏的结果，而不是克罗恩病。吻合口狭窄可能与 IPAA 时的相对缺血有关，而与克罗恩病无关。因此，必须参考并发症发生的时间来区分克罗恩病与手术相关的并发症。如果症状在手术后立即出现，或者患者在 IPAA 后发生漏，或者患者在 IPAA 后 6 个月内出现狭窄，这些可能与储袋手术的技术细节有关。如果瘘管和狭窄的疾病发生较晚，在 IPAA 术后 6 个月到 1 年后，克罗恩病成为更有可能的原因。在患者被诊断为回肠储袋克罗恩病后，阿达利单抗有一定的效用，高达 70% 的患者在 8 周后症状有所改善 [89]。如果导致明显的回肠储袋功能障碍，最终可能需要改道或切除回肠储袋；高达 18% 的回肠肛袋克罗恩病患者会出现这种情况 [89]。

八、结论

克罗恩病患者有多种手术指征，有许多复杂的技术可用，这些技术都应该由外科医生做妥善的选择。考虑到克罗恩病无法治愈，手术适应证必须严格掌握，手术应该尽可能局限和微创。由于疾病的高度复杂性，以及需要决定何时升级药物治疗或是进行手术，外科医生和消化内科医生之间应保持密切合作以为这些患者提供最好的服务。

致谢

感谢 David W. Larson 博士和 Bruce G. Wolff 博士在第 7 版中对本章的贡献。

第 164 章
阑尾
Appendix

Geoffrey Fasen　Bruce Schirmer　Traci L. Hedrick　**著**
张振宇　**译**　李雪冬　窦若虚　**校**

摘要

急性阑尾炎是普外科医师临床最常见的疾病之一，阑尾炎手术约占所有外科手术的 1%。美国阑尾炎预计年发病率为 9.38/ 万人，在过去 20 年中轻度升高。急性阑尾炎最公认的治疗方式是阑尾切除术，美国每年大约有 30 万例阑尾切除手术。而目前关于阑尾炎保守治疗安全性和有效性的研究也越来越多。本章节将主要论述急性阑尾炎和阑尾肿瘤的病理生理学、诊断方法和治疗策略。

关键词： 阑尾；阑尾炎；阑尾肿瘤；阑尾切除术

一、急性阑尾炎

急性阑尾炎是普外科医师临床最常见的疾病之一，阑尾炎手术约占所有外科手术的 1%[1]。历史上，阑尾早在多个世纪前就被发现是右下腹痛和疾病的原因之一，19 世纪早期就有零散的尸检报告表述阑尾的脓肿和炎症表现。1735 年 Claudius Amyand 医生在对阴囊疝的治疗中首次报道了阑尾切除术，描述了同名的阑尾作为疝内容物的腹股沟疝（Amyand 疝）。通过阑尾切除治疗盲肠炎的方法始自 1872 年。直到 1886 年 Reginald Fitz[2] 发表了论文，将阑尾归为右下腹痛的病因之一并且将阑尾切除作为治疗方式的做法才最终成熟。美国阑尾炎预计年发病率为 9.38/ 万人，在过去 20 年中轻度升高，年阑尾切除手术量约为 30 万例。阑尾炎好发于 10—19 岁年龄段，该年龄段占总发病人数 23%；超过 50% 的患者在 30 岁以前发病[3]。阑尾炎在青少年和青年人的男女发病性别比约为 3：2，25 岁以后男女发病比例逐渐下降，至 35 岁左右基本相等。

二、病理生理学

各种阑尾炎病因的最终结果是阑尾黏膜细菌易位从而导致阑尾化脓性炎。经典教学中描述的一些常见诱发因素包括阑尾管腔堵塞、粪石嵌顿、淋巴组织增生和恶性肿瘤。阑尾炎发病的典型机制为管腔阻塞导致黏液积累及腔内压力升高。管腔引流不畅导致细菌过度生长，管腔内压力升高进一步导致黏膜缺血、静脉和淋巴回流障碍。多个因素的共同作用可导致细菌侵入阑尾管壁和急性阑尾炎的发生，若未进一步干预，可并发阑尾坏疽和穿孔。

然而，这些教科书中所提及的发病原因已受到一些研究的挑战。这些研究显示，一些引起阑尾管腔阻塞的因素，如粪石、肿瘤或淋巴组织增生在阑尾病理标本中并不常见，且与正常阑尾中的发生率相当[4, 5]。此外有研究发现，接受阑尾切除手术患者的阑尾腔内所测量压力也是正常的[6]。发达国家与发展中国家中阑尾炎发病率的差异也提示可能存在一些环境因素，包括饮食、感染和肠道菌群等，与阑尾炎发病相关[7]。遗传因素在阑尾炎发病中似乎也起到一定作用，家族性遗传与增加的阑尾炎发病风险相关[8]。阑尾炎发病机制的不同理解对于阑尾炎治疗的新方法即非手术治疗十分重要。

三、临床表现

（一）症状

尽管病因不同，阑尾炎典型症状的进展基本相似。起始阶段的阑尾炎与脐周、内脏性疼痛一致。这一过程常伴随厌食（92%）、恶心（78%）和呕吐（67%）。呕吐一般发生在腹痛出现时，但很少持续存在。随着阑尾炎进展和壁层腹膜受累，阑尾炎的疼痛逐渐由脐周的内脏性疼痛转移至阑尾典型所在的右下腹躯体性疼痛。这种转移性右下腹痛大约发生于75%的急性阑尾炎患者[1]。腹痛的不同表现可能与阑尾的解剖位置有关，例如盲肠后位阑尾可导致弥漫的右侧腹壁疼痛，而盆位阑尾可导致难以定位的下腹部不适或里急后重感。在非常年轻及老年患者中，阑尾炎所致腹痛往往并不典型。阑尾炎病程中并不常常伴随发热，因其仍是一个局部的病变过程。此外，便秘和腹泻症状一般对于阑尾炎诊断没有帮助。

（二）体征

在结合病史的基础上，体格检查对于阑尾炎的诊断已经足够充分，尤其对男性患者而言，需鉴别诊断的疾病比女性患者要少许多。急性阑尾炎的典型体征包括右下腹压痛、肌紧张和反跳痛。急性单纯性阑尾炎患者时常伴有面色潮红和发热。

（三）腹部检查

麦氏点（即脐与右侧髂前上棘连线中外1/3）压痛是大多患者（91%）的典型腹部体征，这与发炎的阑尾位于典型的右下腹位置一致。

对于盲肠后位或深部盆位阑尾，麦氏点压痛可能并不明显。盲肠后位阑尾所致疼痛可能局限于右侧腹壁，可通过腰大肌实验引出，有些疼痛位置并不固定。深部盆位阑尾炎患者闭孔内肌实验可能阳性。结肠充气实验阳性表现为左下腹触诊时右下腹疼痛。推挤病床或伸直右腿敲击足跟可导致右下腹痛。类似的是，当患者被要求起跳或蹦跳时，也可能导致右下腹痛。尽管这些体格检查发现是单纯性阑尾炎的典型表现，但阑尾穿孔可能导致弥漫性腹膜炎，伴随进行性的弥漫性肌紧张、高热和血流动力学改变。

腹部肿块在体格检查中很少发现，而当其存在时也很难被评估，原因在于深部触诊不便及腹壁肌紧张程度更高。腹部肿块的出现提示脓肿或蜂窝织炎，反映了阑尾破裂后大网膜及邻近肠管与发炎的阑尾包裹粘连。当足量应用镇痛药或经麻醉诱导进入睡眠状态后，在对儿童或瘦弱患者进行触诊，有可能发现腹部肿块。

四、诊断

（一）盆腔检查

所有合并阑尾炎的育龄期女性均应接受盆腔检查。宫颈的窥阴器检查可发现由妇产科感染所致的脓性排液。此外，双合诊可以用于检查双侧附件结构。

（二）实验室检查

血液检查对于诊断急性单纯性阑尾炎的价值有限，因其缺乏特异性；但结合病史及体格检查结果时有助于确诊疾病。多达50%的急性阑尾炎患者白细胞计数正常，尽管受年龄和种族等因素影响而存在变异[9-11]。单纯性阑尾炎患者白细胞呈轻中度升高，平均计数为14.2×10⁹/L[11]。更为敏感的检查包括白细胞组分比例或C反应蛋白（CRP）水平。有多达87%的患者可出现中性粒细胞左移（中性粒细胞比例升高并超过

74%），而不论是否合并有白细胞增多表现。当这三个变量同时使用时，可以高效地排除阑尾炎。体格检查提示阑尾炎但白细胞计数、组分比例及 CRP 均正常的情况十分罕见。

尿液分析、妊娠实验及性传播疾病（sexually transmitted disease，STD）评估均有助于与其他下腹痛的鉴别，但对于阑尾炎的诊断并无直接贡献。

（三）影像学评估

腹部平片对于阑尾炎诊断价值不大，仅用于鉴别其他腹痛原因或当发现不透射线的粪石时有意义，但这类粪石并不常见。计算机断层扫描（CT）和超声检查是诊断腹痛和阑尾炎更为恰当的方法。研究显示，CT 诊断阑尾炎的准确度优于超声检查[12]，而在疑似病例中 CT 的诊断准确度更高[13]。对于大多数腹痛和怀疑为阑尾炎的成年患者，CT 检查是最主要的影像诊断方法，准确度超过 94%[14,15]。

典型的急性阑尾炎影像学征象包括阑尾管径扩张超过 6mm、阑尾周围脂肪模糊、蜂窝织炎或脓肿（图 164-1）。盲肠和末段回肠发生炎症改变但阑尾表现基本正常时，不足以诊断阑尾炎且必须进一步获取病理学评估，以鉴别炎症性或感染性肠病。

文献报道超声诊断阑尾炎的准确度超过 90%[16]。超声诊断阑尾炎时阑尾的直径阈值≥ 6mm；一些医学中心则使用 7mm 阈值来提高诊断特异性，因 23% 的正常阑尾的管腔直径不小于 6mm[17]。管腔不可压缩、血流量增加及管壁增厚超过 2mm 也被用于阑尾炎的诊断[16,18,19]。另外，据研究报道超声下阑尾不可见具有高达 90% 的阴性预测值[20]。超声检查在儿科及大多数儿童医院中应用广泛，是诊断阑尾炎的最常用方法[21]。其准确度与检查操作者及患者变异因素有关。

磁共振（MRI）主要用于妊娠女性的诊断。其阑尾大小诊断标准与 CT 和超声一致，均> 6mm。在 T_2 加权成像中，典型表现为阑尾管腔内液性高信号。其诊断准确度与 CT 相当，文献报道的诊断敏感度介于 90%～100%，特异度为 94%～98%。相较于超声检查 2% 的检出率，MRI 能够显著提高发现正常阑尾的比率至 87%，这一点有助于妊娠患者腹痛的评估[22]。

五、特殊人群

（一）婴幼儿和儿童

如前所述，临床病史和体格检查是诊断阑尾炎的最重要依据。在儿科患者中，尤其是学龄前患者，由于准确提供病史的能力有限，可能导致延迟诊断或误诊。相较于成年患者，儿童患者更易缺乏典型的症状，如厌食、肌紧张和右下腹固定压痛等[23]。而最常见的临床表现是弥漫性腹痛、恶心和呕吐，但这些腹部症候群并不具备诊断特异性。多数患者在发生临床表现 3 天后获得临床评估，而在小于 4 岁的患者中平均时间为 4 天[24]。因此，儿科患者中阑尾穿孔比例明显升高，在小于 5 岁的阑尾炎患儿中穿孔率约 50%。年龄越小时，阑尾炎穿孔比例越高，< 3 岁患儿比例为 66%，而 < 1 岁患儿穿孔比例几乎为 100%[24,25]。

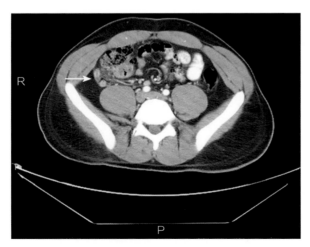

▲ 图 164-1　CT 扫描提示急性阑尾炎（白箭）的征象包括盲肠与阑尾之间的阑尾系膜脂肪模糊，与充血相符的阑尾管壁信号增强，阑尾直径增粗达 **8mm**

（二）老年人

约 5% 的阑尾炎发生于 70 岁及以上患者[3]。老年患者阑尾炎并发症发生率和死亡率明显高于年轻患者。这主要归结于老年患者更多的并发症和诊断延误。诊断延误部分是由于老年患者症状程度较轻和出现较晚[26]。正因如此，25%～44% 的老年患者以阑尾穿孔为首发表现[27,28]。灵活借助 CT 可以明显降低诊断延误率，而积极采用腹腔镜手术可以降低手术并发症发生率。

（三）孕妇

妊娠期发生阑尾炎风险与同年龄段其他患者并无明显差异。然而，由于可造成更高的胎儿死亡率，妊娠期阑尾炎延误诊断和漏诊的后果要严重许多。单纯性阑尾炎流产为 2%，而一旦阑尾发生破裂比例可达 8%[29]。妊娠阑尾炎破裂比例略高，原因在于子宫增大推动阑尾移位，导致临床表现并不典型。此外，由于一些非典型症状常被误认为是妊娠相关的，包括恶心、呕吐和腹部不适等，妊娠期阑尾炎常常被延误诊断。然而，在一些患者的妊娠最后 3 个月，增大的子宫趋向于将阑尾推向头侧或外侧，造成非典型部位腹痛和局部腹膜炎体征缺失。如前所述，一般避免使用 CT 诊断妊娠期阑尾炎以减少辐射。MRI 和超声更适用于该类患者的诊断；然而，尽管 CT 扫描可能造成更高风险的早产或流产，它在 MRI 检查不可实现时仍可考虑使用，尤其是对于妊娠早期以后的患者。

（四）诊断标准

阑尾炎的第一个诊断标准确立于 1986 年，是一个包含八个因素的评分系统（Alvarado 评分），包括：右下腹（right lower quadrant，RLQ）局部压痛、白细胞增多、转移性腹痛、中性粒细胞左移、发热、食欲减退、恶心 / 呕吐和反跳痛[30]。最近，阑尾炎症反应评分（appendicitis inflammatory response，AIR）纳入了更多的因素，例如 C 反应蛋白和右下腹局限性压痛分级[31]。

当详细比较两个评分系统时，AIR 评分的诊断特异度和阳性预测值比 Alvarado 评分更高，并且对于高危和低危阑尾炎的鉴别能力更强[32,33]。使用这些评分系统可以减少不必要的影像学检查，包括避免高达 33% 的 CT 扫描和 58% 的超声检查[34]。

（五）鉴别诊断

儿童急性阑尾炎常需要与梅克尔憩室、肠系膜淋巴结炎、肠套叠和急性胃肠炎鉴别。青少年女性阑尾炎还需要与子宫内膜异位症、异位妊娠、盆腔炎症疾病、经间痛和输卵管炎相鉴别。对于老年患者，恶性肿瘤、憩室炎和炎症性肠病可能与阑尾炎混淆。

六、治疗

急性阑尾炎一旦诊断明确，首选治疗为阑尾切除术，尽管非手术治疗研究也越来越多。常规的术前准备包括静脉输液、镇痛、广谱抗生素治疗，如头孢西丁、氨苄西林 / 舒巴坦钠或联合使用头孢唑林和甲硝唑。对于单纯性阑尾炎，一次预防性用量已经足够。对于大多数病例，手术可以被安全地推迟长达 12h 而同时不对患者预后产生明显不良影响[35,36]。

腹腔镜阑尾切除术是普外科最早开展的腔镜手术之一，也是目前美国最常用的阑尾切除术式。与开腹手术相比，腹腔镜阑尾切除术的整体并发症发生率更低，尤其对肥胖患者的优势更为明显[37,38]。

我们首先将观察孔置于脐上位置。腹腔镜操作孔的位置可根据既往腹部手术或其他合并因素如妊娠来调整。Hasson 技术尤其适用于体型较瘦的患者，而气腹针对于减少肥胖患者手术并发症十分有益。耻骨上及左下腹是常见设置操作孔的位置，右上腹 5mm 操作孔有助于术中牵拉。在放置耻骨上戳卡时，应注意避免损伤膀胱。患者为头低足高左倾体位，以方便从右下腹移开大网膜和小肠，暴露手术视野。术前必须使用充气防滑垫、泡沫衬垫或束带将患者充分安全地固定在手术床上，以防止术中移位。术中探查的典型表现是发炎和形态饱满的阑尾。当阑尾发现后，进一步回溯至位于盲肠的阑尾根部。若阑尾根部急性炎症不明显，可在阑尾系膜的根部开窗。离断阑尾系膜可使用腔镜吻合器、超声刀或其他封闭方式，或腔镜血管夹。使用 Endo GIA 吻合器在阑尾根部离断阑尾后并将阑尾放入标本袋回收。随后进一步检查吻合线以防出血，并吸尽盆腔和术野内的游离血液和积液。彻底清理盆腔和腹腔残留的任何积液，将减少术后发生脓肿的概率。腹腔冲洗并不一定能降低术后脓肿的发生率[39-41]。在早期的随机对照研究中，腹腔镜阑尾切除术并发术后腹腔内脓肿的发生率高于开腹手术。腹腔镜手术区域总体感染发生率仍低于开腹手术[42]。这可能是由经验不足和不充分的盆腹腔清理所致。最近更多的回顾性研究显示，两种术式术后腹腔内脓肿发生率基本相当[43,44]。

开腹阑尾切除术的切口方向和位置有多种选项。Rockey-Davis 切口（横向）和 McBurney切口（斜行沿皮纹方向）是两种最常用的手术切口。手术切口的长度部分取决于患者的体型。较瘦患者和儿童患者的切口长度可缩短但仍够用，而肥胖患者手术切口可能长达 10cm。手术切口一般应位于查体确定的腹痛最明显部位的中央。在分离腹外斜肌和腹内斜肌腱膜时，钳夹筋膜边缘可方便阑尾探查和术后关闭这些组织层面（图 164-2）。

打开腹膜后，阑尾可以首先通过定位升结肠或回盲部来确定。顺着结肠前带可以顺利寻找到阑尾的根部。发炎的阑尾与周围回肠或腹部的疏松粘连可以通过轻柔的钝性方法进行分离。对于盲肠后位阑尾，可能需要分离外侧腹膜反折以充分游离阑尾至术野。在进行手术操作时，因位置邻近，需重点保护右侧输尿管。

当阑尾充分暴露后，需进一步处理阑尾系膜和动脉。在这一步骤中，可以直接在阑尾根

部夹闭阑尾系膜，也可以沿着平行阑尾的方向连续钳夹、分离和结扎阑尾系膜直至阑尾根部。在充分游离阑尾系膜后，进一步使用血管钳或 Kocher 钳在阑尾基底部挤压阑尾确保无粪石在此处残留。血管钳进一步移至远端夹闭阑尾，可吸收线绕前述挤压部位结扎阑尾（2-0 微乔或 2-0 PDS 缝线），最后紧邻血管钳离断阑尾。这一操作对于关闭阑尾残端已经足够，但一些外科医生可进一步通过 Z 型缝合或荷包缝合将阑尾残端进行包埋。

阑尾炎的非手术治疗——目前有越来越多的关于阑尾炎非手术治疗安全性和疗效的研究证据，这些研究最初见于非手术方法治疗乘坐潜水艇患者的报道[45,46]。第一项随机研究发表于 20 世纪 90 年代，该研究证实了成功的早期治疗但伴随着高复发率和次年手术率[47]。随后的随机研究证实，在急性阑尾炎病例确诊的第一个 30 天内，初始抗生素治疗可以达到89%～91% 的非手术治疗成功率。但是，在随后 1 年阑尾炎复发而需要手术切除阑尾的比例高达 14%～36%[48-52]。表 164-1 概括了这些随机临床研究的具体情况。手术目前仍是治疗急性阑尾炎的金标准，非手术治疗方式仅限于存在手术禁忌的患者或作为临床研究的一部分被采用。

阑尾坏疽或穿孔，断层影像扫描有助于发现复杂性阑尾炎中的脓肿、蜂窝织炎或穿孔征象。当患者首发脓毒症表现时，应当怀疑复杂性阑尾炎发生可能。考虑到患者临床表现的异质性，保守或手术治疗方式有时难以取舍。一般来说，合并弥漫性腹膜炎、明显的脓毒症患者或妊娠及免疫缺陷等特殊患者，应当接受急诊手术探查和阑尾切除。抗生素治疗应当覆盖革兰氏阴性菌和厌氧菌。STOP-IT 临床实验研究了复杂性腹腔内感染的抗生素使用方法，患者被随机分配到两组，一组为固定抗生素疗程（4天）组，另一组患者接受抗生素治疗至临床感染症状消失后 2 天（最常为 10 天）[53]；结果发现两组腹腔内感染无显著差异，提示早期停用

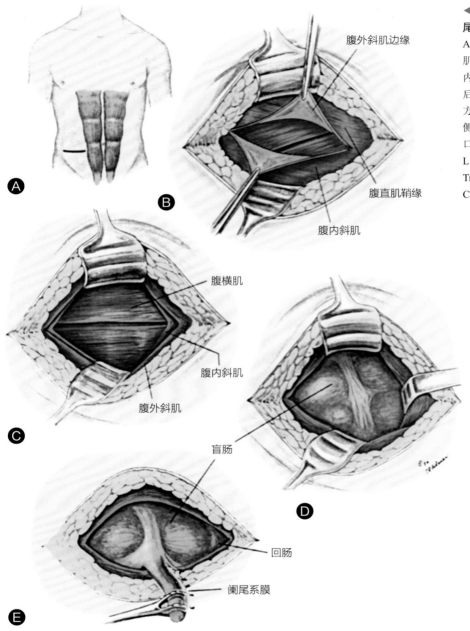

◀ 图 164-2　横切口入路阑尾切除术中显露阑尾的步骤
A. 皮肤横切口位置；B 和 C. 按肌纤维方向分离腹外斜肌、腹内斜肌和腹横肌；D. 切开腹膜后，暴露盲肠，沿盲肠前带方向寻找阑尾；E. 通过切开右侧腹膜反折，将盲肠游离至切口处（引自 Moody FG，Carey L，Jones RS，et al. Surgical Treatment of Digestive Diseases. Chicago：Year Book；1986.）

抗生素是合适的。

表现为蜂窝织炎、局限性脓肿或腹膜炎的阑尾炎患者可以安全的接受手术治疗，但需要注意的是这些患者存在较高的术中医源性损伤风险（如邻近的肠管或输尿管），也存在较高的脓肿和伤口感染等术后并发症风险[54]。这些患者也更有可能中转开腹，行回结肠切除，甚至有极端病例接受肠造口手术。非手术治疗往往在无粪石嵌顿时更易成功。这些患者的非手术治疗包括静滴抗生素，当脓肿形成时还需经皮穿刺引流治疗。非手术治疗在这类患者中的成功率接近 75%[31,55,56]。研究报道的一些因素，包括吸烟、弥漫性腹痛、心动过速、小的不可引流的脓肿（<5cm）、阑尾粪石及小肠梗阻等，对于预测非手术治疗失败可能具有一定价值[55,57,58]。手术入路应根据患者临床表现和手术医生的偏好来设定。下腹正中切口适用于表现为弥漫性腹膜炎的患者，以便在需要时进行

表 164-1　随机对照研究比较抗生素或阑尾切除术治疗急性阑尾炎				
研　究	纳入标准	病例数	抗生素	抗生素失败率（含短期和 1 年内失败率）
Eriksson 等 [47] （Sweden）	• > 18 岁 • 临床诊断	手术：20 人 抗生素：20 人	静滴：头孢噻肟 + 替硝唑 口服：环丙沙星 + 甲硝唑	8/20（40%）
Styrud 等 [52] （Sweden）	• 18—50 岁 • 临床诊断且 CRP > 10mg/L • 排除女性	手术：124 人 抗生素：128 人	静滴：头孢噻肟 + 甲硝唑 口服：环丙沙星 + 甲硝唑	31/128（24%）
Hansson 等 [49] （Sweden）	• > 18 岁 • 临床诊断	手术：167 人 抗生素：202 人	静滴：头孢噻肟 + 甲硝唑 口服：环丙沙星 + 甲硝唑	111/202（55%）
Vons 等 [51] （France）	• > 18 岁 • CT 检查 • 包含阑尾粪石患者	手术：119 人 抗生素：120 人	静滴：阿莫西林 + 克拉维酸 口服：阿莫西林 + 克拉维酸	44/120（37%）
Salminen 等 [50] （Finland）	• 18—60 岁 • CT 明确非复杂性阑尾炎	手术：273 人 抗生素：257 人	静滴：厄他培南 口服：左氧氟沙星	70/257（27%）

CRP.C 反应蛋白；CT. 计算机断层扫描

全腹腔探查。腹腔镜手术可作为首选方式，在需要时可中转开腹。阑尾穿孔时周围炎症可能导致解剖分离更加困难，轻柔的钝性分离常常足够将阑尾与周围结构及后腹膜分离开。若仍难以实现，可以考虑游离右半结肠的炎症较轻的部位以方便游离阑尾。一般来说，脓肿引流、腹腔冲洗和引流管放置大多能够安全地完成。

七、间期阑尾切除术

在过去，由于担心阑尾炎复发，一般推荐在保守治疗后的间期行阑尾切除术。近期的研究数据证实，从整体上推迟阑尾切除术是安全的。基于人群的纵向研究发现，仅 5% 的复发性阑尾炎需要外科干预 [59]。此外，儿童阑尾炎复发风险较低 [60]。

不行手术的风险包括漏诊潜在的肿瘤。在复杂性阑尾炎急性期后延迟手术的成年患者中，文献报道合并恶性肿瘤率为 4%～29% [61-63]。40 岁及以上接受保守治疗的复杂性阑尾炎应行肠镜检查，然后行间期阑尾切除术，以排查恶性

肿瘤可能。

阑尾炎手术的阴性发现率为 20%，因为避免阑尾穿孔需要手术，过去认为可以接受。断层影像可以将阴性发现的阑尾手术率降低至 1.7%～7% [65-68]。若手术探查发现阑尾正常，还应仔细探查腹腔和盆腔，以便发现其他腹痛原因，如卵巢囊肿、结肠憩室炎、卵巢输卵管脓肿、肠系膜淋巴结炎、梅克尔憩室和恶性肿瘤 [68,69]。对于慢性腹痛患者，切除正常阑尾是合理的，因其可以降低将来混淆诊断的风险。

八、阑尾肿瘤

因阑尾炎切除阑尾时意外发现的最常见阑尾肿瘤是类癌或神经内分泌肿瘤（neuroendocrine tumor，NET）（0.3%）[70]。NET 占所有阑尾肿瘤的 88%，而阑尾是胃肠道类癌最常见的好发部位（38%），小肠和结肠发生率分别 29% 和 13% [71]。< 2cm、不累及阑尾系膜、远离阑尾根部的阑尾类癌，在过去仅需通过简单的阑尾切除术来治疗 [70]。由于文献报道超过 1cm 的肿

瘤具有较高的淋巴结转移率，已有推荐肿瘤超过 1cm 的年轻患者接受右半结肠切除术[70]。但是，这些推荐的证据不强，因即使恶性阑尾类癌也有极好的长期生存率，10 年生存率可达 90%。

其他类型的阑尾恶性肿瘤包括黏液囊腺瘤、黏液囊腺癌、杯状细胞类癌和结肠型腺癌。局限于阑尾的黏液囊腺瘤与黏液囊腺癌在术前往往难以鉴别，切除时应当避免阑尾破裂，以防止腹膜种植及腹膜假黏液瘤发生。若术前怀疑或术中确诊，许多外科医生选择中转开腹以避免潜在的阑尾破裂，同时对于此类病例推荐采用右半结肠切除术。杯状细胞类癌和结肠型腺癌侵袭性更强，应当与结肠癌处理方式一致，包括右半结肠切除术和辅助化疗[74]。

致谢

感谢 Matthew I. Goldblatt，Gordon L. Telford 和 James R. Wallace 在第 7 版中对本章的贡献。

第四篇　肿瘤性疾病
Neoplastic Disease

第 165 章　遗传性结直肠癌和结直肠癌的遗传学　　　　　　　　　　/ 294

第 166 章　结直肠癌手术治疗的基本原则　　　　　　　　　　　　　/ 317

第 167A 章　早期直肠癌经肛手术入路：经肛门微创手术　　　　　　/ 328

第 167B 章　早期直肠癌经肛手术入路：经肛内镜显微手术和传统
　　　　　　经肛局部切除术　　　　　　　　　　　　　　　　　　/ 334

第 168 章　直肠癌手术：低位前切除术——开腹、腹腔镜或机器人
　　　　　　辅助，taTME，结肠肛管吻合术　　　　　　　　　　　/ 342

第 169 章　直肠癌腹会阴联合切除术　　　　　　　　　　　　　　　/ 370

第 170 章　结肠癌微创手术　　　　　　　　　　　　　　　　　　　/ 385

第 171 章　复发和转移性结直肠癌　　　　　　　　　　　　　　　　/ 395

第 172 章　结直肠癌肝转移的治疗　　　　　　　　　　　　　　　　/ 410

第 173 章　肛门肿瘤：高级别鳞状上皮内病变与癌　　　　　　　　　/ 430

第 174 章　直肠后肿瘤　　　　　　　　　　　　　　　　　　　　　/ 441

第 175 章　结直肠少见恶性肿瘤　　　　　　　　　　　　　　　　　/ 455

第 176 章　结直肠癌的辅助治疗和新辅助治疗：分子基础治疗　　　　/ 464

第 165 章
遗传性结直肠癌和结直肠癌的遗传学

Inherited Colorectal Cancer and the Genetics of Colorectal Cancer

Matthew F. Kalady   C. Richard Boland   James M. Church   著

洪志岗   丁培荣   译   王   颢   窦若虚   校

摘要

结直肠癌是由一系列复杂、多步骤的基因和分子事件导致的细胞无节制生长。错综复杂的生物制衡系统发生改变，可导致正常结直肠黏膜发生恶性转化。导致 CRC 的途径至少有三种，分别是染色体不稳定、微卫星不稳定和 DNA 高甲基化。这些途径存在于由体细胞突变或遗传性综合征发展来的癌症中。这些变异在散发性 CRC 和遗传性综合征中均可出现。有一小部分 CRC 患者，他们是由某个高度外显基因的胚系突变引起的，进而引起一种家族性癌症综合征。虽然这些癌症综合征的肿瘤与散发性肿瘤有相同的发生发展途径，但他们有更高的患癌风险：发病年龄早，多原发、异时性 CRC 和结肠外肿瘤也更高发。遗传性 CRC 综合征大致可分为息肉病（腺瘤性、错构瘤性或混合性）或非息肉病综合征（包括遗传性非息肉病性 CRC、林奇综合征和家族性 CRC X 型）。这些综合征都有特殊的临床表型，并与特定的突变基因有关。本章将对结直肠肿瘤发生和遗传性 CRC 综合征的潜在遗传学改变做一简要综述。

关键词： 结直肠癌；遗传学；息肉病；林奇综合征；遗传性综合征；硬纤维瘤；家族性腺瘤性息肉病

结直肠癌（colorectal cancer，CRC）是一种复杂的异质性疾病，受一系列导致遗传学和表观遗传学改变的因素影响，从而促使肿瘤的发生和发展。生物体内复杂的修复和调节系统变异，可能导致正常结直肠黏膜发生恶变。无论是遗传性还是散发性来源，这种变异都会影响该特定癌症和患者的基因型和表型。在这种情况下了解 CRC，并根据潜在的致癌途径对患者进行分组，有助于研究该疾病并提供更精准的临床管理。本章将对 CRC 发生和遗传性 CRC 综合征的潜在遗传学改变做一简要综述。

一、CRC 的遗传学基础

（一）CRC 的多步骤致癌

从本质上来说，癌症是一种基因病，因为

肿瘤是通过基因胚系突变或体细胞突变发展而来的。一小部分胃肠道肿瘤（可能小于 5%），是由某个高度外显性基因的胚系突变引起的，进而引起某种家族性胃肠道息肉病或癌症综合征。虽然这些癌症综合征的肿瘤发展与散发性肿瘤有相同的途径，但基因突变携带者的患癌风险显著提高，肿瘤的中位发病年龄提前，并且患异时性肿瘤的风险也有所提高。了解散发性 CRC 的生物学基础可以为家族性癌症综合征这些特殊案例提供参考，尽管每种癌症综合征在遗传学和临床上都各不相同。

调节细胞生长的信号通路有多种。因此，也有多种可能的肿瘤发生途径，这解释了为什么 CRC、癌症综合征在遗传学和临床上同样具有异质性[1]。然而，虽然有大量平行调节通路，但是它们之间也存在交互作用，并且任何通路的功能都可以被任何一个环节的缺陷所改变。

癌症的发展涉及三类基因：原癌基因，通过突变、扩增或染色体重排而被激活；抑癌基因，通过突变、染色体缺失或启动子甲基化而被失活；以及与维持基因组稳定性有关的基因，通常会因失活而失调，导致基因组不稳定和突变的迅速积累。而且，如果没有某种形式的基因组不稳定性，将需要很长的时间来积累驱动癌症发展的相关基因突变。

（二）经典的染色体不稳定性

我们可以根据遗传学或表观遗传学不稳定性将 CRC 大致分为三大类，但是它们之间存在一些重叠，这可能会造成混淆。第一条途径是染色体不稳定性（chromosomal instability，CIN），是 Vogelstein 于 1990 年在多步骤致癌语境中首次提出的 [2]。CIN 通路的第一步是 WNT 信号通路的失活，其次是激活关键的生长刺激基因（如 KRAS、CDC4、PIK3CA 等）突变，随后破坏转化生长因子（transforming growth factor，TGF）-β 信号转导的负生长调控网络（通常是失活一个或多个 SMAD 基因），以及 p53（TP53）基因的突变和等位基因丢失使良性向恶性转化，从而终止了 G1/S 细胞周期检查点并允许染色体重排和非整倍体的积累 [3]。该途径如图 165-1 所示。一半以上的 CRC 通过该途径发展而来。该途径的进化过程中存在很大的异质性，其中仅 3 种突变基因，即 APC、KRAS 和 p53 就占所有 CRC 的 11% 以上。

经典通路的基因突变首先是 WNT 信号通路的失活，这是理解家族性腺瘤性息肉病（familial adenomatous polyposis，FAP）的关键概念。通常先是 APC 等位基因都失活，从而使调节细胞内 β-catenin 浓度的蛋白质无法表达，β-catenin 是启动增殖程序的转录因子，并且还参与结肠上皮细胞间的黏附作用。但是，通过使 β-catenin 基因发生稳定突变，可以使调节 β-catenin 浓度的蛋白质无法被 APC 蛋白降解，从而达到相同的效果。其实，涉及 T 细胞因子 / 淋巴增强因子（TCF 或 LEF）蛋白的其他下游事件也可以做到这一点 [4]。WNT 通路的描述在图 165-2。

一旦 WNT 信号失调，结肠上皮细胞可能会经历无限制的分裂但无法分化。结肠直肠腺瘤是由肠上皮细胞堆积，并继续在结肠隐窝外生长，不经过分化就形成肿块。该过程的真正"驱动者"是 β-catenin 基因（现已被上调），并

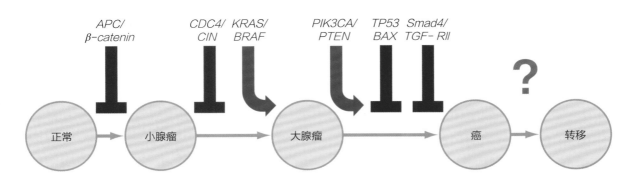

▲ 图 165-1 经典的染色体不稳定和多步骤致癌

1990 年提出了经典的多步骤致癌模型，并在随后几十年中不断被验证。第一步是 WNT 信号转导通路紊乱，这是通过丢失 APC 基因或者其"下游"元件完成。小腺瘤会一直存在，但是如果原癌基因发生突变，腺瘤就会变大并开始发生不典型增生。p53 基因丢失是腺瘤到癌症最常发生的事件。开始，CRC 的转移能力最弱，但随着突变的积累或其他基因突变，最终肿瘤会"逃离"原发部位到远处继续生长。TGF-β. 转化生长因子 β（引自 Jones S，Chen WD，Paemigiani G，et al. Comparative lesion sequencing provides insights into tumor evolution. Proc Nati Acad Sci U S A. 2008；105；4283-4288.）

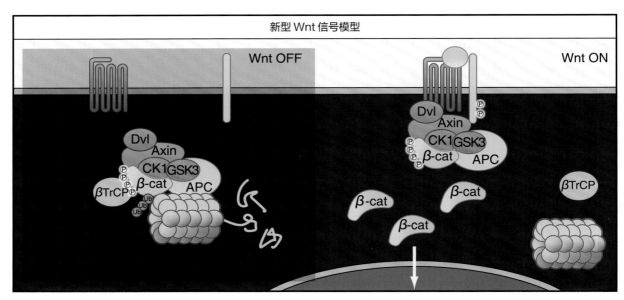

▲ 图 165-2　**Wnt 信号通路**

左图，当没有 Wnt 配体与 7 层跨膜蛋白受体相互作用时（没有名字但是在低等生物称为"frizzled"），Wnt 信号关闭，APC 与 β-catenin 相互作用，并使后者磷酸化降解，导致增殖程序失活（Wnt 的名称源自蝇的无翼基因——wingless type，和 Int-1 原癌基因的组合；总共有 19 个人源 Wnt 基因）。右图，黄色的 Wnt 配体由邻近细胞分泌，与受体复合体结合，从而防止 APC 与 β-catenin 作用，允许 β-catenin 细胞内浓聚，启动增殖程序并阻止分化[4]。几乎所有 CRC 都有 Wnt 通路失调，并且 APC 胚系突变会导致 FAP。β-cat. β-catenin；βTrCP. β-transducin repeats-containing 蛋白（一种泛素连接酶亚基，用于降解蛋白酶中的 β-catenin）；APC. adenomatous polyposis coil 基因；Axin. APC 复合物的一部分；CK1. 酪蛋白激酶 -1（结合 GSK3，使 β-cat 在多个位点磷酸化，导致其扰乱）；Dvl. disheveled；GSK3. 糖原合酶激酶 -3（引自 Clevers H，Nusse R. Wnt/beta-catenin signaling and diease. Cell. 2012；149：1192-1205.）

最终激活其他癌基因。CIN 由良性腺瘤产生，其可保持稳定数十年或缓慢累积。但是 p53 基因一旦丢失（通常是一个等位基因失活而另一个等位基因丢失），异常的染色体重排就会加速积累，最终产生大量缺失、重复和重排的基因。这一系列的变化协同推动肿瘤的发展。由于很多基因的突变参与这一发展过程，因此通过经典途径发展来的 CRC 在外观和临床表现上可能有很大不同。

大多 FAP 的家庭成员都是由 APC 基因的胚系突变引起的。偶有 FAP 家庭成员检测不到 APC 突变；但是，在所有经典 FAP 患者中，还未发现 APC 之外的其他基因的胚系突变。甚至 APC 中启动子序列的大片段缺失突变（起始密码子上游超过 46 000 个碱基）也可能导致 FAP。

结肠上皮细胞增殖形成肿瘤需要 APC 的两个等位基因都发生突变，因此 APC 胚系突变携带者出生后是正常表型，但随着时间的增加，另一个"野生型"等位基因的丢失会在某个肠上皮细胞中发生，从而导致腺瘤产生。随着时间的推移，无限制生长会使腺瘤在多步途径中积累更多突变。说明这个过程的发生需要较长的时间，FAP 患者长第一个腺瘤的中位年龄为 16 岁，但癌变的中位年龄为 39 岁。没有遗传性的 APC 双等位基因突变的病例，因为该表型具有胚胎致死性。

（三）CPG 岛甲基化表型

第二条致癌途径是通过启动子的高甲基化使抑癌基因失活，这是沉默基因的一般程序，并且能被一个未完全清楚的程序所加速[5]。高甲基化的启动子序列是 C-G 二核苷酸（称为 CpG 序列，其中 p 代表 C 和 G 之间的磷酸二酯键）。除了基因启动子（开关或用于基因表达的变阻器）以外，这些序列在基因组中很少出现，它们一般成簇在 CpG 岛中。当癌基因组中的启动子甲基化过多时，这就是 CpG 岛甲基化表型（CpG island methylator phenotype），简称 CIMP。这是大约 32% 的 CRC 中最主要的表观遗传学"变异"，但在其他 CRC 中也会发现 CpG 甲基化现象，因此必须在选定的启动子中进行甲基化定量，才能将 CRC 归类为 CIMP。CIMP 经常（但不总是）与 BRAF 基因（V600E）突变有关，并且与其他途径导致的 CRC 相比，CIMP CRC 患者更具侵略性和致命性。

CIMP 途径被认为是锯齿状腺瘤（SSA）产生的起源，与经典腺瘤性息肉起源不同。因此，这被称为锯齿状癌途径。SSA 和 CIMP CRC 都主要发生在近端结肠。尽管 CIMP 中通常经历启动子甲基化的基因包括 p16、CDKNZA、THBS1、HPP1 和 MLH1，但尚不清楚 SSA 从良性、非肿瘤性病变到发生癌变的遗传学或表观遗传学事件。潜在的"不稳定性"涉及启动子高甲基化，而抑癌基因沉默则充当 CIMP 相关肿瘤的癌变"驱动器"。此外，一些 miRNA 会在癌症中被甲基化沉默，它们是基因表达的关键调节因子，在 CIMP 介导正常结肠上皮癌变过程中起到越来越重要的驱动作用。图 165-3 说明了 CIMP 和甲基化介导的基因沉默。

（四）微卫星不稳定性

第三条途径是 CIN（在林奇综合征的背景下）或 CIMP 的次生结果，被称为"微卫星不稳定性"（microsatellite instability）或 MSI。细胞核具有多种酶修复系统，可监测 DNA 损伤，并修复突变位点或阻止细胞复制。其中有一个主要是用于监测 DNA 聚合酶在 S 期（也在 DNA 合成之外起作用）引入的错误，称为 DNA 错配修复（mismatch repair，MMR）系统。在 DNA 复制过程中，DNA 聚合酶在复制一些被称为"微卫星"的简单重复的核苷酸序列（单、双、三和四核苷酸重复序列）时，容易出错。DNA MMR 系统识别出这些小的 DNA 复制错

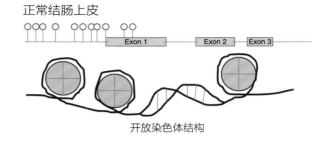

正常结肠上皮

开放染色体结构

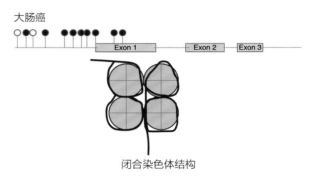

大肠癌

闭合染色体结构

▲ 图 165-3　CIMP 和甲基化诱导的基因沉默

基因描述为成线性排列的 3 个外显子（蓝色）和许多 CpG 岛位点用竖线和圆圈表示；白圈是非甲基化的胞嘧啶，蓝圈是甲基化的。CpG 岛位点集中在起始部位的左侧和第一个外显子区域。上图，非甲基化的 CpG 岛使染色体"打开"，从而可以进行基因的转录和翻译。在 CIMP-CRC 的胞嘧啶甲基化之后（下图），染色体结构关闭使基因表达沉默。基因沉默的关键在于集中在启动子和第一个外显子区域的 CpG 岛[6]。（引自 Lao W，Grady WM. Epigenetics and colorectal cancer. Nat Rev Gastroenterol Hepatol. 2011；8：686-700.）

误并移除缺陷位点，从而使细胞能够正确地重新合成这些序列。在没有 DNA MMR 系统的情况下，微卫星序列的合成错误增加了 100 倍以上，这就是术语 MSI 的来源[7]。DNA MMR 系统如图 165-4 所示。

MSI CRC 可能存在于以下三种情况。首先，大约有 12% 的 CRC 起源于 CIMP，但是当其中一个 DNA MMR 基因（MLH1）的两个等位基因均发生甲基化时，MSI 随之产生，并掩盖了 CIMP 的背景，这是因为突变会迅速积累。这些肿瘤具有 CIMP 起源，但是由于表型被掩盖而被识别为 MSI 肿瘤，并且常伴有 BRAF 突变。如果它们没有 BRAF 突变，则预后要比 CIN 或单纯 CIMP CRC 患者更好。

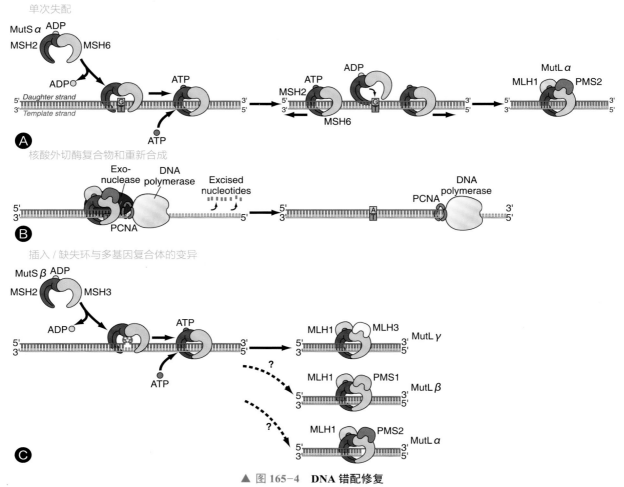

▲ 图 165-4　**DNA 错配修复**

DNA MMR 系统包含一系列合作酶。A.MSH2 和 MSH6 蛋白二聚体组成 MutSα 错配识别复合物。MutSα 固定在 DNA 任一位置（将 ATP 转变为 ADP）并向新生 DNA 移动直到找到错配的 DNA，此时 MutLα 复合物（由 MLH1 和 PMS2 蛋白合成）被招募。MutSα 倾向于识别单碱基对错配修复和单碱基插入缺失损伤。B. 核酸外切酶的错配修复被 MutSα 招募，错配修复位点伴随子链核酸的切除而切除。随后 DNA 聚合酶再合成子链。C. 人源 MMR 系统通过 MSH2 和 MSH3 蛋白组成的 MutSβ 复合物进而扩大错配修复识别位点，能够识别包含 2～6 个核酸的大型插入缺失环状序列。而且 MLH1 和 PMS1（组成 MutLβ）或 MLH3（组成 MutLγ）能形成复合物，但是这些复合物的功能还未被发现（引自 Boland CR，Goel A. Microsatellite instability in colorectal cancer，Gastroenterology.2010；138：2073-2087，e2073.）

其次，大约 3% 的 CRC 被诊断为林奇综合征（以前称为遗传性非息肉病性 CRC），其中大多数可以同时检测出 MSI。有证据表明，林奇综合征的肿瘤最初以普通的腺瘤性息肉出现，随后在林奇综合征的 DNA MMR 的野生型等位基因缺失后发展为 MSI[8]。但是，某些肿瘤可能直接由 DNA MMR 系统缺陷的非肿瘤性结肠隐窝产生，结肠隐窝大量存在于结肠的非肿瘤上皮中[9]。一旦有了 DNA MMR 缺陷型细胞，后代就会在编码单核苷酸重复序列（即 Cn、Tn、Gn 或 An，其中 n 为 6～10）上积累突变。人类基因组中约有 30 个基因在编码序列中具有微卫星，其中许多关键的抑癌基因（如 TGF-β 受体 2、BAX、Caspase-5 等）也经常在微卫星处发生突变。通过在序列的缺失或插入一个碱基对使基因失活。这些微卫星编码基因一旦突变，便是肿瘤发生的真正"驱动者"。

最后，很小部分的 CRC 从 CIN 途径开始，并在一个 DNA MMR 基因上发生等位基因突变，然后导致了 MSI，并迅速取代先前的表型[6]。

有趣但目前还无法解释的是，这种突变也可以是家族性的。

MSI 可能发生在 CIMP 的背景下，其中约 90% 的肿瘤位于近端结肠，患者平均年龄比散发 CRC 患者大 5 岁。MSI 也可能在林奇综合征患者中发生，这些患者约 2/3 的肿瘤位于近端结肠，并且发病年龄比其他 CRC 患者小 15—20 岁。它也可能由 DNA MMR 等位基因体细胞突变而发生，并会伪装成林奇综合征。

二、为什么 CRC 具有较大异质性

由于每种途径的"驱动"突变均不同，每组肿瘤的临床表现也不同。然而，重要的是，CIN 或经典通路常在 FAP 中发现，它们与 APC 基因的胚系突变相关。MSI 通路基本上存在于林奇综合征中的所有 CRC 中，这是由四个 DNA MMR 基因（MLH1、MSH2、MSH6 和 PMS2）中的一个胚系突变引起的。但是，大多数 MSI CRC 并非林奇综合征，而是甲基化诱导 MLH1 沉默（或更不常见的林奇样综合征）的结果。尚无家族性 CIMP 综合征的概念。

错构瘤性息肉病综合征与 FAP 或林奇综合征完全不同。在这些情况下，胚系突变通常发生在特征性表型个体，并在小肠和（或）大肠中形成良性病变。然而，由于它们引起的增殖失调，所有错构瘤综合征都与肠道和其他部位的癌症相关。这些将在本章后面讨论。

三、遗传性 CRC 综合征

（一）息肉病综合征

有很多与 CRC 相关的遗传性综合征，同时合并有大量结直肠息肉。息肉病仅表示"息肉数目多"，但实际上，定义为一次检查出 100 枚以上息肉。数目少的息肉（10～100）通常被称为轻表型息肉病或"寡息肉"。息肉病综合征还可以根据息肉组织学（表型）和患者胚系突变的基因（基因型）进行分类。表 165-1 列出了各种综合征及其临床和遗传学诊断标准。息肉病综合征的管理包括诊断、评估，并且管理的目标是：①预防癌症引发的死亡；②维持良好的生活质量。

1. 家族性腺瘤性息肉病（FAP）

(1) 流行病学和基因：FAP 很罕见，每 10 000 例新生儿中有 1 例发生。患病率估计为 1/24 000～1/60 000[10]，这取决于一个国家或地区的家庭平均规模及疾病登记的完整性。FAP 在所有种族和性别都有发生。由于性别等修饰因素，该疾病的表型可能因基因型而异，甚至在具有相同突变的患者中也有不同表型[11]。FAP 是 APC 胚系突变引起，可导致各种组织的增殖紊乱，表现为良性和恶性肿瘤的生成[12]。表 165-2 总结了与突变相关的表型。在不同家族和家族不同成员之间，增殖紊乱及癌症发作的风险和年龄也各不相同。

(2) 诊断：大多数 FAP 患者是根据家族史诊断出来的。对于外显率接近 100% 的显性遗传综合征，CRC 家族史和 APC 突变的其他表型可令人信服。患病父母的孩子通常在青春期接受基因检测，如果检测到突变基因，那就要从那时开始结肠镜检查[13]。通常不建议在婴儿期进行测试，因为父母可能会对他们携带突变的孩子抱有不同的态度，但是这在临床上可能无法得到证实。然而，肝母细胞瘤（APC 突变的罕见表型）的可能性是对新生儿进行基因检测的原因，阳性者需要进行肝母细胞瘤筛查（每 6 个月肝超声和甲胎蛋白）一直到 7 岁。

大约 25% 的 FAP 患者不了解自己的家族史情况。可能的原因包括被领养、家族中的 FAP 患者故意隐瞒病情、非亲子关系、胚系镶嵌突变和新发突变。这些患者没有意识到胚系突变带来的风险，通常有息肉病或恶性肿瘤相关症状，如直肠出血、腹痛和腹泻。他们在诊断时极有可能已经患 CRC[14]。

FAP 的临床诊断通常是依据肠镜检查结果，

综合征	病理类型	基　因	诊断时息肉数目	遗传模式
			表 165–1　遗传性结直肠息肉病	
家族性腺瘤性息肉病	腺瘤	APC	严重：> 1000 中等：100 ～ 1000 轻型：< 100	显性遗传
MutYH 相关息肉病	腺瘤	MutYH	> 0	隐性遗传
NTHL1 相关息肉病	腺瘤	NTHL1	> 0	隐性遗传
聚合酶校对相关息肉病	腺瘤	POLD，POLE	> 0	显性遗传
林奇综合征	腺瘤	MLH1，MSH2，MSH6，PMS2，EPCAM	> 10	显性遗传
锯齿状息肉病	锯齿状息肉	?	任何大小及部位 > 20 乙状结肠近侧 > 5 枚，2 枚直径 > 10mm	? 不明
遗传性混合息肉病	腺瘤，锯齿状息肉，错构瘤	GREM1	> 5，至少 1 枚幼年性息肉	显性遗传
PTEN 错构瘤息肉病	幼年性息肉，错构瘤，脂肪瘤，纤维瘤，神经纤维瘤	PTEN	—	显性遗传
幼年性息肉病	幼年性息肉	SMAD4 BMPR1A	> 5 枚 > 1 枚且家族中有幼年性息肉病史	显性遗传
P-J 息肉病	P-J 型息肉	STK11	> 1 枚且家族中有 P-J 息肉病史	显性遗传

器　官	良性表现	恶性表现
	表 165–2　APC 胚系突变的 FAP 患者临床表现	
结直肠	腺瘤	癌
胃	腺瘤 胃底腺息肉	癌
小肠	腺瘤	癌
甲状腺	—	乳头状癌
肾上腺	腺瘤	癌
骨	骨瘤	
皮肤	表皮样囊肿	—
牙齿	外生牙	—
成纤维细胞	硬纤维瘤病	—
脑		髓母细胞瘤
肝	—	肝母细胞瘤

然后再进行相应的基因检测，以便对家庭患病表型进行分类。腺瘤 > 100 的患者，携带 APC 突变的概率 > 80%。如果发现 APC 基因的胚系突变，则可以对所有高危亲属进行筛查。其他基因位点也可能导致 FAP，包括 APC 启动子 1B 的缺失[15]、染色体丧失（通常与智力低下有关）[16] 和 APC 单倍性不足[17]。如果基因检测为阴性，有时结肠外表现也可用于预测家庭的患病成员。

(3) 初步评估和管理：FAP 患者及其家人最好由经验丰富的专业中心来管理[18]。这样的中心分散在世界各地，并经常与如美国遗传性 CRC 协作组和国际胃肠遗传病学会（InSiGHT）等组织联系。登记注册的患者及其家人至少受益于有组织的监测，这可以提高他们的生存率。

CRC 是 FAP 患者的主要风险，也是最常见的死亡原因[19]。在经典的 FAP（> 100 个腺瘤）中，癌症平均的诊断年龄为 39 岁，息肉数目多的患者其发病年龄更小。预防癌症的最有效方法是做结肠切除手术，因此一旦确定诊断，应考虑预防性手术的时机。有症状的患者应按照肿瘤根治原则进行结肠切除手术，因为这些患者的潜在患癌风险较高。对于不需要结肠切除术的患者，应每年行结肠镜检查，同时切除较大的息肉并考虑结肠切除手术的时机。

几乎所有 FAP 患者都会出现胃底息肉和十二指肠瘤[20]。十二指肠癌是 FAP 中第三大最常见的死亡原因（仅次于 CRC 和硬纤维瘤），上消化道筛查应从 20—25 岁开始。胃镜应与十二指肠镜一起使用，以便检查到十二指肠壶腹部。

(4) 预防性结肠切除术的时机：CRC 在 20 岁以下的 FAP 患者中很少见[21]。对于在十几岁确诊的患者，手术时机主要取决于息肉病的严重程度。表 165-3 展示了决定结肠切除术时机的因素。当务之急是避免癌变或尽早清除肿瘤，但要考虑到手术对生活可能会造成影响。许多 FAP 患者在十几岁或二十多岁就要面临手术，但他们通常没有症状。他们有学业、经济、社会和发展方面的顾虑，而且要担心可能造口或发生术后并发症的可能性。特别是在家庭其他成员发生不幸结局的情况下。因此，选择合适的手术方式是降低癌变风险，维持生活质量，并最大限度减少并发症的关键。值得注意的是，表 165-3 建议硬纤维瘤发病风险高的患者应尽可能推迟手术。因为 FAP 中约有 80% 的硬纤维瘤病是由腹部手术发展而来的，推测是继发于手术[22]。

(5) 手术的选择：FAP 患者的预防性手术主要有以下三种选择：结肠切除并回肠直肠吻合术、全大肠切除并回肠储袋肛管吻合术和全大肠切除术并回肠末端造口术（total proctocolectomy with end ileostomy，TPC-EI）。这些手术可以通过开放或微创方式完成，而 IPAA 可以用吻合器吻合或黏膜切除术加手工缝合。表 165-4 和表 165-5 显示了各种术式的优缺点。应当始终使用高位结扎血管、切除肠系膜和大网膜的肿瘤根治技术，因为在标本中可能发现恶性肿瘤[23]。

实际上，IRA 或 IPAA 的选择取决于息肉的严重程度：息肉负荷越严重，异时性直肠息肉和（或）CRC 的风险就越高。Church 等发现，当直肠腺瘤 ≤ 5 个而结肠息肉 ≤ 1000 个时，则无须再进行直肠切除术。当有 6～20 个直肠腺瘤时，有 15% 的患者以后需要直肠切除术。然而，如果有 20 个或更多的直肠腺瘤，以后的直肠切除术的可能性将超过 50%[24]。最近，这条"规则"已经演化为支持更保守的做法[25]。对既往需要做全大肠切除和回肠储袋的十多岁患者，也采用腹腔镜 IRA 术式，后者手术更快，更安全，肠功能更好的保留，降低硬纤维瘤风险，无造口和更快的术后恢复[26]。对于年轻、社会活动活跃的患者也是如此。但是，每年都需要进行仔细的直肠镜检查以控制直肠息肉。

全结肠切除并回肠直肠吻合术。计划手术

表 165-3 预防性结肠切除时机		
紧急程度	时　机	手术指征
立即	最近的手术安排	• 癌变 • 有症状 • 肠镜检查并发症
尽快	3 个月内	• 大量息肉（> 1000 枚） • 大的腺瘤（> 1cm）数目多 • 腺瘤伴高度不典型增生
将来	每年评估	• 中等数目息肉（100～1000） • 无症状 • 考虑社会、智力发展、学业、经济和家庭因素
延后	尽可能推迟手术	• 硬纤维瘤病风险高 • 并发症风险高

表 165-4 **FAP 患者 3 种主要术式的优缺点、适应证和禁忌证**

	优 点	缺 点	适应证	禁忌证
回肠直肠吻合术	• 快，安全，不复杂，生活质量高	• 直肠癌风险 • 需要随访	• ＜20 枚直肠腺瘤 • ＜1000 枚结肠腺瘤	• 直肠癌
回肠储袋－肛管吻合	• 处理了大部分结直肠息肉 • 避免永久的造口 • 保证生活质量	• 并发症风险高 • 肠道功能无法保证 • 储袋息肉风险高 • ATZ 癌症风险高 • 生活质量无法保证 • 随访困难	• ＞20 枚直肠腺瘤 • 直肠癌	• 硬纤维瘤风险高 • 专业技术不足 • ＜20 枚直肠腺瘤
全大肠切除并回肠造口	• 并发症风险小 • 解决下消化道癌变的风险	• 永久性回肠造口	• 低位直肠癌 • 无法做 IPAA • 肛门括约肌功能差	• 括约肌功能良好 • 无直肠癌
微创手术	• 减少创伤、疼痛，缩短住院时间，快速康复，伤疤少	• 需要专业知识，较慢，可能导致回肠储袋肛管吻合术相关问题	• 年轻、苗条的患者 • 专科技术强	• 硬纤维瘤风险极高
开放手术	• 减少手术时间	• 更加疼痛、恢复时间长，瘢痕明显	• 具有硬纤维瘤高风险且需要 IPAA 手术的	• 患者要求美观，并发症严重

表 165-5 **腹腔内硬纤维瘤病分期**

分 期	大 小	症 状	生 长
Ⅰ	＜10cm	无	无
Ⅱ	＜10cm	轻微	6 个月内生长＜25%
Ⅲ	11～20cm	中度	6 个月内生长 25%～50%
Ⅳ	＞20cm	严重	6 个月内生长＞50%

对于有多个硬纤维瘤的患者，根据最差的分期制定治疗计划

时应考虑术后随访的需要。直肠的理想长度为15cm，这样可以保留肠功能，也可进行内镜评估。IRA 术后残留 15cm 直肠，患者每天会有4～5 次半成形粪便，而没有便急或失禁。预防性造口不是常规的，术后恢复很快，尤其是在腹腔镜手术后。术前必须摘除所有大的直肠息肉，以确保没有肿瘤残余。小息肉（＜5mm）可以继续随访并根据情况予以摘除。术后，直肠息肉负荷可能会相应减少，这可能是由于黏膜遇到的粪便种类不同所致[27]。由于回肠和直肠之间的管腔直径不同，因此 IRA 本身很难重建。缩小这种管腔差异的技术要点是用回肠末端保留回盲部的"喇叭状"开口。回肠系膜也可能是麻烦的根源，因为肠系膜缺损会导致内疝，这可能会引起肠梗阻。小肠系膜缺损应予以闭合。

全肠大肠切除并回肠储袋肛管吻合术。IRA 和 IPAA 之间的主要区别是：①直肠被切除；②需要进行盆腔深部的手术；③回肠储袋所带来的不同生理特性。如果直肠下段腺瘤相对较少，则可以使用吻合器行回肠 J 型储袋肛管吻合。预期平均每天排便 5～6 次，可将排便推迟 1～2h，从而达到良好的控制效果[28]。如果肛管移行区和直肠下部被腺瘤覆盖，则建议行黏膜切除术和手工吻合的 IPAA。在这种情况下，最好使用 S 型储袋[29]。IPAA 手工缝合容易出现吻合口狭窄和吻合口瘘，患者需要穿护垫[30]。进行 IPAA 的外科医生应熟悉任何一种吻合技术，并能够进行开放式和腹腔镜手术。将储袋无扭曲送至盆腔与肛管吻合对获得良好的功能至关重要，因为即使旋转 90° 也可能导致造口袋中的内容物堆积阻碍排便。该

术式需要常规进行回肠造口。但是，如果采用 IPAA 吻合术，操作良好，吻合两端圈完好无损，吻合口处的渗漏测试为阴性，则可以考虑不做临时回肠造口术。

全大肠切除并末端回肠造口术。对于希望完全消除直肠癌复发风险且不介意末端回肠造口（end ileostomy，EI）的患者，这是最佳术式选择。回肠造口术的位置和造口的成形都非常重要，肠管突出皮肤 2cm，这一点很重要，这样可以方便套袋，并且保护皮肤的装置可持续使用 3～4 天。

(6) 术后随访：IRA 和 IPAA 的患者需要随访其直肠或回肠储袋，因为可能会发生腺瘤和癌症。EI 也可能发生腺瘤和癌症，尽管至少需要 15 年才能发展为癌症。直肠和回肠储袋每年做 1 次普通肠镜，通常要先快速灌肠 2 次。检查 IRA 或回肠储袋上游回肠至少 15cm。检查吻合口本身，并检查回肠储袋或直肠是否有腺瘤[31]。息肉可能是增生性或淋巴滤泡，储袋腺瘤可能非常小。由于回肠黏膜具有绒毛，腺瘤倾向于融合到周围的上皮中。对 IRA 患者，在回肠进入回肠储袋处可能可以看到溃疡。应该对它们进行活检，但是它们很常见，对无症状患者没有任何临床意义。ATZ 是腺瘤的"热点部位"。储袋腺瘤通常需要数年才能形成（经 7 年的随访，有 42% 的储袋会出现腺瘤）[32]，手术时可能就已经有 ATZ 腺瘤了，并且可以很快生长。IPAA 用吻合器吻合比用手工缝合患 ATZ 腺瘤的风险多 2 倍，如果不加以处理，它们可能会致癌[33]。通常可以简单地将它们套扎，但是如果绒毛状腺瘤像地毯状覆盖则需要剥离 ATZ，然后再手工缝合。有时需经腹二次 IPAA 重新对储袋进行修整，首选的技术是经肛门进行此操作，先要完成一半的周长，而在 ATZ 从第一个手术恢复后，再完成另一半。储袋癌很少见[33]。每年应检查一次 EI，并对患者进行造口腺瘤外观的教育。

(7) 化学预防：在 FAP 中进行化学预防是指用抑制肿瘤的药物治疗结直肠、回肠和十二指肠腺瘤的风险，作为手术和息肉切除术的替代方法，或至少推迟外科治疗。许多研究已经在 FAP 患者中测试了多种药物，主要是因为 FAP 中腺瘤至癌变序列的加速使化学药物作用变得相对较快。测试最多的药物是舒林酸（Clinoril），这是一种非甾体抗炎药，具有 COX-1 和 COX-2 抑制活性[34]。但是，舒林酸可能会导致胃肠道不适、出血、肠溃疡和肾脏疾病，并且在 20% 的患者中不耐受[35]。尽管如此，150～200mg 每天 2 次的剂量可抑制结直肠腺瘤和硬纤维瘤病[36,37]，但其有效性取决于对药物的严格依从性。令人担忧的是，腺瘤已被抑制多年的患者仍会发展为癌症[38]。由于这个原因，并且由于没有化学疗法被证明对 FAP 完全有效，因此我们不赞成将化学预防作为 FAP 中直肠腺瘤的常规选择。但是，对于储袋息肉病的 FAP 患者，使用舒林酸进行化学预防是合理的，因为手术的替代方法是摘除储袋，很可能需要回肠造口。据报道其他药物如二氟甲基鸟氨酸（DFMO）和塞来昔布（Celebrex）也有一定预防作用，尽管在临床实践中均未使用。对于 FAP 的十二指肠腺瘤，表皮生长因子受体抑制剂埃洛替尼（Tarceva）与舒林酸联用，最近在治疗 FAP 的十二指肠腺瘤方面显示出了广阔的前景[39]。联合化疗能够同时针对癌症的多种途径进行治疗，在未来有很大的前景。

(8) FAP 的硬纤维瘤病：硬纤维瘤病是 APC 突变的一种表现，在 30% 的 FAP 患者中发病，多数发生在腹壁、小肠系膜和腹膜后。这是成纤维细胞的异常增殖引起的，可产生肿瘤或坚硬的白色薄片。硬纤维瘤可能迅速生长并致命，而即使硬纤维薄层也可能使邻近器官压迫，导致肠或输尿管阻塞，以及肠外瘘[40-43]。硬纤维瘤病的临床表现因患者而异，甚至在同一患者中也有所不同。随着时间的推移侵袭性降低。总体而言，约有 12% 的肿瘤消退，有 7% 的致死率，其余的从未消失，而是较小程度的生长和萎缩，而又保持相对无症状。目前暂没有可预测的有效治疗硬纤维瘤病的方法，因此高危患者需要考虑避免腹部手术来延迟其发作。硬纤维瘤病可能限制小肠系膜的长度，使小肠储袋无法到达肛门，从而干扰实施 IPAA 手术的计划。克利夫兰诊所的最新研究显示，最初 IRA 而后接受直肠切除术的患者中，67 名患者中有 26 名存在硬纤维瘤。尽管几乎所有患者都可以完成直肠切除术，但 62 位患者中有 8 位由于硬纤维瘤病没有做 IPAA[45]。这种可能性应在术前与患者讨论。

硬纤维瘤病的危险因素：预测可能发生硬纤维瘤的风险因素包括性别（女性是男性的 2 倍）、硬纤维瘤的家族史、Gardner 综合征的结肠外表现（表皮样囊肿、骨瘤、多生牙）和基因型。传统上，APC 突变的位点可能与 FAP 患者发生硬纤维瘤有关，但是最近的克利夫兰诊所研究表明，突变的位置并不能预测硬纤维瘤的发生，而是可以预测其严重程度；在密码子 1400 的 3′ 端发生突变的患者中的肿瘤往往患有更严重的疾病[46]。Church 等已经根据大小、症状和生长方式提出了一种针对硬纤维瘤的分期系统，如表 165-6 所示[47,48]。

表 165-6	根据分期治疗 FAP 患者的硬纤维瘤病	
分 期	治 疗	随 访
I	无，或舒林酸 150～200mg 每天 2 次	1 年后复查
II	舒林酸 150～200mg 每天 2 次，雷洛昔芬 60mg 每天 2 次	6 个月后复查
III	甲氨蝶呤 / 长春瑞滨或索拉菲尼	3 个月后复查
IV	盐酸多柔比星 / 阿霉素	3 个月后复查

硬纤维瘤病的治疗。尽管尚无可完全治愈硬纤维瘤病的方法，但可以使用分期系统对患者进行分类以进行各种治疗（表 165-6）。由于不可能彻底根除硬纤维瘤病，因此可

实现的治疗目标是稳定疾病并使患者无症状。对于早期硬纤维瘤病，舒林酸是有效的，但该反应可能需要长达 2 年的时间才能在临床上得到证实[37]。舒林酸通常与全身性雌激素调节药（如他莫昔芬或雷洛昔芬）联合使用[49]。对于更高分期，更多症状的患者需要寻求更快的反应，这种情况可以使用化学疗法。甲氨蝶呤和长春瑞滨在约 30% 的病例中有效[50]，而阿霉素（Doxil）可能更有效[51]。阿霉素和达卡巴嗪是最具毒性的选择，但它们确实具有最高的消退或消失率[52]。

手术通常用于治疗已有症状的患者，治疗或预防并发症。报道针对硬纤维瘤手术结果的研究很少将 FAP 相关肿瘤与散发性肿瘤区分开。由于胚系突变的存在可能会影响复发率，而且与 FAP 相关的硬纤维瘤常常是多发的，因此纳入混合人群患者的研究结果需要仔细分析。腹壁硬纤维瘤通常可以成功切除，通常需要用补片修复腹壁。约 1/3 的病例发生局部复发。腹腔内硬纤维瘤因其易发生在腹膜后和小肠系膜，故较难切除。但是，远端肠系膜远离血管根部的硬纤维瘤通常可切除，但局部复发率为 50%～80%[53,54]。这些情况极具挑战性，在技术上难度高，可能导致大量失血[55]。在某些情况下，当没有其他选择时，可以考虑采用小肠移植进行完整的肠切除术。尽管硬纤维瘤可能对放射线敏感，但由于附近有小肠，所以不是腹腔内硬纤维瘤的治疗选择。

(9) 家族性腺瘤性息肉病的上消化道情况：几乎所有 FAP 患者的胃部都有胃底腺息肉，十二指肠中有腺瘤[20]。十二指肠癌是仅次于 CRC 和硬纤维瘤的 FAP 死亡的第三大原因（10%）[56]。需要采用有侧视功能的食管胃十二指肠镜（食管胃十二指肠镜），从 20—25 岁开始进行随访。必须检查十二指肠壶腹。十二指肠腺瘤往往集中在十二指肠壶腹，提示胆汁暴露与十二指肠肿瘤形成风险相关，后者每个上皮细胞均携带 APC 突变。尽管 50% 外观正常

的壶腹具有上皮异常增生，这是否有意义仍值得怀疑[20]。

胃底腺息肉是胃黏膜的非肿瘤性增生性息肉。但是，它们可能很多，并且在增生时可以隐藏潜在的癌。在多达 40% 的随机活检中发现了轻度的不典型增生，因此需要关注的阈值需要放低[57]。大约 10% 的 FAP 患者发生胃腺瘤。它们通常位于胃窦，可能由于胆汁反流进入胃而发展。由于它们可能是胃癌的癌前病变，因此建议将其摘除[58]。十二指肠腺瘤更常见，发生率接近 100%，并且有发展为癌症的趋势。十二指肠腺瘤病的严重程度可预测十二指肠癌的发生率，并且可以使用基于腺瘤数目，大小和组织学的 Spigelman 分期系统进行描述（表165-7）[59]。0 期疾病（无腺瘤）的患者可以 5 年后再检查一次，Ⅰ 期患者可以在 3 年后再进行检查，Ⅱ 期可以在 1 年后进行检查，Ⅲ 期可以在 6 个月后进行检查，Ⅳ 期可以考虑进行手术。圣马克的 Groves 等指出，有 36% 的 Ⅳ 期十二指肠腺瘤患者会发生恶变[60]。在这类患者中，保留胰腺的十二指肠切除术可有效预防癌症,而避免胰腺十二指肠切除术（Whipple 手术）引起的各种并发症和生活方式改变。可以通过圈套息肉切除术或经十二指肠息肉切除术治疗十二指肠腺瘤，可以通过内镜黏膜切除术或手术壶腹切除术治疗壶腹腺瘤。与十二指肠切除术相比，所有这些较小的手术均具有较低的发病率，但复发率要高很多[61-63]。

表 165-7 十二指肠腺瘤的 Spigelman 分期系统

	1 分	2 分	3 分
息肉数目	1～4	5～20	> 20
息肉大小	1～4	5～10	> 10
息肉组织学	管状	管状绒毛状	绒毛状
不典型增生程度	低	中度 *	高

*. 现在已与低度不典型增生合并

0 期 =0 分；Ⅰ 期 =1～4 分；Ⅱ 期 =5～6 分；Ⅲ 期 =7～8 分；Ⅳ期 =9～12 分

(10) 家族性腺瘤性息肉病的其他结肠外表现：FAP 影响其他几个器官，并且会发展出一系列良性和恶性肿瘤。Gardner 综合征表现为骨瘤（通常在头部和面部）、表皮样囊肿、多生牙和硬纤维瘤。如果骨瘤和囊肿出现症状，应将其切除。FAP 患者的甲状腺乳头状癌发病率是普通人群的约 7 倍，且女性的发病率是男性的 2 倍[64]。建议每年进行甲状腺超声检查，是一种快速、无创且有效的筛查方法。克利夫兰诊所的研究已显示，通过筛查发现的甲状腺癌比偶发癌要小，而且结局更好[64]。肾上腺瘤常在监测硬性纤维瘤的 CT 中偶然发现，它们很少有症状，有功能的就更少了，直径不到 5cm 就可以观察到[65]。Turcot 综合征通常是指遗传性 CRC 伴发脑肿瘤，最常见的是髓母细胞瘤。风险相对较低，但高于一般人群。肝母细胞瘤是一种潜在的致命性肝肿瘤，很少见，但与婴儿的 FAP 相关。如果能及早发现，则可通过外科手术治愈，因此可以通过超声和甲胎蛋白筛查 7 岁以下的婴儿[66]。

(11) 轻表型家族性腺瘤性息肉病：轻表型 FAP（attenuated FAP，aFAP）描述了具有胚系 APC 突变的一部分患者，这些患者结直肠表型较弱或较 "轻"。这些患者在临床上定义为一次检查少于 100 枚腺瘤。它们的发病年龄要比经典 FAP 患者晚，并且比 FAP 癌变晚 10—20 岁。与轻表型息肉相关的 APC 突变倾向于在 APC 基因的任一末端。3′ 端突变会导致严重的硬纤维瘤病，有时甚至根本没有结直肠腺瘤（遗传性硬纤维瘤病）。aFAP 患者的上消化道息肉病风险与经典 FAP 患者相同，甚至更高。硬纤维瘤病在 3′ 端突变患者中很常见，但也可能在 5′ 端突变的患者中发生。结直肠手术往往晚于经典 FAP，并且术式几乎总是全结肠切除＋回肠直肠吻合术。非常轻微的结直肠息肉病的患者可以每年接受结肠镜检查，而不是结肠切除术。在 aFAP 和 MutYH 相关性息肉病（MAP）之间存在表型重叠，并与其他未定义的寡息肉病有重叠。

2. MutYH- 相关息肉病和 NTHL1- 相关息肉病　MutYH 和 NTHL1 是涉及 DNA 碱基切除修复的基因，DNA 切除修复是修复 DNA 氧化损伤的途径。氧化会导致鸟嘌呤在复制过程中与胸腺嘧啶错配，从而导致 CG∶TA 转化，从而在一系列基因中产生突变[68]。MutYH 和 NTHL1 是纠正这一问题并防止突变发生的一系列基因中的两个。在这两个基因的两个拷贝中突变的隐性遗传都导致 CRC 易感性，通常是轻表型腺瘤性息肉病，类似于 aFAP[68,69]。这可能是因为 APC 经常受到未修复的氧化影响。MAP 的发生率非常罕见（不到所有 CRC 的 1%），而单独 NTHL1 相关性息肉病（NAP）更为罕见，迄今仅描述了几个家族。

由于这些疾病是隐性遗传的，因此必须将父母双方的突变基因传给后代，以导致该综合征。在这种情况下，父母双方都必须至少是携带者（即一个突变的等位基因和一个正常等位基因），并且一个孩子继承两个突变基因的概率是 1/4。如果一位父母患有疾病，而另一位父母是携带者，患此病的后代概率是 1/2。人群中携带者状态（单等位基因突变）的发生频率约为 2%。关于携带者发展为 CRC 的风险已有一些争论。MutYH 突变携带者与普通人群相比，其 CRC 风险大约是普通人群的 2 倍，因此，一些人建议对 CRC 的监测应与风险相似的人（如一级亲属患 CRC 者）的指南相称。Lefevre 等发现同时具有 MutYH 基因单等位基因和双等位基因突变携带者患癌的风险相似，表明即使是单等位基因突变，基因表达也显著降低，从而导致该表型产生[70]。

(1) 临床表现：MAP 可以多种方式出现，几乎与遗传性 CRC 的其他综合征都有相似之处[71]。经典的 MAP 表型与 aFAP 相似，同时发现少于 100 个腺瘤，且微卫星稳定（MSS）、CRC 发病年龄轻。但是，文献中的各种报道表明，MutYH 等位基因都突变的患者的癌症可以是单发的（无息肉病），可以发生在非常年轻或年长的患者及无家族史的患者中。息肉发生年龄可早可晚，并可包括腺瘤和锯齿状息肉。癌症可能是微卫星不稳定的。Church 和 Kravochuck 最近报道，直肠散布息肉（studding）可能是 MAP 的特异性标志[72]。尽管家族史在传统上是隐性的，父母不受影响而二级亲属受影响，但有时会有 CRC 的显性遗传模式或没有 CRC 家族史。怀疑为 MAP 的患者，或被认为具有 FAP 但没有 APC 突变的患者，应接受 MutYH 突变检测。基因组合检测可以对 MutYH 突变进行更多的筛查，并鉴定出非典型病例。目前尚无针对患者的 NTHL1 基因突变的商业检测。

(2) 结肠外表现：MAP 似乎具有类似经典 FAP 的结肠外表现。有胃和十二指肠腺瘤、小肠癌、硬纤维瘤和甲状腺癌的报道。NTHL1 突变患者的表型谱尚待确定。

(3) 临床管理：处理方法取决于结直肠息肉的严重程度和患者的年龄。如果息肉可通过结肠镜切除，则可通过结肠镜，尤其是在结肠镜息肉切除经验丰富且患者依从性好的情况下。MAP 患者的内镜治疗的原则要求高质量、彻底的结肠镜检查及良好的肠道准备。如果未见息肉，则可在 3～5 年内重复检查。如果发现肿瘤，则应清除所有直径大于 5mm 的腺瘤。根据息肉的数量、大小和不典型增生的程度，以不超过 2 年的适当间隔重复检查。当肠镜无法控制息肉或发生 CRC 时需要行结肠切除术。双等位基因携带者发生 CRC 的风险约为 75%。如果存在结肠癌，并且有已知的 MAP 诊断，建议行扩大结肠切除术和 IRA。如果 MAP 患者表现出更像经典的 FAP，且腺瘤数目大于 1000 枚，则按 FAP 治疗。

结肠外随访包括超声随访甲状腺，以及食管胃十二指肠镜检查。从确诊时开始，并根据随访的发现决定复查的时间间隔。如没有阳性发现，检查每 3～5 年重复 1 次。目前暂时没有关于 NAP 治疗的建议。由于该综合征太新了，而且家系数量太少，因此尚未能确定该综合征的表型。

3. 聚合酶校对相关息肉病 DNA 复制是细胞分裂过程中发生的关键事件，机体设计了多种生物系统以最大化保证复制的保真度。一种关键系统是 DNA 聚合酶的 DNA 校对结构域。这些校对域的失败会导致显性遗传的直肠癌和子宫内膜癌易感综合征[73]。这种校对失败会导致突变体表型，在这种表型中，DNA 复制中的错误仍然存在于子代细胞中，并导致其他基因的继发突变。当这些基因是 CRC 发生的驱动因素时，就会发生肿瘤。POLD1 和 POLE 是涉及的聚合酶。该综合征的特征是寡腺瘤性息肉病和年轻 CRC，以及 POLE 突变患者的子宫内膜癌。最近的研究表明，POLE 突变可能与 MSS 和 MSI-H CRC 相关。因此，聚合酶校对相关的息肉病需要与林奇综合征鉴别。目前，文献报道这种综合征的家系很少，因此缺乏该表型的全貌。然而，CRC 发病年龄轻以及多发、进展期腺瘤提示该综合征可能。必须根据患者的表现对患者进行治疗。对已确诊癌症的患者，进行扩大手术似乎是合理的。对于年轻发病的 CRC 和寡腺瘤性息肉病的患者，可通过各种商业实验室提供的多基因组合检测来确定是否存在 POLD1 和 POLE 基因的胚系突变。

（二）错构瘤性息肉病综合征

错构瘤性息肉病是成熟上皮细胞的良性局部增生。错构瘤息肉病综合征是罕见的实体，包括幼年性息肉病综合征（JPS）、Peutz-jeghers 综合征（PJS）和 PTEN 错构瘤肿瘤综合征（PHTS），后者包括 Cowden 综合征（CS）和 Bannayan-Riley-Ruvalcaba 综合征（BRRS）。所有 CRC 中不到 1% 的患者与错构瘤性息肉病综合征相关。对这些综合征的了解，可以帮助我们为患者提供适当的遗传咨询和检测、癌症风险评估以及筛查建议。

1. 幼年性息肉病综合征（JPS） 孤立性幼年性息肉是儿童中最常见的结肠息肉。它们是鲜红色的，通常带蒂，并且在组织学上是错构瘤，其特征是具有炎症性浸润，并在扩张的固有层中分布有较大的黏液填充的腺腔，并有明显的炎症性浸润。孤立的幼年性息肉不是遗传性的，也不是癌前病变。然而，多发性息肉增加了 JPS 的可能性。

(1) 诊断和遗传学：诊断为 JPS 的诊断标准包括具有 JPS 家族史的患者中的出现任何幼年性息肉，或结直肠中大于 4 个同时性息肉的患者。息肉通常在结肠和直肠中发现，但在胃、十二指肠或小肠中也可能发现，有时散布在整个胃肠道中。JPS 的估计发生率为 1/50 000～1/100 000。JPS 是遗传异质的，并且与 TGF-β 超家族的两个成员 SMAD4 和 BMPRIA 基因的胚系突变相关。SMAD4 抑癌基因的胚系突变位于 18q21.1 染色体上，占 JPS 病例的 18%～50%。该基因编码参与 TGF-β 信号转导途径的细胞质介质。与 BMPRIA 突变有关的 JPS 的发现进一步支持了 TGF-β 超家族突变在该综合征中的重要性。它以常染色体显性方式遗传，具有不同的外显性。20%～50% 的病例有 JPS 家族史。在散发的病例，该病可能代表该基因的新突变或不完全的外显，但也可能是由于环境因素引起的。

(2) 临床表现：息肉的生长开始于 10 岁以内，数目通常在 50～200 枚[74]。肉眼可见，息肉的大小为 5～50mm，红色至棕色，球形或小叶状，有蒂，通常有浅表溃疡。切面显示出囊腔，显微镜下的特征是扩张的囊性腺被高柱状上皮衬着。固有层被扩大，由包括中性粒细胞、嗜酸性粒细胞和少量淋巴细胞的炎性浸润组成[74]。息肉分布在整个胃肠道，但最常见于结肠。Hofting 等描述 262 例 JPS 患者的息肉分布如下：结肠直肠 98%，胃 13.6%，十二指肠 2.3%，空肠和回肠 6.5%[75]。由于上消化道筛查常常不足，上消化道息肉的实际发生率可能更高。结直肠息肉似乎均匀分布在整个结直肠中。有仅涉及胃的局限性息肉病的报道。

Sachatello 等根据临床表现和病程将 JPS 分为三类 [76]：①婴儿期幼年性息肉病；②结直肠幼年性息肉病；③全身性幼年性息肉病。婴儿期幼年性息肉病是一种极为罕见的综合征，通常会影响整个胃肠道。患者出现血性腹泻、蛋白质丢失性肠病、肠套叠和直肠脱垂。不良预后与胃肠道受累的严重程度有关。90% 的婴儿的常见表现会导致贫血。低蛋白血症。全身水肿，并最终在 2 年内死亡。

顾名思义，在结直肠幼年性息肉病中，幼年性息肉仅限于结肠和直肠，而在全身性幼年性息肉病中，息肉发生在从胃到直肠的任何地方。这两种亚型的表现通常发生在 10 岁以内和 10—20 岁，并且在 30 岁时出现的概率几乎 100%。在一项纳入 218 例 JPS 患者的综述中，Coburn 等研究发现，结直肠幼年性息肉病患者通常发病在 5—15 岁，而普通型 JPS 患者则在 12 岁发病。最常见的表现是直肠出血和贫血，高达 75% 的患者可出现该症状。其他常见症状是息肉或直肠本身脱垂、腹部绞痛或疼痛和腹泻。一些患者可能出现杵状指。除贫血外，实验室检查还可能包括低蛋白血症、低钾血症和皮试过敏。JPS 的不同临床亚型可能存在于同一个家系中，提示其外显率存在差异，并使亚型之间的区分有一定的随意性。

幼年性息肉病患者可能有肠外形态异常。在多达 20% 的病例中描述了先天性异常，包括大头畸形、智力低下、心房和室间隔缺损、肺动静脉畸形、肺动脉狭窄、梅克尔憩室、肠旋转不良、隐睾症、超视力和毛细血管扩张。

JPS 患者的基因型 / 表型相关性已经初步明确。SMAD4 突变携带者比没有 SMAD4 突变的患者有更高的癌症风险 [77]。与 BMPR1A 突变阳性或无突变家族相比，发现 SMAD4 家族具有较高的消化道幼年性息肉，因此似乎 SMAD4 突变倾向于普通型 JPS，而 SMAD4 突变阴性的病例更有可能患有结直肠幼年型性息肉。此外，

SMAD4 突变携带者似乎是容易发生遗传性出血性毛细血管扩张症（HHT）的患者 [78]。这种关联性足以表明具有 JPS 和 SMAD4 突变的患者应在手术前进行 HHT 筛查。

（3）JPS 的恶性潜能：CRC 是最早被描述，并且是 JPS 患者中最常见的恶性肿瘤，其他相关肿瘤还包括胃癌、胰腺癌、十二指肠癌和小肠癌。CRC 病例在结直肠幼年性息肉和普通型幼年性息肉中，以及散发性和家族性息肉病患者中都有报道。Howe 等报道，爱荷华州 55% 的 JPS 患者家族成员最终发展为胃肠道癌，38% 发展为 CRC，还有 21% 发展为胃癌 [79]。Brosens 等报道了相似的 CRC 风险 [80]。不同报道中 JPS 诊断胃肠道癌的平均年龄约为 35 岁，但范围很广（4—60 岁）。从症状出现或诊断后，到发展为癌症的时间平均约 15 年（1～25 年）。

Jass 等表明 JPS 患者的 CRC 更具侵袭性。在 80 位 JPS 相关 CRC 患者中，有 18 位（22%）无法切除，并且其中 9 位患者的肿瘤表现出黏液性和（或）分化差 [81]。

几位作者提出了 JPS 患者的错构瘤 - 腺瘤 - 异型增生 - 癌的发展过程。尽管在受影响的结肠中可以发现具有息肉区域的幼年性息肉、混合的幼年型腺息肉和纯腺瘤息肉，但是没有足够的数据支持幼年性息肉向腺癌的转变。Kinzler 和 Vogelstein 猜测，基质 / 间质成分的过度生长会产生微环境，从而影响错构瘤息肉的上皮成分 [82]。Jass 及其同事回顾性研究了 80 例 JPS 患者的 1032 例息肉的病理学发现 [81]：总共 840 例息肉是典型的幼年息肉，而 169 例息肉呈多叶状或呈绒毛状。后者 47% 包含上皮异常增生灶（趋向于较高程度的中度至明显的上皮异常增生），而典型息肉仅 9% 为增生异常（通常为轻度异常增生）。

（4）临床管理：筛查和随访。对于已知基因突变的亲属，可以通过基因测试诊断其他可能受影响的个体。结肠镜检查应从 12 岁开始，如果出现症状则应更早进行筛查。如果未见新生

物，则应在 2～3 年内重复进行结肠镜检查。如果存在息肉，应在结肠镜检查中将其切除并进行组织学检查，每年重复一次结肠镜检查直到无息肉。如果肠镜检查已经无息肉，则间隔可以推迟到每 2～3 年。上消化道筛查应通过食管胃十二指肠镜进行，一般在 15—25 岁开始，有症状时筛查年龄应提前。如果在先证者中未发现突变，则应如前所述筛查一级亲属。弥漫性或有症状的息肉病可能需要结肠切除术或胃切除术。

(5) 临床管理：手术。在有症状的 JPS 患者中，初始治疗包括纠正贫血、电解质紊乱和营养不足。在完全评估疾病程度之后，考虑进行手术。JPS 患者的手术适应证存在争议。对于患有广泛性幼年型上睑下垂和低蛋白血症，影响生长发育或肠套叠的儿童，建议进行手术。其他症状如出血和腹泻也可能是手术的指征。对于有任何不典型增生或癌症的患者，建议手术治疗。由于存在发生 CRC 的高风险，大多数作者认为，所有有症状或无症状的息肉都应通过内镜或手术切除。目前，JPS 患者的数据不足以支持对无症状患者为了控制 CRC 风险而进行常规预防性结肠切除术。只要可以切除息肉并且患者依从性良好，则行结肠镜息肉切除，术后进行结肠镜随访是合理的选择。支持预防性结肠切除术的因素包括无法通过套扎控制的多发息肉，已套扎的息肉中存在腺瘤成分，以及那些有 CRC 家族史的病例。与 FAP 不同，患者在预防性结肠切除术中的年龄是可变的，既反映了疾病的异质性表型，也反映了预防性结肠切除术的不同建议。由于大多数报道的病例很少，因此很难估计接受手术治疗的 JPS 患者的百分比。Coburn 等回顾了英语文献中发表的 218 例病例，发现 99 例（45%）患者接受了 138 次外科手术[83]，其中 121 例是 CRC 手术，包括 41 例部分结肠切除术，56 例次全切除术或全部结肠切除术，7 例重建性大肠切除术，3 例行全大肠切除术和回肠造口术，2 例腹会阴联合切除

（APR）和 12 例外科手术息肉切除术。其余的 17 例手术涉及胃部 12 例，小肠病变 5 例。几乎所有没有手术的患者都接受内镜息肉切除术。

处理结直肠疾病 JPS 的外科手术选择与 FAP 相似：全结肠切除术 +IRA 或全大肠切除术 + 回肠储袋肛管吻合术。在选择外科手术，应考虑手术方式的风险与对剩余结肠和直肠进行终生随访的需要之间的平衡。由于复发结肠息肉和剩余肠段 CRC 的可能性很高，部分结肠切除术似乎并不适合。通常，在有必要进行手术并且可以在内镜下清除直肠息肉的情况下，建议行全结肠切除术和 IRA。结肠和直肠均明显受累时需要接受全大肠切除术。但是，与 FAP 相反，术前直肠息肉的数量可能不能很好地表明需要进行直肠切除术。Neverl 及其同事报道说，在最初的手术中保留直肠的 10 名患者中有 5 名随后因直肠息肉病接受了直肠切除术。其余 5 名患者中有 4 名需要多次内镜直肠息肉切除。最初的直肠息肉数量与随后的直肠切除术的需要之间没有相关性[84]。8 名接受回肠储袋手术的患者中有 2 名需要内镜或手术切除储袋息肉。因此，由于残余直肠或储袋息肉的高复发率，在两种手术后都需要进行随访。对于 JPS 患者，在进行储袋手术时进行黏膜切除术的作用尚未在文献中得到很好的讨论。

在进行 JPS 结肠手术之前，应进行食管胃十二指肠镜和小肠评估。也可以在手术探查时进行包括小肠可视化的上消化道内镜检查。未来胶囊内镜检查可能在小肠 JPS 患者的术前评估和监测中占有一席之地。胃息肉比结肠息肉更具挑战性，因为这些息肉通常弥散且无法在内镜下切除。这些患者通常患有严重的贫血，最终需要进行胃次全切或全胃切除术。胃切除术也是 JPS 合并胃不典型增生或胃癌的治疗选择。对于十二指肠或小肠息肉的患者，应在手术时进行肠切开术，并切除息肉，因为这些息肉可能癌变。如果发生弥漫性息肉或恶性肿瘤，可能需要更广泛的切除术。

手术后应继续随访上下消化道。据报道，2
名在进行储袋复发性息肉切除的患者通过舒林
酸治疗获得了更长的储袋无息肉时间。但需要
进一步研究以确定舒林酸在 JPS 管理中的作用。

2. Peutz-Jeghers 综合征

(1) 诊断和基因学：PJS 是根据临床标准诊
断的，其中包括在胃肠道中任何地方存在不小
于 2 枚 Peutz-Jeghers 息肉，或至少有一枚肠
道 Peutz-Jeghers 息肉同时伴有具有 PJS 家族病
史，或典型的皮肤黏膜色素沉着的患者。在没
有 Peutz-Jeghers 息肉的情况下，如果有该病的
家族病史和典型的色素沉着，仍可以做出诊断。
多达 50% 的患者是新病例，没有该病的家族史。
PJS 具有显性的遗传模式，据报道，每 12 万活
产中就有 1 例患儿[85]。它是由位于 19 号染色
体上的丝氨酸苏氨酸激酶基因（STK11，也称
为 LKB1）的遗传变异引起的。在多达 69% 的
选择性检测的个体中发现了 STK11 的突变。

(2) 临床表现：PJS 的特征是弥漫性错构瘤
性息肉病。息肉可以出现在胃肠道的任何地方，
但是小肠是最常见的部位，涉及超过 75% 的个
体[85]。不同位置的息肉风险分别为：结肠 42%，
胃 38%，直肠 28%。较不常见的肿瘤部位包括
上呼吸道、胆道和泌尿道。Peutz-Jeghers 息肉
通常与幼年息肉不同，因为它们在茎的固有层
和息肉的头部具有平滑肌束，并且不具有扩张
的囊性腺体的幼年息肉的病理特征。PJS 的另
一个特征是皮肤或黏膜上有特征性的黑色素斑，
可出现在 95% 以上的患者中。嘴唇和口周区域
（94%）、手（74%）和脚（62%）最常见。从婴
儿期和幼儿期开始，黑斑的强度增加，但在成
年后常常减退，在某些情况下完全消失。超过
2/3 的人存在颊黏膜上的色素斑，但与皮肤黑斑
不同，颊斑通常终生存在。

腹部不适和腹胀是最常见的表现症状，因
肠套叠引起的小肠梗阻是近一半患者的初诊表
现。1/3 的 PJS 患者在 10 岁以前开始出现症状，
其中近一半需要在 20 岁前进行肠梗阻手术。复

发性梗阻通常需要再次剖腹探查，每例患者需
进行 1~4 次[86]。息肉还可能引起胃肠道出血，
根据其严重程度和出现速度，可能表现为隐匿
性、显性或与缺铁性贫血。

(3) 癌变风险：PJS 是癌症易感综合征。在
Peutz 所描述的原始家庭中，人们首先认识到
了这种癌症风险。与未受影响的成员相比（69
岁），受影响的家庭成员的死亡年龄要年轻得多
（38 岁），通常是由于肠梗阻和癌症。Spigelman
等报道，到 57 岁时有 48% 的 PJS 患者死于恶
性肿瘤[87]。到 65 岁时任何类型的癌症的总和
最高可达 93%，胃肠道癌和非胃肠道癌都有很
高的风险[88,89]。消化系肿瘤的风险包括结肠癌
（39%）、胰腺癌（36%）、胃癌（29%）、小肠癌
（13%）和食管癌（0.5%）。非消化系器官肿瘤
的风险包括乳腺癌（54%）、卵巢癌（21%）、肺
癌（15%）和子宫癌（9%）。胆道癌和胆囊癌
也有报道。不常见的生殖道肿瘤，包括子宫颈
腺瘤恶性肿瘤、卵巢性脐带环状小管肿瘤（sex
cord tumor with annular tubules，SCTAT）或
类似 SCTAT 的睾丸肿瘤（也称为大细胞钙化
Sertoli 细胞瘤）也会发生。

(4) 临床管理：由于 PJS 会影响多个器官系
统，因此筛查和随访方案非常复杂，旨在降低
癌症风险和减轻症状。对于胃肠道而言，目标
是将肠梗阻、胃肠道出血或癌症的风险降至最
低，但随访监测在降低癌症发生率或死亡率方
面的作用尚不确切[90]。尽管有关开始随访的年
龄和检查频率的建议各不相同，但大多数指南
主张从 10 岁开始每隔 2 年进行上消化道内镜检
查和完整的小肠评估，从 25 岁开始每 2~3 年
进行一次结肠镜检查。

上消化道内镜检查、小肠镜检查和息肉切
除术是治疗 PJS 近端小肠息肉病的基础。必须
采取积极的方法来诊断和切除小肠息肉，以最
大限度地减少急诊手术的需要。小肠造影一直
是检测小肠息肉的传统方法，但胶囊内镜检查
更为准确，应取代小肠造影[91]。在胶囊内镜上

检测到的息肉至少 50% 需要手术[92]。该成像胶囊可安全用于曾经做过肠切除术的患者及因小肠息肉病而出现轻度症状的患者。有症状提示有小肠息肉病并发症的患者，或胶囊内镜检查发现息肉大小超过 1cm 的无症状患者，应进行腹腔镜或腹腔镜术中内镜检查。内镜和外科手术相结合的目的是清除所有小的肠息肉，而不仅仅是引起症状的息肉。有几篇报道表明，内镜和外科手术相结合清除所有息肉的方法可能会延长两次手术之间的时间[86]。由于小肠的外部触诊和小肠造影检查可能无法检测到所有需要进行息肉切除术的息肉，因此需要术中肠镜检查。> 1cm 的无症状胃或结肠息肉应在内镜下切除。

对于 PJS 的肠外筛查，美国国家综合癌症网络（NCCN）建议，男性应从 10 岁开始进行年度睾丸体格检查，女性应从 18 岁开始进行年度盆腔检查和巴氏染色。女性应每 6 个月进行一次乳房体格检查，并从 25 岁开始每年进行乳腺 X 线和乳腺磁共振成像检查。从 25 岁开始，每 1~2 年对胰腺癌进行筛查，包括超声内镜检查或磁共振胰胆管造影及血清 CA19-9[64]。其他作者也提出了其他的筛查方案[93-95]。

3. PTEN 错构瘤综合征（PHTS）　PHTS 代表了一系列罕见的遗传综合征，其特征是胃肠道的错构瘤性息肉及颅骨、骨骼和皮肤的异常。这组极为罕见的综合征包括多发性错构瘤综合征（Cowden Syndrome，CS）、Bannayan-Riley-Ruvalcaba 综合征（BRRS）、痣样基底细胞癌综合征（Gorlin 综合征）和 Proteus 综合征。CS 和 BRRS 是更常见的综合征，并与 CRC 风险增加相关，表型经常重叠。

（1）遗传学：PTEN 是一种抑癌基因，在 PI3K/AKT 信号传导途径中编码磷酸酶。它在细胞凋亡中作为抑癌基因起关键作用。研究发现 PTEN 突变与多种散发性和遗传性肿瘤有关，这些肿瘤影响多个器官，包括结肠和直肠、子宫、脑、甲状腺、乳房、皮肤和前列腺。CS 和 BRRS 都是与 PTEN 突变相关的常染色体显性遗传疾病。满足 CS 诊断标准的患者中约有 80% 存在 PTEN 突变，患有 BRRS 的患者中有 60% 存在 PTEN 突变[96,97]。现在，商业检测机构提供的大多数基因检测中都包含 PTEN，因此对 PHTS 的诊断可能会更多。

（2）多发性错构瘤综合征：CS 患者发展为多发错构瘤，并有多发良性和恶性肿瘤的风险。国际 Cowden 协会制定的临床 CS 诊断标准包括主要和次要标准[94,98]。主要标准包括乳腺癌、甲状腺癌（尤其是卵泡癌）、大头畸形、子宫内膜癌和 Lhermitte-Duclos 病。次要特征包括良性甲状腺改变（如甲状腺肿）、智力低下、错构瘤型肠息肉、乳腺的纤维囊性改变、脂肪瘤、纤维瘤、泌尿生殖系统肿瘤（如肾癌或子宫肌瘤）或畸形。如果患者患有大头畸形或 Lhermitte-Duclos 疾病伴有其他任何一项主要特征，则可诊断 CS。如果满足一个主要特征和三个次要特征，或至少四个次要特征，则也可以进行 CS 诊断。与 CS 相关的常见皮肤表现包括毛囊发炎和乳头状丘疹，大头畸形很常见。结肠直肠特征包括错构瘤，但也包括锯齿状或增生性息肉、炎症性息肉、腺瘤和神经节瘤。胚系 PTEN 突变支持临床诊断。

CS 胃肠道外的恶性肿瘤风险也很高。女性终生罹患乳腺癌的风险为 50%，终身罹患子宫内膜癌的风险为 5%~10%。患有 CS 的男性和女性终生罹患甲状腺上皮癌的风险为 10%。与 CS 相关的其他恶性肿瘤包括膀胱移行细胞癌、黑色素瘤和肾细胞癌。

CS 的主要结直肠特征是具有多种组织学类型的结直肠息肉，其中大多数是上皮下起源的，包括纤维瘤、脂肪瘤、神经瘤、神经节瘤和神经纤维瘤。也有腺瘤、锯齿状息肉和类似幼年型的错构瘤[99]。息肉可能很多，但很少像地毯状覆盖结肠。直到最近，还没有人认为 CS 中 CRC 的风险会增加。但是，Heald 等报道了 69 个符合宽松 CS 标准的 PTEN 突变携带者；64 例患有结直肠息肉[99]，24 例同时患有上消化道和直肠息肉，其中 9 例（13%）患有 CRC。CRC 的标准化发生率是 224.1（95%CI 109.3～411.3，$P<0.0001$）。其他研究者也报道 CRC 终生风险为 9%～16%[100-102]。尚不确定癌症是由错构瘤或腺瘤性息肉发展而成。在上消化道，胃和十二指肠息肉很常见，可能包括增生性息肉、错构瘤和腺瘤。

由于癌症风险涉及多个器官，因此 CS 筛查方案很复杂，包括以下内容：①从 18 岁开始，或在家庭中最早诊断出癌症之前 5 年开始体格检查；②从 18 岁开始每月进行自我检查和年度临床检查的乳腺筛查，从 30 岁开始，或比最早的家庭乳腺癌小 5 岁的乳房 X 线；③从 18 岁开始的甲状腺超声检查，每 1～2 年一次；④结肠镜检查从 20 岁开始，并根据检查结果每 1～3 年重复一次；⑤食管胃十二指肠镜从 30 岁开始，根据发现每隔 3～5 年重复一次；⑥通过盆腔超声检查进行子宫内膜癌筛查，年龄在 35—40 岁，或在家庭中最早的子宫内膜癌病例发生前的 5 年；⑦皮肤科检查以筛查黑色素瘤[103]。

(3) Bannayan-Riley-Ruvalcaha 综合征：像 CS 一样，BRRS 是一种常染色体显性遗传疾病，其特征是在肠道和其他组织中存在多个表型异常和错构瘤。尚未建立 BRRS 的具体诊断标准，但患有大头畸形、错构瘤性结肠息肉、脂质瘤和阴茎龟头色素斑的患者应考虑进行基因检测[104]。不常见的表现包括桥本甲状腺炎、血管畸形和智力低下。文献中的一系列病例报道表明，BRRS 患者的结直肠表型与 CS 患者相似。肠息肉最常见的是幼年息肉，它们在生命早期发育，并可能含有腺瘤性异型增生。尽管多发性结直肠息肉可能是有症状的（肠套叠和梗阻），但 BRRS 一般不会增加患癌症的风险。尽管 BRRS 患者很少进行 CRC 手术，但对于由息肉引起的症状，患者可能需要进行结肠切除术或至少进行息肉切除。幼年息肉的腺瘤性异型增生的可能性提示应进行定期监测。

(4) PTEN 突变相关的其他临床症状：变形综合征（"象人"综合征）和痣样基底细胞癌综合征是罕见的综合征，没有明显的 CRC。然而，在上下消化道的基线检查之后，对此类患者进行结肠镜检查似乎是合理的，因为胚系 PTEN 突变可能会产生上皮和上皮下息肉。关于这些综合征的数据很少，许多可用信息来自小系列或病例报道。

4. 遗传性混合息肉病综合征　遗传性混合息肉病综合征（hereditary mixed polyposis syndrome，HMPS）是常染色体显性遗传综合征，最初报道于一个阿什肯纳兹犹太人家庭，其特征是发现多种组织学类型的结直肠息肉[105]。特别是在同一结肠中发现腺瘤、锯齿状息肉和幼年型错构瘤，CRC 的风险增加。在最初的家庭中，有 42 个家庭成员患了结肠直肠息肉或 CRC[105]。这个家庭中没有一例患者的息肉超过 15 个，有 13 位患者发生了 CRC。似乎没有结肠外癌的风险。该家族中的突变被鉴定为 GREM1 的缺失[106]。在其他犹太家族和一个非犹太家族中也发现了类似的综合征。但是，并非所有这些家族都进行了 GREMI 测序分析。HMPS 的管理目标是以尽可能少的侵入性方式控制 CRC 风险。结肠镜检查和息肉切除术可能会成功，但是如果诊断出癌症，则应考虑扩大切除范围。

（三）非息肉性结直肠癌

1. 概述　引入术语非息肉病 CRC 综合征是为了与之前描述的息肉病综合征区更好进行区分。随着对导致这些综合征的潜在遗传学的了解越来越多，该综合征更精确的定义正在形成。因此，区分这些综合征以给予更精确的风险分层非常重要。从历史上看，非息肉病综合征通常被称为 HNPCC。当前的理解将 HNPCC 定义为基于阿姆斯特丹 II 标准所定义的家庭中癌症模式的临床诊断，包括以下内容[107]：①在一个家庭中，至少应有 3 个亲属患有 HNPCC 相关癌症（结直肠癌、子宫内膜癌、卵巢癌、小肠癌、胃癌、输尿管癌或肾盂癌、胰腺癌、脑癌和皮肤癌）；②其中一个患者为其他两个患者的一级亲属；③至少应影响两代人；④其中一例在 50 岁之前发病；⑤排除 FAP。患者的 MMR 基因中之一存在遗传性有害或致病性遗传变异时被定义为患有林奇综合征，无论其临床背景或家族史如何。如前所述，大约 93% 的林奇综合征患者患有微卫星不稳定肿瘤。符合阿姆斯特丹标准但肿瘤表现为 MSS 的患者将被诊断为家族性结直肠癌 X 型（FCC X）[108,109]。正如预期的那样，除了患有 MSS 肿瘤之外，FCC X 患者也没有致病性 MMR 基因突变。大约有 50% 的林奇综合征患者不符合阿姆斯特丹的标准[110]。这是一个重要的区别，因为林奇综合征和 FCC X 的结直肠和结肠外肿瘤风险明显不同。最后，有一小部分患者患有微卫星不稳定肿瘤且 MMR 蛋白表达缺失，但未检测到 MMR 基因胚系变异。最近，这些患者被定义为林奇样综合征，每个分类都有独特的风险特征，因此有不同的治疗建议。

2. 林奇综合征　林奇综合征定义为由 DNA MMR 基 因 之 一（MLH1、MSH2、MSH6 和 PMS2）的胚系突变引起的遗传性癌症易感性疾病。此外，还有因 EPCAM 胚系缺失引起的林奇综合征。林奇综合征患者在年轻时会患上 CRC 和结肠外肿瘤。它约占所有 CRC 的 3%，以及占 50 岁之前发病 CRC 的 10%～19%[110-112]。林奇综合征是常染色体显性遗传疾病。因此，患者的所有一级亲属都有 50% 的机会携带该变异。因此，识别可能患有林奇综合征的个体对患者及其家人都有重要意义。

(1) 筛查和诊断：临床特征例如，阿姆斯特丹标准和贝塞斯达标准[113]用于识别应进一步检查林奇综合征的患者。一些组织学特征，如分化差、印戒细胞细胞癌、黏液腺癌、肿瘤浸润性淋巴细胞和对肿瘤的淋巴样宿主反应，与微卫星不稳定性相关，这是林奇综合征的一个分子标志。具有这些特征者应接受微卫星不稳

定性检测或通过免疫组织化学评估 MMR 蛋白的表达状态。在林奇综合征相关的 CRC 中，高达 91% 表现为 MSI-H[114]，83% 有四种 MMR 蛋白之一的表达缺失[114]。这些检测结果指导了遗传咨询和特定基因胚系突变的检测。

为了克服选择性分子筛查策略敏感性较差的不足，最近有几个小组支持对所有 CRC 进行林奇综合征的普查[115]。基因应用与预防评估 项 目（Evaluation of Genomic Applications in Practice an Prevention，EGAPP）工作组建议所有新诊断的 CRC 均接受 MSI 检查[114,116]。NCCN 建议对所有 70 岁以下及符合 Bethesda 指南的 70 岁以上 CRC 进行普查[117]。理想情况下，应在怀疑有林奇综合征的患者手术前进行肿瘤活检组织 MSI 检测，这有利于在术前明确诊断并指导手术方案的选择。但这并不总是可行的，因为某些患者不想为了等待基因检测结果而推迟手术。MSI-H 或 MMR 蛋白表达的缺失不能确定林奇综合征的诊断，大多数 MSI-H CRC 都是通过 MLH1 启动子的甲基化产生的[118,119]。因此，如果 dMMR 筛查显示 MLH1 蛋白表达缺失，则需要进一步分析以确定原因。由于大多数非林奇 MLH1 缺陷型肿瘤都携带 BRAF 突变合并 MLH1 启动子甲基化，因此应进行 BRAF 突变和（或）MLH1 甲基化检测[108]。BRAF 突变或 MLH1 启动子甲基化提示散发性 MSI-H 肿瘤。如果 IHC 显示 MSH2、MSH6 或 PMS2 表达缺失，则怀疑是林奇综合征，并需对这些特定基因进行了胚系确认。研究者已经开发了几种预测模型来帮助识别需要筛查林奇综合征的患者。没有 CRC 的个人病史，而有提示林奇综合征的家族病史，可使用现成的预测模型，如 PREMML26（http：//premm. dfci.harvard.edu/） 或 MMRpro（http：//www4. utsouthwestern.edu/breasthealth/cagene/）。

(2) CRC 和结肠外癌的风险：林奇综合征患者的 CRC 风险根据潜在的遗传病因而有所不同。对于 MLH1、MSH2 和 PMS2 突变携带者，

其终生风险为 30%～74%，而 MSH6 携带者的终生风险为 10%～22%[103,120-123]。林奇综合征 CRC 发病年龄显著高于散发性 CRC，诊断时年龄介于 44—61 岁[125,126]。

结直肠外癌风险最高的是子宫内膜癌。MSH6 和 MSH2 突变的女性患子宫内膜癌的风险高达 44%[123,127]。PMS2 突变携带者的子宫内膜癌风险最低，为 15%～20%[122,126]。与 CRC 一样，子宫内膜癌与散发性患者相比，其发病年龄更年轻，平均年龄在 48—62 岁。据报道，有 7%～21% 的林奇综合征女性同时发生子宫内膜癌和卵巢癌[129]。

与普通人群相比，林奇综合征患者其他多个器官发生恶性肿瘤的风险显著升高。较常见的部位包括尿路、胃、小肠、脑、皮肤、胰腺、前列腺和乳腺[130]。前列腺癌和乳腺癌的风险仍在争论和研究中。与一般人群相比，林奇综合征患者患前列腺癌的风险几乎高 1 倍[131]，并可能增加患乳腺癌的风险[130,132]。

(3) 临床管理：筛查。监测和干预作为降低风险策略的最佳证据是结肠镜检查。对林奇综合征患者进行监测的目的是在息肉发展为癌症之前对其进行检测和清除。结肠镜检查随访可以使林奇综合征患者的 CRC 发生率降低 62%，并使 CRC 相关的死亡率降低 72%[133]。由于发病年龄早和腺瘤到癌的间隔缩短[121,134]，林奇综合征患者应从 20 岁开始每 1～2 年进行一次结肠镜检查[108,121]。

在林奇综合征中进行结肠外肿瘤筛查的益处暂未确定，目前推荐是基于临床专家对风险和益处的权衡而确定的。由于子宫内膜癌是林奇综合征女性第二常见的恶性肿瘤，大多数专家建议每年进行筛查，包括盆腔检查和经阴道超声检查及子宫内膜活检[135]。临床医生和患者必须意识到子宫内膜癌的警示症状，例如异常子宫出血或盆腔疼痛，以便进行早期评估。由于子宫内膜癌和卵巢癌的高风险，对于已生育的林奇综合征女性，应考虑进行预防性子宫切

除和双侧输卵管卵巢切除术。应将尿液分析和细胞学检查用于尿路上皮癌的筛查[136]。尽管这是无创且相对便宜的，但这些检查并非特别敏感也不特异。上消化道内镜检查可用于筛查胃癌和小肠癌，但尚无有关其成本效益的证据。可以考虑对林奇综合征患者进行每年或每 2 年一次的皮肤科检查，以检测皮脂腺皮肤肿瘤[108,121]。

(4) 临床管理：化学预防。结肠直肠腺瘤 / 癌 预 防 计 划 2（Colorectal Adenoma/Carcinoma Prevention Programme 2，CAPP2）试验是一项 2×2 设计，大型多中心、双盲、随机研究，比较了每日 600mg 阿司匹林对比安慰剂，或抗性淀粉对比安慰剂对林奇综合征患者 CRC 发生的影响[137]。与服用安慰剂的患者相比，服用阿司匹林至少 2 年的林奇综合征患者的 CRC 发病率降低了近 60%。值得注意的是，要等到进入研究 10 年后才能达到统计学上的获益，即使此时已停止服用阿司匹林。至少使用 2 年阿司匹林还可以使与林奇综合征相关的其他癌症减少 55%。在美国，CAPP2 中使用阿司匹林的剂量（600mg）不是标准剂量。目前，林奇综合征患者常规使用大剂量阿司匹林的证据尚不充分[108,121]。正在进行的 CAPP3 试验旨在确定林奇患者使用阿司匹林的最佳有效剂量和治疗时间[138]。

(5) 临床管理：CRC 手术。林奇综合征患者的 CRC 管理需要进行详细的计划，以权衡异时 CRC 与预期术后生活质量之间的关系。手术的要求是基于满足肿瘤根治原则，包括足够的切缘、血管高位结扎和适当局部淋巴结清扫术的。但是，与散发型 CRC 患者不同，林奇综合征患者在任何残余结直肠组织中都有发生异时性 CRC 的风险。因此，专家意见建议对结肠癌进行大范围切除，包括全结肠切除＋回肠直肠吻合术[108,121,139]。多个回顾性研究表明，在 8～13 年随访时间内，部分结肠切除术后的异时 CRC 发生率比扩大结肠切除术更高，在 11%～45%[140-142]。在结肠癌家族登记处进行的

一项大型国际研究中，部分结肠切除术后 10 年、20 年和 30 年的异时性 CRC 累积风险分别为 16%、41% 和 62%[143]。尽管全结肠切除＋回肠直肠吻合术去除了大多数有癌症风险的黏膜，但异时性直肠癌的风险在 10～12 年后介于 3%～12%，这突出了继续随访剩余直肠的重要性。建议通过直肠软镜每年进行筛查，这种随访可以在诊室进行，无须麻醉。

必须把握好扩大结肠切除后同时满足降低异时性癌症风险和保留肠道预期功能之间的尺度。荷兰的一项研究比较了行全结肠切除＋回肠直肠吻合术与部分结肠切除术的林奇综合征患者的结局[144]。行次全或全部结肠切除术的患者大便次数更多，在大便相关方面和社交方面的评分较差。但是，健康调查简表 SF-36 调查得出的感知生活质量并无差异。作者得出的结论是，尽管全结肠切除术后的功能结局比部分结肠切除术要差，但是对两种林奇综合征术式进行比较，一般生活质量没有差异。在与患者进行教育性交谈后，应考虑家族史、患者的个人情况、患者对风险厌恶的感受、其他并发症和预期寿命，并做出外科手术决策。

尽管在林奇综合征中近端结肠病变的发生率相对较高，但直肠癌还是很常见的。有 20%～30% 的林奇综合征患者会患上直肠癌，其中 15%～24% 的直肠癌是其最初表现[145-147]。与结肠癌一样，在对林奇综合征患者的直肠癌进行外科治疗时，需要考虑多种因素。手术选择包括低位前切除术（LAR）或腹会阴联合切除术（APR），具体取决于括约肌的受累情况。或以全大肠切除＋末端回肠造口（TPC＋EI）的形式（或更常见的是 IPAA）去除全部有患癌风险的结直肠。在决定切除范围时，外科医生必须考虑异时结肠癌的风险、肠道功能、生活质量和患者并发症。

在 10～15 年的随访中，林奇综合征患者仅进行直肠切除术的个体，术后结肠癌发病率在 15%～54%[145,146,148,149]。在一项来自结肠癌家庭登记处的研究中，直肠癌术后 10 年异时结肠癌为 19%，在 20 年后为 47%，在 30 年后为 69%[149]。但是，与单独进行直肠癌切除术相比，TPC 术后存在功能影响。评估 IPAA 术后林奇综合征直肠癌患者肠功能的前瞻性试验数据，可以从其他疾病研究的储袋功能和生活质量中推断得出数据，并且该信息可应用于林奇综合征患者。与 IPAA 相比，单纯直肠切除＋结肠直肠吻合术可以减少排便次数，肠道功能更正常（失禁和渗漏更少）[150]。肛门括约肌基线功能差的患者，其肠道功能可能更差[151]。然而，这并不影响 IPAA 可以带来良好的功能结果。在 FAP 患者中，TPC＋IPAA 可以降低 CRC 患病风险，同时保持足够的肠道功能，在每天的排便、尿急、渗漏和失禁方面具有可比的结果[152]。

TPC 治疗林奇综合征的直肠癌仍存在争议，临床上应充分评估患者的年龄、并发症，直肠癌分期、括约肌功能及对随访方案的依从性等几个因素。鉴于部分直肠切除术后存在异时性肿瘤风险，许多专家建议行 TPC＋IPAA。

（6）林奇综合征的临床变型：具体如下。

Muir-Torre 综合征。Muir-Torre 综合征是林奇综合征的一种临床变型，其特征是除其他与林奇相关的肿瘤外，还包括皮脂腺新生物（皮脂腺瘤和癌）和（或）毛囊肿瘤（角化棘皮瘤）。躯干或四肢上的皮脂腺瘤是最常见的[153,154]。MSH2 变异最常见[155]。皮脂腺瘤的临床表现应怀疑 Muir-Torre 综合征，并需要获得详细的家族史并给予遗传咨询帮助。

Turcot 综合征。Turcot 综合征的特点是存在 CRC 和脑肿瘤。它既与林奇综合征的 MMR 基因突变相关，也与 APC 突变相关。具有 MMR 基因突变的 Turcot 综合征通常与胶质母细胞瘤有关[156]，而与 APC 突变相关的病例更常见于间变性星形细胞瘤、室管膜瘤或髓母细胞瘤。

结构性错配修复缺陷综合征。结构性错配修复缺陷综合征（constitutional mismatch repair

deficiency，CMMRD）是由 MMR 双等位基因突变引起的林奇综合征的罕见变异。患者表型很明显，在非常年轻的年龄表现为（20 岁之前）发展为 CRC，多发腺瘤性息肉的数量在 10～100，皮肤牛奶咖啡斑，血液系统恶性肿瘤和脑肿瘤[157]。首次癌症诊断的平均年龄为 16 岁[157]。读者可以参考多学科工作组（Multisociety Taskforce）最近发表的关于 CMMRD 的综述[157]。

（四）家族性结直肠癌 X 型（familial colorectal cancer type X，FCC X）

FCC X 是指家族史满足阿姆斯特丹标准但 CRC 分子表型为 MSS 的患者[109,158,159]。约有 40% 符合阿姆斯特丹标准 I 的患者为 MSS。FCC X 的遗传原因尚未阐明，该人群很可能是特别的群体。尽管这些患者的癌症风险与林奇综合征患者不同，但与普通人群相比，他们的 CRC 风险确实增加了大约 2 倍[109,159]。CRC 诊断的平均年龄为 61 岁，介于林奇综合征和散发型患者之间。建议从 45 岁或比该家庭中最小患者还小 10 岁的年龄开始结肠镜筛查。如果在该检查中未发现肿瘤，则应每 5 年重复一次结肠镜检查。对于已发展为 CRC 的 FCC X 患者，建议不要行全结肠切除术，因为未完全确定异时性 CRC 风险，也没有证据表明扩大结肠切除术可显著降低 CRC 复发率。FCC X 与林奇综合征之间的另一个重要区别是，FCC X 患者结肠外癌症风险不会增加。因此，不建议进行结肠外筛查[109,159,160]。

（五）林奇样综合征（LYNCH-LIKE）或肿瘤林奇（TUMOR LYNCH）

最近定义了与林奇综合征和 FCC X 不同的患者亚群。对所有 CRC 进行 MSI-H 和 MMR 蛋白缺失的"普查"诊断出越来越多可疑林奇综合征的患者。但是当进一步胚系基因检测时，有些患者没有检测出遗传变异。这组患者的肿瘤特征表现为林奇综合征，但在任何一个 MMR 基因中都没有出现胚系突变，因此被称为肿瘤林奇或林奇样综合征[6,161,162]、可疑林奇综合征[163] 或突变阴性林奇综合征[164]。在这些情况下没有找到胚系突变的原因有多种[6,165,166]。最近，研究报道称，多达 69% 的林奇样综合征患者可以通过肿瘤组织的等位基因体细胞突变来解释[161,165,166]。这些患者没有林奇综合征，因此，无论是个人还是家庭，都不会因遗传而增加患 CRC 或结肠外癌的风险。这些患者和家庭应根据其家族史和其他危险因素进行管理。重要的是，这些肿瘤中 50% 的病例病因仍未确定。在这种情况下，家族史对帮助评估可能的风险更为重要。如果无法从诊断中排除林奇综合征，则应将这些患者视为患有林奇综合征，尤其是如果他们有可疑的家族史。这种临床表现类型还在积极研究中，术语和风险评估也在不断探索。

第 166 章
结直肠癌手术治疗的基本原则
Basic Principles of the Operative Treatment of Colorectal Cancer

Martin R. Weiser　Julio Garcia-Aguilar　著

窦若虚　译　傅传刚　校

摘要　结肠和直肠癌根治性手术的目标在于移除有足够切缘的包含肿瘤的肠管节段，并整块切除含有滋养血管和区域淋巴结的肠系膜。切除的范围取决于原发肿瘤的位置，后者决定了淋巴引流。腹腔镜手术的优势包括更少术后疼痛，肠道功能更早恢复，更短住院时间，以及更少的并发症。机器人平台进一步加强了外科医生的术野显示及操作灵活度。结肠的连续性可以通过吻合技术重建。直肠癌手术比结肠癌手术挑战性更大，并能导致排便、排尿及性功能的丧失。外科医生必须十分小心的避免损伤相关的神经。全直肠系膜切除沿着直肠系膜筋膜和骶前筋膜之间的蜂窝状组织平面进行分离。通过将降结肠或乙状结肠切缘与直肠残端相吻合，可以保留括约肌。然而，如果肿瘤浸润了肛提肌或括约肌，应行腹会阴联合切除，整块切除肛提肌和肛管，并建立永久性造口。全直肠系膜切除可通过杂交方式进行：腹腔镜下处理淋巴脉管、游离结肠，开放下分离直肠系膜并吻合。对于 I 期直肠癌，目前已经可以对直肠中段和上段的肿瘤轻松的行局部切除术。

关键词：结肠癌；直肠癌；全直肠系膜切除；微创手术

尽管近年来对癌症生物学的进一步认识催生了新的靶向和生物疗法，外科手术仍然是大多数结直肠癌患者的首要治疗手段。尽管结肠和直肠肿瘤的总体治疗方案可能不同，指导其外科治疗的术式的原则是类似的。这些基于 Halsted 学派的原则在一个多世纪前被提出，认为肿瘤由原发灶向区域淋巴结进展。尽管关于肿瘤进展的理念不断演变，肿瘤从原发灶沿淋巴管向中央站淋巴结循序进展的概念受到挑战，手术治疗的基本原则并没有改变，因为需要移除最低标准数目的淋巴结才能准确分期。此外有证据表明，沿胚胎发展时形成的解剖平面切除肠管及其系膜，与更低的局部复发风险及改善的生存相关。在本章，我们将回顾结直肠切除的基本原则，以及治疗大肠不同节段肿瘤操作中的特别技术细节。

一、一般原则

结直肠癌根治性手术的目标在于移除有足够切缘的包含肿瘤的肠管节段，并整块切除含有滋养血管和区域淋巴结的肠系膜。切除的范围取决于原发肿瘤的位置，后者决定了淋巴引流。毛细淋巴管主要位于肠壁的黏膜下层和浆膜下层。结肠中的淋巴液流动主要是环周方向的，沿肠壁的纵向传播一般＜1cm。因此，在原发肿瘤两侧 5cm 的正常肠管切缘被认为足以避免吻合口复发。盲肠癌患者的末段回肠切除长度并不影响吻合口复发的风险。由于直肠内的纵向淋巴液流动主要是向上的，癌细胞在肉眼可见肿瘤下缘以远的肠壁播散一般不超过

1cm。因此，在肿瘤远端 2cm 的正常肠管切缘，或在接受了新辅助疗法的患者中更短的切缘，被认为是肿瘤学安全的切除[1]。对于有广泛淋巴结转移的直肠癌患者，由于肠壁和直肠系膜的淋巴管道可能受阻并导致淋巴改向远端流动，以上切缘可能不足。

结肠的区域淋巴结根据与肠管及其血供的邻近程度被分为四大组：肠上、肠旁、中间和根部（图 166-1）。肠上淋巴结位于腹膜下的肠壁，通常靠近肠脂垂；肠旁淋巴结位于边缘血管附近；中间淋巴结在肠系膜的中部；根部（或中央）淋巴结位于肠系膜根部附近，毗邻同名血管的起始部。结直肠癌一般从肠旁向根部淋巴结序贯转移，但有时也会跳过一组淋巴结[2]。因此肿瘤学切除应当包含所有淋巴结分组。

在乳腺癌和黑色素瘤手术中广泛应用的前哨淋巴结原则，在结直肠癌手术中仍有争议[3]。几项回顾性病例系列发现，在肿瘤周围注射异硫蓝或放射性染色剂以识别根部淋巴结可以改善分期并改变切除范围[4]。这些结果尚未在前瞻性研究中重复[5,6]。因此，前哨淋巴结活检的原则目前极少用于结直肠癌的手术。

结肠癌系膜切除的范围取决于移除相应节段肠管所有引流淋巴结，包括中央淋巴结，所需的范围。由于多数情况下肿瘤位于两条命名血管蒂之间，两条血管蒂都应该在起始部切除。如果怀疑中央淋巴结受累，应该在标本上标记，因其提示预后不良。因为淋巴引流并不总是遵循严格的顺序，滋养血管范围以外的淋巴结如果怀疑受累，也应在术中移除并送检[4,7]。术中如果没有移除转移性淋巴结，将被认为是非根治性切除。

除了达到肿瘤学安全切缘以及足够的淋巴结清扫，结直肠癌手术切除的重要目标还包括保障肠管断端的充分血供，以及保持吻合口无张力以避免吻合口并发症。

局部进展期肿瘤与邻近器官相连，应整块切除相邻受累的结构。由于临床和影像学无法辨别炎性粘连和肿瘤浸润，整块切除受累器官可以避免分离肿瘤浸润结构所导致的癌细胞播散的风险。术中肿瘤穿孔提示预后不良。切除的相对完整性（R_0、R_1 或 R_2），结合临床和病理信息，对决定局部复发风险和长期预后非常重要。

没有证据显示无接触技术，即控制血供后再处理肿瘤以避免癌细胞释放入血，能够改善肿瘤学结局[8]。尽管如此，微创结直肠手术更倾向于从内侧向外侧分离肠系膜、先处理血管再游离结肠的入路，因为这样可以帮助识别所有血管和腹膜后结构。

合适的外科技术对于取得最佳疗效至关重要。对于直肠癌，沿正常解剖平面锐性分离以切除直肠和包绕的直肠系膜的全直肠系膜切除（total mesorectal excision，TME）技术与降低

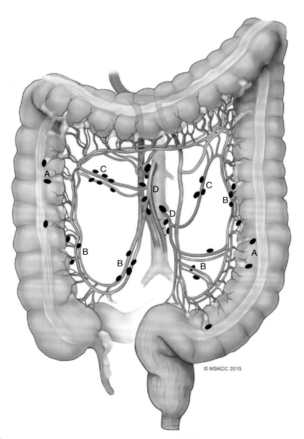

▲ 图 166-1 **结肠解剖**
肠上（A）、肠旁（B）、中间（C）和根部（中央，D）（2017，Memorial Sloan Kettering Cancer Center 版权所有）

的局部肿瘤复发风险相关[9,10]。同样，沿解剖平面切除所有含淋巴结的肠系膜并中央结扎命名血管的全结肠系膜切除（complete mesocolic excision，CME）技术，也与结肠癌患者降低的局部肿瘤复发风险相关[11]。一项丹麦的近期研究显示，在 Ⅰ～Ⅲ 期结肠腺癌患者中，CME 对比传统切除带来更长的无疾病生存[12]。TME 和 CME 完整性的差异很可能是不同外科医生和医疗机构之间肿瘤学结局差异的原因之一。

二、局部结肠癌

（一）结肠切除术

活检确诊的结肠腺癌、没有远处转移证据或大手术禁忌证的，是手术切除的指征。切除范围取决于原发肿瘤的位置。对于盲肠和升结肠的肿瘤，行右半结肠切除术，离断回结肠、右结肠和（有时）中结肠血管的右支（图 166-2A）。切除段结肠上附着的部分大网膜应当与结肠及系膜整块切除。对于肝曲或横结肠右部的肿瘤，行扩大右半结肠切除术，除了离断回结肠和右结肠血管，还须离断中结肠血管的起始部（图 166-2B）。对于横结肠中部的肿瘤，行扩大右半结肠切除术或横结肠切除术。横结肠切除术只离断中结肠血管，但为确保无张力吻合往往需要同时游离肝曲和脾曲（图 166-2C）。对于远段横结肠、脾曲或近段降结肠的肿瘤，行扩大右半结肠切除术（图 166-2D）或左半结肠切除术（图 166-2E）。后者需要离断中结肠血管的左支，以及在左结肠静脉汇入肠系膜下静脉处离断左结肠动静脉。

因为横结肠的局部进展期肿瘤可以转移至大网膜和胃网膜血管弓的区域淋巴结，完整的淋巴结清扫可能需要切除大网膜，并在根部离断胃网膜血管[13]。然而，这种扩大淋巴结清扫的益处仍待商榷。

对于乙状结肠的肿瘤，行乙状结肠切除术，将直肠上动脉在其从肠系膜下动脉的发出处离断。

结直肠癌患者中高达 5% 患有多源癌，这些患者应该进行遗传性结直肠癌综合征及其他易感情况的调查。对于没有遗传学易感因素的患者，取决于原发肿瘤的位置，可以行分段切除或包括两个病灶的扩大切除[14]。如果切除多于一个肠管节段，必须注意保留中间段结肠的血供，以避免缺血和相关的围术期并发症。对于遗传性非息肉性结直肠癌患者，多源癌是结肠次全切或全切术的指征。

（二）微创入路

几项前瞻性临床研究已经显示对比传统开放手术入路，腹腔镜结肠癌切除术有短期优势，而长期肿瘤学结局相当。腹腔镜手术的优势包括更少术后疼痛、更早恢复肠道功能、更短的住院日，以及更低的并发症率。然而，腹腔镜手术技术上有一定挑战，需要时间掌握。此外，既往手术引起的多发粘连、局部进展期疾病或肥胖都可能导致腹腔镜操作特别困难。腹腔镜手术中较早的或主动的中转开腹的并发症率与开放手术类似，而较晚的或被动的中转开腹的并发症更多[15]。

施行腹腔镜结肠切除术通常有 3～5 个戳孔和 1 个标本取出通道。随着专业技术的进步，目前逐渐使用更少的戳孔、更小的设备、更短的切口。正如在单孔腹腔镜手术（single-port laparoscopic surgery，SPLS）中，在标本拖出部位的小切口放置通道，镜头和操作孔都经由 SPLS 装置引进。

近期一项对 38 个病例系列、565 名进行了 SPLS 的患者的系统回顾发现，该手术可行，但技术上有难度。关于 SPLS 安全性的证据有限[16]。作者将该系统回顾的结果与一项包含了 3526 名传统腹腔镜结肠切除患者的 Cochrane 回顾对比，结论是 SPLS 对比传统腹腔镜手术并未减少术后疼痛或住院时间[16]。

机器人平台进一步改进了外科医生的术野

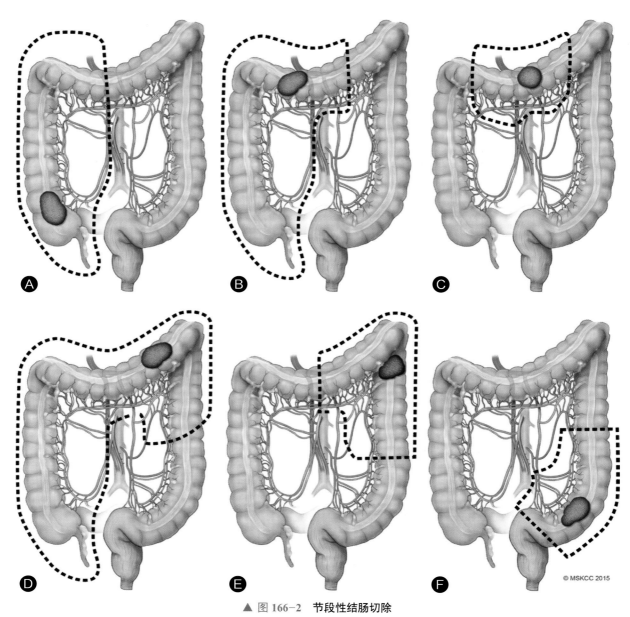

▲ 图 166-2　节段性结肠切除

A. 右半结肠切除；B. 右半结肠切除至横结肠；C. 横结肠切除；D. 右半结肠切除至脾曲；E. 左半结肠切除；F. 乙状结肠切除（2017，Memorial Sloan Kettering Cancer Center 版权所有）

显示和操作灵活度。与传统腹腔镜相比，机器人结肠切除有更低的中转开腹率，类似的短期结局，但花费更高[17]。

（三）吻合技术

结肠切除后，肠道连续性可通过不同技术重建，但必须遵循几个共同的外科学原则。肠管的吻合端——无论小肠、结肠还是直肠——应该有完好的血供。末段回肠与其他小肠一样，

有丰富的网状的血供。结肠的血供更为节段化，由边缘弓分支出的直小血管供应。理想状态下，结肠吻合端肠段的动脉应该有完好的动脉搏动。肠管吻合端应充分游离，保障无张力吻合。最后，缝线或吻合钉应该包括肠壁黏膜下层，因其含有最多胶原蛋白，是保持两端肠管对合最重要的一层。对具体吻合技术的描述超出了本章范围。对于正常肠管，手缝或吻合器吻合的并发症率类似。然而对于增厚的、水肿的或纤维化

的肠管，更倾向于使用手缝方式。

三、局部直肠癌

直肠癌手术通常比结肠癌手术更复杂、难度更高，因为直肠位于狭窄的骨盆中，被泌尿生殖器官、大血管和自主神经包绕，并靠近肛门括约肌。因此，直肠癌手术更容易出现术后并发症，导致排尿功能、性功能和（或）排便功能的丢失，以及生活质量的永久受损。直肠癌在行根治性手术后也有更高的局部复发率。另一方面，由于大部分直肠位于腹膜反折以下并靠近肛门，可以应用无法在结肠癌中使用的探查（如直肠指检和直肠腔内超声）和治疗手段（如外照射放疗、近距离放疗和局部切除）。

（一）解剖学

直肠是大肠的最远端部分，起自直乙交界部，终于肛管直肠环，后者对应耻骨直肠肌在肠壁上的切迹。肛管起于肛管直肠环，止于肛缘，即内括约肌远端与外括约肌皮下部间沟（图166-3）。处于实用目的和标准化考虑，直肠内定位通过与肛缘的距离（cm）来确定。测量肿瘤与肛缘的距离通常使用硬质直肠镜，因为可以同时看到镜身外面的厘米刻度与肛缘的关系。在欧洲各国，远端距离肛缘15cm以内的肿瘤被归为直肠癌；在美国，这个数字是12cm。肿瘤位置与前方腹膜反折以及肛缘的关系也可以通过磁共振成像确定，通常采用矢状位进行测量。

直肠系膜是直肠的内脏系膜，包含直肠上血管的终末支和直肠的淋巴引流。腹膜反折以上直肠的前方和两侧有腹膜包裹，后方直肠系膜作为乙状结肠系膜的延续附着于骶骨的凹面。腹膜反折以下的直肠完全是腹膜外器官，环周被直肠系膜包绕。直肠系膜外周覆盖一层薄的反光的膜，称为直肠系膜筋膜（mesorectal fascia，MRF）。直肠系膜后方与骶前筋膜之间有一层疏松的蜂窝状组织组成的无血管平面，这是根治性直肠切除术中的天然分离平

面。直肠系膜前方与泌尿生殖器官的分隔被称为Denovilliers 筋膜，为胚胎时期腹膜陷凹的前后两层融合而成，是直肠癌手术的重要解剖学标志。腹膜反折以下，直肠系膜通过侧韧带连接骨盆侧壁。随着直肠越来越靠近肛门直肠环，直肠系膜向远端逐渐变细；在肛管直肠环处，直肠固有肌层的纵行肌层成为肛门内括约肌的最外层。

直肠的血供主要来自直肠上动脉，后者是肠系膜下动脉分出左结肠动脉以后的终末支。直肠上静脉和同名动脉伴行，与左结肠静脉汇合形成肠系膜下静脉，然后汇入脾静脉。直肠下段和肛管也有来自髂内血管的血供：通过直肠中动脉，有时是膀胱下动脉的分支；以及直肠下动脉，是阴部动脉的分支。直肠中和直肠下血管与直肠上血管形成吻合支，为整段直肠提供充足的血供。与其他部位一样，直肠中和直肠下静脉与同名动脉伴行，并通过髂内静脉汇入体循环。

因为盆腔自主神经与手术多个步骤的分离平面非常靠近，外科医生必须非常注意避免损伤支配排尿和（或）性功能的神经。腹下神经丛位于主动脉前方，主要包含来自腰交感干的节前交感神经纤维。腹下神经丛的纤维在主动脉分叉水平汇合成为明显的腹下神经，后者向前外侧走行，越过髂内血管后进入骨盆侧壁。在这里，腹下神经与盆内脏神经汇合形成盆神经丛，盆内脏神经主要包含来自 S_2、S_3 和 S_4 前支的节后副交感神经纤维。输尿管下段、输精管、精囊腺、膀胱和前列腺的神经支配来自盆神经丛的分支。盆神经丛的分支还经由直肠侧韧带支配直肠下段。最后，在直肠侧韧带远侧，远端盆神经丛形成了泌尿生殖的神经血管束，后者沿精囊腺或阴道的后外侧面走行，并延伸至前列腺尖和膀胱颈。

（二）全直肠系膜切除

TME 旨在通过沿明确的解剖平面整块切除直肠和直肠系膜，达到根除原发肿瘤及其淋

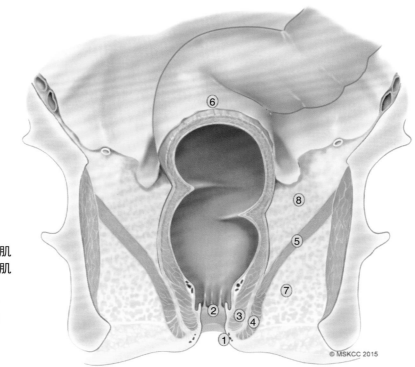

① 肛门边缘
② 齿状线
③ 肛门内括约肌
④ 肛门外括约肌
⑤ 提肛肌
⑥ 前腹膜反折
⑦ 坐骨直肠窝
⑧ 直肠系膜

Ⓐ

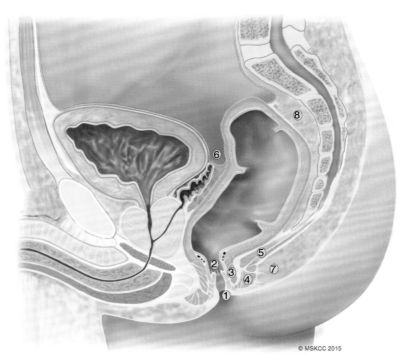

① 肛门边缘
② 齿状线
③ 肛门内括约肌
④ 肛门外括约肌
⑤ 提肛肌
⑥ 前腹膜反折
⑦ 坐骨直肠窝
⑧ 直肠系膜

Ⓑ

▲ 图 166-3 直肠解剖

（2017，Memorial Sloan Kettering Cancer Center 版权所有）

巴引流的效果。TME 的分离应在直视下沿直肠系膜筋膜和骶前筋膜之间的蜂窝状组织平面进行（图 166-4）。沿此平面的锐性分离更可能达到阴性的环周切缘（circumferential resection margin，CRM），更低的骶前静脉意外撕裂所致的出血风险，以及更低的腹下神经损伤风险[9]。

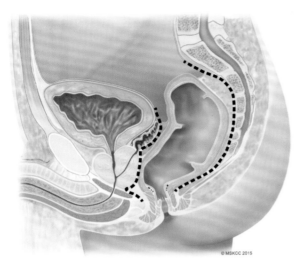

▲ 图 166-4 全直肠系膜切除分离层面
（2017，Memorial Sloan Kettering Cancer Center 版权所有）

足够范围的淋巴结清扫要求在直肠上血管起始处分离淋巴脉管蒂，即在肠系膜下动脉分出左结肠动脉的远端（常定义为低位结扎）。对于临床怀疑肠系膜动脉根部淋巴结转移的患者，淋巴脉管的清扫应向近侧延伸，分离至靠近肠系膜下动脉起始处（高位结扎）。由于无论高位还是低位结扎，乙状结肠支都在切除的标本内，理想状态下肠管的近端切缘应在降结肠与

乙状结肠交界处，使手术标本包含大部分的乙状结肠[18]。由于肿瘤向远端直肠壁的侵犯有限，2cm 正常肠壁的远切缘对大多数肿瘤是足够的。然而对淋巴结广泛转移的患者，直肠系膜内的远侧播散可能超过肠壁内播散，有时可在肿瘤下缘以远 3～4cm 处发现直肠系膜内的癌性结节。因此，对于直肠上段的肿瘤，直肠系膜切除应该扩展到肿瘤下缘远端 5cm 处，并垂直于直肠长轴离断直肠系膜。这种手术保留了盆腔内的部分下段直肠系膜和直肠残端，被称为肿瘤特异性 TME，区别于标准的 TME；后者分离至盆底，在直肠系膜的最远端离断直肠，手术标本包含整个直肠系膜。

（三）保括约肌手术

标准 TME 和肿瘤特异性 TME 都可以通过降结肠或乙状结肠游离缘和直肠残端吻合保留括约肌。这种手术被称为低位前切除术（low anterior resection，LAR）（图 166-5），使用同时具有切割和闭合作用的切割闭合器在肿瘤远侧离断直肠，留下短的直肠残端，然后通过圆形吻合器连接结肠游离缘和直肠残端完成吻合。

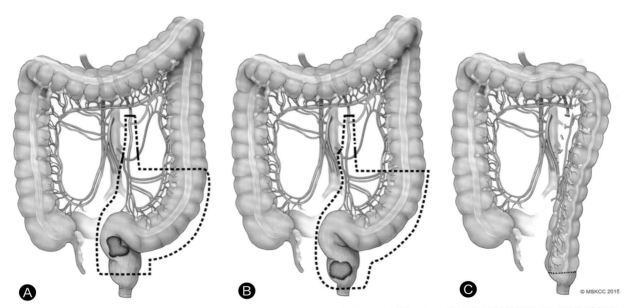

▲ 图 166-5 **A.** 远端 1/3 直肠肿物行低前切除术（适合结肠直肠吻合）；**B.** 括约肌复合体上方行低前切除术（适合结肠肛管吻合）；**C.** 结肠直肠吻合
2017，Memorial Sloan Kettering Cancer Center 版权所有

结肠和肛管也可以通过缝合重建肠道连续性，被称为结肠 – 肛管吻合。无张力、血供良好的低位结肠 – 直肠或结肠 – 肛管吻合需要完全游离整个左半结肠并松解脾曲，包括在靠近 Treitz 韧带处分离肠系膜下静脉。整个左半结肠通过边缘动脉从中结肠血管的左支获得血供。

1. 制作结肠储袋　许多接受保留括约肌手术的患者出现大便频繁、急迫、沾污内裤，以及无法将排便推迟 15min[19]。这一系列症状通常被称为低位前切除综合征（low anterior resection syndrom，LARS）[20]。这些症状的频率和严重程度各异，并在某种程度上取决于肿瘤和吻合口的位置、患者术前的排便功能和新辅助或辅助疗法的使用[21]。盆腔放疗，无论术前还是术后，显著增加了排便功能障碍的风险[22,23]。

造成 LARS 的解剖和生理因素尚未完全明确。LARS 患者的肛门括约肌压力与其他患者没有不同。不同之处似乎在于新直肠内哪怕只有少量粪便，也会引起肛门括约肌的过分舒张反应[24]。外科医生尝试过克服与端 – 端吻合相

关的新直肠低容量问题，方法是制作结肠 J 型储袋或侧 – 端吻合，以增加结肠的储便能力（图 166-6）。

几项研究对比了直接端 – 端吻合与 J 型储袋吻合的功能学结局。一项系统回顾分析了 9 项研究、共 473 例随机接受 J 型储袋或端 – 端吻合的直肠癌患者，发现 J 型储袋患者的短期肠道功能改善[25]。J 型储袋患者较少出现大便频繁或急迫，但两组大便失禁的比例类似。

仅有的两项有长期随访的研究发现，J 型储袋与短期大便频繁和急迫的改善相关，但与端 – 端吻合相比并未带来明显的长期获益。J 型储袋组和端 – 端吻合组的吻合口瘘或其他并发症发生率并无不同。值得注意的是，接近 1/3 的 J 型储袋患者经常有长期的直肠排空障碍，并需要使用缓泻药或栓剂[26,27]。考虑到这些症状在较大的储袋中更常见，储袋大小应限制为 5～6cm[28,29]。

侧 – 端吻合也可以潜在增加吻合口的储便能力。这种术式将圆形吻合器的抵钉座从距离

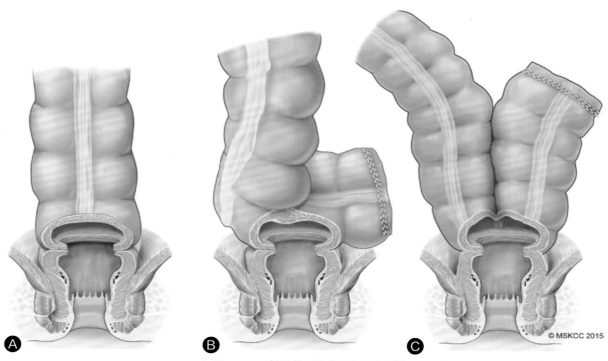

▲ 图 166-6　低位前切除术后的重建选择

A. 端端吻合；B. 端 - 侧吻合；C.J 型储袋吻合（2017，Memorial Sloan Kettering Cancer Center 版权所有）

游离的降结肠断端 3～4cm 处的肠壁插入。侧－端吻合能达到与 J 型储袋类似的功能学效果，但更容易制作。然而与 J 型储袋一样，侧－端吻合同样与排便问题有关[30]。在端－端吻合口的近侧行纵切横缝的结肠成形术也可以增加新直肠的容量，但与更高的吻合口瘘发生率相关[25]。

综上，结肠储袋与大便频繁和急迫的暂时性改善有关，但也可带来长期的排便问题。一般来说，我们倾向于用较粗的降结肠，而不是乙状结肠行端－端吻合以形成新直肠。

2. 降低吻合口瘘风险　吻合口的完整性应在术中行漏气试验确认：将吻合口浸没于盐水中，向肠管内充气。如果检测到漏气，可以通过缝合修补、重做吻合和（或）近端转流造口处理。对结直肠吻合口的内镜观察有助于发现吻合口出血或其他异常，以便在患者处于麻醉状态时进行补救。术中检测吻合口完整性可减少术后临床性吻合口瘘的风险[31]。

低位结肠－直肠和结肠－肛管吻合口瘘的发生率为 3%～34%，取决于患者群体、是否使用新辅助放疗、吻合口与肛缘的距离及手术技术[32,33]。吻合口瘘可引起盆腔感染，不但影响括约肌的保留，而且与局部复发和生存缩短相关[34]。为了预防这些可能的并发症，接受 TME 手术、特别是接受过新辅助放疗的患者推荐行转流性造口[35]。转流性造口不能预防吻合口瘘的发生，但可以减轻其后果，降低因为吻合口瘘而进行行急诊手术的机会[36,37]。通常倾向袢式回肠造口优于袢式横结肠造口，前者易于制作和回纳[38]。然而，袢式回肠造口与术后脱水和电解质紊乱相关，常需住院处理[39]。适当的患者教育结合造口管理的训练可以避免这些并发症。

（四）腹会阴联合切除

许多时候，直肠下段的肿瘤、特别是侵犯肛提肌或肛门括约肌时，在保证肿瘤学安全的环周和（或）远切缘的前提下无法保留括约肌。

此时，R0 切除需要 TME 的同时整块切除括约肌和肛管，并制作永久性端式结肠造口。这种手术被称为腹会阴联合切除（abdominoperineal excision，APE）（图 166-7）。手术的经腹部分——近侧淋巴脉管的清扫、结肠的分离、沿直肠系膜平面的解剖与 LAR 类似，除了直肠系膜的分离止于肛提肌上缘，以避免影响肛提肌附近的直肠切缘。APE 的经会阴部分将肛管及括约肌复合体和肛提肌从坐骨直肠窝脂肪上分离，一直到坐骨直肠窝的顶点，在靠近闭孔内肌和尾骨肌的肛提肌附着点切断肛提肌，这种术式被称为标准 APE[40]。

在肛提肌外 APE 手术中，肛提肌与直肠整块切除，手术标本呈圆柱样（图 166-8）[41]。一些外科医生推荐只切除保证肿瘤切缘所需的肛提肌。关于肛提肌外 APE 和标准 APE 的选择是有争议的。切除更多组织的潜在肿瘤学获益需要与更大的会阴缺损相关的并发症相权衡，特别对于新辅助治疗后的患者[42]。近期一项 Meta 分析包含了一项随机研究、一项前瞻性病例对照研究和 6 项回顾性病例系列，发现肛提肌外 APE 与标准 APE 相比有更低的术中直肠穿孔率、CRM 阳性率和局部复发率，但并发症

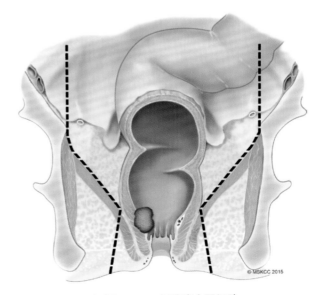

▲ 图 166-7　标准腹会阴切除
2017，Memorial Sloan Kettering Cancer Center 版权所有

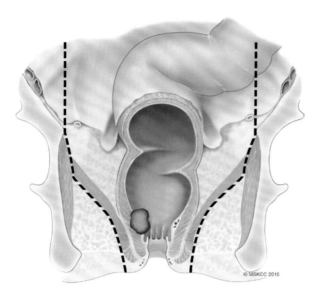

▲ 图 166-8　肛提肌外腹会阴切除

2017，Memorial Sloan Kettering Cancer Center 版权所有

率类似[43]。尽管如此，肛提肌外 APE 对比标准 APE 的获益至今没有结论性的证据；在达到 R0 切除和直肠标本完整的前提下，两种术式有可能效果相同。

APE 的患者通常采用改良截石位（又称为 Lloyd-Davies 位），会阴部显露较好，并能让经腹组和经会阴组同时进行。一些外科医生采用仰卧位完成经腹部分，俯卧位完成经会阴部分，后者需要臀垫和骨性突出部位的护垫。俯卧位提供更好的会阴显露，有利于助手配合与教学。俯卧位的缺点在于需要额外的时间翻转患者，并无法两组同时进行。两种体位的结局似乎类似，选择取决于外科医生的偏好[44]。

（五）微创入路

直肠癌开放手术需要腹部大切口。APE 需要脐下腹正中线切口或低位横切口。大多数保留括约肌手术需要从上腹部到耻骨联合的腹正中线大切口，以显露从脾曲到直肠下段的全部左半结肠。这样的腹部切口会引起患者不适，并与短期和长期并发症相关。

1. 腹腔镜全直肠系膜切除　直肠癌微创手术的目标在于缩小腹部切口，在不影响直肠系

膜切除的完整性和肿瘤学结局的前提下加速恢复。几项回顾性病例系列和小型随机临床研究发现，对比开放 TME，腹腔镜 TME 术后疼痛更少，并与更少的术后并发症和更短的住院日相关，但在手术时间、CRM 阳性率和局部复发率方面没有明显获益[45-47]。尽管有证据显示腹腔镜 TME 是可行的，在美国少于 20% 的直肠癌手术通过腹腔镜实施[48]，部分原因可能是在既深又窄的盆腔空间内操作长的刚性无关节器械有困难。

三项大型多中心前瞻性临床研究对比了直肠癌的开放 TME 和腹腔镜 TME[49-51]。结合这些研究的经验提示腹腔镜 TME 对比开腹 TME 出血更少、肠道功能恢复更快、住院日更短。腹腔镜 TME 和开腹 TME 的手术死亡率、术中和术后并发症、CRM 阳性率没有差别。然而，腹腔镜手术的中转开腹率和 CRM 阳性率在几项研究之间差异很大。这些差异可能源于研究设计、纳入标准、随机化和新辅助治疗的差异。2 项研究报道了 3 年肿瘤学结局，腹腔镜手术的局部复发率、远处转移率和生存与开腹手术没有不同。尽管这些发现提示在直肠癌手术中使用腹腔镜是有依据的，但仍应等待更大研究的结果才能确立腹腔镜作为局部进展期直肠癌的首选手术方式。

许多外科医生目前采用杂交入路，通过腹腔镜处理淋巴脉管、游离结肠，并通过下腹横切口开放下分离直肠系膜和完成吻合。杂交入路有助于技术上最具挑战的手术部分：分离直肠下段和完成吻合。这种入路的手术切口比完全开放手术小，但比完全腹腔镜手术大。尽管有证据支持杂交入路的短期优势[52]，目前暂无关于长期获益的报道。

2. 机器人全直肠系膜切除　外科治疗手段已加入达芬奇机器人平台，用于微创前列腺切除、子宫切除和 TME，这些手术都需要在狭窄的骨盆空间内获得最佳的术野显示和操作灵活度。来自回顾性单中心病例系列的最新证据

提示，机器人 TME 的直肠系膜切除完整性、CRM 阳性率和短期肿瘤学结局与腹腔镜 TME 相同。中转开腹率似乎低于腹腔镜 TME，但住院收费更高[53]。

3. 经肛经腹全直肠系膜切除 对于骨盆狭窄的患者，经肛经腹直肠切除术（或自下而上的 TME）提供了一种微创入路，采用传统经腹腔镜处理淋巴脉管、游离整段结肠[53-55]。直肠下段的分离通过肛门进行，对超低位肿瘤采用传统经肛器械，对更高的肿瘤采用内镜设备。在肿瘤远侧环周切开直肠壁并识别直肠系膜。通过荷包缝合封闭肠腔，以避免污染。在正确的平面向头侧分离，直到与经腹组会师。然后经肛门取出标本，完成吻合。

经肛经腹直肠切除术特别适用于接受过放化疗的非常低位的直肠肿瘤，这种情况下在盆腔操作的外科医生没有解剖标记提示在哪里横断直肠可以获得阴性远切缘。经肛入路让外科医生可以直视肿瘤下缘，精准的决定横断直肠的水平。对于可以通过传统经腹分离和双吻合器吻合治疗的高位直肠癌，自下而上入路的优势不明确。

（六）局部切除

局限于肠壁（T_1 或 T_2）而且没有直肠系膜淋巴结受累（N_0）的 I 期直肠肿瘤，潜在可以通过局部切除（local excision，LE）包含肿瘤

的直肠壁达到治愈。这个手术避免了 TME 的大部分不良后果，包括死亡、并发症及排便、排尿和性功能障碍。然而，精准的患者选择对成功的 LE 至关重要。由于 LE 并不切除或检查直肠系膜的病理淋巴结分期（与大多数结直肠癌手术不同），只应在淋巴结不太可能转移的情况下施行。LE 的筛选标准包括肿瘤小于 3cm，侵犯少于 30% 肠周，直肠指检可推动，直肠腔内超声 /CT/MR 未发现淋巴结转移证据，以及无高危组织学特征（即病理分化 3～4 级、淋巴脉管或神经周围侵犯）[56]。

过去，传统经肛切除只能治疗位于直肠下段的肿瘤，LE 被推荐用于距离肛缘 8cm 以内的肿瘤。随着内镜设备和大型术中直肠镜或单孔设备的使用，LE 现在可以治疗直肠中段和上段的肿瘤。尽管在非常低位的直肠肿瘤患者中，LE 对比低位吻合或永久性造口有明显的获益，LE 在上段直肠肿瘤的获益有待商榷。

为了避免局部复发，要求以 1cm 阴性切缘全层切除肿瘤所在的肠壁。关于 LE 适用性的最终决定取决于手术标本的病理评估。如果切缘阳性，侵犯深度超过黏膜下层（T 分期 ≥ 2），或组织学提示高危因素（3～4 级、淋巴脉管或神经周围侵犯），现有证据建议在 LE 后不久主动追加择期 TME，这样做的肿瘤学结局优于局部复发后行补救手术。

第 167A 章
早期直肠癌经肛手术入路：经肛门微创手术

Transanal Approaches to Early Rectal Cancers: Transanal Minimally Invasive Surgery

Matthew R. Albert　Joseph M. Plummer　Lawrence L. Lee　**著**

江　波 **译**　窦若虚　傅传刚 **校**

摘要

术前仔细筛选合适的患者联合应用经肛门内镜显微手术和经肛门微创手术能最大限度地保留器官功能，减少并发症，从而达到肿瘤根治的效果。随着手术发展、器械不断更新及人们对肿瘤生物学的深入了解，各种局部切除术与传统手术之间的差异正在逐步缩小。

关键词： 早期直肠癌；TAMIS；经肛门微创手术；经肛门内镜显微手术

对于组织学倾向直肠癌的肿瘤行局部切除术便能达到较好的肿瘤预后，这种情况并不算是一个新进展[1]。使用肛门拉钩的传统经肛切除术（transanal excision，TAE）已被证实与肿瘤切缘阳性和肿瘤破裂有关[2]。与经腹切除术相比，该手术局部复发率较高、长期生存率较差[3]。随着内镜平台的发展，局部切除术的切除质量已经得到很大进步。直肠上 2/3 的病变也可用内镜技术解决。与传统 TAE 手术相比，先进的内镜操作平台可视性较强，人体工程学设计不断优化，这均有助于实现高质量的局部切除。1984 年，Gerhard Buess 医师通过肛门内镜显微手术（transanal endoscopic microsurgery，TEM）完成局部切除术，该手术与传统 TAE 手术相比，有较高的 R0 切除率并能够达到整块切除[4,2]。一项随机研究结果表明，早期直肠癌患者行 TEM 和根治性手术后，两者在肿瘤预后方面几乎无差异[3,5]。

2010 年，Atallah 等首次报道经肛门微创手术（transanal minimally invasive surgery，TAMIS），该技术可由一位熟练掌握操作技能和腔镜设备的手术医生通过一套材质柔软的经肛门设备完成[6]。TAMIS 学习曲线较短，腔内入路较宽敞，病变可见度较高，并且无论病变处于何种位置，患者均可采用截石位进行手术操作[7]。

一、患者选择和术前调查

组织学上分化比较好的早期直肠癌（如高分化、无淋巴血管或周围神经侵犯），仅侵犯黏膜下层浅层（sm1）（$T_1N_0M_0$）在行根治性手术后有较高的治愈率。与根治性手术相比，局部切除术的目的是改善功能并降低手术并发症，两者之间的治愈率相差无几。因此，选择合适的患者是关键。应尽量选择淋巴结受累风险最小的患者行有效地局部切除术[8]。NCCN 直肠癌指南表明肿瘤活动度好、cT_1N_0、高中分化、病变直径小于 3cm、无淋巴血管和神经侵犯的患者适合行局部切除术。大于 3cm 的病变也可行局部切除术，但预后较差。采用 Kikuchi 分类方法对 T_1 期病变行病理评估对准确进行危险分层至关重要。浸润深度超过黏膜下层 1/3 的病变（如 $sm_{2/3}$）有较高淋巴结转移风险，因此强烈建议经腹切除术。只有严格遵循这些标准，局部切除术才会达到与根治性手术同样的治疗效果。SEER 数据库报道了局部切除术和经腹切除术两者之间具有相同的癌症相关生存率，并且一项 Meta 分析结果表明 T_1 期直肠癌行 TEM 局部切除术和根治切除术，两者之间的 5 年总体生存率并无差异[9,3]。

患者应当被告知，若病理结果存在高危因素，应建议行根治性手术以达到治愈目的。应考虑患者意愿和风险承受能力进行个体化治疗，还需要考虑并发症、手术耐受能力，并且需对病情进行密切监测。同样，对于术前诊断不明的病变，如 T_1 和 T_2 期病变，可行 TAMIS 局部切除活检术，待病理明确后再行下一步治疗。侵袭固有肌层的病变，如 pT_2，因有较高淋巴结转移的风险，应行根治性手术。有研究表明，TAMIS 局部切除术适用于那些不愿意或不能承受根治性手术的进展期肿瘤患者。这些患者必须进行多学科讨论，以明确除 TAMIS 局部切除术外，是否还需要进行放化疗。对那些医学上能够耐受手术但是不愿意接受根治手术造成功能损害的患者，或在根治术后存在永久造口风险的患者，必须告知局部切除术可能会在肿瘤治疗方面产生较差的结果，医生应竭尽全力为患者提供可治愈的肿瘤根治手术。少数情况下，TAMIS 局部切除术可用于缓解患者的症状，这些患者往往存在严重的并发症或者已发生了肿瘤转移。新辅助放化疗后也可行 TAMIS 手术。这种情况下，伤口裂开很常见，并伴随着明显的疼痛，患者需再次入院和进行粪便改道[7]。由于操作套管的长度为 37～44mm，因此，距离肛缘 3cm 以内的病变在行 TMAIS 手术时不易被发现。TEM 直肠镜在处理远端病变时较难获得良好的气密性。因此，可采取杂交手术的办法切除病变。先通过 Park 拉钩处理远端病变，然后再放入 TAMIS 套管行近端切除。该方法将

先进的内镜平台用于切除具有高危风险肿瘤切缘 R1 的病变组织和行传统 TAE 术后容易肿瘤破碎的病变组织。

术前评估包括详细的病史检查和体格检查。病史检查要注意疾病特异性症状和相关症状、家族史、体力状况、功能储备、排便控制能力。体格检查尤其需注意直肠指诊的检查。直肠指诊可触及病变以评估其质地、活动或固定程度。必须全结肠镜检查以排除可能改变治疗策略的同时性病变。术者可通过硬性直乙结肠镜明确肿瘤的大小、在肠腔中的位置、肿瘤上下缘与肛缘的距离及环周浸润情况。

直肠腔内超声和盆腔磁共振成像可单独或联合应用以明确肿瘤局部分期。胸部、腹部、盆腔的 CT 和癌胚抗原检测有助于评估临床分期。常规实验室检查和正电子发射断层扫描并非必须要做。一旦术前评估完成，患者应进行多学科讨论，以达成一致的诊疗计划。

二、技术层面 /TAMIS 的操作技术

为保证术区清洁，减少穿孔后的污染，术前常规肠道准备或采取左侧卧位灌肠。根据结肠手术指南，可以使用抗生素并进行静脉血栓栓塞预防。由于尿潴留发生率高，男性患者留置 Foley 导尿管可能是有益的[10]。

病变无论在直肠中哪个位置，患者均可采用截石位。通常将主操作显示器放在手术床头，术者和助手（扶镜手）坐在患者两腿之间。术中需要用到一些基本的腹腔镜器械，如抓钳、电刀、持针器。使用 5mm 的 30～45° 镜最为合适，可以解决术者操作器械之间的碰撞，便于评估侧切缘和近端边缘，并且还能提供绕过直肠瓣的视野。电刀、吸引器及其他能量装置均可用于解剖和止血。

TAMIS 手术需要的设备包括：SILS Port（Medtronic，Minneapolis，Minnesota）、the Gel POINT Path（Applied Medical，Rancho Santa Margarita，California）、Triport（Olympus） 和

SSL（Ethicon，Somerville，New Jersey）。可根据需要使用 Lone Star 牵开系统（CooperSurgical，Trumbull，Connecticut）更好地暴露肛管管腔（图 167A-1）。通过 Gel 多通道置入 5mm 镜头、电刀、吸引器及抓钳后，手术即可开始。有关 TAMIS 的早期文献报道安装这些设备平均需用 1.9min[10]。直肠腔内的二氧化碳分压通常维持在 15～18mmHg，对于病态肥胖患者可将其增加到 20mmHg。吸引器对于排烟非常重要。最近，新研发的气腹机（AirSeal Insufflation System；ConMed，Inc. Utica，New York）可以较低的气压稳定地为肠腔提供压力并能显著降低腔内烟雾。而这两个棘手的问题正是先前 TAMIS 术者所遇到的。

肿瘤切除必须完整非破碎、全层、切缘阴性。黏膜下剥离术不适用于早期直肠癌，主要用于切除良性息肉，为的是减少伤口并发症的风险。首先用电刀标记出 1cm 的环周切缘（图 167A-2）。在病变远端全层垂直切开直肠壁，操作过程中不能触及肿瘤，最深可达直肠系膜脂肪层（图 167A-3）。标本抓取时应抓住正常黏膜的边缘或是病变下方的直肠系膜脂肪，以减少组织和肿瘤破碎。一些外科医生提倡在病变部位的后方整块切除直肠系膜脂肪来获取淋巴结。若标本的淋巴结有转移，治疗策略会相应改变。如果有必要行直肠切除术，则必须要小心避免破坏直肠系膜筋膜的信封样结构，以减少对解剖平面的破坏[7]。

相对于传统 TAE 或 TEM 必须采用折刀位而言，直肠前壁病变采取截石位则更容易进行 TAMIS 手术。前列腺或阴道的损伤多发生于直肠前壁病变，因为此处的直肠系膜较薄，但这些损伤在许多 TAMIS 术中均未见报道。熟悉解剖平面和周围关键结构对该手术非常重要。直肠中上段的前壁肿瘤在行该手术时破入腹腔的风险约占 4%[11]。在闭合肠壁之前需首先关闭腹膜，然后才是直肠肠壁。然而，在此过程中可能会出现一过性的肠腔压力降低。该手术

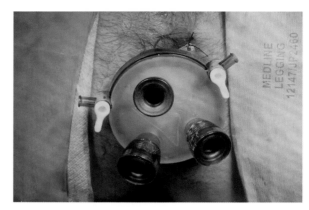

▲ 图 167A-1　Gel POINT 通路的套管和戳卡—经 FDA 批准的两种经肛门微创手术平台之一

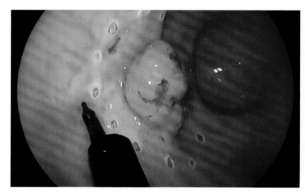

▲ 图 167A-2　经肛门微创局部切除术行病灶标记，采用单电极在 1cm 处标记环周切缘

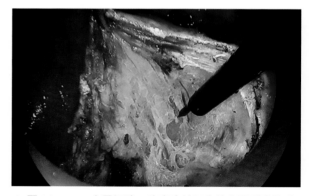

▲ 图 167A-3　全层切除，注意病灶下方的直肠系膜脂肪，表明整个直肠壁已被切断

基本无须在腹腔镜下行盆腔冲洗、肠腔闭合或测漏检查。根据我们 250 多例 TAMIS 手术经验，在最初的 100 例手术中，我们较频繁地转换为腹腔镜下肠壁缝合，其原因在于肠腔压力无法保持稳定，从而无法保证腔内缝合的安全。

TAMIS 术进入腹腔与盆腔感染机会增加或肿瘤不良预后之间并无相关性。应充分告知患者该手术有进入腹腔的风险，并签署知情同意。

新鲜未经保存的标本组织应该按照一定方向用固定针将其固定在标本板上，然后将标本送病理科医生进行切缘评估（图 167A-4）。若标本切缘为阳性，强烈建议行补充切除或肿瘤根治手术。

用聚维酮碘冲洗直肠可最大限度减少细菌和肿瘤污染。目前，关于直肠肠壁缺损的最佳处理方式仍存在争议（图 167A-5）。对于肠壁全层缺损可以采用间断或连续缝合。Hahnloser 等研究结果表明，在三个中心 75 例 TAMIS 手术病例中，肠壁缺损缝合与敞开，这两者之间的并发症发生并无显著差异。为避免肠腔狭窄，肠壁缺损缝合时应采取横向缝合。缝合时，最好将腔内压力降低至 8~10mmHg，以减少缝线的张力。可以从切口侧面开始进行连续缝合，但技术上存在一定难度。V-Loc 缝线（Covidien,

Mansfield，Massachusetts）能保持张力且无须打结，可加快连续缝合的速度（图 167A-6）。也可利用腹腔镜打结器进行间断缝合。现代缝合设备可显著缩短学习曲线，但会增加手术成本。缝合时，可使用腹腔镜打结装置和方法进行缝合（图 167A-7）。手术结束时，可置入硬性或柔性乙状结肠镜评估肠腔直径。

机器人辅助 TAMIS 手术已成功开展[13,14]。然而，机器人对接时间（达 36min）及使用机

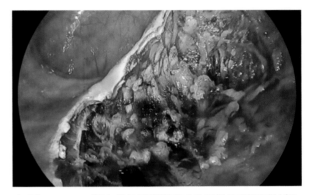

▲ 图 167A-5　闭合前经聚维酮碘冲洗后的直肠肠壁缺损

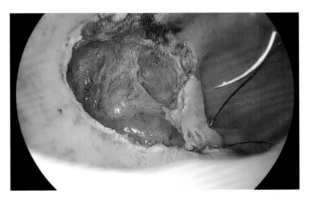

▲ 图 167A-6　直肠肠壁缺损使用 V-Loc 进行连续缝合

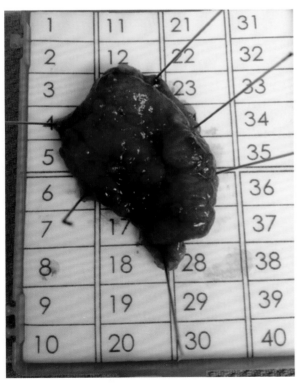

▲ 图 167A-4　经肛门微创手术切除的标本按一定方向固定

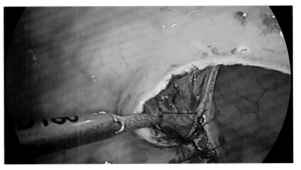

▲ 图 167A-7　用于经肛门微创手术的商用自动腹腔镜缝合装置（LSI Solution，TK）

器人设备所产生的额外成本（每位患者的成本高达 1000 欧元，还不包括机器人系统及其维护成本）限制了机器人辅助 TAMIS 应用[14]。

三、术后护理

TAMIS 手术可在门诊开展，但对于高龄、存在严重并发症或出血风险增加的患者，需考虑住院手术治疗。在对超过 260 名患者的研究中，我们发现将近 80% 的患者可当天出院。所有患者均应被告知术后早期和迟发性出血及盆腔感染征象。术后会出现一过性肠道分泌物增多及排便习惯改变。麻醉恢复后即可开始普通饮食。除非肿瘤位于齿状线、手术切口或闭合线紧邻齿状线，一般无须止痛药。也不建议术后使用抗生素。

四、并发症

TAMIS 发生严重并发症的概率比较低。出血是 TAMIS 最常见的并发症，往往是自限性的。出血可发生在早期，或出现延迟出血，多与缝线开裂有关。大多数情况下出血可控，无须进一步干预。通常可在内镜下评估出血并行注射治疗，或在麻醉下缝合。

无论直肠肠壁缺损是否关闭，30 天后再次检查时，肠壁缺损几乎完全愈合。术中若进入腹腔，缝线裂开后可能会导致严重的并发症，如盆腔感染。新辅助治疗后的患者行 TAMIS 手术，术后伤口裂开、严重疼痛、再次入院的发生率较高，部分患者甚至可能需要粪便转流。Marks 等的一系列研究结果表明，新辅助化疗后再行 TEM 手术的患者中，有 25.6% 的患者出现伤口并发症，其中 1 例粪便改道[15]。Perez 等报道手术缝线开裂的比率为 60.9%，其中 43.5% 的患者需再次入院，因此便放弃该手术[16]。

据报道，TAMIS 术后会出现发热，可能是由一过性的菌血症引起，通常只需观察，不需要使用抗生素。但是，若持续发热、高热及伴随其他全身炎症反应需进一步评估。

与大多数肛肠手术一样，TAMIS 术也会发生尿潴留并需要导尿。但这种情况并不常见，其原因可能是由于直肠镜对直肠前壁和尿道产生压迫从而加重了尿潴留。由于 TAMIS 套管比 TEM 直肠镜更加柔软，并且操作位于前列腺水平以下，因此，TAMIS 对泌尿系统组织结构施加的压力最小。导尿后这些问题便可迎刃而解。TAMIS 术导致的严重的泌尿系统并发症，如直肠尿道瘘，虽然尚没有文献报道，但位于直肠前壁的病变，在深层次解剖时可能会因损伤尿道引起。在我们的病例中，1 例患者并未进入腹腔但术后却出现阴囊气肿，随后该气肿自行消退。

TAMIS 术后可能会出现短暂的大便失禁。引起大便失禁的原因与下列因素有关：使用 4cm 的扩肛器进行肛门扩张、直肠容量下降、直肠顺应性变差、直肠愈合过程中产生黏液。大便失禁一般是暂时性的，6 个月后直肠肛管功能恢复正常，其测压参数也会恢复至正常水平。Karakayali 等评估了 10 例因直肠肿瘤行 TAMIS 手术患者的肛管直肠功能，结果发现，肛管直肠测压在术前与术后 3 周之间并无明显差异，术后只有平均最小感觉容量有所降低[17]。在第 6 周，所有患者的克利夫兰临床失禁评分均正常。Verseveld 等研究表明，在 24 例患者中，TAMIS 手术对患者的生活质量或者肛管功能均无不良影响[18]。

五、随访

密切临床观察和内镜随访对于发现局部和全身复发至关重要。根据美国国立综合癌症网络 NCCN 指南，在切除恶性病变后，患者 2 年内应每 3 个月进行一次病史、体格检查、硬性直肠镜检查和血清癌胚抗原（CEA）检测。之后，每 6 个月复查一次，共 5 年。术后第 1 年和第 3 年应进行全结肠镜检查，之后每 5 年检查一次以除外异时性病变。作者的做法是在术后前 2 年内，每 6 个月进行一次盆腔 MRI 检查以发现可疑淋巴结转移。

六、结果

自 2009 年以来，已有 500 多例行 TAMIS 局部切除直肠肿瘤的病例[12,19,20]。由于 TAMIS 术后并发症和死亡率较低，因此该手术围术期效果较好。系统性回顾分析 390 例 TAMIS 手术病例表明，该手术总体并发症比率为 7.4%，无死亡。TAMIS 术后肛门直肠功能或生活质量似乎也无明显影响[18,21]。我们采用 TAMIS 术治疗直肠肿瘤 250 多例，其中 55% 为恶性肿瘤，93% 实现 R0 切除，95% 实现肿瘤整块切除。平均随访 14.4 个月，6% 的患者出现局部复发，但仅有 1% 的患者因发生浸润而行根治性切除术。Keller 等报道 75 例 TAMIS 手术，有 6.6% 的患者切缘阳性，不到 1% 的患者肿瘤破碎，平均随访 36.5 个月，5.8% 的患者出现局部复发[20]。这些数据优于传统 TAE 和 TEM[2,22]。由于目前没有专门用于比较 TAMIS 和根治性手术的数据，因此许多数据都是从 TEM 外推而来[3]。

七、结论

早期直肠癌患者行根治性手术时需要权衡根治效果、并发症及是否会发生功能障碍。对于那些接受传统根治性手术的早期直肠癌患者现在可以通过局部切除以达到治愈。TAMIS 是一个先进的内镜平台，可用于早期直肠癌患者的根治性切除。我们已经阐述了手术适应证、手术技巧、围术期护理及潜在并发症。目前数据表明，TAMIS 术后切除质量和局部复发率与 TEM 手术效果相当。对于直肠肿瘤行局部切除术，TAMIS 是比较明智的选择，因为该手术可降低术后并发症以及最大限度地保护器官功能。

第 167B 章
早期直肠癌经肛手术入路：经肛内镜显微手术和传统经肛局部切除术

Transanal Approaches to Early Rectal Cancer: Transanal Endoscopic Microsurgery and Conventional Transanal Excision

Marco E. Allaix　Alessandro Fichera　**著**

张　顺 **译** 高　玮　窦若虚 **校**

摘要

传统经肛局部切除和经肛内镜显微手术是早期直肠癌的微创手术治疗的两种途径。TEM 较 TAE 有更高的全层整块切除率和更好的肿瘤学结果，因此 TEM 被认为是目前直肠癌局部切除的首选方法。对于选择性的 $T_1N_0M_0$ 期直肠癌患者，与根治性切除的全系膜切除手术比较而言，TEM 可以获得更低的并发症率和更好的功能保留，同时又能取得相似的长期肿瘤学结果。而对经选择的 $T_{1\sim2}N_0$ 期患者进行新辅助放化疗联合 TEM 的治疗目前正在临床评估中。

关键词：传统经肛局部切除；经肛内镜显微手术；经肛内镜手术；全层切除；早期直肠癌；淋巴结；放化疗；全系膜切除

肠癌筛查的推广使得直肠癌早期发现率显著升高。此外近年来直肠癌分期及治疗方式也得到了很大的改进。包含局部切除和放化疗的保肛保器官的多模式策略治疗早期直肠癌也逐渐引起人们的兴趣。

20 世纪 90 年代，人们认为使用牵开器的传统经肛局部切除术具有足够肿瘤根治性以替代根治性直肠切除术从而治疗早期直肠癌。然而，随着全系膜切除术开展及包括经肛内镜显微手术等一系列新的腔镜技术的应用，即使在 T_1 期的直肠癌患者中，传统 TAE 的地位也被不断挑战。直到现在经腹直肠联合全系膜切除仍是治疗直肠癌的标准手术方式。对 T_1N_0 期直肠癌，TEM 是不错的选择，因其能够避免手术相关并发症及术后功能缺失的发生。近年来，

TEM 联合新辅助放化疗也被应用在部分 T_2N_0 的直肠癌患者。

本章节的目的是回顾 TAE 及 TEM 用于治疗 ERC 的外科技术，以及短期和长期的肿瘤学结果。

一、早期直肠癌

关于早期直肠癌的定义，目前尚无定论（表 167B-1）。目前许多标准是根据黏膜下浸润深度来定义早期直肠癌。Haggitt 分型将带蒂息肉癌变根据黏膜下浸润程度进行分级，Kikuchi 分型把无蒂息肉癌变根据黏膜下浸润的深度分为三种类型，sm_1、sm_2 及 sm_3。

从病理学观点出发，浅表肿瘤病变的巴黎分类及其修订版代表了对 ERC 进行分类的最新尝试。浅表肿瘤病变是指病变浸润深度局限于黏膜

表 167B-1　早期直肠癌的定义	
分型	描述
Haggitt 分型（带蒂 T_1 期肿瘤）[4]	1 级：浸润黏膜下层但局限息肉头部 2 级：浸润黏膜下层息肉颈部 3 级：浸润黏膜下层息肉蒂部 4 级：浸润黏膜下层超过蒂部，不超过固有肌层
Kikuchi 分型（无蒂 T_1 期肿瘤）[5]	sm_1：浸润＜ 1mm sm_2：介于 sm_1 和 sm_3 之间 sm_3：浸润接近固有肌层
浅表肿瘤病变的巴黎分型及更新版[6, 7]	隆起型病变 有蒂（0～Ⅰp） 扁平（0～Ⅰs） 混合型（0～Ⅰsp） 表浅型病变 浅表隆起（0～Ⅱa，隆起高度小于黏膜面 2.5mm） 浅表平坦（0～Ⅱb） 浅表凹陷（0～Ⅱc） 混合型包括 浅表隆起＋凹陷（0～Ⅱa+Ⅱc） 浅表凹陷＋隆起（0～Ⅱc+Ⅱa） 扁平＋凹陷（0～Ⅰs+Ⅱc）
EAES 共识声明[9]	早期直肠癌是具有良好预后，能够安全切除并保留直肠，并且在局部切除后复发风险较低的直肠癌

EAES. 欧洲内镜外科学会

下。细分为Ⅰ型及Ⅱ型及混合型：Ⅰ型为隆起型病变，分为有蒂（0～Ⅰp），扁平（0～Ⅰs），或者混合型（0～Ⅰsp）；Ⅱ型表浅型病变，分为浅表隆起（0～Ⅱa，隆起高度小于黏膜面 2.5mm），浅表平坦（0～Ⅱb），浅表凹陷（0～Ⅱc），以及混合类型如浅表隆起＋凹陷（0～Ⅱa+Ⅱc），浅表凹陷＋隆起（0～Ⅱc+Ⅱa），扁平＋凹陷（0～Ⅰs+Ⅱc）。表浅型病变（如 0～Ⅱa、0～Ⅱb）可能会演变为隆起型病变或侧向发育型肿瘤。

即便认为 ERC 的淋巴结转移风险较低（$T_{1\sim2}N_0$），但这一定义没有彻底反映 ERC 对治疗和生存的临床影响。因此近期又提出了早期直肠癌的临床定义：早期直肠癌是具有良好预后，能够安全切除并保留直肠，并且在局部切除后复发风险较低的直肠癌。

二、传统经肛局部切除／经肛内镜显微手术

（一）术前检查

术前检查项目如下。
- 包括直肠指诊在内的临床评估。
- 全结肠镜检查排除结肠多发肿瘤。
- 直肠镜检查定位肿瘤位置，测量其上下缘距离肛缘的距离。
- 超声内镜评估肿瘤在直肠壁浸润的深度。
- 盆腔磁共振显像判断是否存在潜在转移的淋巴结。
- 胸腔及腹部 CT 检查排除远处转移。
- 血清癌胚抗原检查。

（二）患者准备

拟接受 TEM/TAE 的 ERC 患者，术前 1 周进食低纤维食物，术前 12h 及 2h 清洁灌肠。术中有污染腹腔风险时，需口服抗生素行全肠道准备。抗生素类如二代头孢菌素类和甲硝唑在手术开始前及术后第 1 天静脉注射。不需要常规进行深静脉血栓的预防。

三、传统经肛局部切除

（一）适应证
- 位于直肠低位 T_1N_0 期肿瘤（距离肛缘＜10cm）。
- 活动，息肉样病变。
- 肿瘤侵犯直肠环周＜ 1/3。
- 肿瘤直径＜ 3cm。
- $G_{1\sim2}$ 期肿瘤。
- 没有证据提示淋巴脉管侵犯（尽管此项术前评估有难度）。

（二）手术技术
- 直肠后壁肿瘤，通常采用膀胱截石位。而直肠前壁肿瘤，采取折刀位能够使术者更加清楚地看到肿瘤。

采用 Lone Star 肛门牵开器将肛门撑开，使手术野暴露更加清楚。

自动牵开器插入肛门定位肿瘤位置。

采用传统单极电凝对肿瘤环周的黏膜进行标记确保足够的切缘（离肿瘤至少 0.5cm）。

在肿瘤顶端缝合留置缝线可用于牵引暴露肿瘤，以便在切除过程中向肛门外牵拉肿瘤。

全层切除肿瘤直到直肠周围脂肪组织；在切除过程中，应牵拉直肠肿瘤远离其下层脂肪组织，以便整块切除肿瘤，包括周围直肠周围组织和足够的游离切缘。

（三）术后并发症

直肠出血。

直肠周围感染。

切缘达到齿状线引起的疼痛。

肛门直肠狭窄。

切除直肠前壁肿瘤导致前列腺或阴道损伤。

四、经肛内镜显微手术

（一）适应证（包含传统经肛局部切除纳入的适应证）

位于直肠中位或高位的肿瘤（仅限于经验丰富的手术医生）。

根据研究方案对放化疗有效的 T_2N_0 期直肠癌或不适合腹部手术的患者。

（二）手术技术

1. 设备　目前为止，有两种不同的平台可以开展早期直肠癌的经肛内镜手术：TEM 和经肛内镜手术（transanal endoscopic operation，TEO）平台。两种平台都适应于传统 TAE 手术不能切除的直肠中段及上段肿瘤，同时又能在直肠腔内获得超过 TAE 更佳的手术视野。

TEM（Richard Wolf，Knittlingen，Germany）相关设备（图 167B-1）由 Gerhard Buess 在 20 世纪 80 年代早期发明使用，它包含以下组成部分。

直径为 4cm 的可操作直肠镜，有三种不同的长度，并带有可插入直肠镜相应的封闭装置。

一个工作适配器和一个工作插入件，用于将直肠镜连接到手术器械、摄像头和气腹机。

把直肠镜固定在手术台上的马丁臂。

光源及立体角度的镜头，以便术者通过佩戴眼镜进行三维可视化的显微外科操作。

其他设备如吸引器、冲洗管、弯曲或直的带有单极电凝的抓钳、缝合夹钳、电烙器及持针器。

TEO 平台（Karl Storz GmbH，Tuttlingen，Germany）（图 167B-2）是 TEM 平台的一种替代方案，也在全球范围内得到了认可。

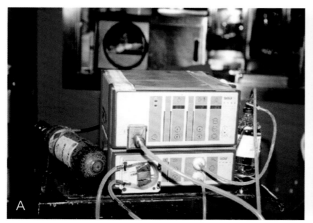
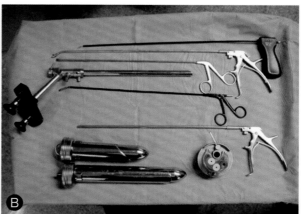

▲ 图 167B-1　经肛内镜显微手术设备

TEO 平台包括长 7cm 或 15cm 的直肠镜（直径为 4cm），适合专用或常规的腹腔镜设备的三个工作通道（12mm、5mm、5mm）。5mm 的通道适合角度 30° 的 2D 腔镜镜头置入。TEO 直肠镜尖端的形状允许在肠腔内 360° 无死角操作和缝合直肠壁。标准的腹腔镜镜头设备能够把图像传输到显示器上。

一项效力不足的随机对照试验分析了 34 例早期直肠肿瘤接受 TEM 或 TEO 治疗的患者，结果提示术中和术后结果没有显著差异。TEO 平台的花费显著低于 TEM 平台[10]。

2. 手术台上患者的体位　TEM 能够在全身麻醉或脊髓麻醉下进行。最近的一项包含 50 例直肠肿瘤患者的前瞻性研究结果显示脊髓麻醉能够安全有效的开展 TEO 手术。术中无并发症发生，也没有中转全身麻醉的情况出现。中位手术时间为 60min（范围 20～165min）。术中及术后无须使用阿片类药物。中位术后疼痛评分在 4h、8h、24h 及 48h 均为 0 分。术后血流动学指标无显著改变。

患者采用仰卧位或者俯卧位，确保肿瘤接近手术野 6 点钟位置。肿瘤位于后侧壁通常取仰卧位。肿瘤位于前侧壁（12 点钟至 3 点钟，或者 9 点钟至 12 点钟方位）或接近腹膜反折通常采取俯卧位。俯卧折刀位能够使小肠肠襻远离手术范围，减少腹膜反折上方肠壁切穿后泄漏至腹腔的气体，便于腹膜开口的缝合操作。

术前置入导尿管，常规保留至术后 24h。

3. 第一步：切除

● 术者位于患者两腿之间，助手位于术者左侧，显示器放置于术者前方。

● 直肠镜置入直肠，在发现直肠病变后予以固定。直肠镜的位置在手术过程中随时调整确保最佳手术视野和对肿瘤边界进行清晰的操作。

● CO_2 充气维持直肠气压在 8mmHg，在某些患者可能需要提高到 16mmHg 左右。

● 操作开始时使用电凝设备对肿瘤环周进行标记，标记范围至少离肿瘤边界 5mm（图

167B-3）。

● 肿瘤切除通常从右下界开始（图 167B-4A），逐步剥离肿瘤至环绕一周，从而完整切除肿瘤（图 167B-4B 和 C）。单极电凝设备能够安全的切除肿瘤。超声刀和双极电凝设备能够对困难病例的切除提供帮助。由于术前肿瘤分期的准确性有限，术中需常规对肿瘤进行全层切除到达直肠周围脂肪组织。当女性患者直肠阴道隔较薄，或男性患者既往前列腺切除史，位于直肠前壁的肿瘤术后发生直肠阴道瘘和直肠膀胱瘘的风险较高。

● 标本经直肠取出，并固定在软木板上，保留肿瘤周围正常的直肠黏膜。

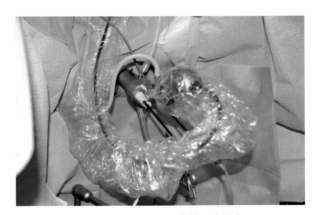

▲ 图 167B-2　经肛内镜手术设备

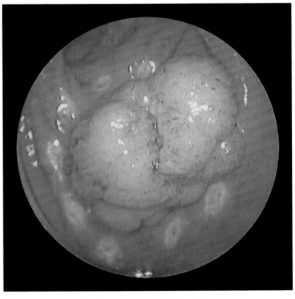

▲ 图 167B-3　标记切缘

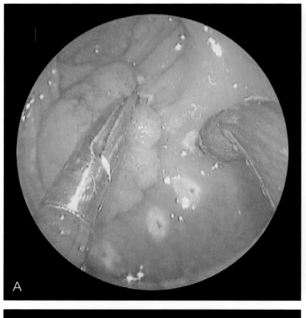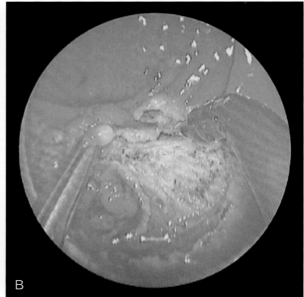

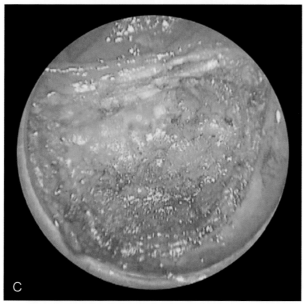

▲ 图 167B-4　**A.** 从肿瘤右下界开始解剖切除；**B.** 在病变附近和下方继续解剖；**C.** 切除肿瘤后直肠周围脂肪组织

- 当操作过程中进入腹腔，术者的经验对能否经肛完成手术操作至关重要。我们的经验是，患者俯卧位及 TEO 直肠镜尖端的形状能够帮助术者关闭直肠壁缺损，使中转开腹或肠造口的风险降到最低。

4. 第二步：缝合肠壁缺损　TEM/TEO 技术上的优势使其在关闭直肠壁缺损上相较于传统经肛切除能够减少术后局部感染和脓毒症发生率。当直肠肿瘤复发或局部切除后病理结果不佳需要进一步行联合 TME 的直肠切除时，能够

带来更少的并发症。

- 首先使用碘聚维酮溶液清洗缺损肠壁，减少脓毒症的发生及肿瘤细胞的播散。

- 使用单股可吸收缝线从右向左连续缝合缺损肠壁（图 167B-5A）。当缺损较大时，首先在缺损中线处缝合缺损的近端及远端来减少缝合张力。手术过程中，直肠腔内打结具有很大挑战性，钛夹可以用来夹住缝线来确保缝合的安全性。推结器等打结设备也可以帮助缝合肠壁。

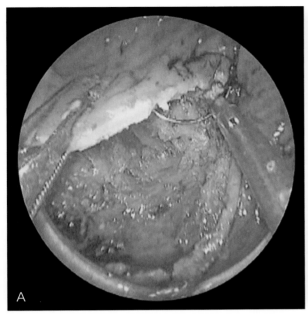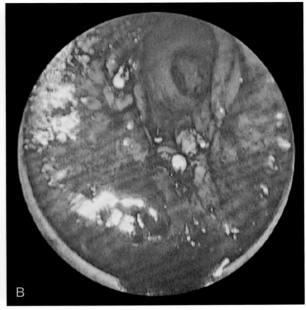

▲ 图 167B-5　A. 连续缝合关闭直肠壁缺损；B. 保持直肠腔通畅

● 手术结束前，使用 TEM/TEO 直肠镜仔细检查直肠腔的通畅性。

5. 术后并发症　术后并发症的发生率约为 15%。直肠出血和缝线裂开是最常见的并发症。直肠出血多数情况下具有自限性。治疗方法包括输血及内镜下钳夹止血。缝线裂开多发生在术前评估为 cT_2N_0 期接受新辅助放疗的患者。缝线裂开患者往往合并严重的直肠疼痛、里急后重和发热症状。内镜或 CT 等影像检查能够评估缝线和直肠周围积液大小，为引流提供参考帮助。保守治疗包括静脉输注抗生素和 10% 聚维酮碘溶液灌肠，通过治疗能够治愈 90% 的患者。其他治疗途径如内镜下抽吸负压系统（Endosponge，B Braun Medical BV，Melsungen AG，Tuttlingen，Germany）。极少数患者需采用肠造口方法来控制脓毒症。

五、传统经肛局部切除还是经肛内镜显微手术更适合早期直肠癌

证据

对 T_1N_0 期直肠癌，TAE 比 TEM 引起更高的肿瘤破碎和阳性切缘率。TAE 能导致更高（而且无法接受）的局部复发率[13]。Langer 等回顾分析了 38 例 T_1 期直肠癌患者，其中 18 例接受 TAE 手术，20 例接受 TEM 手术。结果显示 TAE 的切缘阳性或不确定率高于 TEM 手术（阳性率为 37% vs. 19%；不确定率为 16% vs. 5%）。Christoforidis 等对比分析了 42 例接受 TEM 手术和 129 例接受 TAE 手术的 1 期（$T_{1\sim2}$）直肠癌患者的资料。结果提示 TAE 较 TEM 的阳性切缘率更高（16% vs. 2%，$P=0.017$）。最近的一项 Meta 分析研究就 TAE 和直肠癌根治术治疗 $T_1N_0M_0$ 期直肠癌的效果进行比较，结果提示 TAE 导致更高的局部复发率，更低的 5 年生存率[16]。由于现有证据显示 TAE 手术在治疗早期直肠癌患者上，患者术后生存没有优势，因此在过去的 15 年中，TAE 的应用越来越少，而 TEM 手术逐渐得到推崇[17,18]。

根据 Hermanek 标准，对低危的 T_1 期肿瘤，TEM 并不会损害患者的长期生存[19]。TEM 和 TME 对低危 T_1 期患者，两者的局部复发率没有统计差异（4% vs. 3%），而高危直肠癌患者，TEM 比 TME 的局部复发率更高（33% vs. 18%）[20]。52 名接受 TEM 手术和 17 名接受 TME 手术的 G_1

或 G_2 期直肠癌患者的局部复发率相似（4% vs.0%，$P=0.95$）。低危和高危的 pT_1 期患者接受 TEM 手术的术后复发率和 10 年无瘤生存率是有区别的。R_0 切除后，低危患者局部复发率为 6%，高危患者为 39%[21]。立即再次手术能够使高危患者的复发率降低到 6%（$P=0.015$）[22]。

黏膜下肿瘤浸润是影响接受 TEM 手术的 T_1N_0 期直肠癌患者长期生存的预后因素[23,24]。T_1 期直肠癌黏膜下浸润深度小于 $1000\mu m$（T_1sm_1）复发风险最低，$sm_{2\sim3}$ 的 T_1 和 T_2 期直肠癌复发率相似[23]。$pT_1 sm_1$ 期的直肠癌，没有淋巴血管浸润的证据且直径小于 3cm 时局部复发率应小于 5%。

TEM 最早是治疗位于直肠中位和低位的肿瘤。对高位直肠肿瘤，TEM 并不会增加短期并发症及死亡率，即便术中无意的腹膜切开也不会增加肿瘤不良结局[25-30]。当术中误进入腹腔中，术者的经验对治疗策略的制定尤其重要[31]。

TEM 手术不会影响 ERC 患者的直肠肛门功能和术后生活质量。尽管在术后 3 个月观察到肛门静息和收缩压力有短暂降低，但多在 1 年后恢复到正常范围。在直肠感觉阈值方面也有类似趋势报道，导致尿急率增加及排便 Wexner 评分略有增加。通常术后 1 年内能够回复到术前水平[32]。

总之，TAE 手术不再适合治疗 ERC。在选定的 T_1（sm_1）直肠癌患者中应考虑 TEM，从而可在不影响生存期的前提下避免不必要的直肠切除。

六、经肛内镜显微手术治疗 T_2N_0 期直肠癌

直肠局部切除的最大挑战来自对直肠周围淋巴结的评估。淋巴结转移的风险和肿瘤 T 分期及 sm 分期密切相关：$T_1 sm_1$ 转移率为 0%~3%；$T_1 sm_{2\sim3}$ 转移率高至 15%；T_2 转移率最高可达 25%。高危的 T_1 和 T_2 期直肠癌患者在局部切除后复发风险显著高于根治性手术。

在过去的 10 年中，包含局部切除联合新

辅助放化疗的器官保存多模式策略被推荐使用在合适的 $T_{1\sim2}N_0$ 期直肠癌患者中，可以避免直肠切除和 TME 手术后相关的并发症和死亡率，又不会降低生存率[35-38]。回顾性分析 7378 例接受局部切除手术和 36 116 例接受直肠癌切除术的 $T_{0\sim2}N_0M_0$ 期直肠癌患者，结果提示，与 $T_{0\sim1}$ 直肠癌患者的开腹手术相比，局部切除具有相似的肿瘤预后[36]。而单用局部切除治疗 T_2 直肠癌效果较差。局部切除联合新辅助治疗用于 T_2 期直肠癌的结果与开腹手术结果相似。

由于前期研究的肿瘤学结果喜人，包括 TEM 联合新辅助放化疗的多学科诊疗用于 $T_2N_0M_0$ 期直肠癌的策略越来越引起外科学界的兴趣[2,21,39,40]。一项随机对照试验包含 50 例接受 TEM 和 50 例接受直肠切除的直肠癌患者，这些患者为 G_1 及 G_2 期，TNM 分期为 $T_2N_0M_0$，肿瘤小于 3cm 距离肛缘 6cm 以内，并都接受长程放化疗，结果提示两组的肿瘤相关生存率（89% vs. 94%，$P=0.687$）和总生存率（72% vs. 80%，$P=0.609$）相似[2]。两组的局部或远处复发只出现在对放化疗无应答或部分应答的患者中。纳入 72 名 T_2N_0 期患者的前瞻性 2 期的 ACOSOG Z6041 临床研究结果显示 TAE 或 TEM 术后接受新辅助放化疗后，3 年无病生存率能够达到 86.9%（95%CI 79.3%~95.3%）。对于临床分期为 T_2N_0 且拒绝或不适合直肠癌根治手术的患者，在仔细筛选和评估后可考虑局部切除联合新辅助放化疗的器官保存替代方案[41]。

然而这项方案也存在不足之处。TEM 联合新辅助治疗后患者的直肠伤口相关并发症率显著增高（最高达 70%）[12,42,43]。TEM 手术前接受放疗患者伤口并发症率达到 25.6%，明显高于只接受 TEM 手术的患者（$P=0.015$）[12]。接受放射治疗的患者发生直肠吻合口裂开的风险增高（70% vs. 23%，$P=0.03$），再入院率也增高（43% vs. 7%，$P=0.02$）[42]。

缝合放疗过的肠壁组织可能是新辅助放射

治疗后接受 TEM 患者直肠壁开裂发生率高的原因。新辅助放射治疗后 TEM 直肠壁缺损的最佳处理方法目前尚存在争议。

手术联合放化疗的治疗方案与不良的直肠功能有关，这类似于根治性直肠切除术后观察到的结果[44,45]。局部切除联合放化疗治疗后 1 年的直肠功能情况与 TME 的根治性手术相似[44]。接受局部切除联合放化疗后的患者中，38% 的患者有直肠肛门功能失调且影响到生活质量。19% 的男性和 20% 的女性出现性功能下降的表现。

我们还在等待一系列大型随机对照临床试验的长期结果，因此多学科的治疗策略目前建议只应用在临床试验的前提下[9]。放化疗联合 TEM 治疗直肠癌的 CARTS 临床实验旨在研究患者接受长程放化疗结束后 8~10 周进行 TEM 手术的效果[46]。TEM 联合放疗治疗早期直肠癌的 TREC 临床试验是一项开放的 Ⅱ 期多中心随机对照试验，旨在比较 TME 的直肠癌根治术与短程放疗后延迟 TEM（术后 8~10 周）的临床效果。TREC 研究和 CARTS 研究的 Ⅱ 期研究方案结合起来（STAR-TREC）形成一项 Ⅲ 期临床实验。其研究组别分别为①根治性手术组；② TEM 联合短程放疗；③ TEM 联合长程放化疗。

七、结论

TEM 是合适且低风险 T_1N_0 期直肠癌局部切除的首选方法，因为其并发症率和死亡率明显低于 TME 直肠切除术后的发生率，且长期生存率相似。新辅助放化疗和 TEM 在高选择性 T_2N_0 直肠癌中的作用仍在评估中。

第 168 章
直肠癌手术：低位前切除术——开腹、腹腔镜或机器人辅助，taTME，结肠肛管吻合术

Operations for Rectal Cancer: Low Anterior Resection— Open, Laparoscopic or Robotic, taTME, Coloanal Anastomosis

Anthony P. D'Andrea   Marta Jiménez-Toscano   Ana Otero-Piñeiro   Raquel Bravo-Infante

Antonio M. Lacy   Patricia Sylla   **著**

黄 贲 **译** 王 琛 窦若虚 **校**

摘要

直肠癌的外科治疗在过去的 1 个世纪里有了显著的发展。自从 Miles 在 1908 年首次对根治性腹会阴联合切除术进行描述以来，直肠癌的外科手术已经向降低并发症和死亡率的微创方法发展，并优先考虑保留患者的肛门括约肌。本章回顾了直肠癌根治性切除术的各种手术方法，包括直肠癌低位保肛手术的不同技术。描述了开腹低位前切除术、腹腔镜低位前切除术、机器人低位前切除术和腹腔镜辅助经肛门全直肠系膜切除术。回顾了每种手术方法的优点和局限性，以及术后并发症、肿瘤和功能结局。

关键词： 腹腔镜；低位前切除术；直肠癌；机器人；全直肠系膜切除术；经肛门内镜手术；经肛门内镜显微手术（TES）；经肛门内镜手术（TEO）；经肛门微创手术；经肛门全直肠系膜切除术

直肠癌的治疗在过去的 1 个世纪已经有了很大的发展。自从 Miles 在 1908 年首次对根治性腹会阴联合切除术（abdominoperineal resection，APR）进行描述以来，直肠癌的外科手术已经向降低发病率和死亡率的微创方法发展，并优先考虑保留患者的肛门括约肌[1,2]。APR 包括腹部和会阴切除术，整块切除肛管直肠复合体与直肠，然后建立一个永久结肠末端造口。虽然 APR 成为直肠癌患者首选的肿瘤学手术方案，但众所周知，其对患者的生活质量和身体形象有严重的负面影响。很快到 1979 年 Heald 等提出了全直肠系膜切除（total mesorectal excision，TME）联合直肠切除术的概念，并最终成为联合或不联合新辅助治疗的标准治疗方案[3,4]。TME 通过精密、锐性的分离方式取代钝性分离的方式，将直肠标本整体从直肠系膜周围无血管的网状平面进行游离，同时保留腹下神经丛。采用 TME 手术原则后，直肠癌的局部复发率从 20 世纪 90 年代的 20%～45% 下降至目前的 5%～10%[5,6]。多个随机对照试验证实了新辅助治疗可以显著降低直肠癌的局部复发，证实了新辅助治疗对直肠癌治疗的效果[7-9]。由于目前的新辅助治疗可以达到显著的肿瘤降期效果，有很大一部分低位直肠癌患者可以选择保留肛门括约肌的术式，并且获得良好的肿瘤和功能结局。随着 20 世纪 90 年代腹腔镜技术的引入和手术技术的进步与医疗器械的升级，微创手术通过减少手术创伤

可以缩短住院时间（length of stay，LOS）和康复时间，并获得与传统手术方式相同的短期及长期肿瘤结局[6,10]。

为了进一步提高盆腔微创手术的可操作性和可视性，机器人辅助手术技术被引入结直肠外科，结直肠外科医生应用这一技术滞后于泌尿外科和妇科医生。与腹腔镜相比，手术机器人提供了一个稳定的摄像机平台，增强了盆腔解剖的三维可视化视野水平，以及向医生提供了额外的操作自由度以方便精细、无震颤的手术解剖。外科机器人手术平台有诸多优势，而且在人体工程学方面的优势已经得到了很好的证明，但是，机器人手术平台的高成本，特别是其相对于腹腔镜手术的临床获益缺乏证据支持，使其全球性应用推广受到了限制。

近年来，人们对经自然腔道内镜手术（natural orifice transluminal surgery，NOTES）兴趣渐浓，促进了经肛门自然腔道和微创手术的发展。经肛门局部切除术在早期直肠癌的治疗中发挥了重要作用，其技术创新包括由 Buess 等（Richard Wolf，Vernon Hills，IL）在 1983 年开发的硬质多操作孔经肛门内镜显微手术（transanal endoscopic microsurgery，TEM）平台，以及经肛门内镜手术（transanal endoscopic operation，TEO）系统（Karl Storz，Tuttlingen，Germany）。最近，一次性经肛门内镜平台，即 2010 年发布的经肛门微创手术（transanal minimally invasive surgery，TAMIS）平台的应用加速了经肛门内镜手术（transanal endoscopic surgery，TES）的发展[11,12]。对于经过筛选的没有高风险病理特征的患者，使用多操作孔经肛内镜平台和标准腹腔镜仪器可进行直肠良性病变的黏膜下切除和低风险早期直肠肿瘤的全层切除，术后并发症与局部复发率较低。在早期直肠癌局部切除技术发展的同时，传统直肠切除术的进一步发展也为经肛门 TME 技术的最新进展奠定了基础。1984 年 Marks 等提出了经腹切除经肛门拖出吻合式（transabdominal and

transanal，TATA），其通过有限的经肛门括约肌间切除术（intersphincteric resection，ISR）辅助完成经腹 TME 手术，提高低位直肠癌患者保肛可能性[13]。利用 TEM 平台提供的先进的经肛门内镜技术可以经肛门完成全部 TME 操作，这一新技术被称作 taTME[14-16]。该技术的可行性和可重复性分别在猪的活体实验中以及人类尸体研究中得到证实[17-22]。taTME 手术的优势不仅限于可以经肛门取标本[23-27]。CO_2 注气法和经肛门内镜下直视技术大大促进了经肛门直肠和直肠系膜切除技术的发展，它们可以帮助医生确认直肠的远端切缘并暴露直肠周围解剖平面，特别适用于骨盆狭窄，严重内脏肥胖的低位直肠癌保肛手术患者[4,23]。

本章回顾了直肠癌根治性切除术的各种手术方法，包括直肠癌低位保肛手术的不同技术。描述了开腹低位前切除术（low anterior resection，LAR）、腹腔镜 LAR、机器人 LAR 和腹腔镜 taTME。回顾了每种手术方法的优点和局限性，以及术后并发症、肿瘤和功能结局。

一、解剖学重点

无论采用何种技术，在进行直肠癌手术时，对结肠、直肠和盆腔的解剖结构有透彻的了解是至关重要的。其目标是实现充分的肿瘤切除，减少肿瘤复发的风险，并将术中并发症（包括盆腔自主神经损伤）最小化，加速患者的术后恢复，减少对患者术后泌尿、性功能和排便功能的影响，保证患者术后获得最佳生活质量。掌握盆腔解剖学使外科医生能够识别关键的解剖标志，并了解在直肠癌手术过程中每一步的固有手术风险，其中尤其需要医生在手术中注意的解剖结构是：筋膜平面、盆腔神经丛，以及它们与外科手术分离平面的关系。为了保证 TME 术后患者的性功能和膀胱功能不受影响，医生在进行盆腔深部解剖时，应明确盆腔自主神经丛和神经血管束的位置，避免意外损伤以上组织[28,29]。

直肠位于弯曲的骶骨上，长 12～15cm。坐骨结节和髂骨翼形成了骨盆的边界，构成一个非常狭窄并且深邃的空间，特别是在直肠肛管交界处尤为明显。从提肛肌上方约 2cm 处开始，远端直肠系膜开始变薄，几近消失，该处只剩下直肠肠壁。直肠和直肠系膜被包裹在胚胎时期形成的盆壁筋膜中。直肠系膜被直肠固有筋膜所包裹，独立于骶前筋膜壁层或 Waldeyer 筋膜。该筋膜位于腹下神经的背侧，骶前静脉丛和盆腔内脏神经的腹侧。它们之间可见腹下神经前筋膜。Denonvilliers 筋膜位于直肠系膜前表面与前列腺或阴道之间 [29,30]。

上腹下神经丛位于肠系膜下动脉（inferior mesenteric artery，IMA）周围，沿骶骨岬下行并分支成腹下神经，成对的腹下神经在输尿管内侧 1～2cm 处跨过骶骨处的髂总动脉进入盆腔，这些神经然后沿着盆腔后外侧壁分布 [29-31]。在淋巴结清扫或 IMA 高位结扎时，上腹下神经丛可能会受损。腹下神经在性腺血管和输尿管处游离直肠乙状结肠或者进行直肠系膜的后部松解时，也有受伤的危险。腹下神经的损伤可导致尿失禁，造成男性逆行射精及女性性高潮强度降低。骨盆侧壁处的腹下神经和盆腔内脏神经组成盆腔（下腹下）神经丛，并向下方延伸。神经血管束在精囊外侧角沿 10 点钟和 2 点钟方向下行至泌尿生殖器官。它的损害可能导致排尿、勃起、射精或阴道润滑功能障碍。

海绵体神经包含在神经血管束中穿过前列腺表面的 Denonvilliers 筋膜并延伸到前列腺周围神经丛。该神经通过副交感神经支配前列腺、精囊、海绵体和输精管的最后一部分。这些神经束的损伤会导致勃起、射精和（或）阴道润滑功能障碍。

二、术前分期

准确的术前分期对于直肠癌的治疗是至关重要的。一份完整的病史和手术史包括患者体力状态评估及排尿功能、性功能和排便功能的检查结果。全面体检包括直肠指诊（digital rectal exam，DRE）。对于低位直肠肿瘤，DRE 可帮助确定肿瘤的位置和范围、与肛门括约肌和肛管直肠环的关系、肿瘤的移动度、括约肌的张力和紧张度。术前需要进行完整的结肠镜检查并取活检，同时需要硬质直肠镜确定肿瘤的确切位置和与肛缘距离。实验室检测包括血常规、血生化、肝功能和基线血清 CEA 水平检测。

肿瘤的放射学分期检查包括胸部、腹部和盆腔的 CT 以排除肿瘤远处转移，盆腔 MRI 伴或不伴直肠腔内超声以评估肿瘤的局部范围。术前 MRI 判断肿瘤侵犯直肠固有肌层和相邻器官的敏感性为 0.97（95%CI 0.96～0.98），特异性为 0.97（95%CI 0.96～0.98），因此对术前 T 分期的确定及环周切缘（circumferential radial margin，CRM）的评估有重要的诊断意义 [32,33]。所有影像学检查对于淋巴结转移诊断的敏感性都较低。相对于直肠腔内超声（endorectal ultrasound，ERUS），盆腔 MRI 能更准确地检查到全部直肠系膜和盆腔侧壁的淋巴结情况 [32,33]。

对于可能适合局部切除的早期直肠肿瘤和（或）恶性息肉患者的检查，ERUS 由于其优越的分辨率和对浸润深度的清晰显示，是确认直肠癌 T_1 分期最准确的成像方式 [34]。也就是说，MRI 可以精确地评估肿瘤浸润深度，其组织病理学评估误差不超过 1mm[34]。

三、新辅助治疗

精准的肿瘤定位和准确的术前淋巴结分期在术前和手术方案制定中起着至关重要的作用。位于直肠上 1/3 的直肠癌通常可像直乙交界肿瘤一样治疗，并且不需要新辅助治疗。临床 Ⅱ 期和 Ⅲ 期的中低位直肠癌的治疗包括术前长程放化疗治疗或术前短程放射治疗（short-course radiotherapy，SCRT），相较单纯外科手术而言，这不仅可以减少局部复发率，还可以降低部分肿瘤的临床分期，让超低位直肠癌患者可能保肛成功。长程 CRT 包含超过 5 周的氟尿嘧啶为基础的化疗联合 50.4Gy 放射治疗，可以让 20% 的患者达到病理完全缓解 [9,34-36]。TME 手术通常是在 CRT 完成后 6～12 周进行的，这可以让对化疗敏感的患者的肿瘤分期进一步下降 [8,9,34-39]。当化疗不能实施或在特殊情况下，如有可切除的同期转移或同期结肠多发肿瘤，SCRT 可以替代长程 CRT[37]。TME 手术通常在 SCRT 完成后 1 周进行 [37]。

值得注意的是，盆腔放疗对患者的直肠肛管、泌尿和性功能有明显的长期有害影响。此外，放射治疗会导致心血管疾病、骨盆骨折及 10 年后继发恶性肿瘤的风险增加。因此，在确定直肠癌患者的适当治疗方案时，术前放疗在降低局部复发率方面的潜在临床获益需要与长期并发症增加的风险进行权衡 [8,34,38,40]。

为了避免对低风险直肠癌的过度新辅助治疗，建议使用高分辨率 MRI 以加强直肠癌的术前评估。目前，越来越多的医生建议 CRT 和 SCRT 应只限于盆腔 MRI 确定为局部复发高风险的直肠癌患者，包括距直肠系膜筋膜不到 1mm 的 $cT_{3b\sim d}$ 肿瘤，cT_4 和 cN_1 肿瘤，以及有壁外血管侵犯（extramural vascular invasion，EMVI）或内、外括约肌或括约肌间腔浸润的肿瘤。另一方面，盆腔 MRI 确定为局部复发低风险的直肠癌患者，包括 cT_2/T_{3a}、cN_0 及没有内括约肌浸润迹象的肿瘤，应直接进行根治性切除而不进行新辅助治疗 [8,34]。这些最新的建议依赖于高质量的手术切除，即切缘阴性与 CRM 阴性的完整 TME 切除。TME 标本的质量是至关重要的，不充分的直肠系膜切除术造成了大部分的局部复发 [34]。

四、手术前准备

对于经常会出现慢性心血管或呼吸系统疾病的直肠癌患者，术前准备包括全面的医学评估和可以改善患者体力状态和优化术后结局的"预康复"。预康复是一个多模式的策略，包括营养评估、控制贫血、适应性的锻炼项目，从而改善患者的心脏和呼吸功能。生育选择问题应与育龄患者充分沟通。对于计划做永久或临时造口的患者，应由造口治疗师进行评估，并进行术前教学和造口部位标记。

在手术前一天，患者接受口服抗生素与机械性肠道准备，许多医生选择例行给患者开具口服抗生素（甲硝唑和新霉素或红霉素）。这是基于最近对 2012 年美国外科医生协会国家外科质量改进计划（American College of Surgeons National Surgical Quality Improvement Program，ACS NSQIP）结肠切除手术病例数据库的分析得出的结论：与未进行术前准备或仅进行机械性肠道准备或口服抗生素的患者相比，机械性肠道准备联合口服抗生素的患者手术部位感染、吻合口瘘和手术相关的再入院率均有所下降 [41]。许多医生还增加灌肠来加强机械性肠道准备效果，以最大限度地清洁直肠、乙状结肠和利于进行经肛门肿瘤定位、横断直肠、结直肠吻合等操作。

如果计划开腹手术或有可能中转开腹手术，则可联合硬膜外麻醉来改善控制疼痛的效果。按常规在切皮前预防性使用抗生素，通常为二代头孢菌素、甲硝唑或克林霉素与头孢菌素、环丙沙星或庆大霉素，这取决于患者对青霉素和其他抗生素的敏感度或过敏程度 [42]。对手术部位感染的其他围术期预防措施包括严格控制糖尿病患者的血糖，术前备皮，麻醉期间保持正常体温和充足的氧合水平 [42]。应在切皮前使用普通肝素或低分子肝素预防深静脉血栓形成。除了对腹部和会阴进行常规准备外，通常用 1% 稀释的碘溶液冲洗直肠。

术后通常遵循快速康复方案，包括早期运动，过渡到口服止痛药，以及尽早开放饮食。考虑到男性前列腺增生患者发生尿潴留风险高，Foley 导管通常在术后 48h 拔除。当患者可以正常饮食并恢复肠道功能，口服止痛药足够有效，以及短期并发症被排除或解决时，患者则可以出院。

五、直肠癌的外科治疗

在 TME 手术的描述中已强调无论是进行开腹手术还是微创手术，直肠癌根治性切除术的肿瘤学原则都必须被遵守[3]。手术中应锐性分离包绕直肠和直肠系膜的内脏筋膜周围的网状疏松平面，以最大限度地提高 CRM 阴性的可能性，减少肿瘤局部复发的机会。应识别和保护控制泌尿功能和性功能的自主神经丛，从而保护患者的功能和生存质量。对术后短期和长期排便功能和正常排便节制有现实预期的患者，在符合肿瘤学原则情况下，可以进行保肛手术及消化道重建和盆底重建。我们将回顾各种完成 TME 手术的方法，包括详细的手术技术、优势和不足、并发症、功能和肿瘤结局。

六、开腹低位前切除

（一）手术技术

1. 手术准备 无论手术的入路如何，LAR 和 APR 都要求患者采用膀胱截石位，小心地用撑脚架垫住患者双腿，患者双臂夹在身体两侧，并且要将患者小心地固定在手术台上，以减少患者在极度头低足高位或侧倾位时的滑动。当靠近齿状线的低位直肠肿瘤计划行 APR 手术，或计划行部分或完全肛门内括约肌切除的 ISR 手术时，经肛手术准备需要一名经肛组器械护士上台，并准备经肛门手术器械、肛肠器械托盘、肛门镜、Lone Star 肛门拉钩（Cooper Surgical，Trumbull，Connecticut）、头灯，根据吻合方式选择可吸收缝线或者环形端 – 端吻合器（end-to-end anastomosis，EEA）。值得注意的是，吲哚菁绿荧光成像系统可用于近端结肠切断前、结直肠吻合完成前和（或）吻合后的血管灌注评估。开腹 LAR 需要一整套腹部和盆腔拉钩，头灯和一个长器械托盘。

2. 手术步骤 开腹 LAR 通过腹正中线切口进行手术，首先进行腹部探查以排除腹膜转移和肝转移，之后依次进行血管游离、肠系膜切除、

TME、直肠横断、结肠切除和结肠直肠或结肠肛管吻合。完成腹部探查后，使患者处于右倾头低足高位体位。将小肠从盆腔中小心牵出并置于右侧腹部。采用从外侧入路来游离直肠乙状结肠。

左半结肠和乙状结肠的游离沿着 Toldt 线进行。左侧性腺血管和输尿管可通过其走行穿过盆腔边缘并向下进入盆腔来确认。切开覆盖在左髂总动脉上的腹膜，并将切口进一步延伸至盆腔，直到到达直肠乙状结肠系膜和后腹膜之间的无血管平面。此时，不应进行进一步的解剖，应将注意力转移到左半结肠近端。向结肠脾曲方向分离近端左半结肠外侧粘连。然后，在左结肠动脉起始处下方将 IMA 高位结扎。这部分手术也可以采用中间入路：首先切开乙状结肠系膜根部，骶骨岬上方的腹膜，并将切口向右及向盆腔的右后外侧延伸，在靠近 IMA 起始位置进行高位结扎。然后分离左半结肠外侧粘连，并向脾曲方向延伸。在直肠前方，沿着女性 Douglas 陷凹，男性 Denonvilliers 筋膜的腹膜方向进行分离。男性进行直肠前方分离时，可以看到精囊和前列腺，女性则可以看到阴道后壁。在直肠后方，沿 Waldeyer 筋膜和直肠系膜筋膜之间的平面进行分离，并根据 TME 原则小心地保护直肠系膜的完整性。

在低位或超低位 LAR 操作中，在直肠后方沿直肠系膜筋膜和 Waldeyer 筋膜之间的平面向下分离至肛提肌。应注意避免损伤盆腔自主神经，特别是当上腹下神经走行于骶骨岬上方进入盆腔，沿着盆腔侧壁汇合形成盆腔神经丛时，应注意避免损伤以上结构。如果损伤了前列腺、生殖器和膀胱的相应支配神经，这些损伤可能会导致患者的勃起和泌尿功能障碍。

在远低于肿瘤水平的位置完成 TME 手术游离后，在肿瘤远端 2cm 或以上的位置进行直肠定位标记，如果辅以放化疗，距离肿瘤远端 0.5cm 或以上的切缘在肿瘤学角度也是可以接受的[43-45]。然后将直肠横断，根据直肠横断的水平决定行吻合器吻合或手工吻合。根据吻合口的高度和

患者术前是否接受过放疗决定是否做预防性回肠造口。各种消化道重建方式在本章的腹腔镜低位前切除术部分有详细描述。

（二）优势和不足

直肠癌根治性切除术的目标是实现肿瘤的根治性切除以及降低肿瘤局部复发风险。TME 原则和技术的广泛采用大大降低了肿瘤术后局部复发率[46]。然而，要进行高质量的 TME 操作，不仅需要外科医生的充分培训和精通专业技术知识，还需要评估患者肿瘤的情况和体质相关的因素。TME 手术可能因为复杂的解剖结构和肿瘤相关因素，如严重内脏肥胖的、骨盆又深又窄的男性低位直肠癌患者，而难以充分完成。这种情况，在直视下进行完整的直肠和直肠系膜分离，进行保肛手术，并确保保留有足够安全的远端切缘和环周切缘是十分困难的。盆腔深部的手术操作特别具有挑战性，因为在肛提肌附近的直肠的最远端部分的视野会受到严重的遮挡。此困难反映在以往的报道中距肛缘 5cm 以内的直肠癌行 APR 手术比例较高，在 7%～27%[47-51]。此外，开腹 LAR 手术的切口并发症的发生率较高，包括：切口感染、切口疼痛、住院时间与康复时间延长和切口疝。所以毫无意外，医生选择在结直肠手术中采用腹腔镜以降低患者的并发症和死亡率。虽然由于技术掌握难度大和相较于开腹手术的肿瘤学隐患的担忧，直肠癌腹腔镜手术的推广应用被推迟，但是腹腔镜手术有助于克服一些开腹手术的局限性，特别是当遇到骨盆狭窄的男性患者，或者是患者内脏肥胖和高 BMI 的情况，腹腔镜手术的优势会十分明显[52,53]。

七、腹腔镜：手辅助腹腔镜、单孔腹腔镜低位前切除

（一）手术技术

1. 手术准备　患者的准备和体位类似于开腹 LAR 手术。符合人体工程学的腹腔镜装置配备的两个显示屏放置在患者的两侧。理想情况下，显视器是可旋转的，以保证足够的可操作性，而不是固定在腹腔镜塔上。在条件允许的情况下，手术中需要两名助手进行操作，一名助手作为扶镜手，另一位助手有效地牵拉组织，暴露视野，特别是在盆腔部分的分离操作中。常规使用腹腔镜塔、能源平台、高流量注气系统和排烟系统。ICG 荧光成像系统可用于结直肠吻合完成前的血管灌注评估。

2. 手术步骤　使用气腹针插入脐周或左上腹建立气腹，然后在左上腹穿刺插入 OptiView 戳卡或者在脐周切开皮肤插入 12mm 戳卡。在脐周插入 5mm 或者 12mm 戳卡后，置入 5mm 或者 10mm 的高清 30° 腹腔镜镜头，腹腔镜直视下再放置 4 个或更多的戳卡。放置戳卡时应注意避免损伤上腹壁下血管。戳卡的常见位置包括回肠造口标记部位、耻骨上区、腹部左、右上象限和右下象限（图 168-1）。如果使用单孔腹腔镜技术，需要在脐周正中线做一个 4cm

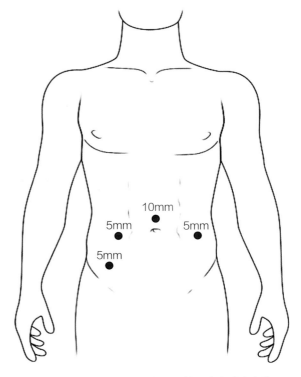

▲ 图 168-1　标准腹腔镜低位前切除术戳卡定位

切口置入单孔腹腔镜设备。放置戳卡后，对患者进行腹腔检查以排除微小腹膜转移、肝转移或其他未知的腹腔病变。使患者处于右倾头低足高位体位，小肠会从盆腔移向右上腹。将乙状结肠向上牵引，使肠系膜处于张力下，突出肠系膜根部。充分暴露的中间入路要求清晰的观察到骶骨岬、右侧髂血管和右侧输尿管，并使 IMA 根部充分暴露于主动脉。在二次手术中，在炎症、粘连或严重内脏肥胖的情况下，或当预期或遇到难以确定正确的肠系膜后平面或难以确定左侧输尿管的位置时，手术首选外侧入路。使用单极电刀切开位于乙状结肠系膜基部的腹膜，从肠系膜根部右侧开始，采用锐性和钝性结合的方法切开乙状结肠系膜与后腹膜之间的平面。左侧输尿管的典型特征是沿着左侧髂总动脉和左侧性腺血管走行，向下并向盆腔延伸（图 168-2）。在确定左侧输尿管后，分别解剖 IMA 和肠系膜下静脉（inferior mesenteric vein，IMV），在靠近 IMA 起始位置 1cm 处使用血管闭合装置或 EndoGIA 血管闭合器切断或者钛夹夹毕后剪刀剪断血管。可以保留左结肠动脉以改善低位直肠癌患者的近端结肠血供。IMV 在胰腺下方被切断，以最大限度地扩大近端结肠向骨盆的延伸。将左半结肠和乙状结肠系膜从后腹膜游离后，继续分离左半结肠、乙状结肠和直肠乙状结肠的外侧粘连。在大多数低位或超低位直肠癌的病例中必须完全游离脾曲，这可能需要放置额外的戳卡，并要求术者站在患者的两腿之间完成操作。将结肠脾曲从其与脾脏和覆盖左肾的 Gerota 筋膜粘连处充分游离。抬高并从横结肠上剥离大网膜即可发现脾曲。该入路可直接进入小网膜囊，并暴露胃、胰腺和后腹膜。完成乙状结肠、降结肠游离和脾曲松解后，接下来进行盆腔分离。助手将直肠向上牵拉，暴露直肠系膜和骶骨岬之间的平面并锐性分离，注意保护神经，在直肠固有筋膜和 Waldeyer 筋膜之间的无血管 TME 平面内进行分离。分离骶正中动脉，沿直肠后间

隙向下继续 TME 分离（图 168-3）。在后侧、后外侧 TME 分离时，应注意避免损伤双侧腹下神经，更要注意避免损伤双侧输尿管和盆腔神经丛。在外侧，要注意识别和避免盆腔神经丛的分离。在直肠前方打开腹膜反折，分离男性的直肠膀胱陷凹或女性的直肠子宫陷凹，显露 Denonvilliers 筋膜。在 S_4 水平切断直肠骶骨韧带，向盆底肛提肌位置继续直肠系膜后侧分离。在完成直肠和直肠系膜下至盆底的充分环形分离后，准备横断直肠。准确的直肠远端横断水平取决于肿瘤的确切位置，可以通过腹腔镜触诊、经肛门指诊或内镜检查来确定。然后用腹

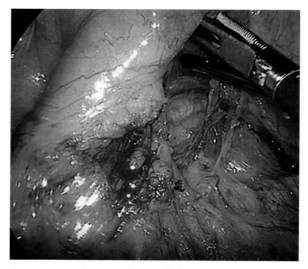

▲ 图 168-2　在腹腔镜全直肠系膜低位前切除术中，切断肠系膜下动脉根部前应确认左侧输尿管位置

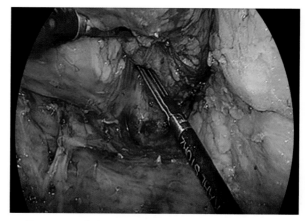

▲ 图 168-3　腹腔镜全直肠系膜切除术在后方沿着骶骨向前分离，注意避免伤及输尿管、腹下神经和盆腔神经丛

腔镜线性切割闭合器切断直肠。ISR 在超低位的直肠癌中是必需的，可以实现远端切缘阴性。括约肌间平面随后与腹部 TME 平面相通，然后经肛门或经腹壁取出标本[54,55]。

手辅助腹腔镜手术时，根据术者手的大小，在垂直脐周中线或垂直耻骨上中线方向，通过 4.5～7cm 的腹部横切口插入手辅助装置。手辅助腹腔镜操作可在手术开始时使用，辅助肠系膜分离或脾曲游离期间的结肠牵拉，或稍后用于辅助盆腔分离操作。这种方法已被证明是安全的，并具有与传统腹腔镜相同的优点[56,57]。

许多术者通常使用联合手术方式，在开腹直视下，通过下腹部垂直正中切口或腹部横切口完成远端 TME 操作，并使用弧形切割闭合器横断直肠。然后，使用同样的切口进行标本取出和结直肠吻合术。这种联合手术方法在对比腹腔镜与开腹直肠癌手术的 ACOSOG Z6051 临床试验的腹腔镜手术组中常规使用[50]。根据直肠残端到肛缘的距离，施行吻合器结肠直肠吻合术或手缝结肠肛管吻合术。对于距肛缘 5cm 或以上的肿瘤，腹腔镜 LAR 通常行腹腔内吻合器吻合术。

3. 结肠直肠吻合术或结肠肛管吻合术　完成 TME 操作和直肠远端横断后，常通过脐周垂直正中切口、下腹部垂直正中切口或腹部横切口的切口保护器取出标本。通过检查近端结肠是否有足够接近骨盆而无过度张力的长度，为肠道吻合做准备。吻合器吻合术或手缝吻合术均可以选择端 - 端或端 - 侧吻合方式，后者由于可改善排便功能而更受青睐[58]。结肠 J 型储袋和结肠成形术在功能性康复方面短期疗效提升明显，被强烈推荐用于结肠肛管吻合[58,59]。

将抵钉座固定在近端结肠，将结肠放回腹腔后，在腹腔镜引导下经肛门置入环形吻合器，击发吻合器完成吻合术。如果采用手辅助装置或下腹部切口，术者可以用手将吻合器的两侧吻合起来，同时可以很好地控制组织和周围器官。对于距肛缘不到 5cm 的肿瘤，通常采用 ISR 后经肛门取出标本，手缝端 - 端或端 - 侧

结肠肛管吻合术，或采用结肠 J 型储袋和结肠成形术完成吻合。Lone Star 肛门拉钩可辅助结肠肛管吻合，并建议使用可吸收缝线间断缝合。至于开腹的 LAR，术者可根据操作偏好选择做预防性回肠造口，放置盆腔引流，跨过吻合口放置肛管引流等操作。

（二）优势和不足

腹腔镜手术方法的建立，连同 TME 技术的应用，可能是近几十年来直肠癌治疗的最大进步。腹腔镜手术应用初期受到了肿瘤安全性的质疑，但是来自于 CLASICC、COLOR II 和 COREAN 腹腔镜与开腹 TME 手术对比的 RCT 的结果得出结论：与开腹手术相比，腹腔镜手术在短期术后结局方面的优势，以及在短期和长期肿瘤结局的非劣效性得到证实[48,60-66]（表 168-1 和表 168-2）。虽然腹腔镜手术时间较长，但患者术中出血量少，术后康复快。此外，腹腔镜手术 TME 质量可与开腹手术相媲美，这可通过相似的局部复发率证明。术后 3 年、5 年和 10 年的长期肿瘤结局显示，两种术式拥有相同的复发率、无病生存率和总生存率[48,62-66]。基于这些结果，外科学界得出结论，如果由熟练的外科医生对适当选择的直肠癌患者进行手术，腹腔镜 TME 与开腹 TME 相比，短期术后结局更加满意，包括更快的肠道功能恢复，更短的 LOS 和更快的术后康复；在并发症和肿瘤安全性方面，如标本切缘和 TME 完整性，两者相似。

然而，对于腹腔镜在直肠癌治疗中的广泛应用仍存在质疑。最近发表了两篇非劣效性腹腔镜和开腹 TME 对比的 RCT，编号为 Australian ALaCaRt 和 American ACOSOG Z6051，证实了腹腔镜手术在短期术后结局方面的优势，但其环周切缘阳性率略高于开腹手术（12.1% vs. 10.0%，在 ACOSOG 队列；7% vs. 3%，在 ALaCaRt 队列）[50,51]，未能证明腹腔镜手术肿瘤结局的非劣效性。此外，相对于结肠良、恶性疾病行左半结肠和右半结肠切除术时应用腹腔镜

表 168-1　已发表的随机对照试验中开腹和腹腔镜直肠癌全直肠系统切除手术患者特征								
研　究	病例数		肿瘤位置（cm）		术前分期		新辅助放化疗	
	开　腹	腹腔镜	开　腹	腹腔镜	开　腹	腹腔镜	开　腹	腹腔镜
MRC CLASICC[49,60,63]	268	526	结肠（140）直肠（128）	结肠（273）直肠（253）	NR	NR	NR	NR
COLOR Ⅱ[47,62]	345	699	＜5cm（93），5～10cm（136），10～15cm（116）	＜5cm（203），5～10cm（273），10～15cm（223）	Ⅰ（96），Ⅱ（107），Ⅲ（126），不详（16）	Ⅰ（201），Ⅱ（209），Ⅲ（257），不详（32）	348	608
Hong Kong Study[64,65]	200	203	＞5cm	＞5 cm	Ⅰ（28），Ⅱ（73），Ⅲ（69），Ⅳ（30）	Ⅰ（31），Ⅱ（72），Ⅲ（64），Ⅳ（36）	0	0
COREAN Trial[48,66]	170	170	＜9 cm	＜9 cm	cT3，N0-2，M0	cT3，N0-2，M0	170	170
ACOSOG Z6051[50]	222	240	高位（28），中位（95），低位（116）	高位（33），中位（85），低位（124）	Ⅰ（3），ⅡA（92），ⅢA（11），ⅢB（114），ⅢC（19）	Ⅰ（2），ⅡA（99），ⅢA（11），ⅢB（114），ⅢC（16）	238	239
ALaCaRT[51]	237	238	高位（50），中位（102），低位（83）	高位（53），中位（103），低位（82）	T1（11），T2（68），T3（155），N0（125），N1（30），N2（30），M1（10）	T1（18），T2（68），T3（151），N0（107），N1（92），N2（37），M1（10）	116	119

APR. 腹会阴联合切除术；CRT. 放化疗；CRM. 环切缘；DRM. 远切缘；Lap. 腹腔镜；LAR. 低位前切除术；LHC. 左半结肠切除术；NR. 未报道；PME. 部分直肠系膜切除术；RHC. 右半结肠切除术；TME. 全直肠系膜切除术

表 168-2　已发表的随机对照试验中开腹和腹腔镜直肠癌全直肠系膜切除术后结局								
研　究	病例数		平均住院时间（天）		术中并发症（例）		随访时间（月）	
	开　腹	腹腔镜	开　腹	腹腔镜	开　腹	腹腔镜	开　腹	腹腔镜
MRC CLASICC[49,60,63]	268	526	11	9	29（11%）	67（13%）	36.8	36.8
COLOR Ⅱ[47,62]	345	699	9.0	8.0	49（14%）	81（12%）	36	36
Hong Kong Study[64,65]	200	203	8.7	8.2	NR	NR	49.2（35.4中位数）	52.7（38.9中位数）
COREAN Trial[48,66]	170	170	9（8.0～12.0）	8（7.0～12.0）	NR	NR	46（中位数）	48（中位数）
ACOSOG Z6051[50]	222	240	7.0	7.3	17（8%）	26（11%）	NR	NR
ALaCaRT[51]	237	238	8（中位数）	8（中位数）	NR	NR	NR	NR

EQRTC QLQ-C30. 欧洲癌症研究与治疗组织生存质量量表 . 版本 3；GI. 胃肠道的；GU. 泌尿生殖道的；LOS. 住院时间；Lap. 腹腔镜；NR. 未报道

表 168-1　已发表的随机对照试验中开腹和腹腔镜直肠癌全直肠系膜切除手术患者特征（续）

手术方式		转开腹数	淋巴结获取数		TME 标本质量	远切缘阳性		环切缘阳性	
开　腹	腹腔镜		开　腹	腹腔镜		开　腹	腹腔镜	开　腹	腹腔镜
LAR（96），RHC（63），LHC（23）乙状结肠切除术（33），APR（34），其他（8）	LAR（196），RHC（125），LHC（36），乙状结肠切除术（66），APR（63），其他（21）	143（29%）	NR	NR	NR	NR	NR	6（5%）结肠，14（14%）直肠	16（7%）结肠，30（16%）直肠
PME（35），TME（230），APR（80）	PME（35），TME（230），APR（80）	121（17%）	14（中位数）	13（中位数）	不完整 9（3%）	NR	NR	30（10%）	56（10%）
LAR	LAR	47（23%）	12.1	11.1	NR	NR	NR	NR	NR
LAR（146），APR（24）	LAR（151），APR（19）	2	18（13~24）	17（12~22）	完整（127），接近完整 23	NR	NR	7（4%）	5（3%）
LAR（182），APR（57）	LAR（187），APR（55）	27（11%）	16.5（标准差 84）	17.9（标准差 10.1）	完整（181），接近完整（30）不完整（11）	0	0	17（10%）	29（12%）
LAR（218），APR（17）	LAR（220），APR（18）	21（9%）	NR	NR	完整（216）	2（1%）	3（1%）	9（3%）	16（7%）

表 168-2　已发表的随机对照试验中开腹和腹腔镜直肠癌全直肠系膜切除术后结局（续）

总并发症率		功能结局	无病生存率		局部复发		远处转移	
开　腹	腹腔镜		开　腹	腹腔镜	开　腹	腹腔镜	开　腹	腹腔镜
113（42%）	246（47%）	两组 EORTC QLQ-C30 评分均在术后 3 个月恢复至基线水平	58.6%	55.3%	8.7%	10.8%	20.6%	21.0%
128（37%）	278（40%）	NR	70.8%	74.8%	15（5.0%）	31（5.0%）	22.1%	19.1%
45	40	NR	78.3%（3.7%）	75.3%（3.7%）	7（4.1%）	11（6.6%）	30（18.0%）	26（15.3%）
40（24%）	36（21%）	术后 3 个月，腹腔镜组的身理功能状况更好，疲劳、胃肠道和泌尿生殖道问题更少	72.5%	79.2%	4	2	35	27
129（58%）	137（57%）	NR	NR	NR	NR	NR	NR	NR
NR	NR	NR	NR	NR	NR	NR	NR	NR

比例的上升，腹腔镜 TME 的应用率仍然有限，其原因包括：盆腔分离难度大，表现为较高的转开腹率（在 COLOR Ⅱ、ACOSOG、ALaCaRt 队列中分别为 17%、11.3%、9%）；技术操作学习难度大，在并发症控制或获得良好功能结局方面缺乏明显的优势[67]。腹腔镜和开腹 TME 手术的并发症率相似（30%～50%），其中排尿障碍率为 5%～12%，性功能障碍率为 10%～35%，排便失禁率为 20%～30%。此外，尽管腹腔镜手术在术后短期结局和盆腔解剖视野方面有一定的优势，其仍需要拖出标本的腹部切口，相关并发症如切口疼痛、浅层和深层切口感染、切口疝、康复时间延长等仍难以避免[68]。

腹腔镜单孔技术的发展是为了进一步减少腹部切口的手术创伤和降低总的并发症发生率。不幸的是，单孔腹腔镜结肠切除术在技术上具有很大的挑战性，尤其在手部动作和器械成角方面有很大的限制。当单孔腹腔镜应用于狭窄的盆腔中时，其技术上的挑战就更大了。虽然单孔手术已被证明在肿瘤学上是安全的，其并发症和死亡率也可接受，但这仅适用于正常体重和肿瘤局限于直肠壁内的患者[69,70]。目前，基于非常有限的经验，单孔腹腔镜直肠癌手术只应由专业医疗中心经验丰富的术者和严格筛选的患者使用。

八、机器人辅助低位前切除

（一）手术技术

机器人辅助腹腔镜 TME 包括两种常规方法。第一种是机器人联合腹腔镜手术方法，首先使用腹腔镜完成乙状结肠和左半结肠游离，IMA 和 IMV 的结扎，以及脾曲游离，随后对接机器人平台完成盆腔分离操作。第二种是全机器人手术方法，使用机器人完成直肠标本分离切除后将其经肛门取出，随后在腹腔内将抵钉座固定于近端结肠，最后完成吻合器或手缝结肠肛管吻合。两种方法各有优点和不足，我们需要更多的数据来比较其差异[71]。

1. 手术准备 患者的准备和体位与腹腔镜和开腹 LAR 相同。在手术台上患者身下放置一个直接与其接触的巨大塑胶垫，以防止患者在头低足高位时滑动，并且绑定胸部，以防止患者在极度侧倾位时发生移动。对于开腹和腹腔镜 LAR，如果计划经肛门取出标本或经肛行肠道吻合术，则需要进行会阴部准备。使用稀释的碘伏（必妥碘）溶液进行直肠冲洗。只在术者认为必要时，才会选择使用输尿管支架。需要时可进行肛门镜和（或）乙状结肠镜检查以确定肿瘤位置。除非手术要先进行 ISR，否则先从腹部操作开始。

通过气腹针在左肋缘下的锁骨中线建立气腹。腹腔镜戳卡通过穿刺法或直接切开法置入。在脐周区域放置一个 12mm 的观察孔，通常位于耻骨联合上方 20cm 处，稍偏向脐左侧，通过此观察孔可插入 0° 或 30°10mm 机器人镜头。机器人戳卡之间的最小距离通常是 8～10cm，以避免机器人臂发生碰撞。另外三套机器人戳卡在腹腔镜直视下插入，其中包括机器人臂 1 号（R₁），该戳卡是由一个 8mm 机器人戳卡穿过一个 12mm 腹腔镜戳卡组成，位于右侧锁骨中线与脐和右髂前上棘连线交点。如果预期做回肠造口，应尽量在造口定位区域外侧放置 R₁。机器人臂 2 号（R₂）使用一个 8mm 机器人戳卡，位于左侧锁骨中线与脐和左侧髂前上棘连线交点，机器人臂 3 号（R₃）使用一个 8mm 机器人戳卡，位于左侧腋前线，脐周观察孔上方约 5cm，R₂ 外侧约 5cm 处。此戳卡对于盆腔底部解剖时提供头侧的牵拉和暴露是至关重要的。按照所述的配置插入机器人戳卡后，机器人臂塔停靠在患者左侧臀部外侧，而不是两腿之间，以便在两腿之间提供足够的空间进行术中直肠指检或内镜检查，经肛门取标本或经肛门手术，特别是 ISR 或 APR 手术。在机器人辅助 LAR 手术中，两个腹腔镜戳卡中的一个可以沿着右侧锁骨中线（L₁）或右侧锁骨中线和正中线（L₂）的中间线插入右上腹，以进行术中的牵拉和吸引。当机器人臂塔停靠在左侧臀部时，观察孔应与左侧臀部和对侧肩部对准在一条直线上（图 168-4）。

2. 手术步骤 机器人联合腹腔镜 LAR 手术中，初始步骤与腹腔镜 LAR 相同，包括使用腹腔镜或机器人戳卡进行腹腔探查，识别左侧输尿管，结扎 IMA 和 IMV，游离乙状结肠，降结肠和脾曲。将腹腔镜戳卡更换为机器人戳卡后，再使用机器人进行盆腔分离。在全机器人辅助 LAR 手术中，完成腹腔探查和全部机器人戳卡放置后，机器人臂塔停靠在患者左侧臀部上方，确保观察孔与左侧臀部和对侧肩部对准在一条直线上。所有的机器人戳卡和腹腔镜辅助戳卡均用于术中的精细游离和组织牵引。R_1 装备了单极电钩或剪刀。R_2 装备双极抓钳用于精细组织牵拉。R_3 通常配备无创肠钳，用于乙状结肠、前腹膜折返或子宫等结构的更有效的组织牵拉。手术步骤与腹腔镜 LAR 相同。中间入路分离 IMA 根部，确认左侧输尿管后，使用机器人血管闭合器或标准腹腔镜血管闭合器切断 IMA 根部。机器人摄像系统的 3D 视野可以确认腹下神经丛，并在血管切断前予以保护。使用 R_1 的单极电钩在 Toldt 线处分离外侧腹膜折返区从而游离乙状结肠。同时，使用 R_2 和 R_3 向中间牵拉乙状结肠。从 Gerota 筋膜头侧开始到脾曲进行钝性分离，分离过程应注意避免损伤胰腺尾部。切断肠系膜下静脉后完成脾曲游离。将 R_3 从左侧戳卡脱离，重置于右上腹戳卡，为盆腔分离做准备。

无论机器人联合腹腔镜还是全机器人辅助手术，盆腔 TME 分离均始于骶骨岬。与如前所述开腹和腹腔镜 TME 相似，骶前无血管平面的分离由 R_1 和 R_2 完成，由 R_3 牵拉暴露。R_3 的肠钳通过直肠乙状结肠交界处的下方，将乙状结肠向头侧和外侧牵拉。在确定腹下神经和双侧输尿管位置之前，最好使用单极电钩或剪刀，并最小限度使用电灼。盆腔分离应沿直肠后间隙而不是骶前间隙进行，以避免骶前静脉出血和腹下神经损伤。一旦确定了 Waldeyer 筋膜和直肠固有筋膜之间的平面，将乙状结肠向前牵拉，便可在后方进行分离。盆腔分离经过大约在 S_3 水平出现的直肠骶骨筋膜后，可向尾侧继续推进至肛提肌水平。直肠前方分离始于切开直肠和阴道或精囊与前列腺之间的腹膜。对于直肠前壁巨大肿瘤，应将直肠膀胱筋膜连同直肠整块切除。R_3 是这些手术操作理想的牵拉钳。直肠系膜分离应从近端到远端环行前进，腹下神经在外侧走行于侧盆壁。直肠系膜外侧分离应靠近直肠以避免腹下神经损伤。

在对直肠进行充分的环形分离后，可进行直肠指检、乙状结肠镜或肛门镜检查以确定直肠横断的合适水平，进行直肠壁裸化，然后使用腹腔镜或者机器人 R_1 戳卡的线性切割闭合器进行直肠横断。研究表明吻合口瘘的风险随着切割闭合器使用次数的增加而增加，尽可能只使用一次切割闭合器完成直肠横断 [72]。如果不能一次横断直肠，切割闭合器应依序小心击发，避免与之前的吻合线重叠。对于骨盆深部的肿瘤，可能需要使用耻骨上的戳卡垂直直肠横断。

全机器人手术的好处是，它可行近端结肠横断和腹腔内荷包缝合。对于直肠远端恶性肿瘤，如果计划行手缝结肠肛管吻合术，可行经肛门取标本。应注意确保经肛门取出的标本不会太大而无法通过肛管。

标本可经回肠造口切口处，耻骨上横切口，耻骨上垂直中线切口或经肛门取出体外。在提取标本之前，应放置切口保护器。在标本的近端边缘进行结肠系膜分离结扎，之后切断结肠，移除标本。在全机器人手术中，如果计划

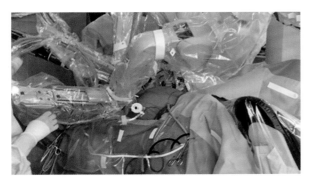

▲ 图 168-4 标准机器人低位前切除手术准备

经肛门取标本，要保证直肠乙状结肠标本不会太大而无法通过肛管。根据直肠横断水平的不同，若直肠残端较高，则在结肠近端荷包缝合固定抵钉座，若直肠残端较低，则经肛行手缝肠道吻合。值得注意的是，在横断近端结肠前，ICG 荧光成像系统可用于评估结肠近端和远端血管灌注情况。无论开腹、腹腔镜还是机器人辅助 LAR，都可以通过静脉注射 ICG 方式进行这种检查。ICG 检查后进行结肠直肠或结肠肛管吻合器吻合术或手缝吻合术。最后通过乙状结肠镜和漏气试验来评估吻合口的完整性。如果吻合口的完整性欠佳，则必须缝合加固吻合口，在近端重建吻合口或者行未预先计划的回肠造口。也可以通过静脉注射 ICG 的方式评估吻合口近端和远端的血管灌注情况，这可能会影响后续的吻合口处理，包括是否进行吻合口重建。

（二）优势和不足

腹腔镜 TME 目前应用有限，而最近来自两个 RCT 的肿瘤数据未能证明腹腔镜 TME 相对于开腹 TME 的非劣效性，使其推广应用进一步停滞，机器人手术被认为是一种潜在有效的技术，其应用可以促进微创 TME 手术的完善。尽管很多人一开始对机器人手术比腹腔镜手术有优势持怀疑态度，尤其是机器人手术造成了成本增加，但是，机器人辅助腹腔镜直肠癌 TME 手术已越来越多地被结直肠外科医生所采用。当进行低位盆腔分离时，特别是应用于骨盆狭窄、内脏肥胖的男性患者时，机器人平台的优势尤其引人注目。改良的光学系统提供的盆腔结构的稳定 3D 视野，可以 360° 弯曲、无震颤的手术装置，不断改进的人体工程学设计，以及三个可进行牵拉、对抗牵拉和分离操作的机器人臂，使机器人 TME 手术具有独特优势。

2006 年，Pigazzi 等完成了首例直肠癌机器人辅助 LAR 手术[73]，比较了 6 例全机器人辅助 LAR 和 6 例匹配的腹腔镜辅助 LAR，所有患者术中均进行了有效的神经保护，与腹腔镜组相比，机器人组在手术和病理数据、并发症和住院时间方面均无显著差异[73]。自那以后，一些大型机器人辅助 TME 病例研究已证明了该技术的手术安全性和肿瘤学安全性，包括充分的淋巴结获取、较好的 TME 标本质量、较高的远切缘和环周切缘阴性率，以及比腹腔镜手术更低的术中转开腹率[74-78]。

表 168-3 和表 168-4 包括最新的机器人和腹腔镜 TME 对比研究，机器人组的样本量从 33 到 133 例不等[71,75,76,79-84]。经过累计统计，在 9 项对比研究中，536 例患者接受了机器人辅助低位和中位直肠癌 TME 手术，3 例高位直肠癌患者接受了机器人辅助部分直肠系膜切除（partial mesorectal excision，PME）手术。在 9 项研究中有 4 项进行机器人联合腹腔镜辅助 TME，其余 5 项采用全机器人辅助 TME。在机器人 TME 手术中，APR 占 2.8%（15/536），而保留括约肌的 LAR 占 97.2%。大多数机器人 TME 应用于无梗阻、可切除的肿瘤，包括术前分期 T_1、T_2 和 T_3，以及 N_0 或 N_1 的肿瘤。在平均每个标本获取 10~22 个淋巴结的情况下，99.8%（535/536）的标本远切缘阴性，96.1%（515/536）的标本环周切缘阴性。这些结果与腹腔镜组没有显著差异。在全部 9 项研究中，有 5 项研究的机器人组和腹腔镜组手术时间相似。尽管有 4 项研究报道机器人 TME 的手术时间比腹腔镜 TME 长，但在外科医生完成学习曲线后，机器人 TME 所需的手术时间显著减少。尽管，总的来说腹腔镜组中转开腹率比机器人组高（5.4% vs. 1.7%），但没有一项研究证明这种差异有统计学意义。总的来说，机器人组和腹腔镜组并发症相当（26.5% vs. 30.1%）。机器人组的平均 LOS 为 8.9（2~33）天，而腹腔镜组为 9.7（1~37）天。仅有 4 项研究报道了长期肿瘤结局和功能结局，随访时间为 2~85 个月。其中两项研究结果显示，两组在大便失禁和勃起功能障碍方面的功能结局没有显著差异[75,80]。两组在局部复发率（0.9% vs. 1.0%）和远处转移

表 168-3　机器人和腹腔镜直肠癌全直肠系膜切除术患者特征比较研究

研　究	病例数		肿瘤位置（cm）		术前分期		新辅助放化疗	
	机器人	腹腔镜	机器人	腹腔镜	机器人	腹腔镜	机器人	腹腔镜
Park 等（2015）[79]	133	84	低位（33）中位（60）高位（40）	低位（16）中位（37）高位（31）	Stage I - III	Stage I - III	15 (11.3%)	10 (11.9%)
Baek 等（2011）[76]	41	41	低位（15）中位（21）高位（5）	低位（10）中位（18）高位（13）	Stage I - III	Stage I - III	33 (75%)	18 (43.9%)
Patriti 等（2009）[80]	29	37	5.9 ± 4.2	11 ± 4.5	Stage I (11), II (9), III (7), IV (2)	Stage I (17), II (8), III (10), IV (2)	7 (24.1%)	2 (5.4%)
Feroci 等（2016）[81]	53	58	8 (4~12)	8 (3~12)	Stage I - III	Stage I - III	26 (49.1%)	25 (43.1%)
Kim and Kang（2010）[71]	100	100	低位（32）中位（49）高位（19）	低位（19）中位（64）高位（17）	NR	NR	14 (14.0%)	7 (7.0%)
Park 等（2010）[82]	41	82	5.7 ± 2.0	5.9 ± 2.2	T_1 (3), T_2 (14), T_3 (24)	T_1 (3), T_2 (30), T_3 (49)	14 (34.1%)	17 (20.7%)
Kwak 等（2011）[84]	59	59	高位（6）中位（29）低位（24）	高位（6）中位（29）低位（24）	Stage 0 (3), I (16), II (23), III (13), IV (4)	Stage 0 (3), I (16), II (23), III (12), IV (5)	8 (13.6%)	5 (8.5%)
Kim, YS 2016[83]	33	66	5.41 ± 1.9	5.57 ± 2.1	Stage 0 (3), I (8), II (10), III (12)	Stage 0 (8), I (12), II (20), III (26)	33 (100%)	66 (100%)
D' Annibale 等（2013）[75]	50	50	高位（8）中位（9）低位（33）	高位（21）中位（12）低位（17）	pT_0 (11), T_1 (2), T_2 (14), T_3 (20), T_4 (3), pN_0 (35), N_1 (10), N_2 (7)	pT_0 (5), T_1 (10), T_2 (14), T_3 (17), T_4 (4), pN_0 (35), N_1 (10), N_2 (5)	34 (68.0%)	28 (56.0%)

表 168-3 机器人和腹腔镜直肠癌全直肠系膜切除术患者特征比较研究（续）

| 手术方式 | | 手术时间（min） | | 转开腹手术 | | 淋巴结获取数 | | 远切缘阳性 | | 环切缘阳性 | |
机器人	腹腔镜	机器人	腹腔镜	机器人	腹腔镜	机器人	腹腔镜	机器人	腹腔镜	机器人	腹腔镜
LAR	LAR	205.7（109～505）	208.8（94～407）	0（0.0%）	6（7.1%）	16.34（2～43）	16.63（2～49）	0	0	9（6.8%）	6（7.1%）
LAR (33) CAA (2) APR (6)	LAR (33) CAA (2) APR (6)	296（150～520）	315（174～584）	3（7.3%）	9（22.0%）	13.1（3～33）	16.2（5～39）	0	0	1（2.4%）	2（4.9%）
PME (3) TME (18)	PME (24) TME (8)	202±12	208±7	0（0.0%）	7（18.9%）	10.3±4	11.2±5	0	0	NR	NR
APR (5) ISR (5)	APR (3) CAA (2)	342（249～536）	192（90～335）	2（3.8%）	1（1.7%）	18（4～49）	11（3～27）	1	1	0	1
LAR (98) APR (2)	LAR (99) APR (1)	385.3±102.6	297.3±83.7	2（2.0%）	3（3.0%）	14.7±9.7	16.6±9.1	0	0	3	2
LAR (29) CAA (12) APR (0)	LAR (63) CAA (18) APR (1)	231.9±61.4	168.6±49.3	0（0.0%）	0（0.0%）	17.3±7.7	14.2±8.9	0	0	2（4.9%）	3（3.7%）
LAR (54) ISR (5) APR (0)	LAR (52) ISR (6) APR (1)	270（241～325）	228（177～254）	0（0.0%）	2（3.4%）	20（12～27）	21（14～28）	0	0	1（1.7%）	0
LAR (31) APR (2)	LAR (61) Hartmann's (1) APR (4)	377±88	277	2（6.1%）	0（0.0%）	22.3±11.7	21.6±11.0	0	0	5（16.1%）	4（6.7%）
LAR	LAR	270（240～315）	275（240～335）	0（0.0%）	6（12.0%）	16.5±7.1	13.8±6.7	0	0	0	6（12.0%）

APR. 腹会阴联合切除术；CAA. 结肠肛管吻合术；ISR. 括约肌间切除术；LAR. 低位前切除术；PME. 部分直肠系膜切除术；TME. 全直肠系膜切除术

表 168-4　机器人和腹腔镜直肠癌全直肠系膜切除术后结局比较研究

研　究	病例数		住院时间（天）		术中并发症（例）		随访时间（个月）	
	机器人	腹腔镜	机器人	腹腔镜	机器人	腹腔镜	机器人	腹腔镜
Park 等 (2015) [79]	133	84	5.9 (4～14)	6.5 (3～25)	膀胱损伤（1） 吻合口破裂（1）	膀胱损伤（1）	58 (4～80)	58 (4～80)
Baek 等 (2011) [76]	41	41	6.5 (2～33)	6.6 (3～20)	NR	NR	NR	NR
Patriti 等 (2009) [80]	29	37	11.9 (6～29)	9.6 (5～37)	NR	NR	18.7	29.2
Feroci 等 (2016) [81]	53	58	6	8	NR	NR	37.4 (2–85)	37.4 (2–85)
Kim and Kang (2010) [71]	100	100	11.7±6.7	14.4±10.0	NR	NR	NR	NR
Park 等 (2010) [82]	41	82	9.9±4.2	9.4±2.9	NR	NR	NR	NR
Kwak 等 (2011) [84]	59	59	NR	NR	NR	NR	17 (11～25)	13 (9～22)
Kim 等 (2016) [83]	33	66	10.9±6.2	13.1±12.8	NR	NR	NR	NR
D' Annibale 等 (2013) [75]	50	50	8 (7～11)	10(8～14)	NR	NR	NR	NR

总并发症率		功能结局		复　发		治疗费用	
机器人	腹腔镜	机器人	腹腔镜	机器人	腹腔镜	机器人	腹腔镜
33（25%）	24（29%）	NR	NR	LR（3） DR（16）	LR（1） DR（14）	12 742.5+ 3509.9	10 101.30± 2804.80
9（22%）	11（27%）	NR	NR	NR	NR	$83 915	$62 601
16（55%）	16（43%）	勃起障碍（1） 排便失禁（2） 便秘（4）	勃起障碍（3） 排便失禁（1） 便秘（3）	Local（0%）	Local（5.4%）	—	—
17(32.1%)	26（44.8%）	NR	NR	LR 1（1.9%） DR 9（17.0%）	LR 3（5.2%） DR 5（8.6%）	—	—
20（20%）	27（27%）	NR	NR	NR	NR	—	—
12(29.3%)	19（23.2%）	NR	NR	NR	NR	—	—
NR	NR	NR	NR	LR（1） DR（2）	LR（1） DR（2）	—	—
15(45.6%)	26（39.4%）	NR	NR	NR	NR	—	—
5（10.0%）	11（22.0%）	术后1个月 IPSS 和勃起功能下 降，术后1年 功能完全恢复	术后1个月 IPSS 和勃起功能下降， 术后1年功能部 分或完全恢复	NR	NR	NR	NR

DR. 远处转移；IPSS. 国际前列腺症状评分；LR. 局部复杂；NR. 未报道

357

率（5.0% vs. 3.5%）方面的肿瘤结局没有显著差异[79-81,84]。术后平均复发时间未见报道。关于手术费用，3 项研究报道机器人 TME 手术的平均住院费用远高于腹腔镜 TME 手术[76,79]。

尽管最近机器人手术在直肠癌治疗中的开展有所增加，但回顾性研究和匹配病例对照研究迄今为止仅证明其效果与腹腔镜手术相当。两者的短期临床结局和肿瘤结局没有显著性差异，虽然长期结局尚未发表，但两者的总体生存率、无病生存率和复发率处于同一水平。机器人 TME 的手术时间可能更长，而且机器人 TME 手术的平均经济成本一直明显高于腹腔镜 TME 手术。此外，机器人 TME 手术的总体实践经验，包括最近完成的 ROLARR 机器人与腹腔镜 TME 手术 RCT 研究，并没有显示出如预期的、显著降低的中转开腹率。目前，缺乏足够的数据支持或否认机器人手术优于腹腔镜手术。为了使机器人手术的额外费用合理化，除了与标准腹腔镜手术等效外，还必须在一个或多个结局上有显著的改进。评价直肠癌手术效果最重要的因素是长期的肿瘤结局，外科学界正在等待两个多中心随机试验（ROLARR 试验和 COLRAR 试验）的结果，以比较机器人和腹腔镜直肠癌手术的优劣[85,86]。

九、经肛门全直肠系膜切除

（一）手术技巧

taTME 可通过腹腔镜或机器人经腹部辅助的联合手术方式或单纯经肛门内镜手术的方式进行。虽然在一些小样本研究中有单纯经肛门 TME 的报道，但该方法仅适用于少数不需要完全脾曲游离的患者。鉴于目前腹腔镜和内镜设备的局限性，单纯 NOTES 经肛门 TME 手术的实践应限于拥有丰富 taTME 经验的结直肠外科中心，且仅适用于严格筛选符合条件的患者。在经腹辅助 taTME 手术中，经肛门和经腹部两个手术小组可以同时工作，也可以由一个单独的小组依次完成腹部和肛门部分的手术操作。经腹部操作通常指肠系膜下血管的高位结扎，完全的脾曲游离，经肛门 TME 手术无法完成的高位直肠系膜分离。

1. **手术准备**　taTME 的术前准备与之前描述的开腹和腹腔镜 LAR 相似。因为需要经肛门完成 TME 手术，所以充分的机械肠道准备是必要的。术前一天进行机械肠道准备，并辅以灌肠，以最大限度地清洁直肠。在手术室，患者取截石位后，用稀释的碘伏进行直肠冲洗，直到全部粪便排出。对于 taTME，腹部和会阴均应消毒和铺巾，以便在经腹辅助 taTME 手术中同时或依次完成肛门部分的操作。

手术室准备需要足够的空间容纳两组术者、腹部和经肛门手术器械台、两个腹腔镜塔、能源平台和吸引装置。根据不同的经肛门手术平台，应提供足够的空间供 1~2 名外科医生进行肛门部分的操作。显示器应该有一个可移动的旋转屏幕，一台位于两腿之间，面向经肛门手术组，与外科医生的眼睛齐平，而不阻挡经腹部组的手术区域。经腹部手术组需要在患者的右侧和左侧分别安装一台显示器。经腹部手术需要标准腹腔镜或机器人设备，经肛门手术需要标准的肛肠器械托盘、肛门镜、Lone Star 肛门拉钩、头灯、经肛门内镜手术平台（TAMIS、TEO 或 TEM）、单极电刀（电钩或电铲）、双极电凝或超声刀，以及带排烟系统的高流量气腹机。如果使用 TAMIS 平台，则使用 10mm 肥胖患者镜头；如果行吻合器吻合术，则使用环形吻合器。如果需要术中行血管灌注评估，也可以使用 ICG 荧光成像系统。

2. **手术步骤**　无论是由一个手术组还是两个手术组进行 taTME 手术，都采用与腹腔镜和机器人 LAR 相同的步骤进行腹部操作，在 IMA 起始处进行结扎，在胰腺下方切断 IMV，完全的脾曲游离，以及左半结肠、乙状结肠和近端直肠的游离。盆腔分离在直肠前方延伸至腹膜折返，在后方延伸至骶骨岬。如果由一个手术组进行手术，当盆腔深部的直肠系膜分离在技术上变得困难时，该小组将转而进行经肛门手术。特定情况下，可以先进行经肛门手术，然后再进行经腹部手术。

经肛门手术开始时，应通过肛门镜进行指检和目测，确定肿瘤的确切位置。如果经肛门内镜手术平台能更好地显露肿瘤，也可以使用该平台进行操作。此时，外科医生能够判断出合适的肿瘤远切缘位置。如果肿瘤位于肛管直肠环上方，则在肿瘤远端 0.5～1.0cm 处用 2-0 普理灵或薇乔缝线进行荷包缝合。以上操作可以通过标准肛门镜或经肛门内镜手术平台完成。荷包缝合必须保证密封，以防止直肠注气过程中近端结肠扩张或粪便、肿瘤细胞播散进入手

术区域（图 168-5）。

荷包缝合关闭直肠后，置入经肛门手术平台，向直肠注入 CO_2，压力为 10～12mmHg。使用单极电刀在直肠腔内环形电灼刻痕，然后进行直肠全层和直肠系膜游离（图 168-6）。经肛门 TME 手术应依序、平滑地环形进行。应注意避免在任何平面上进行过度分离，以防止其他平面变形。直肠系膜后方分离在直肠系膜筋膜和骶骨之间的无血管平面进行（图 168-7）。从技术上讲，这是 taTME 手术中最容易的部分，因为其主要标志为骶前筋膜和直肠系膜筋膜，很容易识别。在进行直肠系膜外侧分离时，必须注意避免分离盆腔侧壁，以防止损伤盆腔神经丛。在进行前方、外侧分离时，必须注意

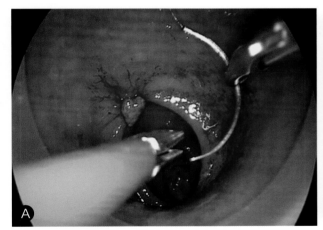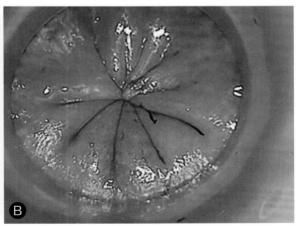

▲ 图 168-5　A. 经肛门全直肠系膜切除手术时采用荷包缝合；B. 以密封肿瘤下方的直肠肠腔

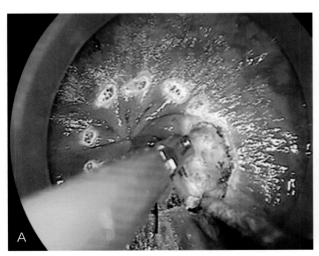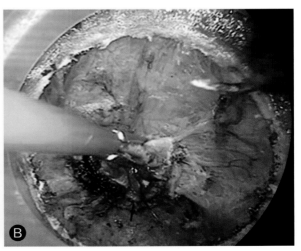

▲ 图 168-6　A. 经肛门全直肠系膜切除手术时行环形电灼标记；B. 再进行直肠全层和直肠系膜游离

避免损伤位于 10 点和 2 点位置的神经血管束。进行前方分离时，应沿着直肠阴道间的筋膜或前列腺后方的筋膜进行。阴道或前列腺后方经常难以辨别。在这种情况下，神经血管束可以作为辨认标志。直肠系膜前方分离向头侧进行，直至到达腹膜折返。后方分离至骶骨岬。在此处，两个手术组最好同时进行操作，完成直肠游离，以及腹部与经肛门手术平面的融合。经肛门手术进入腹腔的操作通常在经腹腹腔镜直视下完成。在经肛门 TME 头侧分离彻底完成之前，应避免过早进入腹腔，以防止直肠 CO_2 充气丢失。当直肠和乙状结肠完全游离后，TME 标本可经肛门取出，如果标本过于肥大或者担心经肛门取出时近端肠系膜张力过大，可以经腹部切口取出标本。横断标本之后，如前所述进行吻合器结肠直肠或结肠肛管吻合术（图 168-8 至图 168-10）。当拟行吻合器结肠直肠吻合术时，可采用端 - 端吻合、端 - 侧吻合、结肠 J 型储袋和结肠成形术进行双荷包线环形吻合器吻合。术者可根据操作偏好选择做预防性回肠造口，放置盆腔引流。

对于邻近齿状线的超低位肿瘤，在进行 ISR 时需部分或完全切除肛门内括约肌，并使用 Lone Star 肛门拉钩辅助进行括约肌间分离，在后方直至耻骨直肠肌和直肠系膜底部，在前方直至直肠阴道间平面或前列腺后方平面，然后荷包缝合关闭直肠肛管残端，插入经肛门手术平台，在后方需要进一步的分离，通过肛尾缝进入骶前间隙，在后方确认直肠系膜底部，在前方确认直肠阴道间平面或前列腺后方平面，之后如前所述进行 taTME 手术，完成标本取出和手缝结肠肛管吻合。

（二）优势和不足

2010 年，腹腔镜辅助 taTME 手术被首次报道，手术对象为一位接受过新辅助治疗的 T_2N_1 期中位直肠癌患者。此后，越来越多的病例研究在世界范围内发表，证明了该术式在严格筛选的高、中、低位直肠癌患者中的可行性和初步

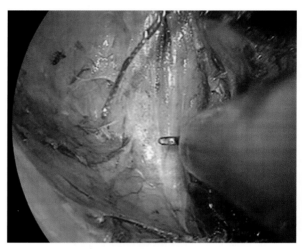

▲ 图 168-7　经肛门全直肠系膜切除手术中，直肠系膜后方分离在直肠系膜筋膜和骶骨之间的无血管平面进行

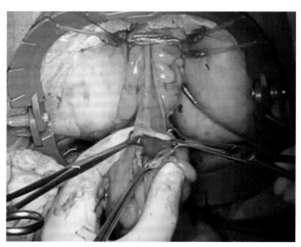

▲ 图 168-8　经肛门全直肠系膜切除术中取标本，并准备结肠直肠吻合器吻合

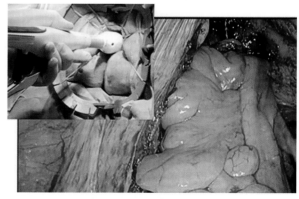

▲ 图 168-9　经肛门全直肠系膜切除术中经肛门和经腹部结肠直肠吻合器吻合视图

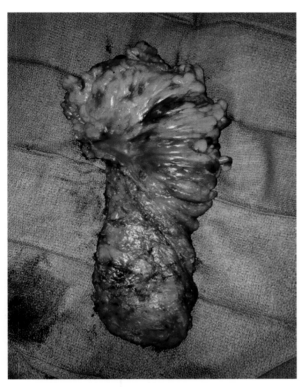

▲ 图 168-10 经肛门全直肠系膜切除手术完整切除全直肠系膜标本

的肿瘤安全性。表 168-5 和表 168-6 列出了所有 taTME 手术病例研究，样本量均为 15 例及以上，手术方式包括单纯 taTME 手术或者传统腹腔镜、单孔腹腔镜或机器人辅助 taTME 手术 [88-102]。在 14 个相关研究中，共有 594 例患者完成了 taTME 手术。样本量从 16 到 140 例不等，其中 7%（42/594）的患者进行了 APR 手术，93% 的患者进行了保肛 LAR 手术。符合 taTME 手术适应证的通常是可切除的、无梗阻的，临床分期为 T_1、T_2、T_3、N_0 和 N_1 的直肠癌患者。

96% 的患者环周切缘阴性，98% 的患者直肠系膜完整或接近完整，平均淋巴结获取数为 15.1，术中并发症发生率为 2%，其中术中严重出血 8 例，穿孔 3 例，尿道损伤 4 例，输尿管损伤 1 例，阴道壁损伤 1 例，前列腺损伤 1 例。基于外科医生的 taTME 手术经验，术中并发症常发生在手术早期，但需要指出的是，经腹部和经肛门手术组同时进行 taTME 手术有助于识别和避免损伤关键的解剖结构。中转开腹率为

3%，平均 LOS 为 7.8（5～14）天，术后并发症发生率为 30%，包括一过性尿潴留、肠梗阻、小肠梗阻、吻合口瘘和盆腔脓肿。随访期为 5～32 个月，14 个研究中有 5 个报道了功能结局，平均 Wexner 评分为 6.9（3～18）。14 个研究中有 9 个报道了肿瘤结局，共有 46 例局部和远处复发，复发时间为 5～24 个月。

许多病例研究一致认为：对于预期有较高转开腹风险的患者，以及由于切割闭合器在低位盆腔操作困难导致的直肠系膜标本不完整的患者，taTME 手术尤其有益，这些患者通常是严重内脏肥胖的、骨盆狭窄的男性低位直肠癌患者。

对于 taTME 手术，目前仅有基于单中心病例研究的初步经验，缺乏将 taTME 与开腹或腹腔镜 TME 进行比较的随机试验。然而，有 6 项回顾性研究比较了 taTME 手术和匹配的腹腔镜 TME 手术患者的临床结局 [97-99,102-104]。研究结果显示：在直肠系膜标本质量、淋巴结获取、切缘或术中并发症方面，两者没有明显差异。

最近，鹈鹕癌症基金会（the Pelican Cancer Foundation）发起了一项国际 taTME 手术注册研究，以进一步评估 taTME 手术在更广泛人群中的安全性和有效性。该注册研究建立了一个国际数据库，与 23 个不同国家的 66 个外科中心合作 [105]。他们最初报道的 720 例 taTME 手术是迄今为止发表的最大队列，样本量分布情况如下：0～5 例、6～10 例、11～20 例和大于 20 例手术的中心数量分别为 33（50%）、12（18%）、8（12%）和 13（20%）。该报道的结果令人鼓舞，相对于前面提到的较小样本量队列，其结果十分相似。腹腔镜转开腹手术率是 6.3%，完整的 TME 标本占全部的 85%，有轻微缺陷的 TME 标本占 11%。术中并发症情况如下：手术技术问题占 39.3%，解剖平面错误占 7.8%，盆腔出血占 6.9%，器官损伤占 1.5%。会阴部操作导致的器官损伤包括尿道损伤 5 例，膀胱损伤 2 例，阴道穿孔 1 例，单侧腹下神经切断 1 例和直肠穿孔 2 例。2.4% 的患者环周

表 168-5 已发表的临床报道中直肠癌经肛门全直肠系膜切除手术患者特征

研　究	病例数	BMI（kg/m²）	肿瘤位置	新辅助放化疗	手术方式	经肛手术平台
Veltcamp Helbach 等 (2015)[88]	80	27.5 (19.5~40)	距齿状线 5.3 (1~10) cm	Yes (65) No (15)	LA, SILS	SILS Port (Covidien USA); Gelpoint (Applied Medical)
Lacy 等 (2015)[89]	140	25.2 ± 3.9	距离缘 7.6±3.6cm	Yes (94) No (46)	LA	Gelpoint (Applied Medical)
Tuech 等 (2015)[90]	56	27 (20~42)	距肛缘 4.0 (0~5) cm	Yes (47) No (9)	LA (41), SILS (8), laparotomy (4), RA (1)	Endorec (Aspide) (42), SILS Port (Covidien) (11), Gelpoint (Applied Medical) (3)
Muratore 等 (2015)[91]	26	26.2 (16.9~38.2)	距肛缘 4.4 (3~6) cm	Yes (19) No (7)	LA, SILS	SILS Port (Covidien)
Serra-Aracil 等 (2015)[92]	32	25 (20~35)	距肛缘 8.0 (5~10) cm	Yes (16) No (16)	LA	TEO (Storz)
Rouanet 等 (2013)[93]	30	26.0 (21.0~32.4)	距肛缘< 5cm (20) 距肛缘 5~10cm (10)	Yes (29) No (1)	LA	TEO (Storz)
Burke 等 (2016)[94]	50	26.0 (22.7~31.2)	距肛缘 4.4 (3.0~5.5) cm	Yes (43) No (7)	Open (4), LA (14), HA (19), RA (10)	Gelpoint (Applied Medical)
Chouillard 等 (2014)[95]	16	27.9 (21~38)	中低位直肠癌	NR	SILS, Pure	SILS Port (Covidien)
Chen 等 (2015)[96]	50	24.2 (16~37)	距肛缘 5.8 (2~10) cm	Yes (50)	LA, SILS	Gelpoint (Applied Medical)
De' Angelis 等 (2015)[98]	32	25.19	距肛缘 4.0 (2.5~5) cm	Yes (27) No (5)	LA	Gelpoint (Applied Medical)
Perdawood 等 (2015)[99]	25	28 (18~46)	距肛缘 8.0 (4~10) cm	Yes (7) No (18)	LA	Gelpoint (Applied Medical)
Buchs 等 (2016)[100]	20	27.1 (17.4~38.4)	距直肠肛管结合部 2.0 (0~7) cm	Yes (6) No (14)	LA, RA	Gloveport (4), Gelpoint (Applied Medical) (16)
Kang 等 (2015)[101]	20	22.2 (16.7~27.5)	距肛缘 6.1 (3~12) cm	Yes (6) No (14)	LA, SILS, Pure	SILS Port (Covidien)
Marks 等 (2016)[102]	17	26.4 (20.1~32.3)	0.9 (−2.0~3.0) cm	Yes (17)	LA	Gelpoint (Applied Medical), SILS Port (Coviden)

表 168-5　已发表的临床报道中直肠癌经肛门全直肠系膜切除手术患者特征（续）

切除方式	手术时间（min）	最终病例分期（例）	淋巴结获取数	TME 标本质量	近切缘阳性	环切缘阳性
LAR 65, APR 15	204(91~447)	$ypT_0(6)$, $ypT_1(3)$, $ypT_2(29)$, $ypT_3(42)$, $N_0(44)$, N_1(21), $N_2(15)$	14(6~30)	71 完整, 7 接近完整, 2 不完整	0	2
LAR 138, 2 全大肠切除回肠储袋肛管吻合术	166(60~360)	Complete response(15), stage I (34), II (43), III (39), IV(9)	14.7 ± 6.8	136 完整, 3 接近完整, 1 不完整	NR	9(6.4%)
APR 4, LAR 52	270(150~495)	NR	12(7~29)	47 完整, 9 接近完整	NR	3
LAR 25, APR 1	241(150~360)	$pT_0(5)$, $pT_1(7)$, $pT_2(6)$, $pT_3(8)$, pN+(7)	10(median 8)	23 完整, 3 接近完整	0	0
LAR 32	240(165~360)	$Stage_0(2)$, I (7), II (10), III (12), IV(1)	NR	30 完整, 2 接近完整	0	0
LAR 30	304(120~432)	pCR_0, $pT_1(1)$, $pT_2(8)$, $pT_3(18)$, $pT_4(3)$, pN_0 (14), $pN_1(13)$, $pN_2(3)$	13(8~32)	30 完整	0	4
APR 7, LAR 43	267(227~331)	$pCR(12)$,$pT_1(2)$,$pT_2(11)$,$pT_3(21)$,$pT_4(4)$,N_0 (34), $N_1(8)$, $N_2(8)$	18(12~24)	36, 完整, 13 接近完整, 1 不完整	1(2%)	2(4%)
LAR 14, APR 2	265(155~440)	$pTy(1)$, $pT_1(3)$, $pT_2(4)$, $pT_3(7)$, $pT_4(1)$, $N_0(11)$, $N_1(4)$, $N_2(1)$	17(12~81)	16 完整	0	0
LAR 50	182.1 ± 55.4	$ypT_1/T2N_0(13)$, $ypT_3/T_4N_0(12)$, $ypTanyN_{1-2}(17)$, pCR(8)	16(6~42)	NR	0	2(4%)
LAR 32	195	$pT_1(3)$,$ypT_2(12)$,$ypT_3(11)$,$ypT_4(2)$,$N_0(27)$,$N_1(5)$, $N_2(0)$	17(7.14)	27 完整, 3 接近完整, 2 不完整	2(6.2%)	1(3.1%)
LAR 18, APR 7	NR	$T_0(0)$, $T_1(0)$, $T_2(8)$, T_3 (16), $T_4(1)$, $N_0(14)$, N_1 (8), $N_2(3)$	21(9~42)	20 完整, 5 接近完整	0	1(4%)
LAR 16, ELAPE 2, 全大肠切除 1, APR 1	315.3 ± 77.1	$T_0(4)$, $T_1(0)$, $T_2(8)$, $T_3(5)$, $T_4(0)$, $N_0(10)$, $N_1(5)$, $N_2(2)$	23(11~45)	16 完整, 1 接近完整	0	1(5.9%)
LAR 20	200(70~420)	Complete response (2), TIs (2), stage I (10), II (4), III (2)	12(1~20)	18 完整, 2 接近完整	0	0
TATA 12, APR 5	421.7	NR	7.5	15 完整, 2 接近完整	0	0

APR. 腹会阴联合切除术；LA. 腹腔镜辅助；LAR. 低位前切除术；NR. 未报道；SILS. 单孔腹腔镜手术；TEO. 经肛门内镜手术；TME. 全直肠系膜切除；M. 转移；N. 淋巴结；p. 病理；T. 肿瘤；y. 新辅助治疗

表 168-6 已发表的临床报道中直肠癌经肛门全直肠系膜切除术后结局

研究	住院时间（天）	术中并发症（例）	随访时间（个月）	并发症率（%）	术后早期并发症（例）	术后晚期并发症（例）	功能结局	复发
Veltcamp Helbach 等 (2015) [88]	8 (3~41)	剖腹手术(4)、出血(2)、穿孔(3)、经腹部切口取标本(7)	24	39	吻合口瘘、近端结肠缺血、小肠裂伤、肠造口重建、小肠梗阻、血肿、吻合口远端黏膜全层缺血	NR	NR	LR (2)
Lacy 等 (2015) [89]	7.8 (3~39)	无	15.0±9.1	34	粘连性肠梗阻(1)、吻合口瘘(12)、回肠造口出血(11)、出血(5)、吻合口出血(3)、回肠造口梗阻(3)、高排量(2)、急性胰腺炎(1)、发热(5)、输血(3)、腹水(1)	吻合口狭窄(6)、结肠炎(4)、回肠造口高排量(3)、回肠造口梗阻(2)、肠梗阻(1)、直肠阴道瘘(1)	NR	LR (1)、DR (8)、both (2)
Tuech 等 (2015) [90]	10 (6~21)	3 转开腹、6 延迟结肠肛管吻合	29 (18~52)	26	不需要二次手术的吻合口瘘(3)、无吻合口瘘证据的盆腔感染(3)、一过性排尿障碍(5)、输血(2)、脑血管意外(1)	NR	Wexner 5 (3~18)	LR (1)、DR (2)
Muratore 等 (2015) [91]	7 (3~25)	0	23 (16~30)	27	心肌梗死(1)、无症状吻合口瘘(2)、一过性尿潴留(1)、淋巴漏(1)、肠梗阻(2)	NR	NR	DR (2)
Serra-Aracil 等 (2015) [92]	8 (4~20)	0	NR	31	院内感染(3)、手术切口感染(3)、吻合口瘘(3)、需要再次手术的小肠梗阻(1)、边缘动脉损伤导致的降结肠坏死(1)	NR	NR	NR
Rouanet 等 (2013) [93]	14 (8~25)	2 尿道损伤（直肠前壁巨大肿瘤和前列腺肿瘤导致）、1 空气栓塞	21 (10~41)	30	感染(1)、肠梗阻(1)、吻合口瘘(1)	NR	Median Wexner score 11	LR or DR (14)
Burke 等 (2016) [94]	4.5 (4~8)	3 (6%) 1 尿道损伤、输尿管损伤、1 髂血管损伤	15.1 (7.0~23.2)	36	肠梗阻(9)、盆腔脓肿(4)、吻合口瘘(3)、尿潴留(2)、肺炎(1)、手术切口感染(1)、二次手术(6)	NR	NR	LR (2)、DR (8)
Chouillard 等 (2014) [95]	10.4 (4~29)		9 (3~29)	19	肠梗阻(2)、盆腔脓肿(1)	NR	—	0
Chen 等 (2015) [96]	7.4 (5~18)	2 骶前出血、1 阴道壁损伤	—	20	尿路感染(1)、盆腔脓肿(3)、直肠阴道瘘(1)、吻合口缺损(3)、假膜性肠炎(1)、出血(1)	NR	NR	NR

表 168-6　已发表的临床报道中直肠癌经肛门全直肠系膜切除术后结局（续）

研　究	住院时间（天）	术中并发症（例）	随访时间（个月）	并发症率（%）	术后早期并发症（例）	术后晚期并发症（例）	功能结局	复　发
De' Angelis 等（2015）[98]	7.8	0	32.6	25	排尿障碍（1）、尿路感染（1）、切口感染（1）、吻合口瘘导致的盆腔脓肿（2）、输血（1）、需要保守治疗的吻合口瘘（1）、需要外科引流的吻合口瘘（1）	NR	Wexner score 9	LR（1），DR（1）
Perdawood 等（2015）[99]	5（2~43）	2 出血	NR	52	需要再次入院的吻合口瘘（2）、回肠造口高排量（2）、肠造口坏死（1）、粘连引起的机械性肠梗阻（2）	NR	Wexner 4.5（0~7）	NR
Buchs 等（2016）[100]	7（3~36）	1（5%）	10（6~21）	30	回肠造口高排量、吻合口瘘	尿道损伤、尿失禁、吻合口出血、中度吻合口瘘	NR	DR（1）
Kang 等（2015）[101]	NR	1（5%）大出血，1（5%）前列腺和尿道损伤	5（1~8）	20	尿道损伤（1）、尿失禁（2）、吻合口出血（1）、中度吻合口瘘（1）	NR	Wexner 5.0（3~11）	0
Marks 等（2016）[102]	5	0	19.5	26	直肠脱垂（1）、术后肠梗阻（3）	NR	NR	LR（1），DR（0）

DR. 远处转移；LR. 局部复发；NR. 未报道

切缘阳性。术后并发症发生率为 32.6%，包括吻合口瘘、肠梗阻、尿路感染，以及腹腔和盆腔脓肿。R₁ 切除或 TME 标本质量不佳的危险因素包括术前 MRI 提示 CRM 阳性、距齿状线小于 2cm 的低位直肠肿瘤，以及腹腔镜经腹分离直肠后方至距肛缘小于 4cm。有趣的是，高 BMI、男性等患者特征并不是组织学结果不佳的重要危险因素，这些患者特征在腹腔镜或开腹手术中会增强盆腔分离难度，而在 taTME 手术中可以被克服。

国际 taTME 手术研究的初步结果显示了该术式可接受的临床结局，证明了其短期安全性和可行性。在对 taTME 术后肿瘤结局、功能结局和生活质量进行 3 年随访后，将报告长期结局。值得注意的是，来自单一中心的小样本研究的价值有限，注册研究的数据也有其局限性，如缺乏对自我报告数据的验证。我们需要一个分层良好的随机对照试验来真正证实 taTME 手术的优势。目前，国际上正在进行两项 RCT 研究：COLOR Ⅲ 和 GRECCAR，其中符合条件的中低位直肠癌患者被随机分为 taTME 组和腹腔镜 TME 组 [106,107]。此外，taTME 专家一致认为，安全实施 taTME 需要术者具备腹腔镜或机器人 TME 手术的专业技术，具有经肛门内镜手术（TAMIS、TEO 或 TEM）领域的专业技术，以及 TATA 或 ISR 手术的操作经验。使用尸体进行解剖结构培训是 taTME 培训的一个重要组成部分，并且强烈建议对初始病例进行审查，以确保手术安全性并减少手术并发症 [108,109]。

十、低位前切除术的并发症

防止术中和术后并发症的最有效的方法是在手术的每一步中都进行预防。无论采用何种手术方式，LAR 的手术步骤是相似的，术中和术后并发症的相对发生率也是相似的。

（一）术中并发症

术中出血并不常见，通常与 IMA、IMV 或直肠乙状结肠系膜血管结扎时止血不佳有关。经腹或经肛门 TME 术中骶前出血可发生在直肠系膜后方分离过程中，与解剖层面错误而过于接近骶骨有关。骶前出血通常可以通过加压或填塞和（或）使用单极电凝或局部止血药物来控制。极少情况下，需要在骶骨上使用止血钉来控制持续性的严重出血。经腹或经肛门 LAR 术中前列腺周围出血可发生在直肠系膜前方分离过程中，与解剖层面错误而过于接近前列腺或精囊腺有关。前列腺周围出血通常可以通过单极和（或）双极电凝或超声刀进行控制，吻合口出血很少需要对吻合口进行重建，可以通过肛门镜缝合结扎以控制出血点，否则，可能需要内镜下使用止血夹控制出血。

直肠穿孔可发生在腹腔镜或机器人 TME 手术过程中，由手术器械过度牵拉直肠造成，或在靠近直肠壁进行分离时电刀烧灼造成。它可以在术中被发现和修复，也可能以一种延迟的方式表现为脓肿、漏出或瘘管。虽然目前没有数据支持这一假设，但通过限制硬质手术器械对近端结肠和直肠的牵拉，直肠穿孔的发生率可能会降低。除直肠穿孔外，LAR 术中不常报道的其他器官损伤包括小肠穿孔、结肠穿孔、阴道穿孔、膀胱穿孔、血管损伤如髂血管损伤，以及输尿管损伤。虽然在开腹、腹腔镜、机器人或经肛门 TME 手术中不提倡常规使用输尿管支架，但在预期盆腔分离有困难的情况下，有选择地使用可帮助提早发现输尿管，并在输尿管损伤发生时起到提醒作用。根据输尿管损伤的确切位置，如果可能应进行一期端-端缝合修补（输尿管输尿管吻合术），而不是再植至对侧输尿管（输尿管及对侧输尿管吻合术）或膀胱（下段输尿管再建术或膀胱瓣输尿管成形术）。

在腹腔镜、机器人或经肛门 TME 手术中，无法通过微创方式修补的器官损伤是中转开腹手术最常见的原因，无法控制的术中出血，难以暴露和识别的正确解剖平面以及关键解剖标志，也是中转开腹手术的常见原因。

尿道损伤已成为 taTME 手术特有的并发症。虽然它被报道为 APR 手术会阴部操作的一种罕见并发症，发生率为 1%～2%，但在开腹或腹腔镜 TME 手术中还未见报道。在 500 多例已报道的 taTME 病例中有 4 例尿道损伤，在 LOREC 登记的 720 例 taTME 病例中有 5 例尿道损伤（0.7%）[93,94,97,100,105,110,111]。在外科医生学习曲线的早期，在超低位直肠肿瘤前方分离困难时，以及在巨大直肠前壁肿瘤或前列腺肥大导致解剖结构变形，识别正确的直肠前列腺间平面困难时，尿道损伤的风险似乎最高。尿道损伤必须及时在术中发现，并在损伤发生时进行修复，最好由泌尿外科专家进行，根据情况决定是否行临时的尿流改道。对于术前接受过放疗的患者尤其如此。尿道修复可以通过经会阴手术，或者经腹开腹、腹腔镜或机器人手术完成[112]。

（二）术后并发症

吻合并发症包括吻合口瘘合并盆腔脓毒症和吻合口狭窄。对于没有明显脓毒症症状、相对好控制的小渗漏，可以采用抗生素静滴、延迟口服摄入和盆腔脓肿经皮引流等保守治疗方法。对于有脓毒症症状的患者，再行腹部探查并冲洗，进行广泛的引流，回肠造口或结肠造口是必需的治疗措施。对于选定的病例，再次手术时可以通过经肛门内镜缝合修复清晰可见的吻合口缺损。缺血是造成吻合口狭窄的常见原因，处理方法包括内镜下球囊扩张、狭窄成形术、永久排便改道或吻合口重建。

关于 LAR 术后的功能结局，一过性排尿功能障碍（包括尿潴留和尿失禁）较为常见，发生率为 0%～27%[113,114]。常采用留置临时导尿管数周的方法进行治疗。性功能障碍包括男性的勃起功能障碍、射精障碍或逆行射精，女性的阴道润滑功能障碍、性交困难，或者无法或难以达到高潮[28]。在全球范围内，直肠癌 TME 术后，性功能障碍的发生率为 11%～

55% 不等[113-117]。直肠切除术后的排便功能障碍包括轻度肠道功能紊乱、严重的 LAR 综合征和大便失禁、里急后重和便急。

高达 90% 的患者会出现与 LAR 综合征相关的症状，这对他们的生活质量产生了负面影响，对于曾接受过放疗，或者接受过部分或完全 ISR 的低位直肠癌患者，情况可能更糟[118,119]。大多数症状在 6～12 个月后有所改善，但一部分患者的症状会持续更长时间。LAR 综合征的病因较多，可包括结肠动力障碍、直肠敏感性下降、肛管反射消失、直肠张力降低、盆腔神经或肛门内括约肌损伤。

诊断 LAR 综合征需要细致的评估和进行不同的评分，如 LARS 评分或 Wexner 评分，以及其他评估大便失禁和排便功能障碍的有效问卷。建议多模式综合治疗该并发症。LAR 术后的大便失禁通常进行保守治疗，包括饮食建议、肠蠕动抑制药和膳食纤维补充剂。盆底强化锻炼和生物反馈治疗可以提升肛管静息压和收缩压，这已被证明可以减少大便失禁的次数，降低大便失禁的严重程度，并改善生活质量[120]。

关于骶神经电刺激治疗术后大便失禁的效果，有多个单中心研究表明该疗法可以减少大便失禁的次数，并加强延迟排便的能力，从而改善患者症状和生活质量。目前还需要更大规模的研究和更好的患者筛选，以进一步研究骶神经电刺激在直肠癌 LAR 术后患者中的作用[121,122]。

十一、肿瘤结局

直肠癌根治性切除术的肿瘤学目标包括完全切除原发肿瘤和直肠系膜中的肿瘤种植结节。完整的 TME 包括一个环周切缘、远切缘和近切缘均为阴性的 R_0 切除。阴性的 CRM 尤其重要，因为它被证明是直肠癌切除术后局部复发的独立危险因素[123]。

在比较开腹和腹腔镜 TME 手术治疗直肠癌的大多数 RCT 中，腹腔镜 TME 手术显示了相近的短期和长期肿瘤结局，两种术式拥有相近的阴性边缘率，淋巴转获取数及 TME 标本质量和分级[47-49,62-64,67,68]。然而，最近发表的 ACOSOG Z6051 和 ALaCaRt 试验中，腹腔镜手术的环周切缘阳性率和 TME 标本质量未能证明其肿瘤结局的非劣效性[50,51]。ROLARR 试验的初步结果表明，机器人与腹腔镜 TME 手术的短期肿瘤结局相当[85]。虽然缺乏 taTME 和腹腔镜 TME 手术的 RCT 数据，但国际 taTME 手术注册研究和中型队列研究的初步结果也表明 taTME 与腹腔镜 TME 手术的临床结局相当[94-101,105]。

多项比较腹腔镜和开腹 TME 手术的 RCT 研究的长期肿瘤结局显示，两者在 3 年、5 年和 10 年总生存率和无病生存率方面均无差异[48,62-64]。我们需要等待 ROLARR 试验的长期肿瘤结局，以及 COLRAR、GRECCAR 11 和 COLORⅢ 试验的短期和长期结局，这些临床试验比较了机器人 TME 或 taTME 与腹腔镜 TME 手术的临床结局。到目前为止，研究证明在专业的腹腔镜外科医生手中，无论是开腹还是腹腔镜进行 TME 手术，都能获得相似的肿瘤结局。

有趣的是，在一些研究中腹腔镜组的 5 年总生存率要优于开腹组，特别是 Ⅲ 期肿瘤患者[134,126]。腹腔镜手术对长期生存的潜在影响尚不清楚，但其对免疫反应的影响已被证实。相对于开腹结直肠手术，腹腔镜术后炎症介质，如 TNF-α、IL-6 和 C 反应蛋白的水平较低。炎症反应可以促进脓毒症的发生和肿瘤细胞增殖，炎症反应程度可能与手术应激水平有关。腹腔镜手术可以通过限制手术应激水平及其相应的免疫反应程度，从而提高患者总体生存率或无病生存率。腹腔镜手术的这种积极影响可能是微小的，但可以解释腹腔镜组 Ⅲ 期肿瘤患者癌症相关死亡率明显降低的现象[124-126]。我们需要更大规模的对比试验的长期结果，以更好地阐明腹腔镜手术是否与 Ⅲ 期肿瘤患者的生存率提高有关。

十二、功能结局

LAR 手术对排便、泌尿和性功能的影响需要通过问卷调查进行评估，评估应在患者治疗期间的几个特定时间进行。患者长期功能评估的特定时间包括：①直肠癌治疗前和基线评估时；②术后 2～3 个月或回肠造口闭合后；③术后 1 年或回肠造口闭合后。调查问卷应经过验证，并包括生存质量量表[102,127]。排便功能通常采用 Wexner 评分和 LARS 评分进行评估[118,127]。采用国际男性勃起功能指数（IIE-5）问卷和女性性功能指数（FSFI）问卷评估性功能[128,129]。排尿功能障碍采用国际前列腺症状评分（IPSS）问卷或国际尿失禁咨询委员会问卷（ICIQ）进行评估[129,130]。关于生存质量调查，有两种类型的问卷，第一种是评估整体生存质量，第二种是评估与结直肠癌相关的生存质量。例如，评估肿瘤患者相关生存质量的 SF-36 健康自测量表或欧洲癌症治疗组织研究（EORTC）QLQ-C30 量表，以及针对结直肠癌患者的 EORTC QLQ-CR29 量表[131,132]。

据推测，腹腔镜和机器人设备提供了更好的盆腔视野，可进行更准确的解剖和规避更多的自主神经损伤，从而降低排尿功能障碍和性功能障碍的发生率。然而，开腹和腹腔镜 TME 手术的功能结局没有显著差异[30,49]。至于腹腔镜和机器人 TME 手术，两者长期功能结局总体上相当，而在少数病例匹配研究中其性功能和排尿功能恢复更快[30,75,80,133,134]。目前，需要进一步的临床研究来获得高水平的证据，以证明机器人手术的潜在获益。如前所述，只有少数 taTME 研究报道了术后的功能结局，这些研究随访时间短，问卷类型和调查时间也有差异[97,98,100,135]。总的来说，为了了解不同 LAR 手术方式对术后长期功能结局和生存质量的影响，研究中需要使用相同的有效问卷和相同的调查时间，对 LAR 术后的长期功能结局进行更加统一的评估。

十三、肠系膜下动脉的高位结扎与低位结扎

IMA 的结扎水平一直存在争议。高位结扎

是指在距离 IMA 起始位置 1cm 处结扎血管，而低位结扎技术则建议在左结肠动脉分支处远端结扎 IMA。采用高位结扎时，可以进行更彻底的 D_3 淋巴结清扫，因其可能降低局部复发率和提高总体生存率，而被许多研究者支持。然而，IMA 高位结扎和 D_3 淋巴结清扫的肿瘤学优势尚未被证实，因此存在争议。另一方面，IMA 的低位结扎改善了近端结肠和结直肠吻合口的血管灌注，可能会降低吻合失败的风险。低位结扎还可以降低上腹下神经损伤的风险，并可能降低泌尿生殖功能障碍的风险。在得到明确的结论之前，需要对 IMA 高位结扎和低位结扎的短期和长期结局进行进一步对比研究[136]。

十四、肠道血管灌注评估

吻合口瘘的具体病因较多，有几个众所周知的危险因素（吻合口高度、吸烟史、术前放疗等）。除了结直肠吻合口的机械完整性外，充足的肠道血管灌注也起着至关重要的作用，缺血是结直肠及其他胃肠道吻合口发生吻合口瘘的重要危险因素，切缘和吻合口足够的血管灌注通常仅靠临床判断。外科医生通过观察组织的颜色、检查切口是否出血、触诊动脉搏动和评估肠道蠕动，判断肠道血管灌注情况。这种评估方法是主观的，难以量化，可能是不准确的，使其不能很好地预测吻合口瘘的风险。在开腹和微创胃肠道手术的文献中，目前的趋势是在决定肠管横断位置和吻合口水平之前，使用 ICG 荧光成像评估组织血管灌注是否充分[137,138]。

目前，几种 ICG 荧光成像系统已经商业化，可以通过实时高清内镜和近红外荧光成像技术评估肠道血管灌注情况。腹腔镜或机器人系统包括一个改良的用于常规或红外照明和成像的腹腔镜，一个安装在腹腔镜目镜上的摄像头，以及一个为腹腔镜提供红外照明的内镜视频处理器和照明器。ICG 是一种可静脉或动脉内注射的无菌水溶性三碳氰化物，已被美国 FDA 批准供临床使用。ICG 吸收红外光并发出荧光，它能迅速广泛地与血浆蛋白结合，因此局限于血管内，极少渗漏到间质组织中。肝脏在 3～5min 内将其清除到胆汁中，并且没有任何已知的代谢产物生成[137,139]。在近端结肠横断之前或之后，静脉注射 5～10mg ICG，并在荧光模式下评估近端结肠和直肠的血管灌注情况，通常在完成肠管吻合后第二次使用 ICG，以评估吻合口的血管灌注情况。

到目前为止，一些研究评估了 ICG 荧光成像系统对外科医生术中决策改变和术后吻合口瘘发生率的影响。初步研究结果表明，结直肠手术中的荧光成像提供了重要的信息，可帮助评估结肠预期横断处的血管灌注是否充分，从而改变结肠横断水平[137,140]。这项技术可能最终改进我们对吻合口血管灌注的主观、不准确的评估方法，从而降低吻合口瘘的发生率。

十五、结论

直肠癌的治疗在过去的 50 年经历了显著的变化，尽管 APR 是 20 世纪上半叶的标准手术方式，但其死亡率、并发症发生率较高，术后肿瘤结局未达到最佳。由 Heald 引入的 TME 技术革新了直肠癌手术的标准和原则，显著改善了局部复发率和生存率。随后的突破包括由 Buess 引入的经肛门内镜手术、新辅助治疗的进展、TATA 技术和 ISR 技术，提高了超低位直肠癌患者的保肛率。在过去的 20 年里，其他的重大事件包括全球范围内腹腔镜的应用，随后是机器人手术，以及最近的 taTME 手术，这是结合 TES 和 TATA 技术而诞生的最新技术创新，使得经腹辅助经肛门 TME 手术成为现实。总的来说，最近的微创 TME 手术已经符合开腹 TME 手术的肿瘤标准，但仍需要 RCT 研究的长期肿瘤和功能结局数据，以确定各种手术方法在直肠癌治疗中的意义。

第 169 章
直肠癌腹会阴联合切除术
Abdominoperineal Resection for Rectal Cancer

Jason Bingham　Matthew Dyer　Scott R. Steele　**著**

钟　鸣 **译** 王　颢　窦若虚 **校**

摘要

在美国，每年直肠癌新发患者约 40 000 例，占所有结直肠癌新发病例的 30% 左右。对于局部晚期直肠癌患者通常需要联合（新）辅助放化疗。尽管在临床上保留肛门括约肌的手术越来越多，腹会阴联合切除术逐渐减少，但对于大多数低位直肠癌、直肠癌术后复发、肛管癌及妇科和泌尿生殖系统的进展期恶性肿瘤等某些特定患者，APR 仍是其首选手术方式。因此，临床医生必须掌握 APR 手术方式和其解剖层次，才能确保该患者获得最佳治疗方式。

关键词：腹会阴联合切除术；肛提肌外腹会阴联合切除术；直肠癌

腹会阴联合切除术（abdominoperineal resection，APR）是低位直肠癌和直肠癌术后局部复发患者的手术方式之一，同时也可作为肛管癌治疗的手段。在特殊情况下，APR 还适用于某些患有严重难治性肛门直肠型克罗恩病等良性疾病。此外，APR 也适用于大便严重失禁的患者。APR 手术步骤包括经腹和会阴完全切除肛门（包括括约肌复合体）、直肠和部分乙状结肠及永久性结肠造口。目前对于局部晚期直肠癌的微创手术在肿瘤学的等效性还存在一些争议，但仍是临床常用的手术方式[1-4]。

自 100 年前 Miles 首次提出 APR 手术至今，APR 术式在适应证和技术上经历了重大革新，逐渐完善成较为成熟的手术方式。总体而言，APR 基本要求是通过肿瘤的完整切除（环周切缘阴性），实现控制肿瘤局部复发的目的。由于绝大多数直肠癌的淋巴结转移在直肠系膜内，所以将直肠和直肠系膜作为一个整体进行完整切除是根治性切除的基本要求[5-10]，而保护自主神经的全直肠系膜切除已成为直肠癌根治性术的重要基础。

在可能过多的情况下，临床医生对于低位直肠癌更倾向于保留肛门的手术方式，而 APR 手术被认为是在无法保留肛门时才使用的最后手段。尽管保括约肌手术更受欢迎，但必须满足肿瘤学原则才可以选择保括约肌手术。有研究表明，距肛缘小于 5cm 的肿瘤可能比中上段直肠癌更具侵袭性[7]，往往表现为分化程度差和容易侵犯周围神经血管，侵犯直肠系膜和侧方淋巴结的发生率更高，局部复发率更高，5 年总生存率更低[6,8,11]。因此，临床医师不应简单地将 APR 手术视为低位直肠癌最后万不得已的选择，而应认识到 APR 手术在特定的低位直肠癌及其他可以获益的条件下的适宜性和不可或缺性。

一、肿瘤特异性的手术方式

显然低位直肠癌各有其特点，因此需要针对患者病情采用个性化的手术方式，达到肿瘤

的完整切除，并控制并发症发生率。APR 手术
的最重要要求是根治性，尤其在肛提肌水平尤
为重要，此处需将直肠系膜从盆底进行分离，
手术操作难度较大。如果技术不成熟，偶可导
致肿瘤穿孔、切缘阳性，并导致更高的局部复
发率。通常术前直肠磁共振成像可以较为准确
地评估切缘可疑受累的情况。对于这类患者，
许多学者认为应该扩大会阴切除的范围（肛提
肌切除的范围），以求获得最佳的肿瘤学效果。

通常，外科医生在进行会阴部切除的选择
方式包括：①传统的 APR，即所谓的标准 APR，
其切除边缘在肛提肌水平处呈"锥形"，从而
保留了骨盆结构且保证了一定的切缘（图 169-
1）；②肛提肌外腹会阴联合切除术（ELAPE）或
柱状 APR，术中游离直肠系膜直到肛提肌水平，
并大范围的切除肛提肌，使肿瘤组织被周围柱
状的组织包绕（图 169-2）。根据切除标本的形
状命名，有"腰状切除术"与"柱状切除术"
之争（图 169-3）。有些临床医生更主张灵活地
应用 ELAPE，认为 ELAPE 可降低切缘阳性和
肿瘤穿孔的发生率[12]。然而，ELAPE 本身存在
一些问题：大范围的切除肛提肌加重了会阴部
伤口并发症的发生率，同时由于被大范围的切
除，必须进行组织移植或重建（图 169-4）。但
是，若肿瘤没有侵犯肛提肌，大范围切除肛提
肌是没有必要的。有文献报道，与传统的 APR
相比，常规 ELAPE 没有显著改善肿瘤学结局（表
169-1）[13-17]，因此我们建议将 ELAPE 术适应
证定为肿瘤累及肛门外括约肌或肛提肌的低位

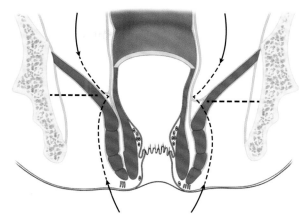

▲ 图 169-1　传统腹会阴联合切除术，切缘在肛提肌水平
可能呈锥形

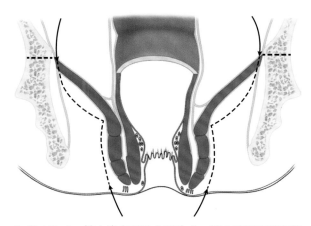

▲ 图 169-2　扩大腹会阴联合切除术，扩大横切面以完整
切除肛提肌，围绕肿瘤呈柱状切除，但同时会造成更大的
盆底缺陷

直肠癌，尤其是直肠 MRI 提示环周切缘可能是
阳性的患者。对于环周切缘为阴性的低位直肠
癌，更合理的做法是在切除肿瘤所在区域的肛
提肌，尽量避免广泛切除肛提肌。该手术方法

表 169-1　腹会阴外切除术与传统会阴外切除术的肿瘤学结果比较

作 者	年 份	研究类型	患者数量	局部递归	总生存率	肿瘤穿孔
Han	2012	随机对照试验	67	ELAPE 递减（2.8% vs. 18.8%，P=0.048）	NS	NS
Krishna	2013	系统评价	8 个研究	NS	NS	NS
Prytz	2015	前瞻性观察	1397	ELAPE 递增（OR=4.91）	NS	ELAPE 递增
Zhou	2015	数据分析	7 个研究	NS	—	NS
Shen	2015	前瞻性观察	69	ELAPE 递减（0% vs. 15.2%，P=0.034）	NS	—

得到的标本可能是不对称的，但仍然是 R0 切除。任何病变的治疗都不能违反肿瘤学原则，尤其是为了关闭创面的目的而保留部分肛提肌，导致环周切缘阳性，是绝对不允许的。

在某些特定情况下，例如当肿瘤累及坐骨肛管区域或伴有明显的瘘管或脓肿时（图 169-5），可能需要进行更彻底的坐骨肛管切除。反之，

对于良性疾病或伴有肛门失禁的上段直肠癌进行 APR 手术时，经括约肌间途径（手术创伤更小）更为适合（图 169-6）。总体而言，外科医生必须平衡好每个患者的并发症、死亡率和功能结局之间的关系，选择最佳手术方式。没有"一刀切"的手术方案适用于所有这些具有挑战性的低位直肠癌。

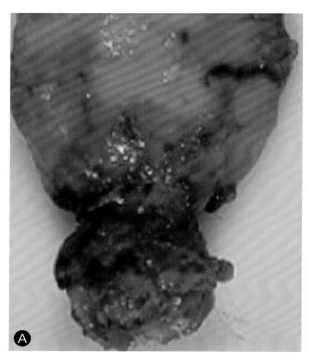
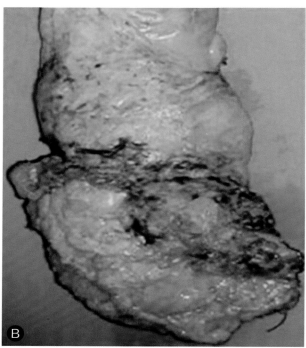

▲ 图 169-3 **A.** 腰状切除；**B.** 柱状切除

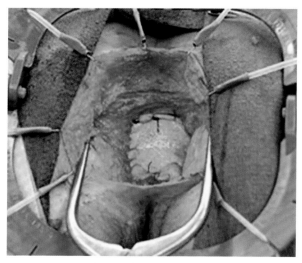

▲ 图 169-4 肛提肌外腹会阴联合切除术中以猪皮胶原蛋白重建盆底

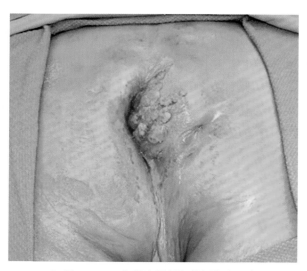

▲ 图 169-5 肛门坐骨侵犯的低位直肠癌

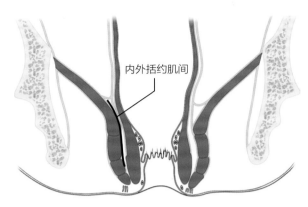

▲ 图 169-6　内外括约肌间入路

二、手术解剖学

（一）骨和筋膜

骨盆由骶骨、髂骨、坐骨和耻骨组成。骶骨岬、骶骨弓、耻骨线及耻骨联合的上缘形成的平面为骨盆边缘水平，骨盆边缘标志着从大（假）骨盆进入小（真）骨盆。直肠和肛管位于骨盆内，形成直肠的最远端。结肠带消失，移行为直肠纵行平滑肌层为直肠起始标志。直肠上 2/3 由腹膜覆盖，直肠下 1/3 没有腹膜覆盖，而是由盆腔内筋膜覆盖。在男性中，邓氏筋膜

将直肠与前列腺和精囊分开，这种结构类似于女性的直肠阴道筋膜。直肠后方，有一个坚固的筋膜层，称为 Waldeyer 筋膜，大约在 S4 水平上将直肠连接到骶骨前部（图 169-7）。

（二）盆底肌肉

骨盆膈膜由筋膜和盆底肌肉组成的漏斗状吊索组成，形成腹盆腔下界，它从耻骨联合延伸到尾骨，两边到双侧骨盆侧壁。盆底肌肉分为浅层和深层。浅层肌肉包括肛门外括约肌、会阴体和会阴横肌。深层肌肉主要由肛提肌（髂骨尾骨肌、耻骨尾骨肌和耻骨直肠肌）组成（图 169-8）。耻骨直肠肌延续为肛门外括约肌深部，为肛管直肠环顶部。由近端的肛提肌至远端的肛门外括约肌浅部组成的肛管直肠环，环绕肛门内括约肌。

（三）解剖间隙

外科手术中肛门直肠周围的解剖间隙具有重要的作用。外括约肌外侧为坐骨肛管间隙（坐骨直肠间隙）。肛管后方为肛管后浅间隙，其边界为尾骨。肛管后浅间隙上方，肛尾韧带深

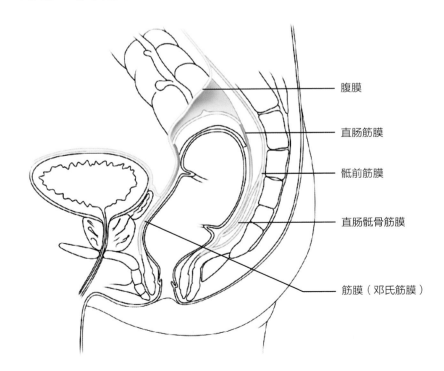

腹膜

直肠筋膜

骶前筋膜

直肠骶骨筋膜

筋膜（邓氏筋膜）

◀ 图 169-7　盆底筋膜
经许可重绘，引自 Barleben A，Mills S. Anorectal anatomy and physiology. Susrg Clin North Am. 2010；90：1-15.

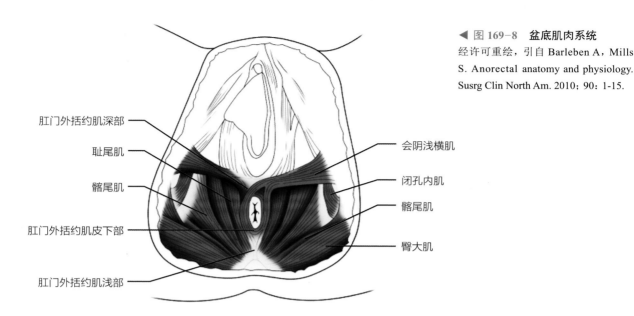

◀ 图 169-8　**盆底肌肉系统**
经许可重绘，引自 Barleben A，Mills S. Anorectal anatomy and physiology. Susrg Clin North Am. 2010；90：1-15.

肛门外括约肌深部

耻尾肌

髂尾肌

肛门外括约肌皮下部

肛门外括约肌浅部

会阴浅横肌

闭孔内肌

髂尾肌

臀大肌

部为肛管后深间隙。肛管后深间隙向侧方延续为坐骨肛管间隙（坐骨直肠间隙）。肛提肌上间隙位于肛提肌上方，介于直肠和骶骨之间。Waldeyer 筋膜将肛提肌上间隙和直肠后间隙分开，直肠后间隙向上延续为腹膜后间隙（图 169-9）。

（四）盆腔动脉供应

直肠和肛管的动脉血供主要来自于肠系膜下动脉的终末支——直肠上动脉及髂内动脉。直肠上动脉供应直肠和肛管上 1/3 段。直肠中动脉来源于髂内动脉，而直肠下动脉则起源于阴部内动脉（阴部内动脉也来源于髂内动脉）。

（五）盆腔神经

盆腔的自主神经丛解剖对于外科医师是至关重要的，因为在盆腔手术中自主神经丛很容易被破坏，从而导致术后尿失禁和性功能障碍等并发症。由 $L_{1\sim3}$ 脊髓水平发出的交感神经于主动脉分叉处由腹主动脉前丛（上腹下神经丛）延伸至肠系膜神经丛，分布于上段直肠。交感神经丛分叉并沿侧盆壁走行，与 $S_{2\sim4}$ 神经根发出的副交感纤维汇合，形成盆神经丛（下腹下神经丛）。盆丛位于肛提肌上方，侧韧带中部，

支配直肠和泌尿生殖器官（图 169-10）。

三、手术流程和操作技巧

APR 手术分为腹部手术和会阴部手术两个部分，两部分可以同时进行，也可以分开进行。无论哪种方法，患者手术体位基本取截石位并适度的头低足高位，必要时放置输尿管支架以便在手术中识别并保护输尿管；若手术中放置导尿管和胃管，在手术结束后应拔除，同时给予适当的预防性抗生素，以及肝素预防深静脉血栓形成。手术前可用一定浓度的聚维碘酮溶液灌肠。

（一）腹部组

传统开腹手术取脐部至耻骨联合的下腹正中切口。腹腔镜手术则在脐周使用 10～12mm 穿刺器作为观察孔，具体位置如图所示（图 169-11）。我们更偏爱直径 10mm 视角 30° 的镜头。若行手助腹腔镜，可通过下腹正中切口或经 Pfannenstiel 切口置入手助器。值得注意的是，虽然已经有一系列临床试验证明了腹腔镜直肠癌切除术的安全性和有效性，同时具有较好的短期效益，但是与开放性手术相比，其有效性需要进一步通过高级别的循证医学证据

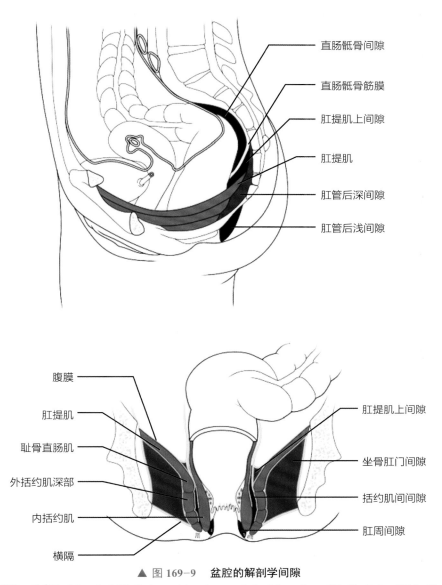

直肠骶骨间隙

直肠骶骨筋膜

肛提肌上间隙

肛提肌

肛管后深间隙

肛管后浅间隙

腹膜

肛提肌

耻骨直肠肌

外括约肌深部

内括约肌

横隔

肛提肌上间隙

坐骨肛门间隙

括约肌间间隙

肛周间隙

▲ 图 169-9　盆腔的解剖学间隙

经许可重绘，引自 Barleben A，Mills S. Anorectal anatomy and physiology. Susrg Clin North Am. 2010；90：1-15.

来验证[18-22]。腹腔镜手术方式较多，但无论采用哪种手术方式，手术基本原则及暴露范围与开放手术大致相同（表 169-2）。

首先，探查腹部是否有远处转移，所有疑似有转移的组织都要进行行术中活检，然后将小肠向上方和右侧推开，并用湿纱布将其固定在适当的位置。或者将患者向右侧倾斜，使小肠自然落入右上象限。首先将大网膜置于上腹部横结肠上方，这也有助于排列小肠，特别是对于特别肥胖的患者。然后将冗长的乙状结肠移

出盆腔，便于判断系膜方位。如果选择外侧入路，向中间提拉乙状结肠保持张力，离断乙状结肠和侧盆壁之间粘连，向内侧分离。沿 Toldt 线进入无血管平面进行分离，游离左半结肠。将钝头剪刀置于后腹膜后方，细致分离下方的生殖血管及输尿管，避免损伤。切开左侧盆底腹膜直至腹膜反折处。此时辨识和保护左侧输尿管非常重要，因为左侧输尿管常邻近直肠乙状结肠系膜根部，易于损伤或横断。若术前置入输尿管导管，则相对容易识别出输尿管；或者在

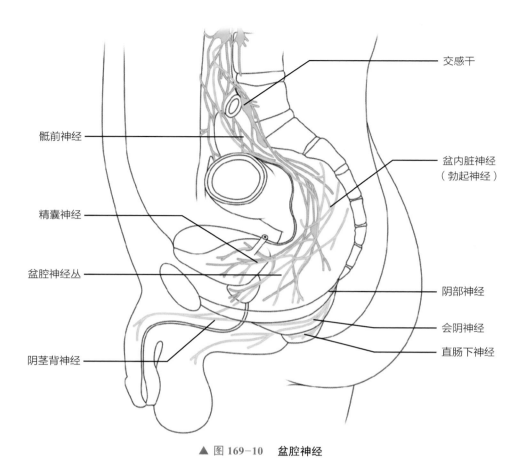

▲ 图 169-10　盆腔神经

经许可重绘，引自 Barleben A，Mills S. Anorectal anatomy and physiology. Susrg Clin North Am. 2010；90：1-15.

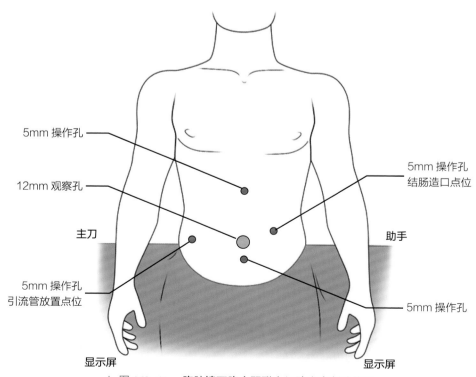

▲ 图 169-11　腹腔镜下腹会阴联合切除术穿刺孔位置

作 者	年 份	*n*	LAR/APR	转换率（%）	LOS（天数）	复发/生存(%)
Franklin	1996	200	74/26	4	5.7	12/87
Fleshman	1999	42	0/42	21	7	19/69
Hartley	2001	28	21/7	33	—	7/—
Anthuber	2003	101	77/24	3	14	3/—
Morino	2003	100	98/—	12	11.4	3.2/80
Leung	2004	203	203/—	23	8.2	7/76
Barlehner	2005	143	127/16	1	7	6.7/66.3
CLASSICC	2005	259	196/63	34	10	—
Kim	2006	312	214/44	2.6	11	2.9/—
Law	2006	98	98/0	12	7	3.3/55.5
Brachet	2014	132	116/16	5.3	—	4.1/83
Zhou	2014	122	98/34	8.8	7	14.1/87.1
Fleshman	2015	486	373/113	11.3	7.3	—

表 169-2　腹腔镜直肠癌切除术

APR. 腹会阴联合切除术；CLASSICC. 传统手术与腹腔镜辅助结直肠癌手术比较的临床试验；LAR. 低位前切除术；LOS. 住院时长

左髂总动脉分叉处可见输尿管跨过该处，用钳子或者腹腔镜无损伤钳触碰输尿管，可以看到输尿管的蠕动（图 169-13）。

外科医师将手置于乙状结肠后方，由左向右分离乙状结肠系膜。然后用手向左侧牵拉乙状结肠，保持右侧侧腹膜的张力，保护后方的右侧输尿管，于肠系膜下血管和直肠上血管外侧切开右侧侧腹膜直至腹膜反折（图 169-14）。此时辨识右侧输尿管非常重要，应显露清晰，避免切开右侧侧腹膜时损伤（图 169-15）。骶骨岬也是一个重要的解剖标志，辨识骶骨岬可顺利进入骶前无血管平面，亦有助于准确切开盆底腹膜。

将游离的近端结肠向前向侧方牵拉，于直肠上血管后方开始分离，约于 S_2 水平锐性切开直肠后筋膜，进入骶前间隙。应用带光源的深部盆腔拉钩将直肠向前方牵拉，有助于直肠后方术野显露，直至分离至骶骨（图 169-16）。直视骶前筋膜后方的骶前静脉，保持分离平面

位于骶前静脉前方，可避免大出血。同时，在行直肠系膜切除术过程中可以在两侧髂动脉和输尿管的正下方看到腹下神经，手术中避免损

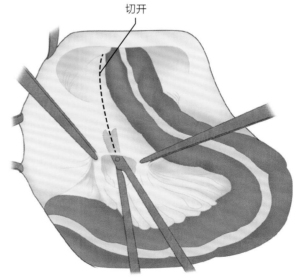

切开

▲ 图 169-12　开放术式中从侧面打开左侧骨盆
经许可重绘，引自 Zollinger RM Jr, Ellison EC, eds. Zollinger's Atlas of Surgical Operations. 9th ed. New York：McGraw-Hill Medical；2011.

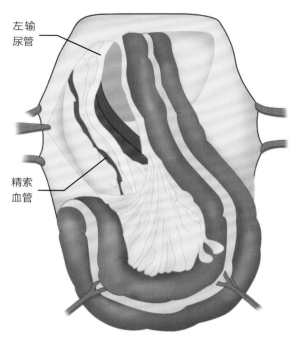

▲ 图 169-13　左输尿管横跨骨盆上缘
经许可重绘，引自 Zollinger RM Jr，Ellison EC，eds. Zollinger's Atlas of Surgical Operations. 9th ed. New York：McGraw-Hill Medical；2011.

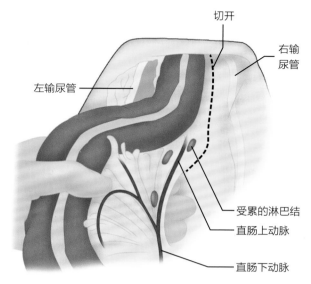

▲ 图 169-15　从肠系膜下动脉与右输尿管之间进入，分离腹膜反折
经许可重绘，引自 Zollinger RM Jr，Ellison EC，eds. Zollinger's Atlas of Surgical Operations. 9th ed. New York：McGraw-Hill Medical；2011.

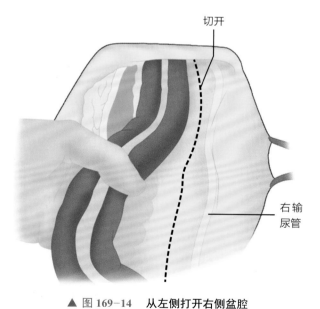

▲ 图 169-14　从左侧打开右侧盆腔
经许可重绘，引自 Zollinger RM Jr，Ellison EC，eds. Zollinger's Atlas of Surgical Operations. 9th ed. New York：McGraw-Hill Medical；2011.

伤腹下神经，否则会导致膀胱功能障碍和性功能障碍。

前方分离，切开位于男性膀胱后方或者女性子宫后方的腹膜反折，在 Denonvilliers 筋膜前的平面进行分离，直到暴露出精囊和前列腺或者直肠阴道隔（图 169-17）。

直肠侧方分离必须谨慎小心，容易损伤自主神经丛，直肠中血管和输尿管（图 169-18）。侧盆壁组织结构表面覆盖盆筋膜，需细致分离直肠侧方和盆筋膜之间的间隙。在前列腺或阴道上段水平，可见盆腔自主神经丛走行邻近直肠。此处损伤神经可致副交感神经和交感神经的混合损伤。直肠中血管可能双侧发出，紧邻直肠系膜，可予电刀、能量平台或者缝扎离断。再次强调，在整个手术过程中必须注意输尿管的走行，以防输尿管的医源性损伤。

完全游离直肠和乙状结肠之后，下一步应该离断供应直肠和乙状结肠的血管（图 169-19）。我们倾向于使用能量设备离断，尽管也可以使用切割闭合器或血管夹离断，或缝合结扎。可以在肠系膜下动脉根部离断（高位结扎）或者保留左结肠动脉（低位结扎）（图 169-20）。

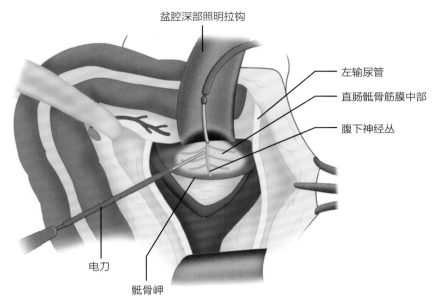

▲ 图 169-16　解剖后方无血管平面

经许可重绘，引自 Zollinger RM Jr，Ellison EC，eds. Zollinger's Atlas of Surgical Operations. 9th ed. New York：McGraw-Hill Medical；2011.

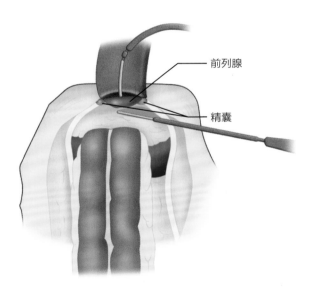

▲ 图 169-17　游离直肠前方

经许可重绘，引自 Zollinger RM Jr，Ellison EC，eds. Zollinger's Atlas of Surgical Operations. 9th ed. New York：McGraw-Hill Medical；2011.

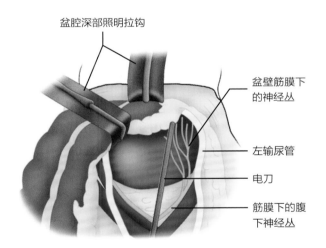

▲ 图 169-18　全直肠系膜切除术中游离盆腔侧方

经许可重绘，引自 Zollinger RM Jr，Ellison EC，eds. Zollinger's Atlas of Surgical Operations. 9th ed. New York：McGraw-Hill Medical；2011.

在肠系膜下动脉根部离断可以增加近端肠管的长度，肠管更易于到达前腹壁造口部位。手术医师必须注意，在高位结扎时，造口肠管的血供来源于边缘血管弓，术中应予观察和保护。

此外高位结扎有损伤主动脉前交感神经丛的危险，这会导致男性逆行射精。将神经纤维推向腹主动脉然后高位结扎有助于避免损伤神经。离断近端肠管需要确保足够的肿瘤近切缘，但直肠残端也不可过长，可以将直肠残端置入盆腔后关闭上方盆底腹膜，另外还需要确保永久造口肠管的张力和血供。将冗长的乙状结肠提起，决定近端肠管离断部位，然后用 GIA 线性切割器横断肠管。然后外科医生基于自己的判断游离和关闭盆底腹膜。通常用有齿卵圆钳

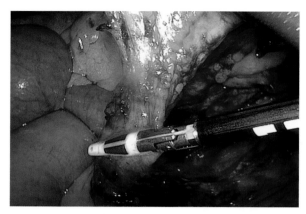

▲ 图 169-19　腹腔镜下用能源平台离断肠系膜下动脉

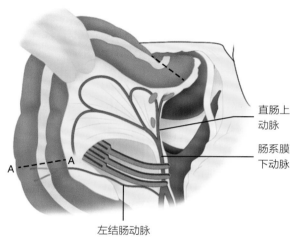

直肠上
动脉

肠系膜
下动脉

左结肠动脉

▲ 图 169-20　左结肠动脉与肠管离断点
经许可重绘，引自 Zollinger RM Jr, Ellison EC, eds. Zollinger's Atlas of Surgical Operations. 9th ed. New York：McGraw-Hill Medical；2011.

夹持腹膜边缘，用手钝性游离腹膜。尽管有时可以直接线性缝合关闭盆底腹膜，但是更常采用放射状缝合，以减少张力。缝合处任何缝隙都可能导致小肠肠襻疝入，导致小肠内疝和肠梗阻。在关闭盆底腹膜过程中应注意输尿管的位置，以避免损伤。结束后将患者由头高足低变为平卧位，将大网膜覆盖在盆底腹膜上。

然后进行永久性乙状结肠端式造口。推荐术前和造口治疗师协商进行造口定位。通常于左下腹腹直肌表面行 3cm 的环形切口，切开筋膜可容两指通过。用 Babcock 钳钳夹近端结肠经造口处拖出腹壁外，注意避免肠系膜张力过

大或扭转。常规逐层关闭中线切口（或戳卡孔），在开放缝合造口前，宜用无菌敷料保护切口。

（二）会阴组

会阴部手术可以与腹部手术同时进行，也可以在腹部手术结束后进行。通常情况下，患者取截石位进行手术。但是，如果在腹部手术结束后也可以在折刀位进行手术（图 169-21）。因为折刀位可以更好地暴露前列腺或者阴道等器官，从而使外科医师具有更好的操作空间，该部分也是会阴部手术的难点。在手术前要先确定关键的体表标志：会阴体、尾骨和坐骨结节。手术切口从会阴体延伸到尾骨，并从侧面延伸到坐骨结节，类似于椭圆形切口（图 169-22）。手术前记住肿瘤的位置和大小是很重要的，这样可以最大限度保证环周切缘阴性，若肿瘤局部晚期可能需要切除邻近器官（图 169-23）。若需要大范围切除皮肤并重建肌皮瓣，需要整形外科医生进行术前和术中会诊（图 169-24）。

距离缝闭的肛门至少 2cm 处切开皮肤，游离皮下组织。肛周皮肤可用牵开器拉开，电刀进一步游离皮下组织（图 169-25）。

后方分离间隙紧邻尾骨前方，辨识并锐性切开肛尾韧带（图 169-26）。切开 Waldeyer 筋膜并进入骶前间隙。切开侧方的浅筋膜，进入

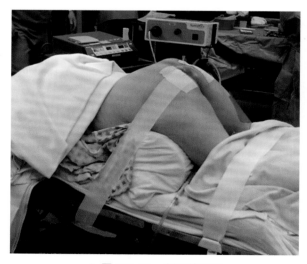

▲ 图 169-21　折刀俯卧位

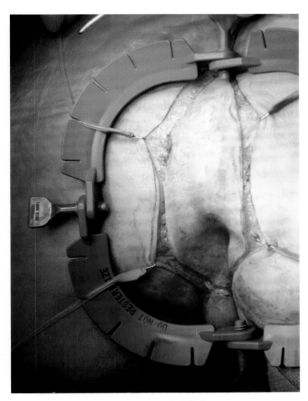

▲ 图 169-22　会阴部切口

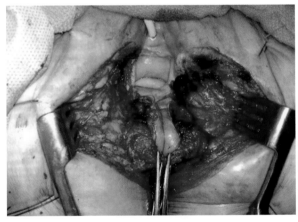

▲ 图 169-23　直肠肿瘤切除术中经会阴切除受累的阴道后部

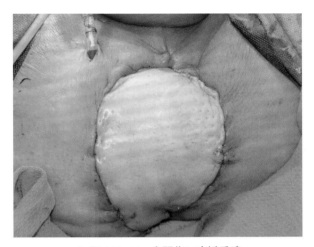

▲ 图 169-24　会阴伤口皮瓣重建

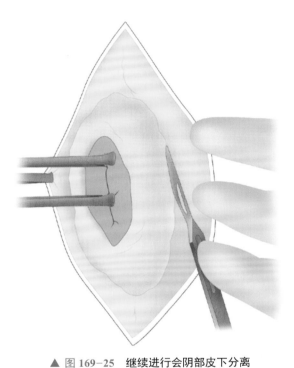

▲ 图 169-25　继续进行会阴部皮下分离

经许可重绘，引自 Zollinger RM Jr，Ellison EC，eds. Zollinger's Atlas of Surgical Operations. 9th ed. New York：McGraw-Hill Medical；2011.

双侧坐骨直肠窝。侧方分离过程中，显示坐骨直肠窝的边界非常重要：外界是坐骨结节和闭孔筋膜，内界是肛提肌筋膜和括约肌，前界是会阴浅深横机，后界是臀大肌筋膜。分离坐骨直肠窝上部时需要关注阴部动脉和神经，其发出自直肠下动脉从侧后方进入括约肌，应注意识别和缝合结扎。如果在分离过程中不经意离

断这些血管，血管断端收缩可能导致迟发出血。在直肠后方将直肠筋膜和骶前筋膜间的疏松结缔组织分离，注意不要离骶骨太近，以免骶前静脉出血。然后将手指伸入骶前间隙，暴露髂尾肌的两端，并逐层游离（图 169-27）。将食指置于骶前间隙，向两侧牵拉髂尾肌。充分暴露后用电刀或 Metzenbaum 弯剪向两侧离断肌肉

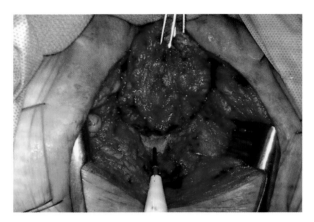

▲ 图 169-26　分离肛管尾骨韧带

（图 169-27）。在离断肌肉前，可以选择使用弯血管钳夹住肌肉，以便在血管缩回前控制出血，然后继续向前方游离耻骨尾骨肌和耻骨直肠肌。通过自动拉钩在坐骨直肠窝脂肪和直肠之间保持张力，有利于术野显露和分离。

切断肛提肌后，进行直肠前方的手术，一般认为这是会阴部解剖最困难的部分，尤其是男性患者。膜性尿道、前列腺、精囊均与直肠、肛门括约肌前壁紧密粘连。此时将肛门和直肠向下后拉，以便于暴露（图 169-28）。离断直肠尿道肌进入直肠和前列腺之间的间隙，至此前方分离逐渐和腹部组会合。不时触诊导尿管和前列腺有助于保持正确的解剖层面，避免分离层面过于靠前导致尿道损伤。患者取折刀位手术，更容易暴露手术区域，以帮助确定正确的解剖平面。虽然女性患者阴道和直肠之间的解剖比较容易，但要注意避免伤害到阴道后壁。在分离直肠的过程中避免使用蛮力，因为可以导致尿道和前列腺撕脱，导致器官的损伤和出血。

钳夹标本的乙状结肠断端，将其从会阴切口后部拖出，最后离断肛提肌，移除标本（图 169-29）。

最后，冲洗盆腔并完善止血。出血点可使用电灼和（或）缝合结扎。创面渗血一般可以用干海绵填塞。确认创面无活动性出血后，一般在骶前间隙放置 1～2 个闭式负压引流管。肛提肌采用 2-0 和 3-0 可吸收缝合线间断缝合（图 169-30），皮下组织和皮肤采用垂直褥式缝合松弛对合（图 169-31）。

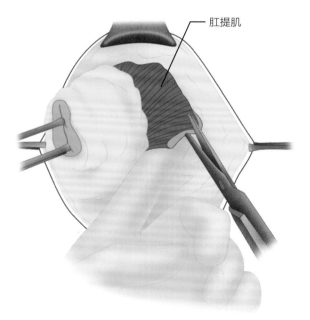

▲ 图 169-27　分离肛提肌
经许可重绘，引自 Zollinger RM Jr，Ellison EC，eds. Zollinger's Atlas of Surgical Operations. 9th ed. New York：McGraw-Hill Medical；2011.

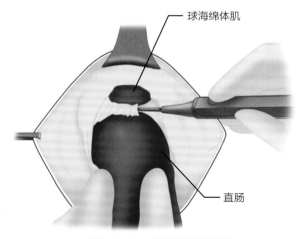

▲ 图 169-28　分离会阴前间隙
经许可重绘，引自 Zollinger RM Jr，Ellison EC，eds. Zollinger's Atlas of Surgical Operations. 9th ed. New York：McGraw-Hill Medical；2011.

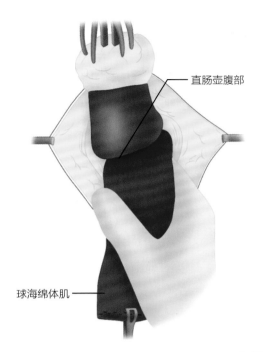

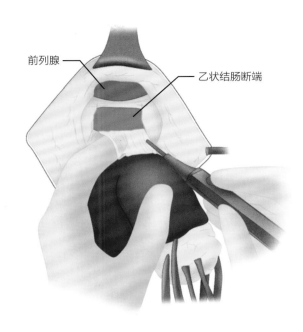

直肠壶腹部

前列腺

乙状结肠断端

球海绵体肌

▲ 图 169-29 **分离前侧附着物**

经许可重绘，引自 Zollinger RM Jr，Ellison EC，eds. Zollinger's Atlas of Surgical Operations. 9th ed. New York：McGraw-Hill Medical；2011.

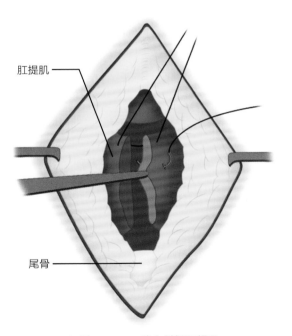

肛提肌

尾骨

▲ 图 169-30 **缝合封闭肛提肌**

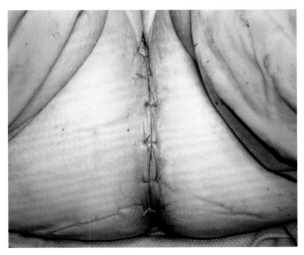

▲ 图 169-31 **闭合后的会阴部切口**

四、并发症

包括伤口感染在内的会阴部并发症是比较常见的，多达 36%～80% 的 APR 术后会发生并发症。术前放疗是一个关键的因素，此外还有营养不良、吸烟史和肥胖等因素。为了避免术后并发症的发生，外科医师提出了许多改良方案，以促进会阴部伤口愈合。如前所述，会阴伤口有时需要使用肌皮瓣来重建，如纵行腹直肌肌皮瓣、股前外侧旋转皮瓣和股薄肌肌皮瓣。肌皮瓣的主要优点是提供血供良好的软组织充填会阴部缺损，以及覆盖会阴的皮肤。有研究表明，利用皮瓣重建可减少会阴伤口并发症的发生。

自主神经保护需要掌握盆腔神经的解剖结构。骨盆自主神经损伤可能会导致泌尿生殖系统功能紊乱。腹下神经（交感神经）损伤可导致膀胱张力增加、膀胱容量降低及男性射精障碍。对副交感神经系统的损害会使得膀胱颈部张力增加最终导致排尿困难，同时也可导致男性勃起功能障碍及女性阴道润滑功能受损。治疗泌尿系统并发症通常需要长期留置导尿管，有时需要泌尿科医师进行随访。所有涉及男性生殖系统的并发症应需要泌尿科医师进行会诊[24-26]。

五、结论

腹会阴联合切除术（APR）手术难度较高，通常是低位直肠癌患者的首选治疗方案。与传统的开放性手术相比，微创手术可以降低术后并发症，缩短住院时间，但是肿瘤长期等效性需要进一步验证。对于特定的患者，会阴部切除范围需要个体化的方法来实现肿瘤的完整切除同时降低术后并发症。不管何种手术方式，环周切缘阴性的全直肠系膜切除和自主神经保护这两大原则是成功的关键。

第170章
结肠癌微创手术
Minimally Invasive Approaches to Colon Cancer

Jennifer L. Paruch　Todd D. Francone　**著**
夏利刚 **译** 王 颢 窦若虚 **校**

关键词：结肠癌；并发症；死亡率；生活质量

随着腹腔镜胆囊切除术及腹腔镜阑尾切除术在 20 世纪 80 年代顺利开展，腹腔镜结肠切除术在 30 多年前首次问世。Jacobs 等首次报道了 20 例腹腔镜结肠良恶性疾病切除术 [1]。论文中记录了手术时长（腹腔镜乙状结肠切除术约需 170min 和腹腔镜右半结肠切除术约需 155min）和住院时长（乙状结肠切除的患者住院 3～8 天，右半结肠切除的患者住院 3～5 天），这种对比形式类似于当前的随机对照研究。他们认为腹腔镜结肠切除术将会像腹腔镜胆囊切除术一样被接受。

尽管早期的研究报道很可靠，但用腹腔镜结肠切除术治疗恶性肿瘤在早期还是存在争议。Johnstone 等于 1996 年发表的一篇报道显示有 35 例患者接受腹腔镜结肠癌手术后出现了戳孔部位复发 [2]。类似的报道相继出现，引发了人们对腹腔镜结肠切除术安全性的担忧 [3,4]。因此，一系列以比较腹腔镜和开腹结肠切除术治疗恶性肿瘤疗效的随机对照研究得以开展。这些试验都在下文中作为重要的部分详细阐述，以评价新术式的安全性和疗效。

尽管有证据支持腹腔镜结肠切除术的可靠性，但这种术式的推广速度仍然缓慢。Moghadamyeghaneh 等 [5] 回顾了 2009—2012 年的美国国家患者数据库，发现 49% 的恶性肿瘤采用了腹腔镜结肠切除术，而腹腔镜手术的比例在此期间逐年上升。其他研究也报道了类似的结果，而在研究型中心的比例更高，这表明腹腔镜手术的占比仍有上升空间 [6,7]。腔镜手术率低的原因可能包括缺乏专业培训、外科医生或病床数量有限、依赖账单编码导致的数据漏报或缺乏腹腔镜手术禁忌证相关数据等。

本章节将回顾这些比较腹腔镜结肠癌切除术与开腹结肠癌切除术的试验，并讨论其中的关键技术。需要注意的是腹腔镜手术是一门技术，应在术者评估患者能够获得与开放手术等同的安全性及预后时才能施行。许多临床试验中的患者因为出现局部疾病进展、穿孔或梗阻而被排除出试验。

一、短期疗效

许多作者发表的有关比较腹腔镜结肠癌切除术和开腹结肠癌切除术的早期文章都着重于短期疗效。这些文献都报道了腹腔镜手术时间更长，比开腹手术长 30～84min 不等（表 170-1）。不同研究之间的中转开腹率差异很大，3%～25% 不等（表 170-1）。CLASICC 研究报道了最高的中转开腹率（25%），但也提到中转

385

率随着研究推进而下降，这或许是受学习曲线的影响[10]。

腹腔镜结肠切除术在临床试验中最普遍的优点之一是缩短住院时间（表 170-1）。减少的天数由 COST 研究报道[9]的 1 天到 Liang 等[14]报道的 5 天不等。有趣的是，Basse 等[12]发表了一篇比较在腹腔镜结肠切除术及开腹结肠切除术中运用快速康复理念的文章，两组患者都只需要 2 天住院时间。这就带来一个疑问，在更多中心运用快速康复理念后腹腔镜手术的一些优势会不会减弱。

大多数研究没有发现腹腔镜组和开腹组在短期并发症发生率或死亡率方面有任何显著差异（表 170-1）。Lacy 等[8]和 Braga 等[13]的研究则表明腹腔镜手术组术后并发症总体发生率较低。但在这两项研究中，腹腔镜组的优势似乎主要是因为伤口感染率较低所致。

（一）肠道功能恢复

尽管对肠道功能恢复定义（排气、排便、经口饮食）的研究存在异质性，但腹腔镜组的患者普遍肠功能恢复较早（表 170-2）。这被认为术中是更轻柔的组织器官牵拉的结果，同时也解释了为什么腹腔镜组患者的住院时长会一贯减少。有趣的是在 Basse 等[12]的研究中，比较在腹腔镜手术组和开腹手术组运用快速康复理念，两组的住院时间和肠道功能恢复时间没有明显差异。这进一步支持了腹腔镜手术能缩短住院时间或许是和其能缩短肠道功能恢复的时间有关。

表 170-1 结肠切除术后短期并发症

研究	样本数据	住院天数 腹腔镜	开腹	死亡 腹腔镜	开腹	手术时间 腹腔镜	开腹	术后并发症 腹腔镜	开腹	中转开腹率	淋巴结数目 腹腔镜	开腹
Lacy 等，2002[8]	219	5.2	7.9*					12%	31%†	11%	无差异	
COST，2004[9]	872	5	6†	无差异		150	95†			21%		
CLASICC，2005[10]	794	无差异		无差异		180	135	无差异		25%	无差异	
COLOR，2005[11]	1248	8.2	9.3‡	无差异		145	115‡	无差异		17%	无差异	
Basse 等，2005[12]	60	无差异				215	131§			10%		
Braga 等，2005[13]	391	9.4	12.7‡					17.90%	36.3%‖	4.20%		
Liang 等，2007[14]	269	9	14†			224	184†	无差异		3%		
ALCCaS，2008[15]	592	7	8	无差异				无差异		14.60%		
Braga 等，2010[16]	268	7	8.7¶			213	174†	无差异		5.20%		

*. P=0.005；†. P<0.001；‡. P<0.0001；§. P<0.05；‖. P=0.0005；¶. P=0.002

研　究	样本数据	排气时间		肠道活动时间		术后经口进食时间		肠梗阻时间	
		腹腔镜	开　腹	腹腔镜	开　腹	腹腔镜	开　腹	腹腔镜	开　腹
Lacy 等，2002[8]	219	36h	55h*			54h	84h*		
COLOR，2005[11]	1248			3.6	4.6†	2.9 天	3.8 天 †		
CLASSICC，2005[10]	794			5	6	无差异			
Basse 等，2005[12]	60			无差异					
Liang 等，2007[14]	269							48h	96h*
ALCCaS，2008[15]	592	3 天	3 天 ‡	4	5§				

表 170-2　肠道功能恢复

*.P=0.001；†.P<0.0001；‡.P=0.27；§.P<0.11

（二）术后疼痛

不同试验对术后疼痛的测量是不同的，可能是因为结果难于量化（表 170-3）。大多数研究都通过测量术后镇痛相关数据来替代直接测量疼痛程度。发现腹腔镜组在术后镇痛治疗的时长或需要镇痛治疗的患者比例上都有优势。现在这一优势可能比这些论文发表时更为明显，因为当前外科领域面临越来越大的降低阿片类药物处方量的政治压力[17]。

二、远期疗效

（一）肿瘤学结果

如前所述，这些研究的主要目的之一是想证明腹腔镜结肠切除术和开腹结肠切除术能得到相似的肿瘤学结果。自最初发表以来，一些试验持续发表研究进展（有些长达 10 年甚至更

久），以提供这个问题的明确答案。表 170-4 总结了这些研究的结果。在所有病例中，各组均发现腹腔镜结肠切除术和开腹结肠切除术在总生存率、无病生存率、创口复发率或总复发率方面没有显著差异。仅有 Lacy 等[8] 的研究报道了两者间的肿瘤学差异，研究显示腹腔镜结肠切除手术在肿瘤相关死亡率方面有优势。这些数据表明，经过适当筛选的癌症患者，腹腔镜结肠切除术并不比开腹结肠切除术逊色。

（二）切口疝和粘连性肠梗阻

除了生存率，许多长期研究还包括了切口疝和粘连性小肠梗阻发生率的数据。虽然有人推测这是因为腹腔镜手术更小的切口和更少的组织操作可以降低这些并发症，但这没有文献的明确支持（表 170-4）。除了 LAFA 研究中腹腔镜手术组出现两种并发症概率降低，大多数研究并没有

研　究	样本数据	测　量	结　果
COST，2004[9]	872	注射镇痛药的时间	腹腔镜 3 天，开腹 4 天（P<0.001）
		口服镇痛药的时间	腹腔镜 1 天，开腹 2 天（P=0.02）
COLOR，2005[11]	1248	使用阿片类镇痛药的患者百分比（术后 1～3 天）	术后 1 天，无差异 术后 2 天，腹腔镜 41%，开腹 49%（P=0.008） 术后 3 天，腹腔镜 26%，开腹 37%（P=0.0003）
Liang 等，2007[14]	269	可视量表（术后 1 天）	腹腔镜 3.5，开腹 8.6（P<0.001）

表 170-3　结肠切除术后疼痛控制

			表 170-4 远期疗效				
研　究	随访时间	总生存时间	无病生存时间	术口复发	复　发	切口疝	小肠梗阻
COST，2004[9]	3 年	无差异		无差异	无差异		
COST，2007[18]	5 年	无差异		无差异	无差异		
CLASICC，2007[19]	3 年	无差异	无差异	无差异	无差异		
CLASICC，2010[20]	5 年	无差异	无差异		无差异		
CLASICC，2010[21]	3 年					无差异	无差异
CLASICC，2013[22]	10 年	无差异	无差异		无差异		
COLOR，2009[23]	5 年	无差异	无差异		无差异		
COLOR，2011[24]	5 年						无差异
Lacy 等，2008[25]	中位数 95 个月	无差异			无差异		
Braga 等，2010[16]	5 年	无差异	无差异	无差异		无差异	无差异
LAFA，2014[26]	5 年	无差异			无差异	腹腔镜 10%，开腹 17%（P=0.022）	腹腔镜 2.4%，开腹 7.3%（P=0.039）
Liang 等，2007[14]	中位数 40 个月			无差异	无差异		
ALCCaS，2012[15]	5 年	无差异	无差异		无差异		

发现两种手术组在这方面的差异[26]。可能需要更长期的随访才能发现两组之间的差异。

三、生活质量

比较不同手术后的生活质量具有挑战性。有很多可用的方式，它们的用法在不同的研究中不尽相同。许多研究都假设腹腔镜手术组的生活质量将得到改善，于是投入了大量的资源来获取对应的数据。总的来说，大多数研究发现腹腔镜手术组的患者至少有短期生活质量的获益。

COST 组发表了两篇关于生活质量的文章[27,28]，他们运用了症状困扰评估量表（Symptom Distress Scale，SDS）、QoL 指数和单项整体量表。他们发现腹腔镜手术组在第 2 周的时候整体生活质量评分略好。然而在 2 个月内其他方面没有显著性差异。第 18 个月，他们发现腹腔

镜手术组在整体生活质量上略有改善，但在活动、日常生活、健康或社会支持方面没有差异。

其他小组也研究了生活质量的差异，得出了不同的结果[10,26,19,29]。Braga 等[13]用 QoL 评价量表 SF-36 观察了 12 个月、24 个月和 36 个月的生活质量数据。他们发现，在 12 个月时腹腔镜组的总体健康状况及身体和社会功能都有明显改善。然而，这种差异在第 48 个月时消失了。

综上所述，文献表明腹腔镜结肠切除术与开腹结肠切除术相比，一些方面生活质量得到改善，这些差异在术后的 6～12 个月最为显著。

四、费用

腹腔镜结肠切除术的手术费用比开腹结肠切除术要高。在 Liang 等[14]的研究中，腹腔镜手术的总费用要明显高于开腹结肠切除术的费用（194 442 美元 vs.136 420 美元，P＜0.001）。

这些差异主要是由增加的设备和一次性耗材成本造成的。COLOR 组的数据中表明腹腔镜手术费用更高（1171 欧元，$P<0.001$），术前准备费用更高（1556 欧元，$P=0.015$），以及整体医护费用更高（2244 欧元，$P=0.018$）。然而当他们计算了社会总成本（脱离工作的时间），他们发现腹腔镜和开腹结肠切除术在 12 个月时没有区别。

五、其他注意事项

（一）机器人手术

机器人结肠切除术的早期研究发表于 2002 年 [31,32]。三维立体视野、改进的清晰度和多器械平台为许多外科专科进行复杂的微创手术带来便利。尽管机器人手术在直肠切除术中获得了更多的关注 [33-36]，但已有比较机器人结肠切除术与腹腔镜结肠切除术的研究发表。Park 等 [37] 对 70 名右半结肠癌患者进行了机器人手术和腹腔镜手术的随机对照研究。两组患者的住院时间、疼痛评分、并发症、切缘和淋巴结清扫结果相当。机器人手术时间更长（195min vs.130min，$P<0.001$），手术费用更高（12 235 美元 vs.10 320 美元，$P=0.013$）。机器人手术带来的成本增加和相关成本承担者的争议（患者、医院、外科医生）仍然是机器人结肠切除术的一个限制因素。

（二）单孔手术

单孔腹腔镜结肠切除术（single-incision laparoscopic colectomy，SILC）增加了腹腔镜结肠切除术的难度，其目标是将切口的大小限制在取出标本所需的大小。早期的病例报道证实了它作为一种治疗癌症和炎症性肠病的方式的可行性 [38-40]。最近两项随机试验对比了单孔腹腔镜结肠切除术和标准腹腔镜结肠切除术 [41,42]。这些试验的结果显示了相似的手术时间、并发症发生率和淋巴结清扫结果，其中一项试验发现单孔腹腔镜手术的患者住院时间缩短 1 天。

这仍然是一项有发展前景和具有挑战性的技术，对于符合条件的患者能取得和标准腹腔镜手术相似的治疗效果。

（三）全结肠系膜切除术

全结肠系膜切除（complete mesocolic excision，CME）和中央血管结扎被认为对肿瘤治疗有益。这基于一个前提，即在癌症的进展过程中，原发肿瘤的转移是逐步发生的。因此，CME 高位结扎供给血管并完整地切除系膜可以改善治疗效果 [43,44]。数据表明短期疗效和长期疗效均得到改善 [45,46]。治疗效果的改善被认为和严格遵守肿瘤治疗的原则有关，包括沿正确的平面分离、血管根部结扎和保证两端切缘的长度。CME 已证实可以通过切除更多结肠系膜来实现病变的整体切除。这是一种在技术上有挑战的术式，因为需要沿主动脉分离，高位结扎血管蒂，并游离脾曲。

近期大量的文章已经证实了腹腔镜全结肠系膜切除术的可行性，该术式能获得和开腹手术相似的短期疗效 [47,48]。腹腔镜全结肠系膜切除术的手术时间较开腹全结肠系膜切除术时间相比明显增加，但大多数研究表明两者并发症发生率和死亡率相当。中转开腹率在 2%～10%。

六、手术技术与技巧

微创手术包括腹腔镜手术和机器人手术，越来越多地应用于良性和恶性疾病的治疗。基于疾病本身和手术过程的影响，熟悉各种入路是必要的（如从内侧到外侧，从外侧到内侧，从头侧到尾侧），可以获得最佳暴露，让手术更快更安全，并且让手术标准化可重复。这无疑得益于对手术解剖学的基本了解，这让术者能以一种安全的方式施行肿瘤切除术，并让更进一步诊疗和治疗操作成为可能。

（一）腹腔镜右半结肠切除术

无论是腹腔镜手术还是机器人手术，患者

都取仰卧位。如果根据术前影像学诊断不能确定肿瘤位置，应将患者摆放成改良截石位或分腿位，以方便术中肠镜探查。图 170-1 标明了首选的腹腔镜手术和机器人手术的打孔位置。患者按 Trendelenburg 体位放置，同时手术台向左倾斜。建立气腹后，对腹部进行彻底的评估对于了解解剖结构、评估有无转移及 R0 切除的可行性至关重要。将大网膜再往上翻过横结肠和肝脏，将小肠拉出盆腔。向前或向后牵拉盲肠或盲肠周围的肠系膜，可暴露肠系膜上动脉的分支回结肠动脉。以肠系膜血管系统作为支架，可以观察到一种帐篷状或弓状结构（图 170-2）。

由内侧到外侧入路是我们首选入路，可以在早期结扎回结肠血管。首先在腹膜上切开一个和血管平行的切口然后在血管上方环状分离。将部分结肠系膜从腹膜后结构上分离下来有时是必要的，可以从后方轻柔地钝性分离。这样做的时候，必须明确右侧输尿管和十二指肠的位置。一旦明确这些器官的位置并且充分保护，就可以行血管的高位结扎。然后就可以

继续由内侧到外侧入路分离，将右结肠及其肠系膜从腹膜后附着处钝性或锐性剥离下来。必须注意保持在适当的平面，不要损伤十二指肠或者或更外侧的结构，不要游离肾脏（图 170-3）。

对于肝曲和近端横结肠肿瘤，需继续将远端肠系膜分离到结肠中血管的水平。结肠中血管是横结肠近端 2/3 的主要血供。由于胰十二指肠和胃网膜静脉张力过大或撕裂可导致严重出血，因此在腹膜后空间内操作必须精细谨慎。在确定了结肠中血管的位置后，再裸化离断结肠中血管的右支。

此时维持右结肠在位的结构仅包括：附于腹壁的无血管的侧腹膜、肝结肠韧带、胃结肠韧带和附于横结肠的大网膜。通过高能设备可以很容易地将这些结构分离开来。分离的过程由近及远，从结肠肝曲开始往盆腔方向分离。进入小网膜囊时，通常需要分离与横结肠相连的胃结肠韧带。右半结肠切除术时，切除的远端一般在镰状韧带附近或在结肠中血管线上。有时从这一点开始反向向肝曲游离是最佳选择。

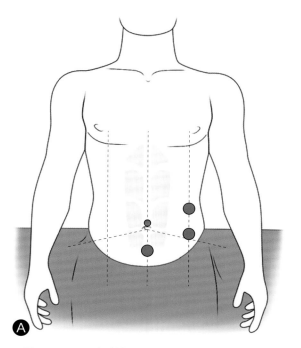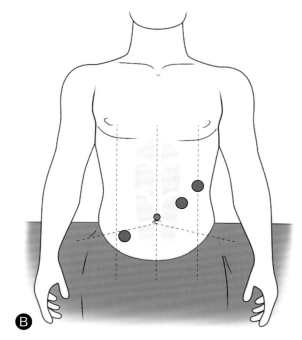

▲ 图 170-1　**A.** 腹腔镜右半结肠切除术四孔法，标本通过腹正中线切口取出或根据术者习惯选择切口取出；**B.** 达芬奇机器人右半结肠切除术四臂法，标本通过腹正中线切口取出或根据术者习惯选择切口取出

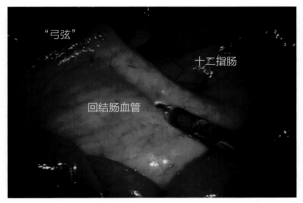

▲ 图 170-2　向前外侧腹壁牵拉盲肠或其系膜，可以观察到一种帐篷样结构或弓状结构，以及和血管平行的皱褶

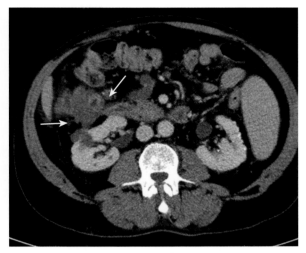

▲ 图 170-4　肝曲肿瘤（箭）累及右肾和十二指肠

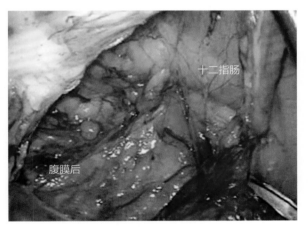

▲ 图 170-3　由内侧到外侧分离，暴露十二指肠和 Toldt 线

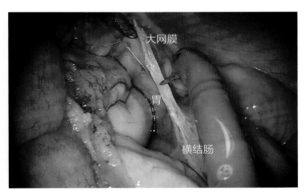

▲ 图 170-5　分离大网膜（胃结肠韧带）进入小网膜囊是游离横结肠的关键

　　肝曲和近段横结肠肿瘤更具有挑战性，因为周围有十二指肠、胰腺、胆囊和肾脏等重要脏器（图 170-4）。当可能涉及这些结构的时候，应进行内镜检查和综合诊断评估，邀请相应的外科团队选择施行微创或是开腹手术。

　　肝曲或者近端结肠肿瘤可能累及大网膜，这时应当连同结肠和大网膜整块切除。当腹膜后结构受累时，进入小网膜囊常常是有帮助的。进入小网膜囊后，近端横结肠系膜可以从其他腹腔或后腹膜结构上锐性分离（图 170-5），包括十二指肠和胰腺。另一个进入小网膜囊的节点是胆囊颈和横结肠或横结肠系膜的融合或附着处。

　　一旦完全分离，右半结肠和肠系膜应该可

游离，表现为一个中线结构的状态。小肠离断和随后的吻合可以在腔镜下或通过取标本的通道在体外进行。

（二）横结肠切除术和结肠中血管

　　在需要切除横结肠时，结肠中血管需要分离并结扎，有时候需要在高位结扎（图 170-6）。这里需要彻底分离结肠中血管而不是只分离结肠中血管的右支。由于结肠中血管主干粗短，手术可能会变得具有挑战性。通过将横结肠系膜向上轻轻牵拉或许可以暴露出结肠中血管。可以确认结肠中动脉及其左右分支。围绕结肠中血管开窗并从左向右逆行分离。

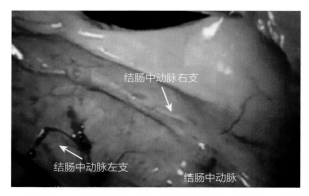

▲ 图 170-6　典型"Y"状结构的结肠中血管的不一定是直线走向的。通常它的左右两支都向患者右侧走行。如图所示，右支经过胰头和十二指肠，左支向上弯曲然后转向左边。MCA. 结肠中动脉

七、腹腔镜左半结肠癌／乙状结肠癌切除术

左半结肠切除术是指切除降结肠和（或）结肠脾曲，并将横结肠远端和乙状结肠吻合。乙状结肠切除术是指切除乙状结肠并通过吻合降结肠和直肠来恢复肠道连续性。如前所述，进行微创肿瘤手术是没有绝对禁忌证的。但是对于怀疑 T_4 肿瘤的患者，如果因为 R_0 切除需要扩大切除范围，则应由相应的多学科外科手术团队综合讨论制定手术计划。特别是乙状结肠癌可能侵犯输尿管和膀胱，因此必要时泌尿外科医生应参与手术，行膀胱部分切除或输尿管重建。如果切除范围较大，术者应随时准备更改术式，如中转开腹以便获得更好的视野暴露和利于手术切除。

所有患者均采用改良截石位（腿向髋部轻微弯曲）或分腿位，同时双手固定在两侧。这种体位为术者提供了许多便利包括暴露肛门／直肠以便必要时行术中肠镜检查，这对术前没有标记或定位的肿瘤尤为有用。首选的腹腔镜打孔位置如图 170-7A 所示。在行结肠切除术或乙状结肠切除术时，通常使用不同闭合高度的腔镜直线型切割吻合器来离断吻合肠管（可能包括主要血管结构）。因此，12mm 的戳孔应置于右下象限（RLQ）。当施行机器人手术时，从右下腹的髂前上棘至左上腹锁骨中线沿直线均匀布置戳孔（图 170-7B 和 C）。

在游离或切除前，探查腹腔和盆腔以评估术前影像学检查未发现的解剖改变（化脓性病灶或隐匿性转移灶）。在肿瘤手术过程中，肝脏的前后表面都要仔细探查，腹膜、大网膜和肠系膜都要探查有无转移瘤。如果发现转移瘤，则活检和外科判断将决定下一步如何进行，即有无必要进一步手术切除。在诊断性腔镜探查过程中，术者通常能发现病灶。当肠镜检查发

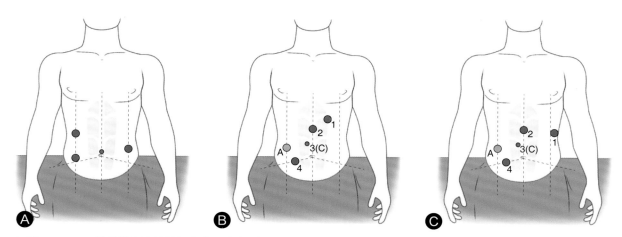

▲ 图 170-7　**A.** 腹腔镜左半结肠切除术四孔法，标本通过腹正中线切口或下腹部横切口取出；**B.** 达芬奇 **Xi** 机器人乙状结肠切除术的标准切口位置，注意腹腔镜戳孔应稍微偏离中线，这样便于游离脾曲和游离骨盆上部组织器官；**C.** 机器人乙状结肠切除术或低位前切除术时我们首选的戳孔位置，"曲棍球棒"的结构允许镜头探查脾曲和骨盆，而不需要重新对接机械臂

现结肠肿瘤时，肿瘤所在的位置用内镜下材料标记。理想状态下，肿瘤所在的位置标记 3～4 个象限，这样标记可以在肠管非系膜面清楚地看到。若只标记肿瘤所在象限，则当标记在系膜侧或像肝曲或脾曲等暴露困难的地方时难以被发现。这种情况下，可能需要施行术中配套使用二氧化碳的肠镜检查，肠镜检查时注入二氧化碳有利于快速缓解肠道胀气，以便在肠镜检查时或检查后可继续腹腔镜操作。

　　一旦定位病灶，术前预设的手术方案可能需要随之调整。若肿瘤为恶性，肿瘤的位置决定了切缘和需要结扎的血管。对于左半结肠的肿瘤，两端切缘应距肿瘤 5cm。通常需要高位结扎肠系膜下动脉，以确保足够的活动度和恰当的淋巴结清扫。病灶位于乙状结肠近端或降结肠远端时，需要游离脾曲以进行适当的无张力吻合术。对降结肠近端的病灶，可能需要高位结扎肠系膜下静脉，以游离近端结肠并使其靠近上段直肠，从而实现肠管无张力吻合。

　　和右半结肠切除术相似，最初的分离应在覆盖腹膜后的壁层腹膜和包绕左半结肠系膜的脏层腹膜之间的无血管平面进行。有多种入路可以到达这个平面，包括从内侧到外侧入路和从外侧到内侧入路。对于左半结肠切除术，我们更倾向于从内侧到外侧入路。这种入路的最初步骤是首先找到肠系膜下动脉。可以发现包含肠系膜下动脉的系膜皱襞覆盖于骶岬的头侧。向腹侧牵拉乙状结肠和左半结肠系膜有助于勾勒出肠系膜下动脉入盆后形成直肠上动脉的轮廓，与回结肠血管的弓状结构相似（图 170-8）。如果分离这些粘连后不能显现出 IMA 的弓状结构，则应考虑另一种入路，如从外侧到内侧入路，以避免损伤邻近的结构，如输尿管、腹下神经和髂血管（图 170-9）。

　　当辨认了重要的腹膜后结构后，可以离断 IMA 以便后续的盆腔部分分离。从内侧到外侧的游离过程和上文中右半结肠的过程相似。向头侧分离到肾上极水平甚至脾下极水平。在完

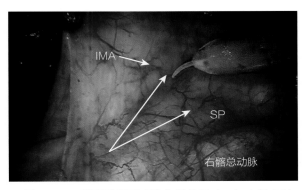

▲ 图 170-8　当肠系膜下动脉在骶骨岬（SP）上行走时，通过轻柔地腹侧牵拉系膜可以看到它的轮廓。肠系膜下动脉（IMA）和骶骨岬之间的空间被称为关键角（critical angle），标志着腹膜后和肠系膜之间的无血管平面

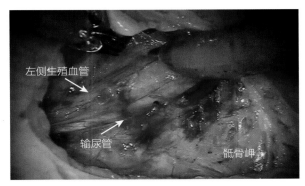

▲ 图 170-9　注意辨认和避开左输尿管、左生殖血管和腹下神经丛

成内侧到外侧游离后，应分离连接结肠和大网膜、脾脏、腹壁及腹膜后侧壁的无血管附着组织。请记住，在切除横结肠肿瘤时应连同大网膜和结肠整块完整切除，以确保足够的切缘和 R0 切除。

　　当肿瘤位于降结肠或横结肠远端时，应游离脾曲。脾曲游离时一般采用多种入路相结合的方式。患者按反 Trendelenburg 体位摆放同时手术台向右倾斜。通常，如果已经从内侧到外侧游离了左半结肠和 IMV，则游离脾曲就只需要离断外侧膈结肠韧带（图 170-10）。从外侧，将结肠与脾和侧腹壁的附着组织精细分离，注意不要损伤脾脏包膜。

　　左半结肠切除术关键一步是确定远端切缘。远端切缘的定位既取决于解剖状况又取决于生理状态。需要考虑恰当的肠系膜血供及恶性肿

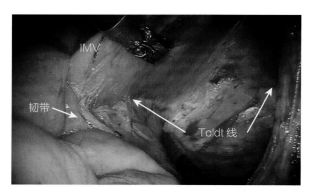

▲ 图 170-10　从内侧到外侧充分游离肠系膜下动脉和肠系膜下静脉（IMV），有利于游离脾曲

瘤时的安全切缘。对于乙状结肠切除术和远端左半结肠切除术，一般选择在近端直肠，其标志为对系膜面的结肠带消失。有时要进一步的分离和横断以获得合适的远端切缘。一般来说，结肠恶性肿瘤至少需要 5cm 的远端切缘。选定横断位置后，分离对应的肠系膜。一般是从右下象限戳卡置入腔镜直线切割吻合器离断上段直肠。

离断直肠后将结肠提出体外。肠管取出切口可选延长脐周戳孔切口、下腹横切口或延长右下象限戳孔切口。在腹壁充分切开进入腹腔后，置入切口保护器以避免皮肤和软组织在提出肠管或吻合肠管时被污染。通过切口保护器将吻合器切断的结肠远侧断端和游离的近端结肠及系膜提出体外。近端结肠横断位置的确定需要考虑很多因素。对于恶性肿瘤，至少要保证 5cm 的切缘。在所有情况下都要都保证肠管足够的血供，以将吻合口缺血的风险降到最低。

左半结肠或乙状结肠切除术一般采用端端或端侧双吻合器技术。美国结直肠外科医师协会建议左侧结肠吻合口都应检查有无渗漏。确定吻合口安全可靠后，缝合标本取出切口和所有 10mm 及以上的戳孔。

全结肠系膜切除术

当要对在盲肠附近的右半结肠肿瘤行全结肠系膜切除术时，需要结扎结肠中动静脉的右支和回结肠血管。必须于根部结扎结肠中动脉右支和回结肠动脉。当病灶位于结肠肝曲和横结肠近端时，需行扩大的右半结肠切除术并结扎结肠中动静脉[49]。应在胃网膜血管弓外行网膜切除术，应保留胃网膜右血管，除非其受肿瘤浸润。当对位于近段降结肠的左半结肠肿瘤行全结肠系膜切除术时，保留肠系膜下动脉并在根部结扎左结肠动脉和乙状结肠动脉。对位于降结肠中段肿瘤和乙状结肠肿瘤，从根部结扎肠系膜下动脉并在胰腺下缘水平结扎肠系膜下静脉[50]。

八、结论

越来越多证据支持微创手术治疗结肠癌的可行性和安全性。到目前为止，在结直肠癌微创手术治疗方面广泛使用的仍然是腹腔镜手术。与此同时，机器人手术越来越受欢迎，尽管没有充分的资料描述其在治疗方面的成本效益。微创手术是术者可以用来成功切除病变的一种技术或"工具"，这一点怎么强调都不为过。当术者认为微创手术能获得和开腹手术等同的安全性和肿瘤学效果时，就能施行这种术式。

第171章
复发和转移性结直肠癌
Recurrent and Metastatic Colorectal Cancer

Kellie L. Mathis　著

孙凌宇　译　王　颢　窦若虚　校

摘要

结直肠癌复发的表现较为复杂，可以分类为可治愈性切除和不可切除。前者可以实现长期生存，尤其是对于肝脏、肺部和局部区域的孤立性病变。对于局部和区域性复发，采取多学科模式或可改善预后，包括体外放射治疗联合基于氟尿嘧啶的化疗（即使患者以前接受过放射治疗），再加上最大限度的切除和术中放射治疗。这种方法安全可靠，同时可长期无疾病生存，提高总体生存率。通过引入新的、具有不同作用机制的全身辅助疗法来降低全身复发转移的风险，长期无疾病生存和总体生存率可能会进一步提高。当肿瘤再次复发时，仍可采取挽救性手术。R_0 切除仍然是预后的主要决定因素。当肿瘤出现弥漫性复发或转移时，也应坚持治疗，但可将治疗重点放在改善生活质量上。

关键词： 复发性直肠癌；术中放射治疗；转移性直肠癌；肺转移

在美国每年大约有 40 000 例新发直肠癌[1]。全直肠系膜切除和新辅助放化疗（neoadjuvant chemoradiotherapy，NACXRT）等新技术的发展及国际指南的颁布，改善了原发性直肠癌的预后。尽管已经取得这些进步，但手术后的局部复发仍旧是一个重要的问题。以往，肿瘤局部复发和转移意味着不治之症；随着医学发展，姑息治疗逐渐转变为以治愈为目标的多学科治疗。业已证明，采取多学科治疗模式进行挽救手术的结果是令人满意的。

一、肿瘤复发

（一）复发性疾病的发病率

现今，直肠癌手术后局部复发率在 5%～15% 之间，呈下降趋势[2,3]。直肠癌局部复发（locally recurrent rectal cancer，LRRC）患者大约有一半考虑进行根治性切除。据以往观察，初次切除术后 2 年内复发的可能性最高，但是最近的报道表明，复发的中位时间正在延长，尤其是对于直肠癌患者，有必要进行 5 年以上的监测[4]。

在广泛采用 TME 技术之前，大多数直肠癌复发发生在腔外淋巴结组织。现在 TME 是标准的治疗方法，腔内复发比例明显增加，有几项研究结果显示腔内复发可能占到 30%～50%[5,6]，即使是在最初诊断为淋巴结阴性的患者中。

（二）影响复发的因素

大量的危险因素与结直肠癌的复发有关（表 171-1）。

1. 肿瘤分期　到目前为止，疾病的发展程度，或者说是肿瘤分期是复发和生存的唯一最重要的预测因素。美国癌症联合委员会（AJCC）结直肠癌分期系统如表 171-2 所示。当肿瘤侵

表 171-1　与结直肠癌复发高风险相关的因素

肿瘤因素

- 疾病分期
- 高级别肿瘤（低分化）
- 肿瘤位置（较远端）
- 穿孔
- 淋巴管浸润
- 神经浸润
- 黏蛋白表达
- 基质免疫反应减弱
- 低微卫星不稳定性

技术因素

- 切除边缘不足（环周、远端、直肠系膜）
- 脱落细胞种植
- 吻合口瘘
- 肿瘤位置（骨盆和脾曲肿瘤在解剖学和技术上比较困难）

表 171-2　美国癌症联合委员会第七版结直肠癌 TNM 分期

原发肿瘤（T）

Tx 原发肿瘤无法评估

T_0 无原发肿瘤的证据

Tis 原位癌：上皮内或侵犯固有层

T_1 肿瘤侵犯黏膜下层

T_2 肿瘤侵犯固有肌层

T_3 肿瘤穿透固有肌层侵袭结直肠周围组织

T_{4a} 肿瘤穿透脏层腹膜表面

T_{4b} 肿瘤直接侵犯或粘连于其他器官或结构

区域淋巴结（N）

Nx 区域淋巴结不能评估

N_0 无区域淋巴结转移

N_1 1～3 个区域淋巴结转移

N_{1a} 1 个区域淋巴结转移

N_{1b} 2～3 个区域淋巴结转移

N_{1c} 无区域淋巴结转移，肿瘤沉积于浆膜下、肠系膜或无腹膜的结肠或直肠周围组织

N_2 4 个或更多的区域淋巴结转移

N_{2a} 4～6 个区域淋巴结转移

N_{2b} 7 个或更多的区域淋巴结转移

远处转移（M）

M_0 无远处转移

M_1 有远处转移

M_{1a} 转移局限于一个器官或部位（如肝、肺、卵巢、非区域淋巴结）

M_{1b} 转移到多个器官 / 部位或腹膜

犯肠壁以外（$T_{3\sim4}$）或累及淋巴结（N+）时，局部复发的风险增加，两个因素兼而有之者，局部复发的风险最高。

2. 其他肿瘤因素　某些肿瘤的组织学特征与其侵袭程度相关，包括肿瘤分化差、肿瘤分级高、黏蛋白产生，以及静脉、淋巴管和神经浸润。环周切缘受侵也可能影响结直肠癌的预后[7]。其他高危因素还包括肠梗阻、穿孔及肿瘤与局部器官粘连[8,9]。术后无病生存期较长也可能预示肿瘤生物学特性良好。

3. 分子特征　大约 20% 的结直肠癌中存在高度微卫星不稳定性表型，该表型与较好的预后有关。相反，低度微卫星不稳定性则与较差的预后有关[10,11]。

4. 技术因素　技术因素也影响局部复发率和总生存率。局部复发率为 4%～40%，有部分原因取决于不同手术医生技术水平的差异。一些作者认为，当肿瘤位于直肠远端时，局部复发率会增加，这可能与技术难度增加有关。至少，全面地解剖性切除肿瘤（直肠系膜、远切缘、环周切缘和整块切除粘连器官）至关重要。

2000 年曾召集了一个专家共识小组来商讨结直肠癌手术指南，整合了当时最可靠的临床证据，充分衡量肿瘤学和功能学结果。其结论是所有切缘均应阴性。对于直肠癌，理想的远端切缘距离肿瘤最少 2cm。对于早期肿瘤、新辅助治疗后肿瘤，远切缘超过 1cm 也是可以接受的，否则需行腹会阴联合切除（abdominoperineal resection，APR）。环周切缘应尽可能宽，理想的情况应＞ 2mm[12]。

常规行全直肠系膜切除。应在直肠系膜与骶骨之间的疏松组织间隙锐性分离，尤其是在 Waldeyer 筋膜水平。应完整切除固有筋膜，适当切除直肠肠段。对所有拟行 APR 或低位前切除术加结肛吻合术的低位直肠癌，建议行 TME。而对于大多数高位直肠癌的治疗，因很少有报道距肿瘤远端 4cm 远处发生直肠系膜癌结节的情况，故而可以把大约 5cm 的远端直肠

系膜切缘作为基准。尽管手术技术有了提升，辅助放射治疗仍然是降低局部复发率的一个独立因素[13]。

5.其他因素　对于需要进行新辅助放化疗或术后辅助治疗的患者，如果未接受相应治疗是复发的危险因素。

在美国，因为手术难度很大，而且相关的生殖系统和泌尿系统并发症也很多，所以在原发直肠癌手术中常规清扫盆腔侧方淋巴结并不是标准做法。如新辅助治疗前判断侧方淋巴结阳性，术中却未予切除，侧方复发的风险将增加[14]。日本的 JCOG0212 试验将 Ⅱ～Ⅲ 期原发直肠癌随机分为 TME+ 常规侧方淋巴结清扫组和单纯 TME 组，但生存结果尚未报道[15]。

一些研究表明，初次手术后的吻合口瘘与 LRRC 有关，但与远处复发无关[16]。淋巴结获取不足也可能是一个危险因素，但因为在新辅助治疗后淋巴结检出数通常较低，所以这一点仍有争议[17]。

（三）复发的诊断

根据监测指南进行随访是发现复发的关键。发现复发后需要进一步检查，以确定疾病严重程度，以及是否适合切除和辅助治疗。从历史上看，90% 的复发发生在前 5 年，但 Coco 等发现，当原发直肠癌接受 NACXRT 治疗时，30% 的 LRRC 发生在 5 年后（而 90% 的远处转移出现在 5 年内）[18]，其他人也报道了类似的结果[19]。

1.监测指南　2007 年，纳入 8 项随机试验的 Cochrane 综述调查了强化监测策略的影响，在结直肠癌根治性切除术后参加强化监测的患者具有显著的 5 年生存优势；随访越密切的组，治愈性手术次数越多。对这些试验的进一步 Meta 分析证实，在某些情况下，强化监测策略降低了死亡率和具有成本效益[20]。遗憾的是，8 项试验中的每种监测策略各不相同，尚不清楚建议的监测计划中哪些具体组成部分最有助于提高生存率。几个癌症专科学会，包括

美国结直肠外科医师协会（American Society of Colon and Rectal Surgeons，ASCRS）、美国临床肿瘤学会（American Society of Clinical Oncology，ASCO）和国家癌症综合网络（National Cancer Comprehensive Network，NCCN）已经发布了监测策略指南。这些指南既各具特点，也有一些共通之处，包括经常进行体格检查和血清癌胚抗原（CEA）检测，至少每年行胸部和腹部成像及结肠镜检查，持续 3～5 年。目前 ASCRS 用于直肠癌手术后监测的指南包括：每 3～6 个月就诊一次和 CEA 检查，持续 2 年，然后每 6 个月进行一次，直至 5 年；每年对胸部、腹部和骨盆进行计算机断层扫描，为期 5 年；术后 1 年进行结肠镜检查，此后每 3～5 年检查一次；对于直肠吻合术的患者，应每 6～12 个月进行一次直肠镜检查[21]。

2.病史及体格检查　应询问患者疼痛情况（腹部、盆腔、会阴）、排便习惯改变、梗阻症状、厌食或体重减轻、身体不适及出血或其他排泄物。体格检查应包括腹部、直肠、阴道 / 会阴部和淋巴结。病史和体格检查还提供了有关患者一般健康状况的重要信息，这对确定是否适合进行积极切除至关重要。

3.实验室和影像学研究　CEA 是唯一已知且容易获得的结直肠癌肿瘤标志物。已经证明在疾病出现临床症状之前它能有效检测局部和肝脏复发。有一项对 20 项研究进行的 Meta 分析显示，CEA 检测大肠癌复发的总体敏感性和特异性分别为 64% 和 90%[22]。

Cochrane 综述表明，接受肝脏成像的患者比没有接受肝脏成像的患者更加具有生存优势[20]，因此各个学会均推荐腹部和盆腔的常规 CT 扫描。

4.内镜检查　内镜检查旨在发现吻合口复发和异时性病变，后者更为常见。发现异时性病变需要全结肠镜检查，但监测结肠镜检查的频率仍有争议。对于普通风险患者，常常需要在 1 年和 5 年进行结肠镜检查。ASCRS 指南建

议间隔 3～5 年进行一次结肠镜检查[21]。对于有遗传易感性的患者，根据风险的确定性和大小，应该间隔 1～2 年进行一次结肠镜检查。此外，术前没有接受结肠镜检查的患者（因为急症和梗阻）应该在切除术后 3～6 个月接受结肠镜检查。

对于直肠吻合的患者，适宜多次行软性乙状结肠镜检查吻合口。

5. 正电子发射断层扫描　正电子发射断层扫描是一种基于 2-(^{18}F)-氟 -2- 脱氧葡萄糖检测的成像方式，不推荐用于结直肠癌的常规监测。在 CEA 上升或影像学检查不明确的情况下，PET 为确定诊断可能发挥更大的作用。然而，正如后面讨论的那样，PET 扫描阳性结果并不等同于组织学阳性，也不是进行手术探查的充分证据。PET 也可用于在术前（例如在大范围肝切除术前）明确转移局限于单个部位。

6. 结论　任何术后监测策略的目的都应该是及早发现可切除病变，致力于识别预后良好的肿瘤、可切除治愈的病变部位（即局部、肝和肺），以及风险评估良好、体能好、治疗积极、适合广泛切除的患者。

（四）局部复发

本节主要讨论 LRRC，因为这对复发性结肠癌的诊断和治疗策略同样适用。

未经治疗的 LRRC 患者中位生存期为 5 个月。疼痛、出血和瘘管引流等症状通常使人虚弱且难以缓解。非手术治疗无法治愈疾病[23]，单独的放疗或放化疗联合可以缓解症状，但仅能延长 12～14 个月生存期[24]。相比之下，完全切除的 LRRC 患者平均生存时间为 33～59 个月，5 年生存率为 30%[2,25]。

没有明确盆腔外病变的 LRRC 患者治疗将面临挑战，原因是我们难以在盆腔获得足够的暴露视野和手术入路。这些复发通常累及多个器官和结构，需要广泛切除才能获得组织学上的阴性切缘。必须仔细考虑一些因素，包括患者的整体健康状况、盆外疾病的状况及肿瘤局部复发的程度。

1. 术前评估与患者选择　一个多学科的团队，包括至少一名结直肠外科医生、一名放射肿瘤学医生和一名肿瘤内科医生，这对治疗方案的制定和实施至关重要。还可能需要其他外科医生（如泌尿外科医生、妇科医生、骨科医生和整形外科医生）和其他人员（如造口师和社会工作者）。关注肿瘤病例讨论会上针对 LRRC 病例的相关讨论，以获得进一步的意见和见解。

2. 一般健康情况　必须告知患者治疗计划的范围和规模。理想情况下，患者积极配合治疗，了解手术和辅助治疗的并发症及对生活质量的影响。患者的身体状况、心、肺功能必须达到适合手术的要求。

3. 排除盆腔外疾病　一旦确定患者适合手术，需要胸部、腹部和盆腔的 CT 扫描明确 LRRC 为孤立性病变。CT 上可疑的肝脏病灶可以通过超声、磁共振成像和（或）PET 扫描来进一步确诊。肺小结节通常需要鉴别，PET 可能适用于这些患者。

4. 评估局部疾病的发病情况和程度　首先要进行体格检查，特别是直肠和阴道的检查，然后通过内镜检查确定肠壁侵犯的范围和部位。如果肿瘤侵及黏膜层，可以经内镜取活检明确诊断，但多数难以活检成功通过会阴/直肠/阴道触及的腔外病变可经直肠或阴道活检。其他肿瘤一般都可以在 CT 引导下进行活检。偶尔会因为 CEA 升高而怀疑盆腔病变，而影像学检查没有明显的复发。在这种情况下，手术之前应该考虑寻求组织学证据。在没有影像学诊断的情况下，不支持行探查性盆腔手术，因为 CEA 升高可能是因盆腔外疾病或与 LRRC 无关。此外，排除盆腔复发的唯一方法是探查整个骨盆直至盆底，这通常是一项非常艰巨的任务。即使发现了病变，有时也很难区分瘢痕和肿瘤，甚至术中冰冻病理也不能明确。一些肿瘤产生结节状或分散的复发，而另一些肿瘤的界限不明确，呈浸润性或片状，在这些情况下，确定边界和能否切除可能会比较困难。因此必须获得复发的组织学和影像学证据，从而确定盆腔复发的范围和边界。

MRI 是确定 LRRC 可切除性的最佳方法。至少有一项研究表明，由经验丰富的放射科医生读取的盆腔 MRI（高分辨率、相位排列的重建图像）用于预测 LRRC 中肿瘤侵袭到局部盆腔结构时，阳性预测值为 53%~100%，阴性预测值为 93%~100%。阅片者的一致性为 64%~99%，符合预期。不出所料，对弥漫性纤维化的解读最为困难[26,27]。

5. 可切除性　局部复发时肿瘤可以向前、向后、向外侧或多方向扩散。此外，骨盆内和周围的任何器官都可能受累，包括肠道、泌尿系统、妇科、骨骼和血管。在评估局部复发时，有两个因素很重要：病变是否固定，以及解剖位置。综合这两个因素决定可切除性。前部固定病变可能需要行子宫切除术和（或）部分或全部膀胱切除术，而后部固定病变可能需要行骶骨切除术。

有一些指标会提示切缘阴性的根治性手术可能不大（表 171-3）。例如，除非膀胱三角区在输尿管到膀胱的连接处有浸润，否则双侧输尿管梗阻通常表明肿瘤已侵犯骨盆侧壁。这表明疾病位于盆腔入口水平，且为环周病变。一般情况下，延伸到盆腔侧壁较大的环周肿瘤，或仅有广泛侧壁受累的肿瘤，是不能切除的。对于累及骶骨的复发，中央型复发和累及 S_2 远端的病变可以行骶骨远端切除术。而 S_1 或 S_2 的神经根受累或在 S_1 和 S_2 水平侵犯骶骨时，则提示不能切除。

S_2 近端的骶骨切除术会导致骶髂关节不稳定，虽然在技术上内固定是可行的，但在 LRRC 病例中使用并不广泛。S_2 以上和单侧病变偶尔需要切除骶前板。其中一些禁忌证受到了挑战。

表 171-3　局部复发直肠癌切除术的相对禁忌证
• 盆腔外疾病（可切除的寡转移患者除外）
• 预测 R_2 切除边缘
• 坐骨神经痛
• 双侧输尿管梗阻（例外情况可能是累及三角区）
• 环周或广泛累及骨盆侧壁
• 肿瘤通过坐骨大切迹浸润
• 肿瘤包绕髂外血管
• S_1 或 S_2 受累［骨骼和（或）神经］
• 患者健康状况差，手术风险较高（ASA 分类Ⅳ或Ⅴ，少部分 ASA Ⅲ）

ASA. 美国麻醉医师协会

6. 三联疗法　以治愈为目标的 LRRC 的治疗基石是手术。然而，单纯手术会导致较高的局部复发和远处转移率。为避免全身治疗的失败，我们采取新辅助放化疗、局部扩大切除和辅助化疗的多学科治疗模式。

7. 术前放疗和化疗　放射治疗能缓解症状，单独应用时治愈机会不大。放射治疗与手术相结合，可降低局部复发率并增加肿瘤的可切除性[13]。同样，已经证明放射治疗可以改善 LRRC 的结局。对于原发直肠癌，放化疗比单纯放疗的局部控制效果更好[28]，而对于再次接受放疗的 LRRC 患者，在放疗的基础上加用化疗药物也可以提高存活率[29]。为了在改善局部控制的同时避免或减少剂量相关毒性，我们将体外放疗加化疗与术中放疗（IORT）相结合。IORT 的优点是定向肿瘤，正常组织暴露有限，单次、高生物等效性及加强高危部位的局部控制。

对于既往未接受过盆腔放疗的患者，术前给予全程外照射（5040cGy）和持续静脉输注氟尿嘧啶化疗（每 24 小时 225mg/m^2）或口服卡培他滨。曾接受过放射治疗的患者条件允许时可再次接受 1000~3000cGy 的术前放疗和 5-FU 为主的化疗。接受 5040cGy 全程放疗的患者，休息 6~8 周再手术，并行 IORT。在进行胸部、腹部和骨盆的 CT 扫描之前，需要再定位。骨盆再放射的安全性和可行性已经被确定[30,31]。Susko 等在 38 名患者中研究了与再次照射骨盆有关的毒性，他们发现，在继续手术的那组患者中，症状有所改善且不良反应较低，而 R_0 切除率较高[32]。采用多野调强放射治疗与三维适形成像，提高了再次照射的准确性，并降低了再次照射的毒性。

8. 手术过程　大型手术前应与患者和亲属深入讨论和沟通手术计划。LRRC 病例通常不考虑施行保肛手术，但如果可以获得足够的切缘，没有肿瘤或纤维化累及盆底，术后肛门功能尚可，也可考虑。盆腔根治性手术后局部复发的风险高，其结果是骨盆水平的梗阻，这使保留括约肌的重建决策非常困难。

患者在手术前一晚接受机械性和抗生素肠道准备。在我们机构，所有 LRRC 患者都安排在专门的 IORT 套间进行手术。该套间设有标准手术室设备、直线加速器和特殊麻醉设备，可使麻醉患者从手术室移动到放疗站（图 171-1）。此外，在放疗期间，在铅屏蔽室内的套间外可以对患者进行远程监控。

患者置于联合体位。要特别小心以确保小腿不要压迫在搁脚架上，因为手术时间过长可能会导致室间隔综合征或静脉血栓形成。

几乎所有的患者均放置输尿管支架。有时，膀胱镜可以发现是否直接侵犯膀胱，这些信息可以帮助指导手术方式。使用 30° 膀胱镜插入

5 号法国输尿管支架，并将其固定在 Foley 导尿管上（便于拔出输尿管时同时取出输尿管支架）。

取下腹正中切口可以获得良好的骨盆显露，并能提供腹直肌肌皮瓣备用。如果预计使用经盆腔腹直肌皮瓣，应注意保留腹壁下血管。探查肝脏、腹膜、网膜、卵巢、腹膜后和切口，以确认没有盆腔外疾病，因为这些是根治性切除的禁忌证。也有罕见的例外，如果患者非常年轻且病变局限于盆腔和肝脏，同步切除盆腔复发和肝转移可以获得根治性（R_0）切除。我们使用自动圆盘拉钩，松解粘连，将小肠置于上腹部，便于显露骨盆。由于手术时间较长，必须注意避免腹膜后 / 盆腔组织受到拉钩牵拉压力，曾有股神经损伤的报道，提示拉钩牵拉时间过长可能是一个致病因素。根据盆腔纤维化的规律，于主动脉分叉处开始解剖，找到一个安全的筋膜平面，沿此平面于后方解剖向下至盆底（图 171-2A）。从主动脉和腔静脉发出髂动脉和静脉并分支为内支和外支。在髂总动脉的髂外分支以下，可以结扎血管而不用担心缺血。了解这些血管的位置可以避免出血和其后的血管旁路，并且有助于识别最安全的后方平面和侧方平面。同样，从盆腔边缘辨认输尿管，然后向前方解剖，直至其汇入膀胱；通常有必要追踪输尿管，直到它们汇入膀胱，才能安全进行侧方平面解剖。当考虑膀胱切除或骶骨切除，以及拟行回肠代膀胱术时输尿管需充分游离，这也是为了避免其在后方解剖时造成损伤。

图 171-3 显示了按固定区域划分 LRRC 示例。

(1) 中心性非固定病变：局部切除或低位前切除术后的中心性复发可能只需要追加 APR。这与标准的 APR 的主要区别是由于纤维化和术后解剖学的改变而增加了分离的难度。很难区分纤维化与肿瘤浸润，特别是在计划切除范围之外的区域（骶骨岬和骨盆侧壁），应进行冷冻切片组织学检查。如果在弥漫性或广泛纤维化的标本中发现肿瘤细胞，不可能达到切缘阴性

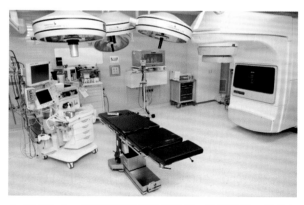

▲ 图 171-1　术中电子放射治疗套间，显示设备、手术台和直线加速器

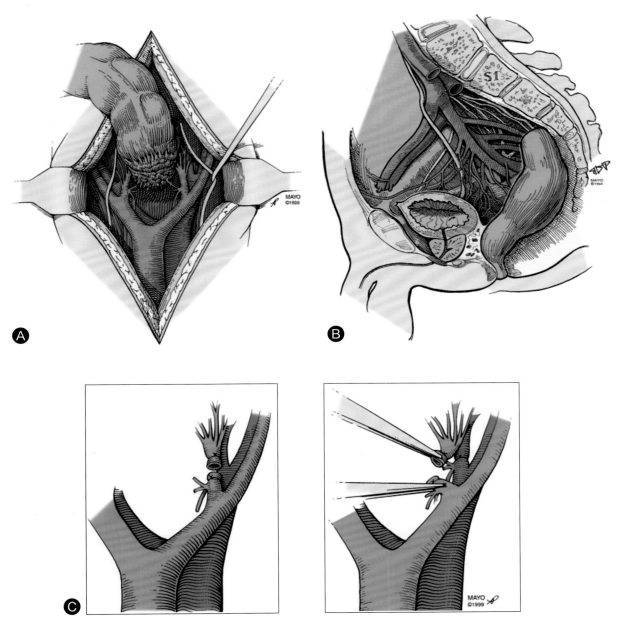

▲ 图 171-2　**A.** 骨盆解剖示意图。髂动脉至少从主动脉分叉水平解剖到髂内分支的起始处。输尿管位于盆腔边缘并顺着骨盆插入膀胱。一旦确定了血管和输尿管的位置，就可以安全地进行从骶骨岬开始的后路解剖。**B.** 前入路（骨盆结构的手术解剖）。前路手术确保不存在骨盆外疾病，并为骶骨切除术提供几个准备步骤，包括前侧和外侧解剖、骶骨近端边缘勾画、骶旁血管结扎、胃肠道和（或）尿路造口，以及网膜或腹直肌皮瓣创建术。**C.** 如果预期骶骨横断位于 $S_{3\sim4}$ 近端，则行双侧髂内动静脉结扎术。动脉通常必须结扎和分割以显露髂内静脉。不需要横断就可以结扎静脉

Mayo Foundation，1999 版权所有

的完整切除。

（2）前方病变：男性和女性的前方病变差异性最大。对于女性，前方的固定病变可能只需要整块切除直肠、子宫和阴道后壁。

相比之下，男性狭窄骨盆的前方固定病变

可能更需要膀胱切除术或膀胱前列腺切除术。对于直接侵犯三角区或前列腺的病变应谨慎处理，因为这些病变通常是环周的，而且往往在手术时才发现不能根治切除。研究显示，这些病例通过盆腔 MRI 或 PET-CT 联合诊断，有望

更好地显示肿瘤范围。对于前方病变，部分膀胱切除术在某些情况下可能足以达到阴性边缘。然而，对于受严重照射的膀胱组织愈合可能不太理想，术后功能不可接受的情况下，最好是行全膀胱切除和回肠代膀胱术。

（3）后方病变：真正的骶骨侵犯并不常见，很少进行骶骨切除术。对于有后方固定和骨侵犯的肿瘤，理想的手术方式是骶骨远端切除术。

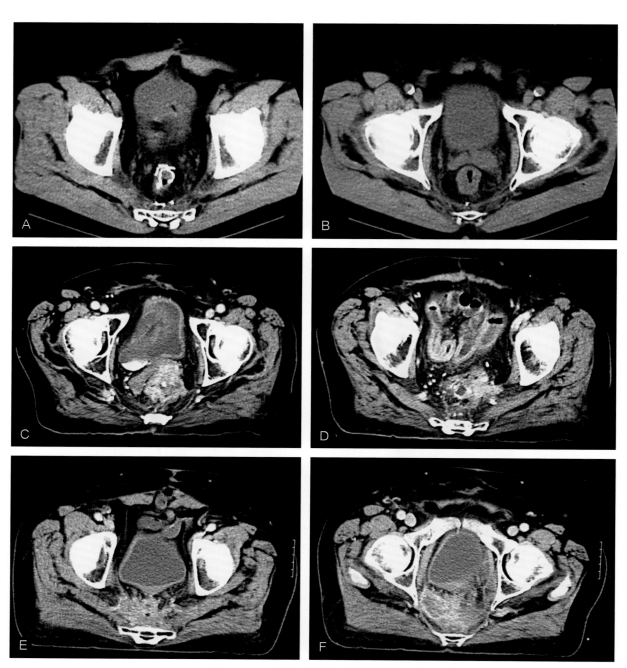

▲ 图 171-3　根据固定情况对局部复发的分类

A 和 B. 无固定的例子（F_0）。A. 低位吻合口在 CT 扫描上容易显示。B. 吻合口远端存在吻合口周围复发，没有证据表明局部器官或结构受到固定。预计可行切缘阴性的完全切除。C 和 D. 固定但可切除的例子（FR）。C. 如图所示，对膀胱或妇科结构等前方结构的单点固定通常可以切除，并达到切缘阴性。D. 骨盆外侧壁固定可以切除，但肿瘤常邻近切缘或显微镜下呈阳性。E 和 F. 固定且不可切除的例子（FNR）。这两张来自同一患者的图像显示，除了侧壁受累外，后方固定（E）和前方固定（F），使得这种复发无法切除

如果考虑骶骨切除，应位于 $S_{2\sim3}$ 的远侧。比 S_2 更近的切除很少出现，可能需要用内固定和其他重建方法来稳定骶髂关节。此外，通过将切除限制在 $S_{2\sim3}$ 水平，通常可以保留一侧 S_3 神经根，这足以保留膀胱功能。

骶骨远端切除术包括四个步骤：①前切除术；②后切除术；③ IORT；④骨盆重建。前入路手术时患者摆截石位。如前所述，为了最大限度地减少因解剖移位造成的意外伤害的风险，对输尿管和髂动脉的解剖始于主动脉分叉水平（图 171-2A 和 B），并深入骨盆。后平面通常是最安全的起始点，但于肿瘤水平受限，于前方和侧方分离解剖与肿瘤粘连的器官，整块切除受累组织，使肿瘤仅附着于骶骨前方。于肿瘤后方固定处活检行冰冻病理可以确保骶骨切缘阴性。在骶骨切除边缘标记，有助于确定骶骨切除范围。如果预期骶骨横断至 $S_{3\sim4}$ 近端，则双侧髂内动静脉均需结扎（图 171-2C），这可以减少骶骨切除术期间的失血。在后入路手术中，将大网膜瓣或腹直肌瓣（图 171-4）移入骨盆，以便随后的恢复和重建。完成胃肠道或泌尿道造口后关腹。至此前入路手术全部结束。

按计划于手术当日或次日行后续手术，患者取俯卧位，于后正中切口，跨过下腰椎和骶骨，直至尾骨。如果骶骨切除同时进行 APR 整块切除，则会阴部椭圆形肛门切除切口延续为近端骶骨切口。解剖臀肌，露出整个骶骨。这种暴露有助于分离骶结节和骶棘韧带（图 171-5A）。在注意保护坐骨神经和阴部神经的情况下分离梨状肌（图 171-5B），分离肌纤维进入骨盆内筋膜。一旦盆底被切开，从后面触诊可以识别之前冰冻切片确定的骶骨横断平面。接下来骨科医生进行椎板切除、硬膜囊结扎和骨质横切。骨盆外科医生协助完成盆腔侧方清扫术，注意保护输尿管、膀胱和尿道。接下来进行术中照射，随后进行带或不带皮瓣重建的伤口缝合。

包括我们机构在内的多家机构已经开展了高位骶骨切除术[25,33,34-36]，皮质下骶骨切除术也有报道，主要针对病变侵袭骶骨浅表的病例[37]。

（4）侧方病变：侧方固定病变处理方法与近端控制输尿管和髂血管方法相同。术前常可预判，通常术中需先切除输尿管。可以结扎肿瘤侧的髂内血管，以减少血流供应。如有可能，应保留闭孔神经。

9. 术中电子束放射治疗　一旦标本被切除，病理学家、外科医生和放射肿瘤学家都会对其进行复查，以确定切缘和进行 IORT 的必要性。如图所示，可能需要额外的活检来确定边缘切除部位。当需要进行 IORT 时，将一个 Lucite 施源器放置在骨盆中肿瘤复发高风险区域（图 171-6）。施源器根据大小（通常直径为 $5\sim8cm$）和形状（通常为圆形和 30° 斜面）进行选择。然后患者被放置在直线加速器下面。根据切缘受累的程度和术前 EBRT 的剂量，在 $1000\sim2000cGy$ 之间进行照射。如果术前全剂量 EBRT 达到 5040cGy，R_0（切缘阴性）或 R_1（显微残留病变）切缘推荐剂量为 $1000\sim1250cGy$，R_2（肉眼残留病变）切缘推荐剂量为 $1500\sim2000cGy$。这些单次剂量放射治疗在生物学上相当于同样剂量的 EBRT 的 $1.5\sim2.5$ 倍[38]。如果术前 EBRT 剂量因之前的 EBRT 而受到限制，IORT 剂量范围增为 $1500\sim2000cGy$，以弥补 EBRT 的不足。

低于 1250cGy 的 IORT 剂量不太可能导致长期的不良反应，如运动神经和感觉神经病变，但在再治疗的情况下这个剂量通常是不可行的。

10. 会阴伤口缝合　因为前期放疗，残存的缺损往往较大，组织质量较差，通常需要皮瓣充填骨盆，消除死腔，并将未受照射的、血管化的、富氧的组织输送到该区域。据报道，EBRT 和 APR 后会阴伤口并发症的发生率高达 41%[39]。如果网膜的大小或密度不合适，则首选垂直腹直肌肌皮瓣（vertical rectus abdominis myocutaneous，VRAM），尤其是骶骨切除创面（图 171-4）[40]。腹直肌用途广泛，可用于重建广泛切除后的狭窄或缩短的阴道，螺旋形的腹

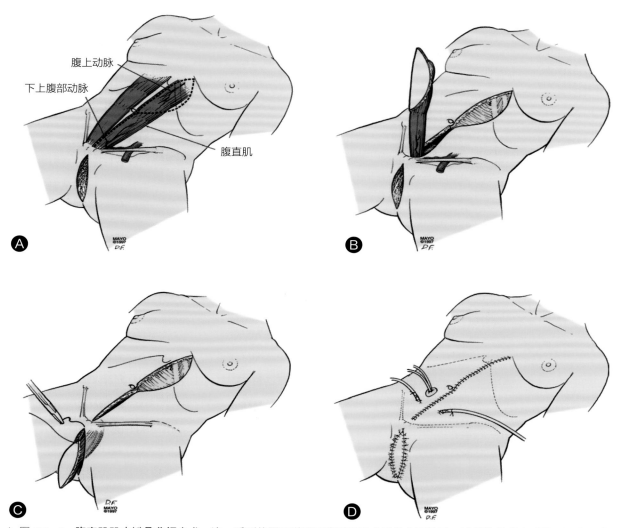

▲ 图 171-4 腹直肌肌皮瓣骨盆闭合术。这一系列的图画说明了腹直肌皮瓣的会阴位置。同样的技术也适用于骶骨切除术的伤口，只是在前（腹）手术结束时，将皮瓣留在骨盆内，在骶骨切除术和术中电子放射治疗完成后，将皮瓣从后面的缺损处拉出并缝合
A. 会阴切除术完成后，皮瓣设计与缺损大小相匹配，皮瓣的取材部位是根据腹直肌下的直接穿支来确定的；B. 游离肌皮瓣及相应的皮肤垫，包括腹直肌鞘前筋膜，血液供应由腹壁下动脉提供；C. 皮瓣穿过骨盆到达会阴缺损处，注意避免拉伸或扭转上腹壁下血供；D. 用间断缝合固定皮肤，并重新固定腹筋膜和皮肤（Mayo Foundation，1997 版权所有）

直肌连接到阴道入口可重建阴道，或将腹直肌折叠修补阴道前壁或后壁缺损。阴道皮瓣重建术后尚可保留性功能 [41]。与单纯一期缝合或大腿皮瓣相比，经 VRAM 重建的患者伤口并发症（脓肿、伤口裂开）较少。VRAM 移位后腹壁并发症也很少 [42]。当 VRAM 不可用时，也可以使用股外侧肌瓣。

（五）三联疗法治疗局部复发性疾病的结果

迄今为止报道的最大规模的长期随访中，

我们的机构在 1981—2008 年间用多学科方法治疗了 607 名 LRRC 患者。所有患者均在 IORT 的基础上进行了最大限度的切除。组织学阴性（R_0）227 例（37%），镜检阳性（R_1）224 例（37%），肉眼组织受累（R_2）156 例（26%）。对 194 名存活患者随访至死亡或中位随访 44 个月。在多变量分析中，只有治疗时期（新近接受治疗的患者存活率较高）、没有接受过新辅助化疗及切缘状态（R_0 优于 R_1 优于 R_2）具有统计学意义 [25]。

1. 并发症　在 Haddock 等研究中，1 名患

图中标注：腹上动脉　下上腹部动脉　腹直肌

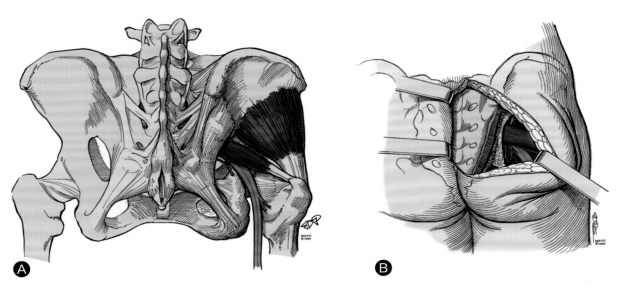

▲ 图 171-5　后入路的（A）解剖关系和（B）手术解剖。要切除骶骨后方的肿瘤，必须从骶骨分离臀肌，并确定坐骨神经。分离骶结节韧带、骶棘韧带、梨状肌和骨盆内筋膜，结扎硬膜囊，切断骶骨

Mayo Foundation，1994 版权所有

者（0.2%）在 30 天内死亡，另外 5 名患者（0.8%）在手术后 3~22 个月内死于治疗相关并发症。总的并发症发生率（整个随访期的短期和长期并发症总和）为 50%。最常见的病因是伤口相关并发症（20%）、胃肠道梗阻或瘘管（14%）、输尿管梗阻（10%）和周围神经病变（7%）[25]。

其他类似多学科治疗复发性直肠癌的研究报道了短期并发症（17%~100%）和死亡率（0%~3%）[44,45]。

2. 癌症预后　在 Haddock 等的研究中，中位生存期为 36 个月，5 年和 10 年生存率估计分别为 30% 和 16%，与非根治性切除者（R_1 和 R_2）相比，接受潜在根治性切除（R_0）的患者总生存期更长。在 5 年时，只有 14% 的患者发生中心性复发（在 IORT 范围内），28% 的患者在外照射野内观察到局部复发，53% 的患者发生了远处转移。所有形式的复发在姑息切除（R_1 和 R_2）的患者中比 R_0 切除的患者中更常见[25]。尽管高选择性应用 IORT 无法得出改善癌症预后的明确结论，但这些患者的预后良好，支持其继续使用。

You 等报道了 229 名接受 LRRC 挽救手术患者的预后。36% 患者的切缘小于 2mm 或 R_1，

均接受了 IORT。R_0 切除完成率为 80%。3 年和 5 年的总生存率分别为 62% 和 42%；3 年和 5 年无病生存率分别为 67% 和 47%。总体生存率下降的独立因素是 R_1 切缘和肿瘤再次复发，在中位 19 个月时 55% 的患者再次复发[46]。

在几乎所有已报道的研究中，切缘状态是预后的最重要预测因素。这强调了尽可能获得阴性切缘的重要性，若切缘接近或者阳性时需增加 IORT[47]。R_0 的程度也是有影响的。Alberda 等发现无瘤切缘大于 2mm 与 0~2mm 患者 5 年无局部复发生存率分别为 80% 和 62%，总生存率分别为 60% 和 37%。接近 R_0 的切缘仍然好于阳性切缘，R_1 切除的总生存率为 16%，而 R_2 切除的总生存率仅为 5%[48]。

Tanis 等对 55 项队列研究 3767 例拟行根治手术的 LRRC 患者进行了系统回顾。他们发现，新辅助治疗的使用范围差异很大，为 12%~100% 不等。总体而言，R_0 切除率为 56%，5 年总存活率为 25%~41%，整个队列内的生存率随着时间的推移而提高[49]。

表 171-4 重点列举了相关文献（入组接受多学科治疗的 LRRC 患者超过 70 例的文献）的诊治效果。

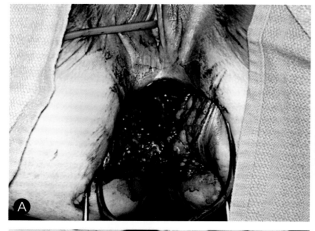

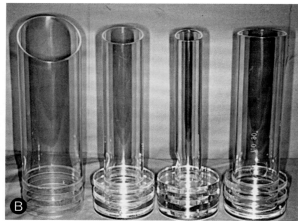

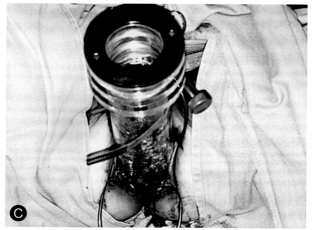

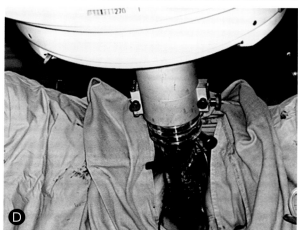

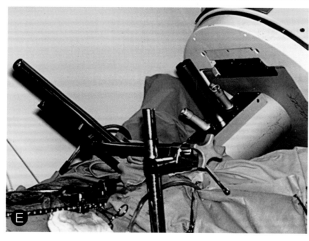

▲ 图 171-6　术中实施放射治疗

A. 肿瘤切除后，病理学家、外科医生和放射肿瘤学家检查最近的切缘，确定肿瘤高风险的位置和程度。骨盆深处的复发部位最好从会阴切口进行放射治疗。B. 选择 Lucite 施源器，以适应存在局部控制失败风险的手术野。有多种尺寸和形状可供选择，具有不同程度的斜面以适应辐射场。C 至 E. 将施源器置入术野，固定于手术台上，并连接到直线加速器

3. 生活质量　You 等对 105 名接受治疗的 LRRC 患者进行生活质量评估（59% 为根治性手术，12% 为非根治性手术，28% 为非手术治疗）。就诊时疼痛是总生存率的预测指标，而且大多数长期存活者中疼痛持续存在 [61]。另一份报道研究了 75 名接受盆腔清除术（原发和复发直肠癌）患者的生活质量。他们发现，长期存活者的精神部分总分与普通人群相当，躯体部分分数降低 [62]。

Dozois 等报道称，89% 的高位骶骨切除术后的患者可以独立行走或在助行器的帮助下行走 [33]。

表 171-4　重点列举了相关文献（入组接受多学科治疗的 LRRC 患者超过 70 例的文献）的诊治效果

参考资料	患者数	接受术中放射治疗占比（%）	R₀切除占比（%）	随访时间（个月）	5年局部复发率	5年无瘤生存率	5年总体存活	降低总体存活率的因素	无病生存的多变量分析 降低无病生存率的因素
Haddock 等[25]	607	100	37	44	62		30	前期化疗 研究的早期阶段 边缘阳性	NR
Harris 等[50]	533	100	59				28	术前未进行化疗和放疗	NR
You 等[46]	229	36	80			47	42	边缘阳性复发	NR
Kusters 等[51]	170	98	54	35	46		41*	后方肿瘤定位	NR
Dresen 等[8]	147	100	57		54	34	32	边缘阳性 未行 EBRT	未行 EBRT
Wiig 等[62]	107	55	41	43	48		30	边缘阳性	NR
Salo 等[53]	103	52	69	23			24	CEA 增高 肠外复发	NR
Kanemitsu 等[54]	101	18	60		35		32*	NR	骶骨上 / 外侧侵袭型 肾盂积水 骨盆外疾病 High-grade lymphatic 或 venous 原 发肿瘤高度淋巴管或静脉浸润
Shoup 等[55]	100	100	64	23			39	边缘阳性 血管浸润	边缘阳性 血管浸润
Roeder 等[56]	97	54	37	51	59		30	边缘阳性	边缘阳性
Rahbari 等[57]	92	68	59	23	25		47*	APR 或清扫术	NR
Bedrosian 等[58]	85	44	76	43	49		36	CEA 增高 边缘阳性	NR
Martinez-Monge 等[59]	80	100	0	48	74		6	术后未行 EBRT 边缘阳性	NR
Sole 等[60]	143 (rectalGA=72)	100	100	48	53	44	46	边缘阳性 无瘤间隔<24 个月 高级别肿瘤	未行 EBRT 边缘阳性 无瘤间隔<24 个月 手术标本碎裂

*. 表明癌症特异性存活率
APR. 腹会阴切除；CEA. 癌胚抗原；EBRT. 体外放射治疗；LRRC. 局部复发

4. 三联治疗后的监测　对于 LRRC 根治性治疗后的监测指南很少。TME 协作共识文件包含 51 项关于原发和复发直肠癌治疗的推荐。该共识建议，患者至少应该接受每年一次的盆腔 MRI 和每年一次的胸部、腹部和骨盆 CT 扫描，以及连续血清 CEA 监测[63]。

（六）再复发的复发性直肠癌

复发性直肠癌者术后再复发的患者，在严格选择后进行额外挽救性手术的过程已有报道[46,64,65]。

（七）局部复发结肠癌

结肠癌切除后孤立性局部复发的患者，10%～20% 适合手术切除。对此特殊情况，不是必须进行多学科治疗。然而，在一项对 73 例局部复发结肠癌患者的研究中，联合化疗、EBRT 和手术切除后 IORT 治疗，5 年生存率为 24.7%（R_0 切除率，37.4%）[66]。虽然这种特殊的治疗策略特别是 IORT 不易于推广，这些数据再次证明了在特定患者中积极治疗局部复发结肠癌的有效性。

（八）结论

健康状况良好且存在孤立的 LRRC 的患者可能会接受 EBRT、化疗（联合 EBRT 并在切除后维持）、再切除术和 IORT 的三联疗法。肿瘤的解剖位置和固定程度决定了治愈的可能性和切除的范围，包括前盆腔、后盆腔清除术。当切缘阴性或微小残留病变时，使用切除术和包括 IORT 在内的三联疗法可以得到理想的 5 年生存率和可接受的并发症发生率。

二、肺转移瘤

肝脏是结直肠癌转移最常见部位，对肝转移的处理将单独讨论。肺是结直肠癌第二常见的转移部位。肺转移的患者中，只有不到 10% 的患者疾病仅局限于肺部，只有 2% 结直肠癌

肺转移患者适合进行转移灶切除术。这里描述了基本治疗方法。一般来说，当病变是孤立的或仅在一个肺叶中，体能良好并能完全切除时，方能获得良好的预后。患者的病变较小可能预示肿瘤生物学行为良好。

（一）患者选择

目前还没有关于结直肠癌切除术后肺部随访的正式指南。有必要进行胸部 CT 扫描，以评估病变的可切除性和发现其他较小的病变，并应进行 PET 扫描排除胸外病变。肺转移的切除一般指导原则包括：病变范围应有限，最好是 3 个或更少的病灶，均小于 3cm；所有病灶必须能够完全切除；患者身体状况良好，有良好的肺功能和肺储备。此外，除了可能有局限性的肝转移外，不可有其他胸外疾病，原发肿瘤要得到控制。

（二）肺切除术的预后

肺转移切除手术死亡率低[67,68]，成功率高，同期生存率在 50% 左右[69,70]。与肝转移类似，预后和转移数量之间也是成反比关系[69]。其他影响预后的因素包括最大病变的大小[71]、是否累及纵隔或胸部淋巴结[69]、无疾病时间[72]和开胸前 CEA 水平[71]。在梅奥诊所的 139 名患者中，71% 的患者有单发病灶。作者报道的手术死亡率为 1.4%，5 年生存率为 31%，20 年生存率为 16%[67]。在 Onaitis 等的报道中，胸腔镜手术与标准开胸手术在肿瘤预后上没有差异[73]。肺转移瘤切除后辅助治疗的作用尚未确定，因为没有证据表明全身治疗可以降低这些患者复发的风险。Guerrera 等发现多发性转移（＞5）的患者通过辅助治疗提高了存活率[69]。已有报道显示复发性肺转移的再次切除的存活率与第一次切除非常相似[69,74]。非手术治疗包括射频消融和立体定向消融放疗（stereotactic ablative radiotherapy，SABR）。

（三）其他部位的孤立转移瘤

骨和脑较少会出现局部转移。这些病变通

常表现为弥漫性疾病，很少能治愈。骨转移通常采用内固定治疗，以维持稳定和进行放疗，缓解疼痛和控制疾病。对于非重要区域的孤立性脑转移，可以行切除术和术后放疗。当不可手术切除时，类固醇联合放疗可以作为保守治疗措施。

大约 10% 的结直肠癌患者出现腹膜癌，平均生存期为 7 个月[75]。以前人们认为它是一种不治之症，只能应用姑息疗法。而在过去 10 年中，细胞减灭术后的腹腔热灌注化疗（hyperthermic intraperitoneal chemotherapy，HIPEC）已经取得了一些成功。一项 III 期随机试验比较了最大限度细胞减灭术联合 HIPEC，与姑息性手术联合全身化疗治疗有腹膜转移的结直肠癌的疗效，结果显示 HIPEC 组患者的生存期提高（中位生存期分别 22.3 个月和 12.6 个月）[76]。美国军事癌症研究所与美国外科医师学会肿瘤学小组正在进行一项 III 期研究，比较接受细胞减灭术联合 HIPEC 或全身化疗的结直肠癌腹膜转移患者的总体存活率。荷兰结直肠癌组织也在对 T_4 或穿孔性结直肠癌（无明确腹膜转移）患者进行随机试验。患者将被随机分为标准治疗（手术加全身辅助化疗）和手术联合 HIPEC 治疗加全身化疗两组。他们预计，加入 HIPEC 后，癌症扩散的绝对风险将从标准治疗的 25% 降至 10%[77]。

（四）弥漫性转移

弥漫性病变不可治愈，然而不应忽视和低估姑息治疗的重要性和复杂性。在适当情况下，医生应该转为关注改善生活质量的短期目标，合适时考虑延长生命。在生命的最后阶段，医生应该帮助家人和患者应对慢性疾病和死亡，同时减轻致残症状。

三、结论

通常，结直肠癌复发的表现较为复杂，但仍然可以分类为可治愈性切除和不可切除。前者可以实现长期生存，尤其是对于肝脏、肺部和局部区域的孤立性病变。对于局部和区域性复发，除了最大限度的切除和术中放射治疗外，使用多学科方法似乎可以改善预后，包括体外放射治疗联合基于氟尿嘧啶的化疗（即使患者以前接受过放射治疗）。这种方法安全可靠，同时可长期无疾病生存，提高总体生存率。通过引入新的、具有不同作用机制的全身辅助疗法来降低全身复发转移的风险，长期无疾病生存和总体生存率可能会进一步提高。当肿瘤复发时，尽量争取挽救性手术。R_0 切除仍然是预后的主要决定因素。当肿瘤出现弥漫性复发或转移时，临床上不应放弃治疗，应将重点放在改善生活质量上。

第172章
结直肠癌肝转移的治疗
Management of Metastatic Colorectal Cancer to the Liver

Keith M. Cavaness　William C. Chapman　著
陈　东 译　傅传刚　王　颢 校

摘要

在美国，结直肠癌的肿瘤发病率排名无论男性还是女性都位列第3。截止到2016年1月，现存结直肠癌病例约140万，预计每年新发病例134 490例，死亡病例49 190例。在2016年新发患者中，50%~60%的患者发生肝转移。结直肠癌死亡患者中超过50%的患者尸检中发现肝转移，其中35%仅限于肝脏转移。肝转移是大部分患者的死因且大部分患者为异时性转移灶。然而，20%~34%的患者在确诊的同时发现肝转移灶，预后较差。肝切除是大多数局部原发灶已切除或可切除患者的治疗选择，前提为所有肝内病灶均可处理。

本章节我们将主要针对结直肠癌肝转移的治疗进行探讨。主要目的是为外科医生临床上遇到的各种情况提供可行性的治疗决策。本章节将会讨论肝切除的方法及相关的支持数据，也会讨论可用于肝转移治疗的非手术治疗方法。

关键词：结直肠癌肝转移；肝脏外科；肝切除；门静脉栓塞；肝动脉灌注；化疗栓塞；射频消融；残余肝；肝外转移；临床危险因素评分；可切除性；肿瘤学评估；肝脏解剖

一、转移性结直肠癌治疗的进展

转移性结直肠癌的主要扩散方式是通过门静脉途经转移至肝脏。Weiss等通过对1541例结直肠癌患者的尸检分析，提出来源于门静脉系统种植导致肝转移发生的级联式假说[6]。这种继发的肝转移可继续种植至肺形成第三级肺转移。这种三级肺转移继而通过动脉系统扩散至其他器官从而形成第四级转移。2004年，Wang等提出肝脏可成为继续扩散至远处转移的过滤器官。Uetsuji领衔的一项研究注意到，无肝硬化的患者可发生肝转移（46/210），而肝硬化患者中无一例发生肝转移（0/40）[8]。作者从而得出结论，肝硬化导致的门静脉血流下降限制了对转移性细胞的暴露。

结直肠癌肝转移患者不经治疗肿瘤学结局通常较差，中位生存期只有5~10个月，罕有生存时间达到3年的病例报道[9]，其预后与转移肿瘤负荷及发生转移的时间密切相关。2015年，Adam等描述了转移的标准定义。原发肿瘤确诊时或者之前发生的肝转移，定义为同时性肝转移。原发灶确诊或切除后12个月内发生的为早期异时性转移，12个月以后发生的为迟发异时性转移。他们的总结提示，同时性转移具有更加不乐观的肿瘤生物学特点，同时性转移是预后较差的一个标志[10]。随着对肝脏生理学理解的加深和近年来化疗的进展，有针对性的外科治疗策略已成功应用于肝转移的治疗。迄今为止，大量的研究证明结直肠癌肝转移行肝切除是安全的，部分报道5年生存率超过50%[11]。

基于这些研究，目前肝切除已成为结直肠癌肝转移的标准治疗方案。

二、患者的选择

结直肠癌肝转移的治疗目前仍存在众多争议，其中包括：新辅助或辅助化疗的应用，同时性转移手术切除的时机，化疗后消失病灶如何处理，左右肝均有病灶时的最佳处理方法，复发性转移灶的处理，肝外转移的手术指征[12]。针对以上问题，应采用多学科合作的方式，来选择最有可能通过外科治疗获益的患者。在我们中心，我们会针对病情进行多学科讨论，包含外科、肿瘤科、病理科、放射科医生及一些关键的医疗辅助人员。通过多学科讨论决定最佳的治疗方案。

肝切除的患者选择应考虑的内容包括患者对大型腹部手术的耐受性、原发肿瘤分期、肝转移灶范围及可能的手术方式。肝切除的并发症和患者的选择直接相关。外科决策应考虑的因素众多，一组 747 例肝切除病例分析提示，术后并发症的发生率和美国麻醉学会评分、是否存在肝脂肪变、切除范围及是否合并肝外手术等因素显著相关[13]。Kamiyama 等总结了连续入院的 793 例肝切除病例，结果提示并发症发生的独立危险因素为手术时间超过 360min，出血量超过 400ml 及血清白蛋白低于 3.5g/dl[14]。因此患者的临床体能状态和重要器官并发症，应达到保证患者大型手术后的死亡率低于 5% 的条件。

肝转移灶的范围影响肝切除患者的选择。传统上，无慢性肝病的患者为获得足够的保留肝，应至少保留 2 个相邻的解剖肝段（包含正常的血管流入和流出道及胆道引流）。如果合并肝硬化，切除的范围将大为减少，此时消融可能更具有治疗地位。无肝硬化但合并广泛的肝脂肪变，也会限制肝切除的范围。

随着肝外科和结肠外科的技术发展，经过仔细选择后的同时性转移患者，可对原发结直肠病灶和肝转移灶进行同步切除。进行同步切除时，必须有全面的术前影像学评估，包括肝内病灶的评估及排除肝外转移。de Haas 等的研究显示，同时性转移患者同时行结直肠癌切除和部分肝切除是安全的，和分期肝切除相比，并发症总发生率更低[15]。广泛的肝转移，包括多发、多肝段转移，需要仔细评估来制定最佳的治疗方案。这些病例经常需要结合手术切除和非手术治疗的方法，来处理所有的肝内病灶。病灶累及血管流入道或流出道可能需要进一步的血管切除重建，但进出血管同时受侵的肝转移多无法切除。

如有广泛的肝外转移灶存在，通常很少行肝转移灶的切除，除非为局部的淋巴结转移或寡肺转移（通常为单个结节）。虽然有原发灶及可切除的局部肝外转移同时切除后长期控制的报道，未有研究认为这种情况属于可治愈。目前，因肝外转移而禁忌行肝切除的远处转移包括：腹膜转移、骨转移或脑转移、腹腔外淋巴结转移以及多发的不可切除的肺转移。

预后的决定因素

通常，可以选择合适的患者进行手术切除，或者通过新辅助治疗使肿瘤降期来提高结直肠癌肝转移患者的生存率。然而，肿瘤的生物学特点仍存在较大差异，导致侵袭性不同。虽然有一些预测因素如肿瘤数目、大小、多肝段病灶、高血清癌胚抗原等，但其价值不及预期[16,17]。随着化疗及靶向治疗方案的进展，出现了其他的预测因素，如肿瘤对化疗产生的影像学或病理学缓解情况，无病间期，是否同时性转移，以及肿瘤的基因突变状态。Poultsides 等评估了肿瘤对术前化疗的病理缓解情况，即使影像学提示肿瘤缩小，也并不总是代表肿瘤发生消退。他们的研究发现纤维化决定了肿瘤对化疗的反应程度，肝切除标本中的肿瘤纤维化程度与疾病特异生存率相关[18]。

新辅助化疗过程中肿瘤进展提示预后较差[19]。

影像学反应在评估肿瘤对化疗的反应中，同样具有一定价值。通常地，RECIST 标准用于评估肿瘤影像学反应[20]；然而，已有研究提示化疗后出现的新的形态学特点，与病理学反应更具相关性。Shindoh 等用电子计算机断层扫描标记肿瘤，发现术前化疗后肿瘤形态学反应较好的与总生存期改善相关[21]。随着基因突变分析技术的改进，检测出特殊变异与预后也有一定的关系。RAS 癌基因的状态是针对抗表皮生长因子受体药物是否有治疗作用的强预测因素。有研究认为 KRAS 突变提示肿瘤生物学恶性程度更高[22]。在一项最近的研究中，Mise 等提出 RAS 突变可作为结直肠癌肝转移患者行肝切除术后预后的预测因子。他们的结论为，与 RAS 突变者相比，野生型 RAS 基因患者中发生明显病理缓解的比例更为常见（58.9%vs.36.8%，*P*=0.015）[23]。

三、可切除性的决定因素

（一）肿瘤学评估

通常完全切除所有可见病灶可以达到最佳的长期生存效果。术前评估选择患者时需要考虑肿瘤对化疗的反应，肿瘤的突变状态及是否存在肝外转移。目前肝转移切除的禁忌证包括弥散性腹膜转移、骨或脑转移、腹腔外淋巴结转移和多发、不可切除的肺转移。局灶性肝外腹膜转移既往被认为属于禁忌证，但经过适当的选择，目前认为可同时进行切除。

肝外转移灶切除的数目比位置具有更强的预后预测效果[24]。Carpizo 等提供了一组 127 例患者的数据，这些患者同时进行了肝切除和肝外转移的切除，他们的 5 年生存率为 26%，而无肝外转移的患者为 49%。他们认为有限的、可切除的肝外转移并不属于禁忌证，部分患者可获得长期生存[25]。值得关注的是，该研究发现完全切除病灶的患者中 95% 术后出现复发，说明肝脏切除及肝外转移病灶同时切除术不能达到治愈。Leung 等发明了一种肝外转移风险评分系统。这个评分系统可对总体生存率和无复发生存率进行预测[26]。总之，选择合适的合并有限肝外转移的患者行切除手术，辅以新的辅助化疗方案，有希望提高肿瘤的长期疗效。

新辅助化疗使肿瘤降期后行手术切除的患者与初始可切除患者有同样的生存率。通过新辅助治疗可更好地了解肿瘤对化疗的反应，反映肿瘤的生物学活性或生物学特点。甚至有报道认为在当今化疗时代，与外科切缘相比，肿瘤生物学特性可能是更重要的生存预后因素[27]。随着现代全身化疗的应用，新辅助治疗过程中的肿瘤进展较为少见。然而，如果新辅助治疗过程中的肿瘤进展（有或无新病灶出现），应被视为较差预后的一个指标，同时也是术前进行二线化疗的指征[28]。

新辅助化疗虽然有效，并非完全没有风险。Vauthey 等的研究显示，伊立替康为主化疗方案相关的脂肪变有 20% 的发生率，奥沙利铂化疗后相关的肝窦损伤有 19% 的发生率。肝脂肪变可使 90 天内死亡率上升[29]。Ribero 等亦发现，联合应用贝伐单抗可以降低奥沙利铂相关的肝窦损伤发生率，同时提高化疗的临床缓解率[30]。其他也有报道，与未行术前化疗的患者相比，接受术前化疗的患者有较高的肝窦损伤发生率，手术并发症和术中输血概率也较高[31]。

（二）可切除性的技术性评估

切除范围的评估包括转移灶负荷的大小、肝内位置、肿瘤与大血管及胆管的关系。通常可切除的评估标准是能否切除所有可见病灶，以及：①至少保留 2 个相邻的肝段；②保留足够的进出血管和胆道；③保留足够的残留肝（future liver remnant，FLR）（健康肝脏＞20%，大多数患者需要的最小残留肝＞25%）[32]。随着切除技术的发展，肝脏体积和功能的测定也随之发展，从而达到对残留肝更加精确的评估。本身存在病变的肝脏被切除后，肝功能不全的发生概率更高。肝体积计算是根据三维重建后残留肝占全肝体积比获得的。考虑行切除术前，应保证最小残留肝体积在正常肝脏至少为20%，病变肝脏行扩大性手术时至少为30%，硬化肝脏至少为40%[33]。残留肝的大小和肝功能不全与术后并发症发生率及死亡率之间密切相关。

另一个评估残余肝体积是否足够的方法是测量肝再生的能力，可以通过测量肝增生的体积，即增生率来评估。肝增生率的定义为动态增长率（kinetic growth rate，KGR），每周2%的动态增长率可降低肝脏并发症发生及肝衰竭相关死亡率[34]。这在术前门静脉栓塞和分期肝切除的患者中特别明显。第三种测量总肝再生能力的办法为吲哚菁绿清除率试验[35]和肝闪烁照相法[36]。这两种办法可以有效估计肝脏的代谢性功能，以及精确评估残留肝。

（三）危险因素评分系统

已有几种临床危险因素评分（clinical risk scoring，CRS）系统，用于辅助判断哪些患者将从外科干预中获益最大。这些评分系统的目的为选择最优的患者进行肝内病灶切除，以及筛选需要进行辅助治疗的患者。影响结直肠癌肝转移切除后预后的独立危险因素包括CEA水平、肿瘤大小、肿瘤数目。不同的作者使用不同的变量和截断值来区分不同预后的患者群体。

Nordlinger等通过一个全国性数据库里的1568例患者数据，总结出了7个危险因素：①年龄超过60岁；②原发病灶累及浆膜；③局部淋巴结阳性；④肝转移灶发生于诊断原发灶24个月内；⑤CEA水平；⑥转移灶超过5cm；⑦转移灶切缘< 1cm[16]，并据此创建了一个预后分级系统，将患者划分为3种不同风险等级：低风险（0~2个危险因素），中风险（3~4个危险因素），高风险（5~7个危险因素）。

Fong等采取类似方法，通过包含1001例患者的单中心研究数据，根据以下5项内容设计出一个CRS系统：①原发灶淋巴结阳性；②原发灶切除至发现肝转移的无病间期小

于12个月；③肿瘤数目> 1；④肿瘤最大超过5cm；⑤术前CEA水平> 200ng/ml。单项阳性计1分，5项总分即为预后评分[37]。Fong的预后评分系统已被大量的独立数据库分析所验证：0~2分和3~5分的患者有显著不同的生存预后。Merkel等对比了3个评分系统，包括Nordlinger、Fong和扩展的TNM分期。他们认为，Fong等制定的CRS系统是用于评估预后及选择可手术患者最重要的工具[38]。这个CRS系统对筛选可能获益的新辅助治疗患者，以及筛选进入临床试验的患者也有帮助。Fong等证实这个CRS系统可用于转移性结直肠癌患者的术前评估，包括指导何时应做PET/CT，以及何时应腹腔镜探查，从而避免不必要的开腹手术。

四、治疗前的影像学评估

（一）计算机断层扫描

增强CT是用于评估结直肠癌肝转移的主要手段。胸部、腹部和盆腔检查可在数分钟内完成，结直肠癌肝转移为低血供病灶，在增强CT上可以看到与周围正常肝组织的明显对比。虽然结直肠癌肝转移在增强CT中通常都能被检出，增强对比的时机对于鉴定这些低血供病灶至为重要。增强CT包括动脉期、门脉期和延迟静脉期，有助于确定肿瘤负荷，明确相关解剖，制定治疗方案。虽然增强CT检查可快速获得结果，相对便宜，但患者会面临一定的放射性暴露及对比剂过敏的潜在风险，并且对于小于10mm病灶的检出具备一定的局限性。

（二）磁共振成像

通常，磁共振成像是在增强CT或者超声检查对病灶不明确时追加的检查。结直肠癌肝转移通常表现为T_1加权相轻度强化，在T_2加权相和弥散相明显强化。2014年，Zech等对比了普美显增强MRI（Eovist）、传统对比剂细胞外液对比剂（ECCM）MRI和增强CT对结直

肠癌肝转移的诊断效果[39]，发现普美显 MRI 的效果最好，应作为一线的影像学检查。术前应用普美显增强 MR，可以降低手术时改变手术方案的发生率。他们还发现，当用于进一步确定增强 CT 所发现的病变性质时，普美显增强 MR 可避免不必要的手术，以及更好地区分转移灶的特点，从而使患者获得成功的肝切除手术。虽然普美显增强检查在检出结直肠癌肝转移更具敏感性和特异性，但价格较高，患者的耐受性较低，并不是所有的医疗机构都能够提供这项检查。

（三）正电子发射断层扫描

肿瘤组织因为代谢活跃能够摄取更多放射标记的葡萄糖分子，而 PET 正是利用了这一原理。这种检查经常结合 CT 以便更好的确定所关注的区域。对于肝脏肿瘤的评估，PET 的敏感性低于 MRI 或者 CT；然而，对于诊断影像学隐匿性的肝外转移有一定意义。PET/CT 目前一般不用于分期或者基线检查，除非患者的影像学检查提示转移性病灶可切除，且患者需要评估是否还存在隐匿性转移灶来确定是否行手术治疗。

五、手术切除的一般原则

转移灶的手术切除或者消融，需避免不可逆性肝衰竭的发生。切除的范围需考虑转移灶的大小、肝内的具体部位、肿瘤与主要进出血管及胆管的关系。对于位置较深的病灶或病灶边界不清时需根据解剖行规则性肝切除。肝切缘阴性对于减少术后肝内复发至关重要，但不能因此造成肝内大血管损伤。肝实质的离断有一系列的方法：夹压法（指捏或钳夹粉碎法），完整离断［Cavitron 超声吸引（Cavitron，Long Island，New York）］，热消融（电刀、激光、射频消融、Ligasure、超声刀），或者直线切割闭合器方法。每一种方法均有其优点及缺点，由外科医生依据病情和个人习惯进行选择。每一种方法的目的均为离断肝实质从而暴露、结

扎血管或胆管，而新的方法如 TissueLink、超声刀和 Ligasure，则可以在离断肝实质的时候直接封闭小的血管或胆管。不同方法，肝实质离断平面附近的肝组织坏死范围也不同，然而这种失活的肝组织临床上意义不大。超过 2mm 的血管或者胆管需要结扎或者夹闭。大的肝静脉或者门静脉最好利用血管切割闭合器离断，或者用单股不可吸收血管缝线连续缝扎。

（一）解剖学

肝切除的安全性依赖对肝脏解剖有清晰的理解和认识。肝脏的再生能力和保留代谢功能的能力允许进行多种方式的切除，只要保留残余肝脏解剖结构完整，就可最大限度降低手术的风险并保护肝脏功能。Couinaud[40] 肝脏分段法着重强调了肝切除相关解剖，同时也为临床提供了成人肝脏解剖结构命名。图 172-1 根据 Couinaud 命名详细描述了肝脏的功能分段。通常情况下，从肿瘤学角度考虑应采取解剖性肝切除，从而保证无瘤切缘，并降低术后肝内转移的潜在风险。肝切除相关解剖要点将另作他述[40]。

肝门板是与肝切除密切相关的血管胆管鞘的延伸（图 172-2），由腹壁脏层筋膜的融合而成，在肝门处围绕胆管、门静脉和肝动脉。这些纤维鞘从门静脉分叉包绕至肝窦的肝蒂。相反，肝静脉缺乏这种腹壁脏层筋膜保护，因此比门静脉更为脆弱。血管胆管鞘的强度随着肝蒂进入肝内而下降。在肝门部，纤维鞘融合形成板状组织从前、后方包绕肝蒂。目前被认知的主要有 3 种肝门板：胆囊、肝门和脐裂（图 172-3）。识别血管胆管鞘和肝门板组织有利于暴露肝门结构。在切除过程中，暴露和分离肝门时需要分离这些肝门板结构。

（二）转移灶数目

如能保证足够的残留肝及所有的转移灶完全切除或者消融，转移灶的数目不再是一个禁忌证。Kokudo 等认为 CRM 切除 4 个或更多转

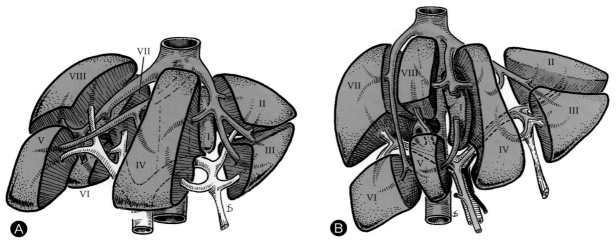

▲ 图 172-1　根据 Couinaud 分段命名法的肝脏功能性分段
A. 面对患者；B. 后往前观（引自 Blumgart LH，ed. Video Atlas：Liver，Biliary & Pancreatic Surgery. Philadelphia：Saunders；2011；with laparoscopic video contributions from Carlos U. Corvera. Figure 1.9.）

移灶仍可能获得长期生存，肝转移病灶的数目本身不应成为切除的禁忌证[41]。同样，虽然淋巴结转移患者的长期预后不甚乐观，但经化疗后肿瘤成功降期或者临床完全缓解且可以完整切除的情况下，肝转移灶切除合并淋巴结清扫仍可获益。肝肺同时性转移的患者，应先行肝部分切除，后行肺部分切除，以保证有良好的肺功能进行肝切除手术。另外，在肝切除手术时可以行腹腔探查，排除疾病进展。在大多数高水平的中心，将广泛的腹腔转移视为外科切除手术的禁忌证。目前仅有少数报道手术切除联合腹腔灌注热化疗（HIPEC）可带来较小的生存获益，因此尚不是标准治疗方案，仍处于临床试验的阶段。

（三）切缘

传统认为，1cm 或 2cm 切缘已足够使肝内复发发生率降低，也有数据表明 < 1cm 的切缘就已经足够。近期的研究表明，与切缘阳性的患者相比，化疗效果好和镜下切缘阴性的患者有更好的生存获益。Vandeweyer 等分析了261 例连续入院的结直肠癌肝转移行肝切除手术的患者资料[42]。他们发现切缘超过 1mm 的患者的生存或无疾病生存时间无明显差异。切缘小于等于 1mm 的患者与切缘大于 1mm 的患者，5 年生存率分别为 25% 和 43%，两者具有显著差异（P < 0.04）。他们的结论为切缘超过 1mm 以上可以提高患者的 5 年生存率。Kokudo 等研究分析了不同肝切缘对应的生存率和局部复发率，结果提示更小切缘（1mm）也是可行的[43]。切除标本的组织病理学分析提示患者镜下周围肝组织中有 2% 存在微转移，通常距病灶 4mm 以内。当切缘分别为小于 2mm、2~4mm、5mm 以上时，明确的切缘旁的复发率为 13.3%、2.8% 和 0%。重要的是必须牢记，不管切缘如何紧贴病灶，肝脏的重要结构不能有毁损的风险。另外，如果消融的区域不对重要管道或血管造成损伤的话，外科切缘可以通过辅助治疗如 RFA 或冷冻治疗得以扩大。虽然关于最佳外科切缘的报道各异，0.5~10mm 可被接受。

（四）消失的肝转移灶

虽然证据表明短期化疗有利于肝切除，但许多患者选择进行长期全身化疗，有的病灶变小到 PET/CT 都无法显示或病灶完全消失[44]。目前仍然存在争议的是，是否需要依据化疗前病灶所在的位置进行切除，还是密切观察，明

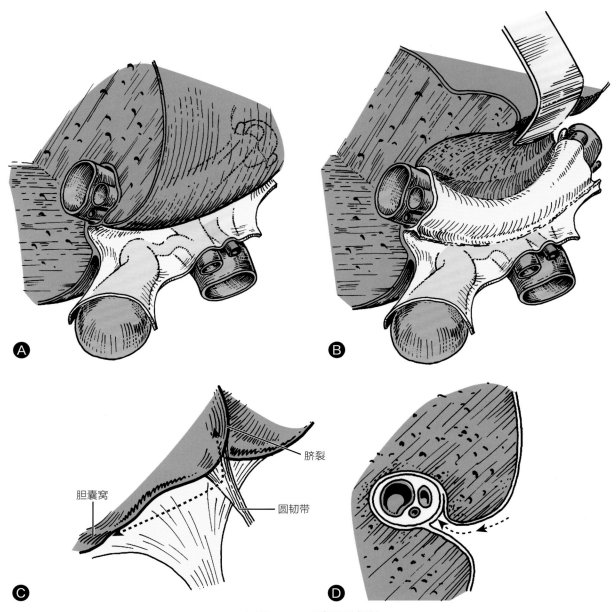

▲ 图 172-2 肝门板的解剖

A. 肝方叶和胆管汇合处的关系。肝门板由包绕血管和胆管元素的结缔组织及 Glisson 鞘融合形成。B. 通过在底部切开 Glisson 鞘，上抬肝方叶暴露胆管汇合处和左肝管，这种技术（下降肝门板）通常用于暴露医源性胆管损伤或者胆管癌近端的扩张胆管。C. 切开线，左侧有利于肝方叶的广泛游离，这种方法在高位胆管狭窄或者存在肝萎缩 - 肥大现象时特别有用，此操作包含上抬肝方叶（A 和 B），然后不仅打开脐裂，且切开胆囊窝的深部；右侧切开 Glisson 鞘暴露脐裂内结构（箭）（引自 Blumgart LH, ed. Video Atlas：Liver，Biliary & Pancreatic Surgery. Philadelphia：Saunders；2011；with laparoscopic video contributions from Carlos U. Corvera. Figure 1.26.）

确病灶复发后再切除。

Benoist 等 [45] 研究影像学完全缓解是否代表结直肠癌肝转移的治愈，他们发现 586 名患者中，38 人化疗后至少有一个转移灶消失。38 名患者共有 183 个转移灶，其中 66 个病灶在 CT 上消失，但病理学检查提示其中的 15 个有存活的肿瘤细胞。其他一些 CT 能看到但在术中不能找到的病灶采取随访，1 年后均发生复发。他们还发现 83% 影像学完全缓解的患者病变持续存在或早期复发。

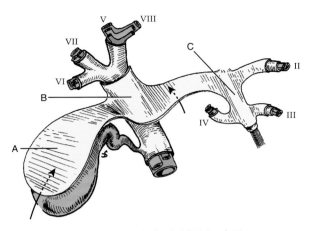

▲ 图 172-3　板状系统解剖示意图

注意胆囊板（A）胆囊上方，肝门板（B）胆管汇合部上方和肝方叶底部，脐裂（C）门静脉脐部上方。箭头所示为胆囊切除时胆囊板及分离左肝管时的分离平面（引自 Blumgart LH, ed. Video Atlas：Liver, Biliary & Pancreatic Surgery. Philadelphia；Saunders；2011；with laparoscopic video contributions from Carlos U. Corvera. Figure 1.25.）

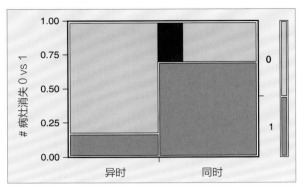

▲ 图 172-4　板状系统解剖示意图

马赛克图——偶发事件分析提示同时性转移组具有 1 个或更多消失病灶的概率是异时性转移组的 11.25 倍（OR=11.25，P=0.0064）（引自 Owen JW, Fowler KJ, Doyle MB, et al. Colorectal liver metastases：disappearing lesions in the era of Eovist hepatobiliary magnetic resonance imaging. HPB [Oxford]. 2016；18：296-303.）

　　Chapman 等采用目前检测结直肠癌肝转移最为敏感的影像学检查手段——普美显，评估消失的结直肠癌肝转移病灶[46]。23 例患者普美显 MRI 基线检查总共检出 200 个结直肠癌肝转移病灶，接受化疗后，通过对比这些数据，有 77 个病灶确定为消失病灶（38.5%）。根据手术病理或者 1 年的随访结果提示，55% 的病灶具有存活的肿瘤细胞或者发生复发。他们发现，同时性转移发生 1 个或多个结直肠癌肝转移病灶消失的概率，是异时性转移者的 11.25 倍（图 172-4）。他们的结论为，38.5% 通过普美显 MRI 检查确定为消失的病灶中有 55% 的病灶仍存活肿瘤细胞或发生复发。

　　虽然影像学完全缓解曾被认为是治愈的象征，但数据表明并不能等同于病理学完全缓解。在确定为影像学完全缓解的患者中，病理学完全缓解的比例在 17%～65%。有两个独立的研究显示，病理学完全缓解的患者切除手术后的 5 年生存率报道最高可达到 75%[31]。

（五）提高切除率的策略

　　提高切除率的策略是基于新辅助化疗在肿瘤降期及提高术后肝功能储备的作用。细胞毁损治疗，如 RFA、冷冻治疗、不可逆电穿孔（irreversible electroporation，IRE）可与化疗、外科手术结合，达到完全清除肿瘤负荷的目的。氟尿嘧啶、叶酸和奥沙利铂或者伊立替康，联合或者不联合生物制剂如贝伐单抗的新的化疗方案，已被证实可改善患者生存、提高生活质量。实际上，术前肿瘤对化疗的反应，已成为选择肝切除患者的重要考虑因素。化疗期间肿瘤稳定或肿瘤负荷减少提示较好的长期预后。化疗期间肿瘤退缩，肿瘤稳定和肿瘤进展三组患者的 5 年生存率分别为 37%、30% 和 8%。

　　术前控制转移病灶对延迟高风险患者术后复发至关重要。如预计肝切除后功能性肝脏体积处于临界值，促进肝再生的策略可使部分不可切除患者转化为可切除。门静脉栓塞（portal vein embolism，PVE）、分期切除、联合肝脏离断和门静脉结扎的分阶段肝切除术是可以选择的 3 种治疗手段。

（六）门静脉栓塞

　　对计划切除的肝脏行术前 PVE 可以使残肝

增大，使更多的不可切除的肝肿瘤患者成功接受切除手术 [47]。当术前评估术后功能性残留肝体积小于 30% 时（术后死亡风险较高），一般可考虑行 PVE。在预计切除一侧肝行 PVE 可使对侧残留肝体积代偿增生，从而降低术后肝衰竭风险。通常 PVE 术后 4~6 周，残留肝体积的增生曲线到达平台期，可考虑行肝切除。肝切除前选择性 PVE 可使切除率提高 20%[48]。5 年生存率可达 40%，与不需要选择性 PVE 患者的生存率相当。有观点认为促进肝再生的因素可促进肿瘤进展，从而带来较高的复发率。一项包括 6 个研究 668 名患者的分析，显示 PVE 对术后复发或者总的生存无负面的影响 [49]。

（七）分期肝切除

分期肝切除是指前后两次肝脏切除，适应于肝功能储备不足不能一次手术切除的肝肿瘤病灶。当肝内多发病灶位于双侧肝脏，并且对化疗有一定效果，可考虑这种方法。先切除计划保留一侧肝脏内的转移病灶，使其在无转移灶的情况下代偿性增生，6 周后，行第二次手术切除另外一侧肝内转移灶。术后化疗采用之前所用的被证实有效的方案，持续进行以保证远期疗效。第二次手术的前提是肿瘤在间歇期间无进展，并且无严重化疗毒性反应。1439 例结直肠癌肝转移患者中，1104 例（77%）接受 5-FU、叶酸、奥沙利铂和（或）伊立替康联合化疗方案治疗 [50]。138 例（12.5%）反应良好，平均 10 个疗程的化疗后行肝切除。其中，联合 PVE、消融或分期切除的肝切除患者为 42 例（30%），肝外转移切除患者为 41 例（30%）。手术死亡率小于 1%。经过 48.7 个月的随访，138 例中的 111 例（80%）发生复发。111 例复发的患者中，单纯肝内复发 40 例，单纯肝外复发 12 例，肝内外复发 59 例。单纯肝内复发再次行肝切除，同样单纯肝外复发亦再次切除。138 例患者共进行了 223 例肝切除手术，42 例术前治疗（为切除手术提供可行性），77 例肝外切

除。3 年、5 年、10 年的总生存率分别为 52%、33%、23%。3 年、5 年、10 年的无瘤生存率分别为 30%、22%、17%。肝内病灶初始可切除患者的 3 年、5 年、10 年总生存率分别为 66%、48%、30%。因此，对转移灶进行降期处理，以及采用多种方法选择性诱导残肝代偿性增生，可对化疗有效的患者进行以治愈为目的的肝切除手术。

六、外科手术方法

（一）术前准备和治疗

需行肝切除术的患者的术前准备，与其他大型胆胰手术类似。术前纠正凝血功能障碍（极少见），术中使用针对上消化道菌群的预防性抗生素。重要的是，如存在黄疸、胆管炎或者胆道梗阻的情况（结直肠癌肝转移患者罕见），提倡应用内镜或经皮穿刺置管减黄来改善肝功能及控制感染。胆道引流需在预计保留的残留肝侧进行。通常情况下，除非总血清胆红素下降至正常值附近，以及感染的临床表现得以控制，否则不实行大范围肝切除术。

患者的术中管理对于整个手术的成功至关重要。保持低中心静脉压（5~7mmHg），通过降低肝静脉压力减少肝实质的失血 [51]。保持静脉通道通畅以保证快速灌注输液，也很重要。

肝切除手术较为严重的问题或危险因素，在于肝静脉、门静脉或肝动脉的出血，肝静脉损伤导致的空气栓塞，胆管系统损伤导致术后的梗阻或胆瘘形成，门静脉或肝静脉的损伤，或窦后性的门静脉高压导致术后缺血，持续性的血流阻塞导致难治性的肝缺血或肝损伤，以及膈肌、下腔静脉或肠管损伤。

（二）切开和暴露

无论腹腔镜或者开腹，充分的暴露对切除手术的安全性都非常重要。腹腔镜肝切除将在别处叙述，此处不讨论。

双侧肋缘下切口，或右侧肋缘下切口联合腹正中剑突下切口，几乎可以保证施行所有的肝切除手术（图 172-5）。如果患者的肋膈角很小或呈锐角，对于 S_2 段至 S_6 段的肿瘤，长的正中切口是理想的选择。累及 S_7 段或 S_8 段或者扩大性的肝叶切除手术，经双侧肋缘下切口手术更为安全，因为可更好的暴露以及处理肝静脉 / 下腔静脉汇合处。少见情况下，需行右侧开胸术（胸腹联合切口），如针对累及 S_7 段或 S_8 段的巨块型肿瘤，或者需行下腔静脉重建的情况。完全离断相关的肝周韧带（即冠状、镰状及三角韧带）使肝周游离。图 172-6 显示的为计划实行左肝切除时左侧三角韧带的离断。在肝十二指肠韧带左侧离断较薄的肝胃韧带。如果想要控制入肝血流，需把文氏孔打开。在我们的实践中，通常用 Thompson 牵开器将肋弓向前、头侧牵开，同时向尾侧牵拉其他脏器来充分暴露肝脏。

（三）肝实质离断

肝实质离断的方法依据个人习惯决定。每一种方法的目的均为破坏肝实质来暴露血管或管道从而结扎或电灼。通过指捏两侧肝脏的方法可减少每一侧肝脏断面的出血。术者和助手均指捏压迫肝脏至肝切面的相反侧（图 172-7）。通常，助手可通过电灼或者钳夹来止血。二助通过吸净肝切面的胆汁或血来充分显露术野。直径超过 2mm 的胆管或血管用金属夹或者丝线结扎来闭合。用丝线结扎残肝的血管或胆管可减少术后影像学检查上的伪影。局部的胆漏或出血得以控制后进行关腹。根据术者的习惯对闭合区域进行低压腹腔引流。

七、肝转移灶切除手术类型

有多个专业术语来描述不同的肝切除手术。当前推荐的正式命名可参考相关文献 [52]。

（一）楔形切除

楔形切除通常指次全段切除，经常横跨段

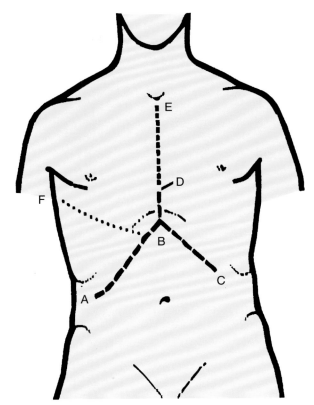

▲ 图 172-5　肝部分切除术切口，大多数右肋下扩大切口是适当的
A、B 和 C. 屋顶切口垂直延伸；D 和 E. 胸骨正中切口；f. 右胸延伸（引自 Blumgart LH, ed. Video Atlas:Liver, Biliary & Pancreatic Surgery. Philadelphia: Saunders; 2011;with laparoscopic video contributions from Carlos U. Corvera.Figure 2.15.）

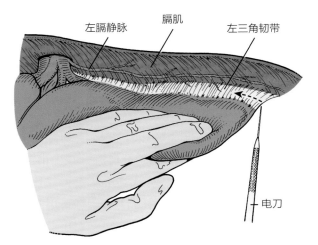

▲ 图 172-6　左三角韧带电灼切开暴露，须注意不损伤左膈静脉
引自 Blumgart LH, ed. Video Atlas：Liver, Biliary & Pancreatic Surgery. Philadelphia：Saunders；2011；with laparoscopic video contributions from Carlos U. Corvera. Figure 2.18.

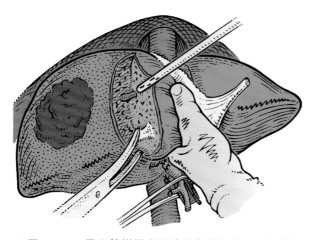

▲ 图 172-7　用血管钳钳夹粉碎法离断肝实质。右侧肝蒂已游离，肝缺血线显露，肝组织在此线上打开。主刀打开肝实质，用血管钳粉碎肝实质。肝实质离断过程中肝门阻断

引自 Blumgart LH, ed. Video Atlas : Liver, Biliary & Pancreatic Surgery. Philadelphia : Saunders ; 2011 ; with laparoscopic video contributions from Carlos U.Corvera. Figure 3.10A.

间平面。应用于非肝门部的周边小肿瘤，肝功能可良好耐受。楔形切除通常失血量最小，不用进行入肝血流阻断。

（二）解剖性单肝段或多肝段切除

解剖性单肝段切除或多个相邻肝段切除，需要寻找并结扎拟切除肝段的肝蒂来获得单肝段或联合肝段的精准缺血平面。最好由肝门至相应肝蒂逐步分离来处理门脉和肝段的肝蒂，或者在超声的引导下确定大概的段间平面后直接快速地离断肝实质，最后处理肝蒂。从肝门来分离尤其适用前肝段切除。段间平面分离、结扎相应肝蒂更适合 S_2、S_7 和 S_8 段切除。两种方式均可通过暂时阻断入肝血流来减少出血，以及通过应用超声刀离断肝实质从而得以快速暴露肝蒂结构。另外一种方法是，可采用超声引导下经肝段或者肝叶的肝蒂注射亚甲蓝，来显示解剖性肝段或肝叶解剖。少见情况下对于大的肿瘤需行全肝血流阻断。这种情况下，肝下方肾上方及肝上方的下腔静脉应该首先分离，从而可以上血管阻断钳。

（三）肝叶切除

肝叶切除主要是基于左侧和右侧肝蒂的多肝段切除，包括左外叶切除、左半肝切除、右半肝切除、右前叶切除和右后叶切除。肝实质离断前对相应肝叶的肝动脉和门静脉分支进行结扎可有效减少出血风险。另外，结扎相应的肝静脉可进一步减少出血。大块的肝叶切除包括扩大的解剖性或非解剖性切除。扩大的解剖性切除为切除肝断面邻近所有肝段，扩大的非解剖性切除为次全肝段切除，例如右肝扩大切除的切除范围除了 $S_{5\sim8}$ 段，还包括 S_4 段（亦可称为右三叶切除）。

半肝切除前肝脏须完全游离。胆囊（和肿瘤粘连紧附的情况下）可以在切除肝叶时随肝肿瘤完全切除，或者在肝实质离断前进行以便暴露肝门结构（图 172-8）。首先结扎对应的肝动脉。右肝动脉通常横跨胆囊三角。随后清除肝门部淋巴结以进一步暴露胆管、门静脉和肝动脉，以及用于确定分期。右肝切除时，沿肝十二指肠韧带右后方纵行、紧贴胆管的后方进行分离，以便暴露肝动脉和门静脉（图 172-9）。无论是什么起源，右肝动脉总是可以在肝总管外侧，或者右肝管主干的下方找到，其由此处进入肝实质。

离断肝胃韧带后打开小网膜囊，左肝动脉走行于肝十二指肠韧带的左外侧。左肝动脉的主干正好位于肝圆韧带的底部下方，由此处进入左肝 S_3 和 S_4 之间，从 S_1 的前方进入肝实质（图 172-10）。如果存在起源于胃左动脉穿行于肝胃韧带中的副肝左动脉，在左肝切除时通常在分离肝胃韧带时将其离断。肝动脉周围的淋巴管分离前须结扎以避免术后的淋巴瘘。无论是何种形式的肝切除，需确保残留肝的血供正常，可以先临时钳夹住供应切除侧的肝动脉，同时触摸对侧的肝动脉以判断残留肝的血供状况。一旦确定残留肝的血供保留，供应切除侧的动脉可用粗丝线双重结扎并离断。

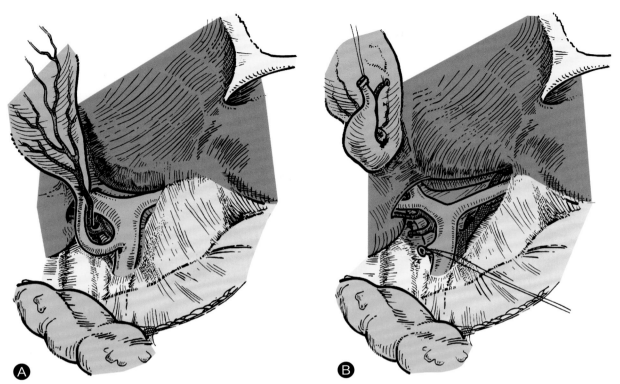

▲ 图 172-8　**A.** 围绕胆总管周围的腹膜已分离，并解剖至胆囊三角内；**B.** 胆囊管和胆囊动脉已离断，胆囊管近端保留一缝线用于后续手术牵拉用，下压肝门板以暴露左肝管和肝管汇合处
引自 Blumgart LH，ed. Video Atlas：Liver，Biliary & Pancreatic Surgery. Philadelphia：Saunders；2011；with laparoscopic video contributions from Carlos U. Corvera. Figure 3.1.

在肝十二指肠韧带的右侧暴露右肝动脉，通过上述类似的办法结扎。用静脉牵开器向前牵拉胆管，暴露门静脉的分叉处。然后在肝十二指肠韧带右侧暴露门静脉右支，左侧暴露门静脉左支。门静脉左支主干通常与门静脉右支主干成 90° 角，走行在其前外侧。

偶尔的情况下，门静脉右支的 2 个主要分支——右前和右后支——可分别单独发出而没有共同的主干，造成门静脉三叉畸形。将门静脉左右支从周围的淋巴结缔组织分离后，用血管闭合器切割离断，或离断后连续缝合（图 172-9）。门静脉的处理不能用单纯的缝合结扎，因结扎的意外松脱可立即造成危及生命的大出血。血供离断后，可获得清晰无血的预切肝线，同时说明相对应的血供已完全阻断（图 172-11）。另外可选择的处理办法为，所切除侧肝脏的对应门静脉分支可在切除时肝内离断。此时

可进行肝实质的离断或者在结扎离断肝静脉后进行（由肿瘤的大小及肿瘤 - 肝静脉的关系决定）。肝脏的血供控制后，肝静脉的处理可安全从容地进行。

右肝切除时，须结扎离断较多的位于下腔静脉和静脉旁肝段组织之间的肝短静脉，避免肝脏向前牵拉时撕裂。可从尾侧至头侧进行结扎离断。偶然的情况下，一条较粗的右肝下静脉从 S_6 的后方进入下腔静脉。应选择切割闭合器离断或者离断后连续缝合处理，而不是简单结扎离断来处理这条血管。离断 S_1 和 S_7 之间的肝腔静脉韧带来暴露右肝静脉主干（图 172-12）。一条中等粗细的静脉经常穿行在此韧带内，离断前应该考虑到这个血管的存在。肝右静脉主干，通常肝外部分长达 1～2cm，在下腔静脉和覆盖其上的肝脏间离断。除非是特别大的转移灶难以处理，大多数情况下，在肝实质离断前，

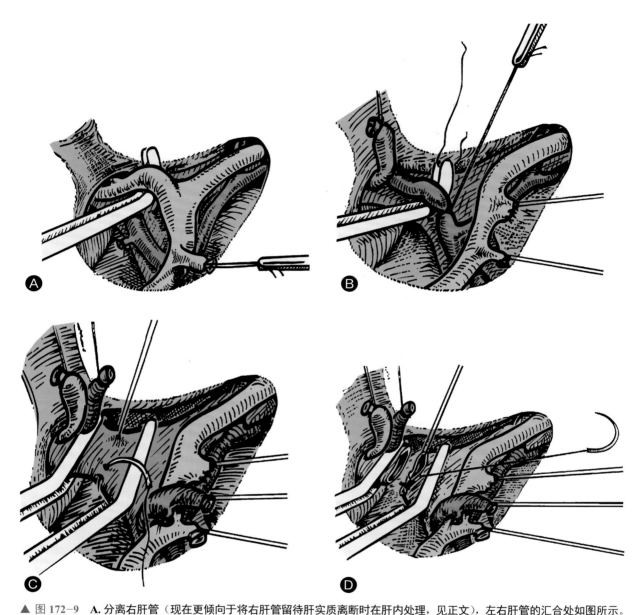

▲ 图 172-9 **A.** 分离右肝管（现在更倾向于将右肝管留待肝实质离断时在肝内处理，见正文），左右肝管的汇合处如图所示。**B.** 右肝管已被离断，用不可吸收线结扎或缝扎，有时候右肝管可在直视下离断并缝扎。向左牵拉胆囊管残端及右肝管近端的缝线，有助于肝总管和胆总管向左牵拉，从而有助于暴露下方的血管结构。右肝动脉通常在肝总管右侧，有时候为左侧结扎、离断。**C.** 右侧门静脉主干分离后轻柔地置入血管阻断钳，应特别注意勿损伤右门静脉的第一（尾状叶）分支，此分支通常最先出现，对其结扎离断或不处理均可。右门静脉的处理应使用直的血管阻断钳。**D.** 右侧门静脉离断，近端连续缝扎

引自 Blumgart LH，ed. Video Atlas：Liver，Biliary & Pancreatic Surgery. Philadelphia：Saunders；2011；with laparoscopic video contributions from Carlos U. Corvera. Figure 3.2.

肝右静脉主干可通过血管切割闭合器进行离断。可供选择的情况为，如果不能安全的应用切割闭合器，可置入血管钳，离断血管后连续缝扎。

左肝或左外叶切除时，左肝静脉主干在汇入下腔静脉前与肝中静脉共干，由于在肝外暴露左肝静脉技术上较为困难，经常在肝实质完全离断后结扎处理。虽然左肝或右肝切除时肝中静脉均可结扎离断，但保留肝中静脉可减少术后的肝脏瘀血及大量腹水。某些情况下，在肝中静脉和肝左静脉汇合处用血管阻断钳夹闭肝左静脉，可减少肝实质离断时肝静脉来源的创面出血。

肝实质离断的平面掌握可根据缺血区域和

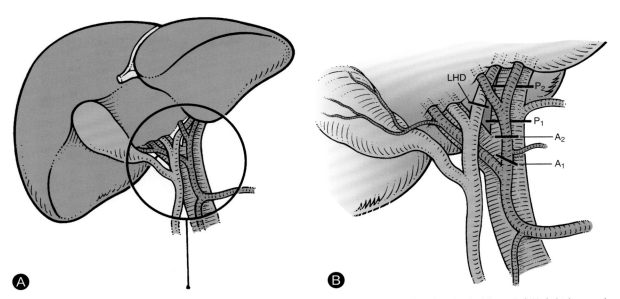

▲ 图 172-10　**A.** 左肝切除时脐裂底部的解剖；**B.** 左肝管在脐裂底部离断。**A₁.** 同时切除尾状叶时左肝动脉的离断点；**A₂.** 左肝切除时左肝动脉的离断点；**P₁.** 同时切除左肝和左尾状叶时左门静脉的离断点；**P₂.** 单纯左肝切除时左门静脉的离断点

引自 Blumgart LH，ed. Video Atlas：Liver，Biliary & Pancreatic Surgery. Philadelphia：Saunders；2011；with laparoscopic video contributions from Carlos U. Corvera. Figure 4.1.

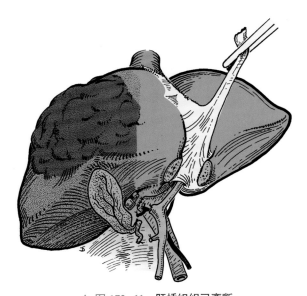

▲ 图 172-11　肝桥组织已离断

引自 Blumgart LH，ed. Video Atlas：Liver，Biliary & Pancreatic Surgery.Philadelphia：Saunders；2011；with laparoscopic video contributions from Carlos U. Corvera. Figure 3.13.

术中超声引导。离断肝实质的方法由术者的习惯决定。主要的胆管须用不可吸收线缝扎后离断。从胆囊管残端或者胆总管注射生理盐水或亚甲蓝溶液可排除肝切面的隐匿性胆漏。胆漏处采取缝合或钛夹闭合处理。肝实质离断后，

局部可根据需要应用止血材料。

　　通常情况下，持续的、弥漫的肝切面出血或者渗血由中心静脉压升高引起，原因为术中晶体、胶体或者血液制品输入过多。少数情况下为多种原因引起的右心衰竭。压迫肝切面、应用血管舒张药物、减慢输液速度及应用利尿药从而降低中心静脉压，可减少这种出血。如果存在凝血功能障碍，则需要输血制品、肝创面纱布压迫和体温回复。镰状韧带可以重建，以避免残留的较小的左肝扭转和术后左肝静脉的压迫。常规关腹。

八、术后治疗

　　术后治疗通常包括合适的液体治疗。标准晶体溶液之外应用白蛋白可减少术后水肿导致的体重增加和保持足够的尿量。大部分肝切除手术在术后的短期内合并轻度代谢性酸中毒和凝血异常。酸碱平衡和凝血功能异常，如未达到临床明显异常的情况下不需要特意纠正。术后 24h 监测尿量直到血流动力学保持稳定。术后硬膜外镇痛可显著改善肺功能及减轻疼痛。

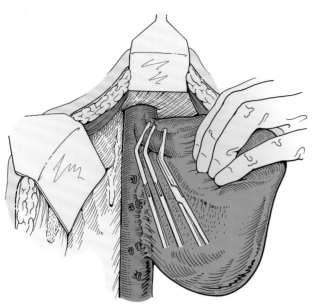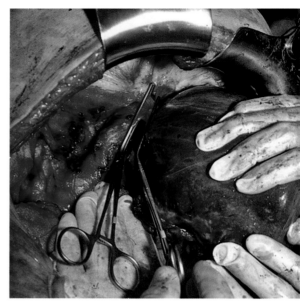

▲ 图 172-12　右肝静脉解剖路径

右肝已广泛游离，下腔静脉已显露至右肝静脉高度。右肝静脉已分离，腔静脉侧置血管阻断钳。肝脏侧亦置一把血管阻断钳，尽管有时候这并不是特别重要，因如果肝门血管已经离断，离断右肝静脉引起的小破口出血可从容缝合止血。离断前应在腔静脉侧多置一把血管阻断钳（引自 Blumgart LH, ed. Video Atlas：Liver, Biliary & Pancreatic Surgery. Philadelphia：Saunders；2011；with laparoscopic video contributions from Carlos U. Corvera. Figure 3.8.）

九、外科结局和并发症

（一）术中并发症

出血是最常见的术中并发症。它主要是由于肝实质离断创面损伤大血管或者凝血功能障碍。流入道阻断或者完全肝血流阻断，可显著减少因为主要肝脏血管突发损伤引起危及生命的出血。用合适大小的血管阻断钳或者棉绳套实施简单的 Pringle 法阻断，可以轻松地控制来源于门静脉或者肝动脉的出血。由于血管阻断钳造成的肝外胆管损伤很少见。非硬化性肝脏可耐受超过 1h 的热缺血且无术后的长期不良后果。可通过间断阻断来减少缺血/再灌注损伤（如每隔 10～15min 恢复灌注）。缺血性肝损伤可通过血清转氨酶和胆红素升高及凝血酶原时间延长反映出来，但这些改变通常在术后 7～10 天内恢复正常。

肝创面的弥漫性出血经常因为中心静脉压超过 12mmHg 而造成。持续性的中心静脉压监测和液体治疗使中心静脉压稳定至 5～8mmHg，术中可减少这种出血风险，同时保证全身血流动力学稳定。有时候需应用血管舒张药物。持续性的创面出血最好通过电凝、氩气刀、双极电凝止血，或者大纱布压迫和局部止血材料来控制。这些方法应用后创面仍持续性出血时，需要在术中对凝血功能状态进行评估。术中检查血栓弹力图（thromboelastogram，TEG），根据结果应用血制品来纠正异常的凝血功能。

最后一个重要的术中并发症为来源于肝静脉损伤的空气栓塞。尽管可能造成危及生命的心律失常和通气/灌注损伤，但通过仔细的麻醉监测是可以做到早期识别的。针对静脉空气栓塞而进行的麻醉监测方法包括心前区多普勒超声、右心导管、质谱二氧化碳分析图、经皮氧分压和经食管超声心动图。这里面多普勒超声和 TEE 最为敏感，而质谱二氧化碳分析图监测最为直观。随着空气栓塞体积的增大，最初的气体交换异常逐渐转变为全身血流动力学异常。在以下情况时应开始怀疑可能存在静脉空气栓塞，包括动脉氧分压、经皮氧分压和呼气末端的二氧化碳浓度等指标的下降及呼气末端的氮浓度上升。如不能及时发现，动脉二氧化碳分压和经皮二氧化碳压力将急剧上升。治疗包括将患者置于头低足高位、缝合肝静脉和应用正压通气经中心静脉导管抽出心脏内气体。

（二）围术期并发症和死亡率

术后出血通常由于血管夹或结扎线的脱落。当有血流动力学不稳定或腹腔引流液呈血性时可明确判断。在再次手术止血前，任何同时合并的凝血功能障碍应至少得到部分纠正。如放置腹腔引流管，术后可见血性引流液。但引流的量存在很大差异。术后引流量较多需要等张溶液来维持水电解质平衡。通常情况下，腹腔引流管可安全拔除，而不需要考虑引流量，除非引流液呈胆汁样。即使引流量较大往往也可以通过腹膜快速吸收，不会造成局部液体聚积或腹水形成。由于腹水引流放置时间过长，肝硬化患者应避免放置引流，同时也避免了引流放置时间过长形成继发性腹水感染。

腹腔引流或者肝周积液穿刺液呈胆汁样提示发生胆管损伤。大部分损伤的最好治疗方式为保守治疗，通过持续性闭合引流直至缓解。小的胆瘘（每天＜100ml）通常通过持续引流可缓解。大的胆瘘（每天＞200ml）需要通过胆道造影来评估及胆道置管来加速愈合。大的胆漏少数情况下需行 Roux-en-Y 肝门部胆管空肠吻合来修复。再次手术修复胆瘘的指征为残余肝的主要胆管完全毁损，以及胆汁的胆肠引流完全消失。

肝切除后可发生肝周的腹腔内脓肿形成。切除术后仔细的止血和确保无胆汁渗出可减少肝周积液和感染风险。治疗上可选择经皮脓肿引流。

最后，肝切除术后可发生肝功能不全或衰竭。肝衰竭通常发生在合并慢性肝脏疾病或扩大性多肝段切除的患者。肝切除术后最常见的肝功能不全原因为残余肝功能保留不全。针对此原因造成的肝衰竭的治疗方式为单纯支持治疗。那些残余肝较小的患者为术前 PVE 的指征（＜30% 总肝体积）。针对残余肝功能不全造成的术后肝衰竭的唯一治愈性手段为异体肝移植。然而，纵然通过严格筛选，为肝切除后肝衰竭的患者行挽救性异体肝移植的风险仍相当高，此外，尽管病灶已切除，但转移癌患者行此治疗仍为禁忌证。

术后应寻找肝功能不全的可纠正性原因。术后肝衰竭的可纠正性原因包括主要胆管梗阻和进出肝血管损伤引起的血栓形成或血管狭窄。总胆红素和直接胆红素逐渐升高应考虑胆管梗阻。ERCP 或磁共振胆道成像可较好地确定损伤的位置和范围，但只有前者能够进行治疗性的干预。经皮经肝胆道造影在术后并不十分实用，原因为近端胆管的扩张延迟，以及切除术后肝脏的位置有所改变。

潜在可修复的主要肝血管损伤包括门静脉和肝静脉血栓形成。如存疑，彩色多普勒超声是最佳筛选检查手段。确定性的影像学检查包括血管造影，MRI 或 CT 血管重建可进一步确定血栓形成范围和血管损伤情况。血栓一旦确诊，即有指征行再次手术取栓和（或）修复可能加速血栓形成的血管损伤。由于近期手术史，全身性溶栓治疗为禁忌证。抗凝治疗（肝素或华法林）有利于预防再次发生血栓。

关于结直肠癌肝转移手术切除，另外需要提及的重要问题为肝窦阻塞综合征（sinusoidal obstruction syndrome，SOS）和化疗相关的肝脂肪性变（chemotherapy-associated steatohepatitis，CASH）。具体来说，奥沙利铂和肝窦扩张有关，而伊立替康和肝脂肪性变相关，后者可能使手术风险和死亡率升高。因此切除的范围，以及其他患者因素和应用的化疗方案，均应在肝切除术前进行考虑[29]。

十、肝转移的非手术治疗

（一）肝动脉灌注治疗

肝动脉灌注（hepatic artery infusion，HAI）

治疗，是针对只有肝脏病变或肝脏病变为主的转移性疾病的一种局部治疗手段。局部或肝动脉灌注化疗的理论基础为转移灶的血供完全来源于肝内动脉和药物的首过性清除动力学，这使肝脏局部药物浓度升高同时减少全身毒性。5- 氟脱氧尿苷（5-FUDR）是来源于 5-FU 形成的脱氧核苷，发挥抑制胸腺嘧啶合成的作用。多项研究对比了局部使用 5-FUDR 的 HAI 治疗，结果显示较高的首过性效应，肿瘤内浓度为全身应用 5-FU 的 400 倍[53]。1980 年，Buchwald 等报道了一种完全植入的可经皮再次注射的灌注泵[54]。此后关于泵的研究越来越复杂，达到了有效的局部治疗并提供最大的获益。

虽然有许多经微创方法植入 HAI 泵的报道，但目前可接受的植入方法仍为开腹手术。患者选择时需考虑肝病变负荷，以及无肝外转移。其他需考虑因素包括无肿瘤的肝实质体积超过 30%，肝功能稳定且无门脉高压证据以及一个好的体能状态。泵导管插入胃十二指肠动脉（gastroduodenal artery，GDA），用不可吸收线缝合固定。术中应特别注意结扎所有靠近 GDA 起始部位的分支、远离左右肝动脉分叉处的小动脉分支，避免造成十二指肠和胃的化疗损伤。然后将导管穿过腹壁，与皮下放置的泵连接。

肝动脉灌注化疗的并发症可分为泵相关和化疗相关并发症[6]。泵相关并发症包括泵故障、泵周围感染、泵原位翻转、导管血栓形成、动脉血栓形成或撕裂。泵相关并发症据报道发生率为 12%～41%，大部分发生在植入 30 天后[55]。化疗相关并发症包括血液和胃肠道毒性。胃肠道毒性主要表现为恶心、呕吐和腹泻，在 5-FUDR 为方案的 HAI 中少见。HAI 最常见的问题为胃十二指肠溃疡和肝毒性。溃疡性并发症多数因为泵置入过程中肝动脉或胃右动脉的侧支没有分离，通过这些血管造成胃和十二指肠的误灌注。肝胆毒性可能会比较麻烦。胆管因其血供完全依赖肝动脉，对局部治疗的反应尤其敏感。

临床上胆道毒性主要表现为天冬氨酸转氨酶、碱性磷酸酶和胆红素水平升高，同时胆道造影显示类似于硬化性胆管炎的胆管硬化。5-FUDR 减量同时经泵皮质激素灌注可减少肝胆毒性。

关于转移性结直肠癌切除术后的 HAI 辅助治疗的研究中，最引人注目的是由 Kemeny 等在 1999 年发表的[56]。他们发现全身治疗合并 HAI 治疗（联合组）的 2 年总生存率为 86%，单纯全身治疗为 72%。他们报道了在联合组生存率和无进展生存率得到改善，死亡风险下降。HAI 联合全身治疗改善了患者的 2 年预后。其他临床试验结果显示局部 5-FUDR 治疗的肿瘤反应率较全身 5-FU 治疗显著提高[57]；然而，总生存率的提高较为有限。与全身化疗相比，不可切除患者的局部灌注化疗后中位生存期仅提高 3.2 个月。由于许多被随机分配至局部治疗组的患者因灌注泵问题或相关毒性并未完成治疗，因此个别试验数据可能存在偏倚。亚组分析提示那些真正完整接受了局部治疗的患者与全身治疗比其生存率有改善。进一步的有关局部 5-FUDR 灌注的试验正在进行，期待降低相关毒性，以及研究转移灶切除术后使用全身化疗作为辅助治疗的作用。也有试验评估 HAI 治疗通过降期将不可切除患者转化为可切除患者中的作用[58]。

（二）冷冻治疗

冷冻治疗利用快速冷冻 - 解冻循环，将肿瘤组织下降至极低的温度。冷冻循环破坏了细胞代谢，引起凋亡和血管血栓形成造成凝固性坏死。为达到完全的细胞杀伤，组织温度需降至 -50℃。重复性的冷冻 - 解冻循环增加了组织完全毁损的可能性。为达到最大的细胞毒性作用，需在下一次冷冻发生前解冻完全。冷冻治疗提供了一个针对这种肝转移病灶，技术上完善且生物学上合理的治疗手段[59]。报道显示，和切除手术相比，冷冻治疗有相似治疗效果，但在技术上更容易实现且避免了手术风险，安全性更好。

术中超声在有效的冷冻治疗中非常重要。超声能够：①使冷冻消融针在转移灶中精确定位，避免对主要胆管和血管的损伤；②通过一个清晰的冷冻－界面显示，精准监测冷冻－解冻过程；③发现隐匿性肝转移灶。对于大的肿瘤，同时插入多根消融针可加速治疗过程。

由于肝实质的冷冻毁损及随后的解冻过程，大肿瘤的冷冻治疗可能发生严重出血。也有报道称，肝硬化患者发生全身炎症反应，被称为冷冻休克，可导致严重的并发症和死亡。其他潜在性的并发症包括邻近组织的意外冷冻损伤、冷冻消融针插入时的出血、低体温及相关性心律失常、氮气栓塞、胆管或大血管损伤和由于肌红蛋白尿造成的肾衰竭。利用腹腔内的纱布隔离膈肌、肠管、皮肤可防止邻近结构的意外冷冻损伤。消融针道的出血较为罕见，但可通过在消融窦道中填充止血物质较为容易地控制。由于血液持续流动带来热能，大血管对冷冻治疗的耐受力极强而不会出现破裂或闭塞。与之形成对比的是，大胆管对冷冻治疗极为脆弱，因此在治疗靠近肝门的肿瘤时应谨慎操作。冷冻治疗后，可能出现一过性的肝酶升高和轻度的白细胞升高可能发生，但 1 周内将恢复正常。

不可切除转移灶冷冻治疗后的 2 年生存率为 60%，中位生存期为 25～32 个月[59,60]。迄今为止，关于结直肠癌肝转移冷冻治疗的预后报道各异。5 年生存率为 15%～35%。冷冻治疗是否和切除术后生存率相当，目前仍未定论。

（三）射频消融

射频消融是一种同样应用电流通过热能引起组织固化的治疗恶性肿瘤的手段。标准化的治疗为局部组织的温度超过 100℃，造成肿瘤和周围组织的凝固性坏死。随着坏死的进展，肿瘤组织电阻抗上升，造成射频发生器电流的减少，甚至中止[61]。

RFA 无论作为主要或者辅助治疗手段，已被证实为最通用的消融方法。它既可以经皮，又可通过腹腔镜，或开腹进行。不能切除的 CRM 应用 RFA 治疗的 5 年总生存率报道为 21%～36%[63,64]。Slobiati 等报道的 5 年生存率为 48%，10 年生存率为 18%[65]。2016 年，van Amerongen 等报道了 632 例接受肝部分切除合并 RFA（n=98）或单纯肝切除（n=534）患者的研究。他们的研究结果为肝部分切除合并 RFA 组（CG）的局部复发率为 15.1%，单纯切除组（ROG）为 7.2%。CG 组和 ROG 组的 5 年生存率分别为 42% 和 62.2%。

RFA 的一个主要缺点为不能治疗邻近血管或胆管的肿瘤。当治疗靠近大血管结构时，降温迁移（热沉效应）阻止达到目标温度及形成完全的凝固坏死。当发生降温迁移及不完全坏死时，残留的存活肿瘤细胞将留在原位，引起局部复发率上升。消融针的热量亦可引起血管和胆管结构的热损伤，导致意外的血栓形成、缺血、胆管狭窄和感染。如先前所述，电阻抗上升降低了热流从失活的组织中通过。目前标准的治疗为直径＜ 3cm 的病灶[66]。RFA 主要作为辅助治疗手段联合切除手术应用，或用于不可切除或小病灶，该治疗的并发症率和死亡率均极低。

（四）栓塞

经皮动脉治疗是到达受累器官恶性肿瘤供养动脉直接对其进行治疗。虽然肝脏的血供大部分来源于门静脉系统，但都知道结直肠肝转移病灶是通过肝动脉及其分支获得血供，这使得可以通过插管到达肿瘤供养动脉直接进行靶向性化疗或者放疗，然后阻塞供养动脉，以达到抑制肿瘤生长或杀灭肿瘤细胞的目的。这种选择性的技术可达到对肿瘤的靶向治疗，同时使残留的肝脏避免受到肝毒性损害。目前有两种较为普及的治疗方法，包括载药微球化疗栓塞（transarterial chemoembolization with drug-eluting beads，TACE-DEB）和 ^{90}Ir 放射微球栓塞（yttrium-90 microspheres，Y-90）。

经皮肝动脉栓塞治疗的目标人群为不适合外科治疗且一线或二线治疗失败的患者。Martin 等报道了 55 例既往接受过全身化疗的患者，在这些患者中总共进行了 99 例 TACE-DEB 治疗[67]。他们报道的 6 个月反应率为 66%，12 个月的反应率为 75%。总生存期为 19 个月，无进展生存期为 11 个月。Fiorentini 等报道了 74 例随机接受 TACE-DEB 或全身化疗治疗的患者[68]。随访 50 个月时，TACE-DEB 组与全身化疗组相比具有较长的中位生存期（20 个月 vs. 15 个月）和无进展生存期（7 个月 vs. 4 个月）（P=0.006）。2015 年，Abbott 等报道了 68 例接受 Y-90 放疗栓塞的 CRLM 患者[69]，中位生存期为 11.6 个月，2 年的总生存率为 34%。他们的研究提示总生存率和肝脏病变负荷（hepatic disease burden，HDB）相关。< 25%HDB 和 > 25%HDB 的 2 年总生存率分别为 42% 和 0%。虽然最初报道的经皮动脉治疗的数据令人鼓舞，但后续的研究认为其与切除相比无明显优势。随着经皮动脉治疗的进展，需要更多的研究来确定其在结直肠癌肝转移治疗中的价值。

（五）微波消融

微波消融（microwave ablation，MWA）最初在 1985 年由 Tabuse 等提出[70]。它的原理是通过多根微波天线同时释放电磁波，使靶组织细胞在微波场的作用下凝固坏死。与 RFA 不同的是，MWA 已被证实可以在更大的肿瘤（> 3cm）中形成更为一致的热效应区，而同时又不具有热沉效应[71]。Stattner 等报道了 28 例不可切除的结直肠癌肝转移患者，接受 MWA 联合手术切除，局部复发率为 3.5%，预测的 1 年、3 年和 5 年总生存率分别为 82%、45% 和 18%[72]。Bhardwaj 等报道了 31 例共 89 个病灶的研究，得出类似结论，肿瘤局部复发率为 2%，3 年生存率为 40%[73]。MWA 是一种安全且有效的治疗手段。虽然缺乏较好的长期生存数据，

但随着此技术持续得到改善，未来将成为可供选择的热消融治疗手段之一。

（六）不可逆电穿孔

不可逆电穿孔（irreversible electroporation，IRE）利用两个电极之间的高电压、直流电脉冲进行治疗。电极围绕肿瘤排布，高电压电流引起细胞膜产生大的裂孔，使细胞膜发生不可逆的破裂，从而导致细胞死亡[74]。这种治疗手段为非热能的有效治疗方式，不因病灶在血管旁边需通过降温迁移而失效。它可有效应用于可能受到热损伤的结缔组织（如动脉、血管和胆管）附近的不可切除肿瘤。虽然该疗法效果显著，但目前还缺乏长期随访数据。Kingham 等报道了 28 例共 65 个病灶的研究，肿瘤的中位大小为 1cm 或更小，57% 的病灶位于大肝静脉旁，40% 的病灶位于肝蒂旁。结果 6 个月时观察到 3 例局部复发，1 例病灶无缓解，总局部治疗失败率为 7.5%[75]。其他报道为有效率在 55%～93%[76]。目前，IRE 只考虑应用于靠近血管结构或肝蒂的相对小的肿瘤，且 RFA 治疗效果较差的情况下应用。

（七）立体定向体部放疗

立体定向体部放疗是一种精准放疗手段，以分次高剂量的方式定向聚照肿瘤病灶，同时也减少了邻近重要组织的放射量[77]。它可以针对累及区域治疗同时避免放疗相关肝疾病。2010 年，van der Pool 等报道了 20 例共 31 个病灶的研究，病灶 1 年和 2 年局部控制率分别为 100% 和 74%[78]。2016 年，Scorsetti 等治疗 42 例共 52 个肝转移灶，分 3 次使用了稍高的 75Gy 的剂量，1 年、2 年和 3 年的局部控制率分别为 95%、91% 和 85%。他们认为局部控制率和病灶的大小（<3cm 或 > 3cm）不存在相关性[79]。最适合 SBRT 治疗的患者为具有较好体能状态的寡转移灶患者，控制良好的且无肝外病灶，肝内病灶为 3 个或更少，病灶直

径为 3cm 或更小，病灶离重要器官的距离大于 8mm，肝体积超过 1000ml[77]。虽然目前不推荐 SBRT 为结直肠癌肝转移的一线治疗，它仍可以为那些不适合切除的患者提供一定的局部控制和生存改善。其临床疗效和长期结局需要前瞻性随机对照试验证实。

十一、复发和再次肝切除

潜在可治愈肝切除术后复发（再次出现）通常包括肝脏、肺和腹膜腔。一项法国的多中心研究，1569 例具有随访资料的患者中 1013 例（65%）发生复发。肝内复发患者占 63%，其中 47% 的患者复发局限于肝脏。来源于美国肝转移注册数据库的 607 例患者切除术后 70% 发生转移[62]。316 例患者为单个器官内复发：149 例（47%）肝脏，73 例（23%）肺和 61 例（19%）位于其他部位。这种结直肠癌肝转移行肝切除术后的复发模式已多次被证实。由于局限于肝内复发较为常见，通常可实行再次肝切除。有趣的是，各个报道结果一致显示再次肝切除术后的生存率和初次肝切除相当，生存预后和初次肝切除相似：再次肝切除术后的 5 年生存率为 25%~30%。这些发现值得我们对所有肝切除术后肝内复发的患者进行充分评估，了解是否可再切除。

肝内复发不能切除的最主要原因为无法做到肿瘤根治与保留足够功能肝实质之间的平衡（至少 30% 初始肝体积）。多种因素决定了是否不可切除，包括医疗机构的外科技术和支持治疗水平。肝转移灶不可切除的理论因素及技术考量实际上都取决于这些因素对术后功能肝体积的影响，其中最为重要的是肿瘤位置、转移灶数目，以及是否为双叶病灶。

十二、结论

结直肠癌肝转移的治疗在近 10 年间发生了较大的变化。经过仔细的分期和靶向治疗，5 年生存率有望超过 40%。选择合适的患者进行外科治疗需评估其耐受大型腹部手术的能力及肝再生功能。最小残留肝体积在正常肝应超过 20%，肝受损时应超过 30%，硬化的肝脏应超过 40%。外科手术的目标为确保切除术后的阴性切缘，同时保留足够的残留肝。提高外科手术切除率的策略包括 PVE、分期肝切除、新辅助化疗并对肿瘤生物学进行评估，以及局部消融技术控制肿瘤，同时做好切除前的准备。对于可切除的患者，肝切除是结直肠癌肝转移的标准治疗方案。

致谢

感谢 Dr. Sara Boostrom、Dr. David Nagorney 和 Dr. Florencia Que 对本章的贡献。

第173章
肛门肿瘤：高级别鳞状上皮内病变与癌

Neoplasms of the Anus: High-Grade Squamous Intraepithelial Lesions and Cancer

Mark Lane Welton   Imran Hassan **著**

李君宇   夏利刚 **译** 高　玮   窦若虚 **校**

摘要

肛周区域包括肛管、肛周和肛周皮肤。本章将回顾肛管和肛周的定义和解剖，并讨论发生在这些区域的肿瘤的诊断和治疗。肛管和肛周恶性肿瘤并不常见，占所有下消化道恶性肿瘤的 2%。最常见的恶性肿瘤包括肛管和肛周的鳞状细胞癌（squamous cell carcinoma，SCC）、鳞状上皮内病变（squamous intraepithelial lesion，SIL），以及罕见的肿瘤如腺癌、黑色素瘤、Buschke-Löwenstein 肿瘤（疣状癌）、佩吉特病和基底细胞癌（basal cell carcinoma，BCC）。

关键词：肛门肿瘤；肛门鳞状细胞癌；高分化鳞状上皮内病变

一、解剖

肛管始于盆底直肠进入耻骨直肠肌的括约肌复合体最上端，止于复层鳞状上皮与肛周皮肤连接处（图 173-1）。在肛门指诊时，它对应的是上方可触及的肛门直肠环和下方的内括约肌最外缘，即括约肌间沟。它包括齿状线以上的柱状上皮、齿状线以下的鳞状上皮和肛管移行区（ATZ）。ATZ 是一个长度为 1～12mm 的齿状线区域，在那里有一个"移行尿路上皮样"上皮。这被认为是鳞状上皮的一个变体，包括梭形上皮、移行上皮和基底上皮，而不是直肠的柱状上皮。"转化区"是指齿状线以上的近端肛管上皮的鳞状化生，此处通常覆盖柱状上皮。男性肛管平均长度（3～6cm）比女性肛管（2～4cm）长。

肛管病变无法直视下观察，或在轻柔拨开臀部时仅能部分观察。肛周是从肛管的下缘延伸到肛门周围大约 5cm 半径的一个区域，而不

是一个明显的解剖边界。这一区域以前被称为肛门边缘，但基于目前公认的命名，此范围的病变被称为肛周病变。它的特点是有复层鳞状上皮及皮肤附属器，如大汗腺和毛发。当轻柔地拨开臀部时，位于肛管半径 5cm 内的肛周病变很容易看到。最后，皮肤病变位于肛周半径 5cm 之外（图 173-1）[1]。这一区分对于确定病变的确切位置很重要，因为对于肛管、肛周和皮肤的病变处理可能是不同的。

肛管和肛周区域有不同种类的细胞，因此在该区域可出现不同种类的癌症。最常见的恶性肿瘤是 SCC，它可以是非角质化的，也可以是角质化的。起源于 ATZ 的病变包括梭形细胞癌、移行细胞癌、基底细胞样癌和黏液表皮样癌。这些区别在临床上不再重要，因为它们被归类在 SCC 下，治疗和预后也与肛门 SCC 类似。肛管第二常见的恶性肿瘤是腺癌。其他少见的恶性肿瘤包括黑色素瘤、疣状癌、佩吉特病和

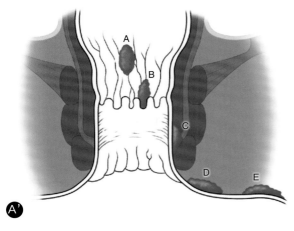

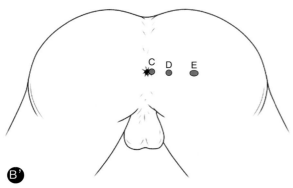

▲ 图 173-1　肛管及肛周解剖

A、B 和 C. 肛门癌；D. 肛周癌；E. 皮肤癌，如图所示轻微牵引臀部（引自 Welton ML, Steele SR, Goodman KA. Anus. In：Amin MB, Edge S, Greene F, et al., eds. AJCC Cancer Staging Manuel. 8th ed. Berlin：Springer；2016：275–284.）

基底细胞癌。

二、肛门鳞状细胞癌

流行病学

肛门 SCC 相对少见，仅占美国每年确诊的所有新发癌症的 0.5%。2017 年估计病例数略高于 8200 例，其中死亡人数约 1100 人，占癌症死亡人数的 0.2%[2]。

在美国，肛门癌的发病率在过去 10 年中以每年 2.2% 的速度增长，女性发病率（2/100 000）高于男性（1.5/100 000）[1]。诊断的中位年龄为 60 岁，总的 5 年疾病特异性生存率（disease-specific survival，DSS）为 66%。根据美国癌症联合委员会分期，早期疾病（AJCC Ⅰ 期和 Ⅱ

期）患者的 5 年 DSS 约为 80%，但对于局部进展期，淋巴结阳性（AJCC Ⅲ 期）或远处转移（AJCC Ⅳ 期）的患者，5 年 DSS 明显更差，分别为 60% 和 15%[2]。肛门 SCC 的危险因素包括女性、感染人乳头瘤病毒和人类免疫缺陷病毒、肛门性交、多性伴侣、HPV 相关癌症如外阴癌和宫颈癌、吸烟和器官移植后的免疫抑制。男男性行为者（men who have sex with men，MSM）患肛门 SCC 的可能性大约是异性恋男性的 20 倍。自从采用高效抗逆转录病毒疗法（highly active antiretroviral therapy，HAART）以来，HIV 阳性患者的肛门 SCC 的发病率上升了，这可能是因为这种疗法延长了 HIV 患者的生存时间。研究表明，HIV 阳性患者的肛门癌发病率是普通人群发病率的 30 倍，尽管发病率波动很大，每年 18～149/100 000 人[3]。HIV 阳性 MSM 的感染率最高。HIV 阳性的异性恋男性可能比 HIV 阳性的女性发病率更高，尽管这结论在不同研究间并不一致[3]。

根据临床、流行病学和实验室数据，HPV 感染被认为是大约 95% 的肛门 SCC 的潜在病因，因此两者的危险因素是相似的。与肛门 SCC 相关的最常见的 HPV 毒株是 HPV16 型，89% 的病例中感染 HPV16 型[1]。HPV 的致癌作用是通过癌蛋白 E6 和 E7 介导的，它们与抑癌蛋白 p53 和 pRB 相互作用，破坏细胞周期，导致细胞分裂失控[4]。肛门 SCC 与饮食习惯、慢性炎症和症状性痔病没有明确的联系[5]。

三、临床表现和诊断

常见症状是肛门疼痛、出血、排黏液、瘙痒和不适。患者可诉肛门渗漏或黏液污染，如果涉及括约肌复合体，还可能出现大便失禁和里急后重。在局部进展期的患者中，可能会有肛周脓肿和肛瘘的症状体征。患者也可以是无症状的，或在切除肛门病变或痔后被偶然诊断出来。由于这些症状的非特异性，患者经常被误诊为肛门直肠良性病变。对于治疗无效的肛裂、慢性溃疡或肛瘘的患者，通过病理诊断排除恶性肿瘤可能性是很重要的。

肛门 SCC 患者的初步检查应包括完整的病史即肛门癌危险因素评估和以腹股沟淋巴结为重点的体格检查、直肠指诊和肛门镜检查及活检。重要的是要注意病变的位置和大小，它与括约肌复合体的关系，以及侵犯周围结构的证据，如阴道、膀胱/尿道和盆腔侧壁。虽然这一切都可以让患者在诊室于清醒状态下进行，但这通常会让患者感到不适。因此，麻醉下的检查能为彻底检查患者，以及获得组织学诊断提供更好的机会。

四、影像学诊断

原发病变和腹股沟淋巴结的临床评估有助于疾病的临床分期，而影像学评估在确定局部、淋巴结和远处病变的性质和范围时更为准确和可靠。由于肛门癌的最终治疗方法是放化疗，且没有病理相关或可比较的参考分期，因此验证局部和淋巴结病变影像学分期的准确性与可靠性的数据很少。最常用于评估转移性疾病的分期方式是计算机断层扫描，因为它可以可靠地评估肝脏和肺部的转移灶，以及腹股沟和盆腔的异常淋巴结病变。对于局部分期，直肠内超声可以实现肛管成像，并可以准确评估肿瘤浸润深度和周围结构的侵犯，包括括约肌复合体的受累情况。然而，ERUS 在评估直肠系膜和盆腔淋巴结病变时价值有限，因此不推荐常规使用。磁共振成像能准确评估原发灶，特别是周围器官受累的范围和性质，在评估直肠系膜和腹股沟区域淋巴结方面也比 ERUS 更可靠，因此可以用来补充 CT 扫描的结果。

五、氟脱氧葡萄糖正电子发射断层扫描 – 计算机断层扫描

氟脱氧葡萄糖（fluorodeoxyglucose，FDG）PET/CT 能够评估淋巴结受累和远处转移，因为这些癌症大部分是嗜 FDG 的。它还可以检测到摄取率增加但大小正常的阳性淋巴结。早期病变（T 大小<3cm）腹股沟淋巴结转移的危险性<5%，而临床 T_3 期（> 5cm）和 T_4 期（膀胱、阴道等邻近结构受累）发生淋巴结转移的概率约为 20%。临床检查、CT 扫描结合细针穿刺被认为是评估淋巴结侵犯的标准[6]。这一策略可能使部分患者的分期偏早，因为几乎一半的受累淋巴结<5mm，临床上无法触及或通过 CT 扫描检测到[6]，CT 扫描的阈值通常为 8mm。

总体而言，数据显示 FDG PET/CT 改变了大约 20% 的病例的分期，并有提高分期的趋势，并导致 3%～5% 的患者改变治疗意愿[7]。因此，PET/CT 已被建议纳入分期检查，因为它可能能够识别出通过 CT 扫描或体检不一定能识别的阳性淋巴结[8,9]。目前的美国国立综合癌症网络肿瘤学临床实践指南（NCCN 指南）已经将 PET/CT 作为常规诊断工作的一部分。

六、分期

肛管 SCC 可以通过以下方式扩散：①直接浸润和侵犯邻近结构，如女性的阴道、膀胱和尿道；②通过直肠周围、盆腔和腹股沟淋巴结实现淋巴转移；③通过血液扩散到远处器官，如肝脏和肺。这种相对广泛和可变的扩散范围是因为肛管独特的淋巴和静脉引流方式[4]。因此，根据 SCC 的位置，可出现腹股沟和盆腔淋巴结转移，可通过门静脉系统转移到肝脏或通过全身循环转移到肺。位于齿状线以上的肛管部分通过直肠上血管向肠系膜下淋巴结和静脉引流，向外侧引流到髂内淋巴结。齿状线以下的肛管和肛周主要通过直肠下静脉流入腹股沟淋巴结和髂内静脉，但也可累及直肠下和直肠上淋巴结。

本章讨论的肛门和肛周肿瘤根据统一的 AJCC/UICC 第 8 版分期系统进行分期，该系统结合了肿瘤大小（T）、淋巴结状况（N）和远处转移。T 分期基于肿瘤的大小和周围结构

的受累程度，N 分期基于有无淋巴结病变（表 173-1）。直肠系膜、腹股沟浅部和深部、直肠上、髂外和髂内淋巴结被认为是区域淋巴结，而所有其他淋巴结组代表远处转移（图 173-2）[1]。

七、治疗

肛门 SCC 的治疗根据疾病的分期制定。早期和局部进展期采用同步放化疗相结合的方法治疗。在出现转移的患者中，如果原发灶有症状，可以用放化疗来控制症状，而没有症状的患者可以接受姑息化疗。肛门 SCC 治疗的首要目标是在实现疾病的局部控制的同时保持患者生活质量。1970 年以前，对肛门 SCC 行根治性手术，包括经腹会阴直肠切除术。这种治疗的 5 年生存率在 40%～70%，并且需要患者行永久性结肠造口，伴有相关的并发症和对生活质量的影响。20%～50% 的患者在 2 年内出现局部或区域淋巴结复发，并与不良预后相关。Norman Nigro 介绍了在 APR 术前使用新辅助同步放化疗。在他最初报道的 3 名患者中，观察到 2 名患者切除的手术标本中没有任何肿瘤残留，而拒绝手术的第 3 名患者在 14 个月后呈现无病状态。治疗方案包括 30Gy 外照射，氟尿嘧啶静脉滴注 5 天，丝裂霉素 C 单次注射；它后来被称为 Nigro 方案，代表着肛门 SCC 患者治疗的重大进步[10]。该方案在放射剂量和化疗药物方面及随后的大多数研究作了进一步的修改，包括 6 个随机试验（EORTC 22861、ACTI、ACTII、RTOG87-04、RTOG98-11 和 ACCORD 03），采用改良的 Nigro 方案进行对比。

在这 6 个随机试验中，有 2 个试验（EORTC 22861 和 ACTI）设计比较放化疗和单纯放疗的效果，另外 4 个试验评估了不同方案的同步 / 新辅助或辅助化疗（表 173-2）。

根据这些试验的数据，在 45%～56% 的患者中，即使对于局部进展期的 SCC，单靠放疗也可以达到足够的局部控制。为了提高放疗效果，可以在放疗前（新辅助或诱导），在放疗的同时或在放疗后（巩固或维持）进行化疗。然而，只有同步放化疗才能正面影响无病生存率（DFS）和无结肠造口生存率。这些临床试验研究的三种细胞毒性药物包括 5-FU、丝裂霉素 C 和顺铂，单用或联用，虽然方案相似，但剂量差异很大[11]。在这些药物中，顺铂有更强的毒性但对肿瘤学结果没有显著的正面影响。因此，肛门 SCC 的标准治疗是同步放化疗，同时使用氟尿嘧啶（包括口服和输注 5-FU）和丝裂霉素 C，常规放射剂量在 50～60Gy，标准分次方

表 173-1　美国癌症联合委员会第 8 版肛管鳞癌分期

原发性肿瘤（T）

Tx	肿瘤无法评估
T$_0$	无原发肿瘤证据
Tis	高级别鳞状上皮内病变
T$_1$	肿瘤最长径 < 2cm
T$_2$	肿瘤最长径 2～5cm
T$_3$	肿瘤最长径 > 5cm
T$_4$	肿瘤浸润深部结构（肌肉、骨、软骨）

区域淋巴结（N）

Nx	区域淋巴结无法评估
N$_0$	无区域淋巴结转移
N$_1$	腹股沟、直肠系膜、髂内或髂外淋巴结转移
N$_{1a}$	腹股沟、直肠系膜或髂内转移
N$_{2b}$	髂外淋巴结的转移
N$_{3c}$	髂外淋巴结并任意 N$_{1a}$ 淋巴结转移

远处转移（M）

Mx	远处转移无法评估
M$_0$	无远处转移
M$_1$	存在远处转移

分期

0 期	T$_{is}$	N$_0$	M$_0$
Ⅰ 期	T$_1$	N$_0$	M$_0$
Ⅱ$_a$ 期	T$_2$	N$_0$	M$_0$
Ⅱ$_b$ 期	T$_3$	N$_0$	M$_0$
Ⅲ$_a$ 期	T$_1$ 和 T$_2$	N$_1$	M$_0$
Ⅲ$_b$ 期	T$_4$	N$_0$	M$_0$
Ⅲ$_c$ 期	T$_3$ 和 T$_4$	N$_1$	M$_0$
Ⅳ 期	任意 T	任意 N	M$_1$

引自 Welton ML，Steele SR，Goodman KA. Anus. In：Amin MB，Edge S，Greene F，et al.，eds. AJCC Cancer Staging Manuel. 8th ed. Berlin：Springer；2016：275–284.

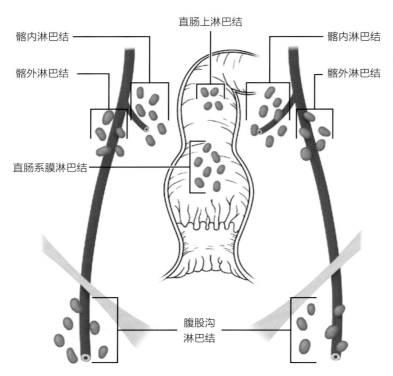

髂内淋巴结
髂外淋巴结
直肠上淋巴结
髂内淋巴结
髂外淋巴结
直肠系膜淋巴结
腹股沟淋巴结

▲ 图 173-2　肛管区域淋巴结
引自 Welton ML，Steele SR，Goodman KA. Anus. In：Amin MB，Edge S，Greene F，et al.，eds. AJCC Cancer Staging Manuel. 8th ed. Berlin：Springer；2016：275–284.

表 173-2　肛管鳞癌患者放化疗随机试验总结

试验名称（年份）	患者数目	设计	主要终点	完全缓解率	局部失败率	无结肠造口生存率	总生存率
ACTI（1996）	577	对照组与对照组联合 5-FU	局部失败	6 周时 30%vs.39%	57% vs. 32%	5 年时 37% vs. 47%	5 年时 53% vs. 58%
EORTC 22861（1997）	110	对照组与对照组联合 5-FU/MMC	无病生存	6 周时 54%vs.80%	50% vs. 32%	估计无结肠造口存活率提高 32%	54% vs. 58%
RTOG-87-04（1988—1991）	291	对照组联合 5-FU 与对照组联合 5-FU/MMC	局部控制	病理 CR（活检）86%vs.92%	4 年时为 16%	59% vs. 71%	71% vs. 78%
RTOG 98-11（1998—2005）	641	术前新辅助化疗顺铂 /5-FU 与 5-FU/MMC	无病生存	未提供数据	25% vs. 33%	结肠造口率 10% vs. 19%	75% vs. 70%
UKCCCR ACT Ⅱ（2001—2008）	940	辅助放化疗 5-FU/MMC 与顺铂 /5-FU± 顺铂 /5-FU 维持	无复发生存	18 周时 94% vs.95%	11% vs. 13%	两个分支的结肠造口率相同：维持组 5%，非维持组 4%	3 年时维持组 85%，非维持组 85%
ACCORD-03（1999—2005）	307	术前新辅助化疗和辅助放化疗顺铂 /5-FU± 大剂量放射治疗	无结肠造口生存	放疗后 2 个月总体 79%	不同分之间 28%～12%	不同分之间 70%～82%	不同分之间 79%～89%

改编自 Ahmed S，Eng C. Optimal treatment strategies for anal cancer. Curr Treat Options Oncol. 2014；15（3）：443–455.

案为每次 1.8～2Gy。放射野通常包括原发肿瘤和腹股沟淋巴结，即使在没有明确受累的情况下也是如此。这是因为淋巴结受累的风险随着肿瘤分期的上升而增加，T_3 肿瘤的受累比例高达 20%。在某些情况下，可以根据患者和疾病的特点改良此方案。对于免疫功能低下或生理和功能基础较差的患者，化疗可以省略。此外，在由于内科并发症和（或）年老而生存时间有限的患者中，可以考虑不进行化疗，因为这对长期总生存时间没有明确的优势。

八、调强放疗

对于其他部位的、与关键结构非常接近的肿瘤，调强放射治疗已被发现有效，并有明显剂量 – 效果关系。对于肛门 SCC，调强放疗可以按一定要求调节辐射野内剂量强度，并避开正常的周围结构，如肛周皮肤、外生殖器、膀胱和小肠，以及骨性结构，如骨盆、骶骨和股骨头及股骨颈。通过避开这些结构，可以将胃肠道、泌尿生殖、血液和皮肤毒性降至最低，从而减少治疗中断和总体治疗时间，这两个因素都与更好的预后相关。RTOG 0529 是一项 Ⅱ 期临床试验，旨在与 RTOG 98-11 相比，观察调强放疗是否可以减少与治疗相关的毒性。后者是一项随机对照试验，比较同步使用 5-FU、丝裂霉素 C 与使用 5-FU、顺铂的诱导化疗进行常规三维盆腔放疗[12]。主要终点是降低 2 级或更高级别的泌尿生殖系统和胃肠道毒性 15%。虽然达不到这一目标，但急性 2 级或更高级别的血液毒性和 3 级或更高级别的皮肤和胃肠道毒性显著降低。还有其他几项回顾性研究比较了常规三维适形放疗和调强放疗患者的毒性和结果。大多数研究表明，IMRT3 级毒性显著减少，包括更少的胃肠道和皮肤病毒性。这些研究还显示，在局部区域控制、无结肠造口生存率和总生存率方面，肿瘤学结果相当（表 173-3）[4]。由于这些数据表明毒性降低，IMRT 已成为肛门 SCC 患者放射治疗的标准。

九、预后及预后因素

标准放化疗局部失败率约为 40%，无结肠造口生存率为 15%～36%。疾病相关因素包括淋巴结转移和大体积肿瘤，它们是最重要的预后因素，因为 N_1 和肿瘤大于 5cm 的患者 3 年无病生存率只有 30%[13]。DFS 有时被称为无复发生存率，根据研究结果，3 年 DFS 在 56%～75%，总体的 5 年 OS 在 67%～91%。Ⅰ 期的 5 年 OS 为 77%，Ⅱ 期为 67%，Ⅲ_a 期为 58%，Ⅲ_b 期为 51%，Ⅳ 期为 15%。这些肿瘤学结果受患者、疾病和治疗相关因素的影响。男性、非裔美国人种族和年龄大于 65 岁被认为与预后不良有关，而 HPV 感染被认为是预后良好的特征。化疗包括 5-FU 联合丝裂霉素 C 或顺铂都是同样有效的方案。但如中断治疗和不能完成治疗，特别是在 HIV 阳性的患者中，会对结果产生负面影响。

人类免疫缺陷病毒阳性患者的治疗

尽管 HAART 在治疗 HIV 和恢复免疫功能方面有益，但与 HIV 阴性患者相比，HIV 阳性患者的肛门 SCC 患病率增加了 55 倍[14,15]。在 HAART 时代之前的研究已经观察到，在放化疗过程中需要中断治疗和减少剂量的 HIV 阳性患者，其急性毒性增加，临床结果更差[16-19]。因此，上述所有试验都没有包括 HIV 病毒感染者。随着 20 世纪 90 年代 HAART 使用量增加，恢复了患者免疫系统并有效抑制病毒载量和提高 CD4 计数，同时观察到 HIV 阳性患者的放化疗相关的不良反应减少。

Wexler 等[19]19 年报道了 1997—2005 年采用标准放化疗治疗的 32 例 HIV 阳性患者的肿瘤学结果。5 年局部复发率、DSS 和 OS 分别为 16%、75% 和 65%。超过 2/3 的患者因毒性需要中断治疗。对 1997—2012 年接受标准放化疗（中位剂量 54Gy；5-FU+ 丝裂霉素 C）的 36 例 HIV 阳性患者的一个回顾性分析中，5 年局

表 173-3　肛管鳞癌使用调强放疗的放化疗疗效评价研究

	随访（月）	患者人数	急性＞3 级胃肠道毒性	急性＞3 级皮肤毒性	急性＞3 级血液毒性	总生存率	无进展生存率（PSF）	无结肠造口生存率
Milano 等（2005）	20.3	17	0	0	—	第 2 年时 91%	65%	82%
Salama 等（2007）	14.5	53	15%	38%	30% 的白细胞减少和 34% 的中性粒细胞减少	93%	84%（局部 PFS）93%（远处 PFS）	84%
Pepek 等（2010）	14	29	9%	0		100%	100%（远处 PFS）	91%
Bazan 等（2011）	26			21%	7% 的白细胞减少和 2% 的血小板减少	87.80%	84%	
Kachnic 等（2012）	24	43	7%	10%	51%	94%	92%	90%
DeFoe 等（2012）	16	78	28%	29%	13%	86.90%	84%（局部 PFS）82%（远处 PFS）	81%
Mitchell 等（2013）	19	65	9%			96%	86%	
Mitchell 等（2013）	26.5	52	9.60%	11.50%		第 3 年时 91%	82%	91%
RTOG 0529	27	52	21%	23%		86%		
RTOG-98-11	N/A	649	36%	49%		78%		72%

改编自 Glynne-Jones R，Lim F. Anal cancer：an examination of radiotherapy strategies. Int J Radiat Oncol Biol Phys. 2011；79（5）：1290–1301.

部控制率、无造口生存率、肿瘤特异性生存率和 OS 分别为 72%、87%、77% 和 74%。这与 HIV 阴性的患者相当[20]。因此，在 HAART 时代，对于 CD4 计数 > $200/mm^3$ 的患者，肛门 SCC 的标准放化疗可以安全有效地使用，具有类似的肿瘤学结果[21]。

十、随访和监测

肛门 SCC 的退缩速度慢，这种退缩即使在放化疗后也会继续。据估计，在治疗完成后 12 周，可看到最大的缓解。目前的 NCCN 指南建议，患者应该在治疗完成后每隔 8 周和 12 周进行一次评估，并将其分为：①疾病完全缓解；②疾病稳定但持续；③疾病进展。从实际角度来看，大多数患者不愿接受放化疗后 3 个月内的检查，因此至少应该在 3 个月后进行检查。对治疗的初始反应被认为是一个独立的预后因素，与无缓解的患者相比，完全缓解的患者预后更好。根据 NCCN 指南，目前不推荐在治疗完成后进行常规活检，尽管有策略提出了每隔 3 个月进行一次常规活检，而不是仅对可疑病变进行选择性活检[22]。活检可能导致无法愈合的溃疡和疼痛，并可能导致显著的并发症率，特别是需要行 APR 控制症状的时候。因此，有限的定位活检来明确可能进展病变的病理诊断，是避免这些并发症更安全的方法。肿瘤退缩可以持续几个月以上，持续性疾病和非进展性疾病的患者可以每隔 4 周随访一次。大多数肿瘤复发发生在治疗后的前 3 年，因此这些患者应该密切随访。目前的指南建议询问病史和体格检查，包括直肠指诊、肛门镜检查及腹股沟淋巴结检查以评估肛管情况，每 3～6 个月检查一次，为期 5 年（通常 2 年内每 3 个月一次，3～5 年每 6 个月一次）。常规 CT 检查仅推荐用于进展期疾病患者。

十一、追加手术

在大多数患者中，放化疗可以使疾病得到长期控制，然而 15%～40% 的患者会经历肿瘤残留或局部复发。这些患者的治疗选择包括再放疗或手术 [20,23-25]。在组间试验中 [26]，对放化疗后活检证实为持续性疾病的患者，尝试外照射作为补救治疗。25 名患者接受了治疗，其中 22 名治疗后进行了活检，12 名（55%）为阴性。总体而言，50% 的患者无病生存 4 年，但半数存活的患者追加了 APR 手术。目前，大多数有持续性或复发性疾病的患者都追加 APR 手术。追加 APR 的患者 5 年生存率为 40%～60%，而未接受手术的患者 3 年总生存率为 5%[24]。

在一个包括 105 例（疾病持续 42 例、复发 55 例和放疗禁忌 7 例）患者的分析中，OS 和 DFS 分别为 61% 和 48%。约 43% 的患者复发，复发类型（局部复发、腹股沟区复发或远处转移）不影响生存率。在校正分析中，肿瘤分期（T_3 和 T_4）、手术标本的切缘阳性和出现远处转移与不良预后相关。APR 手术指征、性别、HIV 感染和是否需要皮瓣重建对 OS 和 DFS 没有影响 [27]。Mullen 等 [28] 发现追加 APR 后最重要的预后因素是切缘阴性（R_0 切除）。在他们的研究中，追加手术后切缘阴性和切缘阳性的患者的中位生存期分别为 33 个月和 14 个月 [28]。

对于复发性或持续性肛门 SCC，追加 APR 的切除范围更广，延伸至两侧坐骨结节。如果病变靠近阴道壁，则可能需要整块切除阴道后壁。由于会缺损较大，需采用腹直肌肌皮瓣或股薄肌垂直皮瓣修复，但考虑到其大小和体积，前者为首选 [29]。与这些手术相关的伤口并发症发生率很高，首选多学科联合手术。腹股沟区复发的患者，如果没有接受过腹股沟区域的放射治疗，可以行补救放化疗。但是，如果腹股沟放疗后出现腹股沟区复发，对有症状的患者应进行深部和浅部的腹股沟淋巴结清扫，而无症状的患者可给予姑息化疗，尽管这通常与预后不良有关。

十二、鳞状上皮内病变

这一定义的病变以前被称为 Bowen 病，肛门上皮内瘤变（anal intraepithelial neoplasia，AIN）Ⅰ、Ⅱ 和 Ⅲ，肛门异型增生和原位 SCC[30]。根据目前的指南，建议将其分为低级别鳞状上皮内病变（low-grade squamous intraepithelial lesion，LSIL）或高级别鳞状上皮内病变（high-grade squamous intraepithelial lesion，HSIL）。LSIL 和 HSIL 的不同之处在于其组织学特征，包括核浆比和异型细胞与基底膜的关系。根据目前的定义，LSIL 包括 AIN Ⅰ、肛门和肛周尖锐湿疣，HSIL 包括 Bowen 病、AIN Ⅱ 和 AIN Ⅲ，以及原位 SCC。HSIL 的确切患病率尚不清楚，被认为不到 1%，但其发病率似乎在增加。某些因素是 HSIL 的高风险因素，包括 HIV、全身免疫抑制、长期使用激素、宫颈和外阴上皮内瘤变（CIN 和 VIN）病史，以及广泛的尖锐湿疣疾病。MSM 中 HSIL 的发病率为 35/100 000 人，这一群体中的 HIV 阳性人群发病率翻倍。HSIL 在免疫功能未受损的患者，如 VIN 和 CIN 女性患者中的患病率约为 5%，而据报道在肾移植患者中的患病率为 3%～5%[31]。

目前尚不清楚 HSIL 的自然病史，据报道，在 5 年内，进展为浸润性癌的概率约为 10%。一些因素会影响这一比率，包括患者的免疫状态和 HSIL 的治疗方式[31]。HIV 阳性和免疫功能低下患者的进展发生概率可能更高，这是因为这些组别的患者的肛门 SCC 发病率较高。在 HIV 阳性的 MSM 中，HSIL 向肛门 SCC 进展的理论概率是每年约 1/600，在 HIV 阴性的 MSM 中，每年约为 1/4000[32]。

HSIL 的临床表现相对无特异性，多数无症状患者在手术切除肛周病变（包括肛周尖锐湿疣）时确诊。尖锐湿疣切除的患者 HSIL 的发生率在 28%～35%，而 HIV 阳性患者中 HSIL 的发生率可高达 60%。在有症状的患者中，肛周 HSIL 与斑块、红斑和（或）色素沉着相关，并可能表现为肛周瘙痒或疼痛。

治疗 HSIL 的主要目的是防止进展到肛门 SCC，保护肛门直肠功能，并尽量减少治疗相关并发症。HSIL 的治疗方法有多种，包括手术切除、电灼消融、外用咪喹莫特和外用 5-FU。然而受限于缺乏高质量的数据，任何一种治疗的疗效和获益都有限。虽然广泛局部切除和达到阴性切缘的手术被认为是标准的治疗方法，但这种手术可能导致明显的伤口并发症率、功能不良（大便失禁、肛门狭窄）和高局部复发率。在降低侵袭性疾病进展方面似乎也没有明显的效果。因此，人们考虑了不那么激进的治疗方法，现有证据表明，高分辨率肛门镜（high-resolution anoscopy，HRA）是最佳的治疗方法。这项技术可以针对性地破坏 HSIL，与其他报道的方法相比，创伤和功能并发症更少，进展为侵袭性疾病的比率更低。

在 HRA 过程中，肛管和肛周涂有 3% 的醋酸，然后用手术显微镜检查。受 HPV 感染的区域会变白，并有特征性的血管图案。然后，卢戈碘液可用于可能缺乏典型血管改变的重点区域；HSIL 区域不吸收卢戈碘液而变成黄色，而 LSIL 和正常组织区域变成棕色 / 黑色。应对疑似 HSIL 的区域进行活检以确认诊断，然后用电灼或红外线凝固进行消融，目的是在 HSIL 区域实现浅表烧伤，并保留未受影响的区域。尽管最初可能需要

多种治疗方式，但使用这种方法，即使是免疫功能低下的患者，也可以根除 HSIL[33,34]。

HSIL 的另一种治疗方法是免疫调节药，如 5% 咪喹莫特（Aldara）乳膏、局部使用 5% 5-FU 或两者的组合。在一项随机对照试验中，对 388 例 HIV 阳性 MSM 通过 HRA 进行 HSIL 筛查，其中 246 例诊断为 HSIL 的患者随机分为咪喹莫特组、局部使用 5-FU 组和电灼消融组。尽管电灼疗法优于其他两种疗法，但无论哪种治疗均有超过一半的患者复发。这些发现与一项对 456 例 HIV 阳性和 271 例 HIV 阴性 MSM 进行 HSIL 消融治疗的大型回顾性队列研究的结果相类似。随访 3 年后，77% 的 HIV 阳性患者和 66% 的 HIV 阴性患者出现了 HSIL 的复发[36]。尽管复发的风险很高，不管哪种治疗策略，HIV 阳性的患者和（或）MSM 应该密切监测 HSIL 的复发情况并进行治疗，因为这种监测方式能将进展成肛门 SCC 的风险降至最低。

十三、肛管腺癌

肛管腺癌是肛管第二常见恶性肿瘤，占肛管恶性肿瘤的 10%～20%，但与肛管 SCC 相比，其侵袭性更强。与直肠腺癌不同，直肠腺癌起源于黏膜，肛管腺癌通常起源于肛腺的柱状上皮，其向肛管移行区开口，但也可能起源于新生的黏膜[37]。鉴别肛管腺癌与延伸至肛管的远端直肠腺癌可能具有挑战性。发生肛管腺癌的危险因素包括慢性炎症、肛瘘和克罗恩病。肛瘘相关肛门癌合并克罗恩病的发病率为 0.3%～0.7%，高于一般人群。最常见的组织学类型是腺癌，其次是 SCC。肛管腺癌发生远处转移比其他原发性肛管肿瘤更常见，DFS 在 20%～60%[38]，这取决于发现时的分期和治疗方案。由于其相对罕见，治疗方案尚未完全确立，包括单纯手术切除、根治性同步放化疗和新辅助放化疗后手术切除[37,38]。新辅助放化疗后行 APR 可获得最大的 5 年生存率，肿瘤分期和分化程度是重要的预后因素[37,38]。

十四、肛周病变

肛周肿瘤并不常见，占所有肛门直肠肿瘤的 3%～4%。这些病变累及肛周，在解剖学上从内括约肌最下端延伸到肛门周围半径约 5cm 的区域，没有明确的解剖边界（该区域以前被描述为肛缘）。肛周的特点是复层鳞状上皮，以及皮肤附属器，如大汗腺和毛发。常见的病变包括 SCC、Buschke-Löwenstein 肿瘤（疣状癌）、佩吉特病和基底细胞癌。

十五、肛周癌

肛周的 SCC 类似于皮肤的 SCC，因此它们的治疗类似于皮肤 SCC。诊断肛周 SCC 的关键是病变与肛管的位置关系。尤其重要的是要排除向外延伸的肛门癌，此时应该作为肛管 SCC 来处理。

这些病变可以在没有症状的情况下出现，也可以是引起刺激、出血和不适的症状。在检查时，这些病变可能表现为坚硬的红斑，有中央溃疡和（或）边缘隆起。肛周 SCC 的诊断通常是通过活检确定的，可以根据皮肤附属器、角化和位置将其与肛管 SCC 区分开来。肛周 SCC 最常转移到腹股沟淋巴结，其风险与原发病灶的大小成正比[39]。对肛周 SCC 的评估包括确定其位置，重点关注腹股沟淋巴结的体格检查，以及胸腹盆腔 CT 扫描的影像学评估。

治疗是根据大小和位置决定的。小的肛周癌（T_1N_0）被当作皮肤 SCC 进行广泛局部切除，切缘距肿瘤 1cm。对累及肛门括约肌的病变行广泛局部切除可能会影响大便的控制，可以将放化疗作为 APR 的替代方案。较大的病变累及腹股沟淋巴结和（或）括约肌复合体需行放化疗。> 2cm 的病灶应接受腹股沟区域的放射治疗，> 5cm 的病灶的放疗野应包括盆腔淋巴结[39]。

十六、肛门直肠黑色素瘤

肛门直肠黑色素瘤在所有恶性黑色素瘤中所占比例不到 1%，在肛管和肛周恶性肿瘤中所占比例不到 4%。肛门直肠区是胃肠道恶性黑色素瘤最常见的部位。这在女性中更为常见，出现时年龄中位数为 60 岁。65% 的病例位于肛管或肛周，其余病例位于远端直肠[40]。表现症状相对没有特异性，类似于其他良性肛门直肠疾病，如出血、瘙痒和不适。因此，它们通常被当作良性疾病来处理，如痔疮。在肛门直肠黑色素瘤为无色素性病变时，诊断肛门直肠黑色素瘤尤其具有挑战性，这种情况可能发生在高达 25% 的病例中[40,41]。在一部分患者中，是在切除良性肛门直肠病变（如痔疮或肛门皮赘）后偶然诊断的。该病症总体存活率不到 20%，大多数患者死于病灶转移，几乎 50% 的患者在初次发现时就出现转移性疾病。诊断评估方法类似于身体其他部位的黑色素瘤，如 CT 检查。

肛门直肠黑色素瘤存在放疗抵抗与化疗抵抗，因此手术治疗一直是主要的治疗方法，但最佳手术方式存在争议。在文献发表的大多数研究中，APR 和局部切除之间肿瘤结果的比较无法确定两种方式之间的显著生存优势。在一项包括 31 项研究，1006 名患者的 Meta 分析中，APR 和局部切除后在 OS 和 DFS 方面没有差异[41]。接受 APR 的患者与接受局部切除的患者相比，局部复发率较低，大多数局部复发伴有远处转移。由于局部复发的患者在必要时可以行追加 APR，因此局部切除被认为是一线治疗方法，因为它避免了 APR 的短期和长期并发症及其对患者生活质量的影响。近年来，靶向治疗和免疫检查点阻断治疗在治疗皮肤黑色素瘤方面取得了重大进展。然而，黏膜黑色素瘤，包括肛门直肠黑色素瘤，在病因和发病机制及遗传结构方面都有独特的不同[42]。虽然 BRAF 癌基因激活突变在皮肤黑色素瘤中很常见，但在黏膜黑色素瘤中很少见，估计发生率为 10%，尽管它可能在肛门直肠黑色素瘤中更为常见。KIT 癌基因突变的发生率也较高，估计为 25%～39%[42]。大多数寻找黑色素瘤新疗法的临床试验都排除了非皮肤黑色素瘤患者，但即使现有的数据有限，也没有显示出全身化疗可以提高生存率[42]。一些小型研究已经探索了酪氨酸激酶抑制药（伊马替尼）和抗 CTLA4 单克隆抗体（易普利姆玛）对出现转移的患者的疗效[42]。结果是令人鼓舞的，它们的疗效需要更多的数据来验证。考虑到肛门直肠黑色素瘤患者的不良预后，这些患者应该被推荐参加这些疗法的临床试验。

十七、Buschke-Löwenstein 肿瘤

Buschke-Löwenstein 肿瘤也被称为疣状癌或巨大尖锐湿疣。这些病变与 HPV 有关，其中 HPV-6 和 HPV-11 是已发现的最常见的菌株[1]。像尖锐湿疣一样，它们影响肛门生殖器区域，可以在肛周区域生长到相当的大小，表现为大的花菜样病变。它们具有内生和外生生长方式的特点，这是它们与普通尖锐湿疣的不同之处。然而，内生生长可能是沿预先存在的隐窝瘘管生长，而不是实际侵袭。罕见的、大的病变会发生恶变和发展成侵袭性疾病，特别是合并 HIV 感染的情况下。这些病变通常通过广泛局部切除来治疗，由此产生的皮肤缺损可以通过二期修复，或者用中厚皮片或旋转和前移皮瓣覆盖。在靠近括约肌复合体的大型病变或发展为侵袭性疾病的情况下，需要行 APR，通常用腹直肌肌皮瓣覆盖由此产生的会阴缺损。也有一些病例报告记录了化疗和放疗导致肿瘤退缩[43]。

十八、佩吉特病

肛周佩吉特病是一种上皮内腺癌，被认为起源于大汗腺或多能表皮干细胞[44]。它常见于老年男性和女性，并可与其他恶性疾病相联系，尽管这种联系可能不像乳腺佩吉特病那样强[45]。通常表现为肛周边界清楚的慢性红斑或鳞屑皮疹样病变。诊断是通过活检来确定的，治疗是基于病变的范围和是否有潜在的恶性肿瘤。就像其他不常见的肛周病变一样，对于如何治疗这种疾病，以及选择局部切除还是根治性手术，目前还没有明确的共识。在没有侵袭性疾病的情况下，保证镜下阴性切缘的广泛局部切除是最常见的外科治疗方法。其复发率很高（高达 50%）[44,46]，在不造成难以处理的肛周皮肤缺损的情况下，不可能达到切缘阴性。在有广泛的肛周病变或侵袭性疾病的情况下，APR 可能是必要的。放疗和联合放化疗可以被认为是手术的替代方法。其他治疗方式包括 Mohs 显微手术、光动力治疗、全身化疗和局部用药，如 5-FU 和咪喹莫特[45]。然而，支持所有这些方法的证据仅限于案例报道和小病例系列。因此，治疗策略应该平衡疾病控制和手术后高复发风险及其对患者并发症、长期功能和生活质量的影响。

十九、基底细胞癌

基底细胞癌虽然是人体内最常见的恶性肿瘤，但肛周基底细胞癌虽在所有基底细胞癌中所占比例不到 1%。重要的是要将它们与肛管基底样 SCC 区分开来，因为它们可能有重叠的组织学特征。这在 60 岁年龄段的男性中更为常见。这与其他皮损有关，因此应进行全面的临床检查。这些病变不具侵袭性，广泛的局部切除可以很好地治疗。据报道，复发率高达 30%，但肿瘤特异性生存率为 100%[47]。较深的肛管浸润并不常见，此时需行 APR，而局部复发可以通过再切除或放疗治疗。

第174章
直肠后肿瘤
Retrorectal Tumors

Amit Merchea　Eric J. Dozois　**著**

王　辉　**译**　王　琛　窦若虚　**校**

摘要　直肠后肿瘤是一种罕见的发生在骶前间隙的无症状病变（发病率＜1%）。本章主要描述直肠后肿瘤的一般表现、临床特征、治疗和预后。直肠后肿瘤是异质性的，可以从任何胚层产生，大多数是先天发育性囊肿，最常见的恶性肿瘤是骶尾部脊索瘤。考虑到骨盆解剖学的复杂性，多学科团队的合作可优化治疗结果。术前完整的横切面影像学检查和术前穿刺活检有助于指导手术治疗。

关键词：骶前；直肠后；神经源性；畸胎瘤；脊索瘤；神经鞘瘤；尾肠囊肿

直肠后肿瘤是一种少见的病变，起源于占据直肠后或骶前间隙的三个胚层中的一个或多个。文献报道发生率低于1%，考虑到该肿瘤病变部位隐匿和缺乏特异性的临床表现，该发生率可能是被低估了。肿瘤通常是异质性的，多为先天性而非后天性[1-3]。由于骨盆解剖的复杂性和骨盆周围结构的累及，要达到安全有效的疗效通常需要多学科的外科团队。术前影像学检查和选择性病变活检有利于制定适宜的手术方案，并可安全使用新辅助放化疗。再联合多学科团队，这些患者的预后普遍良好。

一、解剖学

考虑到骨盆的骨性边界及其复杂的胃肠、泌尿生殖、神经和血管解剖，发生在直肠后间隙的肿瘤往往涉及多个结构（图174-1）。直肠后肿瘤会充满盆腔，导致盆腔器官移位。直肠系膜构成了这个空间的前边界，骶骨的前缘边界构成后边界。上方是腹膜反折，下方是直肠骶骨筋膜。在外侧，直肠后间隙被外侧韧带、输尿管和髂血管包围。直肠后间隙本身包含疏松的结缔组织、骶正中动脉、痔上血管及交感神经和副交感神经的分支。血管和神经结构起源于或穿过邻近区域，并可能引起或被直肠后肿瘤累及（图174-2）。

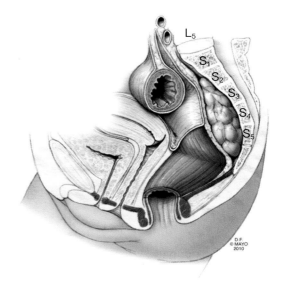

▲ 图174-1　直肠后肿瘤导致盆腔器官移位

经 Mayo Foundation for Medical Education and Research 许可转载，版权所有

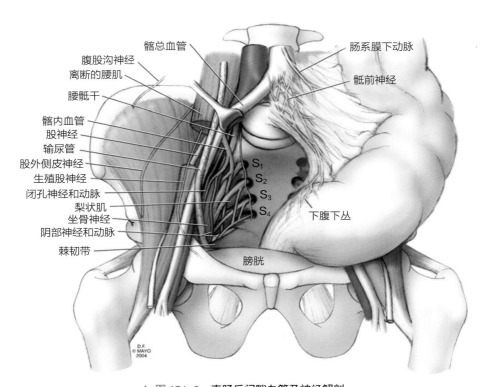

图中标注：
髂总血管　肠系膜下动脉
腹股沟神经　骶前神经
离断的腰肌
腰骶干
髂内血管
股神经
输尿管
股外侧皮神经
生殖股神经
闭孔神经和动脉
梨状肌
坐骨神经
阴部神经和动脉
棘韧带
S_1　S_2　S_3　S_4　下腹下丛
膀胱

▲ 图 174-2　直肠后间隙血管及神经解剖

经 Mayo Foundation for Medical Education and Research 许可转载，版权所有

　　血管受累通常可以通过结扎或重建术处理，临床后遗症较少。神经受累的处理可能更为复杂，需要掌握骶神经根的功能，用于充分指导患者了解潜在的功能性损伤。若单侧切除所有骶神经根，可保留正常肛管功能，若肿瘤情况适宜，可考虑保留括约肌手术。同样，若骶骨两侧的上三个骶神经根（$S_{1\sim3}$）保持完整，患者仍可保持自然排便和肛门直肠功能的控制。若双侧 S_3 神经根被切断或破坏，会导致肛门失禁和排便功能差，应考虑永久性结肠造口[4]。

　　盆腔手术也可能导致性功能或泌尿功能障碍。下腹下神经损伤可导致逆行射精和（或）膀胱功能障碍。在结扎肠系膜下动脉的起点及在游离靠近骶岬的直肠时，损伤的风险是最高的。射精神经在前方走行在直肠侧韧带以内，含有 $S_{2\sim4}$ 的副交感神经纤维。损伤这些神经会导致勃起功能障碍。最后在阴部神经（$S_{2\sim4}$）向下延伸到会阴处有两个分支：一支是支配阴茎和龟头皮肤的感觉分支和一个支配肛门外括约

肌的运动分支。因为脊髓水平有交叉神经支配，单侧阴部神经损伤一般不会导致失禁[5,6]。

　　在某些情况下，如果肿瘤累及骨质，需要进行骶骨切除术达到骨盆接近完整的切除。这要求手术团队熟悉骶结节和骶棘韧带（图 174-3）、坐骨神经、梨状肌（图 174-4）及硬膜囊和骶神经根（图 174-5）的解剖。在我们的实践经验中，我们结合了肿瘤整形外科医生和脊柱外科医生的技术来协助需要骶骨切除术的手术。当骶骨大部分被切除时，如果保留了超过一半的 S_1 椎体，骨盆的稳定性就可以保持。由于术前放疗可能导致残余骨应力性骨折，因此可能需要骨融合来维持棘突稳定性。

二、直肠后肿瘤的分类

　　根据不同的潜在细胞系对肿瘤进行了全面的分类。因为这具有重要的临床意义（框 174-1）[7]，Dozois 等先前修改了这一定义，将这些肿瘤进一步划分为恶性和良性。一般来说，大多数

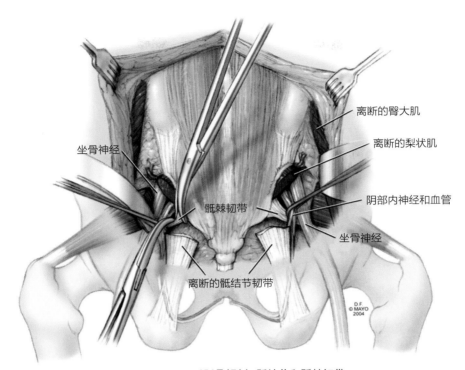

▲ 图 174-3　后骶骨解剖：骶结节和骶棘韧带
经 Mayo Foundation for Medical Education and Research 许可转载，版权所有

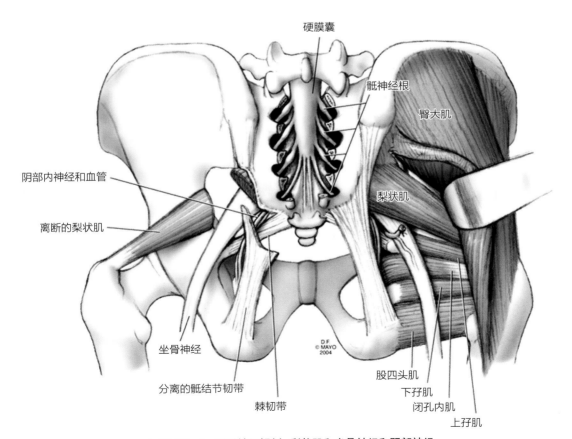

▲ 图 174-4　骶后神经解剖：梨状肌和坐骨神经和阴部神经
经 Mayo Foundation for Medical Education and Research 许可转载，版权所有

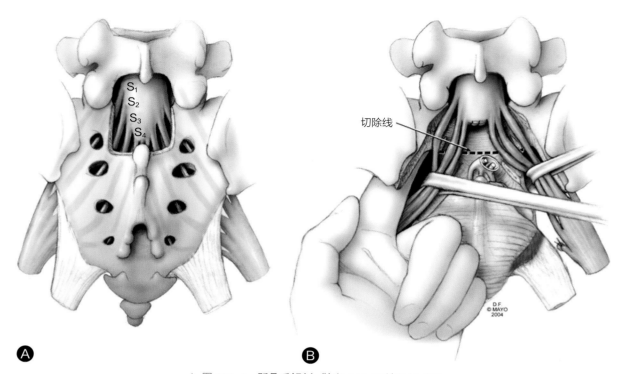

▲ 图 174-5　骶骨后解剖：鞘囊（**A**）和神经根（**B**）
经 Mayo Foundation for Medical Education and Research 许可转载，版权所有

肿瘤为先天性，其中大部分是发育性囊肿，这些囊肿可起源于三种胚层中的任何一种，包括表皮样和皮样囊肿、肠源性囊肿、尾肠囊肿（tailgut cyst，TGC）和畸胎瘤。囊性病变在女性中最常见，实性病变多为脊索瘤或肉瘤。虽然恶性肿瘤在男性更常见，但是大多数直肠后肿瘤发生在女性。

三、临床表现和诊断

（一）病史和体格检查

直肠后肿瘤相关的症状通常是模糊不明确的，直肠后肿瘤早期生长缓慢，部位隐匿，常无明显症状，常在盆腔或直肠检查才发现。有症状的患者可表现为会阴部或尾骶部疼痛、便秘、可触及的肿块或梗阻性症状。典型的临床表现是疼痛坐时加重，站立或行走可以缓解。疼痛是一种不良的预兆，相对于良性病变，更多的被认为是恶性病变（88% vs. 39%）[2]。当患者出现尿失禁或大便失禁和性功能障碍时，骶神经可能存在受累，检查者应该注意晚期肿瘤的可能性。

患者可能偶尔有持续的肛周分泌物而被误诊为慢性肛瘘或藏毛窦。检查者应该注意直肠后囊性病变的可能性，包括反复进行"肛瘘"手术无法在齿线附近发现感染源，直肠后间隙无明显原因的反复感染，肛后有窦道小凹及骶尾后区的固定肿块[8]。

检查者需要进行充分细致的会阴和肛门直肠体格检查，肛后小凹虽然罕见，但临床医生也应该充分考虑到直肠后肿块的可能性。因为直肠倾向于前移位，大多数在直肠指诊可感觉到有明显的肿块。被覆的直肠黏膜通常是光滑的和可移动的；如果肿块上没有这种特征性表现，则提示病变已经直肠排出，或者是晚期恶性肿瘤。直肠检查在评估肿瘤位置，确定肿瘤与骶骨和其他结构如前列腺的位置关系也很重要。检查者应完成一项完整的神经学体格检查，并重点注意骶神经和肌肉骨骼反射，这些反射的损伤可能表明骶神经根存在已受累。

框 174-1　直肠后肿瘤的分类

先天性
- 良性
  - 发育性囊肿（畸胎瘤、表皮样囊肿、皮样囊肿、黏液分泌囊肿）
  - 直肠重复畸形
  - 骶前脊膜膨出
  - 肾上腺剩余瘤
- 恶性
  - 脊索瘤
  - 畸胎瘤

神经源性
- 良性
  - 神经纤维瘤
  - 神经鞘瘤（施万细胞瘤）
  - 神经节瘤
- 恶性
  - 神经母细胞瘤
  - 神经节神经母细胞瘤
  - 室管膜瘤
  - 恶性周围神经鞘瘤

骨性
- 良性
  - 骨巨细胞瘤
  - 成骨细胞瘤
  - 动脉瘤性骨囊肿
- 恶性
  - 骨肉瘤
  - 尤因肉瘤
  - 骨髓瘤
  - 软骨肉瘤

其他项
- 良性
  - 脂肪瘤
  - 纤维瘤
  - 平滑肌瘤
  - 血管瘤
  - 内皮瘤
  - 硬纤维瘤
  - 血管外皮细胞瘤
- 恶性
  - 脂肪肉瘤
  - 纤维肉瘤/恶性纤维组织细胞瘤
  - 平滑肌肉瘤
  - 转移性癌
- 其他
  - 异位肾
  - 血肿
  - 脓肿

（二）诊断检查

直肠后肿块应进行重点体格检查、高分辨率横断面成像和实体或异质性肿瘤的经皮穿刺

活检[9]。骶骨平片作用有限，计算机断层扫描和（或）磁共振成像应优先选择；然而，当获得骶骨平片时，平片可以识别骨质破坏、钙化和软组织占位。这种情况通常见于脊索瘤、巨细胞肿瘤、神经鞘瘤、动脉瘤样骨囊肿和骨软骨瘤[2]。骶骨成像（或镰状骶骨）上的"弯刀"征是与骶前脑膜膨出相关的典型特征，这一诊断需要通过脊髓造影或增强 MRI 来证实。

横断面成像，特别是 CT，可以将肿瘤定义为囊性、实性或异质性（实性和囊性成分）。评估其他盆腔结构如膀胱、子宫、输尿管或直肠是否受累也具有重要作用。CT 能很好地显示骨皮质破坏，而 MRI 在评估骨髓受累方面更有优势。此外，由于 MRI 具有高度的软组织分辨率，我们发现它有助于明确肿瘤的完整范围和累及邻近结构，并对手术计划有很大帮助。MRI 的脊髓成像可以显示脑膜膨出、神经根、肿瘤累及椎间孔和硬膜囊压迫。磁共振血管造影或静脉造影可提供有关血管受累的额外信息，如果存在，应提示血管外科医生介入。根据多项研究，MRI 在判断良恶性病变方面似乎比 CT 更准确[9, 10]。

（三）术前活检的作用

术前活检在直肠后肿瘤治疗中的作用仍存在争议。反对者认为活检缺乏关于这些罕见肿瘤的可用信息。一些专家认为，任何可切除的骶前肿瘤术前活检都是禁忌的[2,11,12]，而另一些专家则认为，所有实体或异质性肿瘤在手术干预前都应经皮穿刺活检[9]。活检的理由包括：①可能影响手术的方法，例如恶性肿瘤的全切除和良性肿瘤的局部切除；②应用直接新辅助化疗或放疗敏感的肿瘤；③术前活检可了解肿瘤组织学类型及制定后续治疗方案，在获得更完整的信息的基础上进行手术治疗。因此，术前的活检是有益的。

简单的囊性病变因为是均匀的良性病变，其结果不会改变治疗方案，因此不需要活检。对新辅助放化疗有效的肿瘤患者（如某些肉瘤

变异——尤因肉瘤、骨源性肉瘤和神经纤维肉瘤）可能受益于新辅助治疗，而组织诊断在辅助决策中是至关重要的。当恶性肿瘤达到充满骨盆大小时，如果放疗能使肿瘤一定程度的缩小，则更容易切除（图 174-6）。我们认为，除了明确需要新辅助治疗外，活检最重要的作用是为外科治疗制定计划。恶性肿瘤病变可能需要广泛切除，包括多脏器切除、骶骨切除术和（或）下肢截肢。在这种情况下，多学科团队关于患者的预后和生活质量的计划和讨论很大程度上取决于术前活检的诊断。

梅奥诊所报道了术前活检的经验，并证明活检与影像学对比是安全的且与术后病理高度一致。对于接受经皮穿刺活检的患者，诊断是正确的。与术后病理诊断对比，经皮穿刺活检的患者诊断正确率为 90%，而仅用影像学诊断的患者正确率为 40%。活检预测恶性病变的敏感性和特异性分别为 96% 和 100%，而影像学预测恶性病变的敏感性和特异性分别为 83% 和 81%。未见肿瘤沿活检途径转移的报道 [9]。

当进行活检时，应在切除范围内采用经会阴部或骶旁入路，以便必要时可切除活检针穿刺周围组织（图 174-7）。永远不要经直肠或经阴道活检，有几个原因：如果存在恶性肿瘤，

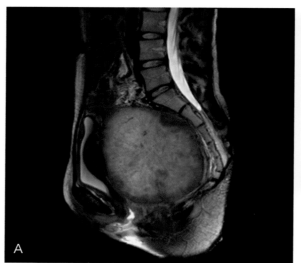

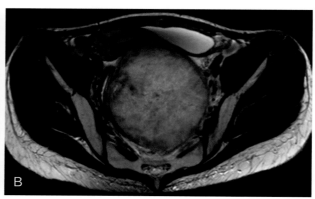

▲ 图 174-6　巨大的骶前盆腔肿瘤填充骨盆的矢状位 T_2 加权磁共振图像
A. 肿瘤使子宫和膀胱向前移位；B. 直肠侧移

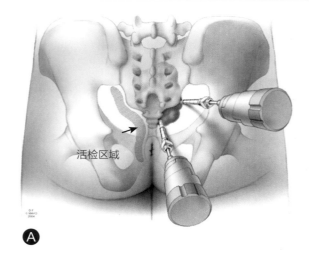

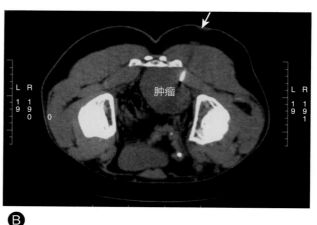

▲ 图 174-7　**A.** 术前活检技术显示理想的进针区域；**B.** 计算机断层扫描显示合适的穿刺方向

原本不必切除的直肠和（或）阴道可能因为活检经过这些器官而必须切除；在囊性病变中，由于胚胎组织平面扭曲，经直肠活检可导致感染的风险，这反过来增加了复发和并发症的风险；最后，对脑膜膨出不慎活检可能导致脑膜炎的灾难性并发症和潜在的死亡。

四、肿瘤特异性特征

（一）发育性囊肿

1. 表皮样囊肿和皮样囊肿　这些囊肿是由胎儿外胚层管的异常闭合引起的，在女性中更常见。通常，这些病变与肛后有窦道小凹有关。表皮样囊肿和皮样囊肿均呈角化层状鳞状上皮，而表皮样囊肿无皮肤附属物（表 174-1）。皮样囊肿可表现为特征性的汗腺、毛囊或皮脂腺囊肿，并有椎管内成分[14]。

这些病变表现为盆腔或直肠周围脓肿时，存在 30% 的感染可能性。此外，如果脓肿与肛后小凹相通时，患者可能会被误诊为瘘管。

2. 肠源性囊肿　肠源性囊肿（直肠重复囊肿）是由于发育中的尾肠被分隔而产生的。它们可能由鳞状上皮（如皮样和表皮样囊肿）或柱状上皮（如 TGC）排列。它们与其他实体的不同之处在于有清晰的肌壁和肌神经丛。绒毛或隐窝在小肠重复中也很常见，但 TGC 中不存在；恶性肿瘤中也有报道[15]。

3. 尾肠囊肿　TGC 也被称为囊性错构瘤，而肛管后肠囊肿是胚胎发育早期进入一过性真性尾部的肠管的残留物，在妊娠 35～56 天之间发育后退化。直肠从头侧向尾部形成，原肠的尾部即尾肠，尾肠退化不全即形成尾肠囊肿。这些病变通常是多囊、多室的（图 174-8）。内膜通常由鳞状、腺体柱状或移行上皮共同组成[16]。因为皮样和表皮样囊肿仅含有鳞状上皮，腺上皮或移行上皮的存在可排除诊断。不像重复囊肿，尾肠囊肿没有明确的含有肌神经丛的肌壁。大多数的 TGC 发生于成人，新生儿很少报道[17]。虽然在影像学上，TGC 很少发现在畸胎瘤中很常见的钙化，但在恶变情况下仍然可能发生钙化[15]。CT 显示一个界限清晰、均匀的肿块，邻近的脂肪层被保留，囊肿内常可见角化碎片[18]。

历史上认为 TGC 很少发生恶性肿瘤（约 2 例）[15]；然而，现在来自梅奥诊所的 31 例病例

表 174-1　直肠后囊肿的特点				
囊肿类型	组织类型	区别特征	形成机制	女：男
皮样囊肿	角化复层鳞状上皮	± 汗腺，毛囊，皮脂腺囊肿	皮肤外胚层与神经外胚层分离失败	女＞男
表皮样囊肿	角化复层鳞状上皮	无皮肤附属物	皮肤外胚层与神经外胚层分离失败	女＞男
肠源性囊肿（重复囊肿）	鳞状或柱状上皮组织	分化良好的肌壁及肌间神经丛；± 绒毛或隐窝	发育中后肠的分隔	女＞男
尾肠囊肿	鳞状或腺状柱状或移行或混合	平滑肌可能存在，但边界不清；无肌间神经丛	胚胎原始肠道的残留	3：1
畸胎瘤	包含每个胚层的组织	可能含有头发、骨头、牙齿		女＞男

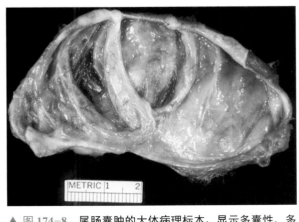

▲ 图 174-8　尾肠囊肿的大体病理标本，显示多囊性、多层排列的外观

表明，13% 的 TGC 被诊断为恶性肿瘤[19]。在这些病例中，采用后入路（20/31）、前入路（9/31）或联合入路（2/31），所有患者实现了完全囊肿切除。4 例患者（13%）发现直肠瘘管。随访中发现一例良性复发。这些病例还表明不需要常规尾骨切除术（随访至少 1 年大约有 6% 的患者复发），尽管过去相信尾骨切除术后的复发率更低。作者的方法是保留尾骨，除非恶性肿瘤或囊肿密集附着在尾骨上而必须进行切除。大多数报道的恶性肿瘤是腺癌[15,16,20-22]。骶前类癌也被报道与 TGC 相关，这使得我们推测这些类癌来自于骶前后肠的神经内分泌细胞[25]。

（二）神经源性肿瘤

神经源性肿瘤的发病率估计为 1/250 000～800 000，包括神经鞘瘤、神经节神经瘤、神经节神经母细胞瘤、神经纤维瘤、神经母细胞瘤、室管膜瘤和恶性周围神经鞘瘤（神经纤维肉瘤、恶性神经鞘瘤、神经源性肉瘤）。随着这些肿瘤的生长，严重的神经后遗症可能导致感觉、运动、肛门直肠或泌尿生殖系统功能障碍。梅奥诊所的一系列骨盆神经源性肿瘤研究证实神经鞘瘤是最常见的良性肿瘤，恶性周围神经鞘瘤是最常见的恶性病变[26]。良性神经鞘瘤通常是孤立、边缘清晰具有包膜的肿瘤[27]。神经鞘瘤的恶变是罕见的[28]。术前区分良性和恶性神经源性肿瘤可能是具有挑战性的，在没有组织活检的情况下，因为影像学本身不足以进行鉴别，在这些患者中，术前活检对于指导手术入路（保留神经 vs. 神经切除）至关重要。

迄今最大的一项盆腔神经源性肿瘤手术系列报道数据中含了一部分骶前间隙神经源性肿瘤[26]。在本次研究中，89 例患者被确诊，44 例为男性。中位年龄为 38 岁。有 43 例（48%）患者的病变为恶性。神经鞘瘤是最常见的良性肿瘤（61%），恶性周围神经鞘瘤是最常见的恶性病变（81%）。恶性肿瘤有 49% 的病例有浸润周围结构的组织病理学证据。无论是否存在恶性肿瘤，局

部切除术是最常用的手术技术。良、恶性病灶 5 年局部复发率分别为 35.9% 和 35.0%。恶性病变 1 年、5 年和 10 年生存率分别为 79.5%、47.9% 和 29.6%，恶性肿瘤 5 年无病生存率为 25.9%。

梅奥诊所发表了治疗良性骶前神经源性肿瘤的经验[29]。我们的实践是在这些肿瘤的切除中使用保留神经和功能的切除技术。因此，术前活检判断是否为良性病变是很重要的。在过去的 1 年中，有 17 例患者发现了良性肿瘤并接受了手术治疗。最常见的症状是疼痛（最常见的是坐骨痛）。12 名患者被发现患有神经鞘瘤，5 名患有神经纤维瘤。只有 1 例患者术后出现神经功能障碍（足下垂），且是暂时性的。在平均 34 个月的随访中，15 名患者存活，2 名死于其他无关原因。我们治疗这些肿瘤的方法在流程图中概述（图 174-9）。

（三）骶尾部脊索瘤

骶尾部脊索瘤是直肠后间隙最常见的恶性肿瘤。它们被认为起源于原始的脊索组织，要么来自髓核，要么来自异常的其他组织。它们被认为起源于残存的胚胎脊索或异位脊索，这解释了脊柱任何部位均可能出现脊索瘤，其中以蝶枕部及直肠后区域最常见。

脊索瘤往往以男性为主，在 30 岁之前很少被发现。患者可能无症状或存在长期的不明显的疼痛史，主要发生在会阴区，其特征是坐着加重，站立或走路时缓解[30-32]。在晚期，巨大肿瘤可引起肛门直肠或泌尿生殖系统功能障碍（便秘、大便和尿失禁、性功能障碍）。骶骨前侧平片常表现为骨质破坏和软组织占位。其他可能导致骨质破坏但可能性较小的肿瘤包括巨细胞肿瘤、神经鞘瘤、动脉瘤样骨囊肿和骨软骨瘤[30]。

手术切除后的结果完全取决于获得阴性边缘切除的能力。Kaiser 等发现在脊索瘤患者中，如果肿瘤边缘被破坏，局部复发率从 28% 增加到 64%[33]。

Fuchs 等报道的最大系列骶骨脊索瘤中的一

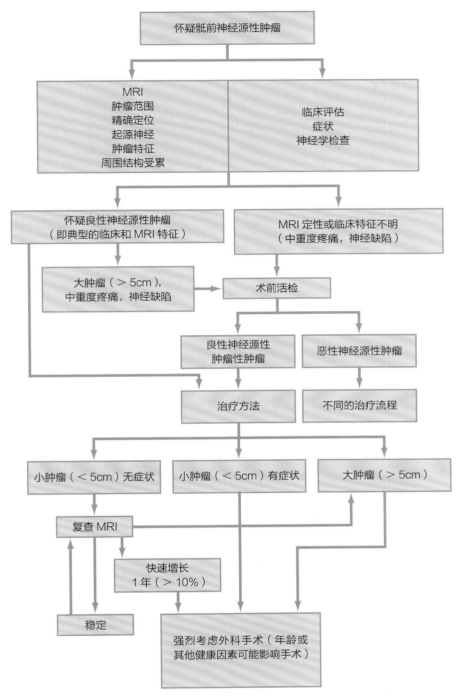

◀ 图 174-9　神经源性肿瘤
的治疗流程

个研究显示[34]，21 年的时间里，52 名骶尾部脊索瘤患者接受了手术治疗。大多数患者的症状平均持续 27 个月，大多数肿瘤较大（平均直径 9cm），近 2/3 的肿瘤向头侧延伸至 S_3。在平均 7.8 年的随访中，23 名患者没有任何疾病的迹象。23 例（44%）患者出现局部复发。5 年无复发生存率为 59%，10 年无复发生存率为 46%。5 年、10 年和 15 年的总生存率分别为 74%、52% 和 47%。最重要的生存预测因子是切缘阴性。

（四）畸胎瘤和畸胎癌

骶前畸胎瘤是婴儿期最常见的畸胎瘤，以

女性为主[35]。骶前畸胎瘤通常含有来自每个胚芽的组织，尽管分化程度可能不同。表现出更大分化的肿瘤，有可识别的头发、骨头或牙齿，更有可能是良性的。与其他直肠后肿块一样，良性病变通常是囊性的，而恶性畸胎瘤的通常表现为实性或异质性成分。

有 90% 的婴儿骶尾部畸胎瘤是外部可见的。相反，成人畸胎瘤最常见于盆腔内，这也解释了后来才被发现的原因。Altman 根据盆腔内和外部相对构成比将这些肿瘤分为四种类型（图

174-10）[35]。这些表现上的差异解释了为什么在 1974 年以来的一系列研究中，超过 50% 的婴儿是在出生当天确诊的，而 18% 的婴儿在出生后 6 个月内没有确诊。这对诊断时的恶性肿瘤发生率有显著影响，因为恶性肿瘤的发展与婴儿的年龄有很强的相关性；2 个月前只有 7% 的女孩和 10% 的男孩出现恶性肿瘤，但 2 个月后这一比率分别上升到 48% 和 67%[35]。当前逐渐广泛开展的孕期超声产检，预期将大大增加产前诊断率并降低恶性肿瘤的风险。

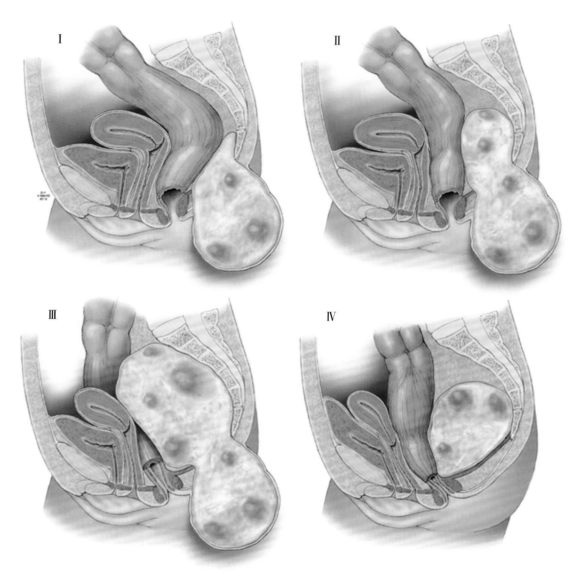

▲ 图 174-10　骶尾部畸胎瘤的分类

Ⅰ 型以外生肿瘤为主，Ⅱ 型外生肿瘤合并向内扩展，Ⅲ 型以内生肿瘤为主合并向外扩展，Ⅳ 型骶前肿瘤（经 Mayo Foundation for Medical Education and Research 许可转载，版权所有）

梅奥诊所的一系列研究报道了骶尾部良性和恶性畸胎瘤的手术结果[36]。在 33 年的时间里，有 26 名患者被确诊。5 名患者（19%）被发现有恶性肿瘤。术前活检与最终手术病理 100% 一致。对于大多数患者，后侧手术入路可充分完整切除。所有恶性病变患者接受骶骨远端切除并进行 R_0 切除；然而，只有 57% 的良性病变患者需要切除骶骨或尾骨。没有短期死亡率，30 天发病率为 60%（19% 为 Clavien-Dindo III 级或更高）。在良性病变的患者中，平均随访时间为 23 个月，其中 1 例患者在 6 年时复发（恶性）。5 名恶性肿瘤患者在平均 20 个月的随访中，有 3 人最终死于转移性疾病。辅助治疗对恶性肿瘤的治疗并不普遍，对成人的治疗也没有共识。我们的做法来源于儿科治疗的外推——先进行手术，必要时再联合依托泊苷、博来霉素和顺铂化疗。对于肿瘤恶变成腺癌或鳞状细胞癌的肿瘤，术前放疗可缩小肿瘤肿块，可能提供清晰的切除边缘，并可降低局部复发率。根据细胞类型，肉瘤的病变也可能受益于放疗。

（五）骨性病变

骶前间隙的大多数骨性病变是转移性的，然而，原发性骨性病变仍然是继神经源性肿瘤以后最常见的直肠后肿块。男性的发病率较高，男女比例 2∶1，其中 50% 是恶性的尤因肉瘤、骨髓瘤和成骨肉瘤[2]。良性病变以巨细胞瘤、动脉瘤性骨囊肿和骨软骨瘤等肿瘤为代表[2]。这种肿瘤常伴有骨质破坏。疼痛仍然是最常见的表现特征。

（六）其他病变

该区域的其他病变包括转移性病变、与克罗恩病或憩室炎有关的炎症改变 / 脓肿，血管周细胞瘤、血肿和盆腔异位肾。类癌不常见，但也有报道，大多数是直肠类癌的直接延伸或转移[37]。

罕见的是，骶前肿瘤会作为先天性综合征的部分表现，如 Currarino 综合征以骶前肿块、肛管直肠畸形和骶骨异常三联征为特征[38]。在 Currarino 综合征中，最常见的骶前肿块是脑膜膨出，但是在 20%~40% 的报道病例中发现了畸胎瘤[39-40]。引起该综合征的突变已定位于 7q36 染色体上的 HLXB9 基因。可能存在一定的遗传异质性，表达的表型也有差异。在散发性病例中，已经发现了分化突变。特异性的骶骨异常是该综合征的一个独特改变，提示详细的家族史采集和基因测试[41,42]。

在我们所回顾的直肠后肉瘤中，37 例患者接受了切除，84% 的患者接受了 R_0 切缘切除，16% 的患者接受了 R_1 切缘切除，76% 的患者接受了邻近盆腔器官和骨结构的整块切除。最常见的肉瘤是恶性周围神经鞘瘤和软骨肉瘤。对 22% 的患者进行术中放射治疗。在 2 年、5 年和 10 年的总生存率分别为 75%、55% 和 47%，5 年的无病生存率为 51%。

五、手术干预和入路

（一）基本原理

直肠后肿瘤一旦确诊，应尽早进行手术治疗。主要是由于该类肿瘤的恶性比例高，或由良性病变发生恶化，故推荐手术治疗。骶前脑膜膨出如果不治疗，可能会感染并导致脑膜炎。囊性病变也有感染的风险，这使得随后的切除更困难，并增加复发的风险。年轻女性的直肠后肿块可能持续生长，并导致难产。此外，局部症状往往对患者的功能和生活质量有显著影响。无论肿瘤是恶性还是良性，如果有经验、多学科的团队以系统、周全的方式处理这些肿瘤，肿瘤学和患者功能都可以得到较好结果[43]。

（二）多学科小组

组建一个由结直肠外科、骨肿瘤外科、脊柱外科、泌尿外科、血管外科和整形外科医生组成的经验丰富的多学科团队，确保运用恰当的临床经验提高治疗结果。术前的多学科成员还应包括有经验的放射科医生、肿瘤内科医生、放疗科医生和麻醉医生。术后的团队也可能需要熟练的康复治疗师。将患者转介到有经验的中心是减少并发症和提高肿瘤预后效果的关键。

（三）手术入路

手术入路取决于肿瘤在骨盆内的位置。直肠后段肿瘤的切除有三种可能的入路：纯前侧入路（经腹）、纯后侧入路（会阴或骶旁）或前后联合入路。准确的术前影像对确定肿瘤与骶骨及切除边缘的关系至关重要，从而确定应采取的适当入路。完全位于 S_3 以下的病灶可通过骶骨旁 / 尾骨旁切口纯后侧入路切除。如果肿瘤延伸至 S_3 以上，根据是否需要同时切除骶骨，可以单独从腹部切除，也可以采用前后联合入路（图 174-11）。

人们还必须考虑重建和软组织覆盖潜在的大盆腔缺陷的需要。整形外科医生在这里扮演着至关重要的角色。腹直肌肌瓣是一种多用途的皮瓣选择。偶尔可使用股薄肌瓣或臀大肌瓣。无论哪种皮瓣，都必须制定恰当的手术体位和备皮准备。

1. 肿瘤位于 S_3 以下——后侧入路　将患者置于俯卧折刀位，并用胶带将其臀部分开。在骶骨和尾骨下缘做一切口延伸到肛膜，以避免损伤

括约肌复合体。尾骨切除术或骶骨远端切除术可以促进暴露骨盆和切除大的肿瘤，但不是必须，除非恶性肿瘤累及这些结构。可以在直肠后脂肪和肿瘤间的平面进行病变切除。假包膜常被发现，它有助于从周围组织（包括直肠壁）安全剥离。对于非常小的病变，特别是囊性病变，术中医生可使用另一只手辅助，将示指置于肛管和直肠下段，将病变从伤口深处向外推（图 174-12）。该技术可将病变从直肠壁剥离，而不进入直肠腔。先前的囊性病变感染可能导致囊壁和直肠间的解剖平面变得不清楚。可将病变处直肠壁切除部分，并将缺损处分两层关闭。

2. 前后联合入路　肿瘤延伸到 S_3 水平以上，首选前后联合入路。患者通常是仰卧位，从腹侧开始剥离。如果直肠切除同时联合肠道重建，可结合同步体位（改良的背侧截石位）进行手术，术中需准确放置衬垫。其他体位，如"放松侧卧位"（sloppy lateral）也被提及，便于两组术者分别从前后联合切除。

通过下中线切口进入腹腔，并仔细探查腹腔，以排除扩散性疾病。在游离低位乙状结肠后，在骶岬下方进入骶前间隙，后侧直肠系膜从骶筋膜向下剥离至肿瘤上缘。如果肿瘤能在直肠后侧

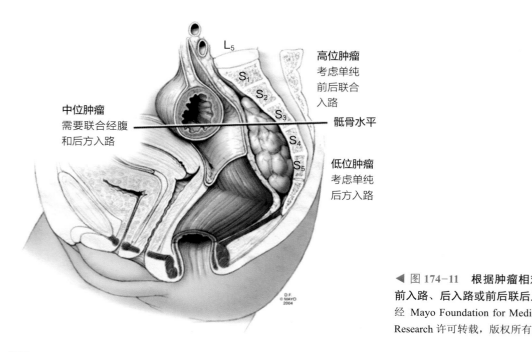

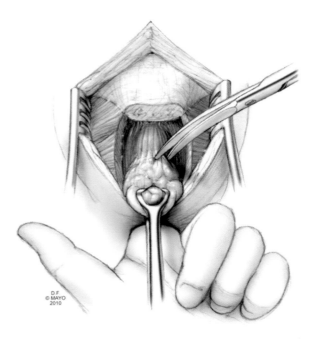

▲ 图 174-12 使用手指协助通过会阴入路从直肠取出肿瘤

经 Mayo Foundation for Medical Education and Research 许可转载，版权所有

安全游离，则可在肿块前侧包膜与直肠系膜之间平面进行剥离。在肿瘤后方，如果病变和骶骨之间平面存在，则需要小心地剥离。未侵犯邻近器官的孤立性肿瘤，可采用这种方法与周围分离后切除。如果肿瘤体积较大，它可能压迫直肠或导致移位，增加肿瘤和直肠分离的风险。在这种情况下，我们倾向于对有肿瘤的直肠部分进行整体切除。可以考虑重建肠道的连续性（尤其是良性肿瘤）；如有指征［吻合位于腹膜反折下方和（或）术前放疗］，可采用保护性转流回肠造口术。如果有证据表明肿瘤向骶骨高处延伸侵犯，导致无法保留 S_3 甚至 S_2 神经根，患者将会失禁。如此整块切除直肠肿物可以避免肿瘤细胞种植。在这种情况下，使用切割吻合器将直肠上段在肿瘤水平以上横断，游离前方和侧方的韧带达到盆底水平，然后在必要时切除肛门和整个括约肌复合体，行端式乙状结肠造口。

切除大而复杂的肿瘤可能会导致大量的失血。这可能发生于脆弱的、受射线照射的盆腔血管、肿瘤累及的盆腔血管或骶骨切除术本身。因此，当考虑实施骶骨切除术时，结扎骶正中动脉

和髂内血管及其分支可能有助于减少失血。应努力保留髂内动脉的前分支，它发出臀下动脉。这减少了会阴和臀部坏死的潜在风险。这一步操作时血管外科医生的协助是非常有价值的，特别对于放疗过的术野。游离输尿管及其支撑组织，并悬吊在计划的骶骨切缘外侧是有帮助的。

对于需要扩大骶骨切除术的患者，特别是当放疗已经成为治疗的一部分时，可以使用来源于腹直肌的血管蒂良好的肌皮瓣来关闭会阴，以降低会阴伤口并发症的风险。在手术过程中，可以将皮瓣游离并放置在骨盆深处，以便稍后通过会阴伤口取出用于缝合。在会阴部分手术中，为了保护皮瓣和其他重要结构，需要在骶前放置一层厚塑料布或开腹垫，并在切除骶骨后将其移除。

在将患者转变为俯卧位之前，关闭腹部切口并造口（如果需要）。在骶骨和尾骨表面做一个中线切口向下延伸至肛门，横断肛尾韧带，牵开双侧肛提肌。如果要保留直肠，必须将其后部与肿瘤分开。然后，骨科医生可以解剖两侧臀大肌，横断骶棘韧带和骶结节韧带，并分离梨状肌，以暴露坐骨神经。然后，在暴露和保存至少一根 S_3 神经根（如果可能）后，在 S_3 或更高的水平进行截骨。神经囊可能需要结扎。在这种方法中，肿瘤可以连同附着的骶骨、尾骨和受累骶骨神经根一起完整切除，伴或不伴直肠。

骶前肿瘤微创切除术。最近，有报道使用微创（腹腔镜或机器人）技术作为骶前肿瘤切除术的方法 [44-46]。目前大多数的报道局限于高度选择的良性肿瘤，可以通过完全经腹入路进行手术。微创技术可以显著降低整体手术的并发症。Lengyel 等描述了一种与腹腔镜下恶性骶前肿瘤切除术相似的治疗晚期直肠癌的腹腔镜手术方法。手术分两个阶段进行：腹腔镜阶段，患者采用头低改良截石位；经骶阶段，患者采用俯卧折刀体位。腹式（腹腔镜）手术的主要特点是可由外侧向内侧游离直肠，结扎肠系膜下血管，小心辨认和保留盆腔神经和骶神经根，结肠分离，结肠造口和直肠切除术完成。最近

由 Fong 等报道了 10 例腹腔镜下良性肿瘤切除术的患者。没有报道术中或术后的主要并发症。肿瘤大小中位数为 8cm。微创治疗方式的基本目标应该是限制并发症。然而最重要的是，恶性肿瘤疾病的手术切除绝不能为了美观而妥协。

（四）患者随访考虑

对于良性肿瘤患者，我们的做法是评估复发与每年随访，包括直肠指诊检查。如果直肠指诊发现可触及肿块，可进行骨盆横断面成像。此外，我们建议术后 1 年进行基线 CT 检查，即使体检正常，每 5 年复查一次。恶性肿瘤患者的随访更加密切，尤其关注局部复发和肺转移。最初 5 年每年进行一次腹部 MRI 和胸部 CT 扫描。如果患者直肠保留，每年进行直肠指诊检查，并可能进行内镜检查。如果所有的疾病都可以手术切除，局部进展期肿瘤和肺转移患者可以再次切除。

六、诊治策略

在我们机构，我们建立了用于指导直肠后肿瘤的决策流程（图 174-13）。

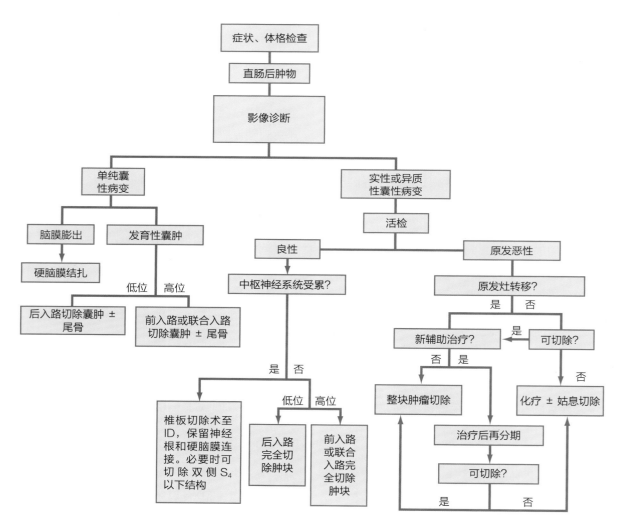

▲ 图 174-13　指导直肠后肿瘤治疗的决策流程
CNS. 中枢神经系统

引自 Dozois EJ，Jacofsky DJ，Dozois RR. Presacral tumors. In：Wolff BG，Fleshman JW，Beck DE, et al.，eds. The ASCRS Textbook of Colon and Rectal Surgery. New York：Springer；2007：512.

第 175 章
结直肠少见恶性肿瘤
Rare Colorectal Malignancies

Scott R. Steele　Yuxiang Wen　Gregory D. Kennedy　**著**

袁维堂　**译**　窦若虚　傅传刚　**校**

摘要

大肠肿瘤相对较常见，仅在美国，结直肠癌就成为癌症相关死亡的第二或第三大原因（随年份而定）。腺癌是最常见的类型，约占 95%，其余为各种其他亚型。罕见结肠和直肠肿瘤可大致分为四类：上皮源性、淋巴组织源性、间叶性或其他。在本章中，我们将介绍这些不同类型肿瘤的临床表现、诊断和治疗。

关键词： 结直肠少见恶性肿瘤；脂肪肉瘤；神经内分泌肿瘤；神经内分泌；神经鞘瘤

结直肠少见肿瘤占所有结直肠恶性肿瘤的 5%，大致可分为四类：上皮源性（图 175-1）、淋巴组织源性、间叶性或其他（表 175-1）。在本章中，我们将介绍这些不同类型肿瘤的临床表现、诊断和治疗。

一、上皮源性肿瘤

（一）神经内分泌肿瘤

类癌起源于神经内分泌细胞，通过外源性还原剂银染。由 Obemdorfer 于 1907 年首次发现，最初是因为观察到它们具有比腺癌更惰性的病程和不同的生物学行为[1]。神经内分泌细胞可以吸收各种胺前体物质并产生终产物，如神经肽、神经递质，以及表现出局部和全身效应的激素[2]。神经内分泌肿瘤（neuroendocrine tumor，NET）是世界卫生组织对包括类癌在内的不同神经内分泌肿瘤的统称。根据 2003 年基于监测、流行病学和最终结果（SEER）计划的研究，NET 最常见于胃肠道（gastrointestinal，GI）（67%）和支气管

肺系统（25%）[3]。在美国，肿瘤的位置和种族之间存在显著的相关性，原发性肺 NET 最常见于白人（30%），而原发性直肠 NET 更常见于亚洲 / 太平洋岛人（41%）、美洲印第安人 / 阿拉斯加原住民（32%）和非洲裔美国人（26%）[4]。除了种族间肿瘤发病部位的差异外，胃肠道中 NET 的发生率也因部位而异。NET 的发生率有所增加，其中胃和直肠的发病率增加最为显著。在胃肠道中，类癌最常见的

表 175-1　原发性结直肠罕见肿瘤分类

上皮源性	淋巴组织源性	间叶性	其他
• 神经内分泌肿瘤 • 鳞状细胞癌	• 淋巴瘤 • 髓外浆细胞瘤	• 胃肠道间质瘤 • 平滑肌肉瘤 • 脂肪肉瘤 • 恶性纤维组织细胞瘤 • 神经鞘瘤 • 纤维肉瘤	卡波西肉瘤

改编自 Corman ML. Colon and Rectal Surgery. 4th ed. Philadelphia：Lippincott Williams & Wilkins；1998.

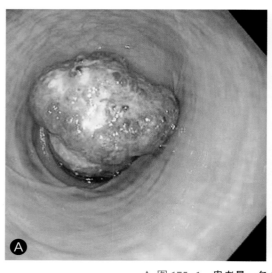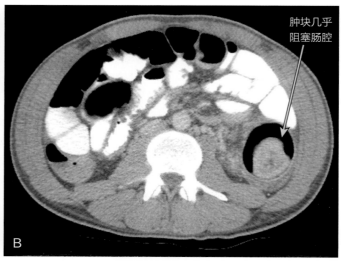

肿块几乎
阻塞肠腔

▲ 图 175-1　患者是一名 25 岁的男性，表现出梗阻症状并大便带血

A. 结肠镜检查显示一个腔内坏死性肿块；B. 计算机断层摄影检查证实了肠腔内肿块，未发现其他结肠病变，最终病理显示为未分化的上皮性肿瘤

发生部位是阑尾（38%），其次是小肠（29%）和大肠（21%）[4]。然而，在 2000—2006 年，NET 在所有胃肠道肿瘤所占的比例仍然不到 2%。NET 在大肠中极为少见，占所有结肠肿瘤的 0.92%，直肠肿瘤的 0.49%[5]。女性略高于男性（52%vs.48%），大多数肿瘤发生在 50 岁和 60 岁年龄段[4]。原发性阑尾 NET 患者往往更年轻，平均诊断年龄 47 岁。然而，直肠、结肠和盲肠原发性 NET 患者的诊断年龄稍长，分别为 56 岁、65 岁和 68 岁[4]。

（二）神经内分泌肿瘤的分类

胃肠道 NET 根据分化程度和组织学特征分为三大类（WHO 标准）：1 级（低级，分化良好），2 级（中级，分化良好），3 级（高级，分化不良）[6,7]。高分化和低分化 NET 之间的区分有助于理解这两种不同类型的临床表现并制定合适的治疗策略。类癌或神经内分泌肿瘤是指分化良好的中低级别肿瘤，而神经内分泌癌是指分化不良的高级别肿瘤（表 175-2）。

（三）病理

典型的良性类癌是一种小的、边界清楚的

黏膜下黄色病变，脂质含量高，通常为多中心，由小的圆形细胞组成，细胞内含有致密的、显微镜下可见的神经分泌颗粒。神经内分泌癌与细胞异型性增加、高有丝分裂活性或坏死有关[8]。神经分泌颗粒中的 5- 羟色胺可将细胞质中的银盐还原为金属银。

嗜银染色是 NET 的病理特征。亲银染色肿瘤是指在没有还原剂的情况下缺乏还原银的能力的肿瘤。中肠 NET 通常呈嗜银阳性，而 85%~90% 的后肠 NET 仅含有 8%~16% 的嗜银阳性细胞。

免疫组化标志物，包括血清嗜铬粒蛋白、突触素和神经元特异性烯醇化酶，是 NET 诊断和治疗后监测的重要工具。血清嗜铬粒蛋白 A 是随访患者对转移治疗或手术后反应的一个有用的标志物[9,10]。

（四）结直肠神经内分泌肿瘤

类癌的局部生长会导致梗阻、远处转移，其产生的生物活性物质会引起局部和全身的反应。典型的类癌综合征发生在 10%~18% 的类癌患者中[11]。类癌综合征包括阵发性潮红、哮喘、无血性水样腹泻、腹痛和右心衰竭，这些症状

表 175-2　2010 年 WHO 胃肠胰神经内分泌肿瘤分类和分级系统

	1 级（G1）	2 级（G2）	3 级（G3）
WHO/ENET 命名	NET，1 级	NET，2 级	神经内分泌癌（大细胞或小细胞型）
传统命名	类癌，胰岛细胞瘤	（非典型）类癌，胰岛细胞瘤	小细胞癌，大细胞神经内分泌癌
分化程度	分化良好	分化良好	分化差
核分裂象数（10HPF）	<2	2~20	>20
Ki-67 指数	<3%	3%~20%	>20%

HPF. 高倍视野

改编自 Bosman FT，Carneiro F，Hruban RH，Theise ND. WHO Classification of Tumours of the Digestive System. 4th ed. World Health Organization；2010；and Klimstra DS，Modlin IR，Coppola D，Lloyd RV，Suster S. The pathologic classification of neuroendocrine tumors：a review of nomenclature，grading，and staging systems. Pancreas. 2010；39（6）：707–712.

通常由含血清素的食物如巧克力、咖啡因和酒精引起[2]。血清 5- 羟色胺水平会引起肠道运动亢进的症状，包括腹部绞痛和腹泻。胃激肽与哮喘和潮红有关。

类癌综合征的临床表现取决于肿瘤的位置。中肠肿瘤更易出现腹痛（40%）。后肠肿瘤的病程往往比较缓慢。没有一种原发性胃肠道肿瘤与类癌综合征有关，因为门静脉系统将激素运送至肝脏，并在肝脏进行代谢。因此，患有类癌综合征的患者必定存在肝转移或全身静脉引流的肿瘤。建议患者在诊断时进行彻底的检查，以评估同时性（40%）和转移性（25%）疾病。

（五）影像

结肠镜检查和活检是评估和诊断结直肠 NET 最可靠的工具。超声内镜可用于评估肿瘤大小、浸润深度和淋巴结受累情况。对于大于 2cm 的病变，或存在高级别组织学特征时，通常需要计算机断层扫描或磁共振成像来确定是否存在转移性疾病；小于 2cm 的肿瘤很少发生转移[12-14]。在已存在肿瘤转移的情况下，生长抑素受体显像可能有助于确定是否存在具有生物学活性的肿瘤并评估肿瘤负荷[15]。

（六）肿瘤标志物

24h 尿 5- 羟基吲哚乙酸（5-HIAA，血清素分解产物）检测是最常用的确诊工具（灵敏度 73%，特异性 100%）[16]。摄入富含 5- 羟色胺的食物，如香蕉、菠萝、陈年奶酪和红酒，会导致 5-HIAA 水平假性升高。嗜铬颗粒蛋白 A 非常灵敏，常用于胃肠道类癌的随访。

（七）原发肿瘤的治疗

遵循所有肿瘤学原则的手术切除是结肠类癌的标准治疗。对于有小的黏膜内肿瘤（<1cm）的高选择性患者，内镜下切除可能是合适的[17,18]。但是，内镜下黏膜下剥离术（endoscopic submucosal dissection，ESD）与较高的非 R_0 切除和并发症相关。对于局部病变，5 年生存率为 44%~76%，而转移性患者的 5 年生存率为 30%[3]。与结肠肿瘤患者相比，直肠类癌往往可局部切除，因为直肠 NET 通常较小，并且病程缓慢。通常是在其他操作中偶然发现。肿瘤大小（>1cm）、浸润深度和淋巴血管受累是预后不良的重要危险因素[20,21]。对有高危病变的患者应谨慎考虑局部切除相关的复发风险，并可考虑行全直肠系膜切除。实际上，肿瘤大于 2cm 的患者转移风险较高，淋巴结受累者 5 年生存率为 44%，如果有远处病变，5 年生存率为 7%[3,14]。小的局部直肠 NET 预后良好，5 年生存率高达 88%，可考虑行保留直肠的局部切除[3]。有几种局部切除技术可供选择，例如，内镜下黏膜切除（endoscopic mucosal resection，EMR）或内镜下黏膜下剥离适用于直肠小病变的治疗[3,22,23]。ESD 因具有更好的 R_0 切除率及相似的并发症和复发率而优于 EMR。此外，经肛门内镜显微手术或经肛门微创手术切除可能是直肠类癌局部切除的有效手段。这些术式可考虑用于小于 2cm 肿瘤的原发性切除，以及先前结肠镜下不完全切除后的追加手术[24]。

具有高危因素的直肠病变患者应行全肿瘤切除加全直肠系膜切除（表 175-3），通常不考虑辅助化疗或放疗。

表 175-3　直肠神经内分泌肿瘤的高危因素

- 大小 > 2cm
- 淋巴血管侵犯
- 周围神经侵犯
- 侵犯固有肌层
- 超声内镜下淋巴结受累

（八）随访

关于 NET 的随访没有标准的指南。对于低风险类癌，无须进行常规的影像学随访。对于更具侵袭性和晚期的病变，影像学监测和常规血清标志物的评估可能有助于发现复发。定期（6 个月）复查血清嗜铬粒蛋白 A 的水平可监测肿瘤活动性的变化，并为 CT 或奥曲肽扫描及内镜检查发现异位或转移性疾病提供指导。

（九）转移性疾病的治疗

转移性结直肠 NET 的治疗是有限的。目前临床试验的数据是基于不同部位原发性肿瘤的转移性 NET。全身治疗通常包括生长抑素类似物、干扰素 -α、生物制剂和肝动脉栓塞。

生长抑素类似物主要用于转移性疾病中与激素效应相关的类癌综合征的治疗。最近一项来自欧洲的多中心随机对照试验（CLARINET 试验）表明，生长抑素类似物兰瑞肽与无进展生存期的延长显著相关[25]。

（十）神经内分泌癌

高级别 NET 被认为是神经内分泌癌（neuroendocrine carcinoma，NEC）。其在结直肠中极为罕见，并且预后很差。NORDIC NEC 研究发现，胃肠道中高级别 NEC 患者生存率很差[26]。这些观察结果得到了纪念斯隆凯特琳癌症中心对 126 例患者的回顾性研究的支持，该研究显示这些患者的中位生存期为 13.2 个月，而有和无转移性疾病患者的 3 年总生存率分别为 5% 和 18%[27]。另一组 100 例结肠和直肠高级别 NEC 患者的中位生存期为 14.7 个月，2 年和 5 年总生存率分别为 23% 和 8%[28]。无转移性疾病及对化疗的反应性预示着更好的总生存率。由于这种疾病具有侵袭性，因此建议对晚期或转移性疾病进行多模式全身治疗（图 175-2）[27,28]。积极的手术清扫腹部病变可能改善患者的无病间期。

（十一）鳞状细胞癌

鳞状细胞癌在结肠和直肠中极为罕见，据报道其发生率占所有结直肠恶性肿瘤的 0.25%～0.85%[29]。重要的是要排除肛门 SCC 的延伸（可延伸至肛管以上 15cm）、从其他部位转移到结直肠及来源于肛瘘外侧瘘管的 SCC[30-33]。SCC 发病机制尚不清楚，可能与慢性炎症反应或病毒感染有关，包括人类免疫缺陷病毒或人乳头瘤病毒感染[34]。此病的标准治疗尚存在争议；然而，手术仍然是治疗的基础。同步放化疗可能是直肠 SCC 的有效辅助治疗手段。一般来说，结肠和直肠 SCC 患者的预后极差[38]。

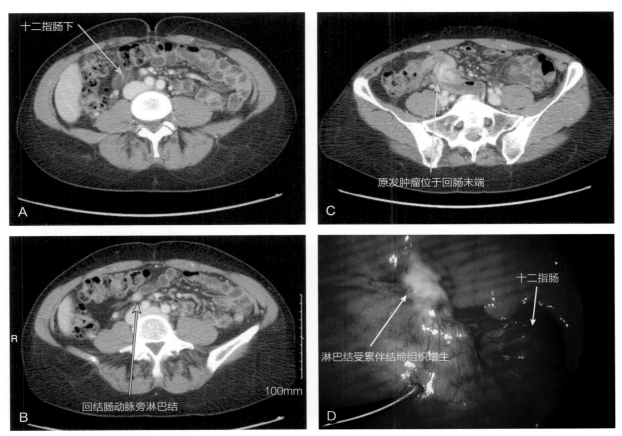

十二指肠下

原发肿瘤位于回肠末端

回结肠动脉旁淋巴结

100mm

十二指肠

淋巴结受累伴结缔组织增生

▲ 图 175-2 回肠末端神经内分泌癌患者。此患者有几个月的梗阻样症状
A 至 C. 具有代表性的计算机断层图像；D. 腹腔镜右半结肠切除术的术中照片

二、结直肠淋巴瘤

（一）原发性淋巴瘤

原发性结肠直肠淋巴瘤很少见，据报道其发病率占所有大肠肿瘤的 0.2%～0.6%。当诊断大肠淋巴瘤时，必须排除伴有胃肠道受累的系统性淋巴瘤，因为胃肠道是最常见的淋巴结外受累部位。Dawson 标准用于原发性胃肠道淋巴瘤的诊断，总结见表 175-4[40]。

表 175-4 原发性胃肠道淋巴瘤 Dawson 诊断标准

- 就诊时无周围淋巴结肿大
- 无纵隔淋巴结肿大
- 白细胞计数和分类正常
- 手术时以肠道病变为主，仅邻近淋巴结明显受累
- 肝脏和脾脏无淋巴瘤侵犯

有几个因素会增加结直肠淋巴瘤发生的风险，包括使用免疫抑制药、炎症性肠病和 HIV 感染[41,42]。其症状通常是非特异性的，可能包括体重减轻和腹痛，伴有或不伴有肠道蠕动的改变。CT、超声内镜和结肠镜检查是诊断原发性淋巴瘤的有效影像学检查方法。原发性胃肠道淋巴瘤内镜下分为溃疡型、息肉型和肿块型三个亚型[43]。活检可证实。

治疗主要包括手术切除以达到肿瘤局部控制。化疗可作为晚期疾病的辅助治疗。然而，由于这种疾病的罕见性，指导最佳治疗和比较不同治疗策略结果的证据有限。结直肠淋巴瘤患者预后取决于肿瘤的部位和分期，5 年总生存率高达 57%[44]。

（二）浆细胞瘤

孤立性髓外浆细胞瘤的诊断需首先排除原

发性多发性骨髓瘤转移。最常用的方法是测量尿本周蛋白，检查血清电泳和骨髓穿刺活检。最终诊断取决于单克隆浆细胞增殖的组织学和免疫组化结果。在治疗指南上尚未达成共识。由于浆细胞对放射治疗敏感，放射治疗已被证明能获得局部控制，但在照射区域之外可能发生局部复发[45,46]。此外，手术也是一种治疗选择[47]。约 1/3 的患者在 5 年随访中转化为多发性骨髓瘤[45,46]。

（三）间叶性肿瘤

胃肠道间质瘤（gastrointestinal stromal tumor，GIST）是最常见的间叶性肿瘤，占所有间叶性肿瘤的 82%[48,49]。其他间叶肿瘤包括脂肪肉瘤、平滑肌瘤、平滑肌肉瘤、横纹肌肉瘤、恶性纤维组织细胞瘤、血管肉瘤、纤维肉瘤和神经鞘瘤。

GIST 起源于 Cajal 间质细胞，CD117 染色阳性，而 CD117 是 c-kit 原癌基因的产物[49]。c-kit 原癌基因是一种酪氨酸激酶受体，参与细胞增殖的调控。GIST 发病机制的一个理论是 c-kit 基因突变导致细胞不受抑制的增殖。60%～70% 的 GIST 呈 CD34 阳性，CD34 是一种造血祖细胞抗原。另外，30%～40% 的 GIST 也有平滑肌肌动蛋白（smooth muscle actin，SMA）染色阳性[50]。GIST 的诊断是通过组织学和免疫组化证实的。CD117 阳性是具有高度特异性的主要诊断标准[50]。CD34 阳性与结直肠和食管 GIST 相关，而 SMA 阳性最常见于小肠病变[50,51]。GIST 可发生于整个胃肠道，但最常见于胃（51%）和小肠（36%）。只有 15% 的 GIST 发生在结直肠[52]。在少数情况下，GIST 也可发生于大网膜、肠系膜和腹膜后。

结直肠 GIST 表现为直肠出血、疼痛、里急后重和梗阻症状（或可能无症状）。在内镜下，它们可能表现为腔内或黏膜下肿块。CT、MRI 和超声内镜的多模式成像有助于评估肿瘤的大小、形态、浸润深度及其他部位转移灶。GIST 肿瘤常伴有远处转移（47%）[49]。正电子发射断层扫描是肿瘤转移灶识别及药物治疗反应监测的有效方法。活检后的免疫组化分析对于准确诊断、制定新辅助治疗方案和手术计划至关重要。

手术切除是局部肿瘤治疗的基础。由于 GIST 不会通过淋巴管扩散，因此不必进行淋巴结清扫，但如果手术中怀疑淋巴结受累，则应进行淋巴结清扫。切缘干净的局部切除或节段性切除对防止复发十分重要。肿瘤大小、R_0 切除及 c-kit 阳性是重要的预后因素[49,52,53]。通常需要 2cm 的边缘才能达到切缘干净和 R_0 切除。然而，局部肿瘤 R_0 切除术后的局部复发率仍高达 35%[49]。

对于晚期和转移性病变，新辅助治疗和辅助治疗已表现出良好的治疗效果。小分子酪氨酸激酶抑制药选择性阻断 c-kit 作用，抑制细胞过度增殖。酪氨酸激酶抑制药甲磺酸伊马替尼和舒尼替尼被批准用于晚期和转移性 GIST。第 11 号外显子特定突变的转移性患中，伊马替尼的部分缓解率为 83.5%，而 c-kit 第 9 外显子突变的患者仅为 47.8%[54]。对于无远处转移的进展期原发性 GIST 患者，在初次术后 1 年随访中，相比安慰剂，辅助治疗中使用伊马替尼能改善无复发生存时间[55]。伊马替尼辅助治疗的长期效果同样令人满意，5 年总生存率为 83%，5 年无复发生存率为 40%[56]。伊马替尼治疗后的肿瘤复发与肿瘤高有丝分裂率、肿瘤位置、较大的肿瘤，年龄，以及 12 个月伊马替尼辅助治疗有关[56,57]。对伊马替尼治疗的耐药性会随着时间的推移而发展，并与新的突变有关[58]。改用另一种酪氨酸激酶受体抑制药如舒尼替尼可进一步减缓肿瘤的进展[59]。不良反应包括疲劳、腹泻、皮肤变色和恶心，但据报道通常可以耐受。建议将 PET/CT 用于监测肿瘤反应，并在维持治疗及调整治疗方案上提供指导。不建议放疗，因为它对 GIST 无效。

根据定义，良性胃肠道间质瘤没有局部侵犯的证据，并且有丝分裂活性低，因此单纯局部切除预后良好。恶性胃肠道间质瘤患者的 5 年总生存率仅为 45%[49]。事实上，即使在早期切除后，术后 2 年的复发率仍为 40%～42%[49,60,61]。肿瘤＜2cm 的患者复发率为 5%，而 2～5cm 大小的肿瘤患者复发率为 25%，通常在局部或肝脏[62]。

（四）平滑肌瘤和平滑肌肉瘤

平滑肌瘤和平滑肌肉瘤起源于黏膜肌层的平滑肌，CD117 或 CD34 染色阴性，但 desmin 和 SMA 染色阳性。它们是第二常见的胃肠道间质性肿瘤，发生率不到所有直肠肿瘤的 0.1%。

结直肠病变通常在常规结肠镜检查时偶然发现，主要因为大多数患者并无症状。通常表现为息肉样病变或覆盖正常黏膜的黏膜下肿瘤。对结肠病变的进一步检查包括 CT 或 MRI，以确定病变的大小和在结肠壁内的确切位置。EUS 有助于确定直肠病变在直肠壁内确切位置。增大、不规则、坏死灶和回声不均匀与恶性肿瘤的风险增加有关[63]。良性病变可通过局部切除有效治疗，尤其是黏膜肌层病变，经圈套息肉切除术后很少复发[62,64,65]。通常应根据肿瘤的分级来进行病变的切除。低级别病变，或每高倍视野有少于 50 个核分裂的病变，可保留 1cm 的切缘，而高级别平滑肌肉瘤应保留 4cm 的切缘。对于直肠内的肿瘤，保留括约肌并行局部切除和辅助放疗是可行的[66,67]。肉瘤需要更高剂量的放疗才能获得疗效，但这会增加毒性和伤口并发症的发生率。对于多形性未分化肉瘤，在放疗和切除盆底及外括约肌后，应考虑采用复杂的重建技术，如垂直腹直肌皮瓣（vertical rectus abdominus muscle，VRAM）。

（五）恶性纤维组织细胞瘤

恶性纤维组织细胞瘤（malignant fibrous histiocytoma，MFH），现在被称为多形性未分化肉瘤（pleomorphic undifferentiated sarcoma，PUS），非常罕见，只有 23 例结直肠 MFH 个案报道。MFH/PUS 的临床表现不典型，包括腹痛、腹泻、下坠或体重减轻[66-71]。在组织学上，这些肿瘤由大的多形性巨细胞和（或）梭形细胞组成，呈束状和车辐状排列，并混有炎性细胞[69]。通常呈 c-kit 染色阴性，而 α1- 抗胰蛋白酶和 CD68 阳性。这种免疫组化模式可将 MFH 与 c-kit 阳性的 GIST 区分开来。

PUS 的治疗需要手术切除。对于切除后切缘接近或呈阳性的巨大病灶，可考虑辅助放疗[72]。然而，目前仍缺乏关于局部控制效果和最佳放疗时机的证据[73]。由于这些肿瘤具有化疗抵抗，所以不推荐化疗。然而，已有报道新一代酪氨酸激酶抑制药阿帕替尼可在晚期疾病中引发部分应答[74]。

（六）脂肪肉瘤

脂肪肉瘤是一种罕见的胃肠道间质性肿瘤。文献中仅有少数病例报道，常见症状包括腹痛和包块。CT 影像有助于评估肿瘤的位置、侵袭性及多灶性[75-78]。解剖分布和预后均与组织学亚型相关（表 175-5）[76,79]。

表 175-5　脂肪肉瘤组织学类型与生存率			
组织学类型	5 年 DSS	原发部位	12 年 DSS
高分化型	93%	上肢	87%
去分化型	44%	下肢	82%
黏液型	92%	躯干	77%
圆细胞型	74%	腹膜后——不需器官切除	53%
多形型	59%	腹膜后——需要器官切除	32%

DSS. 疾病特异生存率

引自 Dalal KM, Kattan MW, Antonescu CR, Brennan MF, Singer S. Subtype specific prognostic nomogram for patients with primary liposarcoma of the retroperitoneum, extremity, or trunk. Ann Surg. 2006; 244 (3): 381–391.

高黏液样物质被认为是预后不良的预测因子，5 年生存率仅为 50%。相比之下，非典型脂肪瘤或高分化脂肪肉瘤（atypical lipomatous tumor or well-differentiated liposarcoma，ALT/WD）的预后最好，5 年生存率可达 75%～100%[79]。广泛切除的手术可以达到治愈，并且手术的范围与生存率密切相关[80,81]。化疗的作用尚未完全确定，但阿霉素或异环磷酰胺可能带来一些生存获益[79,81]。脂肪肉瘤需与胃肠道中更常见的良性脂肪瘤相鉴别（图 175-3）。

（七）横纹肌肉瘤

横纹肌肉瘤（rhabdomyosarcoma，RMS）是儿童罕见肿瘤，在成人中更为少见。临床表现无特异性，通常是由于晚期占位效应所致。因此，诊断延误的患者预后通常较差，成人的预后更差[82]。

RMS 的病理生理学尚不清楚。可能与 Li-Fraumeni 综合征（p53 突变）、1 型神经纤维瘤病、Costello 综合征（HRAS 突变）、Beckwith-Wiedemann 综合征和 Noonan 综合征相关。产前药物暴露和 X 线被认为是导致儿童 RMS 的危险因素。然而，成人 RMS 的病因目前尚无相关研究。

诊断基于活检、免疫组化或电子显微镜。组织学上，RMS 由小的蓝色圆细胞组成。标志物如 α- 肌动蛋白、成肌分化抗原（myoD）、肌生成素和结蛋白的检测有助于 RMS 和其他肿瘤鉴别[82]。CT 或 MRI 有助于确定肿瘤的大小、与邻近重要结构的关系、骨或淋巴结受累情况，并协助进行手术的规划。PET/CT 可用于更准确的 RMS 分期及再分期。

目前尚无治疗成人 RMS 的指南。原发性和转移性 RMS 的多学科治疗包括化疗、放疗和大范围手术切除。儿童 RMS 通常用长春新碱、

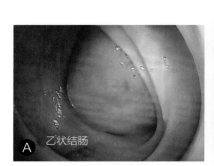
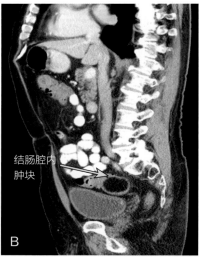
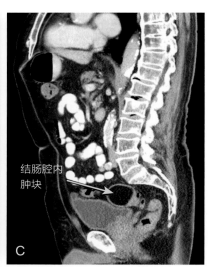
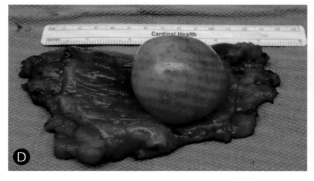
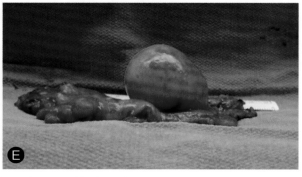

▲ 图 175-3　该患者是一名 80 岁的男性，出现新的梗阻样症状
A. 结肠镜检查显示肠腔内肿块；B 和 C.CT 显示与脂肪瘤一致的黏膜下病变；D 和 E. 证实为结肠良性脂肪瘤的离体照片

放线菌素 D 和环磷酰胺治疗。然而，成人患者通常采用由环磷酰胺、阿霉素和长春新碱组成的联合治疗。阿霉素、异环磷酰胺和达卡巴嗪也被使用，但对生存无明显影响[83]。化疗结束后，应重新评估患者是否需要手术或放疗。保留 1cm 的手术切缘是理想的。放射治疗（50.4Gy）对于无法手术切除、病灶残留或淋巴结受累的患者很重要，但对腹部或盆腔病变可能有毒性。调强放疗或质子束放疗可通过更精确的剂量传递而改善功能[82,84,85]。

（八）结直肠神经鞘瘤

神经鞘瘤起源于神经鞘细胞。胃是最常见的胃肠道受累器官，结肠和直肠的原发灶极为罕见。它们通常表现为无症状息肉或黏膜下肿块，黏膜溃疡继发性出血或腹部巨大肿物引起结肠梗阻和腹痛[86-90]。这些肿瘤的 S-100 蛋白染色呈强阳性，通常每高倍镜视野有少量的核分裂。受累大肠段的切除通常是有效的治疗方法，尚未有关于局部复发的报道[91]。

三、其他少见肿瘤

Kaposi 肉瘤

在未经治疗的 HIV 和获得性免疫缺陷综合征患者中，Kaposi 肉瘤很常见。但是，高活性抗逆转录病毒疗法的广泛应用，显著降低了 KS 的发病率[92]。对于有肛门疾病的 HIV 患者，KS 是鉴别诊断的一部分。紫色小圆形病变很罕见，常被误诊为痔疮[93]。手术在 KS 的治疗中并没有起到重要作用。化疗联合 HAART 可降低严重或进展性 KS 患者的疾病进展。常用的化疗药物包括脂质体阿霉素、脂质体柔红霉素和紫杉醇，但目前尚无文献证明可以改善死亡率[94]。

四、结论

胃肠道少见肿瘤通常在症状出现后被诊断。外科手术是大多数少见肿瘤的主要治疗方法，因为它们通常对标准化疗方案具有耐药性。多学科管理团队是这些少见肿瘤患者成功诊断、治疗和随访的关键。

第 176 章
结直肠癌的辅助治疗和新辅助治疗：分子基础治疗

Adjuvant and Neoadjuvant Therapy for Colorectal Cancer: Molecular-Based Therapy

Yvonne Coyle　著

邓艳红　译　傅传刚　窦若虚　校

摘要

结直肠是世界上第三大最常见的肿瘤也是第四大最常见导致死亡的肿瘤。50 岁以下患者的结直肠发病率较低，但随年龄增长发病率明显增高。尽管疾病诊断时肿瘤大小、淋巴结及远处转移情况对结直肠癌的新辅助和辅助治疗具有重要的指导作用，最近的研究表明，结合相关的临床病理和分子标志物可以更准确地评估患者的预后和对治疗的反应。这些分子标志物是基于结直肠癌的分子病理。结直肠的发病机制至少有三条途径：①染色体不稳定；②微卫星不稳定；③ CpG 岛甲基化表型。患者的分子标记和基因特征在预测疾病预后和评价治疗疗效中能发挥作用。目前对于无远处转移的结直肠癌，可以评估辅助治疗对其疗效的分子生物标志物有：肿瘤微卫星不稳定、B-RAF 原癌基因突变、Kirsten 大鼠肉瘤病毒癌基因同源物基因突变、尾端型同源框转录因子 2 表达、基因表达谱，以及胸苷磷酸化酶、二氢嘧啶脱氢酶、切除修复交叉互补 1 和 X 线修复交叉互补组 1 基因的多态性。

关键词：结直肠癌的发病机制；具有分子基础的结直肠癌预后；治疗效果

结直肠癌是世界上第三大最常见的肿瘤也是第四大最常见的癌症死亡原因。50 岁以下患者的结直肠发病率较低，但随年龄增长发病率明显增高[1]。虽然疾病诊断时的 T（肿瘤大小）、N（淋巴结节转移）、M（远处转移）能帮助对结直肠的治疗预后进行评估，研究表明，整合现有的与结直肠癌相关临床病理和分子标志物可更准确地评估结直肠的预后和治疗效果[2,3]。用于预测结直肠癌的预后和治疗效果的分子标志物是基于我们目前对结直肠癌发病机制分子的认识。

结直肠癌的发病机制是一个复杂多样的过程，受多种因素的影响，可能与饮食和生活方式、遗传易感性等有关。结直肠癌的另一个危险因素是长期存在的炎症性肠病，无论是克罗恩病还是溃疡性结肠炎[4]，过去 30 多年的研究增加了我们对结直肠癌发病机制的认识。这些发现表明至少存在 3 条明确的结直肠癌发病机制通路：①染色体不稳定（CIN）；②微卫星不稳定（MSI）；③ CpG 岛甲基化表型（CIMP）。

一、导致结直肠癌的分子途径

（一）结直肠癌的染色体不稳定途径

Fearon 和 Vogelstein 最初的理论认为结直

肠癌的发病机制是一个多步骤的过程，大多数结直肠癌起源于良性肿瘤或腺瘤[5]。在此多步骤过程中，首先发生抑癌基因的突变失活，然后发生癌基因的突变激活，导致染色体不稳定，最终导致结直肠癌的形成。Fearon 和 Vogelstein 还认为，肿瘤的形成至少是由 4～5 个基因的突变导致的[5]。通过染色体不稳定导致结直肠癌的序列被称为经典的腺瘤 - 癌序列。结直肠癌的疾病进展会超过 10 年，最初以发育不良的腺瘤或息肉为最常见的癌前病变[6]。这一过程中的一个关键步骤是结肠腺瘤性息肉病基因发生了早期突变。在所有家族性腺瘤性息肉病患者中，APC 既参与散发性的染色体不稳定，也参与了抑癌基因的胚系突变。60%～70% 的腺瘤会发生散发性的染色体不稳定，从而发展为癌[7]。KRAS 癌基因和 TP53 抑癌基因的突变会进一步增强腺瘤转变为癌的过程[8]。这些基因突变与染色体不稳定相关，能促进肿瘤细胞增殖和侵袭性。还有其他基因的突变也会影响染色体不稳定，例如 18 号染色体长臂（18a）发生杂合性丧失（loss of heterozygosity, LOH），会导致抑癌基因失活突变。其他遗传变化包括 LINE-1（长散在核苷酸元件 -1，long interspersed nucleotide element-1）基因的极度低甲基化、染色体着丝点的改变、有丝分裂过程中正常分离所必需的多蛋白复合物，以及可调节介导细胞对低氧反应的 HIF1 和 HIF2 基因过表达的低氧诱导因子 1（HIF1α）。这些基因组的遗传学和表观遗传学上的改变增加了有关血管生成、细胞存活和糖代谢相关基因的表达，并影响了肿瘤细胞生长的不同途径[9]。

（二）微卫星不稳定性的途径

微卫星不稳定是基因组不稳定的一种形式，占所有结直肠癌的 2%～5%，其中在 15% 的散发性结直肠癌和几乎所有的遗传性非息肉病性结直肠癌综合征中都有发现[10]。微卫星不稳定是由 DNA 错配修复（MMR）系统不活跃引起的。

当 DNA MMR 系统没有被激活时，大肠黏膜细胞突变率呈 100 倍的增加。在散发性结直肠癌中，MMR 缺陷主要是由于衰老导致 MutL 同系物 1（MLH1）基因启动子发生甲基化，导致基因表达发生改变。在具有 Lynch 综合征的结直肠癌患者中，MMR 缺陷主要是由一类 MMR 基因发生胚系突变引起的（MLH1、MSH2、MSH6、PMS2）。

MMR 系统高度保守，涉及多个基因 MLH1、MSH2、MSH6 和 PMS2，其产物相互作用，积极参与识别和纠正 DNA 复制过程中产生的 DNA 错配[11-13]。微卫星是 DNA 序列内 5～50 次重复的核苷酸短串联序列（1～6 个碱基对）。它们分布于整个基因组中，特别容易出现复制错误。如果 DNA 复制错误发生，且由于 MMR 系统缺陷而无法修复，蛋白质合成就会被破坏，其原因是 DNA 序列中核苷酸的插入和缺失发生了移码突变。因此，微卫星中一个移码突变的积累会导致遗传不稳定。然而，最重要的是，一个具有缺陷的 MMR 系统具有致瘤潜能，特别是当 MMR 系统调控细胞生长和凋亡的关键基因的时候。

组织免疫组织化学染色是一种简便、快速、价廉的检测高水平 MSI（MSI-H）的方法，这样的结果意味着一个或多个 MMR 蛋白（MLH1、MSH2、PMS2、MSH6）表达缺失[14]。在 MMR 蛋白染色正常的情况下，IHC 对 MSS 表型具有较好的敏感性（90%）、良好的特异性（100%），有 96.7% 的预测价值[15]。在蛋白表达模式异常的情况下，MSI 表型的预测值达到 100%。但是，正常的组织免疫组织化学染色可能并不能完全排除所有的 MSI 病例，因为 MMR 基因的突变会导致一种保留抗原性的非功能蛋白的产生（IHC 染色正常，但没有功能）。以聚合酶链反应（PCR）为基础的方法是检测 MSI 的金标准。目前的 PCR 方法是使用了 5 个拟单核苷酸（1 个碱基）作为一个基因组合来鉴定 MSI：BAT-25、BAT-26、NR21、NR24 和 NR27。与大多数具有多态性（超过一个碱基）的微卫星相反，这些单核苷酸序列在正常 DNA 中被一个 20～30 碱基对的单核苷酸重复序列表达，在种群中具有可变或多态性，但在个体间大小几乎相同，被称为准单型。这意味着可以在肿瘤组织中测定 MSI，而无须从正常组织中解析匹配的 DNA。MSI-H 表型的定义是 5 个标志物中至少存在 2 个不稳定标志物（如果使用较大的组合，则不稳定标志物＞ 30%），而当存在一个不稳定标志物或无不稳定标志物时分别被称为低 MSI（MSL-L）和 MSS 肿瘤。

在散发性突变中，hMLH1 基因启动子的表观遗传沉默可导致 MSI-H 的结直肠癌。由此产生的突变表型，尤其是调控细胞生长和凋亡的基因一类的基因表型，例如 HNPCC 可导致靶基因失活。大多数 MSI-H 的结直肠癌都存在 BRAF 原癌基因 V600E 突变。BRAF 是 RAF 基因家族的一员，它产生一种称为 B-Raf 的丝氨酸 / 苏氨酸激酶，参与细胞内 RAS/MAPK 通路。B-Raf 参与细胞的生长分裂、凋亡和细胞迁移。在 V600E 突变的情况下，BRAF 基因完全被激活，导致肿瘤细胞发生异常的生长和分裂。散发性的 MSI-H 结直肠癌也具有 CIMP 特征，这将在 CIMP 通路导致结直肠癌的部分进行描述。

由 MSI 通路（遗传性和散发性）导致的结直肠癌具有明显的临床特征，其恶性肿瘤常侵犯近端结肠，分化程度低，呈黏液或髓样组织学亚型，且常伴有瘤周和瘤内淋巴细胞浸润[16]。宿主增强的免疫系统不仅能识别肿瘤抗原，还能形成因为 MSI 导致 DNA 序列发生移码突变而产生的新的肿瘤抗原，因此导致肿瘤高度浸润的淋巴细胞的形成。一般情况下，MSI-H 结直肠癌患者的预后和生存情况要比来源于染色体不稳定的结直肠癌患者的生存情况好[17]。

（三）CpG 岛甲基化表型及锯齿通路途径

导致结直肠癌发生的第三条途径是 CpG 岛甲基化表型（CIMP）[18,19]。CpG 岛甲基化表型是指 CpG 岛异常高甲基化，CpG 岛发生异常高甲基化的区域位于可以调控细胞周期、凋亡、血管生成、DNA 修复、细胞侵袭、细胞黏附的启动子区域。CpG 岛的长度至少 200 碱基对，GC 率＞ 50%。这些位于启动子区域的 CpG 岛高度甲基化导致基因表达缺失，从而导致功能缺失。20%～30% 的结直肠癌是由 CpG 岛甲基化表型导致的，其临床特征与 MSI-H 的结直肠癌相似[20]。

根据甲基化标志物的数量，将具有 CIMP 表型的结直肠癌可分为高 CIMP 和低 CIMP2 种类型。高 CIMP 的结直肠癌中通常还会发现 BRAF 原癌基因突变。具有 BRAF 突变的结直肠癌与细胞生长、癌变进展和结直肠癌的高死亡率相关。BRAF 基因突变对于早期结直肠癌的总生存期是一种不良因素，与复发后的不良生存率有关[3,21-26]。确定肿瘤的 MSI 状态和肿瘤的解剖位置对具有 BRAF 突变的结直肠癌非常重要[22,24]。如前所述，散发性的 MSI-H 结直肠癌是 MSI 途径中 hMLH1 基因启动子沉默的结果，具有 BRAF 突变的 MSI-H 右半早期结直肠癌的疾病预后比 MSS 左半结直肠癌预后更好[3,24,25]。

90% 有无蒂锯齿状腺瘤（sessile serated adenoma，SSA）的结直肠癌患者具有 BRAF 基因突变，但在普通腺瘤中从未出现。BRAF 突变是导致癌症的锯齿状途径的早期事件。这些突变存在于早期增生性（锯齿状前体）息肉和进展期异型增生性锯齿状息肉中，证实其在结直肠癌肿瘤进展中的作用。具有 BRAF 突变的无蒂锯齿状腺瘤常具有高 CIMP 和 MSI-H 的特征，研究人员推测具有高 CIMP 和 MSI-H 特征的结直肠癌是由锯齿状息肉的癌变路径形成的[27]。

对于结直肠癌，BRAF 和 KRAS 这两种基因突变被认为是相互排斥的[28]，研究人员发现当结直肠癌中存在 KRAS 基因突变时，肿瘤

CIMP 为阴性[29]。KRAS 突变阳性，低 CIMP 的结直肠癌也经常与 DNA 修复基因甲基鸟嘌呤甲基转移酶（methylguanine methyltransferase，MGMT）的突变有关，MGMT 可能参与了 PIK3CA 基因突变的发展[30-32]。因此，低 CIMP 结直肠癌似乎和高 CIMP 结直肠癌具有不同的表型。有人提出旁路锯齿状途径，认为低 CIMP 结直肠癌是腺瘤性息肉和锯齿状息肉混合癌变模式的结果。据推测，具有 KRAS 突变的锯齿状息肉癌变为结直肠癌的病例占全部结直肠癌的 2%，而且由于 MGMT 基因的失活，此类结直肠癌可能极具侵袭性[30]。

（四）炎症通路

IBD 患者患结直肠癌的风险增加[33]，并且随着病程的延长、组织炎症的程度、结直肠癌家族史及伴发原发性硬化性胆管炎而增加[33]。IBD 相关性的结直肠癌的发病机制尚不清楚。与散发性结直肠癌相关的许多基因（如 CIN、MSI 和 CIMP）突变在 IBD 相关结直肠癌的发病中也发挥作用。但与散发性结直肠癌这种在结肠或直肠的一个或两个病灶内由结肠组织发育不良发展而来的肿瘤不同，由慢性炎症引起的黏膜癌通常由发育不良的多灶区发展而来，提示一种"区域性癌变缺陷"可能发挥作用[34]。慢性炎症的结果，如 COX-2 基因表达的诱导，以及炎症细胞因子和细胞因子水平的升高，可能在 IBD 相关结直肠癌的发病机制中发挥作用。非甾体抗炎药已被证明可以降低 40%～50% 的 IBD 患者患结直肠癌的风险[35,36]。NSAID 通过抑制 COX 酶的活性发挥其作用。在 COX 酶的 COX-1、COX-2 和 COX-3 三种亚型中，其中 COX-2 的表达受炎症的影响，在 50% 的大肠腺瘤和 85% 的大肠腺癌中表达水平升高[37,38]。COX-2 蛋白在起源于 IBD 的结直肠肿瘤中较早出现过表达，这可以解释为什么 IBD 患者在较年轻时会出现结直肠癌[39]。此外，氧化应激导致炎症细胞、活化的中性粒细胞和巨噬细胞

产生大量活性氧和氮产物（reactive oxygen and nitrogen species，RON）[40-42]。活动性 IBD 黏膜表现为一氧化氮合酶和 RON 表达增加[40,43,44]。RON 可以促进与结直肠癌相关的致癌途径中关键的基因突变，如 TP53 和 MMR 基因[41]。

（五）结论

确定引起结直肠癌发展的不同分子途径有助于我们更好地理解结直肠癌是如何启动和发展的。然而，更重要的是更好地理解结直肠癌的发病机制，能帮助我们确定主要影响本病行为的分子标志物，从而更好预测疾病的预后和治疗反应。

二、Ⅱ 期和Ⅲ 期结肠癌的辅助治疗

5-FU 和奥沙利铂联合化疗是目前Ⅲ 期结肠癌术后的标准治疗方案。三个具有里程碑意义的临床试验中都证明了 5-FU 或卡培他滨联合奥沙利铂时，无病生存率（DFS）的相对风险降低约 20%[45-47]，同时能提高Ⅲ 期结肠癌的总生存率[48]。然而，考虑到化疗相关的毒性、不便和费用，Ⅱ 期结肠癌患者是否能从辅助化疗中获得具有临床意义的收益仍不确定[49,50]。哪些Ⅱ 期结肠癌患者可以从辅助化疗中获益，取决于是否存在不良预后相关的临床病理因素。这些临床病理因素为：①T$_4$ 期（肿瘤穿透至脏层腹膜表面或侵犯或黏附于其他器官和结构）；②肿瘤穿孔或梗阻；③手术切缘不确定或阳性；④组织学低分化（除外 MSI 肿瘤）；⑤侵犯淋巴血管或周围神经；⑥检测标本中少于 12 个淋巴结[49,51-53]。然而，尽管这些因素具有重要的预后意义，但没有证据表明它们对Ⅱ 期结肠癌复发的患者有任何预测意义。因此，有必要在目前的结肠癌的 TNM 分期之外增加已经验证的分子标志物来预测疾病预后和治疗效果。对于结肠癌，分子标志物需要分别对非转移性和转移性的结肠癌进行研发，研究已经表明，并非所有对结肠癌有效的药物都能改善转移性结肠癌的辅助治疗临床疗效[54-56]。

一个简单的可能解释是，非转移性结肠癌与转移性结肠癌具有不同的生存机制。

三、结肠癌的分子生物标记

针对需要化疗的Ⅱ期结肠癌，分子生物标志物的两个主要生物学区域是患者及其肿瘤特征（图 176-1）。对于患者来说，可能有三个区域可以衍生出这些生物标志物：胚系基因突变、基因多态性和免疫紊乱。对于肿瘤而言，肿瘤特异性突变和肿瘤特异性表达是生物标志物鉴定研究的两个区域。目前，可能评估非转移结肠癌的辅助治疗疗效的分子标志物有肿瘤 MSI、BRAF 或 KRAS 基因突变、CDX2 表达、基因表达谱，以及 TYMPS、DPD、切除修复交叉互补组 1（ERCC1）和 X 线修复交叉互补组 1（XRCC1）的基因多态性。

（一）微卫星不稳定

如前所述，DNA MMR 缺陷是被证实可以预测结肠癌预后的标志物。MSI-H 对肿瘤的生存期有积极的影响，在早期病变中更明显。MSI-HⅡ期未经辅助治疗结肠癌患者复发率低，临床疗效好[57,58]。但以 5-FU 为主的辅助治疗的 MSI-HⅡ期结肠癌患者远处复发并没有减少[59]。

此外，在一项研究中，以 5-FU 为基础化疗治疗的 MSI-HⅡ期结肠癌患者的 OS 显著降低，但这一发现还有待证实[60]。一些临床前期试验和临床试验的结果提示 MSI 肿瘤对伊立替康的反应更为敏感[61,62]。一项研究结果显示，经过伊立替康、5-FU 和亚叶酸辅助治疗的 MSI-H 的Ⅲ期结肠癌患者的 DFS 比单独以 5-FU 和亚叶酸辅助治疗患者明显延长，但在一项最新的研究中，却发现这种差异不大[61,63]。最近的一项临床试验证实了 MSI 与伊立替康治疗之间缺乏明显的相关性[64]。此外，一项随机临床试验发现，使用 5-FU、亚叶酸、奥沙利铂（FOLFOX）及贝伐单抗辅助治疗的 MSI 状态的Ⅱ和Ⅲ期结肠癌患者的 OS 明显长于单纯给予 FOLFOX 辅助治疗的对照组[65]。然而，在接受贝伐单抗联合卡培他滨或卡培他滨治疗的 MSIⅡ期和Ⅲ期结肠癌患者中，贝伐单抗的临床效益并不明显[66]。因此目前尚无证据支持 MSI 的Ⅱ期结肠癌患者使用辅助治疗。

MSI 的Ⅲ期患者可以从 5-FU 或奥沙利铂为基础的辅助治疗方案中获益，类似于 MSS 的Ⅲ期结肠癌患者对此的临床疗效[22,57,67]。利用微卫星状态和Ⅱ期和Ⅲ期结肠癌的临床病理特征对辅助治疗的决策是有帮助的（图 176-2）。

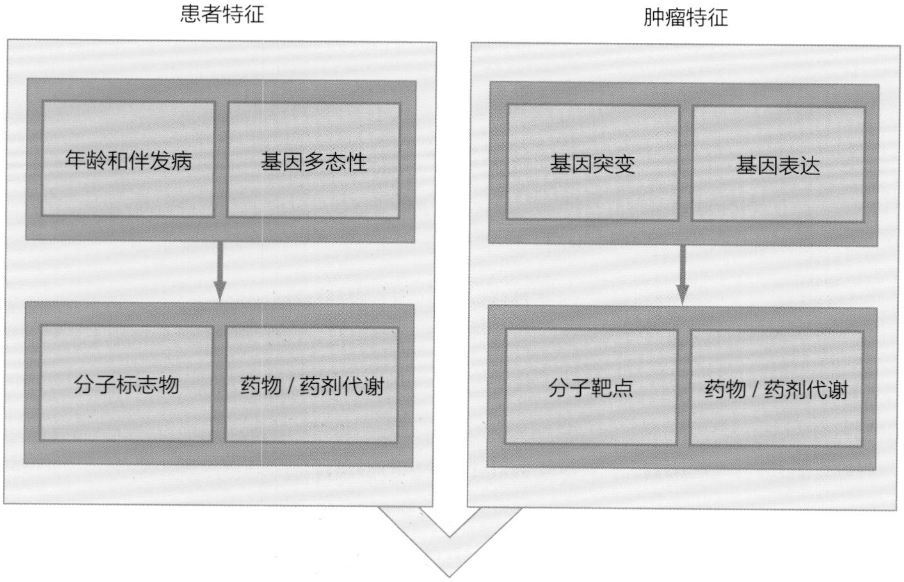

患者特征　　　　　　　　　　　　肿瘤特征

▲ 图 176-1　评价治疗应答的分子预测因子

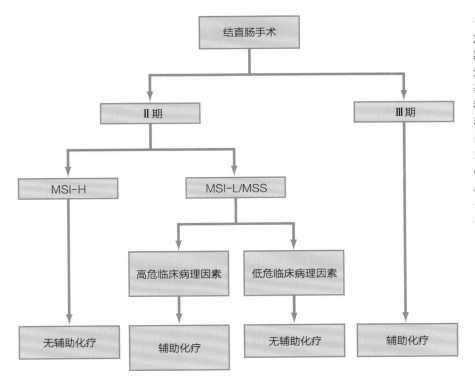

◀ 图 176-2　微卫星不稳定性结合临床病理因素在 II 期和 III 期结直肠癌中应用算法，以确定辅助化疗的潜在获益。**MSI-H.** 高微卫星不稳定性；**MSI-L.** 低微卫星不稳定性；**MSS.** 微卫星稳定

改编自 Van Schaeybroeck S，Kyula JN，Fenton A，et al. Oncogenic KRAS promotes chemotherapy-induced growth factor shedding via ADAM17. Cancer Res. 2011：71：1071-1080.

（二）*BRAF* 基因突变

对于结肠癌，*BRAF* 突变已被证实是早期结肠癌患者 OS 的独立不良预后因素[3,21-23,25,26]。然而，这主要是由于该突变与复发后生存不良有关[3,25]。必须结合 MSI 状态和肿瘤部位来解释 *BRAF* 突变在结直肠癌中的存在是 OS 的危险因素。对于左侧结肠的 MSS 肿瘤，*BRAF* 突变对预测疾病的影响最大。在这种情况下，*BRAF* 突变的肿瘤 DFS 会较差[3,25]。研究显示，*BRAF* 突变的 MSS 的左半结肠癌患者死亡风险增加了 6 倍。尽管 MSS 状态和肿瘤部位会影响 BRAF 突变在肿瘤中的一般预后评价，有研究认为 *BRAF* 突变可能对 MSI-H 结肠癌患者会产生不利的影响或预后[3,22]。尽管如此，早期结肠癌患者 MSI-H 状态的保护作用比 *BRAF* 突变的不良预后作用更大，因此 MSI 合并 *BRAF* 突变的早期结肠癌患者的预后良好[3,24]。

（三）*KRAS* 基因突变

BRAF 野生型合并 *KRAS* 突变的结肠癌患者比 *KRAS* 野生型结肠癌患者的预后更差：DFS 和 OS 降低[68-71]。*KRAS* 突变的 BRAF 野生型 II、III 期结肠癌中，在密码子 12 上 *KRAS* 突变的左侧结肠肿瘤对疾病不良预后效果影响最大[26,68,69,71]。有趣的是，辅助治疗中，抗表皮生长因子受体药物西妥昔单抗对发生在密码子 12 或 13 上 *KRAS* 突变结肠癌患者的作用较差[26,72]。西妥昔单抗实际上不利于对 *KRAS* 野生型的 II 期结肠癌患者的 OS 的提高[26]。

（四）CDX-2 基因表达

Dalerba 等在 2115 份低分化的结肠癌标本中筛选出 16 个基因，其中 1 个为 CDX-2[73]。CDX-2 是肠道发育和癌变的主要调节因子，其表达对肠道上皮具有高度特异性[74-76]。免疫组化显示 CDX-2 不表达的结肠癌发生侵袭可能性的影响因素增加，如晚期、分化差、血管侵犯、*BRAF* 突变和 CIMP。一个缺乏 CDX-2 表达的高危 II 期结肠癌亚组的患者受益于辅助化疗[73]。

（五）基因表达谱

随着高通量技术的出现，对整个肿瘤基因组的检测评估已经成为可能。高通量基因分型不仅能有效分析结肠癌个体中的 *KRAS* 和 *BRAF* 等基因，而且基因表达谱可用于识别和验证结肠癌的基因预测和预测生物标志物。因此，利用回顾性数据，对 II 期和 III 期结肠癌，若干基因和 microRNA 表达特征进行分析可以评估患者复发的风险[36,77-84]。然而，尽管选择出来的不同预测复发的基因特征几乎没有重叠，但在评估患者预后时，它们都为传统的临床病理危险因素提供了预后价值。这些不同的基因组合选择出来的基因缺乏重叠并不意外，因为这些基因许多来自高度相关的功能组。目前正在对这些基因组合进一步测试和验证，但迄今为止所有 II 和 III 期结肠癌患者预后的基因芯片都无法预测辅助治疗的益处。理想情况下，作为 T 分期和微卫星状态的补充信息，特别是对于 pT₃ MSS 的 II 期结肠癌患者，这些基因特征所提供的预后信息可能具有最大的临床效用。

（六）*TYMPS* 基因多态性

5-FU 抗肿瘤作用的机制有许多种，包括竞争性抑制胸苷酸合成酶（thymidylate synthase，TS）[85-87]。TS 是由 *TYMPS* 基因编码的一种酶，通过甲基化脱氧尿苷单磷酸酯生成单磷酸胸苷或胸苷，进而转化成胸腺嘧啶。胸腺嘧啶是构成 DNA 结构的四种碱基之一，胸腺嘧啶含量低时，DNA 合成就会受到抑制。5-FU 被称为代谢拮抗物，因为它通过竞争性结合阻断 TS 活性，从而抑制 DNA 合成。因为阻断 TS 的作用导致胸腺嘧啶的缺乏，迅速分裂的癌细胞通过"无胸腺嘧啶死亡"发生细胞死亡[88]。5-FU 仍然是结直肠癌治疗的主要治疗方案，在转移灶中单药有效率为 20%～25%。对于接受了 5-FU 个体治疗的患者，药理遗传学已经成为一个好的研究领域，使得患者获得以最大化的临床结

果和药物毒性的减少[89]。最初的研究表明，结直肠癌的肿瘤内 TS 水平存在差异，推测是由 *TYMPS* 基因的种系多态性造成的。此外，TS 在癌细胞中的表达被证明是其对氟嘧啶反应的决定因素[90,91]。体外及临床研究发现，晚期和局限性结肠癌患者较高的瘤内 TS 水平与较低的 OS 有关。一项关于 TS 表达与局部和转移的结肠癌患者生存之间关系研究的系统回顾和 Meta 分析表明，与 TS 低表达肿瘤相比，TS 高表达肿瘤 OS 较差[93]。然而，尽管大多数转移性结肠癌的研究表明较高的瘤内 TS 预示对 5-FU 无效和预后更差，5-FU 辅助治疗对瘤内 TS 水平较低的结肠癌也不总是有效[94-99]。由于缺乏对结肠癌肿瘤内 TS 水平预测 5-FU 的应答的可重复性，需要通过检测其他基因遗传因素来判断其预后，来预测 5-FU 对结肠癌治疗的反应。

一些研究发现，TP53 基因突变与结肠癌（CRC）、微卫星状态、TS 肿瘤表达之间可能存在关系，因为 TS 在 MSI 肿瘤中的表达显著高于 MSS 肿瘤，TS 水平高的结肠癌细胞更容易过表达 TP53。然而，迄今为止还没有一项临床研究能够根据 MSI、TP53 基因突变和 TS 状态预测 5-FU 的临床反应[100,101]。

（七）二氢嘧啶脱氢酶基因多态性

尽管 5-FU 对结直肠癌的疗效非常重要，但与 5-FU 治疗有关的毒性同样重要。DPD 是由 *DPYD* 基因编码的一种酶，主要负责嘧啶分解代谢，激活 80%～90% 以上的 5-FU 和口服 5-FU 的药物前体卡培他滨。使用氟嘧啶类药物治疗，如 5-FU 和卡培他滨，通常耐受性良好，除了 5%～10% 的治疗人群在治疗初期出现严重的、潜在危及生命的毒性外，其余毒性均可耐受。对氟尿嘧啶的不耐受最常与 DPD 的缺陷有关[105]。真正 DPD 的缺陷大约占总人口的 5%，*DPYD* 基因的多态性 DPYD*2A 是与这种毒性最相关的突变。一项研究表明，可对 DPYD*2A 多态性进行基因分型，提高氟尿嘧啶治疗的安全性[106]。

（八）*ERCC*1 和 *XRCC*1 基因多态性

奥沙利铂是一种铂类化疗药物，与 5-FU（FOLFOX 方案）联用可显著提高无进展生存期和对转移结直肠癌患者的有效率[107]。在最近的一项研究中，Ⅲ 期结肠癌患者的辅助化疗中奥沙利铂和 5-FU 合用，可以降低疾病复发风险，增加 OS，改善患者的临床结局[45,108]。然而，在此研究中，FOLFOX 未能消除大约 1/3 的 Ⅲ 期结肠癌患者的微转移病灶。奥沙利铂通过形成 DNA 铂类单加成物发挥其作用，抑制 DNA 复制和转录，进而诱导细胞凋亡。鉴定基因多态性以增强 DNA 修复效率的研究正在进行中。

奥沙利铂诱导的合成物不被 MMR 系统识别，但主要通过核苷酸切除修复（nucleotide excision repair，NER）和碱基切除修复（base excision repair，BER）途径进行修复[109,110]。几项研究发现，对奥沙利铂化疗患者临床结局的有可能预测作用的基因包括：修复 DNA 的基因，如 ERCC1[111] 和 XRCC1 基因[112,113]；参与药物代谢的基因，如谷胱甘肽 S- 转移酶 P1（GSTP1）基因[114-116]。这些基因多态性对预测以奥沙利铂为主的辅助化疗患者临床结局的能力有限。ERCC1 和 XRCC1 多态性，而不是 GSTP1 多态性，改善经过 FOLFOX 辅助治疗的 Ⅲ 期结肠癌患者的 DFS[117]。然而，这些发现需要在未来的独立前瞻性研究中得到证实。

（九）结论

虽然辅助化疗的使用显著改善了结肠癌患者的临床预后，患者选择正确的治疗方案除了平衡这些治疗的相对益处和风险外，关键是获得最有利的治疗。如前所述，迄今为止，大多数研究主要集中在开发单一基因或肿瘤表型作为预后和预测分子标志物（表 176-1）。肿瘤 MSI 状态是迄今为止唯一可用于指导 Ⅱ 期 CC 患者的治疗的分子标志物。尽管还有许多其他生物标志物仍在研究中（KRAS、BRAF、CDX-2 的基因表达，TYMPS、DYPD、ERCC1、XRCC1 的基因多态性），没有任何一个的单生物标志物能预测辅助治疗对结肠癌患者的疗效。目前尚未有前瞻性的研究表明使用分子生物标志物能预测辅助治疗对结肠癌的疗效（图 176-2）。

表 176-1　用于非转移性结直肠癌的分子生物标志物

分子标志物	预测	预后
肿瘤		
MSI	是	是
KRAS 基因	否	是
BRAF 基因	否	是
CDX-2 基因	不明确	不明确
基因表达谱	是	否
患者基因多态性		
TYMPS 基因	不明确	是
ERCC1 基因	不明确	不明确
XRCC1 基因	不明确	不明确

BRAF.v-Raf 鼠肉瘤病毒癌基因同源物 B；CDX-2.尾型同源物 2；ERCC1.切除修复交叉补体组 1；KRAS.Kirsten 鼠肉瘤病毒癌基因同源物；MSl.微卫星不稳定性；TYMPS.胸苷磷酸化酶；XRCC1.X 线修复交叉补体蛋白

四、直肠癌的新辅助治疗

高达 70% 的非转移性直肠癌患者伴有局部进展期疾病（T$_3$N$_0$ 或 TXN$_{1\sim2}$）或 Ⅲ 期疾病[118]。放化疗的新辅助治疗是成功治疗直肠癌的重要组成部分，但需要更好地选择患者和肿瘤特异性治疗。采用全直肠系膜切除术显著降低直肠癌局部复发率[119-123]。磁共振成像确定新辅助治疗的效果和手术计划，对降低直肠癌患者的 LR 和改善 OS 率有重要作用。MRI 预测环周切缘（circumferential resection margin，CRM）阴性的特异性可达到 92%，MRI 明确环周切缘阴性患者 5 年 DFS 为 67.2%，而 MRI 环周切缘阳性患者 DFS 为 47.3%[124,125]。MRI 已成为评估 Ⅲ 期直肠癌患者的首选影像学方法[53]。

美国目前治疗期Ⅲ直肠癌的标准是新辅助放化疗后再行 TME 根治术，术后再行辅助化疗。由于结直肠癌，特别是直肠癌的决策十分复杂，需要包括结直肠外科、肿瘤内科、放疗科、放射科和病理科医生在内的多学科团队一起为患者制定治疗计划[126,127]。多学科团队的评估可以减少直肠癌患者的环周切缘阳性。多学科团队降低了直肠癌患者围术期死亡率，但对 OS 无影响[129]。

对于Ⅲ期直肠癌患者，一般推荐采用长程放疗联合化疗即 CRT 的新辅助治疗。放射治疗可以是采用短程放疗（short-course radiotherapy，SCRT）或 CRT。在美国和一些欧洲国家，CRT 是首选，而在其他国家（如瑞典、挪威和荷兰）主要使用 SCRT[130]。一般在 SCRT 后 7 天内手术，与长程放化疗相比，这种方法的潜在好处是缩短了治疗时间、更有效地利用资源和降低了成本，但也有担忧 SCRT 会增加延迟毒性的风险并减少肿瘤退缩[131,132]。SCRT 后手术加辅助化疗与 CRT 后行 TME 加辅助化疗相比，未显示 LR 或 OS 增加的风险[133-136]。

口服前体衍生物卡培他滨（胞内胸苷磷酸化酶转化为 5-FU）比持续静脉输注 5-FU 更具有吸引力，更方便患者[137]。卡培他滨联合放化疗相对于持续静脉输注 5-FU 联合放化疗，5 年的总生存率没有明显差异，甚至 3 年总生存率更高[138]。最后，尽管对未经放疗Ⅲ期直肠癌用新辅助疗法（FOLFOX 或卡培他滨加奥沙利铂）的试验看起来很有希望，但对于这种治疗还需进一步研究证明疗效[139-141]。

尽管联合表皮生长因子受体抑制药和血管内皮生长因子抑制药的靶向治疗已开展Ⅱ期临床试验用于Ⅲ期直肠癌，特别是用于放疗增敏，这些试验并未取得进入Ⅲ期临床试验所需的结果[142-145]。因此靶向治疗目前没有用于Ⅲ期直肠癌患者的新辅助治疗，除非在临床试验中。在接受新辅助放化疗的患者中，预测肿瘤反应的分子标志物的基因表达谱在临床上也有相关性，尽管已经有一些相关研究，尚未应用于临床实践[146]。

五、直肠癌的辅助治疗

过去，在Ⅲ期直肠癌患者中，局部复发是首要问题。目前，更多的患者发生远处转移而非局部复发。对于新辅助放疗或放化疗后行 TME 手术的Ⅲ期直肠癌患者，无论新辅助治疗效果如何，术后均采用辅助化疗[147]。一项对 21 项随机临床试验的 Meta 分析纳入了包括任何 T 分期、任何 N 分期、M₀ 期直肠癌患者，发现术后通过 5-FU 治疗的患者 DFS 和 OS 提高，但仅有少数研究对Ⅲ期直肠癌患者进行了详细的单独分析[148]。因此，目前接受了放化疗和 TME 治疗的Ⅲ期直肠癌患者使用 5-FU 辅助治疗的建议，部分是基于 Meta 分析的数据，以及从结肠癌数据外推的数据[48,149]。

六、结论

针对非转移性结直肠癌的个体化治疗，需要我们通过分子生物标志物更好的明确复发高风险的患者，并选择最佳治疗方案。同样重要的是，研发新的结直肠癌新辅助或辅助性治疗也涉及明确各种肿瘤分子分型中的生物学驱动事件。此外，我们需要明确患者的生物学组成中独特的分子生物标志物，以预测其对治疗的应答。

第五篇　技术与经验
Techniques and Pearls

第 177 章　吻合口漏的预防、诊断和治疗　　　　　　　　　　　／474

第 178 章　造口手术与管理：患者造口个性化　　　　　　　　／483

第 179 章　降低择期和急诊结肠切除患者感染风险　　　　　　／499

第 180 章　盆腔二次手术　　　　　　　　　　　　　　　　　／507

第 181 章　结直肠外科的循证决策　　　　　　　　　　　　　／521

第 177 章
吻合口漏的预防、诊断和治疗
Prevention, Diagnosis, and Management of Anastomotic Leak

Walter R. Peters Jr.　Nathan Smallwood　Neil H. Hyman　**著**
陈致奋 **译**　傅传刚　窦若虚 **校**

摘要　吻合口漏对于患者及治疗他们的外科医生都有严重的影响。预防吻合口漏需要提高对吻合口漏发生机制的认识。应用更积极的内镜或者炎症相关生物学指标检查可能有助于早期发现吻合口漏。早期发现可减少吻合口漏的不良影响，并且更可能使用非手术方法治疗。减少吻合口漏导致的并发症的频率及严重程度，最终可能帮助外科医生减少当前常规应用的临时性转流性造口，这些造口本身会使患者出现显著的身心并发症及增加费用。

关键词：吻合；预防；诊断；吻合口漏

一、吻合口漏的发生率及后果

结直肠疾病手术后的吻合口漏可能是对生理和心理最具破坏性影响的并发症。根据吻合口漏诊断标准和随访时间的不同，文献报道的结直肠手术后吻合口漏发生率为 1%～30%；低位直肠术后吻合口漏的发生率最高[1,2]。低位前切除术后的死亡病例中有 1/3 是因为吻合口漏，腹膜腔内发生的吻合口漏所致的死亡率则更高[2]。吻合口漏显著性增加术后并发症发生率及死亡率、延迟住院天数、增加再次住院率，以及很可能需要在困难的术野中进行多次手术干预，还可导致医患都不希望的永久性造口。该问题可显著增加住院费用和医疗资源的使用，降低患者生活质量，并可能影响肿瘤学结局[3-7]。

二、吻合口漏的定义

历史上，对吻合口漏定义共识的缺乏阻

碍了对吻合口漏发病率及病因的研究。有多种多样的临床场景都可以用吻合口部位明显的或者隐性的破损 / 不完整来合理解释（如术后脓肿）[8]。这经常导致不同单位或外科医生之间的比较分析结果在很大程度上是主观的和不可靠的。2010 年，国际直肠癌研究组织提议将吻合口漏统一定义为吻合口部位的缺损导致肠腔内外间隙相交通。这种交通可以被影像学、内镜检查或手术探查发现。邻近吻合口的盆腔脓肿也被视为吻合口漏。该组织还根据临床所需的处理对吻合口漏的严重程度进行分级。A 级瘘为无须侵入性干预的吻合口漏，B 级瘘为需要侵入性干预（如经皮穿刺引流）而无须剖腹探查的病例，C 级瘘为需要剖腹探查的病例[9]。

三、预防

对于吻合口漏预防的讨论大多集中在吻合

口漏相关危险因素和（或）增加吻合口强度的机械性方法。这两方面的研究对我们理解吻合口漏发生的真实机制及预防方法帮助很小。不同文献报道的危险因素差异很大，这导致很难将吻合口漏发生的风险和某个因素简单联系起来，而后者可能只是其他导致吻合口漏的因素的替代因素。

数十年来，相关研究集中在吻合口的创建技术上，研究包括手工吻合对比吻合器吻合和压榨吻合、单层吻合对比双层吻合、内翻对比外翻，以及各种用于加强或保护吻合口的机械吻合技术的价值，但通常这些研究的发现对吻合口漏的发生率影响很小。这种用于理解的框架未能很好地预防这一毁灭性的并发症，目前显然需要新的研究范式。在这种情况下，微生物群和分解胶原的细菌在导致吻合口漏中的可能作用引起人们的高度关注 [10]。当然，注意手术操作细节、避免吻合口张力和保证充足血液供应等非常重要；但事实上，在吻合口没有缺血、张力或吻合缺陷的病例中，吻合口漏仍会经常出现。

（一）术前和围术期肠内营养

不论是将营养不良笼统定义成术前低白蛋白和总蛋白，还是更特异性地定义成体重减少≥ 10%、血清白蛋白低于 3.5g/dl 和血清总蛋白低于 5.5g/dl，术前营养不良已被确定为吻合口漏的主要危险因素 [11-14]。识别这些营养状况不良的患者，对其进行围术期进行营养支持治疗，可降低吻合口漏的风险，降低吻合口漏相关的并发症发生率和死亡率 [11]。

（二）术中评估

1. 激光荧光血管成像术　长期以来，我们一直强调充足的血液供应是吻合口愈合的关键。但能满足吻合口愈合的关键血流量阈值尚未明确。传统上，血流灌注的判断是通过视诊切缘的颜色和出血情况、使用紫外线照射灯观察荧

光素染料血管造影、通过触诊或多普勒超声判断血管搏动。最近，外科医生在术中应用激光荧光血管造影联合吲哚菁绿染料来评估组织灌注。ICG-FA 是通过静脉注射吲哚菁绿，然后用近红外成像系统评估组织灌注，可在肠管横断前或吻合完成后进行灌注评估。

目前，对荧光强度的评估是通过外科医生主观判断，尚不清楚应该在何时根据荧光图像改变手术计划。在某些情况下，这可能不是小事，例如在盆腔内行低位吻合，此时可能需要多切除近端结肠以改善血流灌注，而这会导致广泛游离更多的肠管，并且可能出现导致吻合口张力增加的意外后果。一项纳入 12 个不同随机研究的系统回顾表明，ICG-FA 可能减少吻合口漏的风险；然而，鉴于研究设计的异质性和缺乏高质量的证据，该系统回顾认为目前尚不能确定该技术有实际临床应用价值 [15]。一项评估低位前切除直肠癌患者的血流灌注情况及 ICG-FA 的潜在益处的随机对照、平行、多中心研究（PILAR Ⅲ 试验）正在进行中。

2. 漏气试验　漏气试验要先用温盐水填充骨盆，然后用经肛门对吻合口部位肠腔充气。一项随机对照研究支持漏气试验的应用；吻合口漏发生率从 14% 降低到 4%，可能是通过识别和补救技术上有缺陷的吻合口 [16]。一项纳入 825 例患者的大型队列研究的结果显示，漏气试验阳性患者经缝合修复后的临床吻合口漏率（12.2%）高于接受转流性造口（0%）或重新吻合的患者（0%）[17]。此时关键的举措是对出现的问题和修复后的前景有清醒和客观的评估。如果在一个其他部位都完整的吻合口中发现了一个定位明确和边界清晰的缺损，可以进行缝合修复并再次进行漏气试验。但是如果暴露不佳、不能清楚地显示吻合缺损以进行准确修复，应该重建吻合口和（或）进行粪便转流。

3. 染色试验　通过经肛门放置的大口径导管向肠腔内注入无菌水和蓝色染料或碘伏的混

合液进行染料试验，测试前应夹闭近端肠管。通常需要 180～240ml 的液体才能充分扩张吻合口。一项研究表明，染料试验比漏气试验更容易发现和定位漏口[18]。

4. 内镜检查　术中内镜下检查吻合口可以帮助外科医生评估黏膜活力、吻合口裂开或出血，如果必要可以立即予以干预。虽然术中内镜为漏气试验检测提供了有力的辅助手段，但目前还没有证据可以证明仅使用内镜就能减少吻合口并发症[19]。与 ICG-FA 一样，目前缺乏客观的内镜标准来评估吻合口的质量和指导术中的决策[20]。

（三）引流

预防性腹腔内引流早已存在广泛争论。由于所使用引流的类型、放置部位和使用时间的不同，临床上难以准确评估其效益。有大量的证据表明，腹腔内吻合口附近放置引流管没有获益[21]。然而，与腹腔相比，液体更有可能积聚在最低位的盆腔，低位前切除后使用盆腔引流可能更有作用，因为非腹膜化的盆底不能有效吸收液体[22,23]。然而，目前尚不清楚盆腔引流是否能有效的引流这些液体，以及它们是否真正提供了获益。目前的证据表明，常规预防性引流未能减少术后吻合口并发症[24,25]。在盆腔吻合口附近放置引流的另一个可能的好处是在症状出现前早期发现吻合口漏。不幸的是，许多吻合口漏的临床表现并不是通过引流管来体现，而且外科医生通常在术后早期拔除引流管，拔管时间多在漏出现临床表现之前。

（四）转流性造口

1. 转流的好处　对于存在吻合口漏高风险患者，外科医生通过建立近侧襻式结肠造口或襻式回肠造口行粪便转流。目前学者们仍在积极讨论用转流性造口保护低位吻合口的确切适应证。Cochrane 数据库的一项综述表明，粪便转流确实减少了有临床症状的吻合口漏的风险，以及直肠癌行直肠前切除术后急诊再手术的必要性[27]。转流后患者临床吻合口漏发生率从 19.6% 下降到 6.3%，需要急诊再手术降低的比例更大。有证据表明近端粪便转流可以降低结肠肛门吻合的直肠癌患者出现严重脓毒症并发症的风险，但也增加了急性肾功能衰竭的风险[28]。

2. 转流的并发症　尽管转流性造口有公认的潜在好处，但造口显著影响患者生活质量，并使患者面临潜在的严重并发症风险，包括皮肤问题、脱水、电解质紊乱和机械肠梗阻。事实上，在低位前切除术伴转流性造口的患者中有 17% 的再入院率[29]。在那些病态肥胖、慢性肾功能不全或由于视力或操作能力下降而无法护理造口的患者中，造口对他们可能特别麻烦。已证明与造口相关的并发症会推迟辅助化疗的开始时间，或导致患者需要减少化疗剂量。此外，造口闭合的并发症发生率为 15%～20%。所有这些并发症问题使得行常规粪便转流的患者平均费用增加 43 000 美元[30-32]。

3. 转流的决策　由于造口相关的并发症、花费和满意度下降，亟需对吻合口漏高风险患者进行识别，以证明造口的必要性。转流性造口的决定必须权衡吻合口漏潜在的毁灭性后果与造口相关并发症。对于每个患者，应该平衡外科医生对吻合口漏风险的评估，造口相关并发症的可能性，以及如果发生吻合口漏的预期后果。

（五）机械性肠道准备和口服抗生素

单纯应用机械性肠道准备（mechanical bowel preparation，MBP）并不影响择期结肠切除术后的吻合口漏的发生率[33]。单纯行 MBP 在直肠切除术中的有效性尚不确定。虽然一些研究显示直肠切除术省略 MBP 是安全的，大多数研究都排除了直肠吻合的病例[34-36]。然而，越来越多的证据表明，MBP 与口服抗生素联合使用确实显著降低了结肠切除术后感染性并发症的发生率，包括吻合口漏[37-39]。

没有直接证据支持单独使用口服抗生素，因为没有试验直接研究单纯口服抗生素而无 MBP 是否降低了感染性并发症的风险或吻合口漏的发生率。最常用的抗生素方案是 Condon 提出的：在下午 1 点钟、2 点钟和 10 点钟服用新霉素（1g）和红霉素（1g）[40]。一些人随后用甲硝唑代替红霉素；最初选择红霉素，因为它对脆弱类杆菌有活性，且口服吸收少，可在肠腔内形成高浓度[41]。虽然有人担心口服抗生素可能会增加术后艰难梭菌感染，但大多数研究不但没有证实这种情况，反而显示其发生率降低了[42-45]。

（六）大网膜成形术

Goldsmith 在 1977 年描述了使用大网膜蒂移植来保护直肠吻合口[46]。实验研究表明，大网膜有其特性，可以黏附和有效地桥接吻合口，同时也可以吸收液体[47-49]。一项 Meta 分析表明，食管吻合口用大网膜包裹强化是有益的，但没有发现在结直肠吻合口中的应用有任何益处[49]。这可能是由于这些研究纳入了包括结肠 - 结肠吻合及结肠 - 直肠吻合，而大网膜包裹强化对腹膜外的直肠吻合有更大的益处。此外，在这些研究中使用的技术都有所不同，他们对缝合固定大网膜组织瓣的方法也不一致[49-52]。进一步的研究采用 Goldsmith 最初描述的标准化网膜加固方法并加以评估似乎更合适。

（七）吻合钉线处加固修补

现有应用永久性的、半可吸收的和可吸收的材料加固修补吻合钉线和结肠吻合口。然而，无论是 Seamguard（W. L. Gore & Associates, Flagstaff, Arizona），还是 AlloDerm 补片（Lifecell, Bridgewater, New Jersey），都未被实验证明可以提高吻合口的强度[53,54]。评估这种组织支撑材料用于结直肠吻合的临床数据有限，最近的两个随机对照试验评估可吸收生物材料强化吻合口在减少吻合口漏方面作用，未发现任何获益[55,56]。

（八）经肛门减压

为了防止或减少吻合口漏，有学者提出经肛门的腔内减压。将软橡胶制成的大直径直肠引流管放置在吻合口上方 5～7 天，以降低直肠腔内压力[57]。虽然一些非随机研究的评估认为经肛门放置引流管可能有优势，但随机对照试验没有发现其好处[57-59]。

四、诊断

吻合口漏的早期诊断有助于及时处理，可以尽可能减少脓毒症并发症的发生[60,61]。Alves 等发现如果吻合口漏在术后 5 天后诊断，死亡率从 0% 增加到 18%[62]。使用常规影像学技术或扩大指征的内镜评估研究表明，大多数吻合口漏可以在术后第 5 天做出诊断[63]。

部分吻合口漏患者有严重腹痛、弥漫性腹膜炎和血流动力学不稳定的典型体征和症状，在这种情况下,吻合口漏的诊断比较简单。然而，吻合口漏更多地表现为各种各样的心血管、肺和胃肠道症状，这些症状在没有吻合口漏的患者中也常见，与其他术后并发症也有广泛地重叠。发热和白细胞增多等体征和症状，可能被诊断为吻合口漏，但这些表现实际上在结肠切除术后非常常见。生命体征异常对结肠切除后吻合口漏的阳性预测仅为 4%～11%[64]。术中放置引流管可能为吻合口漏提供早期的线索，但未能证明引流管能够可靠的诊断瘘[26]。由于体征和症状的非特异性，而且往往需要时间来表现出临床症状，吻合口漏可在术后几周才出现临床症状。高达 42% 的患者在出院后再入院时才被诊断出来，在无症状患者中甚至可能在几个月后才被诊断出来[65,66]。

结肠切除术后一旦确诊吻合口漏，往往很容易总结出各种引起吻合口漏的原因，但临床表现的多样性，导致其难以诊断。迫切需要敏感性更高、特异性更高和更有预测价值的诊断标志物，以便能够早期诊断和干预。

（一）影像学检查

由于水溶性对比剂灌肠的相关研究报道称其诊断吻合口漏的敏感性和整体准确性差异性很大，该方法的使用已经失去了优势[66]。计算机断层扫描在腹盆腔手术后的术后并发症、脓肿和其他液体聚集的诊断中起着重要作用。然而，CT 诊断吻合口漏的敏感性可能低至68%[67]。当肠腔内对比剂有明显的外渗时，诊断通常是可靠的，但在术后患者中普遍存在的残留空气和液体聚集会影响 CT 的准确性。与对比剂外漏相比，吻合口周围气 / 液平可能是诊断吻合口漏最可靠的临床表现。

在结肠吻合口漏的病例中，诊断性 CT 扫描发现对比剂外渗的情况可低至 15%～17%[67]。在直肠吻合口漏的病例中，CT 上对比剂外渗更为常见，敏感性和特异性分别为 83% 和97%[67]。使用直肠对比剂可以减少假阴性率或诊断不确定的 CT 检查次数，从诊断到再手术的平均时间减少近 2 天[68]。因此，对于疑似吻合口漏的直肠吻合口，一般应使用直肠对比剂的 CT 检查。无论是否采用肠腔内对比剂，直肠近端吻合口漏的诊断更为困难。

（二）生物标志物

C 反应蛋白是目前研究最广泛的生物标志物。CRP 是一种炎症诱导的标志物，在术后第 2 天达到峰值水平。一项纳入 11 个研究包含超过 2500 例患者的 Meta 分析显示，术后（postoperative day，POD）第 3 天和第 5 天的 CRP 值在特定截断值以下的病例很少有吻合口漏。不幸的是，在不同研究之间或同一项研究中术后不同天数之间，截断值水平存在变化（范围为 100～190mg/L）。这种一致性的缺乏削弱了这种标记的临床效用。此外，虽然低 CRP 值也许能可靠地排除吻合口漏，但总体阳性预测值似乎较低（20.7%）[71]。因此，术后 CRP 值如果较高，需进一步检查，确认是否存在漏。

降钙素原是降钙素的前体，其生理血清浓度低于 0.5ng/ml，数值高低在脓毒症患者有巨大的变化范围。研究认为阈值设为 2.0ng/ml 是诊断脓毒症的强有力指标[72]。与 CRP 相比，PCT 的诱导期（4～12h）较短，微生物感染刺激 PCT 从多种组织中释放，持续半衰期为 22～35h[72-75]。PCT 水平已被广泛研究和应用于各种临床病情，特别是在危重症情况和脓毒症的监测。直到最近，PCT 水平才被评估用于结直肠手术。

最近的一项 Meta 分析表明，POD3 及 5 的低 PCT 水平具有较高的阴性预测值，类似于CRP，并可靠地排除吻合口漏[71]。与 CRP 一样，在不同研究之间或同一项研究中术后不同天数之间，不同的截止值的使用降低了 PCT 监测的临床效用。单次 PCT 水平的重要性可能远不如观察随着时间的推移 PCT 水平的变化，这些变化被称为动态 PCT。研究表明，从入院到住院第 3～5 天 PCT 水平下降的幅度可以准确地预测脓毒症和脓毒性休克患者的生存情况[76-81]。动态 PCT，而不是单次测量值，为未来的研究提供了一个潜在的领域，用于评估 PCT 在诊断吻合口漏中的效用。

（三）术后内镜检查

内镜检查已成为诊断术后早期食管吻合口漏的常用方法。术后早期内镜检查不会导致吻合口并发症或加重吻合口的裂开，该方法似乎优于对比剂成像[82-84]。在结直肠手术中，术后内镜的使用主要限于治疗在影像学检查中确诊或怀疑的吻合口漏。

Ikeda 介绍了结直肠吻合术后早期内镜检查的安全性和有效性[63]。在这项研究中，没有常规进行内镜检查来评估吻合口，但作者扩大了内镜评估的指征，将该方法用于任何术后恢复不顺利的患者。对 191 例患者中的 41 例进行了内镜检查；在 19 例患者中，正确诊断 18 例吻合口漏，敏感性、特异性、阳性预测值和阴性预测值分别为 0.94、0.95、0.94 和 0.95。内镜检查可帮助早期诊断吻合口漏（POD4），并有助于确定后续治疗策略的制定[63]。该研究中吻合口漏的漏诊是由于对术后结直肠吻合口的正常外观和术后改变的有限知识和理解。更好地理解"正常"的吻合口愈合过程及识别"危险"吻合口的典型特征很重要。事实上，吻合口是肠切除术患者最重要的"伤口"；在术后很多周内避免对这种伤口进行直视评估的做法可能需要重新讨论。

五、处理

（一）吻合口漏脓毒症患者的初始复苏

脓毒症诱导的组织低灌注 6h 内应开始特定生理目标导向的定量复苏方案，包括尿量、平均动脉压和血清乳酸。这种复苏被称为早期目标导向治疗（early goal-directed therapy，EGDT），该方法并已被证明能显著降低严重脓毒症或脓毒性休克患者的死亡率[85,86]。

（二）抗感染治疗

每推迟 1h 有效抗菌药物治疗都会导致死亡率上升，基于该证据，2012 年脓毒症救治指南（Surviving Sepsis Guidelines）建议在严重脓毒症或脓毒性休克确诊后 1h 内开始抗菌药物治疗[85]。适当的经验性治疗取决于所涉及的感染的类型、位置和严重程度、最有可能涉及的病原体及是否伴有与主要耐药菌相关的任何危险因素。吻合口漏是一种需要应用广谱抗菌药物的医院获得性感染，由于这种感染涉及多重耐药菌，包括肠球菌、假单胞菌属、产超广谱 β- 内酰胺酶肠杆菌（extended-spectrum β-lactamases-producing Enterobacteriaceae，ESBL-E）等感染的发病率增加[85,87]。使用单药治疗往往不能覆盖足够的抗菌谱，联合药物治疗有更优的治疗结果（≥ 2 种不同类别的抗生素）[88,89]。2015 年法国临床实践指南推荐亚胺培南或美罗培南联合阿米卡星治疗[88]，同时还建议严重脓毒症或脓毒性休克和术后腹腔感染患者使用抗真菌药物[85,88]。

（三）感染源控制

感染源控制的定义是指于清除感染灶源头、防止进一步污染和重建解剖及生理功能的干预。感染源控制不足对吻合口漏后患者的生存有深远的影响[89,90]。未能实现感染源控制的患者多有这些因素：高龄（> 70 岁）、多种伴发病、较严重的疾病（APACHEII ≤ 15）和更大范围的腹腔受累[91]。早期感染源控制通过最大限度地缩短严重脓毒症或脓毒性休克的持续时间，防止进展到多器官衰竭来降低死亡率[91]。目前的指南建议，如有可能，应在确诊严重脓毒症或脓毒性休克后的 12h 内进行干预以实现感染源控制[85]。

术后腹膜炎最常见于吻合口漏患者，尽管只有少数的吻合口漏以这种方式出现。弥漫性腹膜炎和（或）严重脓毒症或脓毒性休克的患者通常需要剖腹探查冲洗、清创和引流以获得感染源控制。因为感染源控制不足会增加患者死亡率，一些外科医生在腹腔脓毒症患者进行有计划的二次剖腹探查。然而，目前的证据只支持临床上有必要的时候才进行二次剖腹探查手术。除了持续性腹膜炎和持续的严重脓毒症或脓毒性休克外，很少有可靠的指征提示术后早期需要二次剖腹探查手术[92,93]。首次手术后 48h 时内进行二次剖腹探查的患者死亡率低于 48h 后进行二次剖腹探查的患者（28% vs. 77%）[92]。

不能实现感染源控制的患者，以及那些有严重生理紊乱或血流动力学不稳定的患者，最好使用简化的剖腹探查和临时关闭腹腔，可以防止进一步的生理学指标恶化，允许患者在重症监护环境中进行复苏。在更有利的生理条件下，可以在稍后的时间进行确定性的手术[94]。简化的剖腹探查手术需要在术后期间使用某种形式的临时关腹措施。应用暂时性关腹方法的关键在于可以保护腹腔内容物、防止瘘管形成、持续引流腹腔并最终实现确定性关腹 [95]。

负压创面治疗技术（negative pressure wound therapy，NPWT）已成为最常用的临时关腹方法，该方法用带孔的塑料膜覆盖肠管，并将聚氨酯海绵放置在两侧筋膜边缘之间。伤口用透明的敷料覆盖，以提供一个气密环境，并连接一个带中心负压吸引的引流装置及液体收集系统。许多前瞻性对比研究的数据表明，与其他临时关腹方法相比，NPWT 可降低死亡率，增加筋膜闭合率，且没有增加肠瘘形成的风险 [96,97]。

（四）吻合口修补还是切除

感染源控制还包括防止吻合口缺损造成进一步污染，以及恢复解剖结构和生理功能的措施。对吻合口漏的管理主要是基于外科医生自己的个人经验，因为几乎没有证据来帮助指导管理。最常见的方法是切除吻合口，近侧端式肠造口。对比单纯襻式造口或联合修复／重做吻合口，这一策略有 2.5 倍的永久性造口比例 [96,97]。

吻合口位于腹腔内，瘘口缺损较小（＜1/4周）无化脓性或粪性腹膜炎的患者可以联合近端襻式转流进行吻合口修补 [99]。部分吻合口漏需要切除吻合口，进行再吻合，联合或不联合近端粪便转流。术式的选择应根据吻合口缺损的部位和程度、腹膜炎的程度及患者的生理状况来选择。

对于腹膜外吻合的患者（如盆腔内低位吻合者），大量证据支持保留吻合口加襻式粪便转流。受严重的炎症反应，以及术后早期的紧密粘连影响，吻合口漏的再手术通常在困难腹腔内操作。此外，吻合口周围的炎症反应通常会影响分离的安全性。在这种情况下，应将吻合口留在原位，在附近放置引流管并创建一个近端转流性造口。联合襻式转流的吻合口修复术后死亡、复发性脓毒症、再手术和永久性造口

的病例数少于吻合口切除 [98-101]。若无近端转流，吻合口修复与死亡率的增加有相关性，因此不推荐盆腔内低位吻合的病例中采用 [98-101]。

（五）非手术干预

1/3 到半数的吻合口漏患者可以通过非手术获得成功治疗 [98-102]。这部分患者更有可能是由于吻合口漏程度较轻、先前已行粪便转流和（或）吻合口在腹膜外 [98,101,102]。应该注意的是，初始手术时所行的保护性造口可能减少临床吻合口漏的发生率，吻合口漏的患者死亡率没有显著的降低 [103,104]。

研究表明，非手术治疗患者，介入引流与单纯的药物治疗相比可显著性降低死亡率 [105]。如果患者血液动力学稳定、没有弥漫性腹膜炎，且技术上可行，经皮引流是一种有效的治疗，与手术治疗相比住院费用较低、住院时间较短。不成功的结果更有可能发生在那些在术后早期、伴有多个脓肿、初始经皮引流后还有积液残留的患者 [106,107]。可使用经皮经臀大肌引流深部盆腔脓肿，但在操作过程中和置管后患者会有明显的不适，此外仰卧的患者有可能出现导管扭结，并有可能发生臀大肌脓肿 [108]。一些积液位于骨盆内，无法通过腹部的经皮入路进行引流，可经吻合口引流，这做法往往优于经臀大肌引流。

（六）重建肠道连续性

即使充分的感染源控制和粪便分流，许多盆腔低位吻合口漏也不会愈合，遗留下一个慢性窦道，导致 50% 以上的患者永久性造口 [3]。最终闭合的吻合口漏往往与慢性炎症和纤维化导致的直肠功能不良有关，并会导致直肠储便功能的丧失 [109]。

对于慢性吻合口窦道的病例，恢复其肠道连续性的最佳方法几乎没有共识。许多外科医生采取观望、随访的方法，期待其愈合。这种方法的一个潜在缺点是，如果吻合口漏不能自

愈，明确治疗将被推迟。该方法受到了新出现疗法的挑战，这些疗法可能会更积极地促进瘘的闭合。

（七）腔内真空治疗

为克服传统引流治疗的局限性，有学者提出内镜真空治疗（endoscopic vacuum，E-Vac）。E-Vac 治疗可以为吻合口周围脓腔提供持续有效的引流，导致肉芽组织形成和伤口收缩，随着时间的推移，会导致空腔和吻合口缺损的闭合。Endo-Sponge（B Braun Melsungen AG，Melsungen，Germany）是一种在欧洲市场上已经上市十多年的装置，用于治疗胃肠道瘘。目前该产品在美国没有上市。其他人通过改良目前的伤口 V.A.C. 装置（Lifecell，Bridgewater，New Jersey），将其作为一种腔内负压敷料的超说明书应用，该做法 Weidhagen 于 2008 年首次描述[110-116]。

对与直肠吻合口漏相关的腔隙进行 E-Vac 治疗，可达到令人印象深刻的高闭合率（85.7%）和较低的永久性造口率（18.9%）。有近端造口和（或）早期接受治疗（术后＜6 周）的患者的吻合口漏闭合率最高，永久性造口率最低。没有与 E-Vac 治疗或吻合口漏相关的死亡。研究认为与 E-Vac 治疗相关的并发症很少，如复发性脓肿、瘘管和出血[110-116]。不幸的是，E-Vac 治疗非常耗时，消耗医疗资源，需要内镜外科专家和患者双方相当的耐心和坚持；应向患者告知腔镜下材料更换的预期次数（7~11 次）和瘘口关闭所需的治疗时间（18~34 天）[110-116]。E-Vac 治疗可与窦道或直肠后腔隙的袋形缝合术相结合，最终治愈吻合口漏，但仅限于有造口转流的患者。最终结果是在靠近吻合口缝合线的近侧形成直肠壁的憩室，但这很少影响排便功能。

（八）支架

虽然带膜支架已成功应用于食管吻合口漏的治疗，但在下消化道中使用的文献报道相对较少。在迄今为止最大宗的病例报道中，22 例结直肠吻合口漏患者中有 19 例用全覆膜结肠支架进行治疗[117]，其余 3 名使用无带膜支架。支架下端至少距齿状线 1cm 以上，避免术后直肠疼痛或里急后重感。22 例患者中 19 例（86%）瘘口完全闭合，所有患者都关闭了造口。其中 15 名患者的漏口关闭的平均时间为 3 个月，另外 4 名患者需要第 2 个支架。所有 19 名患者最初都经历肛门失禁，平均 14 周后失禁问题得以解决[117]。其他研究表明，在使用支架治疗结 - 直肠吻合口漏方面也有不同程度的成功[118,119]。但支架移位仍然是一个问题，绝大多数患者，需要额外的操作来达到引流[117-119]。

（九）再次手术

吻合口漏患者，经常需要再次手术以恢复肠道连续性，通常是通过切除原吻合口，再做吻合。在吻合口漏或有瘘管患者中，有 78% 的患者通过再次手术成功恢复肠道连续性[100,120-122]。即使是经验丰富的外科医生，重建手术通常也非常具有挑战性，术中和术后有出现并发症的高风险，其中 10% 的患者需要进一步的外科干预[100,120-122]。因此，只有术后死亡率风险最低无明显伴发病的患者才考虑再次手术。患者需要有强烈的造口闭合愿望，并且需要对并发症的风险、进一步手术的潜在可能及术后肠道功能差的可能性有完整的了解。最后，在盆腔内低位吻合失败后的肠道重建手术在技术上要求很高，外科医生需要熟悉一系列高级的技术，游离结肠获得足够长的肠管，通过 Turnbull-Cutait 延迟吻合或 Soave 手术[120-122]等进行重新吻合。

六、结论

吻合口漏对于患者及治疗他们的外科医生都有严重的影响。预防吻合口漏需要提高对吻合口漏发生机制的认识。应用更积极的内镜检查或与炎症相关生物学指标检查有助于早期发现吻合口漏，减少吻合口漏的不良影响，并有助于使用非手术方法治疗。减少吻合口漏并发症发的频率及严重程度，最终可能有助于外科医生减少当前常规应用的临时性转流性造口，这些造口会导致患者出现显著的身心并发症，增加费用。

第 178 章

造口手术与管理：患者造口个性化

Ostomy Construction and Management: Personalizing the Stoma for the Patient

David E. Beck **著**

池诏丞 **译** 傅传刚 王 琛 **校**

摘要 在北美，有超过百万的患者接受了不同类型的肠造口治疗[1]。肠造口手术通常作为一个长时间的和具有挑战性的外科手术的最后组成部分之一。造口手术很重要，它对造口患者的生活具有显著影响。造口手术同样也是一项技术性的工作，如果操作得当，具有良好功能并且具有较少并发症的肠道造口能够改善患者术后生活质量。若操作不当，则会出现较多造口并发症，这无疑会给患者生活带来长期不良影响。肠造口本质上是肠管 - 皮肤吻合，所有适用于吻合术的重要原则（即使用健康的肠道、避免缺血、减少张力）均适用于肠造口手术。本章旨在探讨回肠造口、结肠造口及其术后管理。

关键词： 回肠末端造口术；结肠末端造口术；回肠襻式造口术；乙状结肠襻式造口术；末端肠管襻式造口术；回肠末端襻式造口术；结肠末端襻式造口术；造口并发症

一、适应证

当肠吻合不安全或不适合进行吻合时，造口可以作为一种暂时的粪便转流手段。如果外科手术后患者无法完成排便或排尿时，则需要进行永久性造口。

通常用乙状结肠或降结肠进行永久性结肠造口，一般伴有远端肠管切除。近结肠脾曲处的肠管用来造口实用性差，造口放置位置管理困难，并且并发症发生率高。如果考虑使用横结肠或升结肠进行永久性结肠造口时，强烈推荐切除剩余的大肠，进行回肠末端造口[1]。结肠造口的常见适应证见框 178-1。

随着回肠储袋肛管吻合术的发展和接受度的增加，永久性回肠造口术的开展较前减少。然而，炎症性肠病、家族性腺瘤性息肉病、同时性多原发结直肠癌等一些肠道疾病适合行永久性回肠造口。另外，如果患者肛门功能较差、合并严重基础疾病或基于生活质量的考虑，回肠造口可能优于更复杂的肠道重建。

远端肠切除手术后常同时行临时性肠造口术。如果吻合术不安全，或为保护远端吻合口，

框 178-1　永久性造口常见适应证
• 直肠癌
• 直肠放疗后
• 大便失禁
• 难治性直肠肛管感染
• 肠缺血
• 克罗恩病
• 憩室病
• 骶尾部压疮

可采用临行性肠造口。另外，根据手术中情况、患者合并基础疾病为谨慎起见时，或需要近端粪便转流时，也可行临时性造口。常用临时性造口包括：乙状结肠末端造口、结肠襻式造口和回肠襻式造口。

二、术前准备

无论进行择期或急诊手术，均存在腹壁造口的可能性，故应做好充分的术前准备。虽然与择期手术相比急诊手术的术前准备时间较短，但仍不能忽视造口的术前准备。

许多患者缺乏肠造口的知识。外科医生结合图文材料进行几分钟的术前教育非常有帮助。此外，如果有条件的话，所有患者都应术前与伤口造口护士或造口治疗师会面。伤口造口护士可以提供有关造口配套用具、饮食、着装及造口管理的具体信息。最重要的是，造口治疗师可以帮助医生选择合适的腹壁造口位置。合适的造口位置可减少术后并发症，改善造口者的生活质量。Bass 等研究表明造口治疗师术前访视和造口定位能提高患者的术后生活质量[2]。

除此之外，准备进行造口的患者通常还会从与其他造口者会面中获益。已经适应造口的患者能提供非常实用的非医学信息，并且通常很乐意向新造口者分享经验。另外，美国联合造口协会和克罗恩病和结肠炎基金会的当地组织可能对这一领域提供帮助。

患者应在手术前标记造口位置，腹部外科医生应该能够进行术前定位和标记造口部位。在大多数情况下，造口定位非常简单，只需要几分钟。利用髂前上棘、耻骨结节和脐三个腹壁解剖标志画出造口三角（图 178-1）。造口应位于造口三角内腹直肌上，通常位于脐下方腹壁隆起部位。造口应该位于腹壁的平坦部分，距离骨性突起、脐部、手术瘢痕和皮肤皱褶至少 5cm。完成造口位置定位后，令患者取坐位确保皮肤褶皱不会影响造口位置。另外，造口尽量避开腰带位置，这会减少术后衣着的限制。

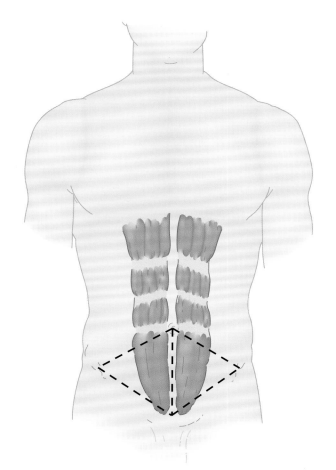

▲ 图 178-1　造口三角区由髂前上棘、脐、耻骨结节为界，左右两个区域分别用于回肠造口和结肠造口

可能需要额外考虑到特殊情况。肥胖患者可能造口无法定位在脐下，因为此处赘肉较厚可能隐藏造口，阻挡患者的视线，造口管理比较困难。经常坐轮椅的患者应坐在椅子上标记造口位置，以避免术后意料之外的护理困难。尽管有上述困难，造口也应尽量位于腹直肌区域以减少造口旁疝和造口脱垂的并发症。复杂情况或具有潜在问题的病例，可以在标记造口部位后佩戴造口用具 24h，以确定术前定位的准确性。其他困难情况可以通过腹壁整形等技术来解决（稍后描述）。

三、手术技术

（一）端式造口术

回肠末端造口通常与部分或全结直肠切除

联合进行。通常通过中线切口入腹，在肠切除完成后进行造口。首先切除预先标记的造口部位皮肤（通常在右下腹）（图 178-2），一般切除 25 美分硬币大小的皮肤，保留皮下脂肪，因皮下脂肪有助于保护造口。然后用电切分离脂肪，显露腹直肌前鞘。十字形切开前鞘 3~4cm（图 178-3），沿肌纤维方向分开腹直肌，显露后鞘。用非优势手保护脏器，切开后鞘，切口应可容纳两个手指通过（图 178-4）。

切开腹壁后，准备回肠。松解回肠与后腹膜粘连，确保经腹提出回肠时无张力，从回肠末端游离肠系膜 5~6cm。游离系膜时注意留下至少 1cm 的肠系膜组织，因为这部分组织内有平行于肠壁的血管，可以防止造口缺血（图 178-5）。然后将回肠系膜侧转向头侧经腹壁缺损提出腹壁外。肠管高出皮肤水平 5~6cm，保证血供良好，肠管呈粉红色。如果需要，可以关闭回肠侧旁沟，以防止因回肠造口术后小肠旋转而引起的肠梗阻。将回肠系膜的断端缝到

腹壁中线切口的外侧（注意保护造口供血血管），无须缝至后腹壁，因为并不能降低脱垂或疝的发生风险，然后以常规方式关闭腹部切口。

保护切口防止肠内容物的污染，拆除回肠断端的闭合钉。造口肠管应外翻，防止回肠的

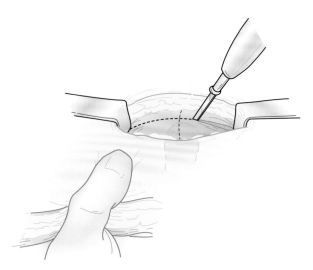

▲ 图 178-3　腹直肌前鞘做十字形切开

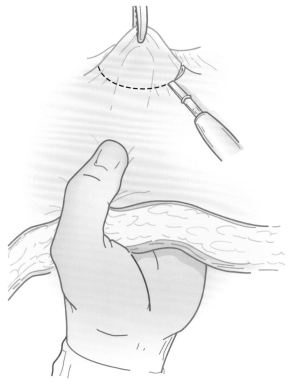

▲ 图 178-2　在造口处圆形皮肤切口

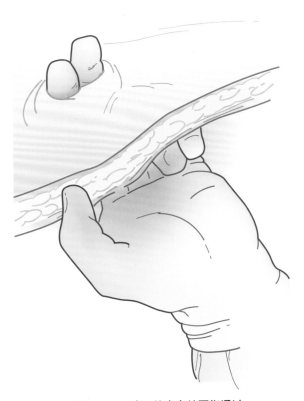

▲ 图 178-4　造口处应容纳两指通过

485

腐蚀性内容物引起的浆膜炎和皮肤刺激。通过造口周围皮肤真皮，筋膜水平的肠管浆肌层和回肠断端全层，三点一针缝合来实现造口肠管的外翻（图 178-6）。先将 3～4 针的外翻缝合线按顺序放置，不打结，适当牵拉缝合线使肠管外翻，然后系紧回肠切缘和真皮之间的缝合线，再加缝 4～8 针完成肠管皮肤吻合，造口肠管应呈现粉红色，并高出腹部皮肤 2～3cm。

如前所述，远端结直肠切除常行左侧结肠末端造口。沿 Toldt 线切开结肠旁沟，保证游离足够的结肠，以便制作一个高于腹壁的无张力的结肠造口。造口的定位及腹壁的切开与回肠末端造口相似。唯一的区别是预先标记的造口位置通常在左下腹，皮肤和筋膜的开口需要稍大一点，以方便结肠通过。腹壁开口完成后，将结肠提出腹腔，避免扭转。同样，造口肠管应该高出腹部皮肤，且血供良好。

无须关闭侧旁沟或将结肠缝合到后腹膜，因为这些操作都无法预防造口旁疝或造口脱垂的发生。可以做一后腹膜隧道，将结肠经后腹膜隧道提出腹腔，形成腹膜后结肠造口。此种造口方式可以降低造口旁疝和造口脱垂发生率，但其技术操作难度大，其临床应用受限。

腹部切口关闭并保护后，可以进行结肠造口的缝合，结肠造口外翻后不必明显高于皮肤，因为远端结肠内容物对造口周围皮肤没有刺激性。

Meagher 等提出一种乙状结肠末端造口的技术，适用于腹壁较厚的患者[3]。造口部位以前文所述的标准方式切开，然后用小号切口保护器（用于腹腔镜手术取标本）插入，并最大限度地撑开，经切口保护器提出肠管。然后将切口保护器的内环横断，将切口保护器从外部取出。作者认为这种方式，特别是在肥胖患者中，可以减少提出肠管时的切口污染，并最大限度地减少肠管的损伤[3]。另一种末端肠管造口的方式是末段肠管襻式造口，这种类型的造口适用于肥胖患者或肠系膜缩短或增厚的患者，因为这部分患者造口肠管的末端很难提到皮肤水平，或者勉强提到腹壁后血供欠佳[4]。这种情况下可以使用牵引带牵拉远端肠襻通过腹壁，不离断肠系膜（图 178-7），放置支撑棒保持牵引力，按照传统的襻式造口进行缝合。这种类型的造口均适用于回肠或结肠。

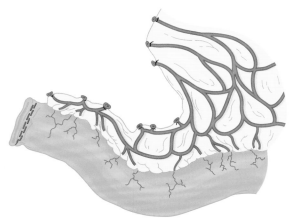

▲ 图 178-5 回肠准备进行造口

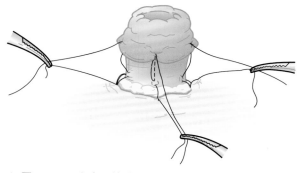

▲ 图 178-6 真皮、筋膜水平肠管浆膜肌层及肠管断端全层进行一针缝合

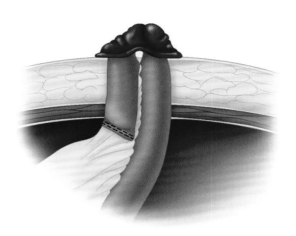

▲ 图 178-7 末段回肠襻式造口的制作

（二）襻式造口术

如前所述，转流性造口或襻式造口目的是粪便转流，使"下游"肠管无粪便经过。转流性造口包括三种类型：回肠襻式造口、结肠襻式造口和末端襻式造口。在过去，最常见的襻式造口是横结肠襻式造口，广泛用于治疗复杂的憩室性疾病和保护远端吻合口。但因其耐受性较差，且并发症发生率高，而基本被回肠造口所取代。此外，任何适合回肠或结肠襻式造口的手术，外科医生均可自行决定采用回肠末端襻造口或结肠末端襻式造口。

回肠襻式造口通常伴随远端肠管的切除。在完成肠管切除和（或）吻合后，选择一段回肠。通常选择末段回肠，确认牵拉到腹壁时没有张力。一般选择距回盲瓣或回肠断端 15~30cm 的回肠，用 Penrose 引流管或牵引带牵拉。

如前文所述，在回肠末端造口时会制作一个腹壁缺损，襻式造口时需将腹壁缺损稍微扩大，以容纳两段肠管通过。将回肠穿过腹壁之前，

在远端肠管用缝线标记、定位，确保腹部切口关闭后选择正确的肠管进行造口。在回肠襻穿过腹壁时，应保证肠管无扭曲，并高出腹部皮肤 4~5cm，腹部切口缝合关闭时拉力适中，防止皮肤出现褶皱。将造口远端肠管沿皮肤水平离断 80% 左右（从肠系膜到肠系膜），远端肠管断端与周围皮肤真皮进行全层缝合。此处缝线应彼此靠近，以保证近端肠管有足够的空间，确保其功能。远端肠管缝合完成后，将近端肠管外翻。在真皮、距肠管断端 5cm 的肠管浆肌层和肠管断端全层进行一针缝合。按此法缝合三针后，轻轻牵拉缝线，使肠黏膜外翻，然后，再将真皮和回肠末端缝合两针便完成造口（图178-8）。造口应充分突出腹壁，其功能端应占造口周长的 80% 左右。除非张力较大，否则通常不需要支撑棒。

在大小便失禁、严重肛门直肠感染的情况下，可采用乙状结肠襻式造口来防止粪便到达直肠和肛门，或在复杂的肛门重建后进行近端保护。该术式与回肠造口术基本相同，只是造

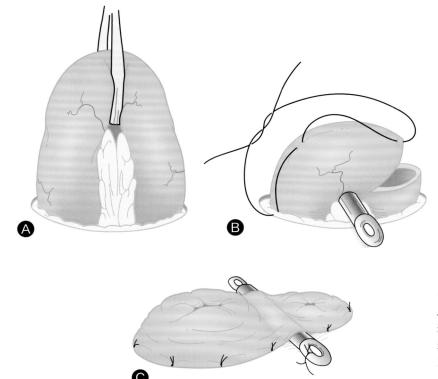

◀ 图 178-8　**回肠襻式造口的制作**
A. 将 4~5cm 的远端回肠襻穿过腹壁，避免扭转；B. 将支撑棒穿过肠系膜，将造口肠管无功能侧肠襻切开，并进行三点一针缝合；C. 将支撑棒缝合到皮肤上，完成回肠造口的其余部分的缝合

口通常位于左下腹。可以不进行肠黏膜的外翻，因为从左结肠流出的肠内容物不是腐蚀性的。然而，在很多情况下，如下节所述，末端襻式造口或离断襻式造口比标准结肠造口更容易完成，功能也更好[5]。

末端襻式造口有三种类型：回肠末端襻式造口、结肠末端襻式造口、回肠结肠末端襻式造口。该类型造口有三个主要的优势：①造口的术后管理更容易，因为此类型造口与末端造口类似；②可以用远端的肠管造口，如回肠横结肠末端襻式造口；③不需要开腹手术来切除造口。回肠及结肠末端襻式造口可以在任何情况下代替回肠及结肠襻式造口。回肠结肠末端襻式造口常伴随肠管切除。例如，右半结肠损伤或右半结肠缺血的情况下可能行右结肠切除术，通常不进行吻合。在这种情况下，回肠和横结肠横断端可以在同一个部位进行造口，避免了两处造口及开腹还纳手术。

在肠切除及造口部位腹壁准备完毕后，进行末端襻式造口或离断襻式回肠造口。将准备造口的回肠系膜部分离断，用线性切割吻合器离断肠管。造口肠管的近端或功能端穿过腹壁后常规进行回肠末端造口。造口肠管无功能端可通过多种方式进行处理，可以在通过筋膜后缝合在近端肠管或 Scarpa 筋膜上，这种方式转流比较充分。另一种方法是将远端非功能肠管的对系膜处经造口部位提出，关闭腹壁切口，切除对系膜缘处的部分闭合线后将开口与皮肤缝合，无须外翻。闭合线的剩余部分埋在皮下组织内。然后将近端肠管以回肠末端造口相同方式进行缝合、外翻（图 178-9）。最后在近远端造口肠管间缝合一针完成造口。此类造口可以完全转流粪便，与回肠末端造口效果相同。

结肠末端襻式造口一般用乙状结肠进行造口。结肠游离完毕后，经预先切开的腹壁缺损提出，腹部切口用适当张力缝合。结肠造口的缝合方式与回肠末端襻式造口相似。如前文所述的结肠襻式造口，近端可以外翻高于皮肤，

也可以与皮肤同一水平。

右半结肠切除术后，考虑吻合安全，可以采用回肠结肠末端襻式造口。肠管切除术后，准备好回肠末端，以便进行常规的回肠末端造口。通常需要在右上腹进行造口以方便回肠和横结肠断端可在同一个位置进行造口。在腹壁准备完毕后，将末端回肠及近端横结肠的缝合端同时穿过腹壁，常规关闭肠系膜裂孔。

随后，常规关闭腹部切口。切除横结肠断端对系膜缘部分闭合线，将肠管开口与周围皮肤缝合，不进行外翻。此处皮肤缝线应相对密集，以确保回肠造口有足够的空间，横结肠缝合完成后，切除末端回肠的闭合线，进行标准的回肠末端造口（图 178-10）。最后缝合横结肠和回肠的间隙完成造口。

该造口除了前文提到的优点外，可以免于进行第二个仅引流黏液的结肠造口。此外，由于回肠和横结肠断端在同一个部位造口，位置非常接近，可以直接通过造口旁切口进行造口切除，无须进行标准的开腹手术进行还纳。这可以显著减少术后的并发症率和造口还纳术后的恢复时间。

（三）腹腔镜造口术

如果腹腔镜结肠或直肠切除术后需要进行回肠造口，则回肠造口的腹腔内操作可以用腹腔镜来完成。

如果仅进行回肠造口，而不进行任何额外的腹部手术，那么通常只需要两个戳孔：一个在脐部用于放置摄像头，另一个在造口部位用于末段回肠的操作。无论是开腹还是腹腔镜，手术原则都是相似的。

沿回盲瓣逆行探查近端的末段回肠，明确可以牵拉到造口处的肠襻。在评估回肠长度时，应释放气腹，因为进行回肠造口或使用回肠造口时，腹部不会处于膨胀状态。一般很少需要游离回肠，且应格外小心确保肠管定位的准确性。用腹腔镜抓钳夹持正确的肠襻通过戳孔并仔细辨识近远端肠管。

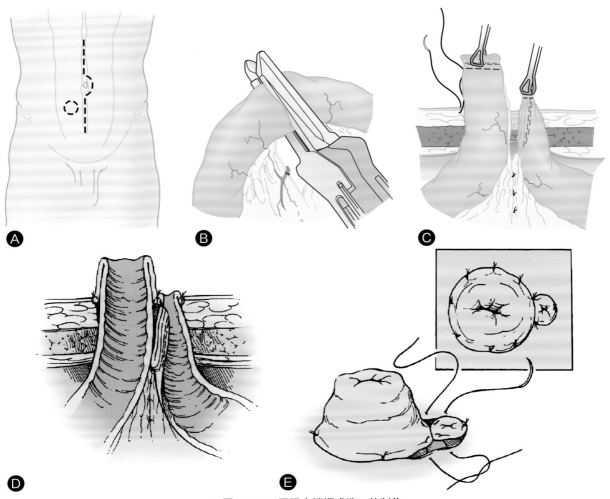

▲ 图 178-9　回肠末端襻式造口的制作

A. 通过中线切口探查腹腔，如前文所述制作腹壁造口孔（图 178-2 至图 178-4）；B. 选择一段足够长度的回肠用直线切割吻合器离断；C. 将离断的回肠断端穿过造口孔（功能端用缝线标记）；D. 切除功能端肠管的闭合线，缝合造口，使造口高于皮肤 2cm，切除非功能端肠管对系膜侧的部分闭合线，将其缝合到真皮深面，功能端造口的内侧（矢状图）；E. 完成回肠造口

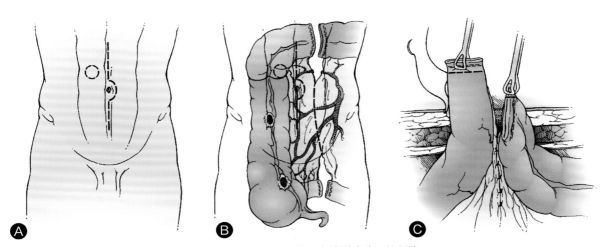

▲ 图 178-10　回肠结肠末端襻式造口的制作

A. 通过中线切口探查腹腔；B. 切除回肠末段和右半结肠；C. 回肠的功能性末端和结肠非功能性末端通过造口孔。造口按图 178-9D 和 E 所示进行缝合

气腹放气后，在抓钳周围环形切开腹壁。然后小心取出肠襻，防止肠管扭曲。提出肠襻后，重建气腹，确定肠管正确的方向（这一点很重要，如果用输出襻进行回肠造口对患者来说是非常痛苦的，可能导致机械性小肠梗阻，而且对于外科医生来说也非常尴尬的情况）。在确定肠管正确的方向后，常规进行造口的缝合。根据临床情况，可以进行襻式造口、回肠末端襻式造口或回肠末端造口。完成造口后，再次建立气腹，再次确定肠管方向，并检查腹腔有无出血。

与回肠造口一样，所有结肠造口都可以通过腹腔镜完成。最常见的结肠造口是乙状结肠造口，其手术技术与腹腔镜回肠造口非常相似。在腹腔镜已完成直肠及乙状结肠切除的情况下，不需要增加额外的戳孔。如果结肠造口是在没有其他腹部手术的情况下单独进行的，那么可能需要 3～4 个戳孔。脐部放置镜头孔，在右中腹和右下腹分别放置 2 个戳孔，如果需要游离结肠，可在先前标记的造口位置放置第四个戳孔。如果在腹会阴切除或乙状结肠切除术后进行结肠造口，通常此时已经完成了结肠的游离。少数情况下，为了减少造口肠管的张力，需要进行降结肠的游离。

如果没有进行结肠切除，则需要游离乙状结肠和降结肠。通过右中腹部的戳孔向内侧牵拉乙状结肠，经造口处戳孔向外侧牵拉腹膜反折，然后通过右下腹戳孔用剪刀或电设备打开结肠旁沟，完成游离后，释放气腹，检查结肠长度，重建气腹，在仔细确认肠管方向后，用记号笔标记肠管远端（在没有进行远端肠管切除的情况下）。

然后气腹减压，常规进行造口处腹壁的切开。结肠通过腹壁缺损时确保无扭曲，常规进行造口的缝合。与回肠造口一样，结肠末端造口、结肠末端襻式造口或结肠襻式造口都可以通过腹腔镜完成，造口完成后，再次建立气腹，确认肠管方向并检查腹腔有无出血。

（四）改良腹壁成形术（腹壁整形术）

该手术的适应证包括造口回缩（特别是那些有肠道限制的患者，如节制性回肠造口、广泛的腹腔粘连或短肠、造口脱垂、巨大造口疝、严重的体重下降所致的腹壁松弛）和造口周围皮肤问题，如脓皮症。在这些患者中，重新造口可能不是最佳的选择。

该术式类似整形外科手术[6]。在下腹部皮褶处或耻骨和髂前上棘连线上方 2～3cm 处制作弧形横切口（图 178-11）深达筋膜层，沿筋膜浅层向头侧游离形成皮肤和皮下组织皮瓣，细辨识穿支血管，结扎或电凝止血，游离至造口肠管时，牵拉皮瓣，将肠管与皮肤和皮下组织分离。注意避免损伤肠管及其供应血管，肠壁上可残留的皮下脂肪，后期再进行仔细的解剖。如果外科医生和患者都希望将脐部保持在正常位置，也可以在脐部进行类似的操作，也应注意保护脐的血液供应。如果不需要将脐部保留在原位置，可以在筋膜层面离断，在筋膜浅层进行皮瓣游离，直到上部皮瓣无明显张力或长度足够，可使肠管能在皮瓣下半部分进行造口而张力适中，或游离皮瓣到肋下缘。造口旁疝可以通过缝合筋膜和（或）补片（合成或生物补片）进行加固修复。

向下牵拉皮瓣，选择新的造口部位和脐部位置（如果需要的话）并在皮瓣上形成开口。多余的皮下脂肪可以小心地去除，使皮瓣变薄。幸运的是，脐上方的皮下脂肪通常少于脐下。切除皮瓣远端的多余部分（图 178-11），将肠管和脐部与各自的皮瓣开口用可吸收缝线进行间断缝合，切除多余的肠管或脐部组织，在皮瓣下方放置闭式引流管，以避免发生积液，切口分层缝合。由于该手术不进腹，患者通常很快康复。常见的术后并发症为感染、皮瓣缺血或皮下积液，均可以通过伤口换药进行处理。

有几种不同类型的皮瓣均可以用来进行造口周围腹壁的整形。大多数皮瓣均需要进行

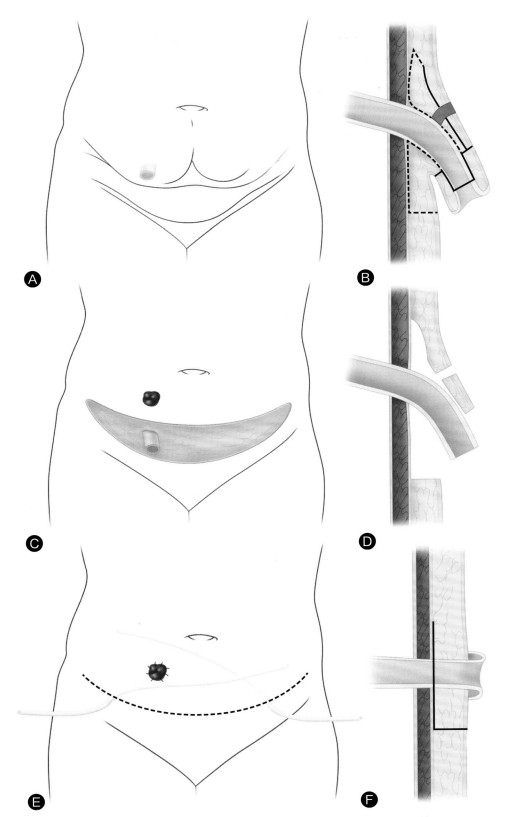

▲ 图 178-11　改良腹壁成形术，与腹壁皮肤皱褶相关的回肠造口回缩

A. 正面图；B. 矢状图显示皮肤和皮下脂肪切口；C. 多余的皮肤和皮下脂肪已被切除（正面图）；D. 矢状图；E. 通过上方皮瓣重新进行回肠造口，关闭皮肤切口，封闭负压引流管放置在皮瓣下方；F. 矢状图

造口周围的解剖及皮肤和皮下脂肪切除，内侧入路需取腹正中切口，深至筋膜层（图 178-12A）。沿筋膜浅层向外侧游离到造口位置，用上文所述方法游离造口周围皮肤和皮下组织，继续游离皮瓣至侧腹部以提供足够的松弛度，并将先前的造口部位推进至中线（推进皮瓣）。如上文所述，在皮瓣上制作一个新的开口。同时可以切除造口周围多余的脂肪及靠近中线的多余的皮肤。

如果皮瓣不足以将原造口推至中线位置，可以切除皮下脂肪，使皮瓣变薄后在原造口位置重新造口。所有的腹壁整形手术都是以这样的原则进行的，目的是形成一个光滑、平坦、变薄的皮瓣，为造口用具提供一个平坦的表面。随后进造口的缝合，关闭腹正中切口。在造口的上方和下方分别放置皮下闭式引流管，也可以通过造口下方或下外侧切口进行相同的手术。

造口患者体重迅速显著增加可能导致造口回缩。如果尝试减重不成功，且造口修复手术不可取或不可行的情况下（如节制性回肠造口或短肠患者），吸脂手术是一个很好的选择。在没有合并造口狭窄或造口疝的情况下，吸脂手术是首选的，有经验的整形外科医生可以小心地使用吸脂技术去除造口周围的皮下组织。显然，在手术过程中必须注意不要损伤造口，并能形成平坦光滑的造口周围皮肤表面，方便使用造口面板。去除脂肪组织后，尽管体重可能增加，但脂肪不会再沉积。

（五）抗粘连剂与造口

一些学者提倡在进行暂时性襻式造口时使用羧甲基纤维素（CMC）和透明质酸钠（Seprafilm；Genzyme，Cambridge，Massachusetts）[7,8]。这种方法临床经验较少，也没有严格的临床研究验证。有学者建议在造口时使用抗粘连剂可以减

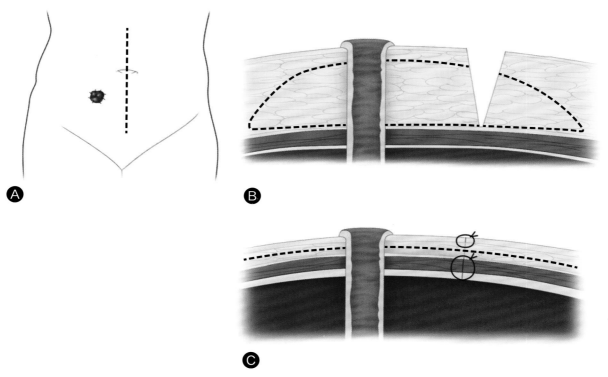

▲ 图 178-12 内侧入路
A. 标记皮肤切口的正面视图；B. 显示中线切口和皮下脂肪切除区域的截面图；C. 去除多余的皮下组织后，关闭切口，皮瓣附着于筋膜，缝合造口，使充分外翻

少造口和腹壁之间的粘连，从而减少造口还纳手术的难度。Kawamura 等的一项研究表明抗粘连组的手术时间缩短[7]。Salum 等的研究提出使用抗粘连产品时，戳孔处的粘连较少[8]。具体方法如下：选定造口肠管后，将 CMC 膜切成两半，包裹造口肠管的输入、输出段及其系膜，抗粘连膜包裹完成后，在预选的部位将肠襻穿过腹壁，常规进行造口缝合。这种技术的实用性很难证明。但从理论上讲，尽量减少回肠和腹壁之间的粘连，可以使回肠造口还纳时游离更加容易。

四、肠造口的治疗

专业的造口伤口护士或造口治疗师对造口患者的长期生活质量的贡献是不可估量的。他们除了可以提供术前咨询，术后早期教育和指导，并能为造口患者提供长期的支持外，还可以提供造口用具的相关信息，当地造口支持小组的信息，如美国联合造口协会和克罗恩病和结肠炎基金会等，并能对造口患者的饮食或着装提供建议，这些建议可以减少因造口相关问题所致饮食或服装的改变，同时可以帮助管理皮肤问题、造口旁疝、造口脱垂和其他并发症。在大多数情况下，造口治疗师或外科护士将为新的造口患者提供详细的术后教育，如果患者无法获得上述支持，外科医生有责任确保患者接受造口管理方面的教育。

造口袋必须经常清空，以避免过度填充和移位。这通常取决于造口的位置和患者的肠道排空模式。回肠造口通常每天清理 4～6 次，结肠造口可每天清理 1～2 次，甚至隔天 1 次。整套造口用具只需每 4～7 天更换 1 次。具体细节因人而异，更换经典的一件式造口用具的常用技术在框 178-2 中进行了说明。

造口袋一般应在造口肠管蠕动最少的时候更换，通常是在禁食一段时间以后。时间因人而异，但在造口肠管蠕动较少时更换造口用具，可避免操作过程中处理肠内容物的额外操作。

框 178-2　造口护理

- 收集所有辅助材料。

- 轻轻地将污染的造口袋放平，去除造口袋。将污染的造口袋置入密封塑料袋内，系紧塑料袋。

- 用水清洁造口和造口周围皮肤，轻拍干燥。如需要，剃除或去掉造口周围的毛发。

- 使用造口测量尺或预制的模型来确定造口的大小。预制的造口袋：检查确保造口袋的开口大小正否合适，如需要，应订购新的耗材。需要裁剪的造口袋：将合适的模型放在底盘或造口袋的背面，并裁剪与模型大小一致的开口。造口水肿消失后，可以省略该步骤，并应在移除污染造口袋之前完成新造口袋的准备工作。

- 将皮肤阻隔膏或皮肤密封剂涂抹在皮肤上，待干燥。

- 从造口袋或底盘上取下纸背衬以暴露粘合剂表面，将造口袋开口放在造口上并压紧，连接造口袋，密封造口。

引 自 Lavery IC，Erwin-Toth P. Stoma therapy. Cataldo P，MacKeigan J，eds. Intestinal Stomas. New York：Marcel Dekker；2004：65.

造口排气的声音和气味是大多数造口者最关心的问题。在造口手术之前能产生气体的任何物质都可能在手术之后继续产气。气体主要有两个来源：吞咽的空气和摄入食物后细菌分解产气 – 特别是碳水化合物。通过减少吸管使用、减少进食时谈话、减少咀嚼口香糖和减少吸烟，可以最大限度地减少空气的吞咽。每个患者最好都能确定哪些食物会产气，但豆类、西蓝花、洋葱、甘蓝、啤酒和（对于乳糖不耐受者）乳制品都是常见的产气物。是否进食这些食物是个人选择，但避免这些食物会减少腹胀的程度，减轻排气的气味。食用酸奶、西芹和橙汁可以减少气味，防味袋、碳过滤器和除臭剂（如商业除臭剂、漱口水和会阴除臭剂）也可能有所帮助，也可口服除臭剂，包括没食子酸铋和叶绿素复合物。防止气味最重要的关键是良好的造口周围卫生，以及在更换造口用具时的密封防漏。

所有的造口患者都需要一段时间的适应期，在更换造口用具时注意细节，再加上饮食和衣着上的细微调整，除了造口者最亲密的熟人外，其他人完全不会注意到造口。另外，腹部造口患者几乎可以参加任何体育活动。

五、并发症

尽管近年来在手术技术和肠造口治疗方面取得了长足的进展，但造口术后并发症仍然非常普遍。文献中造口特异性并发症的发生率差异很大，为 10%～70% 不等。具体取决于研究方法、随访时间和对并发症的定义[9-13]。例如，几乎所有的造口者都会有短暂的轻微的造口周围刺激症状，并且皮肤刺激通常是最常见的造口并发症。但部分研究仅报道了需要进行手术干预的并发症，明显降低了造口并发症的发生率。因此，造口相关并发症的发生率在不同的报道中差异很大。

造口相关并发症可分为早期并发症（手术后 1 个月内）和晚期并发症（术后 1 个月以上）。最常见的早期并发症为造口周围皮肤刺激、造口袋渗漏、高流量性造口和局部缺血，最常见的晚期并发症包括造口旁疝、造口脱垂、造口阻塞和狭窄。

（一）发病率

在造口并发症的定义缺乏共识的情况下，不良事件可能是轻微的（如短时间的皮肤刺激或造口袋渗漏），或需要进行重大手术干预的（造口旁疝或造口坏死）。Park 等在库克县医院数据库中对 1616 名患者进行了为期 20 年的回顾性研究。报道显示并发症发生率为 34%，早期发生率为 28%，晚期发生率为 6%[9]。最常见的早期并发症是皮肤刺激（12%）、造口位置不良引起的疼痛（7%）和部分坏死（5%）。最常见的晚期并发症是皮肤刺激（6%）、造口脱垂（2%）和造口狭窄（2%）。值得注意的是，并发症的发生与术者有一定相关性，普通外科医生实施的造口手术并发症发生率为 47%，而结直肠外科医生的造口手术并发症发生率为 32%。Duchesne 等回顾性分析了新奥尔良慈善医院

的 164 名造口患者[10]，总体并发症发生率为 25%，38% 的并发症为早期，62% 为晚期。与通常情况一样，回肠造口的并发症发生率高于结肠造口。最常见的并发症是造口坏死（22%）、造口脱垂（22%）、皮肤刺激（17%）和造口狭窄（17%）。并发症发生的危险因素包括炎症性肠病、缺血性结肠炎和体质指数高。正如其他学者所观察到的，肥胖患者皮肤刺激的风险显著增加[11]。特别值得注意的是，当造口师参与患者诊疗时，造口并发症减少 6 倍。

（二）皮肤刺激和造口袋渗漏

造口患者皮肤刺激非常常见。在一项对 610 例患者的回顾研究中发现，皮肤刺激是迄今为止最常见的早期局部并发症[11]。由于回肠造口的排出物为液态，并具有腐蚀性，皮肤刺激在回肠造口患者中更为常见[14]，这凸显了回肠造口时手术技术的重要性。

虽然偶尔出现轻度的皮肤刺激是不可避免的，但大多数严重的皮肤刺激是可以预防的。造口师的术前造口定位有助于确保正确的造口位置和安全的使用造口用具。恰当的位置和仔细的安装护理器具可以最大限度地减少与造口渗漏及造口周围皮肤暴露所致的刺激症状（图 178-13），同时还需监测患者对造口用具组件的过敏反应情况。

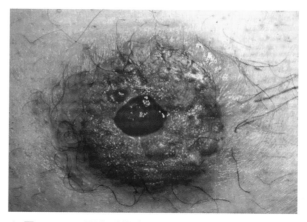

▲ 图 178-13 不合适的造口用具导致的造口周围的皮肤刺激

必须特别注意视力受限或灵活性欠佳的老年患者。如果患者佩戴的造口用具不合适，特别是高流量的造口非常容易引起造口周围皮肤刺激和溃疡，肥胖也常与皮肤刺激的风险增加有关，这可能与造口的手术技术相关[15]。肥胖患者可考虑将造口置于上腹部，上腹皮下脂肪较少，患者也可以更容易看到造口。

应指导患者避免使用可能干扰造口用具粘贴的乳膏或软膏。手术后造口水肿及腹胀逐渐减轻，因此，在术后第一次复诊时往往需要缩小造口用具的开口，以减少造口周围皮肤的暴露。太频繁更换造口袋可能会导致造口周围皮肤的过度磨损和撕裂；但是，更换造口用具的间隔时间太长亦可能导致造口底盘屏障的侵蚀。

即使在优秀的造口师的帮助下，也可能发生特殊的皮肤感染。当造口周围有明显的红色皮疹，并伴有卫星灶时，说明真菌过度生长。可以在造口周围皮肤涂抹抗真菌粉剂进行治疗，在难治性病例中可以口服抗真菌药物。如果皮炎恰好符合造口用具的轮廓，说明主要病因可能是对造口底盘或造口用具的其他部件的过敏。造口周围皮肤刺激也可能与炎症性肠病的复发有关。

幸运的是，大多数皮肤刺激和造口袋渗漏都可以用保守的方法来处理，但是，肉芽组织增生、手术瘢痕或吻合口位置不佳可能需要手术进行造口修复，改变造口位置，或者需要联合腹壁重建[6,16]。

（三）高流量造口

由于显而易见的原因，通常回肠造口会出现高流量状态。5%～20% 的回肠造口患者会出现明显的腹泻和脱水，尤其是术后早期的风险最大。回肠造口通常在术后第 3 天或第 4 天流量增加[17]，流量通常在术后第 4 天达到峰值，有报道称肠内容物排出量可高达 3.2L。由于造口排出物富含钠盐，可能出现低钠血症。脱水可能发生的窗口期一般在术后第 3 天和第 8 天

之间。随着时间的推移，小肠通常出现适应性黏膜增生，造口排泄量逐渐下降。但是伴有小肠切除的回肠造口患者，脱水的风险明显增加。大多数情况下，脱水可以通过口服常见的运动饮料进行控制。然而，对于曾经进行肠切除和（或）具有复发 / 残留克罗恩病的患者，因其吸收面积大幅减少，特别容易出现脱水。除了吸收面积的减少，回肠切除还减弱了脂肪或复合碳水化合物所致的"回肠制动"作用，回肠制动可减缓胃和小肠的排空[18]。这部分患者的体液和电解质维持可能需要一段时间的静脉补液来补充水分和营养物质。

艰难梭菌肠炎是一个越来越常见的回肠造口腹泻所致的并发症，尤其是在炎症性肠病全结肠切除的患者中最为常见[19]。其典型的临床表现是肠梗阻后的回肠造口腹泻。虽然早期的诊断与治疗似乎可以改善结局，但仍有较高的死亡率[20]。

回肠造口腹泻可以用口服纤维补充剂或考来烯胺进行温和的治疗，这两种药可以使分泌物变稠厚。组胺受体拮抗药或质子泵抑制药可用于减少胃液分泌，特别是在手术后的前 6 个月，此时间段胃泌素分泌最多[21]。通常，抗动力药（如洛哌丁胺或二苯氧化物）或阿片类药物（如可待因或阿片酊）可以减缓肠道排空。生长抑素类似物已成功用于治疗难治性腹泻。生长抑素可以减少盐和水的排泄，减缓胃肠道蠕动，但临床上也有不同的结果[22]。值得一提的是，有文献报道 1 例小肠吻合术后肠漏的患者，经过肠瘘外置，将造口流出物回输至输出襻肠管，治愈肠瘘的成功案例。这种方法可使大量的患者免于应用肠外营养[23]。

回肠造口患者的另一个并发症是泌尿系结石。粪便中的水分、钠和碳酸氢盐的损失会导致尿量减少、尿液 pH 下降[24]。大约 4% 的普通人群患有尿路结石，但回肠造口患者的发病率约为普通人群的 2 倍，尿酸盐结石在普通人群中的比例低于 10%，但在回肠造口患者中达

60%。草酸钙结石的发病率在回肠造口患者中也有所增加[25]。

（四）肠梗阻

生命表分析表明肠梗阻是造口术后常见的并发症，23% 的回肠造口患者最终会发生肠梗阻。粘连是最常见的梗阻原因，小肠扭转或内疝也是可能的病因。虽然有学者认为肠系膜与腹外侧壁的缝合可以防止肠扭转或梗阻，但回顾性分析并未显示出任何益处[26]。造口术后梗阻在治疗上与其他机械性小肠梗阻的治疗原则相同。

但是，必须特别注意食团所致的梗阻。许多回肠造口术后的患者由于消化不良的食物（如爆米花、花生、新鲜水果和蔬菜）的累积出现肠梗阻的症状和体征。仔细询问病史可能会发现饮食失调。此外，任何影像学证实的远端梗阻的回肠造口患者都应考虑食团梗阻的可能性，可以将红色橡胶导管轻轻插入造口用盐水冲洗。如果可疑的便块降入造口，可以继续小心地重复冲洗，直到梗阻得到缓解。

（五）缺血

造口术后水肿和静脉充血非常常见，这是由肠系膜的小静脉穿过腹壁时受到机械损伤和压迫所致，通常是自限性的，不需要治疗[27]。不过，缺血也可能与肠系膜张力过大或肠系膜过度离断有关，特别是在肥胖或接受急诊手术的患者中多见[28]。常见的原因是将乙状结肠血管离断以便获得足够长度的结肠进行造口。在这种情况下，应改为离断近端的肠系膜下血管和（或）游离脾曲，保留乙状结肠血管弓。

如果局部缺血明显，可以将玻璃试管或软质内镜插入造口中观察，应仔细观察造口至筋膜水平，如果对筋膜水平的造口肠管观察不满意，则需要立即行开腹及造口修复手术。1%～10% 的结肠造口和 1%～5% 的回肠造口可能出现早期缺血[29]。

（六）造口旁疝

造口旁疝可能是需要手术干预的最常见的造口并发症（图 178-14）。2%～28% 的末端回肠造口和 4%～48% 的末端结肠造口会发生造口旁疝[30]，造口旁疝的发生率随着时间的推移而不断增加[31]。因此，造口旁疝发生率在很大程度上取决于随访时间。大多数造口旁疝的患者可以提前干预或使用疝带进行治疗，但是如果患者出现持续疼痛、梗阻或患者无法长期使用疝带，则需要进行手术修复。

肥胖、高龄和慢性阻塞性肺病等患者相关性因素可能增加造口旁疝的发生风险[13]。从技术角度来看，在保证造口血供的情况下尽可能小的制作腹壁开口似乎是有效的。然而，其他的预防措施，如关闭侧方间隙、筋膜固定或通过腹直肌造口，似乎对预防造口旁疝没有影响。预防性地使用补片，特别是置于腹直肌下方，可以降低造口旁疝的发生风险[32-34]。

不幸的是，造口旁疝一直以来手术治疗的效果很差，因此严格筛选手术患者非常重要。另外，没有明确手术指征及能保守治疗的患者应谨慎进行手术治疗。在一项迄今为止最大宗的报道中显示，63% 的患者出现复发疝，其中 63% 至少有一种并发症[35]。造口旁疝最常见的手术方式是直接修复、重新造口和补片修复。补片修复的复发率（0%～33%）明显低于直接修

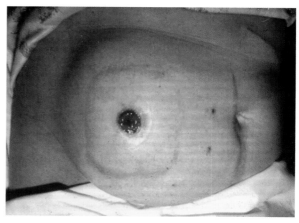

▲ 图 178-14　巨大造口旁疝

复（46%～100%）和重新造口（76%）[30,36,37]。
补片修复造口旁疝的术式繁多，但尚无法确
定最佳补片的类型及补片放置的最佳位置。
Sugarbaker 倡导的腹膜内或腹直肌下方放置补
片的方法有一定的优势[58]，腹腔内压力可以
将补片保持在适当位置。腹膜内放置补片的另
一个好处是可以同时修复伴随的切口疝。另外，
腹腔镜技术已经成功用于腹膜内补片的疝修补
手术[39-41]。

（七）造口狭窄

　　造口狭窄是由造口肠管缺血、张力过大、
造口回缩或炎症性肠病复发引起的。一般来说
造口狭窄的发生率小于 10%[27]。轻度无症状的
造口狭窄不需要治疗，造口周围皮肤的狭窄很
可能通过局部手术，如 Z 形或 W 形成形术来治
疗，而克罗恩病所致的狭窄通常需要进行肠切
除手术[45]。对于造口回缩和（或）狭窄的患者，
手术时机的选择是一个重要的考量因素。14%
的结肠造口和 12% 的回肠造口患者在术后 3 周
内出现造口回缩，其中许多患者会出现造口狭
窄，最终需要进行手术治疗[46]。通过良好的肠
造口相关治疗（如使用凸形袋）和临时措施（如
用手指扩张），可让急性炎症反应消退。待肠管
和肠系膜顺应性增加后，再进行手术治疗。

（八）造口脱垂

　　有研究报道，13 年内发生造口脱垂的风险
为 11.8%（图 178-15）[47]。其中横结肠襻式造
口的脱垂发生率最高（图 178-16），而输出襻
肠管最容易发生脱垂。这也是回肠造口比结肠
造口更适合暂时性的粪便转流的原因之一[48]。
虽然提倡造口手术时进行肠系膜固定或关闭侧
方间隙，但似乎不能减少造口脱垂的发生率。

　　虽然造口脱垂常常使患者或医护人员感到
不安，但无症状的造口脱垂不需要治疗，尤其
是暂时性造口。当造口脱垂引起缺血、梗阻或
造口袋佩戴困难时，则需要进行手术干预，而

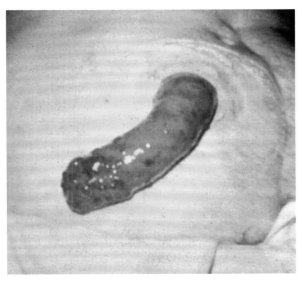

▲ 图 178-15　回肠造口脱垂

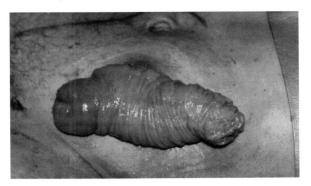

▲ 图 178-16　横结肠襻式造口脱垂

且通常进行确定性手术。首先将造口从腹壁上
游离，提出肠管保持一定张力，切除多余的肠管，
重新缝合造口。在无严重嵌顿、缺血的造口脱
垂病例中，糖可作为干燥剂使用，可以减轻水肿，
促进复位，减少或避免急诊手术[49]。

（九）造口周围静脉曲张

　　造口周围静脉曲张可能引起致命的大出血。
静脉曲张一般发生在造口周围的皮肤黏膜交界
处，是门静脉系统的高压和腹壁下静脉的低压
所形成的压力差所致[50]。罹患严重肝病，且造
口周围皮肤有典型的淡紫色或"美杜莎头"征
的造口患者应考虑出现造口周围静脉曲张，常
见于直肠癌腹会阴切除术后广泛肝转移、硬化

性胆管炎患者因溃疡性结肠炎行全结肠切除、回肠造口的患者。高度怀疑静脉曲张的患者必须移除造口底盘进行皮肤检查（图 178-17）[51]。造口周围静脉曲张所致的急性出血可以采用肾上腺素纱布局部压迫或缝扎止血，尽量减少造口部位的创伤。其他的治疗方法包括经颈静脉肝内门体分流术等手术降低门静脉压力。不幸的是，TIPS 的有效时间有限，通常为 6～12 个月。经皮线圈栓塞可能是另一种治疗选择[52]。由于许多患者的预期寿命较短（如广泛的肝转移），可以考虑皮肤黏膜切开（游离造口至筋膜水平，从而离断门体静脉的连接）或重新造口。不过，这些手术难度较大，出血较多，且门体静脉吻合支通常在 1 年内重新建立。根据患者的预期寿命和肝病的状况，长期的效果可能需要肝移

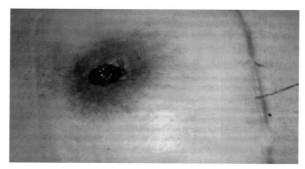

▲ 图 178-17　只有在移除造口用具后，才能观察到造口周围静脉曲张的特有蓝色征

植治疗。

致谢

本章的部分内容改编自 Cataldo 和 Hyman 之前的版本。

第 179 章
降低择期和急诊结肠切除患者感染风险
Reducing the Risk of Infection in the Elective and Emergent Colectomy Patient

Emmanouil P. Pappou　Ravi P. Kiran　**著**

王自强　**译**　高　玮　窦若虚　**校**

摘要　结直肠外科的感染风险明显高于大多数其他外科专业，是易发生外科手术部位感染的手术类型。降低感染率，尤其是手术部位感染的发生率，仍然是结直肠手术的一大难题。预防手术部位感染可以通过多种方法来实现，包括优化术前患者准备、围术期肠道准备、严格遵守抗生素预防指南、增加术中供氧、伤口冲洗、维持术中正常体温和术后血糖控制等。预防尿路感染可以通过早期拔除尿管和放置尿管无菌操作来实现。呼吸道感染可通过戒烟、术后早期活动、使用呼吸训练器进行肺部护理、鼓励咳嗽和深呼吸、口腔护理和床头抬高等方法预防。

关键词：手术部位感染；SSI；结直肠手术；感染控制

结直肠外科的感染风险明显高于大多数其他外科专业，是易发生外科手术部位感染的手术类型。和其他外科手术一样，除了手术部位感染，结肠切除术后的患者也面临着呼吸道、泌尿道和导管相关感染的风险，以及艰难梭状芽孢杆菌感染的可能。围术期处理可以减少这些并发症的发生，改善预后。

一、手术部位感染

结直肠手术仍然是外科 SSI 发生率最高的手术之一。目前报道的结直肠手术后发生手术部位感染的风险在 5%～30%[1-6]。SSI 是结直肠手术后最常见的不良事件，泛指一切手术操作部位发生的感染，包括浅表的伤口感染到深部的腹腔内感染。美国疾病控制和预防中心（Centers for Disese Control and Prevention，CDC）将 SSI 定义为在手术切口或切口附近术后 30 天内发生的，或有假体材料植入手术后 1 年内发生的与手术相关的感染[7]。SSI 在解剖学上分为三类：浅表感染、深部感染和器官/体腔感染（表 179-1）。浅表感染涉及皮肤和皮下组织，深部感染涉及肌肉和筋膜，器官/体腔感染主要指在腹腔内发生的感染。CDC 对 SSI 的诊断标准已经获得国际公认，并得到医务人员、医院、卫生保健组织、监督和质控机构的遵循[8-10]。

结直肠手术中的 SSI 与显著的并发症率、死亡率和增加的医疗费用有关，通常需要在治疗过程中延长住院、再入院甚至再手术。一项使用美国医疗保健成本和利用项目国家住院患者样本（Healthcare Cost and Utilization Project National Inpatient Sample，HCUP NIS）数据库分析 SSI 对医院使用和治疗成本影响的研究发现，SSI 平均延长了 9.7 天的住院时间，而每次

表 179-1　手术部位感染的分类及定义

浅表伤口感染

- 手术后 30 天内发生感染，感染只涉及切口的皮肤或皮下组织，并至少有下列的一种情况
  - 浅表伤口脓性分泌物，有或无实验室证实均可
  - 从浅表伤口组织或渗出液无菌取材情况下，培养出病原微生物
  - 伴有至少下列感染症状之一：疼痛或压痛，局部肿胀，发红，发热，切口被外科医生主动敞开（切口组织培养阴性除外）
  - 外科医生或内科主治医生诊断的浅表切口相关手术部位感染

深部手术部位感染

- 没有植入物的情况下，手术后 30 天内发生的感染或有植入物情况下 1 年内发生的感染，感染表现可能与手术相关，并影响到深部软组织（如筋膜和肌肉层），并至少伴有以下一种情况
  - 脓性引流物来自伤口深在部位，但并非来源于手术部位的器官 / 体腔
  - 伤口自动裂开，或被外科医生主动敞开，并伴有至少下列症状之一：发热（> 38℃）、局部疼痛或压痛时，培养阴性者除外
  - 通过查体或再手术或组织病理学或放射学检查中发现伤口深在部位有感染证据
  - 外科医生或内科主治医生诊断的深部手术部位感染

注意：①同时累及浅表和深部的手术部位感染，属于深部手术部位感染；②器官 / 体腔手术部位感染，经切口行引流的，计为深部手术部位感染

器官 / 体腔手术部位感染

- 没有植入物的情况下，手术后 30 天内发生的感染或有植入物的情况下 1 年内发生的感染，感染表现可能与手术相关，感染累及手术中操作的，除切口外的解剖结构（如器官、体腔），并伴有至少以下一种情况
  - 放置于体腔或器官周围的引流管内引流出脓性分泌物。若只是引流口周围感染，不应被视为手术部位感染，而应根据感染深入到器官 / 体腔的深度，被视为皮肤或软组织感染
  - 从器官 / 体腔中在无菌下取材的液体或组织中培养分离出来病原微生物
  - 通过查体或再手术或组织病理学或放射学检查，发现累及器官 / 体腔的脓肿或其他感染证据
  - 由外科医生或内科主治医师诊断的对器官 / 腔隙相关手术部位感染

改编自 Mangram AJ，Horan TC，Pearson ML，Silver LC，Jarvis WR. Guideline for prevention of surgical site infection. Infect Control Hosp Epidemiol. 1999；20：247-280.

住院的成本增加了 20 842 美元[11]。由于其影响的频率和严重程度，许多防止和减少 SSI 的方法已经实施。预防 SSI 是一项多学科的努力，涉及整个卫生团队，包括护士、外科人员和医生，这至关重要。它涉及在诊疗过程的每一步，从术前优化，到术中术后护理，再到手术部位感染率的审核与监控，信息反馈，以及对卫生保健人员进行适时的教育[12-16]。

二、结直肠手术部位感染的发病机制和微生物学机制

结直肠手术中的 SSI 主要来源于手术部位与患者内源性菌群的污染，结肠腔是细菌污染的主要来源（> 80%）。结肠是细菌的储存库，有大量革兰阴性、阳性细菌，需氧与厌氧细菌，据估计每克结肠内容物中含有高达 10[12] 个细菌，从属于超过 600 种的不同菌种[17]。手术部位污染细菌的数量越高，发生 SSI 的可能性越大，因为污染细菌数量超过了宿主的清除能力[18,19]。大肠埃希菌和脆弱拟杆菌是最常见污染手术野的微生物。脆弱拟杆菌在左半结肠和直肠乙状结肠分布的密度最高，但由于其专性厌氧特性，培养不易检出[20]。需氧菌（如大肠埃希菌）和厌氧菌（如脆弱拟杆菌）在感染发生中有协同关系，当两者同时定植在手术部位时，其致病性获得增强[21]。肺炎克雷伯菌和肠球菌在结肠中亦很常见，但引起 SSI 的机会相对较少。而铜绿假单胞菌、沙雷菌和不动杆菌可以引起结直肠 SSI，特别在因为有长期抗生素使用史或住院时间较长导致正常菌群改变的患者中更为常见[20]。

皮肤定植菌是一小部分（< 20%）手术部位感染的病原菌。SSI 也可能来自无菌区外，如手术室环境、污染器械和材料或手术团队成员。葡萄球菌种（如耐甲氧西林的金黄色葡萄球菌和凝固酶阴性葡萄球菌）是皮肤或手术室环境污染物引起 SSI 的主要病原体[22,23]。

另一个导致结直肠 SSI 的因素是患者（宿

主）对根除微生物的反应[24]。先天或获得性免疫缺陷和部分慢性疾病，如糖尿病，肝、肾、肺功能不全及癌症等，会损害宿主反应性，并与结直肠手术中 SSI 率的增加有关。

环境和手术技术因素同样可能导致结直肠 SSI，即使在污染的细菌数量并不大的情况下；手术部位的血肿或组织坏死提供的丰富营养条件，局部存在的异物无法被宿主的吞噬细胞清除，死腔导致的局部液体集聚，这些均为细菌生长提供了适宜的环境，这些因素都可增加细菌的复制，从而增加感染风险[25-27]。此外，手术中的粪便溢出可导致大量细菌腹腔污染，不能被天然免疫反应清除，肠内容物流向腹腔的低凹处而积聚，如骨盆或结肠旁沟，最终形成脓肿[28]。

一个导致结直肠术后 SSI，特别是器官/体腔感染的重要因素是吻合口瘘[29]。据报道，结直肠手术后吻合口瘘的发生率在 2%～20%，其中直肠手术后发生吻合口瘘的概率更高[30-32]。患者的因素包括年龄、性别、肥胖、并发症、是否接受放化疗，以及手术技术和经验等因素，均被证明是吻合口瘘发生的危险因素。

三、预防结直肠手术中手术部位感染的术前措施

（一）营养不良

术前营养不良在接受结直肠手术的患者中很常见，比例高达 30%～50%[33]。术前营养不良是术后并发症率和死亡率增加的主要危险因素。低蛋白血症（白蛋白低于 35g/L）能显著增高术后并发症率，特别是结直肠癌患者中更明显[34]。虽然目前没有足够的证据表明术前营养补充可以预防 SSI，有限的研究结果表明术前营养评估和支持可能有助于伤口愈合[34-37]。

（二）活动性感染

如果拟手术部位已经存在活动性感染，则定义为感染性伤口。文献表明，伤口污染程度分级与 SSI 的发生呈近似线性关系，污染的手术部位感染率高达 40%[38,39]。业已存在的感染会影响伤口愈合过程，致病菌诱导产生的炎症介质影响伤口愈合的炎症反应过程并阻止上皮化[40]。因此，如择期结直肠手术必须在感染部位进行，应尽可能选择在感染创面愈合后。

（三）戒烟和尼古丁替代疗法

吸烟干扰伤口的一期愈合，可能机制是吸烟可导致外周血管收缩，引起组织血液灌注不足及缺氧[41]。吸烟已被证实与结直肠手术后会阴伤口愈合不良和深部感染有关联[42,43]。2003 年的一项随机对照表明，戒烟 4 周可显著降低深部 SSI，而使用尼古丁透皮贴剂与安慰剂对比未发现感染率有差异[44]。基于这些发现，择期结直肠切除术前应强烈推荐戒烟和尼古丁替代疗法。

（四）术前住院时间过长

术前住院 2～4 天与 SSI 发病率增加和其他医院获得性感染有关[45,46]。可能的原因是耐药菌群在皮肤和肠道的定植可能增加对预防性抗生素的抵抗，从而增加手术部位感染率。长期住院也意味着患者及病例的复杂性，导致更高的并发症发生率。

（五）术前手术部位清洁

术前淋浴与用消毒皂或消毒剂冲洗清洗手术部位已被推荐作为预防 SSI 的方法[47]。目前还不清楚减少皮肤细菌数量是否确切降低 SSI 发病率。在一项包含 10 157 名病例的 Meta 分析中，与安慰剂相比，洗必泰并没有显著降低手术部位感染[48]。考虑到结直肠手术后手术部位感染的主要来源是结肠，因此积极的皮肤清洗不太可能对 SSI 产生重大影响。然而，几乎所有的快速康复方案都纳入了术前和术后皮肤清洁的建议。

（六）肠道准备

目前大量的证据支持机械肠道准备（mechanical bowel preparation，MBP）与预防性口服抗菌药物联用作为有效提高肠内抗生素浓度，并减少 SSI 的方法。结直肠外科文献已经围绕这一主题展开了全面的讨论，首先支持联合使用 MBP 和口服抗生素来减少 SSI，后来又放弃使用这一做法，直到最近的临床证据压倒性地支持术前机械肠道准备联合口服抗生素，这几乎能减少一半的 SSI[49]。

在 20 世纪 40 年代和 50 年代，人们知道单独的机械肠道准备并不能降低结肠腔内的细菌菌量，因此采用口服吸收不良的磺胺类抗生素的方法来降低结肠细菌的浓度[50]。20 世纪 70 年代早期初步数据显示，机械肠道准备与口服不吸收型抗生素一起显著降低了 SSI 率，这被证明与减少结肠腔内细菌浓度有关[51,52]。Nichols 等最早报道了联合口服红霉素和新霉素的方案，并在随机对照研究中显示其可降低患者的 SSI 率。随后几年涌现的一系列前瞻性随机试验显示，单纯依靠机械肠道准备不能获益，因此结肠切除术前联合机械肠道准备与口服抗菌药物的方法被弃用，甚至专业协会也反对这种方法[53,54]。然而，最近的一系列回顾性队列研究、前瞻性随机试验及 Meta 分析证实，口服抗生素联合全身使用预防性抗生素相较于单纯全身使用抗生素，能更显著减少 SSI 率。因此，目前有充足的临床证据，支持使用机械肠道准备联合口服抗生素及全身性预防性抗生素使用的策略[49,55-59]。

值得强调的是，单纯口服抗生素，而不行机械性肠道准备并未被证实有预防作用。口服抗生素的使用时机也很重要，因为在机械性肠道准备完成之前口服抗生素，抗生素通过结肠时可能并不带来显著的好处。在择期结肠切除术患者，我们建议使用机械肠道准备与口服抗生素联用的方法。在我们中心，机械肠道准备使用 238g 聚乙二醇溶液和约 1814g（64 盎司）的液体混合，并在下午 1 点钟、2 点钟和 10 点钟服用 1g 新霉素和 500mg 甲硝唑。

四、预防结直肠手术中手术部位感染的术中措施

（一）预防性使用抗生素

静脉预防性抗生素的使用被广泛认为是减少结直肠手术中 SSI 最有效的方法。合适的给药时机以保证术中恰当的组织药物浓度，以及抗生素的选择是全身预防性抗生素使用的两个要点。

20 世纪 70 年代关于预防性使用抗生素时机的研究数据表明，在结直肠手术切开前使用抗生素可显著降低感染率；而在切口关闭后再使用抗生素对 SSI 率没有影响[60-62]。进一步的数据，包括一项对随机试验的 Meta 分析，显示只有术前使用抗生素才能达到减少结直肠手术后 SSI 的目的，延长全身性抗生素使用时间并不能降低 SSI 率[63,64]。一旦伤口闭合后，伤口死腔内迅速被纤维蛋白充填，形成功能性缺血的蛋白基质环境，在伤口内难以达到有效的药物浓度。

全身抗生素使用的最佳时间被认为是切开前 30～60min，如果需要使用万古霉素或氟喹诺酮类药物进行预防，则需要在切开前 2h 使用。另一个需要关注的因素是抗生素的生物清除或半衰期。短半衰期抗生素可迅速在循环中被清除，如果手术时间超过抗生素的第二个半衰期，则失去保护效果。因此，应优选半衰期较长的抗生素，如头孢替坦。对于短半衰期抗生素，应及时追加给药，以延续抗生素的预防效果。

合理选择针对手术部位可能污染的病原菌有效的抗生素也很重要[65]。抗菌谱应覆盖引起手术部位感染的可能致病病原体。美国外科医疗改进计划（Surgical Care Improvement Project，SCIP）目前推荐的预防性抗生素选择见表 179-2。

表 179-2　美国外科疗效改进计划推荐的结直肠手术预防性抗菌药物的选择	
推荐用药	β- 内酰胺类过敏史的替代用药
• 头孢唑林 + 甲硝唑，或头孢西丁，或头孢替坦，或氨苄西林舒巴坦①	• 克林霉素 + 氨基糖苷类③，或氨曲南，或氟喹诺酮类④
• 头孢曲松钠 + 甲硝唑，②或厄他培南	• 甲硝唑 + 氨基糖苷类，或氟喹诺酮类

对大多数患者来说，除了静脉预防外，还应给予机械肠道准备联合口服硫酸新霉素加口服红霉素碱或口服硫酸新霉素加口服甲硝唑

手术切口前 60min 内使用抗菌药物（万古霉素或氟喹诺酮类药物为 120min）

尽管单剂量预防性抗生素通常是足够的，但所有预防性用药的总时间应少于 24h

使用半衰期较短的药物进行预防性抗感染治疗时（如头孢唑林、头孢西丁），如果手术时间超过推荐的再次给药间隔，则应考虑再次给药。如果发生出血时间延长或出血量过多，或者有其他因素可能缩短预防性使用药物的半衰期（如大面积烧伤），也可能需要再次给药。对于其半衰期可能延长的患者（如肾功能不全或衰竭的患者），则可能不需要再用药

①由于大肠埃希菌对氟喹诺酮类和氨苄西林 - 舒巴坦的耐药性不断增加，用药前应审查当地的耐药菌株人群分布

②当外科感染的革兰阴性分离株对第一代和第二代头孢菌素耐药性增加时，更推荐单剂量的头孢曲松联合甲硝唑，而不是常规使用碳青霉烯类

③庆大霉素或妥布霉素

④由于大肠埃希菌对氟喹诺酮类药物和氨苄西林舒巴坦的耐药性增加，用药前应审查当地的耐药菌株人群分布。环丙沙星或左氧氟沙星。在所有年龄段，氟喹诺酮类药物都与肌腱炎和肌腱断裂的风险增加有关。然而，单剂量抗生素预防使用中，这种风险预计是相当小的。虽然氟喹诺酮类药物在某些儿童的外科预防性抗生素使用可能是必要的，但它们不是儿童术前预防性使用的首选药物，因为某些临床试验显示，其不良反应的发生率高于对照组

改编自 Bratzler DW, Dellinger EP, Olsen KM, et al. Clinical practice guidelines for antimicrobial prophylaxis in surgery. Am J Health Syst Pharm. 2013; 70（3）: 195–283.

联合使用抗生素，如联合使用第一代头孢菌素（如头孢唑林）和覆盖厌氧菌的抗生素（如甲硝唑）是我们机构的首选方法；克林霉素和氟喹诺酮或甲硝唑和氟喹诺酮可能是另一种预防性用药方案。每个医院药物治疗委员会都有一份推荐的"适合机构"的预防性用药清单。

另一个缺乏相关数据的问题是抗生素的适当剂量。一般来说，所有患者都使用相同的剂量。然而，对于肥胖症患者和身体质量指数大于 30kg/m² 的患者，需要考虑增加常规抗生素剂量，以达到适当的切口部位浓度。最后，目前关于结直肠手术预防性抗生素是否应覆盖耐甲氧西林金黄色葡萄球菌（MRSA）没有研究。不推荐在择期结肠手术中使用覆盖耐甲氧西林金黄色葡萄球菌的抗生素；然而，对于近期长时间住院的患者，在疗养院的患者，或最近使用过抗生素的患者，应该考虑更是否使用广谱的抗生素。

（二）备皮

在大多数研究中，使用剃刀备皮会增加手术部位感染的发生率。如非必要，应尽量避免备皮 [66,67]。确需要备皮时，可使用剪刀或脱毛剂脱毛 [39,68]。一项纳入 11 项随机试验的 Meta 分析结果显示，与不刮毛发或使用脱毛膏的患者相比，剃毛发的患者发生手术部位感染的概率有上升的趋势。剃毛发患者比剪毛发患者有更高的手术部位感染率，提示如果需要去除毛发时，应采用剪刀而不是剃刀 [69]。

（三）皮肤消毒

手术前应常规用消毒溶液处理皮肤，以减少皮肤定植的菌量 [66]。最常用的三种局部消毒剂包括氯己定、聚维酮碘和异丙醇。异丙醇抗菌活性最高，但由于易燃，有在手术室引起火灾的风险。与聚维酮碘相比，氯己定消毒皮肤具有更低的 SSI 率 [70,71]。这可能与氯己定不能被血液或血清灭活有关 [72]。近些年，氯己定 - 酒精混合制剂也被用于皮肤消毒。酒精挥发促进了氯己定使用后皮肤的及时干燥，在一项包含 849 名接受清洁手术患者的随机试验中，氯己定 - 酒精混合剂被证明比聚维酮碘有更好的消毒效果 [73]。

（四）外科手卫生、微创手术的技术和应用

虽然普遍认为手部卫生和恰当的手术操作可以降低 SSI 的风险，但缺乏循证研究加以证实。在最近一项分析了 14 条临床研究结果的综述中，没有证据表明某一种手部消毒方法优于另一种。目前还不清楚减指甲或洗手刷是否能降低手上残留的菌落形成数量[74]。

手术中尽量减少组织损伤，彻底止血，轻柔处理切口和腹内组织，这些都对预防 SSI 很重要。过度的牵引或挤压组织会导致局部炎症，并进而导致组织坏死，增加 SSI 率。与开放手术相比，微创手术已被证实可降低 SSI 率。因而，在可行的情况下，应优先采用微创技术实施结直肠手术[75,76]。类固醇激素使用、手术时间、术前放疗、造口术和术中输血都被证实为增加手术部位感染的危险因素[3,28,77,78]。结肠和直肠手术在发生浅表、深部和器官/体腔 SSI 的发生率和危险因素方面存在差异[28]。研究报道直肠手术中的 SSI 率比结肠手术高近 2 倍，结肠造口、术前放疗和术前类固醇的使用都被证实是导致手术部位感染的独立危险因素[78]。结直肠手术后，特别是复杂的盆腔手术后，预防性放置引流管可能减少盆腔积液的发生；但引流是否对手术部位感染发生率有影响尚不清楚[79]。一项纳入 11 项随机试验、1803 例患者的 Meta 分析证实，结肠吻合术后常规放置预防性引流并不能减少并发症，也不能减少 SSI 的发生[80]。涂覆有如二氯苯氧氯酚等抗菌和消毒药物的缝线理论上可以预防外科感染，并在动物体内研究中被证实能减少细菌的增殖。然而，临床研究在减少 SSI 方面显示出相互矛盾的结果[81,82]。手术安全核查表的使用也被证明可以降低术后并发症包括 SSI 的发生率[83,84]。结直肠手术部位感染预防综合措施，其中包括更换手术衣和手套、重新铺单、伤口冲洗、应用新的器械关闭伤口等，也可能与手术不良事件的减少有关。

但也有可能这些综合预防措施的效果是由于时间变化、混杂因素及发表偏倚等导致的[15,74,85]。

（五）伤口保护套和切口冲洗

伤口保护套是术中放置于手术伤口保护伤口不受污染，并提供无创组织牵拉的装置。它们还能防止伤口边缘干燥。伤口保护套对于腹腔镜和开腹手术切口均适用。在一项包含 6 个随机对照试验（1008 名患者）的 Meta 分析中，对胃肠外科手术中使用伤口保护套的情况进行了评估，发现其使用可降低 SSI 率近 50%（RR=0.55，95%CI 0.31～0.98，P=0.04）[86]。然而，英国和德国的多中心随机试验显示，使用伤口保护套并没有显著减少 SSI[87,88]。

有人提出用生理盐水、消毒剂或抗菌药物冲洗手术部位可减少细菌污染以及手术部位感染的风险。一项包含 41 项随机对照试验，超过 9000 名患者的 Meta 分析中，比较了使用术中伤口冲洗（intraoperative wound irrigation，IOWI）和不冲洗的效果，结果显示冲洗伤口能显著降低 SSI 率（OR=0.54，95%CI 0.42～0.69，P<0.001）[89]。亚组分析表明这一效果在结直肠手术中最强，并且抗生素溶液冲洗比用聚维酮碘或生理盐水冲洗效果更强。然而，质量评估显示所有纳入的试验都存在相当大的偏倚风险。

（六）增加氧气供应

许多实验室和临床研究已经证明了增加术中氧供应在预防细菌污染后 SSI 的潜在好处。在一项随机试验中，500 例接受择期开腹结肠切除术的患者，术中及术后 2h 给予额外 80% 的氧供能显著减少 SSI 的发生率[90,91]。一项纳入了 9 项随机对照试验，8093 名患者的 Meta 分析也表明，高血氧饱和度能显著减少结直肠患者术后 SSI 率（OR=0.735，95%CI 0.573～0.944，P=0.016）[92]。这种预防方法的最佳吸入氧浓度、收益及可能的风险需要进一步的试验证实。另一项分析显示在外科手术患者或癌症手术患者

中，额外的氧气供应对远期死亡率没有影响[93]。

（七）维持正常体温

在大手术中常会有轻微的低体温，有假说认为低体温可诱发血管收缩，使患者容易发生手术部位感染。其机制可能是血管收缩降低组织中的氧分压，削弱中性粒细胞的氧化杀伤作用，干扰胶原沉积，导致创伤愈合能力下降[94]。在一项随机试验中，200 例结直肠手术患者术中被随机分配到维持在正常体温（36.7℃）或允许核心温度下降至 34.7℃组。结果显示，维持正常体温的患者术后 SSI 较低，住院时间较短。低温组和正常体温组 SSI 的发生率分别19% 和 6%（P=0.009），低温组住院时间延长了2.6 天（约 20%，P=0.01）[95]。这导致美国外科疗效改进计划将维持正常体温推荐为常规预防感染措施。然而，这一观点在随后的研究中受到挑战，有些研究得出结论，在多因素分析中，术中低温并不是 SSI 的预测因素[96,97]。维持正常体温在降低结直肠术 SSI 中的作用还需要进一步的随机试验证实。

五、预防结直肠手术中手术部位感染的术后措施

（一）血糖控制

研究一致显示，高血糖导致免疫抑制[98]。在包括结肠直肠切除在内的所有手术中，术后高血糖被证实与 SSI 风险增加有关[99-101]。术后良好的血糖控制是结直肠手术后快速康复方案的目标之一[102]。一项回顾了 5145 名接受结直肠手术的患者（包括 1072 名糖尿病患者）的研究显示，在术后高血糖（血糖＞ 180mg/dl）的非糖尿病患者，表浅 SSI 的风险升高（OR=1.53，P=0.03），脓毒症风险升高（OR=1.61，P＜0.01），死亡风险（OR=2.26，P＜0.01）也增加。该研究的结论证实了高血糖而不是糖尿病与 SSI 直接相关[103]。研究证实，即使是术后单次血糖升高也与结直肠手术后的并发症率和死亡率呈显

著相关性[104]。未来，对有围术期高血糖风险的患者，特定的用药途径及严密的术后血糖水平监测可能解决这一具体问题。

（二）敷料和伤口护理

对于一期缝合伤口术后 24h 就可考虑移除敷料，因为此时纤维蛋白的渗出已对伤口起到封闭作用。有小型研究表明，术后每天伤口探查或使用小纱条引流的改良一期缝合对减少污染伤口 SSI 有意义[105,106]。此外，探索伤口负压治疗在降低结直肠手术患者术后感染发生率和相关花费方面的研究也正在进行中[107]。

未来对 SSI 生物学的研究和新的治疗措施将有助于提供基于证据的方法，以进一步减少SSI 及其相关后果。

六、减少其他感染的风险

（一）尿路感染

超过 4% 的结直肠手术后患者出现术后尿路感染[108,109]。对美国外科疗效改进计划的数据进行分析显示，结直肠手术后尿路感染的独立预测因素包括女性（OR=1.705）、开放手术（OR=1.419）、直肠手术（OR=1.267）、年龄超过65 岁（OR=1.322）、生活不能自理（OR=1.609）、使用类固醇（OR=1.524）、麻醉分级高、手术时间长[110]。术后尿路感染的患者住院时间更长（12 天 vs. 7 天），再手术率更高（11.9% vs. 5.1%），30 天死亡率更高（3.3%vs.1.7%）。术后尿路感染也与其他并发症，如脓毒症、手术部位感染和肺栓塞等相关联（P＜0.001）。

结直肠手术后早期拔除导尿管仅会轻微增加尿潴留的风险，却可显著降低尿路感染率，已纳入美国外科疗效改进计划的推荐并得到推广。术后快速康复方案通常建议术后第 1 天拔除尿管。一些研究发现，与常规患者组相比，术后首日拔出尿管的患者，尿路感染率显著降低[111]。对于非盆腔结直肠切除，证据支持在术

后第 1 天拔除尿管[112]。大多数快速康复方案建议在常规结肠切除术后的早期拔除尿管。而中低位直肠手术有更高的尿潴留风险，建议在术后第 3～6 天拔出尿管。Nagle 等发现，术中放置导尿管时严格无菌操作和术后每日电子提示判断是否保留导尿，可使尿路感染率从 6.9% 降至 0.8%[113]。

（二）呼吸道感染

结直肠手术后约 6% 的患者发生肺部感染。肺炎是围术期死亡的主要原因，特别是在老年人、有合并疾病的患者和急诊结直肠手术的患者[114,115]。有必要采取多学科联合措施预防呼吸道感染，包括患者和家属的教育、术前戒烟、术后早期活动、使用呼吸训练器、咳嗽和深呼吸、口腔护理和体位抬高等[116,117]。

（三）艰难梭状芽孢杆菌感染

艰难梭菌是一种产孢子的厌氧革兰阳性棒状杆菌，其产生的毒素能损伤结肠黏膜。抗生素的使用促使这些细菌从孢子状态活化，进而致病。梭状芽孢杆菌毒素 A（一种肠毒素）和毒素 B（一种细胞毒素）在人体内常引起结肠炎，其典型的症状是腹部绞痛和腹泻。对于过去 3 个月内使用过抗生素或有住院史，或入院后 48h 内出现腹泻症状的患者，应考虑艰难梭菌感染的可能。艰难梭菌性结肠炎的诱发因素包括抗生素治疗、质子泵抑制药、老年、免疫抑制、器官移植和住院治疗。其诊断通常是通过艰难梭菌毒素的聚合酶链反应（polymerase chain reaction，PCR）进行基因检测或通过粪便培养。在接受了涉及胃肠道手术的患者中，艰难梭菌感染的发生率很高（5%～7%）[118]。术前口服抗生素、金属结肠支架植入和年龄＞60 岁被认为是结肠手术后感染艰难梭菌的危险因素[119,120]。对于轻度艰难梭菌性结肠炎，口服甲硝唑是首选治疗。对于严重的病例，可口服万古霉素。一些随机试验证实，非达霉素在治疗艰难梭菌性肠炎中优于万古霉素，并与改善生存率、降低复发率和减少腹泻相关[121,123]。极少数情况下，有免疫功能低下的患者中，发生急性暴发性结肠炎需要行全结肠切除术。

七、结论

结直肠手术的手术部位感染的预防需要采取多种手段，包括优化术前患者准备，围术期肠道准备，严格遵守抗生素预防指南，术中轻柔的组织操作，增加术中供氧，伤口冲洗，维持术中正常体温，以及术后血糖控制等。预防尿路感染可以通过早期拔除尿管和术中导尿严格无菌操作来实现。呼吸道感染可通过戒烟、术后早期活动、肺部护理（包括使用呼吸训练器、咳嗽和深呼吸），以及口腔护理和床头抬高等方法加以预防。关于 SSI 的生物学研究和新的治疗措施可能为进一步减少术后感染提供有证可循的措施。

第 180 章
盆腔二次手术
Reoperative Pelvic Surgery

David W. Dietz　Feza H. Remzi　著
李旺林　译　傅传刚　窦若虚　校

摘要

本章为盆腔二次手术的技术方面提供了一种结构化的方法。还讨论了盆腔二次手术的最常见适应证，即 Hartmann 造口还纳手术，重做回肠袋肛门吻合术，重做结肠肛门吻合术和复发性直肠癌。

关键词： 二次手术；盆腔手术；Hartmann 造口回纳；结肠肛管吻合；回肠储袋肛管吻合；重建性结肠切除术；吻合口瘘；直肠癌复发

盆腔外科手术具有比较大的挑战性，外科医生应该对盆腔解剖学理解透彻，有预见性，经验丰富，胆识过人。本章涵盖了盆腔二次手术的解剖结构、术中常见问题、患者的术前准备和有用的技术提示，最后讨论了导致盆腔二次手术最常见的临床情况，即 Hartmann 造口还纳手术、重做盆腔储袋手术，结肠直肠和结肠肛管吻合口并发症的补救及复发性直肠癌。

一、盆腔二次手术的解剖和困难

盆腔手术的困难通常与骨盆空间狭小和位置深有关，周围为骨骼、结缔组织和肌肉重要结构彼此紧邻，手术时易遭受意外损坏。二次手术患者的充分可视化和精确解剖更加复杂，先前手术造成的瘢痕通常会改变正常的解剖平面，进一步限制术野暴露。此外，输尿管、盆腔神经和血管等结构可能会移位到异常位置，更容易被损伤。

手术医生了解盆腔内筋膜平面对于二次手术的成功至关重要。盆腔内衬壁层筋膜，并延伸至覆盖盆腔器官的脏层筋膜。骶前筋膜逐渐增厚，汇聚构成盆腔内壁层筋膜，覆盖骶骨上方，保护下方的骶前静脉丛。大部分盆腔手术应在骶前筋膜和包裹直肠系膜的脏层筋膜之间进行。只有对导致骶前筋膜的局部晚期或复发性直肠癌进行切除时，才可能损伤骶前筋膜。深部骶前筋膜解剖通常采用钝性分离，由于缺乏暴露，常不可避免地导致骶前静脉的损伤。这些血管结构很容易出血，它们没有瓣膜，并直接与椎体静脉连通。控制受损骶前静脉出血特别困难，因为损伤通常为末端静脉切开而非血管侧壁切开导致。本章后面将讨论用于处理这种并发症的特殊技术，但是精确的解剖分离是避免骶前静脉损伤最好的方法。即使在二次手术的情况下，通常仍存在可以识别的骶前筋膜与回肠 J 型储袋或新建直肠系膜之间的平面。

骶前筋膜的前部对应物是 Denonvilliers 筋膜。这一筋膜层将直肠和膀胱底部分开，以保护下方的精囊、前列腺和参与性功能的副交感神经，神经损伤会导致男性患者勃起功能障碍。只有当直肠前方肿瘤与 Denonvilliers 筋膜紧贴的情况下，才应刻意破坏这一平面，以确保清晰的环周边缘。

盆腔二次手术时，因为先前的手术而移位，或者被瘢痕组织所掩盖，输尿管的下半部分也有损伤风险。损伤可以发生在任何部位，但最常见的地方是输尿管穿过盆腔边缘或接近进入膀胱处。前者损伤通常是由于过度侵犯和早期的侧方分离，后者损伤通常是由于暴露和视野不足造成的。输尿管损伤在盆腔二次手术量大的情况下难以避免的，减少发生和不良后果的关键是充分使用输尿管支架和保持高度的警惕性，以便能够立即识别和修复损伤。手术时处理的输尿管损伤很少有不良后果，未被识别并在术后后期出现的损伤通常会导致严重的并发症。二次盆腔手术的第一步应该是确定输尿管的走行，通过预先放置的塑料支架，或将输尿管游离出来并用血管吊带标记。如果是明显的损伤，请有经验的泌尿科医生帮助进行修复或再植至关重要。如果怀疑有隐匿性损伤，静脉注射亚甲蓝或吲哚菁绿有助于鉴别。

盆腔二次手术最严重的并发症之一是沿盆腔侧壁走行的髂内动脉或静脉的损伤。这些损伤极难控制，可能导致大出血危及生命。髂总血管或髂外血管损伤较少见，但是更为棘手，控制这里的出血会危及下肢血流灌注。如果这些血管有明显出血，外科医生的第一步应该是用手指或棉球按压出血部位，首选棉球，可以随后将其传递给助手，从而使外科医生腾出空间对血管的近端控制。应通知麻醉医生即将失血，以便预订和安排输血。仅在患者复苏并稳定后，才能尝试结扎或彻底修复血管损伤。放置抽吸导管可帮助保持术野清晰，避免因盲视野缝合导致进一步损伤血管，特别是静脉出血时，或导致意外结扎邻近的输尿管。必要时应寻求血管外科医生的帮助。

最后，在直肠切除、子宫切除或（最差的情况）膀胱切除后，经常需要处理粘在盆腔内的小肠肠襻。小肠肠襻应该整体从小肠浆膜或肠系膜与盆腔内筋膜之间的平面锐性分离。保持小肠解剖位置平齐可以最小化损伤邻近结构（如输尿管或盆腔侧壁血管）的风险。每一处浆膜撕裂或肠道切开都应立即修复或用缝合线标记，以利于在完成手术之前进行识别和修复。

二、手术时机

盆腔二次手术的时机可能是其成功的最关键因素之一。我们的做法是，从上一次剖腹手术后至少等待 6 个月，然后再尝试进行重做回肠袋或结肠吻合术和 Hartmann 造口回纳等手术。在此期间，如有必要，可通过经皮引流管控制盆腔感染。如果必须进行近端粪便转流，通常可以行小切口的上腹手术经空肠或回肠造口，以避开困难的下腹或盆腔。这样的患者就可以维持全胃肠外营养，直到二次安全手术为止。如果先前的剖腹手术由于粘连紧密而极为困难，那么明智的做法是将二次手术延迟 12 个月。确定患者是否准备好接受二次手术的粗略但有效的方法是"腹部活动性测试"，嘱患者仰卧并放松，腹壁触诊提示腹腔内容物的运动独立于腹壁。这是一个非常主观，依赖于经验的措施，但非常有用，并且经常被我们采用。其他标准是患者的营养状况已经恢复和感染已处理，以及腹部手术伤口已经愈合。

另外，如果术后早期出现吻合口并发症，可以及时进行手术修复，腹腔内粘连在开始的 7～10 天内并不影响手术。早期发现并治疗并发症可以减轻与并发症相关的失能，缩短肠胃外营养、伤口护理和专业护理机构的使用时间。

三、手术准备

为盆腔二次手术做好准备的措施涉及患者和外科医生。患者应接受术前彻底的医疗评估，识别和纠正任何潜在的心肺危险因素。对于一些极高风险的患者，患者和外科医生可能会选择保守治疗，而不是着手进行高风险的二次手术。在这种情况下，必须权衡患者当前的生活质量、成功的机会、潜在的改善程度及手术固有的风险。患者必须对手术的大小，住院时间、并发症的风险及出院后可能的康复需求有透彻的了解。术前同意过程还应包括对手术目标的现实而清晰的讨论。肠功能、性功能障碍的风险和预期的生活质量都应清楚地表达出来，以使期望成为现实。患者还应了解，在某些情况下，实现手术目标伴随着巨大的风险，甚至可能需要中止手术。

外科医生应该彻底检查之前手术有关的记录，以便了解可能遇到的解剖学改变。如果记录不清晰，则应进行腹部和盆腔内脏的计算机断层扫描和（或）增强扫描。对于复发性癌症，应进行正电子发射断层扫描以排除盆腔外转移性疾病，并进行盆腔磁共振成像来确定邻近结构的累及并确定可切除性。多次内镜检查以排除隐匿性肿瘤，在 Hartmann 术回纳前检查直肠残端的长度和状况，或在重做回肠袋肛门吻合术前评估回肠 J 型储袋的大小和健康状况。

应该安排足够的时间进行手术，且围术期最好避免其他手术，应该通知任何可能需要的专科医师。最好是安排一名泌尿科医生、妇科医生或血管外科医生列入手术计划表，而不是在术中临时咨询。

手术开始前，在患者腹部的所有四个象限中标记戳孔，保留血液样品，使用适当的抗生素和深静脉血栓预防措施。二次盆腔手术的病例通常时间较长且是污染手术，患者术后有血栓栓塞性并发症和伤口感染的高风险。

四、外科技术

（一）患者体位和设备

正确的患者体位对于二次手术至关重要。外科医生应始终保留会阴入路，因此应抬高腿并将其展开到改良截石位（图 180-1）。为此，我们通常使用 Yellow Fin 脚蹬，并特别注意使小腓骨头部附近的小腿后部和侧面具有足够的

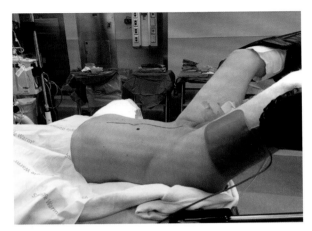

▲ 图 180-1　改良截石位为盆腔二次手术提供腹腔、盆腔和会阴的入路

衬垫。长时间压迫这个点会导致腓浅神经病变，导致背屈和足外翻。截石位还会导致坐骨神经和股神经的损伤，后者发生在盆腔 Balfour 或 Bookwalter 牵开器放置不当后。臀部的下边缘也应从手术台底部略微突出，以提供足够的进入会阴的通道。由于经常需要在保持陡峭的头低位以帮助盆腔显露，我们习惯用胸部束带或垫子将患者固定在手术台上防止从头侧滑倒。建立足够的静脉通道后，将手臂收入患者的一侧，避免外展的手臂限制外科医生的活动。从乳头线到会阴部做好皮肤消毒准备，如果预计要进行血管重建，应消毒两侧腹股沟，手术单应该覆盖会阴。

盆腔手术时，几件设备特别有用。脚踏板控制的 Bovie 双极电凝配合延长接头，可以充分伸入盆腔最深处。同样，如镊子、持针器和钳之类的长器械及吸引器也必不可少。一组带灯的深层盆腔牵开器对于获得足够的显露至关重要，头灯也可以互补。图 180-2 中所示的牵开器套件包含带光源的 BriteTrac（VitalCor Inc.，Westmont，Illinois）、Deaver 牵开器和带有窄、中和宽的深部盆腔弯叶拉勾（Electrosurgical Instruments，Rochester，New York）。Deaver 牵开器通常用于抬高膀胱并在盆腔清扫术早期提供前方暴露。BriteTrac 能够牵拉直肠和中直肠的前部，用于探查直肠内平面，也可用于暴露

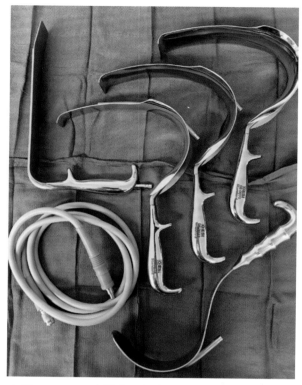

▲ 图 180-2　一套带照明的盆腔牵引器极大方便了盆腔手术

从左上顺时针方向：直角牵引器，窄、中、宽的弯曲深部盆腔牵引器，Deaver 牵引器

直肠周围组织与盆腔侧壁和精囊的前外侧交界处。弯曲的深盆腔牵开器用于盆腔清扫最深阶段的后部和前部暴露。

（二）进腹和粘连松解

建议采用大的中线切口进行盆腔二次手术，从耻骨延伸到上腹。在所有情况下都应该预料到小肠会黏附在先前的中线切口瘢痕下，通常在上腹部进入腹膜腔最安全。一旦遇到筋膜，用手术刀片的斜面施加轻微的压力，而不是直接切割，以切开腹膜。使用这种技巧，通常可以在切开肠管之前识别粘连的小肠肠襻。

在最好的情况下，腹腔粘连的数量很少，性状柔和。在最坏的情况下，腹膜腔会被瘢痕组织完全掩盖。在这些情况下，建议采取有序、系统的方法进行粘连松解。首先，清除中线瘢痕的深面，以便可以打开切口的整个长度。接

下来，向侧面分离腹壁粘连，直到两侧结肠旁沟。然后即可放置自固定式牵开器（Balfour 是我们的首选）以利于暴露。对于特别使肠道和腹膜表面无法识别的严重粘连，即所谓冰冻腹腔，可以通过细针将生理盐水注入肠腔和腹膜表面，从而分离表面，以促进粘连松解。然后将注意力转向盆腔，此处经常遇到最困难的粘连。在此阶段不分离单独的小肠，而是通过盆腔前方或后方进行粘连松解，以使整个肠襻向上翻动，"整体"移出盆腔中的小肠。在某些情况下，单个小肠肠襻黏附在盆腔最深凹处，必须单独移出。隔离输入和输出肠段，并用纱布海绵轻轻牵拉，即可暴露粘连肠襻的顶点。与浆膜表面齐平的锐性分离将使肠襻从盆腔内筋膜剥离下来，不会损伤下面的结构。这个阶段手术的最后一部分包括在小肠系膜和腹膜后之间移动肠襻平面，直到十二指肠为止。仅在这时，并且在有手术指征的情况下，才将松解各个肠襻之间的所有粘连，以释放小肠的整个长度。然后检查肠道是否存在任何还存在的病理情况及移动过程中产生的肠管切开或浆膜撕裂，这些可以用内翻缝合修复。在某些情况下，粘连非常严重或解剖结构变形到必须放弃手术的程度。进行盆腔二次手术的计划应始终包括经过深思熟虑的策略，以便在需要时放弃手术。一个例子是在患者由于结肠肛门吻合口瘘造成的冰冻腹腔和慢性盆腔感染情况下，进行高位空肠造口术。然后可以进一步推迟手术，直到粘连软化，或者可以转诊给经验更丰富的盆腔外科医生。

（三）识别盆腔结构

盆腔二次手术最困难的方面之一是盆腔结构的识别。先前的手术，盆腔感染和盆腔放疗会导致解剖结构严重扭曲，在某些情况下直肠残端、膀胱、阴道和输尿管隐藏在盆腔腹膜的厚层下。实际上，没有经验的外科医生可能会遇到看似是空的盆腔，只有通过双手检查，才能确认是否存在直肠残端或阴道断端。以下操

作可能有助于识别二次手术中盆腔的结构。

五、输尿管

如前所述，盆腔手术的主要问题之一是未识别的输尿管损伤。对于盆腔二次手术，输尿管损伤的可能性更大，因此在手术过程中必须格外小心，尽早识别输尿管，以免引起并发症。如有可能，应在手术时放置输尿管支架，支架可以通过触觉加强对输尿管的识别，还可以提醒医生注意意外损伤。但是，在某些情况下，由于先前的手术，输尿管的狭窄或成角，无法放置支架。这种情况下，我们更喜欢在进入盆腔之前在腹膜后腔内确定输尿管。输尿管可以用一个硅橡胶血管吊带标记，然后在其后的盆腔解剖中不时确认。盆腔内的分离应尽可能锐利、无烧灼，并应贴近所游离器官的表面，以最大限度地减少输尿管损伤的风险。

六、膀胱

膀胱位于盆腔前部，相对浅表，盆腔二次手术时通常很容易确定。但是，有几个节点可能会发生膀胱损伤。第一个是在耻骨联合水平中线切口的最末端，在某些情况下，膀胱在先前的手术中已经被移动，并且紧密黏附于下腹壁的下表面。如果在分离筋膜时不小心，可能会进入膀胱。我们的做法是，在分割筋膜的最低部位后立即寻找膀胱前脂肪，然后在筋膜的其余部分打开时将膀胱向下推。如果在手术的此阶段发生损伤，通常累及膀胱穹顶，可以用可吸收的浆肌层缝合线轻松修复。术后将 Foley 导管留置 5 天，并行膀胱造影以确认愈合。

盆腔二次手术，尤其在盆腔清扫的后期，膀胱底部也可能受伤。以前接受过放射治疗且患有低位结直肠或结肠肛门吻合口瘘的患者，通常会在膀胱底部出现致密的纤维带，严重限制盆腔深部的暴露，并可能限制血液进入结肠肛门部位。用灼烧法在该瘢痕带上做放射状切口可打开盆腔出口，促进暴露。尽管这通常是一种有用的操作，但必须格外小心，因为膀胱底甚至输尿管插入端可能会受伤。膀胱三角区的损伤需由泌尿科医师修复，因为修复很复杂，而且通常必须通过膀胱穹顶的膀胱切开术进行。

七、直肠残端

盆腔二次手术有时可以很容易地识别直肠残端，但有时几乎不可能。在穿孔性憩室炎的 Hartmann 手术中，通常使用线性吻合器离断直肠上段或乙状结肠远端，导致相对较长的直肠残端，在某些情况下甚至固定到下腹壁的内侧面。另一方面，当进行真正的"穿孔切除术"时，相当长的乙状结肠远端会附着在盆腔内。意识到这种情况有助于避免将可能有憩室病的残余乙状结肠进行吻合，否则容易导致复发。应该总是意识到这一点，并且充分游离直肠上段以确认前方腹膜反折的位置。直肠的充分游离也有助于圆形吻合器的通过，完成结直肠吻合。如果直肠穿孔或结直肠吻合口瘘导致直肠大部分切除，剩余的 Hartmann 残端非常短，直肠残端很难识别。外科医生可使用探条、EEA 测量器或双合诊帮助定位直肠残端和分离（图 180-3）。通常，应首先确定直肠系膜和骶前筋膜之间的后正中线平面。然后进行狭窄的后正中线分离，直到盆底水平，然后才向侧面扩展分离。通过最初的中线分离，可以将输尿管、自主神经和血管识别出来，并向盆腔侧壁的方向分离推进。一旦这些重要的结构得到保护，便可以游离侧方组织。最后，可以形成直肠壁与阴道或前列腺之间的前方平面。这个分离操作应与直肠浆膜表面齐平进行，以最大限度地减少打破 Denonvilliers 筋膜和损伤副交感神经的风险。对于极短的直肠残端，用 Babcock 钳或粗缝线抓紧顶部可以提供向上的牵拉，有助于分离。在接受子宫切除术的女性患者，阴道残端会紧密地附着在短的直肠残端上，类似的操作可以帮助分离这些结构。

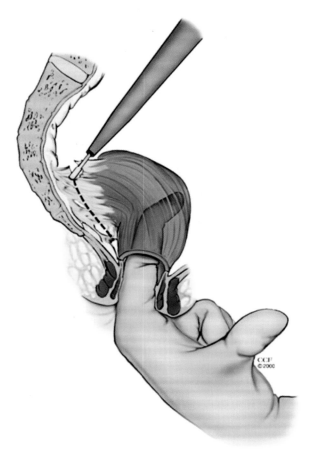

▲ 图 180-3　外科医生的双合诊可以帮助找到直肠残端并协助分离

游离应从后中线平面开始，然后向外侧稍稍分离，以避免损伤输尿管或盆腔侧壁结构（2000，Cleveland Clinic Foundation 版权所有）

八、阴道

如前所述，在盆腔二次手术期间，阴道有损伤的风险，特别是以前接受子宫切除术的女性。用可吸收缝线可以轻松修复对阴道断端的意外损伤。如果损伤涉及前壁并向盆底延伸，修复可能会更加困难。这些"损伤"通常源于前壁的原发性或复发性直肠癌有意的整块切除，或者结肠 – 肛门或回肠储袋 – 肛门吻合包含了部分阴道壁导致的结肠阴道瘘。相对狭窄的缺损可主要通过会阴口闭合。如果可能的话，应将网膜蒂移植物置于阴道修补之上，或与新的肠吻合口之间。较大的缺损及盆腔放疗后发生的缺损通常需要游离带蒂皮瓣进行关闭。直肠

切除术后阴道未闭合可能是会阴伤口引流时间延长和致残的原因。

九、出血

盆腔二次手术期间盆腔大量出血通常是由于在错误的手术平面盲目和钝性分离所致。通常发生在盆腔后部，当无意地破坏了骶前筋膜并且外科医生的手收回后，会伴随快速的静脉出血。这可能是困难的状况，因为出血的速度和盆腔后部分离刚刚开始，出血源头无法识别和暴露。第一步应该用纱布或外科医生的手指对出血区域直接施加压力，然后通知麻醉，准备开始输血，并加用第二个抽吸装置和长器械。如果可以填塞骶前间隙并暂时止血，可进一步游离直肠，以便充分暴露骶骨前区域。至少应分离侧边，最好可以游离并显露吻合口，以从盆腔完全切除肠段。在未获得良好的暴露前盲目处理骶前静脉出血，通常会由于试图缝合结扎时静脉撕裂或出血持续导致凝血障碍，进一步导致出血恶化。一旦充分暴露了出血区域，就可以使用加长止血钳夹持纱块"花生米"施加点压力来实现更精确的出血控制，然后使用固定在深弯曲的"UR 型"针上的 2-0 Prolene缝合线仔细结扎出血静脉。如果在第一次或第二次尝试中未能控制出血，则外科医生不应继续尝试结扎，而应改用其他方法，如使用合成材料（无菌图钉、骨针或外科止血纱）或自体腹直肌块填塞止血。

盆腔二次手术中其他部位的出血通常是不可避免的。由于慢性盆腔感染或放疗，直肠或新直肠可能融合到前列腺周围血管，因此可能会发生这些血管的前部和盆腔侧壁的出血，前方出血通常通过覆盖和施加直接压力可停止。侧壁出血通常需要缝合结扎，因为通常是髂内动脉或静脉分支受损。如果预计进行盆腔侧壁分离（如复发性直肠癌），明智的做法是先分离，并用硅橡胶血管环包绕髂内血管根部，如果遇到出血，则快速阻塞出血。侵袭盆腔侧壁的肿

瘤切除的最早步骤之一通常是在髂总血管末端分叉处将其分开和结扎髂内血管，可以直接进入这些必须进行分离才能 R_0 切除的血管侧面。在该平面上使用手持式能量设备有助于最大限度地减少小静脉和动脉分支的出血。

十、引流

由于先前的放疗以及器官缺失（如直肠、膀胱和子宫），死腔可能是盆腔二次手术的重要问题。此外，广泛的盆腔分离所产生的创面及术后持续出血使液体积聚在盆腔，因此推荐放置盆腔引流管。我们将 10mm 的 Jackson-Pratt 或 Atraum 引流管通过左下或右下象限的腹直肌外侧的穿刺切口放置。如果预计会出血，或者在术中有严重污染，则应放置一个冲洗引流管。引流量降低到每天 30ml 以下时可以撤管。

大网膜蒂状移植物通常用于消除盆内死腔和支撑吻合口，也可将大网膜置于肠吻合口和其他缝合线之间，例如阴道断端修补和输尿管膀胱再植。移植物血供通常来源于胃网膜左血管，并沿着左结肠旁沟到盆腔，用缝线将移植物的顶点固定在适当的位置。

十一、特殊适应证 / 手术

（一）Hartmann 造口回纳

憩室炎 Hartmann 术后造口还纳，结直肠吻合是许多普通外科和结直肠外科医师常做的二次手术，有时可能涉及大量的盆腔游离。为建立安全的吻合和使复发性憩室炎的风险降到最低，有几个关键步骤。为了确保后者，应切除乙状结肠和降结肠的整个高压区，并用真正的直肠进行吻合。通过仔细触诊左结肠壁来确定切除近端的范围，目的是去除肌肉和肠壁增厚的整个部分。横断的远端线必须在结肠带消失或合并的上段直肠。如果切除未包括直肠的最上端，复发性憩室炎的风险会增加 2 倍[1]。如前所述，外科医生还必须保持警惕，以免遗漏在严重盆腔粘连中"隐藏"的乙状结肠，从而在降结肠和乙状结肠中部建立吻合。如果未切除乙状结肠远端狭窄或先前穿孔的区域，由于血液供应不足，持续的结肠梗阻或盆腔感染常导致吻合口瘘。

充分游离近端结肠以实现无张力的结直肠吻合也很重要，通常需要完全游离结肠脾曲，并在起点附近结扎肠系膜下动脉和静脉，由中结肠动脉的左分支通过左结肠动脉和边缘动脉的升支向吻合口的近端供血。结扎血管之前最好先检查与结肠切除端相邻的边缘动脉，确认搏动性出血。如果上述操作后仍无法到达盆腔，可将中结肠血管的右支离断，经回肠后行结直肠吻合。这通常会牺牲一部分降结肠和远端的横结肠，但是能够重建无张力的吻合。

重建吻合口也可能非常具有挑战性，外科医生应该掌握几种不同的吻合技术。理想情况下，可以使用双吻合器或双荷包吻合术构建结直肠吻合。在直肠前方腹膜反折处，直肠中部成角度或受牵拉，有时会阻碍吻合器经肛进入直肠，使吻合困难。进一步游离直肠及使用 EEA 定径器进行柔和及渐进的扩张可使吻合器通过。在长 Hartmann 袋的顶点可能遇到第二个困难区域，吻合器的头部可能无法充分撑开直肠残端。如果强行操作，这种"手风琴"效应可能会形成不完整的吻合环。如果未进行足够的直肠冲洗，则黏稠的黏液也可能卡在吻合器的头部与直肠残端之间，导致同样的问题。无论原因是什么，为了避免直肠穿孔，应该放弃进一步强行通过吻合器。这种情况下，我们的做法是切除直肠残端的顶部，进行双荷包吻合器或手工缝合结直肠吻合，吻合器的头部从残端开口引导出来，阻塞的黏液或粪便都可以用钳子取出。

在一些病例中，之前的手术包括盆腔解剖和切除一部分直肠，这些病例可能更具挑战性。直肠残端越短，外科医生越有可能难以识别、松解和准备残端进行吻合。如前所述的操作（双合诊和使用经肛门扩张器）会对这种情况有所帮助。一旦残端准备好，在助手将吻合器插入肛管之前，外科医生的手指应该紧贴残端的根部。这个简单的动作可以防止不小心将吻合器穿过残端的根部而产生巨大的难题。成功放置吻合器后，把中心杆带出到直肠横行切割线后面。如果助手对吻合器的末端施加不适当的向下的力，吻合线则起到支撑针的作用，防止了直肠前壁的破裂，否则这种并发症可能让手缝结肠肛管吻合（coloanal anastomosis，CAA）作为最后的手段（图 180-4）。

完成后，所有结直肠和结肠肛管吻合术都应在盆腔内充满盐水的情况下，用聚维酮碘（Betadine）灌入直肠或对直肠充气进行测漏试验。对于低位吻合口（距肛缘＜ 6cm）或吻合口重建困难，强烈建议进行预防性回肠造口。

（二）重做回肠储袋 – 肛管吻合术

虽然约 95% 的溃疡性结肠炎患者回肠袋 – 肛门吻合功能良好，部分患者由于术后并发症难以维持肠道连续性。克罗恩病被误诊为溃疡性结肠炎进行直肠结肠切除术储袋肛管吻合后，储袋和肛管炎常被误认为 AA 失败导致。影响 IPAA 的绝大多数问题是初次手术时的技术性错误。盆腔储袋手术已经从高容量中心向外拓展，一些在储袋吻合手术发生的问题越来越常见，如 IPAA 漏导致的慢性骶前脓肿、输入襻综合征、IPAA 远端的直肠过长导致的难治性直肠炎、小

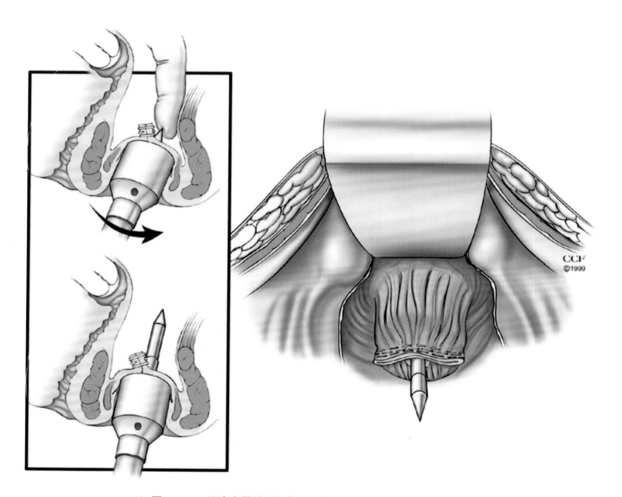

▲ 图 180-4　双吻合器结肠肛管吻合术的重建（自左上角逆时针方向）

当吻合器插入时，外科医生的手指支撑着直肠残端。吻合器的中心杆在横向吻合线的后方穿出。这两个操作可以防止对直肠残端的意外损伤，后者将大大增加 Hartmann 回纳术的复杂程度（1999，Cleveland Clinic Foundation 版权所有）

肠系膜供血不足或储袋扭转导致的缺血性储袋炎。在某些情况下，这些症状可以在同一患者身上同时出现。

　　幸运的是，很多失败的 IPAA 是可以被补救的。在我们已经发表的超过 500 例经腹二次 IPAA 的经验中，总体成功率达到 80%[2]。在极少数情况下，即使二次 IPAA 失败，也可以通过进一步的外科手术补救。然而，这些补救成功的关键是外科医生的丰富经验和患者的积极配合。

　　上述技术的很多方面在二次盆腔储袋手术中也很重要。要游离现有的储袋，首先要在储袋系膜和骶前筋膜之间建立骶岬水平的后中线平面。输尿管和髂血管应明确并保持在外侧。输尿管支架在这些病例中很重要，可以帮助识别异位输尿管和识别损伤。侧面和前面的解剖通常与储袋浆膜表面一起进行，以避免损伤盆腔侧壁结构和支配性功能的副交感神经。由于广泛使用烧灼术会损伤储袋使其无法用于重做 IPAA，所以要用剪刀进行锐性分离。一旦分离达到了之前失败的 IPAA 平面，吻合口就可以被明显地分开，最好在远端保留以前的钉线和储袋。然后将储袋从骨盆中取出进行检查。在我们之前报道的经验中，60% 的病例可以使用现有的储袋构建 IPAA。其余的病例则是由于初次储袋病理、手术创伤和解剖问题，如储袋体积过小，需要切除并重建回肠 J 型储袋。如果先前的回肠造口距离储袋近端 20cm，可通过该造口置入吻合器建立 15～20cm 储袋。通过分离输入襻进入储袋的位置来切除失败的储袋（图 180-5），这一吻合线会成为新的 J 型储袋。只

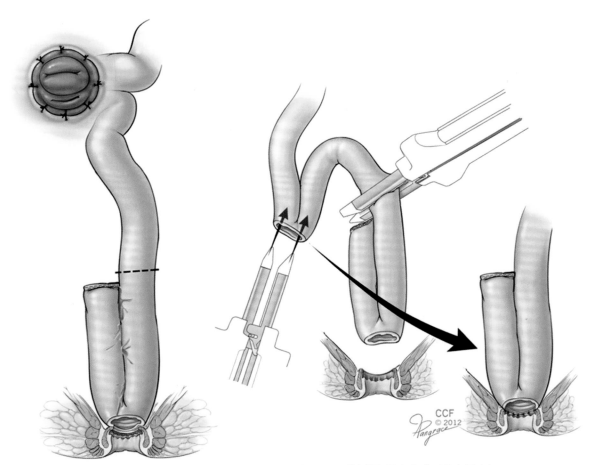

▲ 图 180-5　切除失败的盆腔储袋和重建回肠 J 型储袋肛门吻合术（从左至右）
如果回肠造口术是在重做回肠袋肛管吻合术之前进行的，应定位在离回肠袋近端 20cm 处。当有需要切除失败的储袋时，这将有助于制作新的 J 型储袋（2012，Cleveland Clinic Foundation 版权所有）

要小肠系膜能完全移到其原始位置且小肠襻间的粘连全部分开，新 J 型储袋拉伸到肛门通常不是问题。如果拉伸困难，创建 S 型储袋可以增加长度，但必须小心保持输出襻长度 < 2cm 避免出口梗阻。在我们的重做回肠储袋手术的经验中，只有 10% 的患者需要建立 S 型储袋而不是标准的 J 型储袋[2]。对于 IPAA 漏引起的慢性骶前脓肿，应完全切除骶前瘢痕和肉芽组织，防止术后盆腔感染。肛管黏膜切除术从会阴入路开始，在齿状线上方进行，必须小心切除所有剩余的近端肛管和低位直肠黏膜，包括在切除储袋时没切除的以前的 IPAA 吻合钉线。最后，用长 Babcock 钳将现有或新储袋的顶端拉过肛管，并使用可吸收缝合线（3-0）手工缝合 IPAA。使用现有的造口切口创建一个新的回肠造口，并在骶前放置引流管。

如前所述，重做回肠储袋手术的总体结果是非常好的，绝大多数患者都能成功补救。然而，患者术后发生吻合口瘘、盆腔感染症和肠道功能障碍等也是常见的，发生率分别是 8%、10% 和 16%。已经被确认与二次储袋手术失败独立相关的因素包括作为重做储袋 IPAA 指征的储袋阴道瘘、病理考虑原失败储袋克罗恩病，以及术后盆腔感染症。重做储袋手术后肠道功能的特点是每 24 小时有 6 次日间和 2 次夜间排便，约 50% 患者有渗液和使用护垫。超过 90% 的患者表示，他们愿意再次进行重做储袋手术，并在需要时向他人推荐[2]。

（三）重做结肠肛门吻合术，包括 Turnbull-Cutait 术

低位结肠直肠和结肠肛管吻合术后二次手术并发症和重做 IPAA 手术类似。虽然前面描述的许多原则也适用于这些患者，但在这些患者常见一些特殊情况，需要特别考虑。在很多情况下，初次手术导致吻合口并发症的原因主要与直肠癌有关，需排除复发性疾病。但由于吻合口瘘和新辅助放疗导致明显的盆腔纤维化，

有时比较困难。我们的做法首先是在麻醉状态下检查这些患者以排除肿瘤的局部复发并评估患者重做 CAA 的可行性。纤维性吻合口周围组织通过经肛门的粗针穿刺进行活检，内镜下评估新直肠的可行性和扩张性，指检评估肛管和括约肌的状态、新直肠周围的纤维化程度和盆腔出口容纳再手术拉下结肠段及其系膜的能力。严重的盆腔纤维化是重做 CAA 的禁忌证，因为它可能使新做的直肠不能扩张，或盆腔出口狭窄导致被牵拉下来的结肠局部缺血。与重做 IPAA 的患者相比，欲重做 CAA 的患者年龄更大，且有更高的并发症的发生率。彻底的术前医学评估至关重要，可以衡量手术的潜在的风险和益处。在某些情况下，最好的决定是切除失败的 CAA，完成括约肌间直肠切除术并重建结肠肛管吻合。在手术风险极高的情况下，只做结肠造口可能是唯一的选择。尽管不是理想手术方式，因为患者仍将遭受慢性盆腔疼痛和脓性肛门引流。

大多数情况下，我们在重做 CAA 时使用 Turnbull-Cutait 术，即 Rupert Turnbull 及其同事在 20 世纪 60 年代描述的延期 CAA，用于治疗直肠癌和先天性巨结肠[3]，它也被 Daher Cutait 用于 20 世纪 80 年代南美锥虫病的治疗。与一期 CAA 相比，该方法理论上的优势在于在建立 CAA 之前的第 1 周，拖出的结肠可以附着在肛管上，新直肠缩回骨盆导致吻合术失败的可能性小。

Turnbull-Cutait 术分两个阶段进行。在第一阶段，将患者置于改良的截石位，以便于进入腹部和会阴，并插入双侧输尿管支架。采用腹部正中切口，延伸至耻骨联合，如前所述进行盆腔解剖，分离失败的 CAA，从骨盆中移除新直肠。如果出现慢性盆腔脓肿，则切除或用烧灼法清除。在很多情况下，骨盆出口狭窄是因为在膀胱底部周围有致密瘢痕。如果不进行处理，这会限制拖出段结肠血供导致静脉缺血、坏死和重做 CAA 失败。小心地用烧灼术在这个

纤维环上进行放射状切口可以帮助扩大盆腔出口，为结肠的拉出提供足够的空间。然而，在此操作过程中必须非常小心，避免损伤远端输尿管和膀胱底部。

然后将注意力转向会阴，做 4～6 个会阴外翻缝合以暴露远端肛管。黏膜切除术与前面重做 IPAA 描述的完全相同。2-0 或 3-0 聚乙醇酸线的 8 处深缝合，每次缝合包括黏膜层、黏膜下层和内括约肌浅部，然后围绕远端肛管边缘放置。把针留置便于吻合口延期缝合时使用。

剩下的左结肠也充分游离，脾曲被游离下来，经肛门用长 Babcock 钳夹住远端结肠将其拉出肛管并向外拉出 10～15cm（图 180-6），后面通过切除最远端边缘观察是否有活动性出血来证实其活力。结肠随后将直接位于主动脉上方，结肠系膜在肛门后方。对于因吻合口瘘而导致尿道和阴道缺损的患者，结肠可部分旋转，让肠系膜覆盖缺损处。然后用纱布包裹住外置直肠连同前述的 8 处缝线，纱布卷用金属夹固定在远端直肠上（图 180-7）。最后，在关腹之前放置骶前引流和回肠造口。

Turnbull-Cutait 术的第二阶段在 7～10 天后麻醉下截石位进行。除去纱布卷，解开和摆好8 个先前放置的肛管缝合线（图 180-8）。在离

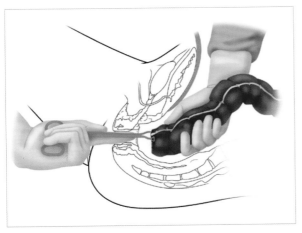

▲ 图 180-6　**Turnbull-Cutait 拖出术：一期手术**
在切除失败的结肠肛管吻合后，用长 Babcock 钳抓住结肠远端，并将其拉出肛管（Cleveland Clinic Foundation 版权所有）

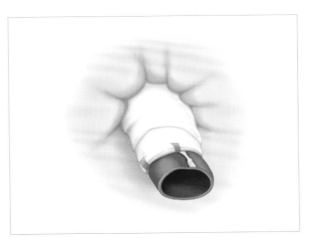

▲ 图 180-7　**Turnbull-Cutait 拖出术：一期手术**
用纱布包裹拖出的结肠，用金属夹子将纱布卷固定在远端结肠上，防止结肠在术后回缩到盆腔（Cleveland Clinic Foundation 版权所有）

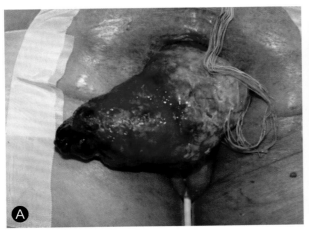

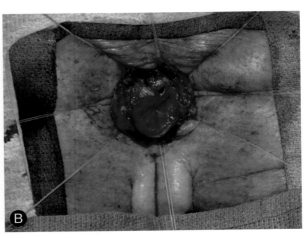

▲ 图 180-8　**Turnbull-Cutait 拖出术：二期手术**
A. 术后第 7 天从结肠取出纱布卷；B. 将先前留置的 8 根缝线展开并排好，为结肠肛门吻合做准备

肛缘几厘米处切除外部结肠。由于吻合口瘘或狭窄的发病率远远超过黏膜外翻，而外翻在以后也可以很容易地切除，所以宁可留下更多而不是更少的结肠，最后用之前留置的缝合线完成缝合（图 180-9）。

最近有两个团队报道了接受 Turnbull-Cutait 拉出手术的患者的结果，其中大多数患者是由于低位结肠或结肠肛管吻合失败进行这个手术[5-6]。每个研究的平均随访时间是 2.5～6 年，造口回纳的成功率约为 80%。肠道功能方面的结果与接受初次 CAA 的患者相似，每 24 小时有 3 次日间和 1 次夜间排便。其中 20% 的患者有明显的大便失禁，1/3 的患者有大便急迫并使用过护垫[5]。

（四）复发性直肠癌

复发性直肠癌的手术是所有二次盆腔手术中最具挑战性的。在过去的 30 年里，外科医生面对这些病例的态度已经从恐惧和不情愿转变为乐观和更积极的态度。这很大程度上得益于术前成像、新辅助和术中放疗技术的进步及外科技术的改进和重症监护病房更好的护理。而传统的复发癌切除术禁忌证已经减少到只有几个，目前外科医生对复发直肠癌手术切除只有 3 个严格的禁忌证：存在不能切除的盆腔外转移，

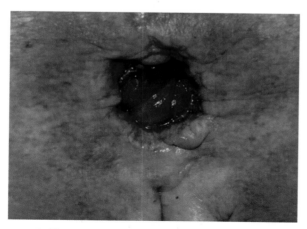

▲ 图 180-9 **Turnbull-Cutait 拖出术：二期手术**
结肠肛管吻合完成后，所产生的黏膜外翻通常在回肠造口关闭前自行缓解

存在不能耐受手术的合并基础疾病，以及根据术前影像学评估无法实现阴性切缘（R_0）。最近一些来自医疗中心的报告显示，近 50% 的复发直肠癌患者可以尝试治疗性切除。此外，所有手术治疗的患者 5 年生存率有 1/3，60% R_0 切除的患者 5 年生存率达 50%，手术死亡率下降到不足 2%，术后生活质量类似于初次直肠癌患者[7-9]。复发直肠癌患者能取得良好效果的关键是正确的患者选择、多学科的团队方式、专业的技术和外科医生的坚持，来实现必要的手术以达到 R_0 切除。术前评估应包括胸部、腹部、盆腔的 PET-CT 检查以排除不可切除的盆腔外转移性疾病，以及高质量的盆腔 MRI 检查评估可切除性和定义需要的解剖来获得清晰边界的平面。麻醉下进行检查是影像学检查的重要辅助手段，尤其是当怀疑膀胱、前列腺或阴道受累时。所有的影像都应该多学科讨论，以便为每个患者构建个性化的治疗计划。如决定新辅助及术中放疗、骶骨切除、血管切除及移植、相关的泌尿及妇科手术和整形手术重建等都需要提前做好适当的安排。

对复发性直肠癌的整个手术范围的详细讨论超出了本章范围，尽管如此，我们还是提出一些关于外科技术的普遍观点。如前所述，任何此类手术的最终目标都是实现 R_0 切除，为此，外科医生必须坚持比肿瘤的最外侧、最后方和最前方"深一个平面"的理念。通常需要整块切除邻近的结构，如男性的膀胱和前列腺、女性的阴道、髂内血管和骶骨，虽然本已困难的手术再加上切除这些结构增加了额外的并发症发病率和生活质量问题，但若不明智的尝试将肿瘤从这些结构上"刮除"来保留这些结构反而会对患者造成伤害，因为接受肉眼阳性切缘（R_2）切除术的患者的中位生存时间与未接受手术的患者没有什么不同[10]。盆腔复发的位置是实现 R_0 切除的可能性的一个强大的预测因素。轴性复发切除的机会最大，因为它的边缘清晰，通常位于前吻合口或残留的结肠系膜。轴性复

发通常是初次手术不佳的结果，要么是远端切除边缘不充分，要么是直肠系膜切除不完整。前方复发也有很高的 R_0 切除的机会，但通常需要将盆腔前器官与肿瘤一起整体切除（图 180-10）。而在盆腔前部器官切除手术中，从泌尿道重建的角度来讲男性患者的手术更为复杂，也是大多数医院直肠癌复发患者中最常见的手术，成功率高。后方复发通常需要进行整块骶骨切除以获得清晰的桡侧缘（图 180-11）。骶骨切除术在 S_3 水平或低于 S_3 水平已被广泛接受，而且除了可能导致泌尿和性功能障碍之外，骶骨

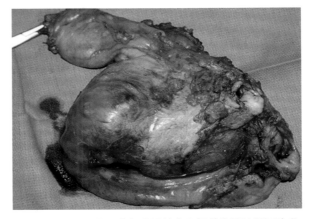

▲ 图 180-10　直肠癌复发男性患者行前盆腔脏器切除术
手术标本包括整块切除的结肠、直肠和膀胱

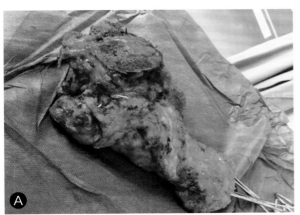

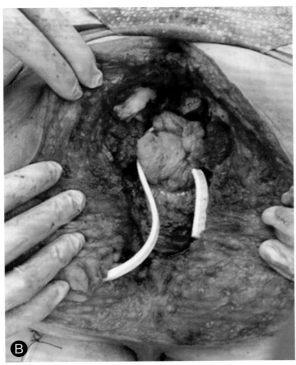

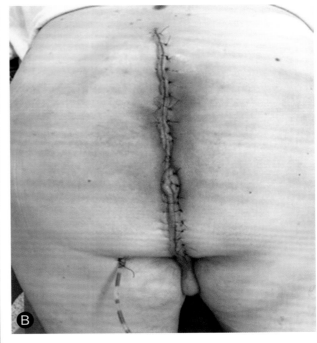

▲ 图 180-11　复发直肠癌与骶骨的整块切除术
A. 手术标本；B. 由此引起的会阴缺损，后方达骶骨下缘，前方达前列腺，可以见到盆腔引流和大网膜蒂皮瓣；C. 会阴切口采用垂直褥式缝合

切除术的并发症发病率也很低。涉及 S_1 或 S_2 的"高位"骶骨切除术则更有争议，因其可能导致相当大程度的残疾。侧方复发的定义是涉及骨盆侧壁结构的侧方复发，是最难治愈的。但最近的一项研究报道了一组这类患者进行整块髂血管切除术后的 R_0 切除率为 50%。这些作者强调，实现这一结果的关键是采用一种合理的方法来进行盆腔侧壁剥离，该方法利用髂内血管外侧平面来暴露内侧闭孔内肌和梨状肌、骶结节及骶棘韧带和骶神经根并整块切除[8]。

第 181 章
结直肠外科的循证决策

Evidence-Based Decision Making in Colon and Rectal Surgery

Najjia N. Mahmoud　Emily Carter Paulson　著

王桂华　译　傅传刚　窦若虚　校

摘要

循证外科正迅速成为"品质"医疗的代名词。结直肠外科循证医学的内容是广泛多样的，其中许多方面在本书的其他章节中已作讲述。在此章节中，我们将重点阐述前文未提及的结直肠外科的相关内容，包括结直肠手术患者的循证护理。

关键词： 快速康复路径；抗生素的预防性使用；静脉血栓栓塞的预防性治疗；机械性肠道准备

一、快速康复路径

近十年，术后恢复路径一直是人们关注的焦点，它旨在简化和规范术后治疗的各种流程。尽管各种方案因医院而异，但大多数快速康复路径（ERP）中都包含了一些基本要素（表181-1）[1]。最常见的要素包括术前教育、避免肠道准备、术前不禁食、阿片类药物镇痛和中位胸段硬膜外麻醉、预防性抗生素使用、短切口、无鼻胃管、保温、术中和术后液体限制、无腹腔引流、经口进食及早期活动。

Wind 等于 2006 年发表一篇早期回顾，纳入了 1998—2005 年发表的 6 项研究、3 项随机对照试验和 3 项单臂对照临床试验[2]。这些独立实验包括的 ERP 要素数量为 4～12 项不等，所有研究都包括早期运动和饮食两项。这 6 项研究中，5 项研究的 ERP 患者的住院时间明显缩短，在汇总分析中，快速康复患者的住院时间比传统路径（TP）患者短 2 天，再入院率没有明显差别。一项研究显示，ERP 组的并发症明显减少，尤其是心血管和肺部并发症。在汇总分析中，也观察到了这一趋势。但是，吻合口瘘发生率和死亡率无明显差异。通过测量首次排便时间（BM）和固体饮食耐受性，ERP 组中术后肠梗阻的发生率也减少了。关于疼痛和疲劳则有一些争论，一些研究报道显示 ERP 组和 TP 组之间没有差异。而有些报道显示，与 ERP 组相比，TP 组的疼痛和疲劳感更加强烈。由此得出的结论是，ERP 可以促进患者的术后恢复，减少并发症和住院时间。这些结论也得到了 Gouvas 等在 2009 年发表的文章的证实，其中纳入了 11 项研究来比较 ERP 和 TP，包括 4 项 RCT 和 7 项对照临床试验[3]。此研究发现 ERP 有助于结直肠手术后患者更快的康复，降低死亡率，缩短住院时间。

最近，两篇 Meta 分析进一步检验了 ERP 在结直肠手术中的作用。其中一篇分析了 13 项（1910 例患者）对比 ERP 与 TP 的研究[4]。每项研究中纳入的术后快速康复要素的平均数量为 11，结果显示：ERP 组初次住院时间（−2.4

天，$P < 0.001$）、住院总时间（包括再入院，
-2.39 天，$P < 0.001$）和总体并发症（RR=0.68，
$P=0.0006$）明显减少，再入院率、手术并发症
或死亡率方面没有差异。

2014 年 Greco 等对包括 2376 名患者在内
的 16 项随机对照试验进行了 Meta 分析 [5]。16
项实验中 11 项试验的 ERP 路径至少包括 10
个 ERP 要素：最常见的是术后早期进食和活
动、术后无鼻胃管、硬膜外镇痛和术前进食。
他们的分析表明，与 ERP 相关的总体并发症
（RR=0.60，95%CI 0.46～0.70）和住院时间（-2.28
天；95%CI -3.09～-1.47 天）都有所降低。

表 181-1　标准结直肠手术快速康复路径组成	
快速康复路径组成	**证据级别 ***
术前咨询	B 级
术前进食 - 最小化禁食	A 级
益生菌	共识回顾中未讨论
无肠道准备	A 级
无术前用药	A 级
液体限制	A 级
围术期高 O_2 饱和度	共识回顾中未讨论
积极预防体温过低	A 级
硬膜外镇痛	A 级
微创 / 横向切口	B 级
不常规使用鼻胃管	A 级
腹膜返折上方不使用引流管	A 级
术后强制活动	B 级
术后早期强制进食	A 级
均衡止痛 - 多模式、低 / 不含阿片类药物	A 级
规范泻药和止吐药	B 级
尽早拔除导尿管	共识回顾中未讨论

A 级 . 基于至少两个高质量的随机对照试验或基于一次具有同
质性的 RCT 的 Meta 分析；B 级 . 基于最佳证据的一致建议
*. 证据水平引自 Lassen K，Soop M，Nygren J，et al. Consensus
review of optimal perioperative care in colorectal surgery：Enhanced
Recovery After Surgery（ERAS）Group recommendations. Arch
Surg.2009；144（10）：961–969.

尽管不同研究的个体因素有所差异，但现
有证据表明，ERP 可以减少结直肠手术后的住
院时间和并发症的发生。有趣的是，ERP 的许
多早期研究都是在开放性手术更常见的时候进
行的。在现在更为常见的腹腔镜手术中，ERP
的优点一直受到质疑，一些研究回答了这个问
题。2011 年，Vlug 等将 427 例患者随机分为四
个治疗组：开放性结肠切除术联合 TP，开放性
结肠切除术联合 ERP，腹腔镜结肠切除术联合
TP，腹腔镜结肠切除术联合 ERP[6]。腹腔镜 /
ERP 组的初次住院时间（中位数，5 天）最短，
腹腔镜 /TP 组平均住院天数为 6 天（$P < 0.001$），
总住院时间（包括再入院天数）也有相似且显
著的差异。这些结果显示，腹腔镜联合 ERP 是
结直肠患者的最佳治疗方法。

2012 年 Haverkamp 等比较了 186 例仅行
腹腔镜结肠切除术的患者进行 ERP 和 TP 的康
复情况 [7]。行 ERP 组患者的平均住院时间为
4 天，而行 TP 组患者的平均住院时间为 6 天
（$P=0.007$）。ERP 组患者肠道功能恢复比 TP 组
快 1 天（2 天与 3 天，$P < 0.001$），术后并发症、
再入院或死亡率无明显差异。再次得出结论，
ERP 有利于腹腔镜手术患者的术后快速康复。

2014 年 Kennedy 等发布了 EnRol（开放与
腹腔镜手术的快速恢复）试验的结果，这是一
项将 204 名患者随机分配施行开放手术或腹腔
镜切除术并进行 ERP 的 RCT[8]。术后 1 个月两
组之间的手术结果、身体疲劳没有差异，并发
症或其他的报道的症状也没有明显差异。腹腔
镜组总住院时间明显短于开腹组（中位数，5
天与 7 天，$P=0.033$）。基于这些结果，作者得
出结论，在 ERP 患者中，腹腔镜手术可以显著
缩短住院时间。

最后，2015 年发表的两个 Meta 分析试图阐
明腹腔镜和 ERP 的重叠益处。Zhuang 等分析了
5 项包括 598 名患者的 RCT，以观察腹腔镜手
术在所有患者纳入 ERP 后的益处 [9]。作者指出，
现有证据的总体质量是中低等的，其中一些试验

使用的是次优 ERP 要素。他们的结论是，与开放性手术相比，腹腔镜手术后的总住院时间减少了，但需要更有力的证据来真正证明腹腔镜手术在设置最佳 ERP 方面提供了额外益处。

Spanjersberg 等分析了 3 个 RCT 和 6 个对照临床试验，试图回答以下两个问题：①腹腔镜在 ERP 中是否有益处；②当所有患者都接受腹腔镜切除术时，ERP 是否有优势。在进行腹腔镜手术的患者中，进行了 ERP 的患者住院时间较短（−2.3 天，$P=0.001$）。在 ERP 患者中，腹腔镜组的术后并发症发病率低于开腹手术组（$OR=0.42$，$P=0.006$）。与前面提到的回顾性研究一样，纳入分析的研究的质量被认为是中低等。尽管如此，作者们得出结论，ERP 和腹腔镜手术都与独立受益相关，但是需要更好的试验设计来更明确地回答这些问题。

总的来说，我们投入了大量精力用最可靠的证据来设计 ERP 实验，总体上有一些因素得到了极为有力的证据的支持，如早期开始饮食和下床活动，以及抗生素预防（见后面的讨论），而其他因素则没有得到很好的支持。2009 年，ERAS 小组发表了一篇关于结直肠手术最佳围术期医疗的共识性评论[1]。他们回顾了 20 个 ERP 要素的证据并再一次提出了建议。虽然证据并非对所有因素都有说服力，但这是对结肠直肠手术标准 ERP 最常见元素的一个很好的总结。2013 年，Gustafsson 等作为 ERAS 协会的成员，从这些建议中提取了一套更新的指导方针[11]。尽管患者在围术期符合所有要素是困难的，并且需要多学科的协调，但有证据表明，增加对 ERP 的依从性与减少住院时间和并发症有关（ERAS 依从性小组）。在 2013 年的回顾性研究中，有高质量的证据表明 ERP 促进结直肠切除术后住院时间缩短。然而，少有证据表明 ERP 会导致较少的并发症和再入院率。

二、机械性肠道准备

在结直肠切除术前进行机械性肠道准备一直是普外科和结直肠外科医生的常见做法。然而在过去的 10 年中，它的使用一直在减少，这主要是因为许多 RCT 和 Meta 分析研究表明术前机械性肠道准备不但没有表现出明显的益处，而且使得在肠道准备后出现手术并发症的概率增加。

针对该问题的两项最早的研究是 1994 年 Burke 等和 Santos 等进行的 RCT[12,13]。在这两项研究中，作者均得出结论：术前肠道准备并不影响择期结直肠手术的术后效果。自此，关于使用术前肠道准备的 RCT 层出不穷。2007 年 Pena-Soria 对 97 例患者的术前肠道准备与手术切口感染和吻合口瘘之间的关系进行了研究[14]。他们发现两组患者手术部位感染的发生率没有明显差异，但未行肠道准备组的吻合口裂开率较高（8.5% vs. 4.1%，$P=0.05$）。2007 年，Contact 等发表了关于术前肠道准备的最大的 RCT，这项 RCT 包括了 13 家医院的 1400 多名患者[15]。患者接受两种术前准备治疗，一种是术前不做肠道准备，包括术前 1 天的常规饮食，另一种是术前 1 天使用聚乙二醇或磷酸钠进行肠道准备和清流食。在本研究中，接受术前肠前准备的患者的吻合口瘘发生率为 4.8%，未接受术前肠前准备的患者为 5.4%，组间差异无统计学意义（$P=0.69$）。进行机械肠道准备的患者在吻合口瘘后出现脓肿的概率比未进行机械肠道准备的患者少（0.3% vs. 2.5%，$P=0.001$）。其他并发症，如筋膜裂开、切口表面感染和死亡率在组间无统计学差异。作者得出的结论是，选择性结直肠手术前的机械性肠道准备可以被安全的放弃。对于左半结肠和直肠切除术的一些研究也支持这一结论[16,17]。

多个大型 Meta 分析进一步提出反对术前机械肠道准备的证据，这些 Meta 分析综合了近 20 年来研究这个问题的试验的结果。2004 年，Slim 等分析了包括 1454 例患者的 7 项随机试验的结果，比较了结直肠手术前进行肠道准备和无肠道准备的患者的术后情况[18]。他们的结果表明术前肠道准备的患者中吻合口瘘的发生率显著提高（5.6% vs. 3.2%，P=0.032）。其他所有终点事件（伤口感染、其他脓毒性并发症和非脓毒性并发症）也支持不要进行术前肠道准备。2010 年，Zhu 等特别分析了 5 项随机对照试验，比较了使用聚乙二醇机械性肠道准备与没有肠道准备的患者术后情况[19]。他们发现两组患者在手术部位感染、器官/间隙感染、死亡率或吻合口瘘的发生率上没有显著差异。最后，Guenaga 等在 2009 年发表了规模最大、最全面的 Meta 分析[17]。作者分析了 13 个 RCT，其中包括 4777 例患者，比较了术前肠道准备和无术前肠道准备的患者术后情况。他们发现总体吻合口瘘的发生率虽然在有术前肠道准备的患者中稍高，但在低位直肠前切除或结肠切除中没有显著差异。伤口感染、腹腔外并发症等继发性并发症的发生率在两组间无显著差异。他们的结论是，没有统计学上的证据表明患者受益于术前机械肠道准备。

基于这些强有力的证据，许多外科医生开始减少结直肠手术前的肠道准备工作。然而，有趣的是，新的证据表明在择期结直肠手术的患者中机械性肠道准备加上口服抗生素是有益的。在之前提到的几乎所有的试验中，口服抗生素都没有被纳入机械肠道准备。许多研究者认为，肠道准备的好处来自于口服的抗生素进入结肠腔和肠黏膜，机械性肠道准备进一步加强这一效果。鉴于这些研究结果是从对现有术前肠道准备文献分析得出的，一系列新的关于评估术前肠道准备（包括口服抗生素）效果的临床研究得以展开。这些研究的结果（后文将进行更详细的讨论）表明，虽然单独的机械性肠道准备可能没有好处，但机械肠道准备与口服抗生素联用有助于减少结直肠手术后手术部位感染和吻合口瘘。

2012 年，Cannon 等评估了退伍军人卫生管理系统中近 1 万名接受择期结直肠手术的患者[20]。他们比较了不进行肠道准备和仅进行机械肠道准备、机械肠道准备加口服抗生素或仅进行口服抗生素的各组患者。他们报道口服抗生素加机械肠道准备与未做肠道准备组相比，患者手术部位感染发生率降低 57%（OR=0.43，95%CI 0.34～0.55）。

在该研究之后，2015 年 Toneva 等对一个退伍军人卫生管理系统的 8140 名患者进行队列研究，探究了口服抗生素的肠道准备与住院时间和再入院率之间的关系[21]。他们报道了口服抗生素的肠道准备与住院时间的显著缩短及再入院人数的减少有关，其主要原因是感染再入院人数有所减少。

2014 年，Kim 等使用密歇根外科质量协会的数据统计研究了近 1000 对择期结肠切除术的患者，这些患者根据是否接受肠道准备进行分组[22]。肠道准备组接受不可吸收的口服抗生素加上机械肠道准备，对照组不接受肠道准备。作者得出结论是接受完全肠道准备的患者发生手术部位感染的可能性较低（5.0% vs. 9.7%，P=0.0001）、器官/间隙感染（1.6% vs. 3.1%，P=0.024）、手术部位浅表感染（5.0% vs. 6.0%，P=0.01），他们术后发生艰难梭状芽孢杆菌结肠炎的可能性也较小（0.5% vs. 1.8%，P=0.01）。

2015 年基于美国外科医师学会国家手术质量改善计划的结肠切除术数据发表了四项回顾性研究[23-26]。Moghadamyeghaneh 等分析了 2012—2013 年接受了择期结直肠切除术的 5000 多名患者[23]。他们的研究结果表明，不接受任何肠道准备的患者和单独使用机械性肠道准备或单独使用口服抗生素准备的患者的术后并发症的发病率没有差异。多变量分析显示，联合口服抗生素和机械肠道准备显著降低总体发病率（OR=0.65，P<0.03）、手术部位感染（OR=0.51，P<0.01）、吻合口瘘（OR=0.44，P<0.01）的风险，在左半结肠切除术这些差异更为显著。Morris 等对 8145 名行择期结肠切除术的患者进行了研究[24]。他们发现，接受口服抗生素治疗的患者发生手术部位感染的风险

明显低于那些不接受肠道准备或仅接受机械性肠道准备的患者。这些结果在开放和微创的结肠切除术都是一致的。Scarborough 等分析了近 5000 例择期结直肠切除术患者的术后结果[25]。他们发现患者接受口服抗生素联合机械性肠道准备的患者发生手术部位感染、吻合口瘘的风险和手术相关再入院率最低。无药组、单药口服组和单纯性机械性肠道准备组均无明显差异。最后，Kiraiict 分析了 5442 例择期结直肠手术患者的术后结果[26]。多因素分析结果表明，机械性肠道准备加口服抗生素会降低手术部位感染率（OR=0.40，95%CI 0.31～0.55），减少吻合口瘘（OR=0.57，95%CI 0.35～0.94）及肠梗阻（OR=0.71，95%CI 0.56～0.90）。

所有这些研究都表明，在结直肠手术前单独进行机械性肠道准备是没有必要的，而且可能是有害的。回顾性研究证据表明口服抗生素联合机械肠道准备对结直肠手术患者有显著的益处，包括减少切口感染、吻合口瘘、肠梗阻及再入院率。基于这些证据，许多临床工作者为他们的结直肠手术患者常规使用口服抗生素和机械性肠道准备。但这些结论都是基于大量的回顾性研究分析，应该进行随机对照试验进一步验证，术前肠道准备的适用条件仍需要进一步研究。

三、抗生素的预防性使用

人们很早就认识到对结肠手术患者预防性使用抗生素可降低切口感染的风险。1981 年，Baum 等发表了一项 Meta 分析，对比是否预防性使用抗生素的患者发生切口感染的概率差别[27]。他们总结出预防性使用抗生素组患者发生切口感染风险大大降低，以至于在以后有关预防性抗生素使用的研究中，伦理上不允许设置未处理组。从此，围术期使用抗生素成为了常规，但抗生素的选择、给药的时机、用量仍然难以标准化。

探讨抗生素使用的种类、给药时机、是否

需要术中追加剂量、术后再次给药的研究成百上千。这些内容过于庞杂，无法在本文中详细阐述。基于众多研究，目前外科预防性使用抗生素的临床实践指南已于 2013 年发表，囊括了多个感染性疾病、外科感染、药剂学和流行病学协会的贡献[28]。此外，近期另一项大型 Meta 分析于 2014 年发表，旨在将关于结直肠手术人群的 RCT 结果提炼为几个一致性结论[29]。其对现有证据进行了综合和分析，以明确预防性使用抗生素的必要性、需要覆盖的抗菌谱及抗生素的最佳给药时间和途径。

基于临床实践经验，大部分外科医生认为预防性使用抗生素可使结肠手术患者获益。这些经验有大量证据支持，包括 20 世纪 80 年代的 10 项安慰剂对照试验。这些试验的综合分析提示预防性使用抗生素将切口感染率由 39% 降至 10%，10 项试验均独立发现预防性使用抗生素使患者显著或近乎显著获益。预防性使用抗生素作为择期清洁 - 污染结直肠手术的常规治疗是毫无争议的。

2013 年的指南和 2014 年的 Meta 分析均指出，大多数静脉注射抗生素的最佳应用时间是做手术切口前 60min 内。但对于术后抗生素使用及术中追加的必要性更具争议。尤其是许多文献规定术后 24h 预防性使用抗生素或推荐对手术时间较长者追加静脉注射抗生素。Nelson 的 Meta 分析评估了 33 项比较术前单次给药和持续给药的试验。没有证据表明长时间持续给药比术前单次给药更能降低切口感染风险（RR=1.10，CI 9.93～1.30，P=0.26）。临床实践指南支持这些结果，推荐操作结束关闭切口时停止使用抗生素。指南指出抗生素术后持续使用时间不超过 24h。

关于术中追加抗生素仍然存在争议。在 2014 年的 Meta 分析中，Nelson 等回顾 9 项研究后总结出术中追加抗生素缺乏证据支持。这与几项已发表研究和 2013 年的指南矛盾。在 Morita 等 2005 年的研究中，对于手术操作超过

4h 的患者，未追加抗生素者的切口感染率是接受术中再次给药者的 2 倍（*P*=0.008）[30]。基于对多项实验的回顾，2013 年的临床实践指南推荐：若手术持续时间超过抗生素半衰期的 2 倍或失血过多，则应术中追加静脉注射抗生素。

预防性使用的抗生素的抗菌谱是另一临床经验差异较大的领域。但是许多研究指出同时覆盖需氧菌和厌氧菌在减少术后切口感染方面可使患者获益最大。基于对现有随机对照实验的 Meta 分析，在需氧覆盖在内的治疗方案中增加厌氧覆盖可减少 43% 的切口感染（RR=0.47，*P*=0.0004）。同样，在厌氧覆盖在内的治疗方案中增加需氧覆盖可减少超过 45% 的切口感染（RR=0.44，*P*=0.0002）。

基于一项包含近 44 000 位患者的 260 项随机对照研究的评估，Nelson 等对于结直肠手术预防性使用抗生素提出了几个结论[29]。毫无意外，他们发现对结直肠手术患者预防性使用抗生素有压倒性的证据支持。他们也总结道抗生素应当同时覆盖需氧菌和厌氧菌。此外，证据表明术前静脉注射抗生素是必要的，最好在手术切口前 1h 左右注射。没有证据支持对长时间手术患者追加抗生素及在非复杂、择期手术后常规使用抗生素。最后，基于这项分析中回顾的证据，口服（前文已论述）和静脉注射抗生素联用似乎是肠道准备的患者的最佳预防方案。目前的大部分临床实践指南反映了这些发现，一项研究除外（如前文所述），已发表的指南推荐术中追加静脉注射抗生素。

四、术后经口进食

结直肠手术后恢复经口进食通常是限制患者出院的主要因素。在以前，在患者表现出肠道功能恢复（排气或排便）之前，不允许经口进食。按照这种保守的方式，结直肠切除术后患者平均在第 5 天可耐受正常饮食。尽管只有少量证据支持这种方式，很多人仍用它指导术后患者管理。现实中，大量研究支持早期经口

营养支持对患者结局没有负面影响，并且在患者满意度和住院时间方面实际上是有益的。

20 多年前，Binderow 等对接受开腹和结肠切除术的患者进行了一项小型 RCT，对比传统饮食和提前至术后第 1 天允许常规饮食[31]。这些调查结果显示很小一部分早期进食的患者需要再次置入鼻胃管，但以通气通便为标志的结肠功能恢复在两组同时出现。此外，在可耐受经口进食的患者中，有住院时间更短的趋势。这项半定量的小型研究表明开腹和结肠切除术后早期经口进食是可能的。

几年后，Hartsell 等进行了另一项随机研究，再次比较了早期经口进食和传统饮食术后管理[32]。在这项研究中，早期的经口摄入包括在术后第 1 天摄入液体，然后只要患者当天能够耐受 1L 液体，无论是否通气通便，就开始常规饮食。恶心呕吐或需更换鼻胃管出现的比例无显著差异，在住院时间上也没有差异。

2007 年 Han-Geurts 等的一项随机试验比较了患者可耐受情况下早期经口进食（"自由饮食"组）和传统的根据结肠功能推进饮食的方法[33]。他们发现自由饮食组更多患者需要再次置入鼻胃管（20% vs. 10%，*P*=0.213），但没有统计学意义。两组患者的并发症发生率未见差异，胃肠道功能恢复情况也是相近的。自由饮食组患者可耐受正常饮食的中位时间为 2 天，而传统组则为 5 天（*P*<0.001）。这些研究者再次展现了早期恢复经口进食并不会显著增加鼻胃管重新置入或并发症发生率，缺乏传统意义上的胃肠道功能恢复的标志如通气通便并不影响对经口进食的耐受。他们的结论是，没有理由推迟结直肠术后早期经口进食。

2009 年，一项 Meta 分析评估了自 2006 年以来的对比传统饮食和结直肠术后早期经口进食的 RCT[34]。作者纳入了 13 项 RCT，总共 1173 例患者。总体上看，在并发症方面两组只有少数差异。早期经口进食组有吻合口开裂更少、住院时间更短（约减少 1 天）的趋势，尽

管尚不具有统计学意义。在这些随机对照实验中早期经口进食的患者呕吐的发生稍有增加，但以通气通便为标志的结肠功能恢复不受影响。这项迄今为止规模最大 Meta 分析的结论是：结肠直肠手术后传统保守的饮食没有优势。2013 年一项对 7 项 RCT、近 600 例患者的 Meta 分析确认了这一结论。在这项分析中，早期进食与缩短住院时间（−1.58 天，$P=0.009$）和减少术后并发症的发生（RR=0.70，$P=0.04$）具有相关性[35]。

五、阿片 μ 受体拮抗药

外周作用阿片 μ 受体拮抗药是一类特异性阻断阿片类，作用于肠道 μ 受体并减轻其所致便秘症状的药物。这类药物中最常用的是于 2008 年 5 月被 FDA 批准为治疗 POI 的口服药物爱维莫潘。爱维莫潘是一种新型的、选择性的、外周活性的阿片 μ 受体拮抗药，其作用机制是阻断阿片 μ 受体，最大限度地减少阿片类药物对肠道的麻痹作用。爱维莫潘不能穿过血脑屏障，所以其镇痛作用很弱。药物治疗 POI 的前景已引起人们对此类及其他阿片 μ 受体拮抗药的极大兴趣。

2004 年，Wolff 等进行了一项包含 451 例肠道切除患者的 RCT[36]。患者被随机分为术前 2h 和术后每天 2 次服用 6mg、12mg 爱维莫潘或安慰剂三组。接受 6mg 或 12mg 爱维莫潘治疗组胃肠道功能恢复的时间明显缩短（胃肠道功能恢复定义为对常规食物的耐受性和 BM 的通过），其平均差异为 15h（$P<0.005$）和 22h（$P<0.001$）。与服用安慰剂组进行比较，接受 12mg 爱维莫潘治疗组的出院时间平均缩短了 22h（$P=0.003$），并发症和不良反应在各组间均无差异。这项随机对照试验最后得出结论为，与安慰剂相比，在肠切除术患者中爱维莫潘具有良好的耐受性，并且能够加快胃肠道恢复、缩短住院时间。

Delaney 等和 Viscusi 等随后进行的两项 RCT 分别证实了本初步试验的结果[37,38]。2007 年，Delaney 等对这三项试验进行了合并分析[39]。这项合并分析纳入了超过 1100 名患者，这些患者被随机分为服用 6mg、12mg 爱维莫潘或安慰剂三组，并且接受了剖腹手术和肠切除术。在这项合并分析中，与安慰剂组相比，接受 6mg 和 12mg 爱维莫潘治疗组患者的胃肠道功能恢复时间均缩短了 12～18h。此外，6mg 和 12mg 爱维莫潘治疗组患者出院时间分别缩短了 16h（$P<0.001$）和 18h（$P<0.001$）。两组间阿片类药物的使用无显著差异。另外，接受爱维莫潘治疗组的不良反应发生率较低，恶心和 POI 发生率均较低。

2008 年的两项 RCT 证实了爱维莫潘的有效性和安全性。Ludwig 等比较了术前和术后每天服用 12mg 爱维莫潘或安慰剂对行剖腹手术和肠切除术的 629 名患者的影响[40]。所有患者术后均采用标准的 ERP 进行管理，包括早期行走和早期经口进食。在这项研究中，通过与安慰剂组比较，接受爱维莫潘治疗组的平均胃肠道功能恢复时间和出院时间分别缩短 20h（$P<0.001$）和 17h（$P<0.001$）。此外。接受爱维莫潘治疗的患者中术后住院时间 7 天及以上的患者明显减少（18% vs. 30.8%，$P<0.001$），并且其发生 POI 的可能性降低近 60%，而且需要接受插入鼻胃管治疗的可能性降低 40% 以上。两组间阿片类药物用量无显著差异。

同年，Buchler 等发表了另一项随机对照试验的结论，他们评估了爱维莫潘（6mg/12mg，每天 2 次）与安慰剂在接受剖腹手术和小肠或大肠切除术患者中的安全性和有效性[41]。总的来说，相比于之前的研究结论，尽管总体趋势是有利于爱维莫潘，但并没有显示出爱维莫潘对固体食物和第一次 BM 或肠胃胀气的耐受时间有显著缩短。然而，在这项试验中，患者接受自控镇痛给药或非 PCA 给药途径的阿片类药物治疗。在之前其他试验中，所有患者都通过 PCA 接受阿片类镇痛。在这项研究中，阿片类药物的使用在 PCA 患者组和非 PCA 患者组之间存在显著差异。例如，在安慰剂患者中，PCA 组平均接受 92.1 个硫酸吗啡当量（MSE），而非 PCA 组仅接受 45.3MSE。接受爱维莫潘治疗组的差异相似。与安慰剂组相比，PCA 组的肠功能恢复和第一次 BM 的时间显著加快，而观察到接受间歇吗啡和非 PCA 治疗的患者胃肠道恢复的平均时间缩短。这项试验提供了一个独特的视角来看待爱维莫潘的使用，这表明虽然其对所有患者都是安全的，但对于通过 PCA 接受阿片类镇痛的患者来说，爱维莫潘是最有用的。

尽管爱维莫潘有明显的疗效，但它的使用并没有普及。一个可能限制其使用的因素是其相对较高的成本。然而，过去 5 年的几项研究已经检验了爱维莫潘在肠切除术后的成本效益。2011 年 Poston 等对 480 例接受爱维莫潘治疗的患者和 960 例对照组进行了回顾性配对队列研究 [42]。他们发现爱维莫潘组的住院费用减少 1040 美元（P=0.03），其可能与接受爱维莫潘治疗组的患者住院时间缩短有关（5.6 天 vs. 6.5 天，P＜0.001）。Simorov 等在 2014 年发表了一项对 2008—2009 年在大学卫生系统联合会（the University Health System Consortium）接受结肠部分切除术患者的回顾性研究 [43]。这些作者发现无论采用何种入路（腹腔镜或开放），爱维莫潘与缩短住院时间（4.4 天 vs. 5.9 天，P＜0.001）和降低住院费用（9974.00 美元 vs. 11303.00 美元，P＜0.001）存在显著相关性。Adam 等在 2016 年进行的另一项研究比较了 197 名接受爱维莫潘治疗的结直肠手术患者和 453 名未接受爱维莫潘治疗的结直肠手术患者。爱维莫潘同样与肠功能恢复更快、肠梗阻发生率更低和住院时间更短相关。这些益处转化为每名接受爱维莫潘治疗的患者节约成本 1492.00 美元（P=0.01）。2016 年 Ehlers 等的报道中纳入超过 14 000 名接受选择性结肠直肠手术患者 [45]，其中约 11% 的患者接受了爱维莫潘治疗。与未接受爱维莫

潘治疗的患者相比，接受爱维莫潘治疗的患者住院时间缩短 1.8 天（P＜0.01），费用降低 2017.00 美元（P＜0.01）。

最后，Earnshaw 等在 2015 年进行的一项 Meta 分析综合了几项肠切除术试验的数据，并特别检验了爱维莫潘在 ERP 治疗中的疗效和成本 [46]。他们发现爱维莫潘治疗组中肠梗阻的发生率显著降低（7% vs. 15%，P＜0.0001），并且出院时间也更短（8.4 天 vs. 11.1 天，P＜0.0001）。爱维莫潘治疗组患者的平均住院费减少了超过 700 美元。

术后镇痛

对开腹手术和腹腔镜手术后的结肠切除患者，最佳术后镇痛方案多年以来一直在讨论之中。虽然Ⅳ类阿片类药物能够有效缓解疼痛，但是延长 POI 周期、延迟恢复肠道功能及常规饮食等副作用也一直是公认的。因此，在术后阶段使用硬膜外镇痛引起了研究者的兴趣。大量的随机试验对比在开放性结肠切除术后硬膜外镇痛和Ⅳ类阿片类药物镇痛的效果。其中规模最大的数个试验，还有评估这 16 个 RCT 的 Meta 分析将在后文中简要地讨论。同时，一些关于腹腔镜结肠切除术后相同问题的研究和回顾，也将在本节的最后做简要的讨论。

最早的一个随机试验在 2001 年由 Carli 等发表，评估了结直肠切除术后硬膜外镇痛及Ⅳ类阿片类药物镇痛的功效和安全性 [47]。在这个试验中，患者术后前 4 天接受吗啡 PCA 或者通过硬膜外导管注射布比卡因和芬太尼。镇痛在术后第 4 天停止，随后继续口服对乙酰氨基酚和可待因。在这两组中，饮食（在此研究中，所有患者均在术后第 1 天开始补充液体和蛋白饮品）和运动是相同的。累积疼痛评分（以视觉模拟评分计量）在术后前 3 天，硬膜外镇痛组患者休息、咳嗽和运动时有极大改善。两组在术后第 4 天的疼痛评分相同。在术后恶心和呕吐事件中两组无差别，但从手术到首次排气

和 BM 的时间在硬膜外镇痛组中有极大地缩短。硬膜外镇痛组 21 名患者中，在术后前 2 天有 12 人出现排气，7 人出现 BM，对比于 PCA 组，21 名患者中分别有 4 人（P=0.001）和 1 人（P=0.005）。两组的住院时长和并发症发生率相同。

Zutshi 等在 2005 年发表的一项试验评估了硬膜外镇痛和静脉镇痛在剖腹手术和肠切除术患者中的作用，这些患者都参与了一项快速康复程序包括早期步行和经口进食[48]。术后，在硬膜外镇痛组中，患者接受持续注射布比卡因和芬太尼，并以由患者控制的口服药为补充。硬膜外镇痛在术后第 2 天结束，并提供口服药物。在 Ⅳ 类阿片类药物镇痛组中，患者接受 PCA 予以 Ⅳ 类阿片类药物镇痛，在术后 48h 替换成羟考酮。两组的住院时长无差别。虽然硬膜外镇痛组患者比 PCA 组排便更早（2 天 vs. 4 天），两组常规饮食开始时间并无差别。硬膜外镇痛组患者在术后前 2 天确实有更低的疼痛评分（平均评分，2.46 vs. 3.33，P=0.01）。不过，两组在生活质量、住院满意度、出院后或者术后 10 天和 30 天的正常活动并无差别。这些作者认为对于接受肠切除术并术后进入 ERP 的患者，硬膜外镇痛未能提供益处。

在 2007 年 Marret 等发表了一个 Meta 分析评估 16 个对比结直肠术后硬膜外镇痛和 Ⅳ 类阿片类药物镇痛的随机试验[49]。在这个研究中，有超过 800 个患者被纳入，其中硬膜外镇痛组有 406 人，Ⅳ 类阿片类药物镇痛组有 400 人。在综合的 13 个测量住院时长的研究中，两组的数据无差别。有趣的是，在所有患者中使用 ERP 的后续研究中，相比使用更加传统恢复途径的研究，住院时长明显缩短。而在先前所讨论的研究中，相比于 Ⅳ 类阿片类药物镇痛组，使用硬膜外镇痛作为促进恢复手段没有缩短住院时长。在以 VAS 评估的 11 个研究中，疼痛缓解程度，在硬膜外镇痛组术后 24～48h 有所改善。并且，在纳入的 15 个研究中，硬膜外镇

痛组的 POI 时间更短，平均时长为 36h。虽然主要的术后并发症发生率两组间相同，但是硬膜外镇痛组有更高的并发症发生率，如低血压和尿潴留。总体而言，该 Meta 分析认为硬膜外镇痛确实能够降低 VAS 评分，缩短肠梗阻持续时间，从而改善患者的舒适度并更快地恢复经口进食。尽管益处明显，使用硬膜外镇痛没有缩短住院时长。基于该 Meta 分析，作者认为住院时长主要受"快速通道术后医疗"影响，而与使用何种镇痛方法无关。

直到最近，也仅有少数研究评估腹腔镜结肠切除术后硬膜外镇痛和Ⅳ类阿片类药物镇痛的功效。一篇由 Levy 等于 2010 年发表的文章回顾了评估术后，特别是腹腔镜结直肠切除术后镇痛方案的 8 项研究[50]。基于纳入的其中 3 个随机试验，硬膜外镇痛组和Ⅳ类阿片类药物镇痛组的住院时长无明显差别。即便纳入的研究有异质性，恢复常规饮食的平均时间在硬膜外镇痛组少 1 天（2.8 天 vs. 3.9 天）。一个记录排气时间的随机试验发现硬膜外镇痛组患者更早地恢复排气（2 天 vs. 3 天）。同样，有两个关注首次 BM 时间的 RCT 表明接受硬膜外镇痛的患者时间更早。这两个 RCT 的疼痛评估结果显示视觉模拟疼痛评分（1～10）在硬膜外镇痛组评分更低（2.5 vs. 5.4）。总体上，两组的并发症发生率和再住院率无明显差别。该分析的作者认为评估腹腔镜结肠切除术后最佳镇痛方案的数据仍然有所不足。

2013 年发表的一项近期的 Meta 分析评估了腹腔镜结肠切除术后硬膜外镇痛对肠道功能恢复的影响。作者回顾了发表于 1999—2011 年的 6 个 RCT。在硬膜外镇痛组，首次 BM 的时间和疼痛评分有显著改善，但是在住院时长上无明显差别。组间的不良反应发生率也无明显差别。另一个由 Liu 等在 2014 年发表的 Meta 分析回顾了 7 项特别评估了在腹腔镜结肠切除术后采用胸椎硬膜外镇痛的 RCT[51]。硬膜外镇痛组的短期疼痛评分有所改善，但是在并发症、

住院时长、肠道功能恢复上无明显差别。

ERAS 委员会在 2013 年择期结肠手术围术期医疗指南中评价了硬膜外麻醉的使用[11]。他们基于高等级的证据，推荐在开放性结直肠手术后使用中段胸椎硬膜外镇痛。仅有较少的证据支持腹腔镜结直肠手术后硬膜外镇痛的益处。基于中等级的证据，他们推荐在腹腔镜结直肠切除术后采用阿片类药物 –PCA 或者椎管镇痛。

六、静脉血管栓塞的预防性治疗

静脉血栓栓塞事件，包括深静脉血栓（DVT）和肺栓塞（PE）是腹部大型手术后较为常见的并发症，VTE 的预防是常见的患者安全措施的重点。结直肠手术后，即使有适当的预防，术后静脉血栓栓塞的发生率也高达 9%～10%[52,53]。关于住院患者术后 VTE 预防性治疗的使用几乎没有争议。根据最新的胸科指南，有确凿的证据（1B 级）支持采用间歇性气动加压装置和药理学、低分子肝素或低剂量普通肝素进行术后预防[54]。2015 年的一项研究报道，截至 2011 年，91.4% 的结直肠切除患者在医院内、术后采用了术后 VTE 预防[55]。

更有争议的是出院后延长 VTE 预防的使用。许多研究和建议来自一个 2002 年发表在 *New England Journal of Medicine* 上的重要研究。这项随机试验发现，与仅使用 1 周的依诺肝素治疗相比，术后 4 周预防性使用依诺肝素对腹腔 / 盆腔癌症是安全的，并可减少静脉造影显示的静脉血栓发生率。2014 年进行了一项类似的研究，特别针对接受腹腔镜结直肠癌手术的患者[52]。在本研究中 301 例结直肠癌患者中，预防性治疗 1 周的随机组的 3 个月 VTE 发生率为 9.7%，延长预防性治疗的随机组的 3 个月 VTE 发生率为 0.9%（*P*=0.001），出血并发症无差异。

基于这些研究和其他研究，尽管没有一个直接针对结直肠手术患者，但多个协会都发布了关于延长（出院后）VTE 预防性治疗的使用指南。2012 年发表的胸科指南建议接受癌症的腹部或盆腔手术的 VTE 高危患者术后使用低分子肝素药物预防（4 周）[54]。2014 年发布的美国临床肿瘤学协会指南也建议，对于接受重大癌症手术的高危患者，如行动受限、肥胖和静脉血栓栓塞史患者，应延长预防周期（4 周）。尽管已有证据和指南，在结直肠癌术后患者中推广 VTE 预防的使用并不像在住院患者中那样普遍。在 2015 年结直肠编写组的研究中，只有 11.7% 的结直肠手术患者在出院后延长预防。虽然确切的数字没有报道，但这些患者中的大多数被诊断为恶性肿瘤。

尽管大多数关于延长预防的证据和指南涉及癌症患者，但有证据表明结肠直肠手术的其他适应证可能有一样高甚至更高的 VTE 风险。在这些患者中推广预防仍是一个活跃的调查领域。几项研究报道了炎症性肠病手术患者术后 VTE 比例高于癌症切除术患者[55,57,58]。此外，许多研究报道了即使是非癌症的结直肠手术患者中，出院后 VTE 也有较高的发生率[57-59]。目前还没有关于在非癌症结直肠手术人群中使用延长预防性治疗的指导方针。显然，未来的研究需要明确所有结直肠手术患者术后 VTE 的风险，并帮助回答关于在这一多样化人群中使用延长 VTE 预防性治疗的问题。